主编简介

燕铁斌，博士，教授，主任医师，博士生导师。江苏南京人，1983 年安徽医学院医学系本科毕业，2001 年香港理工大学康复科学系博士毕业。1993 年起在中山大学孙逸仙纪念医院康复医学科工作，2000 ～ 2001 年受聘于香港大学东华医院神经康复科任研究员。

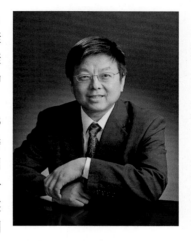

主持国家自然科学基金 5 项，国家科技攻关项目子课题 3 项，教育部、省科技厅等基金项目 16 项。获国家卫生计生委脑卒中防治工程委员会突出贡献奖，宝钢优秀教师奖，全国优秀科技工作者荣誉称号；获中国康复医学会科技进步奖一等奖，中国康复医学会教学成果奖一等奖，华夏医学科技奖三等奖、省科技进步奖三等奖 4 项，国家专利 14 项。主编（副主编）专著 30 余本，其中 5 本为国家级本科生教材；发表中文论文 130 余篇，英文论文（SCI 收录）30 余篇。多次应邀在国际会议上作报告并担任分会场主席。培养博士后 4 人，博士生 17 人，硕士生 20 人。

现任国际康复医学会理事，国家卫生健康委员会康复治疗专业规划教材评审委员会主任委员，中国康复医学会副会长，中国康复医学会康复治疗专业委员会名誉主任委员，广东省康复医学会名誉会长，广东省康复与养老工程技术研究中心主任，中山大学康复治疗学系副主任；《中华物理医学与康复杂志》副主编，《中国康复医学杂志》副主编，《中国康复》副主编，《康复学报》副主编，*NeuroRehabilitation* 和 *International Journal of Neurology Research* 杂志编委，*BMC*、*PLOS ONE*、*Chinese Medical Journal* 等英文杂志特约审稿专家，英国医学研究理事会（Medical Research Council，MRC）项目特约评审专家。

编著者名单

主　　编　燕铁斌

副 主 编　庄志强　马　超　向　云

参编人员　（按姓氏笔画排序）

万　青	马　超	王颖敏	冯重睿	吕　晓	伍少玲
向　云	危昔均	庄志强	刘中良	刘慧华	麦振达
李　浩	李　睿	李春镇	李胜活	吴　伟	吴媛媛
张顺喜	张瑞先	陈月桂	陈汉波	林子玲	林彩娜
金冬梅	郑修元	柯松坚	栗　晓	高　焱	郭友华
眭明红	章马兰	谭杰文	燕铁斌	薛晶晶	

秘　　书　李　敏

骨科康复评定与治疗技术

（第5版）

主　编　燕铁斌

科学出版社

北　京

内 容 简 介

《骨科康复评定与治疗技术》自问世以来，时经 25 年，一直备受广大读者喜爱。新编第 5 版，继续保持实用、可操作性强的特点，调整了部分内容。调整后，全书分 4 篇共 20 章。第一部分为基础篇，主要介绍骨科康复的基础知识，复习与骨科康复有关的功能解剖学、肌肉生理学、关节运动学与力学；第二部分为评定篇，重点介绍与骨科康复有关的功能评定方法，包括骨科康复基础评定、骨科特殊体征及常用量表等；第三部分为技术篇，具体介绍骨科康复治疗技术，包括关节活动、关节松动、软组织牵伸、肌力训练技术等；第四部分为临床篇，详细介绍骨科康复评定与治疗技术在具体骨科疾患中的应用。全书配以大量插图并辅以说明，图文并茂，突出实用和可读性。

本书适用于从事骨科康复的医护人员，可作为康复治疗技术培训用书，也可供医学院校康复治疗专业师生教学参考使用。

图书在版编目（CIP）数据

骨科康复评定与治疗技术 / 燕铁斌主编. —5版. —北京：科学出版社，2020.2
ISBN 978-7-03-064234-9

Ⅰ.①骨… Ⅱ.①燕… Ⅲ.①骨疾病－康复医学－评定②骨疾病－治疗 Ⅳ.①R68

中国版本图书馆CIP数据核字（2020）第017759号

策划编辑：郝文娜 张利峰 / 责任校对：张 娟
责任印制：李 彤 / 封面设计：龙 岩

科 学 出 版 社 出版
北京东黄城根北街 16 号
邮政编码：100717
http://www.sciencep.com

北京建宏印刷有限公司 印刷
科学出版社发行 各地新华书店经销
*
2020 年 2 月第 五 版 开本：787×1092 1/16
2023 年 7 月第四次印刷 印张：35 插页：1
字数：813 000

定价：229.00 元
（如有印装质量问题，我社负责调换）

前　言

时光飞逝，转眼《骨科康复评定与治疗技术》已经走过 25 年，出了 4 版，证明此书还是很受临床专业人员的厚爱！在此，向长期支持此书的读者们表示衷心的感谢！

学科在发展，技术在提高，知识也需要不断更新。这也是学术界的与时俱进！针对骨科康复近年来的进展，在全体参编专家的共同努力下，历时 1 年，《骨科康复评定与治疗技术》第 5 版的编写工作顺利完成。

第 5 版除了继续秉承前面几版实用、可操作性强的特点外，主要有以下几个方面的调整。一是将第 4 版中的中篇"骨科功能评定与治疗技术"拆分为"骨科康复评定方法"和"骨科康复治疗技术"两部分内容，更加方便读者的查阅。这样，第 5 版全书就分为了四篇，分别为第一篇骨科康复基础，第二篇骨科康复评定方法，第三篇骨科康复治疗技术，第四篇骨科疾患康复临床应用。二是将第 4 版附录"骨科康复常用器材介绍"融合到相关章节，使这些设备更加贴近于临床使用。三是在内容上增加了超声引导下的注射技术、3D 打印技术及骨科康复机器人等近年来骨科康复领域中发展较快的技术。此外，还更正了第 4 版中的一些错漏之处。

尽管全体编写人员竭尽所能，希望将最好的《骨科康复评定与治疗技术》呈现给读者，但书中仍恐存在错误之处，敬请读者指正，不胜感激。

以此为序。

中山大学孙逸仙纪念医院　燕铁斌
2019 年 6 月　广州

i

目　　录

第一篇　骨科康复基础

第1章　功能解剖学概要 ········· 3
第一节　关节构成及类型 ········· 3
第二节　上肢骨与关节 ········· 6
第三节　下肢骨与关节 ········· 12
第四节　脊柱关节 ········· 19
第五节　脊髓与脊神经 ········· 22

第2章　肌肉生理学概要 ········· 33
第一节　骨骼肌类型与结构 ········· 33
第二节　肌肉收缩特性 ········· 37

第三节　肌肉在运动中的作用 ········· 42

**第3章　关节运动学与力学
概要** ·············· 45
第一节　关节运动学 ········· 45
第二节　关节运动力学 ········· 47
第三节　上肢运动学与力学 ········· 51
第四节　下肢运动学与力学 ········· 58
第五节　脊柱运动学与力学 ········· 63

第二篇　骨科康复评定方法

第4章　骨科康复评定 ·········· 69
第一节　姿势评定与测量 ········· 69
第二节　关节活动范围测量 ········· 74
第三节　肌力与肌张力评定 ········· 79
第四节　平衡与协调评定 ········· 89
第五节　步态分析 ········· 101

**第5章　骨科常用神经功能
检查** ·············· 115
第一节　神经功能检查 ········· 115
第二节　疼痛评定 ········· 119
第三节　脊髓损伤评定 ········· 125
第四节　神经肌电图检查 ········· 134

第6章　骨科常用特殊体征 ··· 146
第一节　骨科常用体表标志 ········· 146
第二节　上肢特殊体征 ········· 148
第三节　下肢特殊体征 ········· 153
第四节　脊柱骨盆特殊体征 ········· 162

第7章　骨科常用量表 ········· 169
第一节　上肢功能评定常用量表 ····· 169
第二节　下肢功能评定常用量表 ····· 179
第三节　脊柱功能评定量表 ········· 181
第四节　日常生活活动和生存质量
评定 ········· 185
第五节　ICF康复组合评定 ·········· 189

第三篇　骨科康复治疗技术

第8章　关节活动技术 ········· 195
第一节　概述 ········· 195
第二节　上肢关节活动技术 ········· 199

第三节　下肢关节活动技术 ········· 206

第9章　关节松动技术 ········· 210
第一节　概述 ········· 210

第二节 脊柱关节松动技术 ……… 213
第三节 上肢关节松动技术 ……… 221
第四节 下肢关节松动技术 ……… 239

第10章 软组织牵伸技术 …… 249
第一节 肌肉牵伸技术 …………… 249
第二节 上肢肌肉牵伸技术 ……… 253
第三节 下肢肌肉牵伸技术 ……… 263
第四节 肌内效贴布 ……………… 269

第11章 增强肌力训练技术 … 278
第一节 技术与方法 ……………… 278
第二节 增强上肢肌群肌力技术 … 284
第三节 增强下肢肌群肌力技术 … 299

第12章 牵引与悬吊 ……… 309
第一节 牵引技术 ………………… 309
第二节 悬吊技术 ………………… 317

第13章 平衡与步行训练 …… 325
第一节 姿势稳定性训练 ………… 325
第二节 平衡与协调训练技术 …… 330
第三节 步行训练 ………………… 338

第14章 骨科其他康复技术 … 346
第一节 超声引导下注射技术 …… 346
第二节 骨科康复机器人 ………… 362

第15章 骨科常用支具与矫
形器 ……………… 370
第一节 概述 ……………………… 370
第二节 上肢矫形器 ……………… 371
第三节 下肢矫形器 ……………… 379
第四节 脊柱支具和矫形器 ……… 389
第五节 3D打印支具 …………… 397

第四篇　骨科疾患康复临床应用

第16章 骨折后康复 ………… 405
第一节 上肢骨折 ………………… 405
第二节 下肢骨折 ………………… 411
第三节 脊柱骨折 ………………… 419

第17章 颈肩腰腿痛康复 …… 422
第一节 颈椎病 …………………… 422
第二节 肩周炎 …………………… 427
第三节 下背痛的康复 …………… 431
第四节 软组织损伤康复 ………… 439

第18章 关节病变康复 ……… 444
第一节 关节炎 …………………… 444
第二节 退行性关节炎 …………… 448
第三节 关节置换术后 …………… 451
第四节 强直性脊柱炎 …………… 460

第五节 骨质疏松症 ……………… 462

第19章 脊髓损伤后康复 …… 469
第一节 概述 ……………………… 469
第二节 肢体功能 ………………… 470
第三节 大小便控制 ……………… 484
第四节 性功能控制 ……………… 489

第20章 周围神经损伤后
康复 ……………… 495
第一节 上肢神经损伤 …………… 495
第二节 下肢神经损伤 …………… 501

参考文献 ………………………… 504
附录 ……………………………… 506

第一篇

骨科康复基础

第1章

功能解剖学概要

第一节　关节构成及类型

一、关节构成

骨与骨之间的连接称骨连结，可分为直接连接（纤维连结、软骨连结和骨性结合）和间接连接（滑膜关节）。关节是间接连接的一种形式，是指骨与骨之间借周围的结缔组织相连结，相对骨面间相互分离，具有充以滑液的腔隙结构，一般具有较大的活动性。正常关节腔内有少量液体，以减少关节运动时的摩擦。关节病变时关节腔内液体可增多，形成关节积液和肿大。关节周围有许多肌肉附着，当肌肉收缩时，可做屈、伸、内收、外展、旋转及环转等运动。

一个典型的关节必须具备以下4个主要条件：关节面、关节囊、关节腔及辅助结构，其中前三者为关节的基本结构（图1-1）。

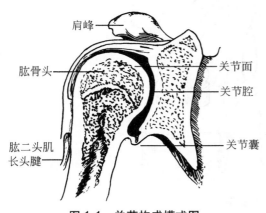

图1-1　关节构成模式图

（肩峰）
（肱骨头）
（肱二头肌长头腱）
（关节面）
（关节腔）
（关节囊）

（一）关节的基本结构

1. 关节面　是参与组成关节的各相关骨的接触面。每一关节至少包括两个关节面，多为一凸一凹，凸者称关节头，凹者称关节窝。关节面上被覆关节软骨，多数为透明软骨，少数为纤维软骨，其厚薄因不同的年龄和不同的关节而异。关节软骨不仅使粗糙不平的关节面变得光滑，同时在运动时可减少关节面的摩擦，缓冲震荡和冲击。

2. 关节囊　是附着于关节周围的纤维结缔组织膜构成的囊，与骨膜融合续连，可包围关节，封闭关节腔。关节囊分为两层，外层为纤维层，含有丰富的血管和神经。纤维囊厚薄与关节功能有关，下肢关节负重较大，相对稳固，纤维膜坚韧而紧张；上肢关节运动灵活，纤维膜则薄而松弛。内层为滑膜层，可分泌滑液，不仅能减少运动时关节面的摩擦，也是关节软骨、半月板等新陈代谢的重要媒介。

3. 关节腔　为关节囊的滑膜层及关节面共同围成的密闭腔隙。腔内有少量滑液，可减少运动时关节面的摩擦。关节腔内为负压，对维持关节的稳固有非常重要的作用。

（二）关节的辅助结构

1. 韧带　是连接相邻两骨之间的致密

纤维结缔组织束，可加强关节的稳固性或限制关节的过度运动。分为囊内韧带和囊外韧带两种，囊内韧带如膝关节的前交叉韧带、后交叉韧带、股骨头韧带；囊外韧带如膝关节的胫侧副韧带、腓侧副韧带及髌韧带等。

2. 关节内软骨 关节腔内有两种不同形态的纤维软骨。①关节盘：位于两骨的关节面之间，其周缘附着于关节囊，将关节腔分为两部分，主要作用是使关节面更为适配，减少外力对关节的震荡和冲击，增加关节的运动形式和范围。多呈圆盘状，中部稍薄，周缘稍厚。有的呈半月形，称关节半月板，如膝关节的内侧半月板、外侧半月板。②关节唇：为附于关节窝周围的纤维软骨环，其作用为加深关节窝，增大关节面，增加关节的稳固性，如肩关节的关节盂、髋关节的髋臼唇等。

3. 滑膜囊和滑膜襞 滑膜囊为某些关节的滑膜从关节囊纤维层的薄弱或缺如处的囊状膨出，位于肌腱与骨面之间，可减少运动时肌腱与骨面之间的摩擦，如膝关节的髌上囊。某些关节的滑膜表面积大于

纤维层，使滑膜重叠卷折并突入关节腔而形成滑膜襞，其作用为充填空隙，避免关节面过大而产生撞击和磨损，如膝关节的翼状皱襞。

二、关节类型

人体关节的分类方法很多，通常采用的分类法为按关节运动轴的数目和关节面的形态，可将关节分为以下三类（图 1-2）。

1. 单轴关节 关节只能绕一个运动轴做一组运动。

（1）屈戌关节（滑车关节）：一骨的关节头呈滑车状，另一骨有相应的关节窝。通常只能沿冠状轴做屈、伸运动，如肱尺关节、指间关节等。

（2）车轴关节：由圆柱状的关节头和凹面状的关节窝构成。关节窝通常由骨和韧带连成环，可沿垂直轴做旋转运动，如寰枢正中关节和桡尺近侧关节等。

2. 双轴关节 关节能绕两个互相垂直的运动轴进行两组运动，也可进行环转运动。

（1）椭圆关节：关节头呈椭圆形凸面，

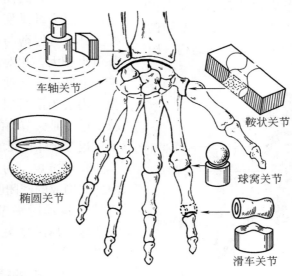

图 1-2 关节类型

关节窝呈相应的椭圆形凹面，可沿冠状轴做屈、伸运动，沿矢状轴做内收、外展运动，并可做环转运动，如桡腕关节和寰枕关节。

（2）鞍状关节：两骨的关节面均呈马鞍状，互为关节头和关节窝。可沿冠状轴、矢状轴做屈、伸、内收、外展和环转运动，如拇指腕掌关节。

3. 多轴关节　关节具有两个以上的运动轴，可做多方向的运动。

（1）球窝关节：关节头较大，呈球形，关节窝浅小，与关节头的接触面积不到 1/3，故在所有的关节中活动度最大，如肩关节，可做屈、伸、内收、外展、旋内、旋外和环转运动。也有的关节窝特别深，包绕关节头的大部分，虽然也属于球窝关节，但运动范围受到一定的限制，如髋关节。第 2、3、4、5 掌指关节也属于球窝关节，因其侧副韧带较强，旋转运动受到限制。

（2）平面关节：两骨的关节面均较平坦而光滑，但仍有一定的弯曲和弧度，关节囊紧张而坚固，运动度极小，只能做微小的转动或轻微滑动，又称微动关节，如肩锁关节、骶髂关节、腕骨间关节等。

三、四肢关节特点

人体各部位关节的运动方式和活动幅度有赖于关节的形态结构，而这些形态结构特点又是关节功能特点所要求的。人类进化发展到具有直立行走功能后，上肢就失去了支撑行走的作用，发展为抓握器官，而下肢则发展为支撑行走器官。由于上下肢功能的不同，其在形态和结构上都有很大的差别。

一般来说，上肢骨骼细小轻巧、骨质较薄，下肢骨骼粗壮坚实、骨质较厚；上肢关节囊松弛、较薄，关节较灵活，下肢关节囊较紧而坚厚，关节较牢固；上肢的肌肉细巧、数目多，适合做各种复杂而细

致的活动，下肢肌肉粗壮有力、数目较少，适宜做强度较大的活动，如跑和跳跃等。总体而言，稳固性大的关节，则灵活性较差，灵活性大的关节，则稳固性较差。

四、关节基本病变临床特征

1. 关节肿胀　常由关节积液或关节囊及其周围软组织充血、水肿、出血和炎症所致。其 X 线表现是关节周围软组织影膨隆，脂肪垫和肌肉间脂肪层移位、变形、模糊或消失，整个关节区密度增高；大量关节积液，可见关节间隙增宽。计算机断层成像（CT）、磁共振成像（MRI）更易显示肿胀、增厚的关节囊和关节腔内的液体。关节肿胀常见于炎症、外伤及出血性疾病等。

2. 关节破坏　关节软骨及其下方的骨性关节面骨质为病理组织所侵犯、代替所致。其 X 线表现是当破坏只累及关节软骨时，仅见关节间隙变窄，在累及关节面骨质时，则出现相应区的骨破坏和缺损。关节间隙狭窄和骨质破坏的程度各病例有所不同，严重时可引起关节半脱位和变形。关节破坏是诊断关节疾病的重要依据，破坏的部位和进程因疾病而异。急性化脓性关节炎时软骨破坏开始于关节负重面或从关节边缘侵及软骨下骨质，软骨与骨的破坏进展迅速，破坏范围可十分广泛。关节滑膜结核时软骨破坏常开始于关节的边缘，进展缓慢，逐渐累及骨质，表现为边缘部分的虫蚀状骨破坏。类风湿关节炎到晚期才引起关节破坏，也是从边缘开始，多呈小囊状骨破坏。

3. 关节退行性变　早期改变开始于软骨，为缓慢发生的软骨变性、坏死和溶解，骨板被吸收并逐渐为纤维组织或纤维软骨所代替。广泛软骨坏死可引起关节间隙狭窄，继而造成骨性关节面骨质增生硬化，并于骨缘形成骨赘。关节囊肥厚、韧带骨化。

关节退行性变的早期 X 线检查表现主要是骨性关节面模糊、中断、消失。中晚期表现为关节间隙狭窄、软骨下骨质囊变和骨性关节面边缘骨赘形成，不发生明显骨质破坏，一般无骨质疏松。这种变化多见于老年人，以承受体重的脊柱和髋、膝关节为明显，是组织衰退的表现。此外，也常见于运动员和搬运工人，由慢性创伤和长期承重所致。一些职业病和地方病也常可引起继发性关节退行性变。

4. 关节强直 可分为骨性强直和纤维性强直。骨性强直是关节明显破坏后，关节骨端由骨组织所连接。X 线检查表现为关节间隙明显变窄或消失，并有骨小梁通过关节连接两侧骨端。多见于急性化脓性关节炎愈合后。纤维性强直也是关节破坏的后果。虽然关节活动消失，但 X 线检查仍可见狭窄的关节间隙，且无骨小梁贯穿，常见于关节结核。

5. 关节脱位 为关节骨端的脱离、错位，分为完全性脱位和半脱位。关节脱位多为外伤性，也可为先天性或病理性。外伤性脱位有明显的外伤史并常伴有骨折；先天性者常见于婴幼儿，有一定的好发部位，如先天性髋关节脱位；继发于关节和邻近组织疾病的脱位为病理性脱位，如化脓性、结核性和类风湿关节炎均可引起关节脱位。

（郭友华　燕铁斌）

第二节 上肢骨与关节

一、肩部关节

（一）构成及特点

肩部骨骼包括肱骨、锁骨、肩胛骨，以及与肩部运动密切相关的胸骨和胸壁，它们组成肩部的 6 个关节，构成肩关节复合体（图 1-3）。

1. 喙锁关节 由肩胛骨的喙突与锁骨的肩峰端构成。

2. 肩肱关节 由肩胛骨的肩峰与肱骨头构成，可阻止肱骨头向上移位。

3. 肩胛胸壁关节 由肩胛骨和胸廓后壁构成，并非实际的关节，而是肩胛骨与胸廓后壁之间的一个连接点，之间由肌肉隔开，肩胛骨与胸廓之间的运动是胸锁关节与肩锁关节相互配合的结果。肩胛骨的完全向上旋转是胸锁关节处锁骨抬高与肩锁关节处肩胛骨向上旋转的总和。

4. 胸锁关节 由锁骨的胸骨端、胸骨的锁切迹及第 1 肋软骨的上面构成。为上肢骨与躯干骨连结的唯一关节，为整个上肢的支点。胸锁关节有 3 个自由度，锁骨沿骨纵轴抬高、压低、伸出、缩回，从而使肩胛骨保持理想的姿势接纳肱骨头。手举过头，则锁骨在所有的 3 个自由度内旋转。胸锁关节可阻止锁骨向内上方脱位，允许锁骨的肩峰端向前后运动 20°～30°，向上、向下运动约 60°，并沿冠状轴可做微小的旋转和环转运动，其

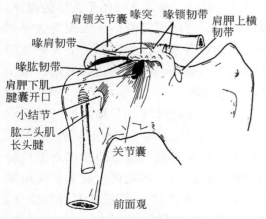

图 1-3　肩部关节构成

（图中标注）
肩锁关节囊　喙突　喙锁韧带　肩胛上横韧带
喙肩韧带
喙肱韧带
肩胛下肌腱囊开口
小结节
肱二头肌长头腱
关节囊
前面观

活动度虽小，但以此为支点扩大了上肢的活动范围。锁骨的横向旋转：除提肩、降肩、前突和后缩外，锁骨可在胸锁关节上沿其长轴旋转约 40°。只有肩外展或屈曲 90° 后，才发生这种横向旋转，此对肩胛骨的完全上旋和肩的完全屈曲或外展非常重要。若锁骨的旋转被阻止，臂只能上举到 110°。

5. 肩锁关节 由肩胛骨的肩峰与锁骨的肩峰端构成，是肩胛骨活动的支点。胸锁关节和肩锁关节两关节联合运动，可使锁骨的肩峰端做小幅度上、下、前、后移动和环转运动，即允许肩胛骨运动。胸锁关节和肩锁关节运动范围的总和等于肩胛骨的运动范围。对肩锁关节稳定性起主要作用的韧带是喙锁韧带，可以防止肩胛骨向内运动。喙锁韧带按形状分为两部分，前外侧部称斜方韧带，后内侧部称锥状韧带，在两韧带之间有时形成小滑膜囊，这两个韧带使锁骨固定于肩胛骨。当锁骨旋转活动时，此韧带延长。

6. 盂肱关节 即通常所说的肩关节。由肱骨头与肩胛骨的关节盂构成，是典型的多轴球窝关节（图 1-4）。其特点是：① 头大盂小：近似圆球的肱骨头大，关节盂小而浅，虽然关节盂周缘有纤维软骨构成的盂唇来加深关节窝，仍仅能容纳关节头

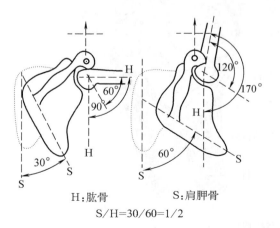

H:肱骨　　　　S:肩胛骨
S/H=30/60=1/2

图 1-4　盂肱关节与肩胛胸壁关节的关系

的 1/4 ～ 1/3。肩关节的这种骨结构形状增加了运动幅度，但也减少了关节的稳固性。② 关节囊薄而松弛：关节囊的肩胛骨端附于关节盂缘，肱骨端附于肱骨解剖颈，在内侧可达肱骨外科颈。关节囊的滑膜层可膨出形成滑液鞘或滑膜囊，利于肌腱的活动。③ 关节囊的周围有组织加强：关节囊的前壁、上壁和后壁有肌腱、肌肉和韧带加强，以增加关节的稳固性，下壁最薄弱。肩关节可做屈、伸、收、展、旋内、旋外及环转运动。

（二）常见损伤

1. 肩关节脱位 由于肩关节的上方有肩峰、喙突及连于其间的喙肩韧带，可以防止肱骨头向上脱位。肩关节的前、后、上部都有肌肉、肌腱与关节囊纤维层愈合，增强了其牢固性，而只有关节囊的前下部没有肌肉、肌腱的增强，这是肩关节的一个薄弱区。因此，当上肢外展时，如在外力作用下或跌倒时，上肢外展外旋后伸着地，肱骨头可冲破关节囊前下方的薄弱区，移出到肩胛骨的前方，造成肩关节前下方脱位。这时患肩塌陷，失去圆形隆起的轮廓，形成所谓的"方肩"。在人体四肢关节中，肩关节脱位的发生率为最高，占 50% 左右。本病多发生于成人，儿童则少见。多由间接暴力所引起，25 岁以下发生肩关节脱位者，易形成习惯性脱位。肩关节脱位常发生于下列情况：跌倒时，上肢处于外展、外旋位，手掌或肘部着地；臂上举时，上臂上段突然受到暴力的打击；跌倒时，肩部直接着地。

2. 肩袖损伤 肩袖是覆盖于肩关节前、上、后方之肩胛下肌、冈上肌、冈下肌、小圆肌等肌腱组织的总称。位于肩峰和三角肌下方，与关节囊紧密相连。其作用是上臂外展过程中使肱骨头向关节盂方向拉近，维持肱骨头与关节盂的正常支点

关节。肩袖损伤严重影响上肢外展功能。常发生在需要肩关节极度外展的反复运动中（如棒球，自由泳、仰泳和蝶泳，举重，球拍运动）。多见于 40 岁以上重体力劳动者。伤前肩部无症状，伤后肩部有一过性疼痛，隔日疼痛加剧，持续 4～7 天。患者不能自动使用患肩，当上臂伸直肩关节内旋、外展时，大结节与肩峰间压痛明显。肩袖完全断裂时，因丧失其对肱骨头的稳定作用，将严重影响肩关节外展功能。肩袖部分撕裂时，患者仍能外展上臂，但有 60°～120° 疼痛弧。

3. 肩峰下滑囊炎　滑囊位于肩峰、喙肩韧带和三角肌深面筋膜的下方，肩袖和肱骨大结节的上方。肩峰下滑囊炎是一种因肩部的急慢性损伤，炎症刺激肩峰下滑囊，从而引起以肩部疼痛和活动受限为主症的病症。疼痛、运动受限和局限性压痛是其主要症状。疼痛为逐渐加重，夜间痛较著，运动时疼痛加重，尤其在外展和外旋时（挤压滑囊）。疼痛一般位于肩部深处，涉及三角肌的止点等部位，亦可向肩胛部、颈部和手等处放射。

4. 肩峰下撞击综合征　肩峰前外侧端形态异常、骨赘形成，肱骨大结节的骨赘形成，肩锁关节增生肥大，以及其他可能导致肩峰－肱骨头间距减小的原因，均可造成肩峰下结构的挤压与撞击。这种撞击大多发生在肩峰前 1/3 部位和肩锁关节下面。反复的撞击促使滑囊、肌腱发生损伤、退变，乃至发生肌腱断裂。部分患者具有肩部外伤史，与长期过度使用肩关节有关。因肩袖、滑囊反复受到损伤，组织水肿、出血、变性乃至肌腱断裂而引起症状。患者在上举或外展活动时症状加重，部分患者有疼痛弧征，即患臂上举 60°～120° 时出现疼痛或症状加重。检查者用手握持患臂肩峰前、后缘，使上臂做内、外旋运动及前屈、后伸运动时可扪及砾轧音。

二、肘部关节

（一）构成及特点

1. 构成　肘关节由肱骨远端与尺骨、桡骨近端构成（图 1-5），包括以下 3 个关节。

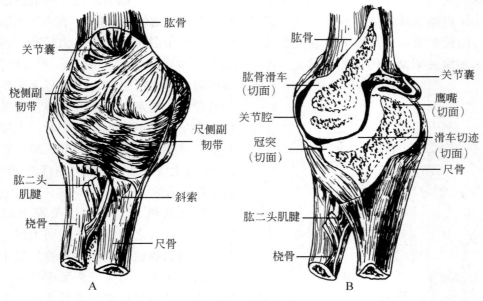

图 1-5　肘关节构成

A. 前面；B. 矢状切面

①肱尺关节：由肱骨滑车与尺骨的滑车切迹构成，是肘关节的主体部分。②肱桡关节：由肱骨小头和桡骨关节凹组成。③桡尺近侧关节：由桡骨环状关节面和尺骨桡切迹组成。

2.特点　为复合关节，上述 3 个关节被包裹在一个关节囊内。关节囊前、后壁薄而松弛，两侧壁厚而紧张，并有桡侧副韧带和尺侧副韧带加强。尺侧副韧带呈三角形，起自肱骨内上髁，呈放射状止于尺骨半月切迹的边缘，有防止肘关节侧屈的作用。桡侧副韧带也呈三角形，附于肱骨外上髁与桡骨环状韧带之间。后壁最薄弱。关节囊内有桡骨环状韧带：此韧带环绕桡骨头，与尺骨桡切迹共同构成一个上口大、下口小的骨纤维环来容纳桡骨头，防止桡骨头脱出，使其固定在尺骨上做旋转运动。

肘关节的肱尺关节可沿略斜的额状轴做屈伸运动；桡尺近侧关节与桡尺远侧关节是必须同时运动的联合关节，司前臂的旋转运动；肱桡关节虽属球窝关节，但只能配合上述两关节的活动，即与肱尺关节一起，共同进行屈伸运动，配合桡尺近侧关节进行垂直轴的旋转运动，但却失去了矢状轴的内收、外展运动的能力。

（二）常见损伤

1.肘关节脱位　肘关节囊后壁最薄弱，故常见桡、尺两骨向后脱位，移向肱骨的后上方。多见于青壮年，儿童与老年人则少见。多由间接暴力所致，如跌倒时肘关节过度后伸，手掌着地，鹰嘴突尖端骤然撞击肱骨下端的鹰嘴窝，在肱尺关节处形成一种有力的杠杆作用，使止于冠突上的肱前肌肌腱及关节囊的前壁撕裂，在关节前方缺乏肌肉筋膜阻止的情况下，肱骨下端向前移位，桡骨头及尺骨冠突同时滑向后方，即形成临床上常见的肘关节后脱位。肘关节脱位应与肱骨髁上骨折相鉴别：肱

骨内、外上髁和尺骨鹰嘴都易在体表扪及。当肘关节伸直时，此三点位于一条直线上，当肘关节屈至 90°时，此三点的连线构成一尖端朝下的等腰三角形。肘关节发生脱位时，鹰嘴移位，三点位置关系发生改变。而肱骨髁上骨折时，三点位置关系不变。

2.桡骨小头半脱位　幼儿 4 岁以前，桡骨头尚在发育之中，环状韧带松弛，在肘关节伸直位猛力牵拉前臂时，桡骨头易被环状韧带卡住，或环状韧带部分夹在肱桡骨之间，从而发生桡骨小头半脱位。

3.网球肘　即肱骨外上髁炎，为肘关节外侧前臂伸肌起点处肌腱炎症导致的疼痛。疼痛的产生是由前臂伸肌重复用力引起的慢性撕拉伤造成的。患者会在用力抓握或提举物体时感到患部疼痛。网球肘是过劳性综合征的典型例子。在网球、羽毛球运动员中较常见，家庭主妇、砖瓦工、木工等长期反复用力做肘部活动者，也易患此病。

4.高尔夫球肘　即肱骨内上髁炎，为旋前屈肌群肌腱起始部过度疲劳而引起的损伤。当打高尔夫球后摆到最高点时，此部肌肉处于外旋的压力之下，该压力贯穿下摆的整个过程中直至撞击到高尔夫球。疼痛由肘的内上髁引起，并随着腕部屈曲及前臂旋转而加重。

三、腕部关节

（一）构成及特点

腕部骨骼包括桡骨远端、尺骨远端及 8 块腕骨。腕骨排成两列。由桡侧向尺侧命名，近侧列（靠近尺桡骨）依次为手舟骨、月骨、三角骨和豌豆骨，远侧列（靠近掌骨）依次为大多角骨、小多角骨、头状骨和钩骨。

从狭义看，腕关节是指桡骨下端与近侧列腕骨之间（豌豆骨除外）构成的关节，即桡腕关节。但从功能看，腕关节应包括三个关节（图 1-6）。①桡腕关节：为典型

的椭圆关节，由手舟骨、月骨和三角骨的近侧关节面作为关节头，桡骨的腕关节面和尺骨头下方的关节盘作为关节窝而构成。关节囊松弛，关节的前、后和两侧均有韧带加强，其中掌侧韧带最为坚韧，所以腕的后伸运动受限。②桡尺远侧关节：呈"L"形，其垂直部在桡、尺骨远端之间，横部在尺骨头下端和关节盘之间。③腕骨间关节：由相邻的腕骨构成。

三角纤维软骨复合体（triangular fibrocartilage complex，TFCC）：是指腕关节尺侧的一组重要结构，包括关节盘、半月板同系物、掌侧和背侧远尺桡韧带、尺侧伸腕肌腱鞘深层、尺侧关节囊、尺月韧带和尺三角韧带。掌侧和背侧远尺桡韧带包括浅层和深层纤维，两层在桡骨附着处汇合。浅层部分包绕关节盘，止于尺骨茎突，但没有一个界限清楚的止点。深层部分的掌侧和背侧纤维在近止点附近汇聚相互交错形成一个联合腱，止于尺骨茎突基底凹陷部位，此处也是尺头韧带的尺骨附着点。TFCC 的主要功能有：桡骨远端关节面的尺侧延伸，覆盖尺骨头；传导尺腕关节间的轴向应力，吸收部分负荷；形成桡骨、尺骨远端牢固的弹性连接，提供旋转稳定

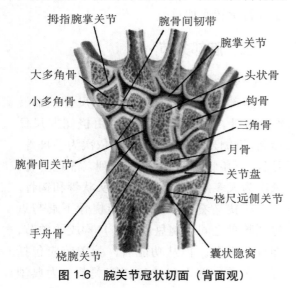

图 1-6 腕关节冠状切面（背面观）

（标注：
拇指腕掌关节
腕骨间韧带
腕掌关节
大多角骨
头状骨
小多角骨
钩骨
三角骨
月骨
腕骨间关节
关节盘
桡尺远侧关节
手舟骨
桡腕关节
囊状隐窝）

性；对腕关节尺侧部提供支撑。

（二）常见损伤

1. 脱位 腕骨中月骨易脱位，且以向掌侧移位者最多见。当跌倒时，手掌先着地，腕部强烈背伸，月骨受到桡骨下端和头状骨挤压而向掌侧移位（即形成前脱位）。前脱位后，远侧的半月凹关节面移向掌侧，近侧的半月凸关节面移向背侧。由于暴力的大小不同，月骨脱位的程度和预后也有所差异。

2. 外伤 腕关节损伤，多有明显的外伤史。伤后出现腕部无力，腕关节活动不灵。轻伤，一般无明显肿胀，疼痛不甚，仅在大幅度活动腕关节时始有疼痛。严重扭伤，可见腕部肿胀、疼痛较重，不能活动腕关节或活动时疼痛加剧。检查时，将腕关节用力掌屈，背侧出现疼痛，则说明腕背侧韧带与腕伸肌腱损伤；反之，则为腕掌侧韧带或腕屈肌腱损伤。如将腕关节用力向尺侧偏斜，桡骨茎突部出现疼痛，则为桡侧副韧带损伤；反之，则为尺侧副韧带损伤。如腕部各个方向的活动均出现疼痛，而且活动明显限制，则说明是韧带、肌腱等的复合性损伤；损伤局部有压痛或触及软组织异常改变。腕部损伤要及时治疗，预防舟骨、月骨发生缺血性坏死。

3. 腕管综合征 为腕部外伤、骨折、脱位、扭伤或腕部劳损等原因引起腕横韧带增厚，管内肌腱肿胀，淤血机化使组织变性，或腕骨退变增生使管腔内径缩小，从而压迫正中神经，引起的一种以手指麻木无力为主的病症。本病好发于职业性搬运、托举、扭拧、捏拿等工作的人群中。本病的主要症状如下：患者桡侧 3 个半手指麻木或刺痛，夜间加剧，寐而痛醒，温度高时疼痛加重，活动或甩手后可减轻；寒冷季节患指发凉、发绀、手指活动不灵敏，拇指外展肌力差；病情严重者患侧大小鱼

际肌肉萎缩、皮肤发亮、指甲增厚，甚至出现患指溃疡等神经营养障碍症状。

4. 三角纤维软骨复合体损伤　TFCC复杂的解剖和多重的功能，使其易于遭受外伤和出现退变。损伤可在跌倒手撑地时发生，此时腕关节在伸腕、旋前的位置受到轴向应力。其他损伤机制包括较大的旋转暴力或牵张暴力造成的损伤。例如，网球、高尔夫球、羽毛球等运动者手腕尺侧受力和快速扭转活动；车祸中司机手握方向盘腕部受到旋转牵张暴力；与人扭打过程中手腕受到暴力；提重物不慎或手腕用力不当时扭伤。由于 TFCC 结构深藏于尺腕关节较小的空间内，受伤后当时的疼痛和肿胀症状不一定会特别明显，患者通常误认为只是普通的手腕扭伤，常延误就诊和治疗。TFCC 损伤的症状通常包括腕尺侧弥漫、深在的疼痛或酸胀不适，有时有烧灼感，一般向背侧放射，很少向掌侧放射。这些症状在腕尺偏、腕过伸位用力和手腕用力旋转时加重，从而难以完成拧毛巾、开车、使用勺子和撑床或撑椅子扶手起立等动作。

四、手部关节

（一）构成及特点

手部骨骼由 8 块腕骨、5 块掌骨、14块指骨及数块籽骨构成，除拇指为 2 节指骨外，其余均为 3 节指骨。27 块骨构成以下 5 种关节（图 1-7）。

1. 腕骨间关节　为相邻腕骨间构成的关节，可分为近侧列、远侧列腕骨间关节和两列之间的腕中关节。各腕骨间借韧带连结成一整体，各关节腔彼此沟通。属于微动关节，腕骨间关节的运动通常和桡腕关节的运动同时发生。

2. 腕掌关节　由远侧列腕骨和掌骨底构成。拇指腕掌关节由大多角骨和第一掌

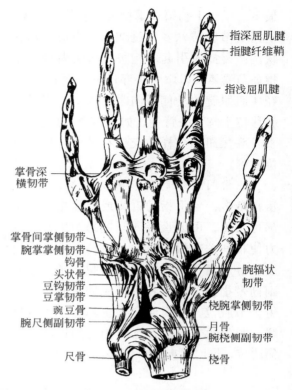

指深屈肌腱
指腱纤维鞘
指浅屈肌腱
掌骨深横韧带
掌骨间掌侧韧带
腕掌掌侧韧带
钩骨
头状骨
豆钩韧带
豆掌韧带
豌豆骨
腕尺侧副韧带
尺骨
腕辐状韧带
桡腕掌侧韧带
月骨
腕桡侧副韧带
桡骨

图 1-7　手部关节的韧带

骨底构成鞍状关节，是拇指外展和对掌运动中起主要作用的关节，其关节囊厚而松弛，活动范围大。第 2～3 腕掌关节的活动范围很小，第 4 腕掌关节仅为 15°，第 5腕掌关节为 25°～30°。

3. 掌骨间关节　有 3 个，为第 2～5掌骨底之间的平面关节，有小的滑膜腔。

4. 掌指关节　共 5 个，由掌骨头和近节指骨底构成。拇指的掌指关节为屈戌关节，活动范围较大，第 2～5 指的掌指关节为球窝关节，可以屈伸，并可以做侧方运动及一些被动旋转运动。

5. 指骨间关节　共 9 个，由相邻的指骨底和滑车构成，为典型的屈戌关节。只能做屈伸运动，除拇指外，可以分为近节指间关节和远节指间关节。

（二）常见损伤

1. 掌指关节脱位　以向掌侧移位者为

最多，以第 1 和第 2 掌指关节脱位最常见。掌指关节脱位，多为过伸暴力造成，常在跌倒、碰撞时引起掌指关节极度背伸，掌指关节囊撕裂，掌骨头穿过关节囊的破口，经屈肌肌腱的一侧滑向掌侧皮下，指骨基底移位于掌骨头背侧。如关节囊裂口较小，掌骨头像纽扣一样被交锁在其中，造成复位困难。

2. 指间关节脱位 颇为多见，拇指、示指最多，各手指的近侧或远侧指间关节都可发生，可因直接或间接暴力引起。外力使指间关节极度过伸、扭转或由侧方挤压，可造成关节囊撕裂或撕脱，指关节侧副韧带损伤，严重者可造成韧带断裂，产生关节脱位，甚至伴有指骨基底小骨片撕脱。脱位的方向多是远节指骨的近端向背侧脱位，同时可向侧方偏移。

3. 狭窄性腱鞘炎 因反复摩擦致使鞘管肥厚狭窄引起的疾病。反复伸屈握捏作业易患此病。女性多于男性，尤以中老年人多见。也可见于婴幼儿，多为先天性。幼儿先天性鞘管狭窄者偶见于拇长屈肌腱，发生于指屈肌腱鞘者又名扳机指，亦称弹响指，多发生于拇指。表现为手指弹响伴明显疼痛，严重者患指屈曲不敢活动。疼痛常在掌指关节掌侧，体检时可在远侧掌横纹处扪及痛性结节，活动时随屈肌腱上下移动，并可发生弹响。各手指发病频度依次为拇指、中指、环指。桡骨茎突狭窄性腱鞘炎表现为桡骨茎突处疼痛，局部压痛，有时可扪及痛性结节。握拳尺偏腕关节时，疼痛加剧。

（郭友华　燕铁斌）

第三节　下肢骨与关节

一、髋部关节

（一）构成及特点

髋关节由髋臼与股骨头构成，属多轴的球窝关节，为全身位置最深的关节，也是最完善的"球与凹"型关节，即杵臼关节（图 1-8）。

1. 髋臼唇 髋臼的周缘附有纤维软骨构成的髋臼唇，以增加髋臼的深度。髋臼切迹被髋臼横韧带封闭，使半月形的髋臼关节面扩大为环形以紧抱股骨头。髋臼窝内充填有脂肪组织，髋臼的上 1/3 最重要，为髋关节的主要负重区，髋臼的后 1/3 较厚，主要维持关节的稳定。

2. 关节囊及周围韧带 坚韧致密，向上附于髋臼周缘及横韧带，向下附于股骨颈，前面达转子间线，后面包罩股骨颈的内侧 2/3（转子间嵴略上方处）。因此，股

骨颈的后面有一部分处于关节囊外，而颈的前面则完全包在囊内。所以股骨颈骨折时，根据其骨折部位而有囊内、囊外或混合性骨折之分。关节囊周围有多条韧带加强。①髂股韧带：位于关节囊前部，长而坚韧，上方附于髂前下棘的下方，呈人字形，向下附于股骨的转子间线。髂股韧带最为强健，可限制大腿过度后伸，对维持人体直立姿势具有重要意义。②耻股韧带：位于关节囊下部，可限制大腿的过度外展及旋外运动。③坐股韧带：位于关节囊后部，可限制大腿的旋内运动。④轮匝带：是关节囊的纤维层，呈环形增厚，环绕股骨颈的中部，可约束股骨头向外脱出。此韧带的纤维多与耻骨囊韧带及坐骨囊韧带相编织，而不直接附在骨面上。⑤股骨头韧带：位于关节囊内，连结股骨头凹和髋臼横韧带之间，为滑膜所包被，内含营养股骨头

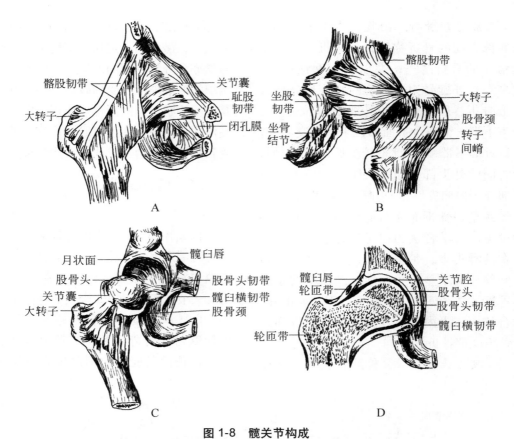

图 1-8　髋关节构成

A. 前面；B. 后面；C. 前面切开关节囊（显示股骨头韧带）；D. 冠状切面

的血管。当大腿半屈并内收时，韧带紧张，外展时韧带松弛。

3. **颈干角和前倾角**　颈干角也称内倾角，为髋关节的股骨颈与股骨干之间的角度，可以增加下肢的运动范围，并使躯干的力量传至较宽的基底部。此角一般为110°～140°，平均127°，大于140°为髋外翻，小于110°为髋内翻。前倾角也称扭转角，为自股骨头中心沿股骨颈画一条轴线与股骨下端两髁间的投影连线之间形成的角度。股骨内旋时股骨颈轴变水平位，前倾角消失，股骨外旋时，前倾角增大。

髋关节为多轴性关节，能做屈伸、收展、旋转及环转运动。但由于股骨头深嵌在髋臼中，髋臼又有髋臼唇缘加深，包绕股骨头近2/3，所以关节头与关节窝两者的面积差甚小，故运动范围较小。加之关节囊厚，限制关节运动幅度的韧带坚韧有力，因此与肩关节相比，该关节的稳固性大，而灵活性则甚差。这种结构特征是人类直立步行，重力通过髋关节传递等功能的反映。

（二）常见损伤

1. **髋关节脱位**　股骨颈的后外方中下1/3处显露于关节囊之外，并缺乏韧带和肌肉的保护，相对较薄弱，脱位时股骨头易向下方脱出。因此，髋关节脱位常系股骨头向后移位，前脱位和中央型脱位则少见。

2. **小儿髋关节半脱位**　5岁以下幼儿股骨头发育尚不健全，关节囊也比较松弛。所以，易在互相打闹时跌扑、急跑时跌倒猛力扭转髋关节，或自高处往下跳单足着地而致伤。

3.股骨颈骨折　由股骨头下至股骨颈基底部之间的骨折称股骨颈骨折，是老年人常见的骨折之一，尤以老年女性较多。大多数是外旋暴力所引起的螺旋形骨折或斜形骨折。股骨颈骨折按骨折部位分为：①头下型，全部骨折面均位于头颈交界处，骨折近端不带颈部，此型较少见。②头颈型，骨折面的外上部分通过头下，而内下方带有部分颈内侧皮质，呈鸟嘴状，此型最多见。③经颈型，骨折面完全通过颈部，此型甚为少见，有学者认为在老年患者中几乎不存在这种类型。④基底型，骨折面接近转子间线。头下型、头颈型、经颈型均系囊内骨折；基底型系囊外骨折，因其血供好、愈合佳，与囊内骨折性质不同，故应列入股骨粗隆部骨折。

4.股骨头坏死　又称股骨头缺血性坏死，为常见的骨关节病之一。大多因风湿病、血液病、潜水病、烧伤等疾病引起，激素类药物亦会导致本病的发生。一般邻近关节面组织的血液供应先受到破坏，进而造成坏死。其主要症状是从间断性疼痛逐渐发展到持续性疼痛，再由疼痛引发肌肉痉挛、关节活动受到限制，最后造成严重致残而跛行。

二、膝部关节

（一）构成

构成膝部的骨骼有股骨远端、胫骨近端、腓骨近端及髌骨。膝关节由股骨下端、胫骨上端和髌骨构成，是人体最大最复杂的关节，为复关节，包括以下3个关节（图1-9）。

1.股胫关节　又有内外侧之分，股骨外侧髁与胫骨外侧髁构成股胫外侧关节；股骨内侧髁与胫骨内侧髁构成股胫内侧关

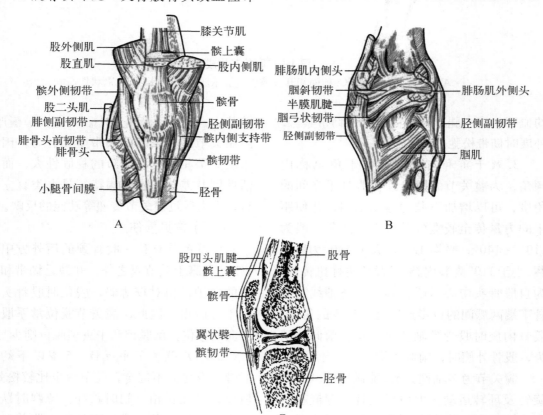

图 1-9　膝部关节构成
A.前面；B.后面；C.矢状切面

节。矢状面运动，屈曲 130°～150°，伸展
-5°～-10°；水平面运动，内外旋转（轴
向旋转，需要膝屈曲）。旋转的自由度：随
膝屈曲的增大而增大，弯曲到 90° 的膝可
以允许 40°～45° 的完全旋转。外旋与内
旋比例是 2：1。

2. 髌股关节　由髌骨和股骨的髌骨面
构成。

3. 胫腓近侧关节　由腓骨小头与胫骨
外侧髁后外侧的腓关节面构成。

（二）特点

1. 关节囊　薄而松弛，附于各关节面
的周缘，周围有韧带加固，以增加关节的
稳定性。主要韧带有下列 4 条。

（1）髌韧带：为股四头肌腱的中央部纤
维索，其浅层纤维越过髌骨连于股四头肌腱。

（2）腓侧副韧带：韧带表面大部分被
股二头肌腱所遮盖，与外侧半月板不直接
相连。

（3）胫侧副韧带：与关节囊和内侧半
月板紧密结合。胫侧副韧带和腓侧副韧带
在伸膝时紧张，屈膝时松弛，半屈膝时最
松弛。因此，在半屈膝位允许膝关节做少
许旋内和旋外运动。

（4）腘斜韧带：部分纤维与关节囊融合，
可防止膝关节过伸。

2. 膝交叉韧带　位于膝中央稍后方，
可分为前交叉韧带与后交叉韧带两条。膝
交叉韧带牢固地连结股骨和胫骨，可防胫
骨沿股骨向前、后移位。前交叉韧带附着
于胫骨髁间前窝，斜向后外上方，止于股
骨外侧髁内面的后份，伸膝时最紧张，能
防止胫骨前移。后交叉韧带起自胫骨髁间
后窝及外侧半月板的后端，斜向前上内方，
附于股骨内侧髁外面的前份，后交叉韧带
位于前交叉韧带的后内侧，较前交叉韧带
短，在屈膝时最紧张，可防止胫骨后移。

3. 滑膜层　是全身关节中最宽阔、最

复杂的结构。可形成以下 3 种结构：①髌
上囊：位于股四头肌腱和股骨体下部之
间。②翼状襞：在髌骨下方的中线两侧，
其内含有脂肪组织，充填关节腔内的空隙。
③髌下深囊：位于髌韧带与胫骨上端之间。
这些结构可减少运动时的摩擦，减轻运动
时的震荡和冲击。

4. 内侧半月板、外侧半月板　是垫在
股骨内、外侧髁与胫骨内、外侧髁关节面
之间的两块半月形纤维软骨板。内侧半月
板较大而较薄，呈"C"形，前窄后宽，
前端起于胫骨髁间前窝的前份，位于前交
叉韧带的前方，后端附着于髁间后窝，位
于外侧半月板与后交叉韧带附着点之间，
边缘与关节囊纤维层及胫侧副韧带紧密愈
着；外侧半月板较小，呈"O"形，中部宽阔，
前、后部均较狭窄，前端附着于髁间前窝，
位于前交叉韧带的后外侧，后端止于髁间
后窝，位于内侧半月板后端的前方，外缘
附着于关节囊，但不与腓侧副韧带相连。

半月板使关节面更为相适，也能缓冲
压力、吸收震荡，起弹性垫的作用。由于
半月板的存在，膝关节腔分为不完全分隔
的上、下两腔，除使关节头和关节窝更加
适应外，也增加了运动的灵活性，如屈伸
运动主要在上关节腔进行，而屈膝时轻度
的回旋运动则主要在下腔完成。半月板还
能连同股骨髁一起对胫骨做旋转运动。半
月板的位置随着膝关节的运动而改变，屈
膝时，半月板滑向后方，伸膝时滑向前方。
在半屈膝旋转小腿时，一个半月板滑向前，
另一个滑向后。例如：伸膝时，胫骨两髁连
同半月板，沿着股骨两髁的关节面，自后向
前滑动。由于股骨两髁关节面后部的曲度较
下部的大，所以在伸的过程中，股骨两髁与
胫骨两髁的接触面积逐渐增大，与此相应，
两个半月板也逐渐向前方滑动。由于半月板
随膝关节运动而移动，当膝关节在急骤强力

动作时，容易造成半月板损伤。

（三）常见损伤

长期从事重体力劳动、剧烈弹跳运动的人，很容易损伤膝关节。主要症状有滑膜炎、交叉韧带撕裂、半月板损伤、软骨损伤、关节脱位等。

1. 膝关节脱位 多因强大暴力作用于股骨下端或胫骨上端所致。由于作用力不同，胫骨上端向前、向后或向侧方移位，其中以向前及向内侧移位者较多见。完全脱位时，不但关节囊发生破裂，关节内十字韧带、内侧副韧带、外侧副韧带亦可发生撕裂，有的可合并胫骨结节撕脱性骨折、半月板破裂。

2. 半月板损伤 膝关节不协调的旋转和屈伸运动，可引起半月板的损伤，多由外力所致，包括：①撕裂性外力：常发生于内侧半月板。在膝关节半屈曲状态做旋转动作时，股骨牵动侧副韧带，韧带又牵拉内侧半月板的边缘部，而使之产生撕裂。②研磨性外力：多发生于外侧半月板。因正常的膝关节稍有外翻，故外侧半月板负重较大，若为先天性盘状软骨板，因长期受到关节面的研磨，即使无明显外伤，也可产生半月板分层破裂。③嵌顿性外力：亦常发生于外侧半月板。在膝关节半屈位时内收着地，身体旋转，迫使小腿突然外旋伸直时，外侧半月板未能及时回到原位，被挤压在股骨外侧髁与胫骨上端外髁关节面之间而产生嵌顿。

3. 侧副韧带损伤 绝大部分发生于内侧。正常的膝关节有 10°左右的外翻。膝关节外侧易受外力的冲击，使膝关节过度外翻而损伤内侧副韧带，使其发生部分或全部断裂。也可因膝关节在屈曲位时，小腿突然外展、外旋，或内收、内旋；或在足部固定时，大腿突然内收、内旋，或外展、外旋而发生膝部内侧或外侧副韧带损

伤。内侧副韧带的深部纤维与内侧半月板相连，故在深部纤维断裂时，有可能同时产生内侧半月板撕裂，甚至并发交叉韧带撕裂或关节滑膜撕裂。

4. 前交叉韧带损伤 膝关节伸直位下内翻损伤和膝关节屈曲位下外翻损伤都可以使前交叉韧带断裂。一般前交叉韧带很少会单独损伤，往往合并有内、外侧韧带与半月板损伤。但在膝关节过伸时，有可能会单独损伤前交叉韧带。另外，暴力来自膝关节后方，胫骨上端的力量也可使前交叉韧带断裂，前交叉韧带损伤亦多见于竞技运动。

5. 后交叉韧带损伤 无论膝关节处于屈曲位还是伸直位，来自前方的使胫骨上端后移的暴力都可以使后交叉韧带断裂。通常与前交叉韧带同时损伤，单独后交叉韧带损伤少见。

6. 脂肪垫损伤 可发生于急性损伤，如膝关节突然猛烈地过伸或旋转时，脂肪垫未来得及上移，而被嵌夹于股、胫关节面之间，引起急性嵌顿性损伤。若股四头肌力量较弱，肌肉收缩时脂肪垫向上移动不够，在膝关节屈、伸活动时，脂肪垫可受到股胫关节面的挤压，反复的夹挤动作则造成慢性劳损，或继发于腰、臀部及膝部其他组织损伤，造成膝部动力平衡失调。

7. 鹅足腱滑囊炎 膝内侧正好是 3 条肌腱（缝匠肌、股薄肌、半腱肌）的止点，相当于膝内侧的一个稳定装置，肌腱走行就像鹅的爪子，故称"鹅足"。鹅足的主要作用是拉住胫骨内侧，稳定胫骨，使膝关节屈曲、胫骨内旋；鹅足腱下面还有一个软垫似的滑囊。如果长期出现胫骨外旋会使鹅足腱被拉长，这种不正确的运动模式会使鹅足与滑囊发生摩擦导致鹅足腱滑囊炎的发生。最主要的表现为膝内侧痛。

三、踝及足部关节

（一）踝部关节

1. 构成及特点　踝部骨骼有胫骨、腓骨的下端与距骨，三者构成 2 个关节（图 1-10）。

（1）下胫腓关节：由胫骨下端的腓骨切迹和腓骨下端的内侧面构成，可以进行以下运动。①上下运动：腓骨头在胫骨平台下向外方活动。②前后运动：范围很小，通常用手才能感觉出来，并随年龄的增长而减少。③旋转及侧方运动：两者常同时发生。此外，当足背伸时，外踝向上、外、后方运动，跖屈时向下、内、前方运动。

（2）距小腿关节：为通常所说的踝关节，由胫骨下端、腓骨下端和距骨上端的滑车构成。近似单轴的屈戌关节。

踝关节的关节囊附着于各关节面的周围，囊的前、后壁薄而松弛，两侧有韧带增厚加强。内侧有内侧韧带（三角韧带），为坚韧的三角形纤维索，起自内踝尖，向下呈扇形展开，止于足舟骨、距骨和跟骨。

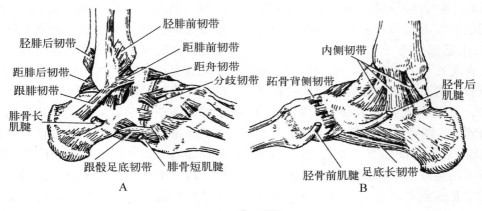

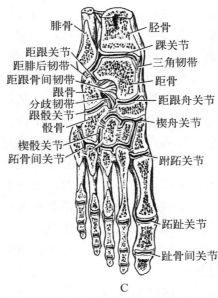

图 1-10　踝关节和足部关节的构成
A. 外侧面；B. 内侧面；C. 水平切面

由于附着部位不同，由后向前可分为4部分：距胫后韧带、跟胫韧带、胫舟韧带和位于其内侧的距胫前韧带。三角韧带主要限制足的背屈，前部纤维则限制足的跖屈。外侧有外侧韧带，由不连续的3条独立的韧带组成，前为距腓前韧带，中为跟腓韧带，后为距腓后韧带。3条韧带均起自外踝，分别向前、向下和向后内止于距骨及跟骨，均较薄弱。距腓后韧带可防止小腿骨向前脱位。当足过度跖屈内翻时，易损伤距腓前韧带及跟腓韧带。

2. 踝关节功能 主要功能为负重。可沿通过横贯距骨体的冠状轴做背屈及跖屈运动，在跖屈时，足可做一定范围的侧方运动。

（二）足部关节

1. 构成及特点 足部骨骼为跗骨、跖骨和趾骨。跗骨7块，分为近侧列的距骨和跟骨，以及远侧列的足舟骨、第1～3楔骨和骰骨。跖骨5块，趾骨14块。足部关节包括：①跗骨间关节：以距跟关节（距下关节）、距跟舟关节和跟骰关节最为重要，距下关节和距跟舟关节主要使足发生内外翻，距跟舟关节和跟骰关节主要使足发生内收和外展。②跗跖关节：由楔骨和骰骨分别与跖骨构成，为平面关节，可做轻微的运动。③跖骨间关节：由相邻的跖骨基底部构成。④跖趾关节：由各跖骨小头的滑车与各趾的近节趾骨底构成。⑤趾骨间关节：由各趾相邻的两节趾骨的底和滑车构成（图1-10）。

2. 足的功能 主要为支撑体重。其运动主要有背伸、跖屈、内收、外展、内翻、外翻，具体到某一关节，尚有不同的运动，如跖的外展、内收、趾的屈、伸等。

（三）踝及足部常见损伤

1. 跖趾关节脱位 与手部的掌指关节脱位极为相似。为临床所常见，多发生于第一跖趾关节部。因第一跖骨头较长、较粗，故用足前部踢东西时首先着力，外力直接砸压，易首先伤及。跖趾关节脱位，多因外力迫使跖趾关节过度背伸而发病，近节跖骨基底脱向跖骨头的背侧。严重者，跖骨与距骨相垂直，外观出现明显畸形为跖趾关节过伸、趾间关节屈曲的表现，其他方向的脱位则罕见。

2. 踝关节扭伤 为日常多见的关节扭伤。可分为单纯性扭伤或同时伴有骨、韧带、关节囊的损伤。伤后均有不同程度的局部淤肿、疼痛和关节活动障碍。踝关节扭伤多因行走不慎，足踏于不平之地，或下楼梯时突然踩空，或跳跃时足部着地不稳，致使足部突然发生内翻或跖屈内翻，或轻度背伸外翻发生跪跌姿势等引起。胫骨的下关节面及内、外踝关节面共同作成的"门"形的关节窝，容纳距骨滑车（关节头），由于滑车关节面前宽后窄，当足背屈时，较宽的前部进入窝内，关节稳定；但在跖屈时，如走下坡路时滑车较窄的后部进入窝内，踝关节松动且能做侧方运动，此时踝关节容易发生扭伤，其中以内翻损伤最多见，因为外踝比内踝长而低，可阻止距骨过度外翻。由于踝关节极度扭曲引起韧带过牵、移位，甚至撕裂，或其他软组织撕裂，甚至嵌顿，可发生局部渗出与血肿。

3. 踝管综合征 踝管又称跗管，位于踝关节内侧，其内结构由前外向后内依次为胫后肌腱、趾长屈肌腱、姆长屈肌腱和胫后神经及胫后动静脉。胫神经在出跗管时，于分裂韧带深份分为足底内侧神经与足底外侧神经，两终支入足底，肌支支配诸肌，皮支分布于足底的皮肤。足部活动量突然增加或踝关节内侧反复扭伤，使踝管内肌腱产生摩擦而形成腱鞘炎，腱鞘肿胀、肥厚，跗管内容积增大，致踝管相对狭窄，由于管内压力增高，产生足底内、外侧神经受压症状。分裂韧带退变增厚、踝管内跟骨骨刺形成及骨折等，均可导致踝管狭窄，出现神经、血管受压症状与体征。本病好发于男性，特别是体力劳动者及经常运动的青壮年人，女性肥胖者亦多发，单侧者多于双侧。

4. 跟腱扭伤　多因过度牵拉引起，如准备活动不充分即做猛力踏跳或急速起跑动作，使小腿三头肌强烈收缩而拉伤腱围组织。亦可因过度的跑跳运动，逐渐劳损而发病。急性损伤，如腱围组织撕裂、渗血、肿胀，以及慢性劳损，如腱围组织变性、坏死等，均可导致腱围组织各层之间或腱围与跟腱之间产生粘连。

（郭友华　燕铁斌）

第四节　脊柱关节

一、脊柱骨与整体观

（一）构成及特点

人类脊柱由 24 块椎骨（颈椎 7 块，胸椎 12 块，腰椎 5 块）、1 块骶骨和 1 块尾骨借韧带、关节及椎间盘连接而成。脊柱上端承托颅骨，下联髋骨，中附肋骨，并作为胸廓、腹腔和盆腔的后壁。脊柱内部有纵形的椎管容纳脊髓。成年男性脊柱长约 70cm，女性约 60cm。其长度可因姿势不同而略有差异，静卧比站立时可长出 2～3cm，这是由站立时椎间盘被压缩所致。椎间盘的总厚度约为脊柱全长的 1/4，老年时可因椎间盘变薄（胶原成分改变），椎体高度减小（骨质疏松），以及胸曲和颈曲的凸度增加（脊柱肌肉动力学下降），导致老年人脊柱的长度减小。

（二）主要功能

脊柱具有支持躯干、保护内脏、保护脊髓和进行运动的功能。

1. 前面观　从前面观察脊柱，自第 2 颈椎到第 2 骶椎的椎体宽度，自上而下随负载增加而逐渐加宽，到第 2 骶椎为最宽。由骶骨耳状面以下，由于重力经髂骨传到下肢骨，椎体已无承重意义，体积也逐渐缩小。从前面观察脊柱，正常人的脊柱有轻度侧屈，惯用右手的人，脊柱上部略凸向右侧，下部则代偿性地略凸向左侧。

2. 后面观　从后面观察脊柱，可见所有椎骨棘突连贯形成纵嵴，位于背部正中线上。颈椎棘突短而分叉，近水平位。胸椎棘突细长，斜向后下方，呈叠瓦状。腰椎棘突呈板状，水平伸向后方。

3. 侧面观　从侧面观察脊柱，可见成人脊柱有颈、胸、腰、骶 4 个生理性弯曲（图 1-11）。其中，颈曲和腰曲凸向前，胸曲和骶曲凸向后。胸曲和骶曲在胚胎时即已出现，出生后保持不变。颈曲于胚胎晚期出现，但不明显，出生后 3～9 个月，由于抬头及坐起动作而变显著。腰曲起始于第 12 胸椎中部，止于骶岬附近。此弯曲于新生儿不明显，当小儿站立和行走后，才显著发展。新生儿脊柱只有胸部和骶部后凸，在婴儿抬头时（第 3～4 个月）出现颈曲，从第 6 个月婴儿能坐开始，直到会站立时出现腰曲。

完成 4 个弯曲的人类脊柱在站立位时，重力线应通过每个弯曲的交接处，然后向下经髋关节稍后方，膝、踝关节稍前方而达地面。腰椎前凸在每个人并不一致，女性前凸较大。青年性圆背患者，或老年性驼背患者，为保持直立位，腰椎前凸亦增加。老年人椎间盘退变后颈椎及腰椎前凸可减少。脊柱的弯曲可协助椎间盘减少震荡，但却使支撑力减少，在弯曲交界处容易发生损伤（如胸 12、腰 1）及慢性劳损（如腰 4、腰 5），成为腰痛的易发病处。

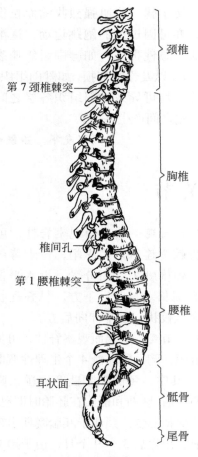

图 1-11 脊柱整体观

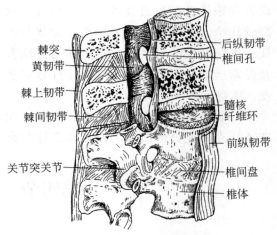

图 1-12 椎体间连接

脊柱的前凸增加称前凸，常见于腰椎及骶骨水平位的人。过大的弧形后凸常见于胸部，如为骤弯则称为成角畸形，常见于骨折、结核。向侧方的脊柱弯曲称为侧凸（侧弯）。这些都影响脊柱的承重和传递功能，故为病理状态，可导致腰痛。

二、椎体间连结

椎体之间借椎间盘及前、后纵韧带相连（图 1-12）。

1. 椎间盘　是连结相邻两个椎体的纤维软骨盘（第 1 及第 2 颈椎之间除外），成人有 23 个椎间盘。

（1）构成：椎间盘由软骨板、中央部的髓核及周围部的纤维环构成。纤维环牢固连结各椎体上、下面，上下的软骨板与纤维环一起将髓核密封起来，保护髓核并限制髓核向周围膨出。

纤维环由富含胶原纤维束的纤维软骨构成，位于髓核的四周。纤维环的纤维束相互斜行交叉重叠，使纤维环成为坚实的组织，能承受较大的弯曲和扭转负荷。纤维环的前侧及两侧较厚，而后侧较薄。纤维环的前部有强大的前纵韧带，后侧的后纵韧带较窄、较薄。

髓核是一种弹性胶状物质，为纤维环和软骨板所包绕。髓核中含有黏多糖蛋白复合体、硫酸软骨素和大量水分，出生时含水量高达 90%，成年后约为 80%。

（2）作用：椎间盘既坚韧，又富弹性，承受压力时被压缩，除去压力后又复原，具有"弹性垫"样作用，可缓冲外力对脊柱的震动，也可增加脊柱的运动幅度。

（3）厚度差异：椎间盘的总厚度为全脊柱总长的 1/5～1/4。椎间盘的厚薄各不相同，以中胸部较薄，颈部较厚，而腰部最厚，所以颈、腰椎的活动度较大。颈、腰部的椎间盘前厚后薄，胸部的则与此相反。其厚薄和大小可随年龄而有差异。椎间盘膨出或向后外侧突出及脱出，压迫相邻的脊髓或神经根引起牵涉痛，导致椎间盘突出症。

2. 前纵韧带　是椎体前面延伸的一束坚固的纤维束，其纵行的纤维牢固地附于椎体和椎间盘，有防止脊柱过度后伸和椎间盘向前脱出的作用。

3. 后纵韧带　位于椎管内椎体的后面，与椎间盘纤维环及椎体上下缘紧密连结，而与椎体结合较为疏松，有限制脊柱过度前屈的作用。

4. 钩椎关节　又称 Luschka 关节，由第 3～7 颈椎的椎体上面侧缘明显向上突起的椎体钩和上位椎体的相应部位呈斜坡样的唇缘所组成。钩椎关节的重要毗邻：后方为脊髓、脊膜支和椎体的血管；后外侧部构成椎间孔的前壁，邻接颈神经根；外侧有椎动脉、椎静脉和交感神经丛。随年龄增长，椎体钩常出现骨质增生肥大，使椎间孔狭窄，可能压迫脊神经或椎血管，引起椎动脉型、脊髓型、神经根型和混合型颈椎病的症状。

三、椎弓间连结

椎弓间连结包括椎弓板、棘突、横突间的韧带连结和上、下关节突间的膜关节连结。

1. 黄韧带　位于椎管内，连结相邻两椎弓和椎板间的韧带，可协助围成椎管，并有限制脊柱过度前屈的作用。黄韧带从上往下依次增厚，刺入黄韧带时的阻力骤减感和刺穿后的消失感均较显著，常以此作为是否刺入硬膜外隙的依据。黄韧带有时发生肥厚（可能与慢性连续性损伤有关），向椎管内突出，压迫椎管内容物。黄韧带肥厚多见于第 4～5 腰椎之间，所以常压迫马尾或神经根而出现类似腰椎间盘突出症的临床症状。

2. 棘间韧带　连结相邻棘突间的薄层纤维，附于棘突根部到棘突尖。向前与黄韧带，向后与棘上韧带相移行。

3. 棘上韧带和项韧带　棘上韧带起自第 7 颈椎棘突，止于骶中嵴，是连结胸、腰、骶椎各棘突尖之间的纵行韧带，前方与棘间韧带相融合，都有限制脊柱前屈的作用。棘上韧带在颈部特别发达，构成颈部两侧肌肉之间的中隔，故称项韧带，是颈部肌肉附着的双层致密弹性纤维隔。据近年解剖学发现，该韧带止于第 3 腰椎棘突者占 22%，止于第 4 腰椎棘突者占 73%，止于第 5 腰椎棘突者占 5%，从未发现骶椎上韧带附着。

棘上韧带与棘间韧带有脊神经后支的神经末梢分布，是极敏感的组织，一旦受到损伤，可通过脊神经后支传入中枢，引起腰痛或牵涉性下肢痛。

4. 横突间韧带　位于相邻椎骨横突间的纤维索，部分与横突间肌混合。

5. 椎间关节（关节突关节）　由相邻椎骨上下关节突的关节面构成，功能上形成联合关节，属微动关节，每个关节可绕 3 个基本运动轴做微小的运动。颈椎部的椎间关节的关节囊松弛，关节面几乎呈水平位，所以颈椎易出现脱位；而胸腰部的椎间关节，其关节囊紧张而较厚，关节面又分别为额状位和矢状位，故在胸腰部不易发生单纯脱位。

四、寰椎与枕骨、枢椎的连结

（一）构成及特点

1. 寰枕关节　为两侧枕骨髁与寰椎侧块的上关节凹构成的联合关节，属双轴性椭圆关节。两侧关节同时活动，可使头做俯仰和侧屈运动。

2. 寰枢关节　包括 3 个滑膜关节，2 个在寰椎侧块，1 个在正中复合体。①寰枢外侧关节：由寰椎侧块的下关节面与枢椎上关节面构成，关节囊的后部及内侧均有韧带加强。②寰枢正中关节：由齿突与寰椎前弓后关节面和寰椎横韧带构成。寰枢关节周围由齿突尖韧带、翼状韧带、寰椎横韧带、寰椎十字韧带及覆膜增强（图1-13）。

寰枢关节沿齿突垂直轴运动，使头连同寰椎进行旋转。寰枕、寰枢关节的联合活动能使头做俯仰、侧屈和旋转运动。

（二）常见损伤

1.寰枢关节脱位　是上颈椎最常见的损伤。若未经及时治疗，其脱位程度常进行性加重，导致脊髓高位受压而危及生命。由于其潜在危险性大，应积极治疗。从解剖学角度看，如果没有暴力外伤史，寰椎横韧带、翼状韧带、关节囊韧带和齿突均完整，就不可能出现寰枢关节脱位。

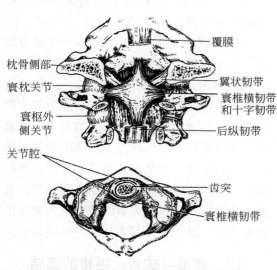

图1-13　寰椎与枕骨及枢椎关节

诊断必须借助X线开口位摄片，主要特征表现是枢椎齿突与寰椎两枚侧块间距不对称。但张口拍片时合作不好可使投影位置偏斜，引起两者间隙异常，或不能满意地显示该区解剖结构。必要时可多拍几次片，排除因投影位置不当造成的误诊。侧位X线片能清晰地显示齿突和寰枢椎弓之间的距离变化，正常情况下在3mm以内。必要时进行CT扫描，与寰椎椎弓骨折及上颈椎畸形相鉴别。应注意严重的陈旧性半脱位，表现为斜颈及运动受限，颈部活动时疼痛，可导致面部发育不对称。如果有齿突骨折，在颈椎侧位片及开口位片上可以见到骨折线或骨折移位的影像。横截面的CT可以观察到寰椎横韧带的起止点是否有撕脱骨折。

2.椎间盘突出症　椎间盘突出症为临床常见脊柱疾病之一，主要是因椎间盘各组成部分（髓核、纤维环、软骨板）尤其是髓核发生不同程度的退行性病变，在外界因素的作用下，椎间盘的纤维环松弛或破裂，髓核组织从松弛或破裂处突出（或脱出）于后（侧）方椎管内，从而导致相邻的组织如脊神经根或脊髓等受到刺激或压迫，产生颈肩腰腿痛、麻木等一系列临床症状。颈、腰椎间盘突出或脱出较为常见。

（郭友华　燕铁斌）

第五节　脊髓与脊神经

一、脊髓

（一）脊髓外观

脊髓是中枢神经的一部分，位于脊柱椎管内的上2/3，呈圆柱形，前后稍扁，颈部脊髓尤为明显。成人脊柱长度为60～70cm,脊髓全长40～45cm（图1-14）。

上端平枕骨大孔续延髓，下端在成人终止于第1腰椎体下缘。新生儿的脊髓圆锥可下达第3腰椎体上缘。脊髓下端位置较低，末端呈圆锥状，为脊髓圆锥，由此向下延续成终丝，是无神经组织的细丝，在第2骶椎水平为硬脊膜包裹，向下止于尾骨的背面。临床上做腰椎穿刺或腰椎麻醉时，

图中标注：覆膜、枕骨侧部、寰枕关节、寰枢外侧关节、关节腔、翼状韧带、寰椎横韧带和十字韧带、后纵韧带、齿突、寰椎横韧带

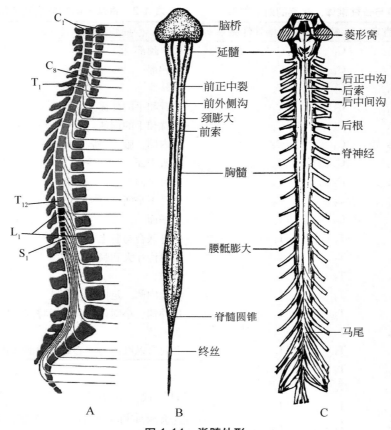

图 1-14　脊髓外形
A. 侧面观；B. 前面观；C. 后面观

多在第 3 ～ 4 或第 4 ～ 5 腰椎之间进行，因为在此处穿刺不会损伤脊髓。

脊髓发出 31 对脊神经而使其外观呈分节状。脊髓有 3 个主要功能区：颈膨大，为臂丛发出处，相当于颈 4 至胸 1 脊髓节，其最大周径约平第 6 颈脊髓节；胸段脊髓节，周径大致相同；腰骶膨大，为腰骶丛发出处，相当于腰 2 至骶 3 脊髓节，与第 10 ～ 12 胸椎平齐，其最大周径平第 12 胸椎。

脊髓全长表面有纵行的沟裂，前正中裂和后正中沟，将脊髓不完全地分隔为基本对称的两半，中心有纵行的中央管通过。前正中裂和后正中沟之间，两侧有与之平行的两条纵沟——前外侧沟、后外侧沟，前外侧沟内有脊神经前根（由传出的运动纤维组成）沿此纵线排列并穿出脊髓，后

外侧沟内有脊神经后根（由传入的感觉纤维组成）的根丝进入脊髓，前根和后根在椎间孔内脊神经节的外方合并而成为脊神经。脊髓借这些沟裂分成索。

（二）脊髓节与椎骨的位置关系

脊髓从形态上不分节段。脊髓节是指每一对脊神经所附着区的脊髓节段，和脊神经相对应（31 个节段），即颈髓 8 节，胸髓 12 节，腰髓、骶髓各 5 节，尾髓 1 节。各脊髓节与相应椎体的对应关系见表 1-1。全身皮肤感觉区与脊髓节的对应关系见表 1-2 和图 1-15。

成人颈髓上段（C_1 ～ C_4 脊髓节）和同序数颈椎体相对应；颈髓下段（C_5 ～ C_8）和胸髓上段（T_1 ～ T_4）与同序数椎骨的上 1 节椎体平对；胸髓中段（T_5 ～ T_8）与

表 1-1　脊髓节与脊柱椎体、棘突的对应关系

	脊髓节段	脊椎体	椎骨棘突
颈髓（C）	C_1	C_1	C_1
	C_2	$C_{1\sim2}$	C_2
	C_3	$C_{2\sim3}$	C_3
	C_4	C_3	C_3
	C_5	C_4	C_4
	C_6	$C_{4\sim5}$	C_5
	C_7	$C_{5\sim6}$	C_6
	C_8	$C_{6\sim7}$	C_7
胸髓（T）	T_1	C_7	C_7
	T_2	$C_7\sim T_1$	T_1
	T_3	$T_{1\sim2}$	T_1
	T_4	$T_{2\sim3}$	T_2
	T_5	$T_{3\sim4}$	T_3
	T_6	$T_{4\sim5}$	T_4
	T_7	$T_{5\sim6}$	$T_{4\sim5}$
	T_8	T_6	$T_{5\sim6}$
	T_9	T_7	$T_{6\sim7}$
	T_{10}	T_8	T_7
	T_{11}	T_9	T_8
	T_{12}	$T_{9\sim10}$	T_9
腰髓（L）	L_1	$T_{10\sim11}$	$T_{10\sim12}$
	L_2	T_{11}	
	L_3	$T_{11\sim12}$	
	L_4	T_{12}	
	L_5	T_{12}	
骶髓（S）	S_1	$T_{12}\sim L_1$	$T_{12}\sim L_1$
	S_2	L_1	
	S_3	L_1	
	S_4	L_1	
	S_5	L_1	
尾髓（Co）	Co	$L_{1\sim2}$	

表 1-2　脊髓节的相应皮肤感觉区（平面）

皮肤感觉区（平面）	脊髓节
枕、颈部	$C_{2\sim3}$
肩胛部	C_4
臂外侧	C_5
前臂和手的外侧	$C_{6\sim7}$
前臂和手的内侧	$C_8\sim T_1$
臂内侧、腋窝、胸骨角	T_2
乳头平面	T_4
剑突平面	T_6
肋弓下平面	T_8
脐平面	T_{10}
耻骨联合与脐之中点平面	T_{12}
腹股沟和大腿最上部	L_1
股前	$L_{1\sim3}$
小腿内侧、足内侧、踇趾	$L_{4\sim5}$
足外侧、小腿外侧、股后臀部	$S_{1\sim3}$
股内侧	S_3
肛周（以肛门为中心的会阴部鞍状区）	$S_{4\sim5}$、Co

“H”状，其中心有中央管，中央管前后的横条灰质称灰质连合，将左、右两半灰质连在一起。灰质的每一半由前角和后角组成。前角内含有运动神经元，其轴突贯穿白质，经前外侧沟走出脊髓，组成前根。颈部脊髓的前角特别发达，这里的前角运动神经元发出纤维支配上肢肌肉。后角内含有感觉神经元，有痛觉和温度觉的第二级神经元，并在后角底部有小脑本体感觉通路的第二级神经元胞体（背核）。紧贴脊髓灰质周缘部的白质内的神经纤维构成脊髓的固有束，贯穿于脊髓的各节段，完成脊髓节段间与节段内的联系。

2. 脊髓中的神经传导　脊髓的白质主要由上行（感觉）和下行（运动）有髓神经纤维组成，分为前索、侧索和后索三部分。前索位于前外侧沟的内侧，主要为下行纤维束，如皮质脊髓（锥体）前束、顶盖脊髓束（视听反射）、内侧纵束（联络眼肌诸神经核和项肌神经核以达成肌肉共济活动）

同序数椎骨的上 2 节椎体平对；胸髓下段（$T_9\sim T_{12}$）与同序数椎骨的上 3 节椎体平对；全部腰髓节（$L_1\sim L_5$）约平对第 10～12 胸椎体，骶、尾髓节（$S_1\sim S_5$、Co）约平对第 1 腰椎体，如第 11 胸髓节平对第 8 胸椎。

（三）脊髓的内部结构

1. 脊髓的横切面　包括位于中央部的灰质和位于周围部的白质。灰质呈蝴蝶形或

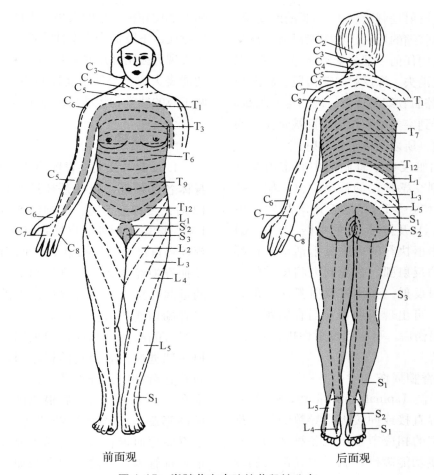

前面观　　　　　　　　　　　后面观

图 1-15　脊髓节在皮肤的节段性分布

和前庭脊髓束（参与身体平衡反射）。两侧前索以白质前连合相互结合。侧索位于脊髓的侧方前外侧沟和后侧沟之间，有上行和下行传导束。上行传导束有脊髓丘脑束（痛觉、温度觉和粗触觉纤维所组成）和脊髓小脑束（本体感受性冲动和无意识性协调运动）。下行传导束有皮质脊髓侧束（亦称锥体束）（随意运动）和红核脊髓束（姿势调节）。后索位于后外侧沟的内侧，主要为上行传导束（本体感觉和一部分精细触觉）。颈部脊髓的后索分为内侧的薄束和外侧的楔束。

（四）脊髓的功能

脊髓具有传导功能和反射功能。

1. 传导功能　脊髓是感觉和运动神经冲动传导的重要通路，其结构基础即脊髓内的上、下行纤维束。除头、面部外，全身的深、浅感觉和大部分内脏感觉冲动都经脊髓白质的上行纤维束才能传到脑。由脑发出的冲动，也要通过脊髓白质的下行纤维束才能调节躯干、四肢骨骼肌以及部分内脏的活动。如果脊髓白质损伤，将导致损伤平面以下出现运动和感觉的功能障碍。

2. 反射功能　脊髓可执行一些简单的反射活动，包括躯体反射和内脏反射。脊髓各种反射都是通过脊髓节内和节间的反射弧完成的。

（1）躯体反射：为引起骨骼肌运动的反射，由于感受器部位不同，又分为浅反射和深反射。浅反射是刺激皮肤、黏膜的感受器，引起骨骼肌收缩的反射，如腹壁反射。浅反射的反射弧中任何一部分受到破坏，会出现反射减弱或消失。深反射是刺激肌、腱感受器，引起骨骼肌收缩的反射。因为这一刺激，使肌、腱受到突然的牵拉而引起被牵拉肌的反射性收缩，所以又称牵张反射。

（2）内脏反射：脊髓的中间带内有交感神经和副交感神经的低级中枢，如瞳孔开大中枢（$T_1 \sim T_2$）、血管运动和发汗中枢（$T_1 \sim L_3$）及排尿、排便中枢（$S_2 \sim S_4$）等。这些中枢执行的内脏反射活动，也都通过脊髓的反射弧，并受到大脑皮质的控制，如排尿反射。当排尿反射弧任一部分被中断时，可出现尿潴留；当脊髓颈、胸段横贯性损伤后，可引起反射性排尿亢进，出现尿失禁。

（五）脊髓损伤

脊髓损伤（spinal cord injury，SCI）是指由于外界直接或间接因素导致的脊髓损伤，在损害的相应节段出现各种运动、感觉和括约肌功能障碍，肌张力异常及病理反射等的相应改变。脊髓损伤的程度和临床表现取决于原发性损伤的部位和性质。脊髓损伤可分为原发性脊髓损伤与继发性脊髓损伤。前者是指外力直接或间接作用于脊髓所造成的损伤。后者是指外力所造成的脊髓水肿、椎管内小血管出血形成血肿、压缩性骨折，以及破碎的椎间盘组织等形成脊髓压迫所造成的脊髓的进一步损害。

在脊髓休克期间表现为受伤平面以下出现弛缓性瘫痪，运动、反射及括约肌功能丧失，有感觉丧失平面及大小便失禁，$2 \sim 4$周后逐渐演变成痉挛性瘫痪，表现为肌张力增高、腱反射亢进，并出现病理性锥体束征。胸段脊髓损伤表现为截瘫，颈段脊髓损伤则表现为四肢瘫，上颈椎损伤的四肢瘫均为痉挛性瘫痪，下颈椎损伤的四肢瘫由于脊髓颈膨大部位和神经根的毁损，上肢表现为弛缓性瘫痪，下肢仍为痉挛性瘫痪。脊髓圆锥损伤表现为会阴部皮肤鞍状感觉缺失，括约肌功能丧失致大小便不能控制和性功能障碍，两下肢的感觉和运动仍保持正常。

二、脊神经

1. 组成与位置 脊髓借31对脊神经与身体各部相连，包括颈神经8对、胸神经12对、腰神经5对、骶神经5对和尾神经1对。除第1颈神经自枕骨与寰椎间、第8颈神经自第7颈椎和第1胸椎间出脊髓外，其他脊神经皆从同序椎骨和下一椎骨之间的椎间孔穿出。每对脊神经借前根和后根与脊髓相连。前、后根均由许多神经纤维束组成的根丝所构成，前根属运动性，后根属感觉性，后根较前根略粗，二者在椎间孔处合成一条脊神经干，感觉和运动纤维在神经干中混合。后根在椎间孔附近有椭圆形膨大，称脊神经节（图1-16）。由于脊髓短而椎管长，所以各节段的脊神经根在椎管内走行的方向和长短不同。颈神经根较短，行程近水平，胸部的斜行向下，腰骶部的神经根则较长，在椎管内近乎垂直下行形成马尾。在椎间孔内脊神经有重要的毗邻关系，其前方是椎间盘和椎体，后方是椎间关节及黄韧带。因此，脊柱的病变，如椎间盘突出和椎骨骨折等常可累及脊神经，出现感觉和运动障碍。

2. 脊神经成分 一般有4种神经纤维成分（图1-17）。

（1）躯体运动纤维：起于脊髓前角运动神经元，经前根入脊神经，支配骨骼肌。

（2）躯体感觉纤维：起于脊神经节的假单极神经元，周围突分布于皮肤、肌肉、关节和韧带的各种感觉器，中枢突经后根入脊髓。

（3）内脏运动纤维：$T_1 \sim L_3$脊髓节侧

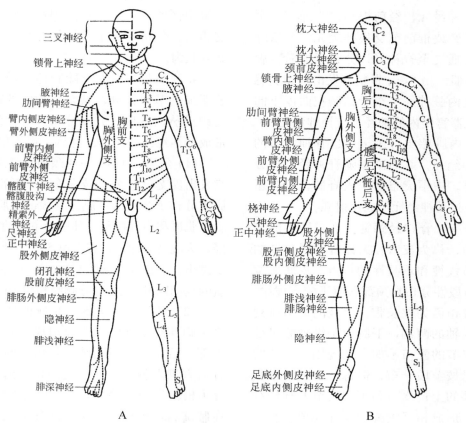

图 1-16 脊神经的组成和分支模式图
A. 前面；B. 后面

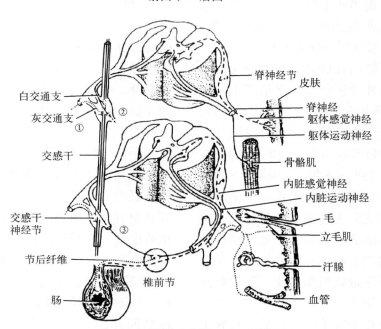

图 1-17 脊神经的纤维走行模式图

角的交感神经元，经前根和白交通支，至相应的椎旁或椎前节交换神经元，节后纤维经灰交通支至脊神经，分布于血管、腺体及平滑肌。由 $S_{2\sim4}$ 脊髓节发出的副交感纤维经盆内脏神经分布于结肠左曲以下的脏器，在器官壁内的神经节交换神经元。

（4）内脏感觉纤维：来自脊神经节的假单极神经元，其周围突随脊神经直接分布于内脏，中枢突自后根入脊髓，可与躯体或内脏运动神经元形成反射弧。

3. 分布 脊神经感觉支在皮肤上的节段性分布，称为皮节。人体脊神经皮节的分布有节段性和重叠性的特点。皮肤感觉神经的节段性分布在颈部和躯干较有规律。节段性分布区为狭长带，上肢的皮节排列在上肢纵轴的两侧，下肢由于纵轴略呈螺旋形，皮节的配布不如上肢规则。皮肤的神经虽是按节段分布，但每一皮节的带状区有相邻的上位皮节和下位皮节的神经纤维参加，形成相互重叠的支配现象。当一条皮神经受损伤时，仅出现皮神经分布区的感觉迟钝；而当两条以上相邻的皮神经损伤时，才出现分布区的感觉完全消失。脊神经皮节的节段性分布见图 1-15。

脊神经出椎间孔后立即分为前支和后支，此外，脊神经还分出一支很细小的脊膜返支，经椎间孔返入椎管，分布于脊髓膜。脊神经后支一般都较细小，按节段地分布于项、背、腰、骶部深层肌肉及皮肤。其中，第 2 颈神经后支的皮支粗大，称枕大神经，穿斜方肌腱至皮下，分布于枕和项部的皮肤。腰神经后支分为内侧支和外侧支。内侧支细小，经横突下方后，分布于腰椎棘突附近的短肌与长肌。在腰椎骨质增生患者，可因横突附近软组织骨化，压迫此支而引起腰痛。第 1～3 腰神经后支的外侧支较粗大，分布于臀上区的皮肤，称臀上皮神经。第 1～3 骶神经后支的皮支分布

于臀中区的皮肤称臀中皮神经。脊神经前支粗大，分布于躯干前外侧部和四肢的皮肤及肌肉。

4. 神经丛 在人类除胸神经前支保持着明显的节段性外，其余脊神经的前支则交织成丛，然后再分支分布。脊神经前支形成的神经丛有颈丛、臂丛、腰丛和骶丛。

（1）颈丛：由第 1～4 颈神经前支组成。它发出皮支和肌支。皮支分布到颈前部皮肤；肌支分布于颈部部分肌肉（颈部深肌）、舌骨下肌群和肩胛提肌；其中最主要的是膈神经，为混合性神经，它由第 3～5 颈神经前支发出，下行穿经胸腔至膈肌，主要支配膈肌的运动以及心包、部分胸膜和腹膜的感觉。

（2）臂丛：由第 5～8 颈神经前支和第 1 胸神经前支的大部分组成。先位于颈根部，后伴锁骨下动脉经斜角肌间隙和锁骨后方进入腋窝。其间几经相互编织，可分为根、干、股、束四段，并发出许多分支，在腋窝臂丛形成 3 个束，即外侧束、内侧束和后束，包绕腋动脉。

臂丛的分支很多，其主要分支如下。肌皮神经自外侧束发出，支配臂前群肌和前臂外侧的皮肤。正中神经由内侧束和外侧束各发出一根合成，支配前臂前群肌的大部分、手鱼际肌及手掌面桡侧三个半指的皮肤。尺神经由内侧束发出，支配前臂前群肌的靠尺侧的小部分肌肉、手小鱼际肌和手肌中间群的大部分以及手掌面尺侧一个半指和手背面尺侧两个半指的皮肤。桡神经发自后束，支配臂及前臂后群肌、臂及前臂背侧面皮肤和手背面桡侧两个半指的皮肤。腋神经由后束发出，支配三角肌、小圆肌及三角肌区和臂外侧面的皮肤。

（3）胸神经：前支共 12 对，其中第 1～11 对胸神经前支位于相应的肋间隙中，称肋间神经；第 12 对胸神经前支位于第 12 肋下缘，称肋下神经。下 6 对胸神经前

支除支配相应的肋间肌及皮肤外，还支配腹前、外侧壁的肌肉和皮肤。

（4）腰丛：由第 12 胸神经前支的一部分、第 1～3 腰神经前支和第 4 腰神经前支的一部分组成。位于腰椎两侧，腰大肌的深面，其主要分支有：股神经，经腹股沟韧带深面下行至股部，支配股前群肌及肌前部、小腿内侧部和足内侧缘的皮肤；闭孔神经，经小骨盆穿闭膜管至股内侧部，支配股内收肌群及股内侧面的皮肤。

（5）骶丛：由第 4 腰神经前支的一部分与第 5 腰神经前支合成的腰骶干以及骶、尾神经的前支编织而成，位于骶骨和梨状肌前面，分支分布于会阴部、臀部、股后部、小腿和足的肌肉与皮肤。

三、脊神经根

1. 组成　脊髓和脊神经的根丝组成脊神经根，分前根（又称腹侧根）和后根（又称背侧根），由有髓纤维和无髓纤维组成。前者是来自肌肉、肌腱和皮肤黏膜感受器的纤维，后者较细，传递痛觉和温度觉。后根在椎间孔处有膨大的脊神经节，为感觉神经元胞体聚集所致；前根从前外侧沟出自脊髓前角，为运动性，由脊髓前角运动神经元胞体的轴突组成，分布于躯干和四肢的骨骼肌(一部分前根内尚有来自胸、腰段脊髓侧角的交感神经节前纤维，它经前根至交感神经的椎旁或椎前节，更换神经元后，再分布于内脏)。椎管内脊神经的前根排列在前，后根在后；在椎间孔，后根在上，前根在下。穿出硬脊膜后，前、后根组成脊神经。

2. 生理解剖特点　从应用解剖学的角度来看，脊神经根有如下特点。

（1）固定脊髓：因神经根短，且呈近水平状走行，故可牵制脊髓不致过分活动而起固定作用。

（2）容易受累：神经根的前方为钩椎关节，后方有小关节，内侧为椎体间关节边缘，在此骨性管道中容易因三者的松动、移位及骨增生而遭受刺激或压迫，尤其是钩椎关节处的退变及骨刺形成较早，更易先受累。

（3）易形成粘连：由于神经根易受刺激或压迫，同时也最早出现创伤性炎性反应，以致纤维蛋白渗出而形成粘连。因此，脊神经根是继发性粘连性蛛网膜炎开始最早的部位，并由此向椎管方向蔓延。

四、损伤后表现

脊神经根损伤会影响脊髓的正常生理功能，损伤程度不同，其对生理功能的影响也不同。

1. 全部后根损伤　进入脊髓的一切传入神经冲动被阻断，机体一切感觉消失，同时脊髓反射亦消失。

2. 某一脊神经后根损伤　其皮肤分布区的感觉并不受影响，或轻微减弱，但受其支配的骨骼肌传入的本体感觉受阻，肌肉失去反射能力，亦即肌张力丧失，称为无肌紧张，但该肌仍能收缩。研究表明，完全阻断肢体的神经传入冲动，会导致肢体瘫痪；不完全阻断后根的神经传入冲动，只保留一部分皮肤感觉，运动功能不受影响。例如，保留供应手和足皮肤的任何一部分的某一神经后根，手和足的运动很少造成障碍。

3. 前根损伤　所支配的肌肉完全瘫痪并萎缩。胸、腰脊神经前根损害，同时伴有从脊髓侧角发出的交感神经节前纤维的损伤，会累及其所含支配眼内肌的交感神经节前纤维，引起眼睑下垂和瞳孔缩小即霍纳（Horner）综合征。

脊神经损伤可用下述办法判断其是神经根性或周围性。如神经损伤在椎间孔内，肌电图显示前、后支所支配的躯干侧面及肢体肌肉都有神经支配的电位；如神经损伤在椎间孔以外，则只有前支支配的肌肉有失神经支配的电位，而后支支配的竖脊肌仍属正常。

支配肢体各种运动的运动神经也有节段性（图 1-18）。与髋关节屈、收、内旋有关的脊髓节为 $L_{2\sim3}$，与伸、展、外旋有关的为 $L_{4\sim5}$；与伸膝关节有关的脊髓节为 $L_{3\sim4}$，与屈膝关节有关的为 $L_5\sim S_1$；与踝关节背屈运动有关的脊髓节为 $L_{4\sim5}$，与跖屈有关的为 $S_{1\sim2}$。根据受损的肌或关节活动受限的部位，有助于了解脊髓损伤的可能位置。

4. 马尾神经损伤 马尾神经起自第 2 腰椎的骶脊髓，一般终止于第 1 骶椎下缘。马尾神经损伤很少为完全性的，表现为损伤平面以下弛缓性瘫痪，有感觉及运动功能障碍及括约肌功能丧失，肌张力降低，

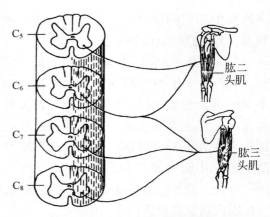

图 1-18 脊髓节与肌肉的节段性分布关系

腱反射消失，病理征阴性。

不同的脊髓节和脊神经支配不同的肌肉和关节的活动（表 1-3，表 1-4）。

表 1-3 上肢各种运动肌肉的节段性神经支配

部位	运动	主动肌	神经	脊髓节
肩胛骨	旋转	斜方肌	副神经	$C_{2\sim4}$
	使下角向外旋	前锯肌	胸长神经	$C_{5\sim7}$
		肩胛提肌	颈丛分支	$C_{4\sim6}$
	使下角向内旋	菱形肌	肩胛背神经	$C_{4\sim5}$
	后移	斜方肌、菱形肌		
	前移	前锯肌		
肩关节	屈	三角肌前部	腋神经	$C_{5\sim7}$
		胸大肌锁骨部	胸前神经	$C_5\sim T_1$
	伸	三角肌后部		
		背阔肌	胸背神经	$C_{6\sim8}$
	外展	三角肌		
		冈上肌	肩胛上神经	$C_{4\sim6}$
	内收	胸大肌、背阔肌		
		大圆肌	肩胛下神经	$C_{5\sim6\,(7)}$
	旋外	三角肌后部		
		小圆肌	腋神经	$C_{5\sim6}$
		冈下肌	肩胛上神经	$C_{4\sim6}$
	旋内	三角肌前部、胸大肌		
		背阔肌、大圆肌		
		肩胛下肌	肩胛下神经	$C_{5\sim6\,(7)}$
前臂	屈	肱肌、肱二头肌	肌皮神经	$C_{5\sim6}$
		肱桡肌	桡神经	$C_{5\sim6}$

续表

部位	运动	主动肌	神经	脊髓节
		旋前圆肌	正中神经	$C_{6\sim7}$
	伸	肱三头肌	桡神经	$C_{6\sim8}$
	旋前	旋前圆肌		
		旋前方肌	正中神经	$C_7\sim T_1$
	旋后	肱二头肌		
		旋后肌	桡神经	$C_{5\sim6}$
腕关节	屈	桡侧腕屈肌	正中神经	$C_{6\sim7}$
		掌长肌、全部指屈肌	正中神经	$C_7\sim T_1$
		尺侧腕屈肌	尺神经	$C_7\sim T_1$
	伸	桡侧腕长伸肌、桡侧腕短伸肌	桡神经	$C_{5\sim7}$
		尺侧腕伸肌、全部伸指肌	桡神经	$C_{6\sim8}$
	内收	尺侧腕屈肌、尺侧腕伸肌		
	外展	桡侧腕屈肌、桡侧腕伸肌		
拇指	屈	拇长屈肌	正中神经	$C_{6\sim8}$
		拇短屈肌	正中神经返支	$C_7\sim T_1$
	伸	拇长伸肌、拇短伸肌	桡神经	$C_{6\sim8}$
	内收	拇收肌	尺神经	$C_8\sim T_1$
	外展	拇长展肌	桡神经	$C_{6\sim8}$
		拇短展肌	正中神经返支	$C_8\sim T_1$
	旋内	拇对掌肌	正中神经返支	$C_{6\sim7}$
内侧四指	屈	指浅屈肌，指深屈肌桡侧半，第 1、2 蚓状肌	正中神经	$C_7\sim T_1$
		指深屈肌尺侧半，小指短屈肌，骨间肌，第 3、4 蚓状肌	尺神经	$C_8\sim T_1$
	伸	指总伸肌、示指伸肌	桡神经	$C_{6\sim8}$
		小指伸肌	桡神经	$C_{6\sim8}$
		骨间肌、蚓状肌		
	内收	骨间掌侧肌		
	外展	骨间背侧肌、小指展肌		

表 1-4　下肢各种运动肌肉的节段性神经支配

部位	运动	主动肌	神经	脊髓节
髋关节	屈	髂腰肌	腰神经	T_{12}，$L_{1\sim4}$
	伸	臀大肌	臀下神经	$L_{4\sim5}$，$S_{1\sim2}$
	内收	股薄肌，耻骨肌，大、长、短收肌	闭孔神经	$L_{2\sim4}$
	外展	臀中肌、臀小肌	臀上神经	$L_4\sim S_1$
	旋内	臀中肌、臀小肌前部		
	旋外	臀中肌、臀小肌后部		
		梨状肌、闭孔内肌、股方肌	骶丛分支	$L_4\sim S_1$
膝关节	屈	股二头肌、半腱肌、半膜肌		
	伸	股四头肌	股神经	$L_{2\sim4}$
	旋内	半腱肌、半膜肌、缝匠肌		

部位	运动	主动肌	神经	脊髓节
		腘肌	胫神经	$L_4 \sim S_1$
	旋外	股二头肌	坐骨神经支配	$L_4 \sim S_3$
趾骨间关节		胫骨前肌	腓深神经	$L_{4 \sim 5}$
	背屈	趾长伸肌	腓深神经	$L_4 \sim S_1$
		拇长伸肌	腓深神经	$L_4 \sim S_1$
	跖屈	小腿三头肌	胫神经	$L_4 \sim S_2$
	足内翻	胫骨前肌		
		胫骨后肌	胫神经	$L_5 \sim S_2$
	足外翻	腓骨长肌、短肌	腓浅神经	$L_5 \sim S_1$
		第三腓骨肌	腓深神经	$L_4 \sim S_1$

（郭友华 燕铁斌）

第 2 章

肌肉生理学概要

第一节　骨骼肌类型与结构

一、概述

运动系统是由骨、骨连结和骨骼肌三部分组成。骨骼肌在神经支配下收缩，牵拉其所附着的骨，以可动的骨连结为枢纽，产生杠杆运动。因此，在运动中骨起杠杆作用，关节是运动的枢纽，骨骼肌则是动力部分。骨和关节是运动系统的被动部分，骨骼肌是运动系统的主动部分。运动为运动系统的首要功能，是人体生存的主要生理功能特点之一。人体的物理运动，包括呼吸、心跳、胃肠蠕动，以及血管、淋巴管等其他脏器的活动和高级活动如语言、书写等，均在神经系统支配下，由自身的肌肉收缩而产生。即便是一个简单的运动，也需要多个肌肉参与。一些肌肉承担完成运动预期目的的角色，一些肌肉予以协同配合，一些肌肉则处于对抗状态，以便使动作平稳、准确。

运动肌肉组织主要由肌细胞构成，肌细胞间有少量的结缔组织、血管、淋巴管及神经。肌细胞因呈细长纤维形，故又称为肌纤维，其细胞膜称肌膜，细胞质称肌质（肌浆）。肌组织按其结构、位置及功能，分为骨骼肌、心肌和平滑肌三种，前两者为横纹肌。骨骼肌受躯体神经支配，属随意肌；心肌和平滑肌受自主神经支配，为不随意肌。心肌和平滑肌与人体运动关系不大，故在此仅叙述骨骼肌。

运动系统的肌肉全部是骨骼肌。骨骼肌主要由骨骼肌纤维组成，是运动系统的动力部分。骨骼肌多附于骨上，至少跨过一个关节，在神经系统支配下，通过收缩使骨骼以关节为枢纽产生运动。骨骼肌数量众多，全身约有 600 余块，占体重的 40% 左右，主要分布在四肢与躯干。每块骨骼肌都有一定的形态、构造，有特定的神经、血管分布，执行一定的功能，故每块骨骼肌都可视为一个独立器官。肌肉具有一定的弹性，被拉长后，当拉力解除时可自动恢复到原来的程度。肌肉的弹性可以减缓外力对人体的冲击。肌肉内还有感受本身体位和状态的感受器，不断将冲动传向中枢，反射性地保持肌肉的紧张度，以维持身体的姿势和保障运动时的协调。

二、骨骼肌类型

骨骼肌的分类方法很多，解剖学上可分为红肌和白肌，组织学上可分为 I 型肌和 II 型肌，运动学上可分为快肌和慢肌。临床上常按下列方法分类（图 2-1）。

1. **按形态分类**　骨骼肌的形态各异，大致可分为长肌、短肌、扁肌和轮匝肌四类。

（1）长肌：多分布于四肢，其内部纤

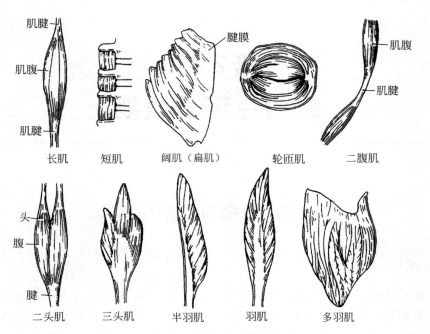

图 2-1 不同类型的骨骼肌

维束的排列多与肌肉的长轴平行，收缩时能使肌肉明显缩短，产生大幅度的运动。

(2) 短肌：多见于躯干深层，比较短小，具有明显的节段性，收缩幅度较小，但收缩的力量较大且能持久。

(3) 扁肌：呈片状，多分布于胸腹壁，有大量的肌纤维，分布面积广，可部分收缩和整体收缩，完成的动作多种多样。除运动功能外，还有保护体腔内器官的作用。

(4) 轮匝肌：呈环形，位于孔裂周围，收缩时使孔、裂关闭，如眼轮匝肌。

2. 按肌头数目分类 除了单头外，尚有二头肌、三头肌和四头肌。每个头各有一个起点，根据合成一个肌腹的数目来命名，如由两个头合成为一个肌腹的为二头肌，由三个头合成为一个肌腹的为三头肌，依此类推。

3. 按肌纤维排列的方向分类 肌纤维与肌腱的方向呈锐角斜行排列如羽状，称羽状肌，又可分为半羽肌、羽肌和多羽肌。

半羽肌的肌纤维排列在肌腱的一侧，如拇长屈肌；羽肌的肌纤维排列在肌腱的两侧，如肱肌；而多羽肌好像由许多羽状肌集合而成，如三角肌、肩胛下肌。

4. 按功能分类 可分为屈肌、伸肌、展肌、收肌等，如旋前肌、旋后肌、肱二头肌、肱三头肌等。

三、肌肉的命名原则

可根据其形状、大小、位置、起止点、纤维方向和作用命名。

1. 以形状命名 如斜方肌、菱形肌、三角肌、梨状肌等。

2. 以位置命名 如肩胛下肌、冈上肌、肱肌等。

3. 以位置和大小综合命名 如胸大肌、胸小肌、臀大肌等。

4. 以起止点命名 如胸锁乳突肌、肩胛舌骨肌等。

5. 以纤维方向和部位综合命名 如腹

外斜肌、肋间外肌等。

6. **以作用命名**　如旋后肌、咬肌等。

7. **以作用结合其他因素综合命名**　如旋前圆肌、长收肌、指浅屈肌等。

四、骨骼肌结构

（一）大体结构

1. **主要结构**　每块骨骼肌都是由中间的肌性部分——肌腹和两端的腱性部分——肌腱构成。肌肉借肌腱附着于骨膜、筋膜和关节囊的表面。肌腹由肌组织构成，色红柔软，具有收缩和舒张能力。分布到肌腹的神经有两种：感觉神经，向中枢传递肌肉紧张状态的感觉；运动神经，接受中枢传来的冲动，引起肌肉收缩。肌腱由致密结缔组织构成，色白坚韧，无收缩能力，但能抵抗强大的张力。肌借腱附于骨上。长肌的腱多呈条索状，而短肌的腱呈膜片状，故称腱膜。肌腱只有感觉神经，向中枢传递被拉长程度的感觉。

2. **辅助结构**　骨骼肌的辅助结构包括筋膜、腱鞘和滑膜囊（滑液囊）。

（1）筋膜：分为浅、深两层。

1）浅筋膜：为分布于全身皮下层深部的纤维层，由疏松结缔组织构成，内含浅动静脉、浅淋巴结和淋巴管、皮神经等。

2）深筋膜：又称为固有筋膜，由致密结缔组织构成，包裹肌肉、血管、神经束和内脏器官。除覆于肌肉的表面外，当肌肉分层时，固有筋膜也分层。在四肢，由于运动较剧烈，固有筋膜特别发达、厚而坚韧，并向内伸入，直抵骨膜，形成筋膜鞘，将作用不同的肌群分隔开，称为肌间隔。

筋膜的发育与肌肉的发达程度相伴行，肌肉越发达，筋膜的发育也越好。筋膜除了对肌肉具有保护作用外，还对肌肉起约束作用，保证肌群或单块肌的独立活动。

在筋膜分层的部位，筋膜之间的间隙充以疏松结缔组织，称为筋膜间隙。正常情况下这种疏松的联系保证肌肉的运动，但炎症时，筋膜间隙往往成为脓液的蓄积处，一方面限制了炎症的扩散，另一方面脓液可顺筋膜间隙的交通蔓延。

（2）腱鞘：一些运动剧烈的部位，如手和足部，长肌腱通过骨面时，其表面的深筋膜增厚，并伸向深部与骨膜连结，形成筒状的腱纤维鞘（腱鞘纤维层），其内含由滑膜构成的双层圆筒状套管，即腱滑膜鞘（腱鞘滑膜层），鞘的内层紧包在肌腱的表面，外层则与纤维鞘相贴，两层之间含有少量滑液。因此，肌腱既被固定在一定的位置上，又可滑动并减少与骨面的摩擦。在发生中腱滑膜鞘的两层在骨面与肌腱间互相移行，叫作腱系膜，发育过程中腱系膜大部分消失，仅在一定部位上保留，以引导营养肌腱的血管通过。

（3）滑膜囊：在一些肌肉抵止腱和骨面之间，生有结缔组织小囊，壁薄，内含滑液，称为滑膜囊，其功能是减缓肌腱与骨面的摩擦。滑膜囊有的是封闭的，有的与邻近的关节腔相通，可视为关节囊滑膜层的突出物。

（二）组织结构

骨骼肌一般借肌腱附着于骨骼，致密结缔组织包裹在整块肌肉外面形成肌外膜，肌外膜的结缔组织深入肌肉内，分割包裹形成肌束，包裹肌束的结缔组织为肌束膜，分布在每条肌纤维外面的结缔组织称肌内膜。

人类骨骼肌存在 3 种不同功能的肌纤维：Ⅰ 型慢缩纤维，又称红肌，即缓慢 - 氧化型肌纤维，Ⅱ a 型和 Ⅱ b 型快缩纤维，又称白肌，即快速 - 糖原分解型肌纤维。肌肉的运动是保持其功能的主要因素，在相对低强度下的反复收缩，可增加线粒体数量和能量释放酶（三羧酸循环酶和长链脂肪酸氧化酶），电子传递能力提高，肌纤维稍有增粗，以红肌纤维改变为主，肌肉的耐力增加。力量运动时，每一肌纤维横断面积范围内增加力的负荷即募集增多和频率增加，肌纤维横截面积增大，以白肌纤维为主，蛋白合成能力增强，分解降低，线粒体数量相对减少，无氧代谢能力增强，肌肉单位时间内的爆发力增大。

光镜下，骨骼肌纤维为长柱形的多核细胞，长 1～40mm，直径 10～100μm。肌膜的外面有基膜紧密贴附。一条肌纤维内含有几十个甚至几百个细胞核，位于肌质的周边即肌膜下方。核呈扁椭圆形，异染色质较少，染色较浅。肌质内含许多与细胞长轴平行排列的肌原纤维，在骨骼肌纤维的横切面上，肌原纤维呈点状，聚集为许多小区，称孔海姆区（Cohnheim field）。肌原纤维之间含有大量线粒体、糖原及少量脂滴，肌质内还含有肌红蛋白。在骨骼肌纤维与基膜之间有一种扁平有突起的细胞，称肌卫星细胞，排列在肌纤维的表面，当肌纤维受损伤后，此种细胞可分化形成肌纤维。

肌原纤维呈细丝状，直径 1～2μm，沿肌纤维长轴平行排列，每条肌原纤维上都有明暗相间、重复排列的横纹。由于各条肌原纤维的明暗横纹都相应地排列在同一平面上，所以肌纤维呈现出规则的明暗交替的横纹。横纹由明带和暗带组成。在偏光显微镜下，明带呈单折光，为各向同性（isotropic），明带的长度是可变的，在肌肉安静时较长，收缩时变短，又称 I 带；暗带呈双折光，为各向异性（anisotropic），又称 A 带，长度比较固定。在电镜下，暗带中央有一条浅色窄带称 H 带，它的长度随肌肉所处状态的不同而有变化，H 带中央还有一条深 M 线。明带中央则有一条深色的细线称 Z 线。两条相邻 Z 线之间的一段肌原纤维称为肌节。每个肌节都由 1/2I 带 + A 带 + 1/2 I 带所组成。肌节的明带和暗带包含更细的、平行排列的丝状结构，称为肌丝，暗带中含有的肌丝较粗，称为粗肌丝；明带中的较细，称为细肌丝。细肌丝由 Z 线结构向两侧明带伸出，必然有一段要深入暗带与粗肌丝处于交错和重叠的状态。当肌肉被动拉长时，肌节长度增大，运动细肌丝由暗带重叠区拉出，使明带长度增大。肌节长 2～2.5μm，它是骨骼肌收缩的基本结构单位。因此，肌原纤维就是由许多肌节连续排列构成的。

（三）超微结构

1. 肌原纤维 是由上千条粗、细两种肌丝有规律地平行排列组成的，明、暗带就是这两种肌丝排布的结果。粗肌丝长约 1.5μm，直径约 15nm，位于肌节的 A 带。粗肌丝中央借 M 线固定，两端游离。细肌丝长约 1μm，直径约 5nm，它的一端固定在 Z 线上，另一端插入粗肌丝之间，止于 H 带外侧。因此，I 带内只有细肌丝，A 带中央的 H 带内只有粗肌丝，而 H 带两侧的 A 带内既有粗肌丝又有细肌丝。所以在此处的横切面上可见一条粗肌丝周围有 6 条细肌丝；而一条细肌丝周围有 3 条粗肌丝。两种肌丝在肌节内的这种规则排列及它们的分子结构，是肌纤维收缩功能的主要基础。

（1）粗肌丝的分子结构：粗肌丝是由许多肌球蛋白分子有序排列组成的。肌球蛋白（myosin）形如豆芽，分为头和杆两部分，头部如同两个豆瓣，杆部如同豆茎。在头和杆的连接点及杆上有两处类似关节，可以屈动。M 线两侧的肌球蛋白对称排列，杆部均朝向粗肌丝的中段，头部则朝向粗肌丝的两端并露出表面，称为横桥。M 线两侧的粗肌丝只有肌球蛋白杆部而没有头部，所以表面光滑。肌球蛋白头部是一种

ATP 酶，能与 ATP 结合。只有当肌球蛋白分子头部与肌动蛋白接触时，ATP 酶才被激活，于是分解 ATP 放出能量，使横桥发生屈伸运动。

（2）细肌丝的分子结构：细肌丝由 3 种蛋白质分子组成，即肌动蛋白、原肌球蛋白和肌原蛋白。后两种属于调节蛋白，在肌收缩中起调节作用。肌动蛋白（actin）分子单体为球形，许多单体相互接连成串珠状的纤维形，肌动蛋白就是由两条纤维形肌动蛋白缠绕形成的双股螺旋链。每个球形肌动蛋白单体上都有一个可以与肌球蛋白头部相结合的位点。原肌球蛋白（tropomyosin）是由较短的双股螺旋多肽链组成，首尾相连，嵌于肌动蛋白双股螺旋链的浅沟内。肌原蛋白（troponin）由 3 个球形亚单位组成，分别简称为 TnT、TnI 和 TnC。肌原蛋白借 TnT 而附于原肌球蛋白分子上，TnI 是抑制肌动蛋白和肌球蛋白相互作用的亚单位，TnC 则是能与 Ca^{2+} 相结合的亚单位。

2. 横小管　它是肌膜向肌质内凹陷形成的小管网，由于它的走行方向与肌纤维长轴垂直，故称横小管（transverse tubule，或称 T 小管）。人与哺乳动物的横小管位于 A 带与 I 带交界处，同一水平的横小管在细胞内分支吻合环绕在每条肌原纤维周围。横小管可将肌膜的兴奋迅速传到每个肌节。

3. 肌质网　是肌纤维内特化的滑面内质网，位于横小管之间，纵行包绕在每条肌原纤维周围，故又称纵小管。位于横小管两侧的肌质网呈环形的扁囊，称终池，终池之间则是相互吻合的纵行小管网。每条横小管与其两侧的终池共同组成骨骼肌三联体。在横小管的肌膜和终池的肌质网膜之间形成三联体连接，可将兴奋从肌膜传到肌质网膜。肌质网的膜上有丰富的钙泵（一种 ATP 酶），有调节肌质中 Ca^{2+} 浓度的作用。

（四）运动单位

一个运动神经元及其所支配的肌纤维，称为一个运动单位。一个运动单位包括 3～100 多根肌纤维，一块肌肉内含有很多个运动单位，最多可达 700 个。运动单位是肌肉收缩的最小单位。参加运动的运动单位数目不同，肌肉收缩的力量和程度也不同。一般来说，小的运动单位支配的肌纤维少，如面部、手指的肌肉，大的运动单位支配的肌纤维多，如四肢和躯干的肌肉。

（郭友华　燕铁斌）

第二节　肌肉收缩特性

肌肉收缩是肌肉组织的基本特性，是指肌纤维在接受刺激后所发生的机械反应。身体姿势的维持、空间的移动、复杂的动作以及呼吸运动等，都是通过肌肉收缩活动来实现的。

一、骨骼肌的起止点

骨骼肌通常以两端附着于两块或两块以上的骨面上，中间跨过一个或多个关节。

一般来说，骨骼肌收缩时两块骨必定有一块骨的位置相对固定，而另一块骨相对地移动。通常把接近身体正中面或四肢部靠近近端的附着点或骨骼肌在固定骨上的附着点，称为起点或定点；把另一端或移动骨上的附着点，称为止点或动点（图 2-2）。

骨骼肌的起点或止点在一定条件下可以相互置换。例如，胸大肌起于胸廓，止于肱骨，收缩时使上肢向胸廓靠拢，但在

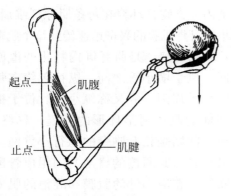

图 2-2　骨骼肌的起点、止点

做引体向上的动作时，其起止点易位，止于肱骨的一端被固定，而附着于胸廓的一端作为止点，收缩时使胸廓向上肢靠拢，故能引体向上。

二、骨骼肌的收缩原理

骨骼肌纤维的收缩机制为肌丝滑动原理，认为肌细胞收缩时肌原纤维的缩短不是细胞内肌丝本身的缩短或卷曲，而是细肌丝在粗肌丝之间滑行的结果。此理论在实践中已得到证实。主要过程为：①运动神经末梢将神经冲动传递给肌膜；②肌膜的兴奋经横小管迅速传向终池；③肌质网膜上的钙泵活动，将大量 Ca^{2+} 转运到肌质内；④肌原蛋白 TnC 与 Ca^{2+} 结合后，发生构型改变，进而使原肌球蛋白位置也随之变化；⑤原来被掩盖的肌动蛋白位点暴露，迅即与肌球蛋白头接触；⑥肌球蛋白头 ATP 酶被激活，分解 ATP 并释放能量；⑦肌球蛋白的头及杆发生屈曲转动，将肌动蛋白拉向 M 线；⑧细肌丝向 A 带内滑入，I 带变窄，A 带长度不变，但 H 带因细肌丝的插入可消失，由于细肌丝在粗肌丝之间向 M 线滑动，肌节缩短，肌纤维收缩；⑨收缩完毕，肌质内 Ca^{2+} 被泵入肌质网内，肌质内 Ca^{2+} 浓度降低，肌原蛋白恢复原来的构型，原肌球蛋白恢复原位又掩盖肌动

蛋白位点，肌球蛋白头与肌动蛋白脱离接触，肌纤维则处于松弛状态。肌纤维的缩短是有一定限度的，参与收缩的肌原纤维所含的肌小节变成最短时即是肌细胞缩短的最大限度。

三、骨骼肌的收缩特性

（一）兴奋性和收缩性

肌肉的兴奋性和收缩性表现为在刺激下能发生兴奋，产生缩短的反应。兴奋性和收缩性是紧密联系而又互不相同的两种基本的生理特性。肌肉兴奋，必然引起肌肉收缩，即肌肉兴奋在前，收缩在后，两者不是同一性质的过程。

（二）伸展性和弹性

肌肉的伸展性是指肌肉在松弛状态下，受到外力作用时长度延伸的能力；肌肉的弹性是指当外力去除后，肌肉恢复原来长度的能力。肌肉的伸展性与外力（如牵拉和负重）并不成直线比例，而是随着外力逐渐增大，其长度增加的程度逐渐减少。当外力去除后，因肌质的黏度较大，肌肉也不是立即恢复其原来的长度，所以肌肉是一个既有伸展性和弹性，又有高度黏性的组织。

（三）等长收缩和等张收缩

肌肉收缩是指肌纤维在接受刺激后所发生的机械反应，这种机械反应有两种表现形式：一是肌纤维的长度缩短，二是肌纤维的长度增加（图 2-3）。

1.等张收缩　当肌肉在没有负重而能自由收缩的情况下收缩时，肌肉的长度缩短而张力没有改变，为肌力大于阻力时产生的加速度运动和小于阻力时产生的减速度运动。运动时肌张力大致恒定，故称等张收缩。等张收缩时肌肉承受的负荷小于肌肉收缩力，肌肉的收缩力除克服施加给它的负荷外还能使物体发生位移，引起明

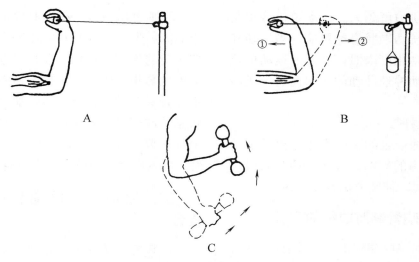

图 2-3　骨骼肌收缩特征
A. 等长收缩；B. 向心性收缩（①）及离心性收缩（②）；C. 等张收缩

显的关节运动，所以它对物体做了功。研究证明，所谓的"等张收缩"时肌张力并不恒定，因此建议根据等张收缩时肌纤维长度改变的不同，分为以下 2 种。

（1）向心性收缩：当肌肉收缩时，肌肉的起、止点相互接近，长度缩短，称为向心性收缩，如屈肘时的肱二头肌收缩，伸膝时的股四头肌收缩。

（2）离心性收缩：当肌肉收缩时，负荷的重力比自身力量强，即收缩时的肌力小于阻力，使原先缩短的肌肉逐渐被拉长，肌肉的起、止点相互分开，直至恢复到静止时的正常长度，称为离心性收缩，如负重屈肘后缓慢放松时的肱二头肌收缩、下蹲时的股四头肌收缩。

2. 等长收缩　当肌肉在两端被固定或承受的重量不能被拉起的情况下收缩时，肌肉的长度不可能被缩短，不能引起关节运动，只能产生张力。这种长度没有改变而张力增加的收缩，称为等长收缩或静力收缩，如半蹲位时的股四头肌收缩，此时肌张力恒定。由于无肌肉缩短，等长收缩可产生很大的张力，但由于肌肉作用

的物体未发生位移，所以未对物体做功。它的作用主要是维持人体的位置和姿势。

人体在自然条件下活动时，不会产生单纯的等长收缩或等张收缩，而是既有长度改变，又有张力变化的混合性收缩，也就是说既有张力的增加又有长度的缩短，而且总是张力增加在前，当肌张力增加到超过负荷时，肌肉收缩才出现长度的缩短，一旦出现长度的缩短，肌张力就不再增加了。在不负重的情况下，四肢的运动近似于等张收缩，但又不是纯粹的等张收缩，因为即使未负重，肢体本身还是有一定的重量。在试图举起力所不及的重物时，近似于等长收缩，但也不是纯粹的等长收缩，因为机体本身是多关节的结构，重物虽未被举起，但身体本身或多或少会发生一些移动，关节或多或少会产生一些移动，肌肉的长度还是有所缩短。

（四）运动单位募集

人体在进行特定活动动作时，通过大脑皮质的运动程序，调集相应数量的运动神经元使其所支配的肌肉纤维兴奋和收缩，这一过程称为运动单位的募集。运动单位

募集越多，肌力就越大。运动单位募集受中枢神经系统功能状态的影响，当运动神经发出的冲动强度大时，动员的运动单位就多；当运动神经冲动的频率高时，激活的运动单位也多。

（五）杠杆效率

肌肉收缩产生的实际力矩输出受运动节段杠杆效率的影响，如髌骨切除后股四头肌力臂缩短，伸膝力矩将减小约30%。

四、影响骨骼肌收缩的因素

影响骨骼肌收缩的主要因素有前负荷、后负荷和肌肉的收缩力。

1. **前负荷** 是指肌肉收缩前已存在的负荷，与肌肉的初长度关系密切。初长度是指肌肉收缩前在前负荷作用下的长度。在一定范围内，肌肉的初长度与肌张力呈正变关系，但是超过该限度则呈反变关系。也就是说，在初长度增加的开始阶段，增加初长度能使肌张力相应增大，但如果初长度增加超过某一点时，再增加初长度，肌张力不但不会增大，反而减小，该点产生的肌张力最大，称为最适初长度。肌肉处于最适初长度时收缩产生的张力最大，收缩速度最快，做功的效率也最高。

2. **后负荷** 是指肌肉开始收缩时承受的负荷。肌肉在有后负荷情况下的收缩总是肌张力增加在前，肌长度缩短在后。在一定范围内，肌肉的收缩速度与后负荷呈反变关系，称为张力-速度曲线。当后负荷增加到某一数值时，肌肉产生的张力可达最大限度，此时肌肉将不出现缩短，初速度为零，其收缩形式为等长收缩。前后负荷为零时，肌肉收缩不需克服阻力，速度达到最大值。在肌肉初速度为零和速度最大之间，肌肉收缩既产生张力，又出现缩短，而且每次收缩一出现，张力都不再增加，此时的收缩形式为等张收缩。

3. **肌肉收缩力** 肌肉收缩的力量在临床上简称肌力，其大小受很多因素的影响，如肌肉的生理横断面、肌肉的初长度、运动单位募集、肌纤维走向与肌腱长轴的关系和骨关节的杠杆效率等。肌肉内部功能状态的改变也直接影响肌力，如缺氧、酸中毒可降低肌肉的收缩能力，而钙离子、肾上腺素则可增强肌肉的收缩能力。

五、肌肉的单收缩和单收缩的复合

1. **肌肉的单收缩** 整块骨骼肌或单个肌细胞受到一次短促的刺激时，先是产生一次动作电位，紧接着出现一次机械收缩，后者称为单收缩；根据收缩时肌肉所处的负荷条件不同，单收缩可以是等长的，也可以是等张的。前面叙述的肌肉收缩时的各种力学表现，就是以单收缩为观察对象而进行分析的。

2. **单收缩的复合** 在正常体内，当骨骼肌在运动神经的支配下进行自然收缩时，几乎是无例外地接受来自神经的连续刺激。如果给肌肉以连续的脉冲刺激，肌肉的收缩情况将随刺激的频率而有不同。在刺激的频率较低时，因每一次新的刺激到来时由前一次刺激引起的单收缩过程（包括舒张期）已经结束，于是每次刺激都引起一次独立的单收缩；当刺激频率增加到某一限度时，后来的刺激有可能在前一次收缩的舒张期结束前即到达肌肉，于是肌肉在自身尚处于一定程度的缩短或张力存在的基础上进行新的收缩，发生了所谓的收缩过程的复合。肌肉单收缩时电变化和机械变化随时间而发生变化。电反应的开始要较张力增加的开始为早，而且电变化在张力达到顶点以前早已结束；以张力最高点为界，收缩全过程可分为收缩期和舒张期，前者持续时间较后者为短。整个单收缩的时间因肌肉不同而有显著差异，如人的眼外肌一次单收缩不超过 10 毫秒，而腓肠肌可达 100 毫秒以上。

3. 强直收缩　连续不断地发生单收缩，肌肉就表现为不完全强直收缩，其特点是每次新的收缩都出现在前次收缩的舒张期过程中，在描记曲线上形成锯齿形。如果刺激频率继续增加，那么肌肉就有可能在前一次收缩的收缩期结束以前或在收缩期的顶点开始新的收缩，于是各次收缩的张力或长度变化可以融合而叠加起来，使描记曲线上的锯齿形消失，这就是完全强直收缩。

由于正常体内由运动神经传到骨骼肌的兴奋冲动都是快速连续的，体内骨骼肌收缩几乎都属于完全强直收缩，只不过强直收缩的持续时间可长可短。强直收缩显然可以产生更大的收缩效果，例如，强直收缩所能产生的最大张力可达单收缩的 4 倍左右。这是因为肌肉在只接受一次刺激时，释放到肌质中的 Ca^{2+} 很快被肌质网上的 Ca^{2+} 泵回收入肌质网，而连续刺激可使肌质中的 Ca^{2+} 维持在一个饱和的高浓度水平。不同肌肉单收缩的持续时间不同，因而能引起肌肉出现完全强直收缩的最低临界频率在不同肌肉也不同。例如，单收缩快速的眼球内直肌需要每秒约 350 次的高频刺激才能产生完全强直收缩，而收缩缓慢的比目鱼肌只需每秒约 30 次的频率就够了。但不论是不完全强直收缩还是完全强直收缩，伴随每次刺激出现的肌肉动作电位只出现频率加快，却始终各自分离而不会发生融合或总和；这是由于肌肉的动作电位只持续 1～2 毫秒，当刺激频率加速到下一次刺激落于前一次刺激引起的动作电位持续期间时，组织又正好处于兴奋的绝对不应期，这时新的刺激将无效，既不能引起新的动作电位产生，也不引起新的收缩。

六、影响肌肉做功的因素

骨骼肌的收缩机械特性表现为产生力和收缩速度的能力。肌肉力（张力）的产生可因刺激方法不同而各异。

1. 刺激频率　刺激的频率加快，力的产生也增加，甚至可达到最大的力或张力。

2. 运动单位的募集　刺激后募集较多运动单位起反应即可增加力的产生。在大多数运动中，并不是在一块肌肉中所有的肌纤维均受到募集，募集肌纤维数量常决定于有多少神经元接受来自神经系统的兴奋。

3. 肌纤维走向与肌腱长轴的关系　一般肌纤维走向与肌腱长轴相一致，但各肌并不相同，粗的肌肉中部分肌纤维即与肌腱形成一定的成角（或称扇状连接）。凡具有较大成角的连接，肌腱连接较多的肌纤维，也即肌肉较粗，从而可产生较大的力。

4. 肌肉收缩时的长度　肌肉在受到刺激前的长度（初长度）决定了其收缩时能够产生收缩张力的大小。在骨骼肌处于适当牵拉状态下（最适初长度）时，粗细肌丝处于最理想的重叠状态，收缩时能形成的横桥数量最多，从而产生较大的力。同时，适度牵引骨骼肌会刺激肌梭，通过牵引反射，兴奋 α 神经元，维持骨骼肌的紧张性。

5. 肌细胞对糖原的利用能力　肌细胞利用糖原必须在胰岛素作用下进行，运动可促进肌细胞对糖原的利用，从而既保持肌收缩能力，又将血糖维持在一定的浓度。

（郭友华　燕铁斌）

第三节 肌肉在运动中的作用

一、肌肉的分布规律

绝大多数骨骼肌均起于一骨，止于另一骨，中间跨过一个或几个关节。骨骼肌在关节周围配布的方式和多少与关节运动轴密切相关，常以所跨越关节的运动轴为准，以相互拮抗的原则分布在关节运动轴的相对侧。单轴关节通常配布2组肌，如肘关节和踝关节，前方有屈肌，后方有伸肌，从而使这些关节完成屈和伸的运动；双轴关节通常有4组肌，如桡腕关节和拇指腕掌关节，除了有屈肌和伸肌外，还配布有内收肌和外展肌；三轴关节周围配布有6组肌，如肩关节和髋关节，除了有屈肌和伸肌、内收肌和外展肌外，还配布有旋内肌和旋外肌。因此，每个关节周围至少配布2组方向完全相反的肌肉。

正因为人体肌肉的配布和关节运动轴相关，一个运动轴就有一对互相拮抗的肌群分布在其两侧，且只能有一对。例如，肱尺关节只有屈肌和伸肌而无内收肌、外展肌及旋转肌。故关节面的形状决定了关节运动轴的数目，也决定了肌肉配布的规律（表2-1）。

二、肌肉的协同作用

任何一个动作都不是由一块肌肉完成的，而是一组肌群共同合作才能完成。这些肌群分别越过关节的不同侧面，使关节具有不同方向的运动，根据它们所发挥的作用不同分别称为原动肌、拮抗肌、固定肌和协同肌等。

1. 原动肌 直接完成动作的肌群称为原动肌，其中起主要作用的为主动肌，帮助完成动作或在动作的某个阶段起次要作用的称为副动肌。例如，在屈肘动作中，原动肌包括肱肌、肱二头肌、肱桡肌和旋前圆肌，其中肱肌和肱二头肌为主动肌，肱桡肌和旋前圆肌为副动肌。

2. 拮抗肌 与原动肌作用相反的肌群称为拮抗肌，由于神经系统的交互神经支配作用，当原动肌收缩时，拮抗肌就自然放松或做适当的离心收缩，以保持关节活动的稳定性及增加动作的精确性，并能防止关节损伤。例如，屈肘动作中，肱三头肌和肘肌即为屈肘肌群的拮抗肌。

3. 固定肌 当肌肉收缩时，其拉力要同时作用于其所附着的两块或两块以上的骨，使附着骨发生相应移动。为充分发挥原动肌对肢体运动的动力作用，必须将肌肉相对固定的一端（定点）所附着的骨骼或更近的一连串骨骼充分固定，这些固定原动肌定点附着骨的肌群称为固定肌或稳定肌。固定肌有时为一群肌肉，如大圆肌

表 2-1 关节轴和肌肉的分布规律

关节面形状	关节轴	肌肉分布
滑车关节	单轴	屈肌、伸肌
车轴关节	单轴	旋内肌、旋外肌
椭圆关节	双轴	屈肌、伸肌；内收肌、外展肌
鞍状关节	双轴	屈肌、伸肌；内收肌、外展肌
球窝关节	三轴	屈肌、伸肌；内收肌、外展肌；旋内肌、旋外肌

使上臂内收时，菱形肌即为固定肌；有时为互相拮抗的两群肌肉，如在屈肘中，为了在肩关节处稳定肱骨，而避免在屈肘时出现肩的屈伸，需要肩关节的屈肌群和伸肌群共同收缩，此两组肌群都属于固定肌。

4. 中和肌　为了充分发挥原动肌的主要作用，需要另外一些肌肉工作来抵消原动肌产生的不必要的作用，这些肌肉称为中和肌。例如，扩胸运动时，斜方肌和菱形肌都是原动肌。斜方肌收缩除使肩胛骨回缩、肩外展和扩胸外，还可使肩胛骨下角外旋；菱形肌收缩使肩胛骨移向脊柱产生扩胸效应的同时，还可使肩胛骨下角内旋。此种肩胛骨下角的内外旋常可削弱扩胸效应，但两肌同时收缩所产生的无效动作可相互抵消，又互为中和肌。

副动肌、固定肌和中和肌通常称为协同肌，但肌肉的协同关系不是固定的，而是随着动作的改变而改变。以腕关节为例，伸腕肌群有桡侧腕伸肌（甲）、尺侧腕伸肌（乙）。屈腕肌群有桡侧腕屈肌（丙）、尺侧腕屈肌（丁）。伸腕时，甲与乙为原动肌，丙与丁为拮抗肌，甲与乙使腕关节向桡侧及尺侧运动的作用互相抵消，互为中和肌。腕关节向桡侧偏斜（桡侧屈）时，甲与丙为原动肌，乙与丁为拮抗肌，甲与丙使腕屈及伸的作用相互抵消，互为中和肌。

三、单关节肌和多关节肌及其特点

（一）单关节肌和多关节肌

根据跨过关节的多少可将肌肉分为单关节肌和多关节肌。只跨过一个关节的肌肉称单关节肌，如肱肌、三角肌、臀中肌、大收肌等，其作用比较简单。跨过两个或两个以上关节的肌肉称多关节肌，如股后肌群、腓肠肌、股直肌、肱二头肌、肱三头肌、旋前圆肌等。多关节肌作用于多个关节，作用较复杂，符合肢体活动的要求。

1. 上肢多关节肌　几个关节屈伸方向相同，肩、肘、腕和手部关节屈曲时，向前运动，符合上肢取物的要求。上肢多关节肌的分布与此要求一致，如肱二头肌使肩、肘关节同时屈曲，肱三头肌则使它们同时伸；屈指深肌使腕、掌指关节和指间关节同时屈，而伸指总肌则使它们同时伸。

2. 下肢多关节肌　几个关节的屈伸方向不同，如髋关节向前屈，膝关节向后屈，踝向前背伸，这种关节肌肉的活动符合人类直立行走的要求。下肢大部分多关节肌的分布也与此符合，收缩时可使相邻关节一屈一伸。例如，股后肌群使髋关节伸、膝关节屈，股直肌使髋关节屈、膝关节伸等。

（二）肌肉的主动不足和被动不足

1. 肌肉的主动不足　多关节肌收缩时，对其中一个关节发挥作用后，对另一个关节就不能再产生有效的张力，因此对另一个（或其余）关节就不能充分发挥作用，这种现象称为多关节肌的"主动不足"（或主动肌的"主动不足"）。例如，股后肌群属于双关节肌，分别作用于髋关节和膝关节，具有后伸髋和屈膝的作用。但在髋关节保持直立位或后伸位时做屈膝的动作时会感到困难，这就是股后肌群"主动不足"的现象，是因为当股后肌群发挥伸髋的作用后，其对一个关节（膝关节）的作用就减弱了。又如握拳这一动作，当腕背伸位或中立位时可以很充分，而在屈腕情况下再屈指，则会感到力量不足，这是因为屈腕再屈指超过了肌肉牵伸的限度，因此限制了握拳动作，即前臂屈肌群的"主动不足"（图2-4）。

2. 肌肉的被动不足　当多关节肌被拉长伸展时，其中一个关节已经被拉长后，另一个（或其余）关节就不能充分被拉长，这种现象称为多关节肌的"被动不足"（或拮抗肌的"被动不足"）。仍以股后肌群为例，

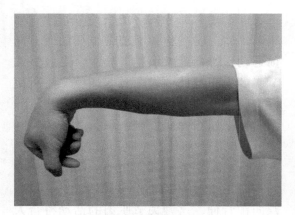

图 2-4 骨骼肌的主动不足

当仰卧位膝关节屈曲时，髋关节屈曲可以达到 120°，而当膝关节伸直时，髋关节的屈曲幅度就小得多，这就是股后肌群的"被动不足"。这是因为当伸膝牵伸股后肌群对膝关节作用（屈膝）后，再屈髋牵伸股后肌群对髋关节的作用（伸髋）就明显减弱。了解多关节肌的这些特点，在治疗中就可根据实际情况，调节身体各部分的位置，避免多关节肌的"主动不足"或"被动不足"，使多关节肌的力量或伸展性集中在一个关节上，以取得较好的治疗效果（图2-5）。

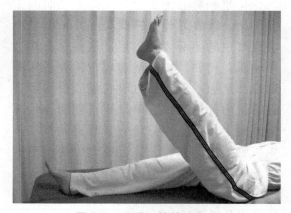

图 2-5 骨骼肌的被动不足

（郭友华 燕铁斌）

第3章
关节运动学与力学概要

第一节　关节运动学

关节的运动发生在构成关节的两骨关节面之间，是关节在不同的运动平面内围绕着不同的运动轴发生的运动。关节的运动与关节形状密切相关。

一、人体的基本运动平面与运动轴

（一）基本运动平面

人体的基本运动平面是指关节运动时所发生的一种假想平面。人体有 3 个基本运动平面，即矢状面、额状面和水平面（图 3-1）。3 个面之间呈互相垂直的关系。

1. 矢状面　沿身体前后径所作的与地

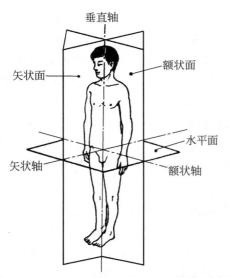

图 3-1　人体的基本运动平面和基本运动轴

面垂直的切面，此面将人体分为左右两部分，沿正中线所作的矢状面，称正中面。

2. 额状面　或称冠状面，沿身体左右径所作的与地面垂直的切面，此面将人体分为前后两部分。

3. 水平面　横切直立的人体并与地面平行的切面，此面将人体分为上下两部分。

关节有的只能在一个平面运动，有的能在几个平面运动。只能在 1 个平面运动的就称"一面运动自由关节"，包括指间关节、拇指的掌指关节、近侧桡尺关节、远侧桡尺关节等；能在 2 个平面运动的就称"二面运动自由关节"，包括第一腕掌关节、桡腕关节等；能在 3 个平面运动的就称"三面运动自由关节"，包括肩关节、髋关节、掌指关节及跖趾关节等。

特别注意的是，几面运动自由的关节，在运动时通常不是在一个平面运动，而是在几个平面的复合运动。例如，用足尖在地面上划圈的动作，髋关节需要在 3 个平面上进行屈曲、外展、外旋、伸直、内收和内旋。

（二）基本运动轴

运动轴是指通过关节轴心的假想的一个轴。与运动平面相适应，人体有 3 个基本运动轴，即矢状轴、额状轴和垂直轴。3

个轴之间亦呈互相垂直的关系（图 3-1）。

1. **矢状轴** 前后方向与地面平行，与额状面垂直的轴。

2. **额状轴** 或称冠状轴，左右方向与地面平行，与矢状面垂直的轴。

3. **垂直轴** 与人体长（纵）轴平行，与地面垂直的轴。

二、人体的基本姿势

1. **解剖位** 身体直立，两眼向前平视，两脚并拢。足尖向前，上肢下垂于躯干两侧，手掌向前。在阐述人体各部位结构的位置关系时，通常以解剖位来说明（图 3-2）。

2. **功能位** 又称为中立位，即"立正"姿势。其与解剖位的唯一区别在于手掌心向着身体中线。在测量关节活动范围时，常以关节的功能为测量标准（图 3-3）。

三、关节的运动模式

关节的运动模式可归纳为 4 种基本形式。

1. **滑动运动** 相对的关节面基本平坦，形态基本一致，两骨可以向各方向滑动，但活动量甚小，如腕骨之间的运动。

2. **角度运动** 多为两个长骨的端构成的关节，构成关节两骨的另一端彼此接近或远离，使两骨之间角度减小或增大。通常有屈伸和收展等运动形式。① 屈曲、伸展运动：关节沿冠状轴运动，导致相关的两骨互相接近角度减小时为屈曲，反之为伸展。② 内收、外展运动：关节沿矢状轴运动导致骨向正中线移动为内收，相反方向则为外展。

3. **旋转运动** 骨环绕其自身垂直轴运动时称为旋转运动。骨的前面向内侧旋转时为内旋，相反则为外旋。在前臂，相应称为旋前和旋后。在下肢，足向内旋转，足底转向内侧，为内翻；足向外旋转，足底转向外侧，为外翻。

4. **环转运动** 骨的近关节端在原位转动，远端则做圆周运动。环转运动实质上为屈曲、外展、伸展和内收的依次连续运动。二轴（如腕关节）或三轴关节（如肩关节）都能做环转运动。

四、关节的运动方向

关节的运动方向包括屈和伸、内收和外展、旋转、翻转和环转。

1. **屈和伸** 通常是指关节在矢状面，沿冠状轴进行的运动。运动时，关节的远端向近端接近，相关节的两骨之间的角度变小称为屈，反之，关节的远端离开近端，角度增大称为伸。关节过伸指关节在解剖位以外的运动，如肘、膝关节均有一定角度的过伸。一般关节的屈是指向腹侧面成角，而膝关节正相反，小腿向后贴近大腿的运动为膝关节的屈，反之为伸；在手部，由于拇指几乎与其他四指成直角，拇指背面朝向外侧，故该关节的屈伸运动发生在矢状轴，拇指与手掌面的角度变小为屈，反之为伸；在足部，足尖上抬，足背向小腿前面靠拢为踝关节的伸，习惯上称之为背伸，足尖下垂为踝关节的屈，习惯上称

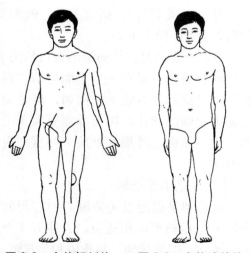

图 3-2 人体解剖位　　图 3-3 人体功能位

之为跖屈。

2. 内收和外展　指关节在额状面，沿矢状轴进行的运动。运动时，关节的远端接近身体中线为内收，离开身体中线为外展。还有一种水平内收和外展，这是指关节在水平面内，绕着垂直轴运动。例如，上臂在外展 90° 时的运动，上臂接近身体中线的运动为水平内收，远离身体中线的运动为水平外展。对于手指和足趾，则人为规定，以中指和第二趾为中轴的靠拢或散开的运动；示指的收展是围绕冠状轴进行的，拇指向示指靠拢为收，远离示指为展。

3. 旋转　指关节在水平面内，沿垂直轴进行的转动。向内或向前转动称旋内或旋前，向外或向后转动称旋外或旋后。例如，肩关节和髋关节的旋内和旋外，前臂的旋前和旋后。

4. 翻转　是指踝和足的联合运动，足底向内侧转动，足的内侧缘抬起为内翻；足底向外侧转动，足的外侧缘抬起为外翻。

5. 环转　运动骨的上端在原位转动，下端则做圆周运动，运动时全骨描绘出一圆锥形的轨迹。能沿两轴以上运动的关节均可做环转运动，如肩关节、髋关节和桡腕关节等。环转运动实质是屈、展、伸、收依次结合的连续动作。

五、关节运动的类型

1. 根据关节运动的动力来源分类　可以分为主动运动、被动运动和主动助力运动 3 类。

（1）主动运动：完全由肌肉收缩完成，没有任何外界帮助的关节运动。例如，日常所做的活动。

（2）被动运动：肌肉没有任何收缩，完全由外力来完成的关节运动。

（3）主动助力运动：肌肉虽然收缩但不能做全范围的运动，需要借助外力的帮助才能完成，外力可以是徒手的或机械的，也可以是他人的或自身的健侧肢体。

2. 根据关节运动发生的范围分类　可以分为生理运动和附属运动 2 类。

（1）生理运动：是指关节在其自身生理允许的范围内发生的运动，通常为主动运动，如前述的屈和伸、内收和外展、旋转等。

（2）附属运动：是指关节在生理范围之外、解剖范围之内完成的一种被动运动，通常自己不能主动完成，而是由他人或健侧肢体帮助完成。例如，关节的分离和牵引、相邻腕骨或跗骨之间滑动等。关节的附属运动为西方关节松动技术的基本操作手法。

（郭友华　陈汉波）

第二节　关节运动力学

一、关节运动的自由度和运动链

（一）运动自由度

关节运动通过关节轴线进行，由于关节在结构上不同，运动轴可以有 1 个、2 个或 3 个，相应地称为一个自由度、两个自由度和三个自由度。

1. 一个自由度　为滑车关节和车轴关节。一个自由度的关节只能沿单轴运动，其骨上任何一点能沿着一个弧线进行运动。滑车关节如指间关节，它只能沿冠状轴做屈、伸运动；车轴关节如桡尺近侧关节，只能沿垂直轴做旋转运动。

2. 两个自由度　为椭圆关节和鞍状关节，椭圆关节如桡腕关节、寰枕关节，鞍状关节如拇指腕掌关节，既可沿冠状轴做屈、伸运动，也可沿矢状轴做内收、外展运动。实际上，两个自由度的关节，除沿2个主轴运动外，还有无数的次轴，产生和2个主轴不同方法的运动。例如，在一个轴上关节可屈曲－内收，其相反方向为伸直－外展。这种复合运动连接起来即产生圆周（环转）运动。任何双轴或三轴运动均可产生圆周运动，而单轴运动则不能。

3. 三个自由度　为球窝关节，有3个运动主轴，如盂肱关节。可屈－伸、内收－外展及旋转。当然，除了3个主轴外，还有无数的次轴，这些次轴可通过关节中心，产生多种复合运动。因此，三轴关节的运动范围大大超过双轴关节。三轴关节是人体运动范围最广的关节，如近躯干的关节，盂肱关节、髋关节均属此类。

（二）运动链

运动链是指几个部位通过关节相连而组成的复合链，因组成运动的关节各有其特定的活动度，越靠近肢体远端其活动范围越大。

1. 开放运动链　关节的终末端游离，可以在空间自由地活动某一单独关节或同时活动若干关节。在人体系列关节组成的运动链中，以开放链为多，如脊柱和肢体（图3-4）。

2. 闭合运动链　关节的终末端闭合，连接成环状或闭合圆，如接触地面、墙面或桌面，或两手相握（图3-5）。此时所做的运动只能是多关节协调运动，如坐位时必须同时活动髋、膝、踝关节，不可能做单一关节的活动；双上肢撑地做俯卧撑运动时，也只能同时活动肩、肘、腕关节，而不可能单独活动某一关节。闭合链见于骨盆和胸廓。骨盆是两个骶髂关节和耻骨联合形成的一个整体，胸廓是由肋骨和脊椎及胸骨连接而成的一个环状物。

在这些关节中有单轴、双轴、三轴运动，这样可使肢体远端产生最大范围的活动，从而充分发挥其在日常生活和劳动工作中的作用。在康复治疗中，对神经疾患患者可根据需要选择训练较强的肌群、关节来带动较弱的肌群及关节来进行开、闭链运动；对关节粘连患者既可以选择开链活动以专一活动该关节，也可以采用闭链运动使其他关节带动该关节活动。

二、关节运动的稳定性和灵活性

1. 关节稳定性和灵活性的关系　关节的结构体现了关节既具有灵活性因素又具有稳固性因素，两者在保证关节运动功能时体现出来。关节的运动方式和运动幅度有赖于关节的形态结构，而关节的形态结构又决定了关节的功能。每个关节在形态结构和功能上都各有其特点，稳定性大的

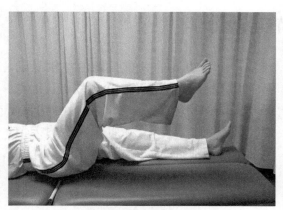

图3-4　开放运动链

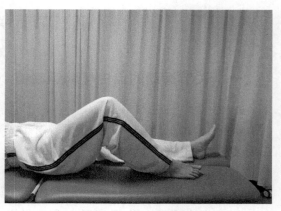

图3-5　闭合运动链

关节，灵活性较差；而灵活性大的关节，稳定性较差。上肢关节有较大的灵活性，下肢关节有较大的稳定性。

2.影响关节稳定性和灵活性的因素　主要有以下几个方面。

（1）关节面的形态：是决定关节运动轴和运动方式的结构基础，运动轴越多，运动形式就越多样化。

（2）关节头和关节窝的面积差：反映运动的灵活与否。同类关节，两者的面积差越大，运动幅度也越大；反之面积差越少，则趋于稳固。例如，同为球窝关节，肩关节以运动幅度大而灵活见长，而髋关节与之相比则以稳固性著称。

（3）关节辅助结构的状况：关节囊的厚薄、松紧，周围韧带和肌腱的状况也明显影响关节的运动。关节囊坚韧、紧张，周围韧带和肌腱坚固，则关节运动受限，从而增强了稳固性；反之，关节囊薄弱、松弛，周围韧带或肌腱较少，则运动幅度大而增加了灵活性，但此部位往往是关节易发生脱位之处。

（4）关节内结构及分泌物的影响：关节内结构对关节运动也有明显的影响，如关节盘、半月板和滑液均可增加关节的灵活性，而关节内韧带则对运动有明显的限制，从而增加关节的稳固性。关节腔负压也能对周围的肌肉发挥稳固作用。

（5）肌肉的影响：关节周围的肌肉多而强，关节稳定性就大；关节周围的肌肉少而弱或肌肉有着良好的伸展性和弹性，关节灵活性就大。

一般来说，骨骼和韧带对关节的静态稳定起主要作用，肌肉和拉力则对动态稳定起主要作用。

三、关节运动的杠杆作用

肌肉、骨骼和关节构成人体的运动杠杆，由于肌肉收缩产生的实际力矩的输出受运动阶段杠杆效率的影响，所以人的运动均遵循杠杆原理，各种复杂的运动均可以分解为一系列的杠杆运动。

（一）有关杠杆运动的几个名词

1.支点（F）　为杠杆绕着转动的轴心点，在肢体杠杆上支点是关节的运动中心。

2.力点（E）　动力作用点为力点，在骨杠杆上力点是肌肉的附着点。

3.阻力点或重力点（W）　阻力在杠杆上的着力点称阻力点，是指运动节段的重力、运动器械的重力、摩擦力或弹力，以及拮抗肌的张力，韧带、筋膜的抗牵拉力所造成的阻力。在一个杠杆系统中阻力作用点只有一个，即全部阻力的合力作用为唯一的阻力点。

4.力臂（d）　从支点到动力作用线的垂直距离。

5.阻力臂（d_W）　从支点到阻力作用线的垂直距离。

6.力矩（M）　表示力对物体转动作用的大小，是力和力臂的乘积，即 $M = E \times d$。

7.阻力矩（M_W）　阻力和阻力臂的乘积，即 $M_W = W \times d_W$。

（二）杠杆的分类

根据杠杆上支点（F）、力点（E）和阻力点 / 重力点（W）的不同位置关系，可以将人体的杠杆分为 3 类（图 3-6）。

1.平衡杠杆　其特征为支点在力点和阻力点之间。在人体，这一类的杠杆较少，主要作用为传递动力和保持平衡。支点靠近力点时有增大速度和幅度的作用，支点靠近阻力点时有省力的作用。例如，伸肘、低头和抬头的运动杠杆，以及步行中单腿支地提高身体重心的动作杠杆。

2.省力杠杆　其特征为阻力点在力点和支点之间。因动力臂始终大于阻力臂，可用

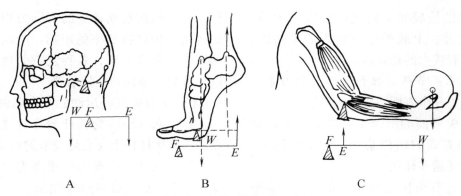

图 3-6 人体三类杠杆示意图
A. 平衡杠杆；B. 省力杠杆；C. 速度杠杆

较小的力克服较大的阻力。在人体，这一类的杠杆在静态时极为少见，只有在动态时可以观察到，如站立提踵的运动杠杆。

3. 速度杠杆 其特征为力点在阻力点和支点之间。此类杠杆在人体中最为普遍，因动力臂始终小于阻力臂，力必须大于阻力时才能引起运动，所以不能省力，单可以使阻力点获得较大的运动速度和幅度。例如，屈肘、伸膝等运动杠杆。

（三）杠杆的力学特性

人体中多数是平衡杠杆和速度杠杆，其特点是将肌腱的运动范围在同方向或反方向上放大，比较费力，肌肉附着点越靠近关节越明显。这种排列的生物学优势是肌肉集中排列，能使四肢更轻、更细。若一块肌肉跨过关节分别止于两块骨上，一块固定，另一块可动，那么肌肉收缩可产生两个效应：转动效应和关节的反作用力。转动效应：用转矩 M 来表示，$M=F \times L$。L 指肌力作用线与瞬时旋转轴之间的垂直距离，F 的转动效应是垂直于运动骨长轴的较小分力产生的。M 受很多因素影响，如肌力大小、肌附着点与关节的位置关系、关节的角度及关节面的形状等。关节的反作用力：根据牛顿第三定律，作用于骨上的力应由关节面上的一个大小相等、方向相反的力抵消，这个力可分解为关节接触

面上的一个正常压力的反作用力和一个切线分力。压力的反作用力来自对关节面的压缩，该力保持关节面相接触，有稳定作用。切线分力有防止关节脱位的作用。

（四）杠杆原理的临床应用

1. 省力 要用较小的力去克服较大的阻力，就要缩短阻力臂或延长力臂。在人体杠杆中肌肉拉力的力臂一般比较短，人体有一些补偿机制可使之增大，通过籽骨可增长力臂，如髌骨就延长了股四头肌的力臂；此外，通过肌肉在骨上附着点的隆起、突起来延长力臂，如股骨大转子就增大了臀中肌、臀小肌的力臂，小转子则延长了髂腰肌的力臂。一个活动多、肌肉强壮的人其骨骼上的粗隆、结节也较明显，说明体育锻炼不仅能增强肌力，也可以增大力臂。同样，缩短阻力臂也能省力，如提重物时，重物越靠近身体越省力。假如杠铃离身体 12cm 时（即阻力臂长 12cm）能举起 50kg 的重量，则杠铃离身体 10cm（即阻力臂缩短 2cm）时，就能举起 60kg 的重量。

2. 获得速度 许多动作既要求省力，又要求获得较大的运动幅度和速度，如投掷物体、踢球等，为使阻力点移动距离和速度增大，就要增长阻力臂和缩短力臂。人体大多杠杆虽属于速度杠杆，有利于获得速度，但为了获得更大速度，就需要使

几个关节组成一个长的杠杆臂，这就要求肢体伸展，如投掷铁饼时；有时甚至要附加物体来延长阻力臂，如利用球拍或球棒。

3. 防止损伤　虽然人体大多杠杆属于速度杠杆，但速度杠杆不利于负重和载荷，故阻力过大时容易引起运动杠杆各环节的损伤，特别是其力点和支点，即肌腱系统和肌肉止点以及关节的损伤，尤其是肢体伤病后常要求局部或全身休息。故应特别强调增强肌肉锻炼，同时适当控制阻力和阻力矩，可防止运动杠杆受损伤。

（郭友华　陈汉波）

第三节　上肢运动学与力学

一、肩关节

肩是把臂连结到胸的一组结构，其功能是使肱骨定位并在空间运动。因肩关节为球窝关节，其运动轴和运动面均有 3 个，即在矢状面内围绕额状轴活动，如前屈和后伸；在额状面内围绕矢状轴活动，如外展和内收；在水平面内围绕垂直轴活动，如内旋和外旋。

肩复合体的骨连结形成 3 个关节：胸锁关节、肩锁关节和盂肱关节。当上肢在运动时，肩胛骨可自由地在胸壁上滑动；在屈和外展运动时，肱骨头滑到肩峰的下方以及肱二头肌长头腱在结节间沟内滑动。任何一个真正的关节或功能性关节的疼痛或运动限制都可导致肩的功能不全。

（一）解剖学基础

肩的组成成分见表 3-1。

表 3-1　肩的组成成分

骨	关节	韧带	肌肉
肩胛骨	特殊的三角肌下关节	盂肱（关节囊）韧带	肩肱和锁肱
锁骨	肩峰下滑囊关节	喙肱韧带	浅层肌
肱骨	盂肱关节	喙肩韧带	三角肌
	肩锁关节	肩锁（囊）韧带	胸大肌（锁骨头）
	胸锁关节	喙锁韧带	深层肌
	肩胛胸壁关节	胸锁（囊）韧带	肩胛下肌
			冈上肌
			冈下肌
			小圆肌
			胸肱
			背阔肌
			胸大肌（胸骨及肋骨头）
			胸肩
			前锯肌
			胸小肌
			斜方肌
			肩胛提肌
			菱形肌
			胸锁
			锁骨下肌
			其他
			大圆肌
			肩肱二头肌
			肩肱三头肌（长头）

（二）运动学特点

1. 肩的运动 主要是盂肱关节、肩锁关节、胸锁关节和肩胛胸壁关节4个关节相互配合协调、共同作用的结果。例如，肩的前屈与外展主要由盂肱关节和肩胛胸壁关节完成，在最初的前屈60°和外展30°时，肩胛骨始终保持稳定和内外摆动，此时肩关节的运动主要由盂肱关节完成，以后的运动则有肩胛胸壁关节参与。两个关节运动幅度的比例为2∶1，这种肩关节运动伴有肩胛骨旋转的节律性变化称为肩肱节律，即肩胛骨每活动15°，10°由盂肱关节完成，5°由肩胛胸壁关节完成。故在肩前屈180°和外展180°中，盂肱关节的活动范围为120°，肩胛胸壁关节的活动范围为60°。若肩胛骨稳定，肩胛骨前屈只能达到90°，被动120°，其外展角度也减少1/3。

肩关节为全身运动幅度最大、最灵活的关节，可做三轴运动，即冠状轴上的屈和伸，矢状轴上的收和展，垂直轴上旋内、旋外运动及环转运动。臂外展超过40°～60°，继续抬高至180°时，伴随胸锁与肩锁关节运动及肩胛骨旋转运动。

2. 锁骨的运动 锁骨的横向旋转：除了提肩、降肩、前突和后缩外，锁骨可在胸锁关节上沿其长轴旋转约40°。当肩外展或屈曲90°后，才发生这种横向旋转，这对肩胛骨完全上旋和肩的完全屈曲或外展十分重要，如锁骨的旋转被阻止，臂只能上举到110°。当臂上举大于90°，胸锁关节开始到达最大的上举时，轴的旋转即发生。

锁骨在上臂抬起时也起一定的作用，胸锁关节在上臂抬起时可以允许锁骨抬高30°～40°，即上臂每抬起10°左右，锁骨抬高4°，锁骨的抬高在上臂抬高90°时即完成。肩锁关节可以有20°的活动，通常在上臂抬起最初的30°内和135°以后发生。肩胛骨的上旋60°，是通过锁骨在胸锁关节处上抬25°和肩胛骨在肩锁关节处的上旋35°来完成的；锁骨在上抬的同时，锁骨自身沿其长轴后旋20°～35°，伴后缩15°。故胸锁关节和肩锁关节运动结合的作用是允许肩胛骨的运动，两者关节运动范围的总和等于肩胛骨的运动范围。

（三）力学特点

1. 盂肱关节 关节盂柔韧，故肱骨头在盂面上可以有某些自由活动。骨性成分较少的盂减少了骨与骨之间接触的可能性，从而加大了盂肱关节的活动范围，但也使盂肱关节极易出现不稳定倾向。关节在前方、后方及下方可能不稳定。关节上方受到喙肩韧带和肩峰的阻挡，这个弓可防止肱骨头过度向上移位。肩峰下滑囊使肱骨头与这个弓下的旋转轴容易平滑通过。

韧带和肌腱加强了关节囊。喙肱韧带在肱骨大小结节处形成肱二头肌长头腱的通道，上中下盂肱韧带连于盂唇和肱骨颈、小结节之间加强关节囊。喙肱韧带和上中下盂肱韧带支持游离上肢，并在小量外展时限制其外旋。下盂肱韧带是外展肩的主要稳定装置。在该位置，韧带不同部分的紧张可限制肩的内旋和外旋。肩部深层肌借助肌腱与关节囊的纤维层交织加强关节囊。前方有肱二头肌长头腱，在肱二头肌强力收缩时产生使肱骨头下降的力，从而阻止头的上升，避免了肱骨头挤压在肱骨头和肩峰之间的肱骨上组织而导致这些组织的损伤。后方肱三头肌长头的肌腱与关节囊交织并成为关节囊后部的一部分。前方肩胛下肌在肩外展小于90°时其肌腱覆盖肱骨头，可防止肱骨头向前方半脱位。关节囊和肩胛下肌的下部是限制外旋的主要结构。上方的冈上肌腱和后方的冈下肌腱及小圆肌腱在外展的前半过程是限制内旋的主要结构。当打击肩峰或喙突或喙肱韧带时，就可能损伤旋转肌腱袖结构。这种损伤常发生在需要上举上臂的运动中，如做超过头高度的工作或需要投掷的体育运动。

盂肱关节的稳定性取决于下列因素：①合适的盂：若盂的直径和肱骨头的直径之比在垂直方向小于 0.75，在横向上小于 0.57，盂为相对发育不全，关节多数不稳。②后倾的盂窝：在不稳定的肩关节中，80% 的盂窝前倾。而在正常肩中，只有 20% 左右。③后倾的肱骨头。④完整的关节囊和盂唇：肩前方不稳定的年轻患者多数有盂唇撕裂，而关节前方不稳定的老年患者，则多数有关节囊的拉长松弛。⑤控制肱骨头前后位置的功能性肌群（肩胛下肌和冈下肌）。

2. 肩锁关节　是肩峰内侧端和锁骨的肩峰端之间的一个滑动关节。关节有 3 个轴和 3 个自由度，可做提、外展和旋转运动。关节的稳定性主要来自锥状韧带和斜方韧带。肩锁关节的外展范围为 20°，且主要发生在臂外展起始时的 30° 和最后的 45°。肩锁关节的半月板把关节分为两个功能单位，可在肩峰和半月板之间绕锥状韧带旋转，在半月板和锁骨之间产生斜方韧带的铰链作用。

3. 胸锁关节　半月板将关节分为两个功能单位，该半月板上连锁骨，下连第一肋软骨。上下滑动发生于锁骨和半月板之间，前后滑动发生于半月板与胸骨之间。该关节的主要稳定结构为肋锁韧带，所允许的运动包括锁骨的前伸、后缩、上举、下降及锁骨纵轴的旋转。

（四）正常活动范围

肩关节上臂下垂为中立位。其关节活动范围为：前屈 0°～150°（170°），后伸 0°～40°（45°），外展 0°～160°（180°），内收 0°～20°（40°），内旋：0°～70°（90°），外旋 0°～60°（70°）（图 3-7）。

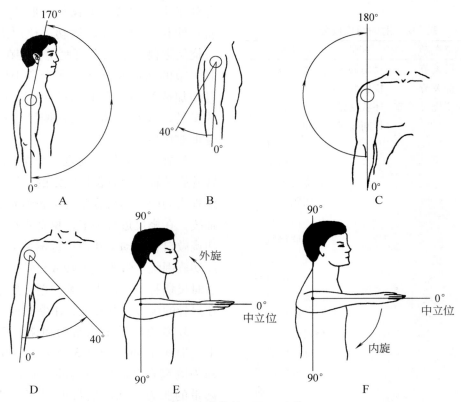

图 3-7　肩关节的正常活动范围
A. 前曲；B. 后伸；C. 外展；D. 内收；E. 外旋；F. 内旋

肩关节屈曲或外展，屈或展肩的正常范围通常认为是 0°～180°，但应注意测量时需除去躯干的运动。盂肱关节和肩胸关节的运动均伴有在胸锁关节和肩锁关节的肩胛骨运动。在盂肱关节产生 90°～110° 的运动，在胸锁关节和肩锁关节产生 60°～70° 的附加运动。其余达到 180° 的运动则是由展肩时的侧屈躯干或屈肩时的伸躯干来完成。为了达到盂肱关节的运动范围，在外展时需肩的外旋，在屈肩时需肩的内收。

二、肘及前臂关节

肘连接臂和前臂，其功能是使腕手在空间定位。肘具有较深的骨性臼，是一个比较稳定的关节。

（一）解剖学基础

肘的组成成分见表 3-2。

表 3-2　肘的组成成分

骨	关节	韧带	肌肉
肱骨	肱尺关节	尺副韧带	肱尺关节
桡骨	肱桡关节	桡副韧带	屈肌
尺骨	近侧桡尺关节	环状韧带	肱肌
		骨间韧带	伸肌
			三头肌
			肱后肌
			肱桡关节
			屈肌群
			二头肌
			肱桡肌
			旋前肌群
			旋前圆肌
			旋后肌群
			旋后肌
			桡尺关节
			旋前肌群
			旋前圆肌
			旋前方肌
			旋后肌群

（二）运动学与力学特点

肘具有两种运动，屈和伸；前臂具有旋转功能，旋前和旋后。运动肘部和前臂的关节是肘关节和桡尺连结（桡尺近侧关节、桡尺远侧关节与前臂骨间膜）。

1. 肘关节　由肱桡关节、肱尺关节和桡尺近侧关节共同组成，运动以肱尺关节为主，允许做屈、伸运动，尺骨在肱骨滑车上运动，桡骨头在肱骨小头上运动。因肱骨滑车的内侧缘更为向前下突出，超过外侧缘约 6mm，使关节的运动轴斜向下内，当伸前臂时，前臂偏向外侧，与上臂形成"提携角"，正常为 10°～15°。提携角在 0°～10° 时为直肘，小于 0°～10° 为肘内翻，大于 20° 为肘外翻，这三种情况均属肘畸形。肘关节的提携角使关节处于伸位时，前臂远离正中线，增大了运动幅度；关节处于屈位时，前臂贴近正中线，有利于生活和劳动的操作。肱桡关节能做屈、伸和旋前、旋后运动，桡尺近侧关节与桡尺远侧关节联合可使前臂旋前和旋后。肘关节的屈伸及旋转这 2 个自由度的运动可增加或缩短手和肩部的距离，以及前臂的旋转，并在引体向上和俯卧撑运动中起着重要作用。

2. 前臂　旋转运动是一个复杂运动，前臂的旋转轴在尺骨保持固定的情况下，是由桡骨头的中心到尺骨茎突基底附着处，沿此轴线，在桡尺近端关节，桡骨头在尺骨的桡切迹做自转运动；在桡尺远侧关节，桡骨的尺切迹围绕尺骨头做公转或自转运动。当旋后时尺桡骨平行，手掌朝向前；旋前时桡骨在尺骨的前方与其交叉，手掌朝向后。

3. 影响肘关节运动的因素　正常情况下，肘关节伸展受到 3 个因素的限制，分别为鹰嘴在鹰嘴窝内的冲击碰撞、关节前韧带的张力、屈肘肌群的阻挡。若过伸可导致鹰嘴骨折及关节囊撕裂，伴肘关节后脱位。肘关节屈曲受限分为主动屈曲受限和被动屈曲受限。主动屈曲受限的因素包括上臂及前臂肌肉的挤压和相对骨面的接触与关节囊后方韧带的张力；被动屈曲受限的因素除了肌肉的紧密接触外，桡骨头紧贴在桡骨窝及冠突抵住冠突窝、后方韧带的张力、肱三头肌被动产生的张力较为重要。开门、接收钱物时需要前臂旋后，写字、弹琴时需要前臂旋前。

（三）正常活动范围

肘关节中立位为前臂伸直，屈曲 0° ～ 135°（150°），过度伸直 0° ～ 10°，旋前 0° ～ 80°（90°），旋后 0° ～ 80°（90°）。尺桡关节拇指在上为中立位，旋前（掌心向后）0° ～ 80°（90°），旋后（掌心向前）0° ～ 80°（90°）（图 3-8）。

在肘关节整个屈曲运动弧中，屈曲 60° ～ 140°，这 80° 是人们用上肢完成一般日常生活和工作所必需的运动范围，称为肘关节的功能运动弧。

肘关节平均伸为 0°，肌肉强健者一般不能过伸，而瘦弱者可能有 5° 或 5° 以上的过伸。临床上，肘关节的过伸对脊髓损伤患者和四肢瘫患者有很大的功能意义，因为这些患者不能伸肘去推门或推其他物体，也不能用伸肘使自己的身体从坐位上抬高。而如果他们的肘关节有这几度的过伸，就可能学会用重力和杠杆原理使肘关节固定于过伸位，然后就可以推门或推一些轻物品，也可能使自己的腿部略从坐位上抬高一些，从而改善局部的血液循环，防止压疮的发生。

附加运动：由于肘关节关节面的形态，关节面之间十分匹配加上强厚的侧副韧带，其附加运动远小于肩、腕和指部。

肘关节的紧锁位（最稳定位）是肘关节的伸直位，前臂旋后 5°（以中间位为准）。

三、腕部关节

腕关节由手舟骨、月骨和三角骨的近

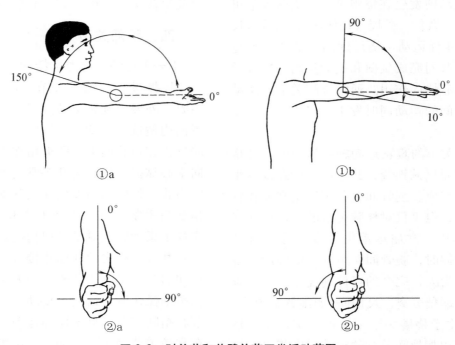

图 3-8　肘关节和前臂关节正常活动范围
①肘关节屈（a）和伸（b）；　②前臂旋前（a）和旋后（b）

侧关节面作为关节头，桡骨的腕关节面和尺骨头下方的关节盘作为关节窝而构成，包括桡腕关节、腕骨间关节、掌腕关节。舟骨构成外侧柱，大多角骨、小多角骨、头状骨、月骨、钩骨构成中柱，三角骨构成内侧柱。桡骨、月骨、头状骨的轴线与中柱的主要屈伸力线一致，舟骨起维持稳定、连接中腕关节的作用，而三角骨是腕和手旋转的一个轴点。

（一）运动学与力学特点

腕具有广阔的活动度（即结构的稳定性），位于高度复杂的区域，该区域具有15块骨、17个关节和一个广泛的韧带系统。腕的韧带覆盖于腕的掌侧面和背侧面，可以稳定关节、允许和引导骨的运动、限制关节的运动、传送从手到前臂的力和防止运动时的腕骨脱位。

腕部的运动比较复杂，腕的平面运动发生在桡腕关节和腕中关节，腕中关节具有腕外展1/2的运动，内收1/3的运动，其余的运动则发生在桡腕关节。桡腕关节可做掌屈、背伸、外展（桡侧偏）、内收（尺侧偏）4种运动；桡尺远端关节和桡尺近端关节共同完成旋前和旋后运动，桡腕关节与其有协同作用。通常桡腕关节的运动和腕骨间的运动同时发生，但腕掌关节不起作用。

腕关节的真正运动轴线沿腕的背伸桡偏至掌屈尺偏连线，此运动一般在前臂半旋前时完成。腕骨间关节可以做掌屈和背伸运动，但仅仅对桡腕关节的屈伸运动起协助作用。掌屈运动主要发生在桡腕关节，背伸时，腕骨间关节的运动幅度比桡腕关节为大，完全的背伸则需要桡、尺骨两骨远端稍分离。尺偏时，如前臂旋前位，4/5发生于桡腕关节；如前臂旋后位，桡腕关节和腕骨间关节的运动幅度相等。桡偏时，如前臂旋前位，运动几乎全部在桡腕关节；如前臂旋后位，则有1/3发生于桡腕关节。

附加运动：当前臂和手放松时，腕处于不稳定状态，允许有一定量的被动运动。若检查者用一只手固定桡、尺骨的远端，另一手放在近侧腕骨处，腕骨可很容易地向背侧、掌侧和外侧滑动移位，并能允许牵开几毫米。若将手放在腕中关节的两侧，也有相似运动，但运动的幅度较小。此外，每块掌骨可于相邻的掌骨之间做被动运动。例如，检查者用左拇指和中指放在头状骨的掌侧和背侧来固定头状骨，用右拇指和中指抓住其他腕骨，头状骨可做一定量的被动运动。

腕的最稳定位置是全伸位。

（二）正常活动范围

腕关节的活动范围：腕关节中立位为手与前臂成直线，掌心向后。其关节活动度为：背伸0°～30°—60°，掌屈0°～50°—60°，桡侧倾斜0°～25°—30°，尺侧倾斜0°～30°—40°（图3-9）。

四、手部关节

（一）运动学与力学特点

1. *拇指* ①腕掌关节：可做屈、伸、内收、外展及旋转运动。因第一掌骨的位置向内侧旋转了90°，故拇指的屈、伸运动发生在冠状面上，即拇指在手掌平面上向掌心靠拢为屈，离开手掌为伸；而拇指的内收、外展运动发生在矢状面上，即拇指在与手掌垂直的平面上离开示指为展，靠拢示指为收。对掌是拇指向掌心、拇指尖与其余四指尖掌侧面相接触的运动，此运动加深了手掌的凹陷，为人类进行握持和精细操作所必需的主要动作。②掌指关节和指间关节：可做屈伸运动，屈伸范围在掌指关节为45°～50°，在指间关节为80°～90°。

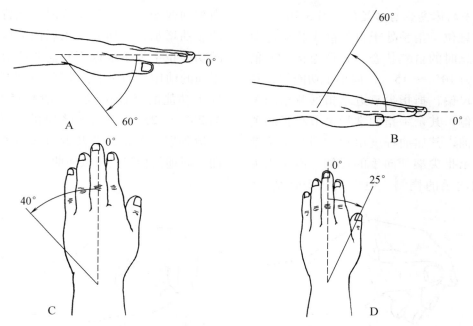

图 3-9　腕关节的正常活动范围
A. 掌屈；B. 背伸；C. 尺偏；D. 桡偏

2. 第 2～5 指　运动基本相同。掌指关节屈、伸、内收、外展。外展为各指以中指为中心，其他各指离开中指的运动。内收为各指向中指靠近。屈曲从第 2 指到第 5 指的活动范围逐渐增大，远端指间关节还可做 0°～10° 的过伸。

3. 附加运动　当放松及关节囊松弛时，有较大的附加运动。如检查者用一只手固定掌骨，另一只手握住近节指骨，则可在掌指关节做掌侧、背侧和侧向的移动、旋转及牵开等运动。

（二）正常活动范围

1. *拇指*　中立位为拇指沿示指方向伸直。外展为 40°；屈曲，掌拇关节为 20°～50°，指间关节可达 90°；对掌，不易量出度数，注意拇指横越手掌的程度；内收，伸直位可与示指桡侧并贴。

2. *手指关节*　中立位为手指伸直。掌指关节，伸为 0°，屈可达 60°～90°；近侧指间关节，伸为 0°，屈可达 90°；远侧指间关节，伸为 0°，屈可达 60°～90°。

（三）手功能

1. *手的功能轴*　手具 3 个主要功能轴：纵轴、前后轴及横轴，但运动并非围绕固定轴发生。手在许多方面具有静力及动力双重作用，尺侧部分及桡侧部分有很大差异。环指和小指主要用于支持和静位制动，而拇指、示指和中指则作为动力的支点，其中中指同时具有两种作用。手的第三种作用为沿着桡腕关节和腕横关节的横轴做前后滑动和旋转运动，极少为单纯的屈伸运动。屈伸时总伴有一些内收，伸展时总伴有一些外展。

2. *手的动作*　手的动作繁多，基本的动作形式可以归纳为握（如握球、握圆柱、握环）、捏（如两指捏、三指捏、侧捏）、钩（如手提重物）等。也可将手的动作分为手整个握取，拇指与其他手间的握取，手掌与手指的联合握取。

3. 手的休息位与功能位（图 3-10） ① 手的休息位：指手处于自然静止状态，即手在休息时的自然状态，表现为腕关节稍背屈，为 10°～15°，但小于功能位，并有轻度尺偏，拇指尖靠近示指远侧指间关节的外侧，其余手指的掌指关节和指间关节半屈曲，其屈曲程度由示指到小指逐渐增加，示指尖端朝向手的尺侧，而小指尖端则朝向手的桡侧，但均朝向舟骨结节。

当被动改变腕关节的位置时，腕背伸时手的屈曲增加，掌屈时手指屈曲减少。② 手的功能位：为手根据不同需要能很快产生不同的动作（如握拳、张手、捏物等），发挥手功能的最佳位置，一般腕背伸较多，为 20°～25°，即手端茶杯的位置，拇指掌侧外展，掌指关节及近节指间关节半屈曲，而远侧指间关节微屈曲。

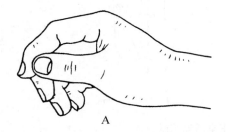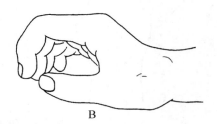

A B

图 3-10 手的休息位与功能位
A. 休息位；B. 功能位

（陈汉波 郭友华）

第四节 下肢运动学与力学

一、髋关节

髋关节为杵臼关节，由髋臼和股骨头组成。人体上肢和躯干的重量主要通过髋传递到双下肢。髋关节肌群分布较为复杂，既保证了髋的稳定性又维持了较大的灵活性。

（一）解剖学基础

髋的组成成分见表 3-3。

（二）运动学与力学特点

1. 结构 髋关节为杵臼关节，与盂肱关节的关节面相比，股骨头和髋臼的关节面互相匹配得更好，连接更为牢固，这增加了关节的稳定性但限制了关节的运动范围。

2. 韧带 髋关节的韧带较强厚，加强了关节囊的四周，屈髋时松弛，伸髋时紧张。髂股韧带在关节囊的前上方，站立位时可防止骨盆在股骨上向后运动（髋的过伸）。耻股韧带在关节囊的前下方，限制髋的外旋。坐股韧带在关节囊的后上方，限制髋的内旋。耻股韧带和坐股韧带的张力限制髋关节的外展，髂股韧带上部的张力限制髋关节的内收。

3. 肌肉 髋关节的肌群分布较为复杂，具有一肌多用途的特点。其活动发生在 3 个轴和 3 个面，最大运动发生在矢状面，即 0°～145° 屈曲和 0°～30° 伸展。对髋关节而言并没有真正意义上的内收，只有内旋伸展或内收屈曲的复合运动，一般范围仅为 0°～25°。至于水平面的旋转运动，在膝伸直位情况下仅表现为趾尖向外或向内。

4. 负重 在双腿站立位时，重力线通过耻骨联合的后方，因髋关节的稳定性，此时仅通过关节囊和韧带的稳定作用，而无须肌

表 3-3　髋的组成成分

骨	关节	韧带	肌肉		
骨盆	髋关节	前方	髋屈肌（主要）	外展肌	外旋肌
股骨		髂股韧带	腰大肌	臀中肌	梨状肌
		耻股韧带	髂肌	阔筋膜张肌	闭孔内肌
		后方	缝匠肌	梨状肌	闭孔外肌
		坐股韧带	股直肌	内收肌	股方肌
		坚强的关节囊	阔筋膜张肌	大收肌	耻骨肌
		圆韧带	髋屈肌（次要）	长收肌	臀大肌
			耻骨肌	短收肌	臀小肌后部
			长收肌	股薄肌	臀中肌
			股薄肌	半膜肌	内旋肌
			髋伸肌（第一组）	臀大肌	阔筋膜张肌
			臀大肌（主要）	股方肌	臀小肌
			臀中肌后部纤维	耻骨肌	臀中肌
			臀小肌后部纤维	闭孔内肌	闭孔外肌
			髋伸肌（第二组）		耻骨肌
			股二头肌		
			半腱肌		
			半膜肌		

肉收缩即可达到直立。由此可知，直立时作用在股骨头上的反作用力为压在上方体重的1/2。因每侧下肢为1/6体重，故每个髋关节上的载荷为余下2/3体重的一半，即1/3体重。若为防止晃动并保持身体直立，髋关节周围的肌肉要收缩，这个1/3体重的力将按肌肉活动量成正比增大。

（三）正常活动范围

1. 运动轴　髋关节可沿3个轴运动：冠状轴（经髋臼中心与股骨头中心）的屈伸运动；矢状轴（经股骨头中心）的内收、外展运动；垂直轴（经股骨头中心与股骨内外侧髁之间的髁间窝）的旋内、旋外运动。由于股骨头深藏于髋臼窝内，关节囊相对紧张而坚韧，又受多条韧带限制，其运动幅度远不及肩关节，而具有较大的稳固性，以适应其承重和行走的功能。

2. 附加运动　髋关节的附加运动为向远侧牵开和向外、前、后的滑动。正常情况下，关节腔的负压防止关节的牵开和脱位。在成人，髋关节需要高于40kg的牵引力才能使关节发生有意义的分离。当髋关节在过伸、内旋和内收的紧锁位时，关节囊和韧带紧张并产生对附加运动和脱位的阻抗。

3. 活动范围　中立位为髋关节伸直，髌骨向前。

屈曲 $0° \sim 130°—140°$；后伸 $0° \sim 10°—15°$；外展 $0° \sim 30°—45°$；内收 $0° \sim 20°—30°$；伸位旋转（内旋或外旋），正常外旋 $0° \sim 30°—40°$，内旋 $0° \sim 40°—50°$；屈曲位旋转（内旋或外旋），外旋 $0° \sim 30°—40°$，内旋 $0° \sim 40°—50°$（图3-11）。正常成人髋关节只要能屈曲 $120°$、外展 $20°$、外旋 $20°$，即可保证日常活动正常进行。

二、膝关节

膝关节是一个复关节，在站立位时膝可支持体重而不需要肌肉的收缩；在坐、蹲、

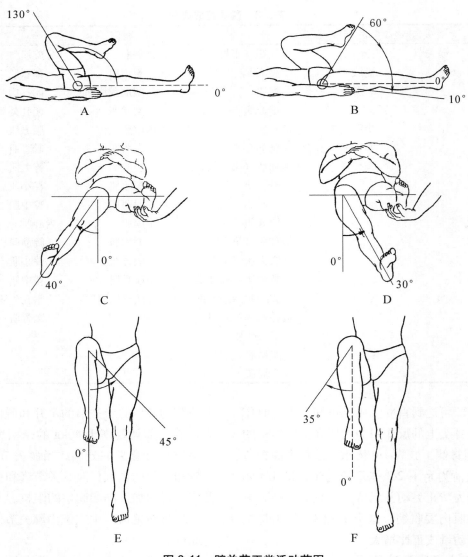

图 3-11 髋关节正常活动范围
A. 屈曲；B. 后伸；C. 外展；D. 内收；E. 内旋；F. 外旋

攀登等运动中，膝参与降低或抬高体位；在着地时膝还允许身体的旋转。在步行时，正常的膝通过减少身体重心垂直和侧方的震荡来减少能耗，支撑相当于体重4～6倍垂直的力。膝关节的损伤常由力作用于股骨和胫骨的长杠杆臂而产生较大的力矩造成。

（一）解剖学基础

膝的组成成分见表3-4。

（二）运动学与力学特点

1. 力学特点 膝关节传递载荷，参与运动，为小腿活动提供力偶。膝关节是两个相互独立且相互抵消的统一：要求膝关节在承受体重和有关长杠杆力的作用情况下，在全伸展位时有较大的稳定性；要求在一定程度的屈曲下具有很大的活动性。

（1）面关节运动：在任意关节的矢状面和额状面内可以描述面关节运动，即一

表 3-4　膝的组成成分

骨	关节	韧带	特殊结构	肌群
股骨	膝关节囊	侧副韧带	半月板	伸肌
				股四头肌
胫骨	髌上囊	交叉韧带		屈肌
				股二头肌
髌骨（籽骨）	髌旁隐窝（双）	髌韧带		半腱肌
	腓肠肌囊			半膜肌
				股薄肌
				缝匠肌
				腘肌
				腓肠肌

个关节在两个关节面之间的运动，但不能在水平面内加以描述。在膝部，面关节运动分别发生在股骨髁和胫骨嵴之间、股骨与髌骨之间。在股骨髁和胫骨嵴之间，面关节运动可以同时发生在所有三个平面上，但在股骨与髌骨之间，面关节运动同时发生在额状面和水平面两个面上。

（2）髌股关节：膝关节屈曲时，髌骨在股骨上的正常运动是沿股骨的髌面中心沟直到髁间窝的垂直移位。在正常情况下，髌骨由股四头肌将它用力贴在股骨沟内，屈曲越多，贴力越大，在伸展终末时减弱。膝从伸直到完全屈曲时，髌骨在股骨髁上向尾侧移动约 7cm；从完全伸直到屈曲 90°时，股骨内外侧小圆面均与髌骨相关节；屈曲超过 90°，髌骨外旋，只有股骨内小圆面和髌骨相关节；完全屈曲时，髌骨陷入髁间窝内。

（3）髌骨：为膝提供两个重要的生物力学功能，它在整个运动范围内借助延长股四头肌力臂来帮助膝伸直，并以增加髌骨与股骨之间的接触面来改善股骨上的压应力分布。完全屈曲时，髌骨在髁间窝内，股四头肌肌腱的前移很小，对股四头肌力臂长度所起的作用最小；当膝伸直时，髌骨从髁间窝抬起，产生显著的肌腱前移。

2. 运动学特点　膝关节的主要运动为屈伸运动。膝屈曲的范围依髋关节的位置而异，同时还要看运动是被动还是主动。在髋屈位下膝关节主动屈曲可达到 140°，在髋伸位时只能屈 120°，原因为大腿后群肌在髋伸展时丧失了一部分效率。被动屈曲可达到 160°，可使足跟和臀部接触。只有在膝屈曲下，小腿才可沿纵轴做旋转运动。

（1）膝屈曲：膝关节屈曲时，股骨与胫骨髁的接触点向后移，关节伸展时则向前移。两侧半月板向后移动的距离不同，从伸直到屈曲，外侧半月板较内侧半月板的后移距离大 1 倍。半月板因有前、后角两个固定点，在后移同时还发生变形，具有了半月板，应力可均匀地分布在胫骨平台宽阔的面积上。

（2）轴旋转：当屈膝时轴旋转发生在水平面上。当膝关节完全伸直时，内外侧副韧带相当紧张，关节稳定，几乎无旋转运动。当屈膝时，这些韧带松弛，而外侧副韧带较内侧副韧带更加松弛，故在股骨髁和胫骨髁之间的运动外侧大于内侧。而旋转的纵轴位于胫骨的髁间隆起内侧，所以认为是外侧髁围绕内侧髁旋转。当减少屈膝的程度时，轴的旋转运动范围也变小。旋转运动的主要功能意义在于闭链运动中，此时股骨在固定的胫骨上旋转，如从跪、坐或蹲位转换姿势，以及跑步时突然改变方向。

（3）膝关节的终末旋转：当伸膝关节时，胫骨在固定的股骨上外旋约20°，这种旋转运动在伸膝的最后20°发生，称膝关节的终末旋转。这是纯粹的机械现象，不能随意产生和终止。它允许人类在直立时不需要股四头肌收缩，以及在伸膝降低肌力情况下抵抗前后向的力。虽然终末旋转的量不大，但它对正常的膝关节功能如同轴旋转一样是必需的。成功的膝关节康复，这两个运动必须评估和修复。

（4）附加运动：膝关节的紧锁位是完全伸直，在这个位置终末旋转使韧带和关节囊结构紧张，牢固地稳定关节。此位置不产生任何附加运动。但若膝关节屈曲25°或更大时，胫骨可从股骨上牵开几个毫米，向前、后、内侧或外侧滑动1～3mm，以及内收和外展。过度的滑动可能提示软组织，如韧带、半月板或关节囊的松弛。

（三）正常活动范围

膝关节是人体中负重大、运动量大的关节，主要进行屈伸运动，在屈膝时，尚可做轻度滑动和旋转。其主要功能为负重，

传递载荷，参加运动，为小腿提供力偶。膝在伸直时具有最大稳定性，屈曲时又有灵活性，以适应不同地面的走、跑、跳等运动。

活动范围：膝关节中立位为膝关节伸直。活动范围为屈曲0°～135°（150°）；过伸0°～5°（10°）；旋转，屈膝时内旋约10°，外旋20°（图3-12）。日常生活对膝关节活动范围的要求见表3-5。

三、踝足关节

（一）运动学与力学特点

踝关节是只有一个运动自由度的屈戌关节。胫骨的内外踝尖端下方的连线与踝关节轴方向接近。当膝关节的水平轴垂直于人体中线（如矢状面）时，内踝尖端通常在外踝尖端的前上方，因此踝关节的轴倾斜于矢状面和额状面，垂直轴也与水平轴倾斜。踝关节的轴为三向轴，与主要面均不垂直，而与这三面相交，环绕这个轴可做所有3个面的运动。从踝关节的自然位可产生30°的跖屈，测得在矢状面（跖屈）上为28°以上，在水平面（内旋）上为1°，在额状面（旋前）上为4°。在踝关节背屈30°时，在矢状面上的运动为23°，水平面上为9°（外旋），在额状面（旋后）上为2°。

踝关节的距骨滑车前宽后窄，当背屈

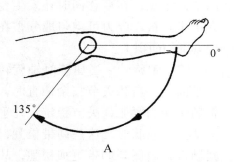

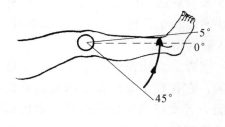

图3-12 膝关节正常活动范围
A.屈曲；B.过伸

表 3-5　日常生活中膝关节在矢状面上的运动范围

活动	伸直、屈曲的运动范围
走路	0°～67°
漫步	0°～6°
信步	6°～12°
快步	12°～18°
跑步	18°～30°
登梯	0°～83°
下梯	0°～90°
坐下	0°～93°
系鞋带	0°～106°
下蹲位拾物	0°～117°

时，较宽的滑车前部嵌入关节窝内，踝关节较稳定。当跖屈时，由于较窄的滑车后部进入关节窝内，足能做轻微的侧方运动，关节不够稳定，故踝关节扭伤多发生在跖屈（如下山、下坡、下楼梯）的情况。

正常的踝背屈终末感是坚硬的，在屈膝位时限制来自韧带结构，伸膝位时限制来自腓肠肌的长度或抵抗。踝跖屈的终末感也是坚硬的，这是来自关节囊、韧带和背屈肌的抵抗。

踝背屈时总伴有足的外翻，踝跖屈时总伴有足的内翻，但足的内外翻实际上发生在跗骨间关节。当足固定做内外旋时，腓骨绕着胫骨旋转，胫骨在固定的距骨上旋转；当足由跖屈到背伸时，腓骨对胫骨在水平面上旋转，同样，胫骨也在固定的距骨上旋转。

完全背屈是踝关节的紧锁位，因此附加运动仅发生在跖屈时。内外踝连结较稳固，因此正常距骨可被动在前后方向移动 2～3mm。过度的向前或向后的运动分别称为前屉征和后屉征，这提示有韧带松弛或破坏的可能。

（二）踝及足部关节活动范围

踝关节中立位为足与小腿间成 90°，而无足内翻或外翻。足的中立位不易确定。踝关节背屈，应于屈膝及伸膝位分别测量，以除去小腿后侧肌群紧张的影响，正常为 20°～30°；踝关节跖屈，为 40°～50°；距下关节，内翻为 30°，外翻为 30°～35°；跗骨间关节（足前部外展或内收），采用被动活动，跟骨保持中立位，正常各约 25°；跖趾关节，跖屈和背屈活动，尤以拇趾为重要，正常背屈约 45°，跖屈为 30°～40°（图 3-13）。

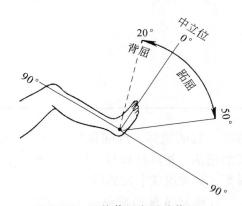

图 3-13　踝关节正常活动范围

（陈汉波　郭友华）

第五节　脊柱运动学与力学

脊柱是人体的主轴，它必须协调两个相互矛盾的力学要求：坚固性和可动性（柔韧性）。每一块椎体的结合是其可动性的基础。

脊柱的主要组成成分见表 3-6。

一、脊柱的功能单位

脊柱的功能单位是运动节段，由两个脊椎及介于两者之间的软组织组成。两个

表 3-6　脊柱的主要组成部分

骨	椎体组成	韧带及关节囊	肌肉	
颈椎	椎体	前纵韧带	颈段 胸锁乳突肌	胸腰段
胸椎	椎弓	后纵韧带	（前侧）颈最长肌	背肌组
腰椎	上、下关节突	黄韧带	头前直肌	横突棘肌
骶尾椎	棘突	棘间韧带	头外侧直肌	最长肌
	横突（第 1、2 颈椎除外）	棘上韧带	前斜角肌	髂肋肌
		上、下关节囊	中斜角肌	棘肌
		椎间盘	后斜角肌	下后肱肌
		软骨板	（后侧）	背阔肌
		纤维环	深层	胸腰筋膜
		髓核	头后大直肌	外侧深肌组
		寰枢关节	头后小直肌	腰方肌
		寰齿关节	头上斜肌	腰肌
			颈横突棘肌	腹侧组
			棘间肌	腹直肌
			半棘肌层	腹横肌
			头半棘肌	腹内斜肌
			颈半棘肌	腹外斜肌
			夹肌层	
			头夹肌	
			颈夹肌	
			肩胛提肌	
			浅层	
			斜方肌	
			胸锁乳突肌（背侧）	

叠在一起的椎体、椎间盘和纵韧带形成节段的前部，相应的椎弓、椎间关节、横突、棘突及韧带组成节段的后部。

1. 运动节段的前部　椎体主要是为了承担压缩负荷，椎间盘既坚韧，又富弹性，承受压力时被压缩，除去压力后又复原，具有"弹性垫"样作用，可缓冲外力对脊柱的震动，也可增加脊柱的运动幅度。椎间盘的髓核还同时具有稳定脊柱运动的作用，在伸展运动时，上方椎体向后移位，缩减了椎间隙的后缘，髓核受挤向前方偏移。在前屈运动时正相反，左右侧亦然，从而使椎体获得较强的自稳性。

2. 运动节段的后部　后部控制运动节段的运动。运动方向取决于椎间小关节突的朝向。整个脊柱中，小关节突的朝向在横面和额面上改变。除最上面的两个颈椎的小关节突朝向横面外，其余颈椎的椎间小关节均与横面成 45°夹角而与额面平行，故可屈伸、侧弯和旋转；胸椎的小关节突朝向与横面成 60°，与额面成 20°夹角，故可侧弯、旋转和少量屈伸；腰椎的小关节突朝向与横面成 90°，与额面成 45°夹角，故只能侧弯和屈伸而不能旋转。当脊柱处于过伸位时，小关节突的承载能力最为明显，在脊柱滑脱和关节缺损时，椎体有前向移位的危险。横突和棘突作为肌肉的附着点。

3. 脊柱韧带的作用 有前纵韧带、后纵韧带、棘间韧带、棘上韧带、黄韧带。为脊柱提供部分内在的稳定性，另一功能为把不同载荷从一个椎体传向另一个椎体，并使脊柱在生理范围内以最小的阻力进行平稳运动。

二、脊柱的运动

（一）运动学和力学特点

1. 影响脊柱运动的结构 脊柱的运动往往是几个节段的联合动作。影响脊柱运动的骨性结构包括肋骨架和骨盆，肋骨架限制胸椎运动，骨盆的倾斜可增加躯干的运动。躯干从充分屈曲到直立位最先是腘绳肌收缩使骨盆后倾，然后是臀肌，最后是腰背肌和胸背肌，使脊柱伸直。躯干侧弯时，胸椎或腰椎的运动显著，竖脊肌的横突棘肌和横突棘肌系统（含棘间肌、棘肌、最长肌、髂肋肌及腰肌）以及腹肌在侧弯时均起作用。

2. 脊柱运动的自由度 脊柱有 6 个自由度，即绕额状轴、矢状轴和垂直轴的旋转，以及沿上述各轴的运动。脊柱单个节段的运动范围在不同的研究中存在差异。在总的活动中以腰段运动范围最大，越到上部越小。腰骶段脊柱的屈伸最大，胸椎上段的旋转范围最大，颈段脊柱的侧弯范围最大。脊柱屈曲的开始 50°～60° 发生在腰椎，骨盆前倾可增大屈曲，髋部屈曲从整体上又可增加肋整个脊柱的屈伸范围，胸椎在屈曲过程中作用很小，屈曲由腹肌和腰肌的脊柱部分引起，身体上部的重量产生进一步的屈曲。

脊柱的运动在相邻两椎骨之间是有限的，但整个脊柱的活动范围较大。脊柱可绕 3 个运动轴进行运动，如绕额状轴做屈伸运动，绕矢状轴做侧屈运动，绕垂直轴做回旋运动，还能环转。正常脊柱可前屈 90°、侧屈 30°、旋转 30°。脊柱各部的运动性质和范围不同，脊柱以腰部运动幅度为最大，颈部次之，胸部最小。这主要取决于关节突关节的方向和形状、椎间盘的厚度、韧带的位置及厚薄等。同时也与年龄、性别和锻炼程度有关。

3. 联结运动 脊柱联结产生的运动很少是单纯的面运动而是组合的运动，即联结。当一个向前的水平面力作用于一个椎骨时就可产生较简单的偶联。即椎骨在 Z 轴上向前移（前切），并绕 X 轴（屈）向前旋转。这是由于关节突关节的关节面方向，以及由纤维环、脊柱韧带、筋膜及肌肉限制椎骨运动而产生了偶联。脊柱最大的联结运动是侧屈和旋转，在 1°～2° 的运动后，侧屈总是伴有旋转而旋转总是伴有侧屈。在脊柱侧弯的患者可见到脊柱运动联结的效应。在严重的胸右腰左侧弯的患者，驼背峰见于右侧胸后部而凹陷的胸廓在左侧，这是由于向侧弯的凸边旋转，肋骨也随椎骨旋转而形成驼背。轻微脊柱侧弯的患者，在站立位时驼背不明显，而当向前弯腰时，就可见到在胸区两侧的不对称性。

（二）脊柱的活动范围

1. 颈部 颈椎关节突的关节面略呈水平位，关节囊松弛、椎间盘较厚，故屈伸及旋转运动的幅度较大。颈椎活动的特点：枕寰运动，低头 10°，抬仰 25°；环寰椎的旋转活动幅度最大，前屈以下颈段为主，后伸以第 3、4、5 颈椎为中心，侧屈及旋转活动是全部颈椎的协同动作，第 5 颈椎是承受旋转、扭曲最大的一个椎体。正常颈部的活动幅度（以中立位 0° 计算）为前屈 35°，后伸 35°，侧屈 45°，旋转 45°。

2. 胸部 胸椎与肋骨相连，椎间盘较薄，关节突的关节面呈冠状位，棘突呈叠瓦状，这些因素限制了胸椎的运动，故活动范围较小。

3. 腰部 椎间盘最厚，屈伸运动灵活，关节突的关节面几乎呈矢状位，限制了旋转运动。旋转总是与胸椎侧弯联合发生，旋转和侧弯的复合形式也见于腰椎，因关节突的朝向关系，除腰骶部位外，腰椎的旋转十分轻微（图3-14）。

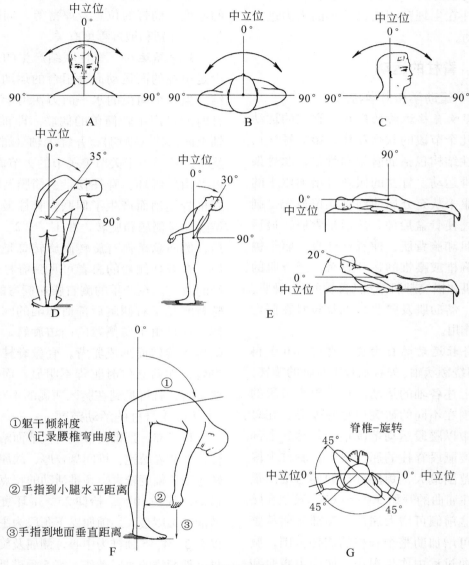

图 3-14 脊柱的正常活动范围
A. 颈椎侧屈；B. 颈椎旋转；C. 颈椎前屈后伸；D. 胸腰椎侧屈；E. 胸腰椎后伸；F. 胸腰椎侧屈；G. 胸腰椎旋转

（陈汉波 郭友华）

第二篇

骨科康复评定方法

第4章
骨科康复评定

第一节　姿势评定与测量

一、概述

1. **姿势的构成**　姿势是指身体各部分在空间上的相对位置，反映了人体骨骼、肌肉、内脏器官、神经系统等各组织间的力学关系。姿势这一术语常用来描述身体的生物力学对线和身体相对于环境的方向性。

（1）正常的姿势：由平衡、强壮且灵活的肌肉、完整无损的韧带、自由活动的筋膜、健康且功能完全的关节、重力线的平衡和良好的姿势习惯来维持。良好的姿势可以使身体各个关节的受力比较均衡，不会使某些特定的关节承担过多的重量，避免身体功能障碍和疾病的产生。

（2）异常的姿势：姿势的改变可继发于神经损伤、结构异常、关节退变、重心改变、不良姿势习惯。异常的姿势可能会导致关节、骨骼、肌肉和韧带承受过大的压力和张力。姿势不正可造成过度的应力和劳损，导致某些肌肉的相应缩短，造成功能的降低，容易引起损伤。

2. **姿势评定的内容**　姿势评定是指观察患者的静态姿势和动态姿势，是骨科康复评定的重要组成部分，通过姿势评定可以获得有关患者身体结构的大量信息。姿势评定包括静态姿势评定和动态姿势评定。

（1）静态姿势评定：评定时要求患者脱去外衣，显露受检查部位，房间内灯光分布要均匀，不能存在阴影，患者站立于姿势评估系统前方，双足分开15cm，分别从正面、背面、侧面进行观察，评定时可自上向下或自下向上进行。评定人员应观察骨骼肌的对称性、形态和张力，以及骨骼的结构情况。静态时可观察到骨骼肌出现过度激活、过度紧张、肥大或萎缩、薄弱和抑制情况。

（2）动态姿势评定：主要是评定步行时身体的动态姿势情况，要求患者脱去外衣，显露受检查部位。步态姿势评估见本章第五节步态分析。目前临床上也使用计算机控制下的姿势评估设备进行动态姿势评定。

3. **姿势评定的目的**　通过观察或测量被评定对象，了解有无姿势异常，分析骨骼肌的形态、体积、质量和骨骼结构情况，为治疗方案提供客观依据，同时判断治疗效果。

二、姿势评定方法

（一）观察法

1. **侧面观察**　从左右两侧对正常人群观察。

（1）正常情况：足底应显示正常足弓，

舟骨结节位于 Feiss 线（内踝至第一趾关节的连线）上；膝关节有 0°～5° 的屈曲，髋关节应在 0° 屈曲；骨盆排列应是髂前上棘与髂后上棘位于同一平面上，形成一个正常的前倾。髂前上棘与耻骨联合位于同一垂直面上，自髂后上棘至耻骨支的后 - 前骨盆角是 30°。脊柱呈正常的前后弯曲，腰椎及颈椎前凸、胸椎后凸、胸椎后凸的顶点不应超过颈椎前凸最深点后方 5cm。胸廓呈光滑的轮廓，无突出及塌陷。肩关节无前移或变圆，耳屏位于肩峰突起的垂直线上（图 4-1）。

（2）异常情况：足弓消失，舟骨结节位于 Feiss 线之下。膝关节可呈屈曲挛缩或膝过伸。注意髂前上棘与髂后上棘的相对位置，如果髂前上棘升高，提示骨盆后倾或髋骨向后旋转，骨盆后倾将引起腰椎前凸的减少或平背甚至摆动背；髂后上棘相对较高，提示骨盆前倾或髋骨向前旋转，骨盆前倾将加大腰椎前凸。侧面观察躯干可了解有无圆背或胸椎后凸变平，是否有老年 Dowager 驼背。注意肩固有姿势体位，

是否有圆肩畸形。头过度前伸将引起下颌前伸，下颈段和上胸屈曲增加，上颈段伸展增加，颈部屈肌松弛，伸肌紧张。

2. 后面观察 正常人群中，跟骨中点连线与跟腱垂直。

（1）正常情况：足尖朝外 8°～10°，双侧内踝等高。胫骨无弯曲，腘窝等高。双膝成 13°～18° 外翻，大转子及臀皱襞等高，双侧骨盆等高，髂后上棘位于同一水平。脊椎无侧弯，双侧肩胛骨与脊柱应等距且平贴于胸壁。肩胛冈水平与及肩胛下角等高，双肩等高。优势手一侧可表现出肩关节降低及相应的髋关节升高。头颈应正直无侧方倾斜（图 4-2）。

（2）异常情况：自足开始，观察足是否为扁平足，扁平足的度数，是否有马蹄足，观察跟骨是否存在内、外翻，注意腓肠肌是否萎缩，注意胫骨的长度，是否胫骨长短不一。检查膝关节是否有内、外翻及膝关屈（过度后伸）畸形。注意两侧腓骨头的高度差异，如有不同提示胫腓骨的解剖长度差。注意髋关节的排列，屈度增加可

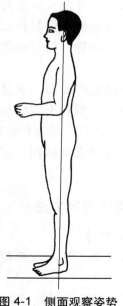

图 4-1 侧面观察姿势

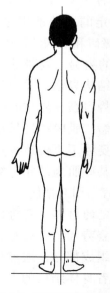

图 4-2 后面观察姿势

继发于髋的屈曲挛缩。可行 Thomas 试验检验髋屈肌的长度。观察是否存在过度的髋内、外旋，核查大转子的相对高度。高度不同可继发于股骨在长度上的结构差异。检查骨盆，将手置于髂嵴上观察其相对高度，高度不同可继发于骨盆的旋转、结构性或功能性短腿。将手置于髂后上棘并注意其相应高度，高度的变化可继发于骨盆的旋转或下肢长度的差异。观察脊柱，首先注意软组织，是否存在萎缩或痉挛区域，其可继发于应力集中的节段或围绕功能障碍的区域。注意皮肤皱褶的差异，使脊椎的侧弯和旋转更形象。注意棘突的排列，背部是否正直或存在侧弯或后突。如果存在侧弯，应注意胸廓形状及侧方隆起。患者能否站直或向前、后弯曲。观察两侧肩胛骨，是否与脊柱等距，是否等高，有无过度的内收或外展，是否有翼状肩胛，观察冈上肌、冈下肌肌腹及位于肩胛骨上的大、小圆肌是否有萎缩。肩袖损伤可出现冈上、冈下肌的失用性萎缩。观察斜方肌上部是否肥大或萎缩。观察上肢，患者双上肢姿势体位是否一样，一侧肢体是否过度离开躯干或过度内、外旋，这可继发于肌肉的缩短和不平衡。观察头、颈的姿势，头部是否前倾、旋转或侧屈。

3. 前面观察　正常前面观，足趾尖应有朝外的 $80°\sim100°$，双足内侧纵弓对称，舟骨结节应位于 Feiss 线上。

（1）正常情况：胫骨应正直无弯曲，膝关节有 $13°\sim18°$ 的外翻（正常 Q 角），髌骨应位于前方，腓骨头应等高，双侧骨盆应等高、双侧髂前上棘应在同一水平。胸廓应对称，肋骨或胸骨不应有突起或塌陷。双肩等高，斜方肌的斜部及伸展部应对称。双臂对称等高，旋转角度相同，双肘提携角相同。头和颈应正直无旋转或侧倾。正常的颌骨姿势应是双唇相触，但放松时在上下牙齿之间有一小缝，舌应在上牙后居于硬腭上。

（2）异常情况：自足开始，注意有无锤状趾、踇外翻。观察内侧纵弓，趾甲着色异常。注意胫骨是否存在弯曲或旋转，患者可能存在胫骨扭转，注意腓骨头相应高度。注意髌骨有无倾斜，注意有无膝内翻或膝外翻。注意股四头肌有无萎缩。观察髋关节，是否存在过度的内、外旋转，是否存在一侧髋的屈曲，注意股骨大转子的高度，将手放于髂嵴上并检查下肢长度的差异。将手指放于髂前上棘处，注意它们是否对称，相应变化可继发于骨盆的旋转、结构性或功能性下肢长度差。观察胸廓，注意呼吸时是否对称，观察肋骨和胸骨，是否一侧胸锁关节或肩锁关节高于另一侧，是否存在一侧肩分离，患者是否有胸部陷凹、胸部隆凸或桶状胸。观察上肢，双侧上肢姿势位置是否相同，是否一侧上肢远离躯干或保持过度内、外旋，这可继发于肌肉短缩和不平衡。是否头处于前倾位，是否存在斜颈且伴头向一侧弯曲及旋转。

4. 坐姿　站在身后观察其坐姿。从后注意观察头颈、躯干及骨盆的排列差别。某些患者在坐位时去除了双下肢长度不一致的影响，可使姿势得到明显改善。

（二）铅垂线测量法

如果观察法发现姿势异常，可以通过铅垂线测量法了解有无脊柱侧弯。具体方法：患者站立，用一个铅垂线从枕骨隆突的中点下垂，如果铅垂线不经过臀中沟，则表示有脊柱侧弯（图 4-3）。如果姿势异常但铅垂线经过臀中沟，则表示脊柱侧弯的代偿完全。

（三）放射影像学评定

对怀疑有影像脊柱侧弯的患者，应建议做放射学 X 线检查（妊娠妇女除外）。拍摄直立位从第一胸椎到第一骶椎的正、侧

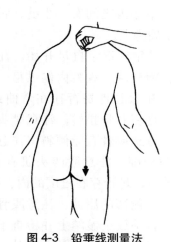

图4-3　铅垂线测量法

位片，在 X 线片上测量脊柱侧弯的角度，具体测量方法见放射影像学专著。

（四）计算机姿势分析系统

随着计算机科学的不断进步，国内、国际众多科研机构陆续研发了各种基于计算机控制下的姿势评估系统和姿势训练系统。近年来，日本、德国、中国、奥地利等国的医疗器械公司不断推出较成熟的产品投放市场。一般的计算机姿势评估系统，可将人体正常姿势情况编写成固定的电脑程序，通过驱动外部硬件系统，快速准确分析异常姿势情况。

与传统的姿势分析方法相比，计算机姿势评估系统有以下几方面优点。

1. 操作简便耗时短且可信度高　简便的可操作性对于一项技术的推广极其重要。传统的姿势评估方法操作复杂，且耗时较长，准确性差。而计算机姿势评估系统简便的操作、量化的数字测试，省时高效，大大提高了治疗师的工作效率，免去了复杂的评估过程。

2. 人机互动　患者可实时直观地观察到姿势的异常情况，计算机通过外部硬件设备获得姿势的信息，通过图像实时、具体、量化地给予患者反馈姿势情况，简单易懂。

3. 可重复性　姿势异常的调整需要较长的时间，而且需要重复地进行评估。传统的评估方法要求治疗师有丰富的知识和临床经验。进行重复评估时，要求必须专人进行，以减少误差。没有经过较长时间实践的治疗师不能快速、准确地完成。而计算机姿势评估系统可以解决这一问题，也不会出现不同治疗师评估时的差异性，可增加治疗师个体内部和个体之间的信度。

三、常见的计算机姿势评估系统

近年来，计算机姿势评估系统已进入临床使用，并获得了较满意的效果。以下就几种目前常见的训练系统进行简要的介绍。

1. 德国 Diers 公司的 Formetric 4D（图4-4A）　该设备由脊柱测试核心组件、颈椎活动度测量模块、下肢步态测量模块、长短腿仿真模拟平台、足底压力跑台五部分组成。治疗师可快速地利用其中的模块进行针对性问题的评估：利用脊柱测试核心组件、颈椎活动度测量这两个模块，评估脊柱相关问题；利用长短腿仿真模拟平台，评估长短腿情况；利用下肢步态测量模块及足底压力跑台分析患者的步态情况。该设备针对不同患者进行选择性评估及全身性评估，可进行静态及动态步态评估。

2. 德国 RRS 公司的 ABW BodyMapper 4D（图4-4B）　该设备由高精度的4D身体姿态捕捉系统、足压板、计算机电脑三部分组成。BodyMapper 系统利用视频立体光栅成像技术和光学三角测量原理对人体姿势进行快速测量和分析评估；系统采用先进的 120Hz 的高分辨率技术，加上多达200万幅的测量图像捕捉人体的生物力学姿势参数；还可通过对脊柱和背部的三维重建，自动生成模拟图像，从而对身体姿势实现整体性的评估，对捕捉到的异常姿势系统进行进一步分析。BodyMapper 系统结合足底测力台，可以进行静态或动态姿势测量。

3. 德国 Simi 公司的 Aktisys 3D（图 4-4C）　该设备由测量用带、软件 USB、足底压力垫、摄像机、笔记本电脑五部分组成。受试者佩戴好测量用带站立于足底压力垫，主要通过摄像系统，在身体侧面、正面及屈膝位 3 个方向拍摄，软件系统就能生成人体姿势图片，受试者可以清晰地看到身体姿势情况。该设备只可进行静态的评估。

4. 日本 Big Sport 公司的 PA200LE（图 4-4D）　该设备主要由摄像机、足底压力垫、分析软件、笔记本电脑四部分组成。受试者站立于足底压力垫上，分别在冠状面和矢状面拍摄 2 张照片，系统自动计算标志点的位置偏移、角度等数据，并对足底压力分布进行测量，找出左右、前后的压力分布以及重力的位置，自动生成 3D 图像，清晰地分析姿势结构、肌肉张力和足底压力情况，主要应用于身体姿势分析评估、脊柱异常监测、足底压力测试等。该设备只能进行静态姿势评估。

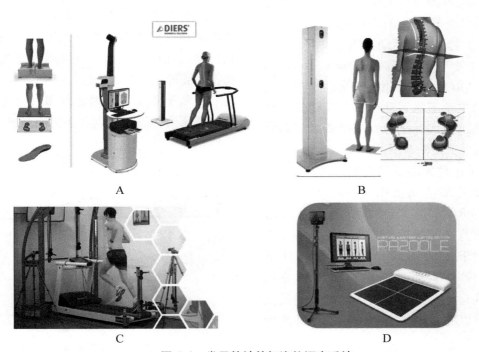

图 4-4　常见的计算机姿势评定系统
A. 德国 Diers 公司的 Formetric 4D；B. 德国 RRS 公司的 ABW BodyMapper 4D；
C. 德国 Simi 公司的 Aktisys 3D14-2；D. 日本 Big Sport 公司的 PA200LE

（李春镇　郑修元）

第二节 关节活动范围测量

关节活动范围（range of motion，ROM）是指关节的远端向着或离开近端运动，远端骨所达到的新位置与开始位置之间的夹角，即远端骨所移动的度数（图4-5）。关节活动范围测量是测量远端骨所移动的度数，而不是两骨之间所构成的夹角。

一、关节活动范围的分类

关节活动范围分为主动关节活动范围和被动关节活动范围。因此，在测量关节活动范围时也需要分为主动关节活动范围测量和被动关节活动范围测量。

（一）主动关节活动范围

主动关节活动范围（active range of motion，AROM），是指关节运动是通过人体自身的主动随意运动而产生。测量主动关节活动范围实际是考察被检查者肌肉收缩力量对关节活动范围的影响。

（二）被动关节活动范围

被动关节活动范围（passive range of motion，PROM），是指关节运动是通过外力如检查者的帮助而产生。正常情况下PROM大于AROM，因为被动运动至关节终末端时产生一种关节囊内、不受随意运动控制的运动。通过被动活动关节到最大范围，可以感受到关节运动到终末端的性质（end-feel），从而判断关节受限的原因。

二、测量需要的仪器设备

1. 通用量角器　由一个圆形或半圆形的刻度盘和两条臂（分别称为固定臂和移动臂）构成，主要用来测量四肢关节（图4-6）。通用量角器的长度从7.5cm到40cm不等，测量时应根据关节大小选择适当的量角器。测量膝、髋等大关节时使用40cm的大量角器，测量腕、指关节等小关节时使用7.5cm的小量角器。

2. 指关节测量器　可用小型半圆形量角器测量（图4-7），也可以用直尺测量手指外展或屈曲的距离，或用两脚分规测量拇指外展即虎口开大程度。

3. 电子量角器　固定臂和移动臂为两个电子压力传感器，刻度盘为液晶显示器。

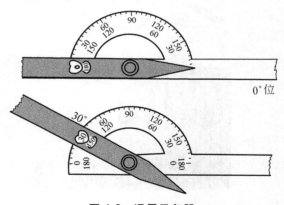

图4-6　通用量角器

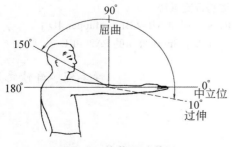

图4-5　关节活动范围

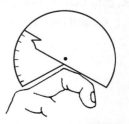

图4-7　指关节测量器

显示器可以与固定臂和移动臂固定在一起，也可以通过连接线与两条臂相连（图4-8）。电子量角器重复性好，使用方便，精确度优于通用量角器。

活动范围测量计或电子量角器来测量脊柱的屈伸活动范围，也可以通过测量直立位向前弯腰、向后伸腰，以及向两侧屈曲时中指指尖与地面的距离来评定脊柱的活动范围（图4-9）。

4.脊柱活动测量　可以用专用的背部

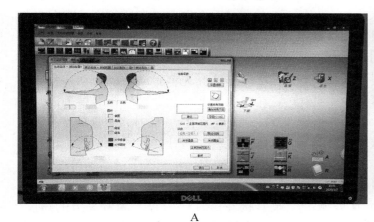
A

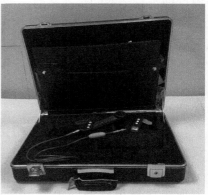
B

图 4-8　电子量角器

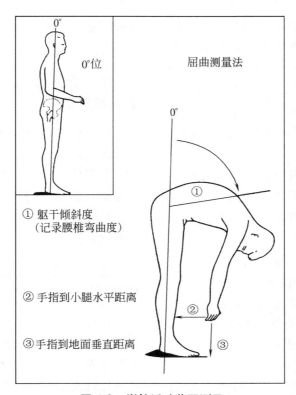

图 4-9　脊柱活动范围测量

三、不同量角器的测量方法

1. 通用量角器　使用时将量角器的轴心与关节的运动轴心对齐，固定臂与关节近端骨的长轴平行，移动臂与关节远端骨的长轴平行并随之移动，移动臂所移动的弧度即为该关节的活动范围。

2. 电子量角器　使用时将固定臂和移动臂的电子压力传感器与肢体的长轴重叠，并用固定胶带（双面胶）将其固定在肢体表面，液晶显示器显示出来的数字即为该关节的活动范围。

3. 指关节测量　可以采用量角器、直尺或分规测量。

（1）半圆形量角器测量：测量掌指关节时，将量角器的固定臂放在掌骨远端，移动臂放在近端指骨上，并随之移动；测量指间关节时，量角器的两端分别放在指骨关节的近端和远端，移动臂随远端骨移动，所移动的角度即为该关节的活动范围。

（2）直尺测量：测量手指外展时，将直尺横放在相邻手指的远端，测量手指外展的最大距离，以 cm 表示；测量手指屈曲时，将直尺放在测量手指与手掌之间，测量屈曲手指指尖到手掌的垂直距离，以 cm 表示。

（3）两脚分规测量拇指外展：先将两脚分规放在拇指和示指指尖，测量两指之间的最大距离，再在直尺上测出距离，以 cm 表示。

4. 脊柱活动测量　可以测量背部活动范围或测量指尖与地面距离。

（1）测量背部活动范围：将测量计放在拟测量活动范围的脊柱节段的棘突上，随着背部向前屈曲，测量计上所显示的度数即为该节段的屈曲度数。

（2）测量指尖与地面距离：被测试对象双足分开与肩同宽，分别向前弯腰、向后伸腰，以及向两侧屈曲。通过测量中指指尖与地面的距离来评定脊柱的整体活动范围，以 cm 来表示。

5. 其他测量方法

（1）重力依赖的角度测量表：该表根据地球引力原理而设计，当测量表垂直放置时，在重力作用下指针始终垂直向上指向，在测量某一关节活动度时，使被测者的关节转动轴线处于水平位置，被测关节的活动部位绕关节转动轴线转动，将表固定在被测关节的活动肢体上（表平面与关节转动轴线垂直）。此时，表盘刻度将随着肢体的转动与指针产生转动偏移，该相对偏移的度数即为被测关节的活动角度值。

（2）照片（图片）测量法：通过角度尺直接在照片或图片上测量关节的角度，此种方法已被证实有很好的效度。此种方法简单快捷，越来越受到人们的青睐。

（3）手机测量法：通过手机下载相关软件（如 TiltMeter）可以直接测量关节活动角度。

四、各关节活动范围测量方法及正常参考值

1. 上肢关节活动范围测量方法及正常参考值　见表 4-1。

2. 下肢关节活动范围测量方法及正常参考值　见表 4-2。

3. 脊柱关节活动范围测量方法及正常参考值　见表 4-3。

五、关节活动度测量的适应证与禁忌证

1. 适应证　当关节水肿、疼痛，肌肉痉挛、短缩，关节囊及周围组织炎症及粘连、皮肤瘢痕等发生，影响关节的运动功能时，均应进行关节活动范围评定。

2. 禁忌证　关节脱位，骨折尚未愈合，

表 4-1　上肢主要关节活动范围测量及正常参考值

关节	运动	体位	量角器放置方法			正常参考值
			轴心	固定臂	移动臂	
肩	屈、伸	坐或立位，臂置于体侧，肘伸直	肩峰	与腋中线平行	与肱骨纵轴平行	屈 0°～180° 伸 0°～50°
	外展	坐或站位，臂置于体侧，肘伸直	肩峰	与身体中线平行	与肱骨纵轴平行	0°～180°
	内旋、外旋	仰卧，肩外展 90°，肘屈 90°	鹰嘴	与腋中线平行	与前臂纵轴平行	各 0°～90°
肘	屈、伸	仰卧或坐位或立位，臂取解剖位	肱骨外上髁	与肱骨纵轴平行	与桡骨纵轴平行	0°～150°
桡尺	旋前、旋后	坐位，上臂置于体侧，肘屈 90°，前臂中立位	尺骨茎突	与地面垂直	腕关节背面（测旋前）或掌面（测旋后）	各 0°～90°
腕	屈、伸	坐或站位，前臂完全旋前	尺骨茎突	与前臂纵轴平行	与第二掌骨纵轴平行	屈 0°～90° 伸 0°～70°
	尺、桡侧偏移或外展	坐位，屈肘，前臂旋前，腕中立位	腕背侧中点	前臂背侧中线	第三掌骨纵轴	桡偏 0°～25° 尺偏 0°～55°
掌指	屈、伸	坐位，腕中立位	近节指骨近端	与掌骨平行	与近指骨平行	伸 0°～20° 屈 0°～90° 拇指 0°～30°
指间	屈、伸	坐位，腕中立位	远侧指骨近端	与近侧指骨平行	与远指骨平行	近指间 0°～100° 远指间 0°～80°
拇指腕掌	内收、外展	坐位，腕中立位	腕掌关节	与示指平行	与拇指平行	0°～60°

表 4-2　下肢主要关节活动范围测量及正常参考值

关节	运动	受检体位	量角器放置方法			正常参考值
			轴心	固定臂	移动臂	
髋	屈	仰卧或侧卧位，对侧下肢伸直	股骨大转子	与身体纵轴平行	与股骨纵轴平行	0°～125°
	伸	侧卧位，被测下肢在上	股骨大转子	与身体纵轴平行	与股骨纵轴平行	0°～15°
	内收、外展	仰卧位	髂前上棘	左右髂前上棘连线的垂直线	髂前上棘至髌骨中心的连线	各 0°～45°
	内旋、外旋	仰卧，两小腿于床缘外下垂	髌骨下端	与地面垂直	与胫骨纵轴平行	各 0°～45°

续表

关节	运动	受检体位	量角器放置方法			正常参考值
			轴心	固定臂	移动臂	
膝	屈、伸	俯卧位、侧卧位或坐在椅子边缘	股骨外踝	与股骨纵轴平行	与胫骨纵轴平行	屈 0°～150° 伸 0°
踝	背屈、跖屈	仰卧位，踝处于中立位	腓骨纵轴线与足外缘交叉处	与腓骨纵轴平行	与第五跖骨纵轴平行	背屈 0°～20° 跖屈 0°～45°
	内翻、外翻	俯卧位，足位于床缘外	踝后方两踝中点	小腿后纵轴	轴心与足跟中点连线	内翻 0°～35° 外翻 0°～25°

表 4-3　脊柱关节活动范围测量及正常参考值

关节	运动	受检体位	量角器放置方法			正常参考值
			轴心	固定臂	移动臂	
颈部	前屈	坐或立位，于侧方测量	肩峰	平行前额面中心线	头顶与耳孔连线	0°～60°
	后伸	坐或立位，于侧方测量	肩峰	平行前额面中心线	头顶与耳孔连线	0°～50°
	左旋右旋	坐或仰卧，于头顶测量	头顶后方	头顶中心矢状面	鼻梁与枕骨结节的连线	各 0°～70°
	左、右侧屈	坐或立位，于后方测量	第 7 颈椎棘突	第 7 颈椎与第 5 腰椎棘突的连线	头顶中心与第 7 颈椎棘突的连线	各 0°～50°
胸腰部	前屈	坐或立位	第 5 腰椎棘突	通过第 5 腰椎棘突的垂线	第 7 颈椎与第 5 腰椎棘突连线	0°～45°
	后伸	坐或立位	第 5 腰椎棘突	通过第 5 腰椎棘突的垂线	第 7 颈椎与第 5 腰椎棘突连线	0°～30°
	左旋右旋	坐位，臀部固定	头顶部中点	双侧髂嵴上缘连线的平行线	双侧肩峰连线的平行线	0°～40°
	左、右侧屈	坐或立位	第 5 腰椎棘突	两侧髂嵴连线中点的垂线	第 7 颈椎与第 5 腰椎棘突连线	各 0°～50°

肌腱、韧带、肌肉术后急性期等。

六、测量注意事项

（1）采取正确的体位和固定。测量的起始位记为 0°，起始位一般是解剖位或中立位。为防止出现错误的运动姿势与代偿运动，减少测量结果的误差，测量时患者必须保持正确的体位，评定者应协助患者固定相关位置防止代偿。

（2）正确摆放角度尺。角度尺的中心应与关节运动轴心相对应，固定臂应与构成关节的固定骨长轴平行，移动臂应与构成关节的移动骨长轴平行，尺与身体的接触要适度，不可以影响关节活动。一般角度尺应放在被测关节的外侧。

（3）同时测量主动和被动关节活动度。由于关节的活动范围受到关节本身和关节外因素的影响，故必须测量主动关节活动度和被动关节活动度，并对测量结果进行比较，注意分析导致关节活动异常的原因。

（4）进行被动关节活动度测量时，评定者应用力柔和、速度缓慢。对伴有疼痛或痉挛的患者不可做快速的被动运动。

（5）同一对象应由专人测量。每次测量应取相同位置，用同一种量角器，便于比较。

（6）正确记录、分析测量结果。记录关节活动度测量结果时，必须准确记录运动开始时和运动结束时的角度（不可只记录运动结束时的角度），以便对关节活动范围做出正确判断。关节活动度测量的结果应健侧、患侧双侧对比或与参考值对比。

（张顺喜 郑修元）

第三节 肌力与肌张力评定

一、肌张力评定

（一）量表评定法

上下肢肌张力增高或降低对上肢和手的精细动作以及下肢的行走功能有明显影响，因此，对神经损伤后的上下肢功能评定应包括肌张力及肌痉挛的评定。

1. 临床肌张力分级　根据关节被动运动时所感受的阻力评价肌张力及肌痉挛状态，通常将肌张力分为以下几种类型（表4-4）。

2. 髋内收肌群张力评定量表（adductor tone rating scale）　是评定髋内收肌群的特异性量表，主要用于内收肌张力高的患者治疗前后肌张力改变的评定，包括0～4级5个等级（表4-5）。

3. Penn痉挛频率量表　用于评定脊髓损伤患者每小时双下肢痉挛出现的频率，了解患者痉挛的程度，有利于进行治疗前

表 4-4　肌张力分级评定

等级	肌张力	标准
0	软瘫	被动活动肢体无反应
1	低张力	被动活动肢体反应减弱
2	正常	被动活动肢体反应正常
3	轻、中度增高	被动活动肢体有阻力反应
4	重度增高	被动活动肢体有持续性阻力反应

表 4-5　髋内收肌群张力分级评定表

等级	标准
0	肌张力不增加
1	肌张力增加，髋关节在一个人的帮助下很容易外展到45°
2	髋关节在一个人的帮助下稍许用力可以外展到45°
3	髋关节在一个人的帮助下中度用力可以外展到45°
4	需要2个人才能将髋关节外展到45°

后的对比（表4-6）。

4. 每天痉挛频率量表（spasm frequency scale）　适用于每天的痉挛频率评定，而非每小时的评定（表4-7）。

5. 痉挛评定　若患者出现肌张力增高，为了进一步评定痉挛程度，通常采用Ashworth痉挛量表和改良Ashworth量表（modified Ashworth scale，MAS）。这两种量表是评定上述运动神经元损伤导致肌张

表 4-6　Penn痉挛频率量表

等级	标准
1	无痉挛
2	轻度痉挛，可由刺激引起
3	每小时痉挛出现1次
4	每小时痉挛出现＞1次
5	每小时痉挛出现＞10次

表 4-7 每天痉挛频率量表

等级	标准
0	无痉挛
1	每天有 1 次痉挛
2	每天有 1～5 次痉挛
3	每天有 5～9 次痉挛
4	每天有 10 次以上痉挛

力增高（痉挛）应用最多的量表，具有良好的效度和信度。两者的区别在改良 Ashworth 量表在等级 1 与等级 2 之间增加了一个等级 1+，其他完全相同（表 4-8）。

6. 踝关节痉挛评定 对于下肢痉挛，可以采用综合痉挛量表（composite spasticity scale，CSS）进行评定。CSS 是由加拿大学者 Levin 和 Hui-Chan 于 20 世纪 90 年代初提出的，评定包括 3 个方面：跟腱反射、肌张力及踝阵挛。评定方法及评分标准见表 4-9。

（1）跟腱反射：患者仰卧位，髋外展，膝屈曲。检查者使踝关节稍背伸，保持胫后肌群一定的张力，用叩诊锤叩击跟腱。（0 分：无反射；1 分：反射减弱；2 分：反射正常；3 分：反射活跃；4 分：反射亢进。）

（2）踝跖屈肌群肌张力：患者仰卧位，下肢伸直，放松。检查者被动全范围背伸踝关节，感觉所受到的阻力。[0 分：无阻力（软瘫）；2 分：阻力降低（低张力）；4 分：正常阻力；6 分：阻力轻到中度增加，尚可完成踝关节全范围的被动活动；8 分：阻力重度（明显）增加，不能或很难完成踝关节全范围的被动活动。]

（3）踝阵挛：患者仰卧位，下肢放松，膝关节稍屈曲。检查者手托足底快速被动背伸踝关节，观察踝关节有无节律性的屈伸动作。（1 分：无阵挛；2 分：阵挛 1～2 次；3 分：阵挛 2 次以上；4 分：阵挛持续，超过 30 秒。）

结果判断：将上述 3 项的总分相加，7 分以下为无痉挛，7～9 分（不含 7 分）为轻度痉挛；10～12 分为中度痉挛；13～16 分为重度痉挛。

表 4-8 Ashworth 痉挛量表与改良 Ashworth 痉挛量表

等级	标准
0	肌张力不增加，被动活动患侧肢体在整个范围内均无阻力
1	肌张力稍增加，被动活动患侧肢体到终末端时有轻微的阻力
1+	肌张力稍增加，被动活动患侧肢体时在前 1/2 ROM 中有轻微的"卡住"感觉，后 1/2 ROM 中有轻微的阻力
2	肌张力轻度增加，被动活动患侧肢体在大部分 ROM 内均有阻力，但仍可以活动
3	肌张力中度增加，被动活动患侧肢体在整个 ROM 内均有阻力，活动比较困难
4	肌张力高度增加，患侧肢体僵硬，阻力很大，被动活动十分困难

注：没有 1+ 即为 Ashworth 痉挛量表。

表 4-9 综合痉挛量表

评定项目	得分					备注
踝跖屈肌群肌张力	0	2	4	6	8	
跟腱反射	0	1	2	3	4	
踝阵挛	1	2	3	4		

（二）神经电生理评定方法

一般认为，上运动神经元损伤后，脊髓因失去上位中枢的控制而导致节段内运动神经元和中间神经元的活性改变，以致相应电生理改变。临床上常用肌电图通过检查 F 波、H 反射、T 反射（腱反射）等电生理指标来反映脊髓节段内 α 运动神经元、γ 运动神经元、Renshaw 细胞及其他中间神经元的活性。这为评价痉挛的基本节段性病理生理机制提供了可能，也是采用适当方法的基础。

1. 评价 α 运动神经元功能　首选 F 波检查法。具体方法：患者仰卧，用波宽 0.5 毫秒的方波超强刺激正中神经、尺神经、腓神经和胫神经的远端，用表面双电极分别在拇短展肌、小指展肌、足趾伸肌和足踇短屈肌记录 F 波振幅（所有振幅均取峰 – 峰值）、潜伏期、M 波振幅，计算 F_{max}/M_{max}。痉挛侧 F 波波幅的均值、最大值及 F_{max}/M_{max} 值均增高且时限延长。痉挛时 F 波参数有复杂的改变。

2. 评价 γ 运动神经元功能　可采用跟腱反射和 H 反射最大波幅比值（Tamp/Hamp）来测定。痉挛侧 Tamp/Hamp 值增加，即 γ 运动神经元活性增强。

3. H 反射　可评价 Renshaw 细胞的活性。

（三）等速评定

应用等速设备进行痉挛量化评定。

（1）借助等速设备描记重力摆动试验进行痉挛量化评定。以下肢为例，具体方法：受试者取坐位或卧位，检查者抬起受试者小腿至膝关节伸直，然后突然松手，让受试者小腿在重力作用下自然摆动直至停止，同时采用等速运动测试仪记录摆动曲线，分析 5 个量化评定指标，即第一摆动膝关节的屈曲角度、摆动次数、摆动时间、放松指数及幅度比。痉挛摆动曲线最突出的特点是第 1 次摆动幅度显著减小，关节屈伸角度都减小，第 1 个摆动波的升支和降支都缩短且降支更明显，严重者第 1 摆动波高度低于第 2 摆动波。

（2）应用等速设备控制运动速度，以被动牵张方式完成类似 Ashworth 评定的痉挛量化指标。以下肢为例，具体方法：使用等速设备使肢体在预定角速度和关节活动范围内完成伸膝被动运动，同时记录被动运动过程中的阻力力矩并测试不同角速度下的伸膝被动阻力力矩。

二、肌力评定

肌力是肌肉在收缩或紧张时所表现出来的能力，以肌肉最大兴奋时所能负荷的重量来表示。肌肉最大收缩时产生的最大张力，称为肌肉的绝对肌力，以肌肉最大收缩时所能承受的重量来表示。

（一）手法肌力评定

通常采用手法肌力检查法来判断肌肉的力量。手法肌力检查是检查者用自己的双手，凭借自身的技能和判断力，根据现行的标准或普遍认可的标准，通过观察肢体主动运动的范围及感觉肌肉收缩的力量，来确定所检查肌肉或肌群的肌力是否正常及其等级的一种检查方法。

1. 肌力分级　目前，国际上普遍应用的肌力分级方法是补充 6 级（0 ~ 5 级）分级（表 4-10）。

2. 检查注意事项　手法肌力检查时，必须遵循测试的标准姿势，以提高结果的可比性。检查前，应先用通俗的语言给予解释，必要时给予示范。检查时，先查健侧后查患侧，先抗重力后抗阻力，两侧对比。抗阻力必须使用同一强度，阻力应加在被测关节的远端（不是肢体的远端）。肌力测试时的用力等长收缩及闭气可以引起心血管系统的特异性反应，老年人及有心血管系统疾病的患者应慎用。

表 4-10 手法肌力检查补充分级法

分级	标准
0	没有可以测到的肌肉收缩
1	有轻微的肌肉收缩，但没有关节运动
1$^+$	有比较强的肌肉收缩，但没有关节运动
2$^-$	去除重力时关节能完成大部分范围活动（ROM ＞ 50%）
2$^+$	去除重力时关节完成全范围活动，同时抗重力时可以完成小部分范围的活动（ROM ＜ 50%）
3$^-$	抗重力时关节不能完成全范围运动（ROM ＞ 50%）
3$^+$	抗重力时关节能完成全范围活动，同时抗较小阻力时关节能完成部分范围活动（ROM ＜ 50%）
4$^-$	抗部分阻力时关节能完成大部分范围活动（ROM ＞ 50%）
4$^+$	抗充分阻力时关节能完成小部分范围活动（ROM ＜ 50%）
5$^-$	抗充分阻力时关节能完成大部分范围活动（ROM ＞ 50%）
5	抗充分阻力时关节能完成最大范围活动（ROM=100%）

3. 主要肌群手法肌力检查 四肢及脊柱主要肌群检查方法见表 4-11 ～表 4-13。

（二）简单仪器定量肌力检查

需要借助于设备来完成，如电子测力计、电子握力计等。

1. 手握力 用握力计测定。检查时站立或坐位，上肢放在体侧，屈肘 90°，前臂和腕中立位，手握住握力计的手柄用最大力握(图 4-10)。重复 2 ～ 3 次，取最大值。检查时避免用上肢其他肌群来代偿。结果以握力指数判定，握力指数＝手握力（kg）/体重（kg）×100，大于 50 为正常（男、女相同）。

2. 手捏力 用捏力计测试。检查时拇指分别与其他手指相对用最大力捏压捏力计（图 4-11），重复 2 ～ 3 次，取最大值。捏力主要反映拇对掌肌和其他四指屈曲肌的肌力，正常值约为握力的 30%。

3. 背肌力 可用拉力计测背肌力。检查时，双足站在拉力计上，双膝伸直，双手握住手柄两端，调整好手柄的高度（平膝），然后伸腰用力向上拉把手（图 4-12）。结果以拉力指数判定。拉力指数＝拉力（kg）/ 体重（kg）×100，正常标准为男 150 ～ 300，女 100 ～ 150。

有腰部疾患者做拉力测试常可使症状加重，可用背肌耐力测试来代替，方法如下：患者俯卧位，双手放在头后部，上身抬起（图 4-13）。计算能保持这一姿势的时间，60 秒以上为正常。

（三）等速肌力测试

等速技术是指在测试过程中肢体运动的速度是预先设定且恒定不变的，而外加阻力是可变的，它会随受试者用力的大小调节阻力，使肌肉张力增高，力矩输出增加，但不产生加速度的一种测试和训练技术（图 4-14）。等速运动是利用等速设备预先将受测肢体的运动速度（角速度）强制恒定，运动过程中等速仪器为运动肢体提供与肌肉张力相匹配的阻力，阻力大小随着肌肉张力的大小而改变。

1. 测试指标 目前等速肌力测试的评价指标主要包括：

（1）峰力矩（peak torque, PT）：指在整个关节活动中肌肉收缩产生的最大力矩输出，即力矩曲线上最高一点的力矩值。

表 4-11　上肢主要肌肉手法肌力检查

肌肉	检查方法		
	1 级	2 级	3、4、5 级
三角肌前部 喙肱肌	仰卧，试图屈肩时可触及三角肌前部收缩	向对侧侧卧，上侧上肢放在滑板上，肩可主动屈曲	坐位，肩内旋，曲肘，掌心向下；肩屈曲，阻力加于上臂远端
三角肌后部 大圆肌 背阔肌	仰卧，试图伸肩时可触及大圆肌、背阔肌收缩	向对侧侧卧，上侧上肢放在滑板上，肩可主动伸展	侧卧，肩伸展30°～40°，阻力加于上臂远端
三角肌中部 冈上肌	仰卧，试图肩外展时可触及三角肌收缩	仰卧，上肢放滑板上，肩可主动外展	坐位，曲肘，肩外展至90°，阻力加于上臂远端
冈下肌 小圆肌	俯卧，上肢在床缘外下垂；试图肩外旋时在肩胛骨外缘可触及肌收缩	俯卧，肩可主动外旋	俯卧，肩外展，曲肘，前臂在床缘外下垂；肩外旋，阻力加于前臂远端
肩胛下肌 大圆肌 胸大肌 背阔肌	仰卧，上肢在床缘外下垂，试图肩内旋时在腋窝前、后壁可触及相应肌肉收缩	仰卧，肩可主动内旋	俯卧，肩外展，曲肘。前臂在床缘外下垂，肩内旋，阻力加于前臂远端
肱二头肌 肱肌 肱桡肌	坐位，肩外展，上肢放滑板上；试图肘屈曲时可触及相应肌肉收缩	坐位，肘可主动屈曲	坐位，上肢下垂；前臂旋后（测肱二头肌）或旋前（肱肌）或中立位（测肱桡肌），肘屈曲，阻力加于前臂远端
肱三头肌 肘肌	坐位，肩外展，上肢放滑板上；试图肘屈曲时可触及肱三头肌收缩	坐位，肘可主动伸展	俯卧，肩外展，曲肘。前臂在床缘外下垂；肘伸展，阻力加于前臂远端
旋后肌	坐位，肩外展，前臂在床缘外下垂，试图前臂旋后时可于前臂上端桡侧触及肌收缩	坐位，前臂可主动旋后	坐位，曲肘90°，前臂旋前位；做前臂旋后动作，握住腕部施加反方向阻力
旋前圆肌 旋前方肌	俯卧，肩外展，前臂在床缘外下垂；试图前臂旋前时可在肘下、腕上触及肌收缩	俯卧，前臂可主动旋前	坐位，曲肘90°，前臂旋后位；做前臂旋前动作，握住腕部施反方向阻力
尺侧腕屈肌	坐位，前臂旋后45°，试图腕掌屈及尺侧偏时可触及其止点活动	坐位，前臂旋后45°，可见大幅度腕掌屈及尺侧偏	坐位，屈肘，前臂旋后，腕向掌侧屈并向尺侧偏，阻力加于小鱼际
桡侧腕屈肌	坐位，前臂旋前45°，试图腕背伸及桡侧偏时可触及其止点活动	坐位，前臂旋前45°，可见大幅度腕掌屈及桡侧偏	坐位，前臂旋后45°；腕向掌侧屈并向桡侧偏，阻力加于大鱼际

肌肉	检查方法		
	1 级	2 级	3、4、5 级
尺侧腕伸肌	坐位，前臂旋前 45°；试图腕背伸及尺侧偏时可触及其止点活动	坐位，前臂旋前 45°，可见大幅度腕掌屈及桡侧偏	坐位，前臂旋前；腕背伸并向尺侧偏，阻力加于掌背尺侧
桡侧腕长、短伸肌	坐位，前臂旋后 45°，试图背伸及桡侧偏时可触及其止点活动	坐位，前臂旋后 45°，可见大幅度腕背伸及桡侧偏	坐位，前臂旋前 45°；腕背伸并向桡侧偏，阻力加于掌背桡侧
指总伸肌	试图伸掌指关节时可触及掌背肌腱活动	前臂中立位，手掌伸直时掌指关节可主动伸展	伸掌指关节并维持指间关节屈曲，阻力加于手指近节背侧
指浅屈肌	屈近端指间关节时可在手指近节掌侧触及肌腱活动	近端指间关节有一定的屈曲活动	屈曲近端指间关节，阻力加于手指中节掌侧
指深屈肌	屈远端指间关节时可在手指中节掌侧触及肌腱活动	远端指间关节有一定的屈曲活动	固定近端指间关节，屈远端指间关节，阻力加于手指指腹
拇收肌	内收拇指时可于第 1、2 掌骨间触及肌肉活动	有一定的拇内收动作	拇指伸直，从外展位内收，阻力加于拇指尺侧
拇长、短展肌	外展拇指时可于桡骨茎突远端触及肌腱活动	有一定的拇外展动作	拇指伸直，从内收位外展，阻力加于第一掌骨桡侧
拇短屈肌	屈拇时于第一掌骨掌侧触及肌腱活动	有一定的拇屈曲动作	手心向上，拇指掌指关节屈曲，阻力加于拇指近节掌侧
拇短伸肌	伸拇时于第一掌骨背侧触及肌腱活动	有一定的拇伸展动作	手心向下，拇指掌指关节伸展，阻力加于拇指近节背侧
拇长屈肌	屈拇时于拇指近节掌侧	有一定的拇屈曲动作	手心向上，固定拇指近节，触及肌腱活动屈曲指间关节，阻力加于拇指远节指腹
拇长伸肌	伸拇时于拇指近节背侧触及肌腱活动	有一定的拇指指间关节伸展动作	手心向下，固定拇指近节，伸指间关节，阻力加于拇指远节背侧

表 4-12　下肢主要肌肉徒手肌力检查

肌肉	检查方法		
	1 级	2 级	3、4、5 级
髂腰肌	仰卧，试图屈髋时于腹股沟上缘可触及肌活动	向同侧侧卧，托住对侧下肢，可主动屈髋	仰卧，小腿悬于床缘外，屈髋，阻力加于骨远端前面
臀大肌	仰卧，试图伸髋时于臀部及坐骨结节可触及肌活动	向同侧侧卧，托住对侧下肢，可主动伸髋	俯卧，屈膝（测臀大肌）或伸髋（测臀大肌和股后肌群），髋伸 10°～15°，阻力加于骨远端后面
大收肌、长收肌、短收肌、股薄肌、耻骨肌	仰卧，分腿 30°，试图内收时于股内侧部可触及肌活动	仰卧，下肢放滑板上可主动内收髋	向同侧侧卧，两腿伸，托住对侧下肢：髋内收，阻力加于骨远端内侧
臀中肌、臀小肌、阔筋膜张肌	仰卧，试图髋外展时于大转子上方可触及肌活动	仰卧，下肢放滑板上可主动外展髋	向对侧侧卧，对侧下肢半屈，髋外展，阻力加于骨远端外侧
股方肌、梨状肌、臀大肌	仰卧，腿伸直，试图髋外旋时于大转子上方可触及肌活动	仰卧，可主动外旋髋	仰卧，小腿在床缘外下垂，髋外旋，阻力加于小腿下端内侧
上、下孖肌，闭孔内、外肌，臀小肌，阔筋膜张肌	仰卧，腿伸直，试图髋内旋时于大转子上方可触及肌活动	仰卧，可主动内旋髋	仰卧，小腿在床缘外下垂，髋内旋，阻力加于小腿远端外侧
腘绳肌	俯卧，试图屈膝时可于腘窝两侧触及肌腱活动	向同侧侧卧，托住对侧下肢，可主动屈膝	俯卧，膝从伸直屈曲，阻力加于小腿远端后侧
股四头肌	俯卧，试图伸膝时可触及髌韧带活动	向同侧侧卧，托住对侧下肢，可主动伸膝	仰卧，小腿在床缘外下垂，伸膝，阻力加于小腿远端前侧
腓肠肌	俯卧，试图踝跖屈时可触及跟腱活动	俯卧，踝可主动跖屈	仰卧，膝伸（测腓肠肌）或膝屈（测比目鱼肌），踝跖屈，阻力加于足跟
胫前肌	仰卧，试图踝背伸，足内翻及跟腱活动	侧卧，可主动踝背伸并足内翻	坐位，小腿下垂，踝背屈并足内翻，阻力加于足背内缘
胫后肌	仰卧，试图足内翻时于内踝后方可触及跟腱活动	仰卧，可主动踝跖屈并足内翻	向同侧侧卧，足在床缘外，足内翻并踝跖屈，阻力加于足内缘
腓骨长、短肌	仰卧，试图足外翻时于外踝后方可触及跟腱活动	仰卧，可主动踝跖屈并足外翻	向对侧侧卧，使跖屈的足外翻，阻力加于足外缘
趾长、短屈肌	屈趾于近趾节面可触及跟腱活动	有主动屈趾活动	仰卧，屈趾，阻力加于足趾近节趾面
趾长、短伸肌	仰卧，伸趾时于足背可触及跟腱活动	仰卧，有主动伸趾活动	仰卧，伸足趾，阻力加于足趾近节背面
踇长伸肌	坐位，伸踇时于踇趾近节背侧可触及跟腱活动	坐位，有主动伸踇活动	坐位，固定踇趾近节，伸踇，阻力加于踇趾近节背面

表 4-13 脊柱肌力评定

肌肉	检查与评定		
	1 级	2 级	3、4、5 级
斜方肌 菱形肌	坐位，臂外展放桌上，试图使肩胛骨内收时可触及肌收缩	坐位，使肩胛骨主动内收时可见运动	俯卧，两臂稍抬起，使肩胛骨内收，阻力为将肩胛骨向外推
斜方肌下部	俯卧，一臂前伸，内旋，试图使肩胛骨内收及下移时，可触及斜方肌下部收缩	俯卧，可见有肩胛骨内收及下移运动	俯卧，肩胛骨内收及下移，阻力为将肩胛骨向上外推
斜方肌上部 肩胛提肌	俯卧，试图耸肩时可触及斜方肌上部收缩	俯卧，能主动耸肩	坐位，两臂垂于体侧，耸肩向下压的阻力加于肩锁关节上方
前锯肌	坐位，一臂向前放桌上，上臂前伸时在肩胛骨内缘可触及肌收缩	坐位，上臂前伸时可见肩胛骨活动	坐位，上臂前平举，屈肘，上臂向前移动，肘不伸，向后推的阻力加于肘部

肌肉	检查与评定				
	1 级	2 级	3 级	4 级	5 级
颈肌 斜角肌 颈长肌 头长肌 胸锁乳突肌	仰卧，屈颈时可触及胸锁乳突肌	侧卧，托住头部时可屈颈	仰卧，能抬头但不能抗阻力	仰卧，能抗中等阻力	仰卧，抬头屈颈，能抗加于额部的较大阻力
斜方肌 颈部骶棘肌	俯卧，抬头时触及斜方肌活动	侧卧，托住头部时可仰头	俯卧，能抬头但不能抗阻力	俯卧，能抗中等阻力	俯卧，抬头时能抗加于枕部的较大阻力
腹直肌	仰卧，抬头时触及上腹部腹肌紧张	仰卧，能屈颈抬头	仰卧，髋及膝屈，能抬起头及肩胛部	仰卧，双手前平举坐起	仰卧，双手抱头后能坐起
骶棘肌	俯卧，抬头时触及其收缩	俯卧位能抬头	俯卧，胸以上在床缘外下垂 30°，固定下肢，能抬起上身，不能抗阻力	俯卧，能抗中等阻力	俯卧，能抗较大阻力
腹内斜肌 腹外斜肌	坐位，试图转体时触及腹外斜肌收缩	坐位，双臂下垂，能大幅度转体	仰卧，能旋转上体至一肩离床	仰卧，屈腿，固定下肢：双手前平举能坐起并转体	仰卧，双手抱颈后能坐起同时向一侧转体

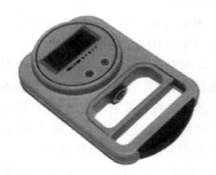

图 4-10　电子握力计

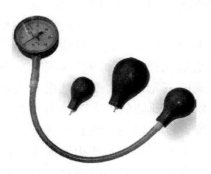

图 4-11　捏力计

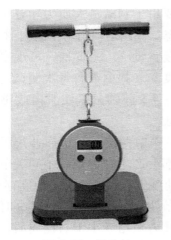

图 4-12　拉力计

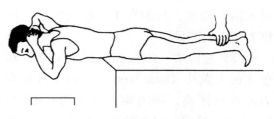

图 4-13　背肌耐力测试

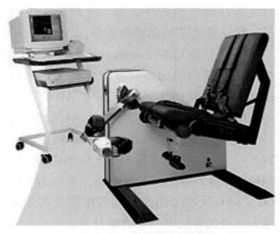

图 4-14　等速肌力测试

单位为牛顿·米（N·m）。PT 值与运动速度有关，随运动速度增加，PT 值减小。左右侧 PT 值相差 >（10% ～ 15%）认为有临床意义。PT 值具有较高的准确性和可重复性，被视为等速肌力测试中的黄金指标和参照值。

（2）峰力矩体重比（peak torque/body weight，PT/BW）：指单位体重的峰力矩，代表相对峰力矩值，可进行不同体重个体与人群之间的肌力比较。

（3）峰力矩对应角度（peak torque angle，PTA）：整个肌肉收缩过程中达到肌肉最大负荷量时所对应的关节角度，也称最佳用力角度。

（4）设定角度的力矩值（peak torque at additional angle）：等速测试仪可自动计

算任意设定角度所对应的力矩值，通常可设定两个角度，目的在于比较两侧设定角度力矩值的差异。

（5）总做功（set total work，STW）和单次最大做功（total work，TW）：做功为力矩乘以距离，即力矩曲线下的总面积。STW 表示肌肉一定次数重复收缩做功量之和；TW 表示肌肉重复收缩中的最大一次做功量。单位为焦耳（J）。做功量大小还与关节活动范围有关，为了比较肌肉做功量，应保证关节活动范围相同。

（6）平均功率（average power，AP）：指单位时间内肌肉做功量，反映了肌肉做功的效率。单位为瓦特（W）。AP 值与运动速度有关，随运动速度增加，AP 值增大。

（7）力矩加速能(torque acceleration energy，TAE)：指肌肉收缩最初 1/8 秒的做功量，即前 1/8 秒力矩曲线下的面积。单位为焦耳（J）。TAE 反映了肌肉最初收缩产生力矩的速率，可代表肌肉收缩的爆发力。

（8）主动肌与拮抗肌峰力矩比（peak torque ratio）：指两组肌群峰力矩的比值。反映关节活动中两组拮抗肌群之间的肌力平衡情况，弱肌力一侧较容易导致韧带和肌肉的损伤，对判断关节稳定性有一定意义。不同关节的两组拮抗肌群的峰力矩比值不同。目前研究较多的是膝关节的屈肌与伸肌峰力矩比值，简称 H/Q 比值。正常人慢速运动时（60°/s），H/Q 为 60% ～ 70%，随运动速度不同，H/Q 略有改变。

（9）平均关节活动范围（average range of motion，AROM）：测定关节活动范围可判断是否存在关节活动度障碍，或判断两侧肌群做功量差异是由于关节活动范围缩小，还是肌肉本身做功能力减弱所致。

（10）耐力比（endurance ratio，ER）：指肌肉重复收缩时耐受疲劳的能力。不同的测试仪器有不同的计算方法，一种计算方法是做一组重复运动后，后半组肌肉做功量与前半组肌肉做功量之比；另一种是做一组重复运动后，最后 5 次肌肉做功量与最初 5 次肌肉做功量之比。

2.测试注意事项 在运用等速肌力测试进行评估时，需注意设定恰当的测试速度、测试次数、关节角度以及测试体位。

（1）测试速度：等速肌力测试最主要的是设定测试中的运动速度（又称角速度），单位为度/秒（°/s），通常可选择几种不同运动速度测试。慢速测试：常用速度为 60°/s 或 30°/s，主要用于最大肌力的测试。快速测试：主要用于肌肉功率及耐力的测试，常用速度为 180°/s（患者多用）、240°/s 或 300°/s（运动员多用）。如果测试中患者达不到上述建议的快速运动，可适当降低运动速度，如 90°/s 或 120°/s，在每种速度下先让患者试做几次最大重复收缩，以便找到能使患者产生力矩的最大运动速度。表 4-14 为上海医科大学（现为复旦大学上海医学院）华山医院康复医学科推荐的常用关节肌群的测试速度，比较适用于临床患者的肌力测试。

（2）测试次数：对于慢速或中速运动（90°/s 或 120°/s），常设定 3 ～ 5 次重复运动，主要用于判断最大肌力和分析力矩曲线的形态。快速运动常用于肌肉耐力测试，一般重复运动 20 ～ 25 次，可观察到肌肉疲劳程度和衰竭曲线。每次测试之间至少间歇 1 ～ 1.5 分钟，以使肌肉收缩后有短暂的休息。

（3）关节角度：关节屈伸过程中伸肌与屈肌都会产生峰力矩，不同关节屈伸肌在不同速度下达到的峰力矩角度存在差异。以膝关节为例，男女性在 60°/s 时左侧屈肌达到峰力矩角度小于右侧屈肌，同时左侧伸肌小于右侧伸肌，在 120°/s、240°/s 时也存在着差异。了解不同速度下不同关

表 4-14　常用关节肌群的测试速度　　　　　　　　　　（单位：°/s）

关节	肌群	慢速测试非运动员	运动员	
			快速测试	耐力测试
肩关节	屈/伸	60	180	240（或300）
	外展/内收			
	内旋/外旋			
肘关节	屈/伸	60	180	240
前臂	旋前/旋后	30（或60）	120	180
腕关节	屈/伸	30（或60）	120	180
	桡侧屈/尺侧屈			
髋关节	屈/伸	60（或30）	120	150
	外展/内收			
	内旋/外旋			
膝关节	屈/伸	60	180	240（或300）
踝关节	跖屈/背屈	60（或30）	180	180
	内翻/外翻			

节屈伸肌达到峰力矩角度的变化规律，可以很好地指导训练过程中找到关节肌肉最佳用力角度，以提高训练效果。

（4）测试体位：有研究报道，测试体位对等速肌力测试结果是有影响的。对于膝关节、肘关节、腕关节的等速测试一般采用坐位，而对于髋关节、踝关节等可以采用仰卧位，肩关节采用仰卧位、坐位，其中膝关节和踝关节也有采用俯卧位姿势进行测试者。

（李　浩　郑修元）

第四节　平衡与协调评定

一、平衡功能评定

（一）与平衡有关的概念

1. 平衡（balance，equilibrium）　自然界的平衡是指物体受到来自各个方向的作用力与反作用力的大小相等，使物体处于一种稳定的状态。人体的平衡比自然界物体的平衡要复杂得多，是指身体所处在的一种姿势状态，或是指在运动或受到外力作用时自动调整并维持姿势稳定性的一种能力。

2. 姿势（posture）　是指躯体的一种非强制性、无意识状态下的自然状态。从人体力学方面来说，是指身体各个器官，尤其是骨骼、肌肉及神经系统互相关联所构成的一种状态。

3. 支撑面（base of support）　是指人体

在各种体位下（卧、坐、站立、行走）所依靠的接触面。站立时的支撑面是指包括两足底在内的两足之间的面积。为了保持平衡，人体重心（center of gravity，COG）必须垂直地落在支撑面的范围内。支撑面的大小直接影响身体的平衡。当身体的重心落在支撑面内，人体就保持平衡，反之，重心落在支撑面之外时就失去平衡。

4. 协调（coordination） 又称为共济，与平衡密切相关，是指人体产生平滑、准确、有控制的运动的能力，包括按照一定的方向和节奏、采用适当的力量和速度、达到准确的目标等几个方面。

（二）平衡的分类

1. 静态平衡 指的是人体或人体某一部位处于某种特定的姿势，如坐或站等姿势时保持稳定的状态。

2. 动态平衡 包括两个方面。

（1）自动态平衡：指的是人体在进行各种自主运动，如由坐到站或由站到坐等各种姿势间的转换运动时，能重新获得稳定状态的能力。

（2）他动态平衡：指的是人体对外界干扰，如推、拉等产生反应、恢复稳定状态的能力。

（三）平衡反应及其形成

1. 平衡反应（equilibrium reaction）是指当平衡状态改变时，机体恢复原有平衡或建立新平衡的过程，包括反应时间和运动时间。反应时间是指从平衡状态的改变到出现可见运动的时间；运动时间是指从出现可见运动到动作完成、建立新平衡的时间。

2. 平衡反应的形成 通常在出生6个月时形成俯卧位平衡反应，7～8个月时形成仰卧位和坐位平衡反应，9～12个月时形成蹲起反应，12～21个月时形成站立反应。

3. 特殊平衡反应 除了一般的平衡反应之外，尚有2种特殊平衡反应。

（1）保护性伸展反应：是指当身体受到外力作用而偏离原支撑点时，身体所发生的一种平衡反应，表现为上肢和（或）下肢伸展。其作用在于支持身体，防止跌倒。

（2）跨步及跳跃反应：是指当外力使身体偏离支撑点或在意外情况下，为了避免跌倒或受到损伤，身体顺着外力的方向快速跨出一步，以改变支撑点，建立新平衡的过程。其作用是通过重新获取新的平衡来保护自己，避免受到伤害。

平衡反应使人体不论在卧位、坐位、站立位均能保持稳定的状态或姿势，是一种自主反应，受大脑皮质控制，属于高级水平的发育性反应。人体可以根据需要进行有意识的训练，以提高或改善平衡能力。例如，体操、技巧等项目的运动员，或舞蹈杂技演员的平衡能力明显高于普通人群；各种原因引起平衡能力受损后，通过积极的治疗和平衡训练，可以使平衡功能得到改善或恢复。

（四）平衡的维持机制

维持人体平衡需要3个环节的参与：感觉输入、中枢整合、运动控制（输出）。此外，前庭系统、视觉调节系统、本体感觉系统、大脑平衡反射调节、小脑共济协调系统及肌群的力量在人体平衡功能的维持上都起到了重要作用。

1. 感觉输入 正常情况下，人体通过视觉、躯体感觉、前庭感觉的传入来感知站立时身体所处的位置与地球引力及周围环境的关系。因此，适当的感觉输入，特别是躯体、前庭和视觉信息对平衡的维持和调节具有前馈（feed forward）和反馈（feedback）的作用。

（1）视觉系统：由视网膜所收集到的信息经过视觉通路传入到视中枢，提供了周围环境及身体运动和方向的信息。在视觉环境静止不动的情况下视觉系统能准确地感受环境中物体的运动以及眼睛和头部的视空间定位。如果躯体感觉受到干扰或破坏，则身体直立的平衡状态主要通过视觉系统来维持。视觉系统通过颈部肌肉的收缩使头部保持向上直立的位置和保持水平视线来使身体保持或恢复到原来的直立位，从而获得新的平衡。如果去除或阻断视觉输入（如闭眼、戴眼罩或在黑暗的环境中），姿势的稳定性要比睁眼站立时显著下降。这也是视觉障碍者或老年人出现平衡能力降低的原因之一。

（2）躯体感觉：与维持平衡有关的躯体感觉包括皮肤感觉（触、压觉）和本体感觉。在维持身体平衡和姿势的过程中，与支撑面相接触的皮肤的触觉、压觉感受器向大脑皮质传递有关体重的分布情况和身体重心的位置；分布于肌肉、关节及肌腱等处的本体感受器（属于螺旋状感觉神经末梢）收集随支撑面而变化的信息（如随面积、硬度、稳定性及表面平整度等而出现的有关身体各部位的空间定位和运动方向信息），经深感觉传导通路向上传递。正常人站立在固定的支撑面上时，足底皮肤的触觉、压力觉和踝关节的本体感觉输入起主导作用，当足底皮肤和下肢本体感觉输入完全消失时（如外周神经病变），人体失去了感受支持面情况的能力，姿势的稳定性就会受到影响，需要其他感觉特别是视觉系统的输入。如果此时闭目站立，由于同时失去了躯体和视觉的感觉输入，身体会出现倾斜、摇晃，并容易摔倒。

（3）前庭系统：包括三个半规管感知人体角加速度运动，椭圆囊、球囊（耳石器）感知的瞬时直线加速运动及与直线重力加速有关的头部位置改变的信息，经中脑的第八对脑神经（位听神经）进入脑干。头部的旋转刺激前庭系统中两个感受器。其一为半规管内的壶腹嵴（运动位置感受器），能感受头部在三维空间中的运动角加（减）速度变化而引起的刺激。其二为前庭迷路内的椭圆囊斑和球囊斑，感受静止时的地心引力和直线加（减）速度的变化引起的刺激。在躯体感觉和视觉系统正常的情况下，前庭冲动在控制人体重心位置上的作用很小。只有当躯体感觉和视觉信息输入均不存在（被阻断）或输入不准确发生冲突时，前庭系统的感觉输入在维持平衡的过程中才变得至关重要。

2. 中枢整合 三种感觉信息输入在脊髓、前庭核、内侧纵束、脑干网状结构、小脑及大脑皮质等多级平衡觉神经中枢中进行整合加工，并形成产生运动的方案。当体位或姿势变化时，为了判断人体重心的准确位置和支持面情况，中枢神经系统将三种感觉信息进行整合，迅速判断何种感觉所提供的信息是有用的，何种感觉所提供的信息是相互冲突的，从中选择出那些提供准确定位信息的感觉输入，放弃错误的感觉输入。

3. 运动控制（输出） 中枢神经系统在对多种感觉信息进行分析整合后下达运动指令，运动系统以不同的协同运动模式控制姿势变化，将身体重心调整回到原来的范围内或重新建立新的平衡。

当平衡发生变化时，人体可以通过三种调节机制或姿势性协同运动模式来应变，包括踝调节机制、髋调节机制及跨步调节机制。

（1）踝调节机制（ankle strategy）：是指人体站在一个比较坚固和较大的支持面上，受到一个较小的外界干扰（如较小的推力）时，身体重心以踝关节为轴进行前后转动或摆动（类似钟摆运动），以调整重心，保持身体的稳定性。

（2）髋调节机制（hip strategy）：正常人站立在较小的支持面上（小于双足面积），受到一个较大的外界干扰时，稳定性明显降低，身体前后摆动幅度增大。为了减少身体摆动使重心重新回到双足的范围内，人体通过髋关节的屈伸活动来调整身体重心和保持平衡。

（3）跨步调节机制（stepping strategy）：当外力干扰过大而使身体的摇动进一步增加，重心超出其稳定极限，髋调节机制不能应答平衡的变化时，人体启动跨步调节机制，自动地向用力方向快速跨出或跳跃一步，来重新建立身体重心支撑点，为身体重新确定稳定站立的支持面，避免跌倒。

此外，前庭神经系统、内侧纵束向头部投射影响眼肌运动，经前庭脊髓通路向尾端投射维持躯干和下肢肌肉的兴奋性，经 γ 运动纤维传出的冲动调整梭内肌纤维的紧张性；而经运动纤维发放的冲动调整骨骼肌的收缩，使骨骼肌保持适当的肌张力，能支撑身体并能抗重力运动，但又不会阻碍运动。交互神经支配或抑制可以使人体能保持身体某些部位的稳定，同时有选择性地运动身体的其他部位，产生适宜的运动，完成大脑所制订的运动方案，其中静态平衡需要肌肉的等长运动，动态平衡需要肌肉的等张运动。上述几方面的共同作用结果，使得人体保持平衡或使自己处于一种稳定的状态。

（五）评定目的与评定内容

1.评定目的　评定平衡主要是了解是否存在平衡功能障碍；找出引起平衡障碍的环节；确定是否需要进行治疗（如药物治疗或康复治疗）；重复评定以了解治疗手段是否有效；预测患者可能发生跌倒的危险性。任何引起平衡功能障碍的疾患都有必要评定平衡功能。主要包括：①中枢神经系统损害：脑外伤、脑血管意外、帕金森病、多发性硬化、小脑疾患、脑肿瘤、脑瘫、脊髓损伤等。②耳鼻喉科疾病：各种眩晕症。③骨科疾病或损伤：骨折及骨关节疾患、截肢、关节置换、影响姿势与姿势控制的颈部与背部损伤，以及各种运动损伤、肌肉疾患及外周神经损伤等。④其他人群：如老年人、运动员、飞行员及宇航员。

2.评定内容　①静止状态下：在不同体位时均能保持平衡，睁、闭眼时能维持姿势稳定，在一定时间内能对外界变化做出必要的姿势调整反应。②运动状态下：能精确地完成运动，并能完成不同速度的运动（包括加速和减速），运动后能回到初始位置或保持新的体位平衡，如在不同体位下伸手取物。③动态支撑面内：当支撑面发生移动时能保持平衡，如在行驶的汽车或火车中行走。④姿势反射：当身体处在不同体位时，由于受到外力（如推力或拉力）而发生移动，机体建立新平衡的反应时间和运动时间。

3.评定方法　包括临床评定和实验室评定两个方面。临床评定以观察和量表为主，实验室评定主要采用仪器检测。

（六）临床评定

1.观察法　虽然过于粗略和主观，缺乏量化，但由于其应用简便，可以对具有平衡功能障碍的患者进行粗略的筛选，具有一定的敏感性和判断价值，至今在临床上仍广为应用。常用方法如下。

（1）跪位平衡反应：受试者取跪位，检查者将患者上肢向一侧牵拉，使之倾斜。阳性反应：头部和躯干上部出现向中线的调整，被牵拉一侧出现保护性反应，对侧上、下肢伸展并外展。阴性反应：头部和躯干上部未出现向中线的调整，被牵拉一侧和另一侧上、下肢未出现上述反应或仅身体的某一部分出现阳性反应。

（2）坐位平衡反应：受试者坐在椅子上，检查者将患者上肢向一侧牵拉。阳性反应：头部和躯干上部出现向中线的调整，被牵拉一侧出现保护性反应，另一侧上、下肢伸展并外展。阴性反应：头部和躯干上部未出现向中线的调整，被牵拉一侧和另一侧上、下肢未出现上述反应或仅身体的某一部分出现阳性反应。

（3）站立位反应：包括 Romberg 征，双足并拢直立，观察在睁、闭眼时身体摇摆的情况，又称为"闭目直立检查法"。单腿直立检查法：要求受检者单腿直立，观察其睁、闭眼情况下维持平衡的时间长短，最长维持时间为 30 秒。强化 Romberg 检查法：要求受检者两足一前一后、足尖接足跟直立，观察其睁、闭眼时身体的摇摆，最长维持时间为 60 秒。

（4）跨步反应：受试者取站立位，检查者向左、右、前、后方向推动受试者身体。阳性反应：脚快速向侧方、前方、后方跨出一步，头部和躯干出现调整。阴性反应：不能为维持平衡而快速跨出一步，头部和躯干不出现调整。

（5）其他：包括在活动状态下能否保持平衡。例如，坐、站立时移动身体；在不同条件下行走，包括足跟碰脚趾，足跟行走，足尖行走，走直线，侧方走，倒退走，走圆圈，绕过障碍物行走，等等。

2. 量表法　虽然属于主观评定，但由于不需要专门的设备，评分简单，应用方便，临床仍普遍使用。信度和效度较好的量表主要有 Berg 平衡量表（Berg balance scale）和"站起－走"计时测试（the timed "Up & Go" test）。

（1）Berg 平衡量表：既可以评定被测试对象在静态和动态状态下的平衡功能，也可以用来预测正常情况下跌倒的可能性。Berg 量表有 14 个项目，需要 20 分钟完成，

满分 56 分，低于 40 分表明有跌倒的危险性。具体评定内容见表 4-15，评定指南见附录一。

（2）"站起－走"计时测试：主要评定被测试者从座椅站起，向前走 3m，折返回来的时间，以及在行走中的动态平衡。

"站起－走"计时测试的评定方法很简单，只需要一张有扶手的椅子和一个秒表（没有秒表用普通的带有秒针的手表也可以）。评定时患者着平常穿的鞋，坐在有扶手的靠背椅上（椅子座高约 45cm，扶手高约 20cm），身体靠在椅背上，双手放在扶手上。如果使用助行具如手杖、助行架，则将助行具握在手中。在离座椅 3m 远的地面上贴一条彩条或画一条可见的粗线或放一个明显的标志物。当测试者发出"开始"的指令后，患者从靠背椅上站起，站稳后，按照平时走路的步姿，向前走 3m 过粗线或标志物处转身，然后走回到椅子前，再转身坐下，靠到椅背上。测试过程中不能给予任何躯体的帮助。测试者记录患者背部离开椅背到再次坐下（靠到椅背）所用的时间（以秒为单位）及在完成测试过程中可能会跌倒的危险性。正式测试前，允许患者练习 1～2 次，以确保患者理解整个测试过程。

评分标准除了记录所用的时间外，对测试过程中的步态及可能会跌倒的危险性按以下标准打分。1 分：正常。2 分：非常轻微异常。3 分：轻度异常。4 分：中度异常。5 分：重度异常。测试记录表见表 4-16。

二、平衡测试仪评定

平衡测试仪的评定项目主要包括：①静态平衡测试：在睁眼、闭眼、外界视动光的刺激下，测定人体重心平衡状态，主要参数包括重心位置，重心移动路径总长度和平均移动速度，左右向（x 轴向）和

表 4-15 Berg 平衡量表记录表

姓名： 性别： 年龄： 评定者诊断：

项目	年　月　日	年　月　日	年　月　日
1. 由坐到站	4 / 3 / 2 / 1 / 0	4 / 3 / 2 / 1 / 0	4 / 3 / 2 / 1 / 0
2. 独立站立	4 / 3 / 2 / 1 / 0	4 / 3 / 2 / 1 / 0	4 / 3 / 2 / 1 / 0
3. 独立坐	4 / 3 / 2 / 1 / 0	4 / 3 / 2 / 1 / 0	4 / 3 / 2 / 1 / 0
4. 由站到坐	4 / 3 / 2 / 1 / 0	4 / 3 / 2 / 1 / 0	4 / 3 / 2 / 1 / 0
5. 床 – 椅转移	4 / 3 / 2 / 1 / 0	4 / 3 / 2 / 1 / 0	4 / 3 / 2 / 1 / 0
6. 闭眼站立	4 / 3 / 2 / 1 / 0	4 / 3 / 2 / 1 / 0	4 / 3 / 2 / 1 / 0
7. 双足并拢站立	4 / 3 / 2 / 1 / 0	4 / 3 / 2 / 1 / 0	4 / 3 / 2 / 1 / 0
8. 站立位上肢前伸	4 / 3 / 2 / 1 / 0	4 / 3 / 2 / 1 / 0	4 / 3 / 2 / 1 / 0
9. 站立位从地上拾物	4 / 3 / 2 / 1 / 0	4 / 3 / 2 / 1 / 0	4 / 3 / 2 / 1 / 0
10. 转身向后看	4 / 3 / 2 / 1 / 0	4 / 3 / 2 / 1 / 0	4 / 3 / 2 / 1 / 0
11. 转身一周	4 / 3 / 2 / 1 / 0	4 / 3 / 2 / 1 / 0	4 / 3 / 2 / 1 / 0
12. 双足交替踏台阶	4 / 3 / 2 / 1 / 0	4 / 3 / 2 / 1 / 0	4 / 3 / 2 / 1 / 0
13. 双足前后站立	4 / 3 / 2 / 1 / 0	4 / 3 / 2 / 1 / 0	4 / 3 / 2 / 1 / 0
14. 单腿站立	4 / 3 / 2 / 1 / 0	4 / 3 / 2 / 1 / 0	4 / 3 / 2 / 1 / 0
总分	/56	/56	/56

表 4-16 站起 - 走计时测试记录表

姓名： 性别： 年龄： 评定者诊断：

次数	时间（秒）	评分	助行具	备注
1			无 / 单脚杖 / 多脚杖 / 助行架	
2			无 / 单脚杖 / 多脚杖 / 助行架	
3			无 / 单脚杖 / 多脚杖 / 助行架	

注：使用助行具评分标准　未使用，1 分；单脚杖，2 分；多脚杖，3 分；助行架，4 分。

前后向（y 轴向）重心位移平均速度，重心摆动功率谱，睁眼、闭眼重心参数比值等。②动态平衡测试：被测试者以躯体运动反应跟踪计算机荧光屏上的视觉目标，保持重心平衡；或者在被测试者无意识的状态下，支撑面突然发生移动（如前后水平方向，前上、后上倾斜），了解机体感觉和运动器官对外界环境变化的反应及大脑的综合性感知觉能力。动态平衡测试的测试内容主要有感觉整合测试（sensory organization test，SOT）、运动控制测试（motor control test，MCT）、适应能力测试（adaptation test，ADT）和稳定极限测试（limits of stability，LOS）等。动态平衡测试可以将影响平衡功能的视觉、前庭觉和本体感觉三个感觉系统分开来进行研究，从而能够进一步确定引起平衡障碍的原因并指导治疗。目前在国外临床上较常用的动态平衡测试仪主要有 Balance Master、Smart Equitest 等，两者不但可以对平衡功能进行静态、动态测试，而且可以对具有平衡功能障碍的患者进行训练治疗。以下内容通过 Smart Equitest 举例说明。

（一）感觉整合测试（SOT）

任何感觉系统都不能在所有状态下提供正确的重心信息，每类感觉系统都可能为平衡控制提供错误或不准确的信息。在感觉信息发生矛盾时，大脑必须快速选择能提供正确定向信息的感觉输入和排除错误的感觉输入，选择和组合相宜的感觉信息的这一过程称为感觉构建。

1. 检查目的　检查受试者有效利用视觉、前庭觉和躯体感觉输入信息进行姿势控制以保持姿势稳定的能力和识别姿势不稳或障碍是源于哪种感觉系统。

2. 检查方法　设置六种三类感觉相互作用状态。

状态 1：压力平台和视屏不动，睁眼站立。

状态 2：压力平台和视屏不动，闭眼站立。

状态 3：压力平台不动和视屏随动，睁眼站立。

状态 4：压力平台随动和视屏不动，睁眼站立。

状态 5：压力平台随动和视屏不动，闭眼站立。

状态 6：压力平台和视屏随动，睁眼站立。

试验开始前测量体重和身高，咨询年龄，并一一输入患者管理项内。给受试者穿上安全背心，让受试者直立位站在平台上，两脚位于平台板的脚印标志上，把安全带挂好。六种状态，每种做 3 次，每次 20 秒，共做 18 次。做时要求受试者排除视觉和足底下平板的任何运动干扰，尽力保持姿势稳定。嘱咐试验中尽力保持姿势稳定，勿随意动。

3. 观察指标　常用以下指标。

（1）姿态控制平衡评分（equilibrium score）：对六种感觉状态每种状态 3 次试验的重心变化或姿势不稳给出量化值，用无量纲的百分数表示。取受试者前后摆动最大值与稳定极限前后的理论值相比较得出，近 100 分表示摆动很小，0 分表示摆动接近稳定极限，超过 LOS 或失去平衡为 0 分。

（2）综合平衡得分（composite equilibrium score）：对感觉信息是否有效被利用要从六种感觉状态的成绩综合中看出，反映受试者 SOT 总体水平，是六种感觉状态成绩的平均权重。

（3）感觉分析（sensory analysis）：反映受试者感觉异常的特性，是六种感觉状态平衡成绩的相对差异加以量化得出的，是一种感觉状态的 3 次试验成绩均值与另一种感觉状态 3 次试验均值的比值。从感觉分析中了解各感觉系统在姿势控制中的贡献，如果姿势不稳或平衡功能障碍，用此参数可以识别是哪种感觉系统发生了问题。具体感觉结构的分析见表 4-17。

表 4-17　感觉结构分析

感觉通路	比较	生理功能意义
躯体感觉（SOM）	状态 2 状态 1	依靠躯体感觉系统信息保持姿势稳定的能力
视觉（VIS）	状态 4 状态 1	依靠视觉信息保持姿势稳定的能力
前庭感觉（VES）	状态 5 状态 1	依靠前庭系统信息保持姿势稳定的能力
视觉优势（PREF）	状态 3+6 状态 2+5	依靠视觉系统信息（甚至也依赖错误视觉信息）保持姿势稳定的程度

（4）策略分析（strategy analysis）：检查受试者在每种测试中以哪种平衡策略（踝关节策略和髋关节策略）保持姿势稳定；正常人主要是采用踝关节策略保持平衡，当受到较大的冲击时会适当应用髋关节策略进行调节。

（5）重心位置（COG alignment）：反映受试者 SOT 试验每种状态测试时的重心位置与支撑面中心的距离关系，正常人分布在支撑面中心附近。

临床价值和意义：在姿势控制上是否能正确构建感觉信息对在日常生活各环境中保持姿势控制和稳定极其重要。但这一点常不为医生所关注。来就诊的患者主诉常常会反映出姿势不稳和参与姿势控制的感觉信息构建方面的问题。例如，在视觉参照物减少的环境中（如黑暗、缺乏深度觉对照物），在高低不平（石子铺的路）、软（沙滩）、摇动（船甲板）的地面上，以及在视觉刺激冲突的环境中（人来人往的繁华商场）、大型运动目标（公共汽车）掠过眼前时，不能保持姿势稳定控制，甚至摔倒等。这些主诉很可能反映出患者姿势控制中的感觉信息构建和综合发生了障碍。

4. SOT 检查报告　见图 4-15。

（二）运动控制测试（MCT）

1. 检查目的　评定自动运动系统在受到预料不到的外界干扰后快速恢复正常姿态的能力。

2. 检测方法　受试者双眼平视前方，双手垂直站立在平台上，平台突然向前或向后移动，前或后移动幅度分小、中和大 3 种，由此引发自动的姿势反应。平台做水平方向移动，使重心（COG）向支撑面相对反方向偏离；这时必须快速运动使重心回到位置中心以便恢复正常的姿势平衡。

3. 观察指标　主要分析下列指标。

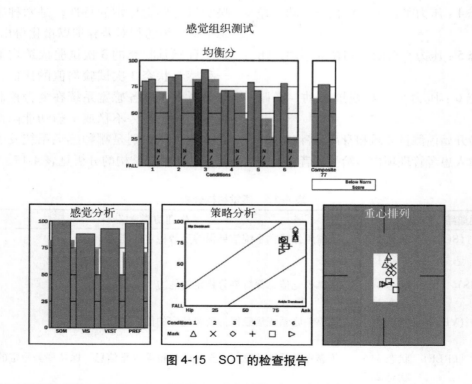

图 4-15　SOT 的检查报告

（1）重心分布对称性（weight symmetry）：自动反应时双侧下肢承受的体重百分数。此参量很重要，因另外两个参量，潜伏期和反应强度受双侧下肢承受的体重影响，测量的准确与否与体重在两侧下肢的分布是否在正常限度内相关（因为自动运动可以使一侧下肢不承受体重）。

（2）潜伏期（latency, ms）：平台开始移动与受试者开始反应之间的时间。平台小幅度移动接近阈值，潜伏期波动大，而中等和大幅度移动引起的有效力强，潜伏期稳定。

（3）双下肢反应强度（active force strengths）：用反应幅度（amplitude scaling）表示。正常情况下反应幅度与平台移动的幅度相接近，随着平台移动幅度的增加而增强，两侧相同。

临床价值和意义：姿势自动反应是平衡遇到意外干扰时防止跌倒的第一道防线。欲使姿势自动反应有效进行，就得使反应迅速和双下肢间良好地协调。反应潜伏期延长或者反应幅度降低，处于异常时患者的姿势自动反应的有效性就会下降，受到干扰就会晃动得很厉害。双下肢的反应不对称，会影响到行走等动作的稳定性。

（三）适应能力测试（ADT）

人在站立姿势下受到影响平衡的干扰时产生自动反应，正常情况下反复受到干扰时反应会逐渐减弱，这是一种适应环境的运动适应能力。运动适应能力要求具有适当的踝关节活动范围、肌力和有效的运动适应。

1. 检测目的　检测受试者在支撑面不规则平面或突然发生改变时保持最少摆动的能力和适应不同地面环境保持姿势平衡的能力。

2. 检测方法　受试者直立于测试平台上，双眼平视前方和双手下垂；平台突然使受试者足尖上翘或足尖下俯。上翘或下俯的速度为 80°/s。每种试验连续做 5 次。

3. 检测参数

（1）力反应（force response）：又称摆动能量值。对抗平台突然上翘或下俯引发的晃动所施的力。

（2）临床价值和意义：在日常生活中经常会遇到地面或支撑面高低不平，以及上行或下行坡度等。适应能力测试异常的人在遇到上述环境时就会难以保持姿势稳定。所以垂直方向活动困难是由不能控制不适当的自动反应、踝关节活动能力弱，以及主动关节活动范围受限等所致。ADT的正常反应是第一次试验摆动能量高，随着反复试验摆动能量值下降，并相对稳定在一定水平上；适应能力差的反应是随试验次数增加，摆动能量值不降低。

4. 适应能力测试检查报告　见图 4-16。

（四）稳定极限测试（LOS）

LOS 是量化人将其重心（COG）移动一定距离的能力，即可使其身体向一定方向倾斜，而不失去平衡、不跨步和不用任何扶持的能力。所以 LOS 是姿势控制能力的一项重要检查。

1. 检测目的　测试人体各方向移动重心的最大限度。

2. 检测方法　向前、右前、右、右后、后、左后、左、左前八个方向移动保持重心稳定。受试者站在平台中心位，保持其重心在平台的中心（COG 由一个指标符显示）。受试者接到口令后，将其中心（指标符）以最快速度，尽量准确、最大限度地移动到 LOS 圆周上的目标点处（理论上的100% 的稳定极限），尽可能保持在该位置直到目标点更换或消失。允许受试者每次完成时间为 8 秒。

3. 观察指标

（1）反应时间（RT）：是从指令到受

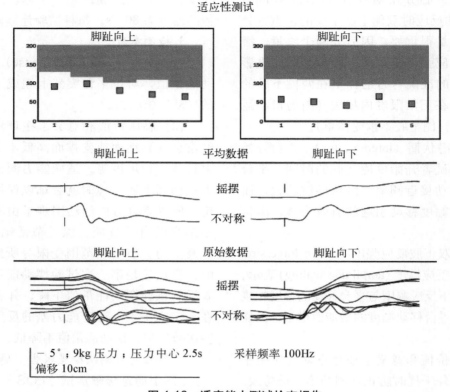

图 4-16　适应能力测试检查报告

试者第一个运动之间的时间,单位为秒 (s)。

(2) 运动速度 (MVL):是 COG 平均移动速度,单位为度 / 秒 (°/s)。

(3) 达到的终点 (EPE):是达到目标点的第一个运动的距离,以占 LOS 最大距离的百分数表示,终点是指向目标点而终止的运动点。

(4) 最大移动距离 (MXE):是移动经过的最大距离。

(5) 方向控制 (DCL):是向目标点移动的值与偏离目标点的移动值的比值。

临床价值和意义:在 LOS 内主动移动 COG 的能力是完成如够取物品、由坐到站起 (或站到坐下) 和行走等的基础。反应时延长通常是认知处理过程困难和 (或) 有运动障碍疾病的客观表现。运动速度下

降表明中枢神经系统高水平处理发生缺欠,如帕金森病和与其年龄相关的疾病。在单一动作中不能达到目标 (达到终点或最大移动距离降低) 和方向控制差是运动控制异常的指征。达到终点和最大移动距离降低可受生物力学极限所制约。眩晕和 (或) 姿势不稳的患者和害怕跌倒的人可人为地限制自己的终点和最大移动距离。下肢肌力不足可能达不到目标和 (或) 不能稳定地保持在目标位置。受试者的 LOS 与跌倒风险,或与在变换姿势活动中 (如身体向前倾斜从架子上取物、淋浴时向头部后仰、开冰箱门等) 的不稳定度相关。向前稳定度降低的患者行走时会跨步较小,侧向稳定度降低时可能导致横向晃动。

4. 检测报告　见图 4-17。

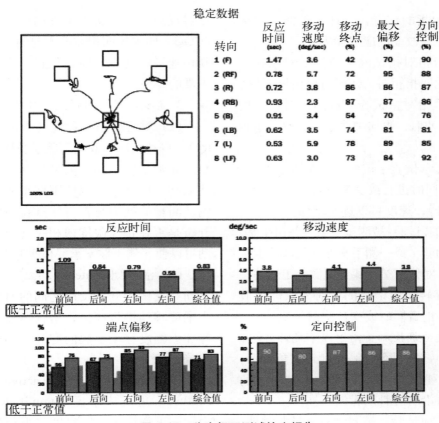

图 4-17　稳定极限测试检查报告

三、协调功能评定

（一）协调的维持与异常类型

1. 协调的维持　中枢神经系统中参与协调控制的部位主要有小脑、基底节、脊髓后索。

2. 协调异常类型　协调功能障碍又称为共济失调（dystaxia）。根据中枢神经系统中不同的病变部位分为小脑性共济失调、基底节共济失调和脊髓后索共济失调。

3. 评定目的　评定协调主要是判断有无协调障碍，为制订治疗方案提供客观依据。

（二）评定方法

主要是观察被测试对象在完成指定的动作中是否直接、精确，时间是否正常，在动作的完成过程中有无辨距不良、震颤或僵硬，增加速度或闭眼时有无异常。评定时还需要注意共济失调是一侧性还是双侧性，什么部位最明显（头、躯干、上肢、下肢），睁眼、闭眼有无差别。

1. 上肢协调检测　主要侧重于评定手部的协调性。常用以下几种方法。

（1）轮替试验：被测试对象双手张开，一手向上，一手向下，交替转动；也可以一侧手在对侧手背上交替转动。

（2）指鼻试验：被测试对象用自己的示指先接触自己的鼻尖，再去接触检查者的示指。检查者通过改变自己示指的位置，来评定被测试对象在不同平面内完成该试验的能力。

（3）指－指试验：检查者与被测试对象相对而坐，将示指放在被测试对象面前，让其用示指去接触检查者的示指。检查者通过改变示指的位置，来评定被测试对象对方向、距离改变的应变能力。

（4）拇指对指试验：被测试对象拇指依次与其他四指相对，速度可以由慢渐快。

（5）示指对指试验：被测试对象双肩外展90°，伸肘，再向中线运动，双手示指相对。

（6）握拳试验：被测试对象双手握拳、伸开。可以同时进行或交替进行（一手握拳，另一手伸开），速度可以逐渐增加。

（7）拍膝试验：被测试对象一侧用手掌，对侧握拳拍膝；或一侧手掌在同侧膝盖上做前后移动，对侧握拳在膝盖上做上下运动。

（8）旋转试验：被测试对象双侧上肢屈肘90°，前臂同时或交替旋前、旋后。

2.下肢协调检测　常用以下几种方法。

（1）跟－膝－胫试验：被测试对象仰卧，抬起一侧下肢，先将足跟放在对侧下肢的膝盖上，再沿着胫骨前缘向下推移。

（2）拍地试验：被测试对象足跟触地，足尖抬起做拍地动作，可以双足同时或分别做。

（三）Smart Equitest 平衡评定试验
见本节"二、平衡测试仪评定"。

（四）运动控制测试

1.检查目的　评定自动运动系统在受到预料不到的外界干扰后快速恢复正常姿态的能力。

2.检测方法和参数　受试者双眼平视前方，双手垂直，站立在平台上。平台突然向前移动或突然向后移动，前或后移动幅度分小、中和大3种，由此引发自动的姿势反应。平台做水平方向移动，使重心（COG）向支撑面相对反方向偏离；这时必须快速运动使重心回到位置中心以便恢复正常的姿势平衡。

3.主要参数　包括以下几项。

（1）重心分布对称性（weight symmetry）：自动反应时双侧下肢承受体重的百分数。此参量很重要，因另外两个参量，潜伏期和反应强度受双侧下肢承受体重的影响，测量的准确与否与体重在两侧下肢上分布是否在正常限度内相关（因为自动运动可以使一侧下肢不承受体重）。

（2）潜伏期（latency，ms）：平台开始移动与受试者开始反应之间的时间。平台小幅度移动接近阈值，潜伏期波动大，中等和大幅度移动引起的有效力强，潜伏期稳定。

（3）双下肢反应强度（active force strengths）：用反应幅度（amplitude scaling）表示。正常情况反应幅度与平台移动的幅度相接近，随着平台移动幅度的增加而增强，两侧相同。

4.临床价值和意义　姿势自动反应是平衡遇到意外干扰时防止跌倒的第一道防线。欲使姿势自动反应有效进行，就得使反应迅速和双下肢间良好地协调。反应潜伏期延长或者反应幅度降低，处于异常时患者的姿势自动反应的有效性就会下降，受到干扰就会晃动得很厉害。双下肢的反应不对称，会影响到行走等动作的稳定性。

5.MCT 测试　见图4-18。

运动控制测试

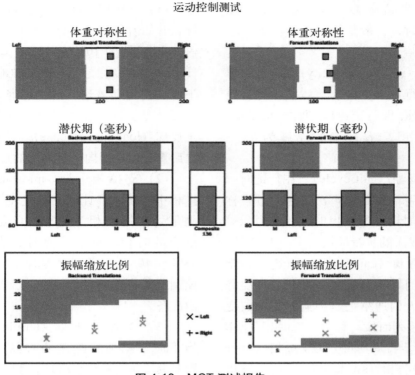

图 4-18　MCT 测试报告

（张瑞先　郑修元）

第五节　步态分析

步行（walking）是指通过双足的交互动作移行机体的人类特征性活动。步态（gait）是人类步行的行为特征。正常步行并不需要思考，然而步行的控制十分复杂，包括中枢命令、身体平衡和协调控制、下肢各关节和肌肉的协同运动以及上肢和躯干的姿态等。

一、正常步态的基本构成

（一）基本参数

步态分析中常用的基本参数包括步长、步幅、步频、步速、步行周期、步行时相等，其中步长、步频和步速是步态分析中最常用的三大要素。

1. **步长（step length）**　一侧足跟着地到紧接着的对侧足跟着地所行进的距离，又称为单步长，通常用 cm 表示。正常人平地行走时，通常为 50～80cm。

2. **步幅（stride length）**　一侧足跟着地到该侧足跟再次着地所行进的距离，又称为复步长或跨步长，通常为步长的 2 倍。

3. **步宽（stride width）**　在行走中左、右两足间的距离称为步宽，通常以足跟中点为测量参考点，用 cm 表示，正常人为（8±3.5）cm。

4. **足角（foot angle）**　在行走中人体前进的方向与足的长轴所形成的夹角称为足角，通常用度（°）表示，正常人约为 6.75°。

5. **步频（cadence）**　行走中每分钟迈出的步数，又称为步调，通常用步／分表示。

通常正常人步频是 95～125 步／分。双人并肩行走时，一般是短腿者步频大于长腿者。

6. **步速**（walking velocity） 行走时单位时间内在行进的方向上整体移动的直线距离称为步速，即行走速度。通常用 m/min 表示。通常正常人行走的速度为 65～95m/min。

7. **步行周期**（gait cycle） 在行走时一侧足跟着地到该侧足跟再次着地的过程称为一个步行周期，通常用时间单位秒（s）表示。一般成人的步行周期为 1～1.32 秒。

8. **步行时相**（gait phase/period） 行走中每个步行周期都包含着一系列典型姿势位的转移，人们通常把这种典型姿势位变化划分出一系列时段，称为步态时相（gait phase）。一个步行周期可分为支撑相（stance phase）和摆动相（swing phase）。一般用该时相所占步行周期的百分数（cycle%）作为单位来表达，有时也用秒（s）表示。

（二）步行周期

步行周期是行走步态的基本功能单元，承担着支撑相的承重（包括双支撑相和单支撑相）和摆动相下肢的向前挪动的功能。正常的步行周期及各时相的发生过程一般描述如下。

1. **支撑相** 是指下肢接触地面和承受重力的时间，占步行周期的 60%。支撑相大部分时间是单足支撑。双足支撑是步行的最大特点。在一个步行周期中，当一侧下肢完成足跟抬起到足尖向下蹬踏离开地面的时期内，另一侧下肢同时进行足跟着地和全足底着地动作，所以产生了双足同时着地的阶段。一般占一个步行周期的 20%，此阶段的长短与步行速度有关，速度越快，双支撑相就越短，当由走变为跑时，双支撑相变为零。双支撑相的消失，是走和跑的转折点。

（1）支撑相早期（early stance）：指支撑相开始阶段，包括首次触地和承重反应，占步行周期的 10%～12%。① 首次触地（initial contact），是指足跟接触地面的瞬间，下肢向前运动减速，落实足进入支撑相的位置，是支撑相异常最常见的时期。② 承重反应（loading response），是指首次触地之后重心由足跟向全足转移的过程。

（2）支撑相中期（midstance）：指支撑相中间阶段。此时支撑足全部着地，对侧足处于摆动相，是唯一单足支撑全部重力的时相，正常步速时为步行周期的 38%～40%。主要功能是保持膝关节稳定，控制胫骨向前惯性运动，为下肢向前推进做准备。

（3）支撑相末期（terminal stance）：指下肢主动加速蹬离的阶段，开始于足跟抬起，结束于足离地，为步行周期的 10%～12%。此阶段身体重心向对侧下肢转移，又称为摆动前期。在缓慢步行时可以没有蹬离，而只是足趾离开地面。

2. **摆动相** 是指在步行中始终与地无接触的阶段，通常指从一侧下肢的足尖离地，到同侧足跟着地的阶段，单位为秒（s），一般占一个步行周期的 40%。

（1）摆动相早期（initial swing）：指足刚离开地面的阶段，主要的动作为足廓清（clearance）地面和屈髋带动屈膝，加速肢体向前摆动，占步行周期的 13%～15%。

（2）摆动相中期（midswing）：指迈步的中间阶段，足廓清仍是主要任务，占步行周期的 10%。

（3）摆动相末期（terminal swing）：指迈步即将结束，足在落地之前的阶段，主要动作是下肢向前运动减速，准备足着地的姿势，占步行周期的 15%。

二、正常步态的运动学变化

（一）步行周期中的关节活动

正常行走过程中，身体各部分按一定的次序移动，如双下肢必须交替支撑和摆动，下肢各关节特别是髋、膝、踝关节的屈曲运动，身体的重心（正常位于第二骶椎前约 1cm 处）沿一复杂的螺旋形曲线向前运动，骨盆周期性左右旋转、左右倾斜及侧向移动，而上肢与同侧下肢成相反方向的摆动。各关节的运动情况见表 4-18，表 4-19。

（二）步行周期中的主要肌肉活动

步行的动力主要来源于下肢及躯干的肌肉作用，在一个步行周期中，肌肉活动具有保持平衡、吸收震荡、加速、减速和推动肢体运动的功能。

1. 竖脊肌（erector spinae）　在步行周期支撑相初期和末期，竖脊肌活动达到高峰，以确保行走时躯干保持正直。

2. 臀大肌（gluteus maximus）　为髋关节伸肌，收缩活动始于摆动相末期，并于支撑相中期即足底全面与地面接触时达到高峰。在摆动相后期臀大肌收缩，其目的在于使向前摆动的大腿减速，其位置约在步行周期的 85%，大腿的运动方向改变为向后，成为下一个步行周期的准备。在支撑相，臀大肌起稳定骨盆、控制躯干向前维持髋关节于伸展位的作用。

3. 髂腰肌（iliopsoas）　为髋关节屈肌，髋关节于足跟离地至足趾离地期间伸展角度达到峰值（10°～15°）。为对抗髋关节伸展，从支持相中期开始至足趾离地前，髂腰肌呈离心性收缩，最终使髋关节从支撑相末期由伸展转为屈曲。髂腰肌第二次收缩活动始于摆动相初期，使髋关节屈曲，以保证下肢向前摆动。

4. 股四头肌（quadriceps femoris）　为膝关节强有力的伸肌，股直肌还可屈髋关节。股四头肌收缩活动始于摆动相末期，至支撑相负重期达最大值，此时作为膝关节伸肌，产生离心性收缩以控制膝关节屈曲度，从而使支撑相中期免于出现因膝关节过度屈曲而跪倒的情况。在步行周期中，股四头肌的第二个较小的收缩活动见于足跟离地后，足趾离地后达峰值，此时它具有双重作用：其一，作为髋关节屈肌，提拉起下肢进入摆动相；其二，作为膝关节

表 4-18　支撑相同侧下肢各部位运动情况

关节	开始着地	预承重期	站立中期	站立末期	迈步前期
骨盆	向前 5°	向前 5°	中位	向后 5°	向后 5°
髋	屈曲 30°	屈曲 30°	屈曲 0°～30°	过伸 10°	中位
膝	完全伸直	屈曲 15°	屈曲 0°～15°	完全伸直	屈曲 35°
踝	中位	跖屈 15°	背屈至 10° 以上	中位	跖屈 20°

表 4-19　摆动相同侧下肢各部位运动情况

关节	迈步初期	迈步中期	迈步末期
骨盆	向后 5°	中位	向前 5°
髋	屈曲 20°	屈曲 20°～30° 以上	屈曲
膝	屈曲 60°	屈曲 30°～60° 以上	屈曲 0°～30° 以上
踝	跖屈 10°	中位	中位

伸肌，通过离心性收缩来限制和控制小腿在摆动相初、中期向后的摆动，从而使下肢向前摆动成为可能。

5. 缝匠肌（sartorius） 是全身最长的肌，起于髂前上棘，经大腿的前面，斜向下内，止于胫骨上端的内侧面，作用为屈髋和屈膝关节，并使已屈的膝关节旋内。在支撑相末期和摆动相初期，作用为屈膝、屈髋，在摆动相末期和支撑相初期，使膝关节旋内。

6. 腘绳肌（hamstring） 包括股二头肌、半腱肌、半膜肌，均起于坐骨结节，跨越髋、膝两个关节，分别止于腓骨头和胫骨粗隆内下方、胫骨内侧髁，作用为伸髋屈膝。主要收缩活动始于摆动相末期，足跟着地时达到活动高峰并持续到支撑相。在摆动相末期，作为屈膝肌，腘绳肌离心性收缩使小腿向前的摆动减速，以配合臀大肌收缩活动（使大腿向前摆动减速），为足跟着地做准备。足跟着地时及着地后，腘绳肌又作为伸髋肌，可协助臀大肌伸髋，同时通过稳定骨盆，防止躯干前倾。

7. 胫前肌（tibialis anterior） 起自胫骨外侧面，止于内侧楔骨内侧面和第1跖骨底，作用为伸踝关节（背屈）、使足内翻。足跟着地时，胫前肌离心性收缩以控制踝关节跖屈度，防止在足放平时出现足前部拍击地面的情况。足趾离地时，胫前肌收缩，再次控制或减少此时踝关节的跖屈度，保证足趾在摆动相能够离开地面，使足离地动作顺利完成。

8. 小腿三头肌（triceps surae） 包括腓肠肌和比目鱼肌，起于股骨的内、外侧髁，以跟腱止于跟结节，作用为屈踝关节和屈膝关节。腓肠肌在行走、跑、跳中提供推动力，而比目鱼肌富含慢性、抗疲劳的红肌纤维，主要与站立时小腿与足之间的稳定有关。在支撑相，能固定踝关节和膝关节，以防止身体向前倾斜。

三、正常步态的动力学变化

正常步态的动力学是描述运动或对于使关节和肢体运动的力的分析。尽管可以通过运动学原理分析下肢在行走过程中的力的变化，但客观和定量的信息只能通过仪器的测量和分析获得。

（一）步行中的动力学改变

人体在行走过程中承受着来自地面的地面反作用力（ground reaction force，GRF）和力矩（torque）。地面反作用力分为垂直分力、前后分力和侧向分力，此外还有扭矩。

1. 垂直分力 一个步行周期中的垂直分力变化在支撑相的变化有两个高峰值和一个低谷值。由于足跟着地有一个冲量，增加了垂直力，所以进入支撑相中期后，使单足支撑力迅速达到体重的110%～125%，这个第一高峰值位于步行周期的12%左右，即对侧足离地瞬间使体重迅速转到支撑足，且重心升高，有向上的加速度，才出现第一高峰值。步速越快，冲量越大，峰值越高。随着身体前移，膝关节伸直使身体重心提到最高点且通过支撑腿，但此时向上的加速度为零，则地面反作用力等于体重。然后重心开始降低，有向下的加速度，使地面反应力降低。到最低点即低谷时的地面反作用力约为体重的75%，其位置在步行周期的30%左右，在足跟离地前。随后重心虽然继续降低，但向下的加速度没有了，所以垂直力开始增加。随着身体前移，支撑腿的足跟离地及前足蹬地，使重心提高，出现向上的加速度造成第二高峰值。蹬地力越大峰值越高，其位置接近对侧腿的足跟着地（步行周期的50%）之前。之后垂直力迅速降低到足趾离地时的零，此时位置在步行周期的 62% 左右。

2. 前后分力　在步行周期中也有着显著的变化，如当足跟着地的一瞬间，足的向前运动被地面的摩擦力阻止，产生了向后的分力。但迅速转为向前的分力，这是由于对侧腿的足跟离地及蹬地使身体前移，而此时虽然支撑腿不动，但由于重心是在支撑腿的后方向前移动，必然使支撑腿被动地受到向前的摩擦力而产生向前的剪切力。其峰值在步行周期的位置和垂直力的第一峰值位置相近，即对侧足的足趾离地（12% 左右）。随着体重转到支撑足并继续前移，该分力逐渐减少直至支撑腿的足跟离地瞬间（34%），分力为零。此时支撑腿开始蹬地，变被动腿为主动腿，使向后的摩擦力产生向后的分力。当支撑腿蹬地到出现垂直力的第二高峰值时，其向后的分力也达到最大值（步行周期的 50% 左右），然后逐渐减少到足趾离地时的零。

3. 侧向分力　正如前后分力一样，侧向分力在一个步行周期中也发生着明显的变化。当足跟外侧着地瞬间后立即足外翻，则受到向内的摩擦力产生的向内分力，当前足着地后（步行周期的 7%），由于对侧腿的蹬地使重心向前和向外移动，而支撑腿不动，致使支撑腿受到向前和向外的摩擦力，产生了向前和向外的分力，一直到支撑腿离地。

4. 扭矩　一个步行周期中的扭矩变化也是显而易见的，当足跟外侧着地瞬间后立即足外翻且胫骨内旋，峰值为前足着地（步行周期的 7%），直到足跟离地（步行周期的 34%），身体重心超过支撑腿后，胫骨外旋以保持身体能直线前进。

（二）正常行走状态的动力学区别

静态站立时，地面反应力（F）等于体重（G）。走路时人的重心在不断地上下移动，双支撑相时重心最低，相当于以双腿为边以步长为底的等腰三角形的高。而摆动相中期的重心最高，相当于腿长（实际上还要加一个常量）。根据牛顿第二定律 $F = ma$，此时的地面反应力就等于体重再加上或减去人的质量与上下运动的加速度的乘积。所以，走路时地面的最大反应力相当于体重的 110% ～ 125%，即走路时 $F = 1.1 \sim 1.25G$。该加速度的产生是靠后足蹬地实现的，走得越快加速度越大，蹬地力也越大。中长跑时最大蹬地力约 4G，短跑是 5G，跳远是 6G，跳高是 8G。可见足部承受的重量远远大于体重。

四、步行中的能量消耗

（一）影响步行能量消耗的决定因素

人体正常的步行是消耗能量最小的节律性、平滑的移动。这种高效的转移是通过最大限度地控制身体重心的改变来实现的。正常人的身体重心位于解剖位的第二骶椎前面。随着步行进程的发展，重心沿着一条正弦曲线做规律性的上下、左右移动。重心上下移动所消耗的能量要大于克服水平移动所需要的能量，移动幅度越大，消耗的能量就越多。

人体在行走过程中，通过水平面上的骨盆旋转、冠状面上的骨盆倾斜和移动，以及髋、膝、踝等关节的屈伸和旋转变化，从而达到控制身体重心的变化。在双支撑相，骨盆在水平面的旋转，可以减少负重下肢迈步时所需要的重心的上抬；在单支撑相，非负重侧的骨盆下降，使得支撑相中期身体重心的最高位置有所降低；在摆动相，身体重心向承重腿转移和股骨与胫骨自然的内翻，使两足在前进中靠拢，结果是减少骨盆的侧向移位。另外，髋、膝、踝等关节的屈伸和旋转运动使重心垂直移动进一步减少，如在单支撑相，踝关节从足跟着地时的背屈到全足负重时有控制的跖屈及膝关节的少量屈曲，可以有效地减少重心上升的幅度；在双支撑相，通过加大踝关节跖屈的角度和伸展髋关节，能有效地使重心最低点上升。

如果没有身体各个部分的有机协调和配合，人体行走过程中重心转移的幅度将会大大增加，甚至于达到正常值的2倍，能量的消耗也就大大增加。

（二）步行的能量消耗

步行过程中的能量消耗除与身体重心的转移幅度有关外，还与心肺功能、患者的心情和温度、气候等因素有关。通常步行中能量的消耗用每分钟消耗的千焦耳（kJ）表示，最直接的计算方法是测量步行过程中的耗氧量。由于步行的同时进行气体分析较麻烦，加上在次极量运动水平上氧耗与心率有线性关系，而测心率远较进行气体分析简单、方便，Burdett等建议用生理能耗指数（physiological cost index，PCI）为指标来估计能耗。生理能耗指数等于步行时心率减去静息时心率，然后除以步行速度（m/min）。PCI越大，表明步行能耗越大。步行效率的高低常用每千克体重每行走1m所耗的焦耳数，用J/（m·kg）来表示。据测定，正常舒适地行走时，此值在3.347J/（m·kg）左右，如数值高于此值，则表明步行效率明显降低。

测PCI的具体方法：先让患者取坐位休息10分钟，测出基础心率，然后让患者沿每圈长25m的8字形路线走10圈，测定完成每圈所需的时间（min）和每圈之末时的心率（beat，b），走完后仍坐下休息，测心率直至返回基础心率，如不能返回则测在10分钟时的心率，并以后两者中的最低者为静息时的心率；将每圈距离除以走完每圈所需时间即得出每圈的速度，求出10圈的平均速度即为步行速度；求出10圈末心率的平均值即为步行时心率，这样就可计算出PCI。正常成人PCI平均为0.35b/m，范围为0.2～0.55b/m；青少年平均为0.35b/m（0.15～0.65b/m）。

五、步态分析方法

步态分析（gait analysis）是利用力学原理和已掌握的人体解剖、生理学知识对人体行走状态进行客观的定性和（或）定量分析。步态分析的目的是通过临床观察和（或）实验室分析来发现步态异常、制订治疗方案、评价步态训练效果；同时，可以对行走功能的机制进行深入研究。步态分析方法包括临床定性分析和实验室定量分析。

（一）临床定性分析

一般是先由康复医师或治疗师观察患者的行走过程，然后根据所得印象或按照一定的观察项目逐项评定结果，对步态进行分析从而得出结论。临床定性分析包括观察法、测量法和行走能力评定三部分内容。

1. 观察法 一般采用自然步态，嘱患者以自然、习惯的姿势和速度在测试场地来回步行数次，检查者从前方、后方和侧方反复观察，分别观察支撑相和摆动相步态模式的特征，并注意进行两侧的对比。在此基础上，可以要求患者加快步速，减少足接触面（跖足或足跟步行）或步宽（两足沿中线步行），以凸现异常；也可以通过增大接触面或给予支撑（足矫形垫或矫形器），以改善异常，从而协助评定。测试场地面积至少为6m×8m，场地内光线要充足，让被检查者尽可能地少穿衣服，以便能够清晰地观察。

需要观察的内容包括：步行节律、稳定性、流畅性、对称性、重心偏移、手臂摆动、关节姿态、患者神态与表情、辅助装置（矫形器、助行器）的作用等（表4-20，表4-21）。

表 4-20　临床步态观察要点

步态内容	观察要点		
步行周期	时相是否合理	左右是否对称	行进是否稳定和流畅
步行节律	节奏是否匀称	速率是否合理	时相是否流畅
疼痛	是否干扰步行	部位、性质与程度与步行障碍的关系	发作时间与步行障碍的关系
肩、臂	塌陷或抬高	前后退缩	各关节活动过度或不足
躯干	前屈或侧屈	扭转	摆动过度或不足
骨盆	前、后倾斜	左、右抬高	旋转或扭转
膝关节	摆动相是否可屈曲	支撑相是否可伸直	关节是否稳定
踝关节	摆动相是否可背屈和跖屈	是否足下垂、足内翻或足外翻	关节是否稳定
足	是否为足跟着地	是否为足趾离地	是否稳定
足接触面	足是否全部着地	两足间距是否合理	是否稳定

表 4-21　Holdden 步行功能分类

级别	表现
0 级：无功能	患者不能走，需要轮椅或 2 人协助才能走
Ⅰ级：需大量持续性帮助	需使用双拐或需要 1 人连续不断地搀扶才能行走及保持平衡
Ⅱ级：需少量帮助	能行走但平衡不佳，不安全，需 1 人在旁给予持续或间断地接触身体的帮助或需要使用膝 - 踝 - 足矫形器（KAFO）、踝 - 足矫形器（AFO）、单拐、手杖等，以保持平衡和保证安全
Ⅲ级：需监护或言语指导	能行走，但不正常或不安全，需 1 人监护或用言语指导，但不接触身体
Ⅳ级：平地上独立	在平地上能独立行走，但在上下斜坡、不平的地面上行走或上下楼梯时仍有困难，需他人帮助或监护
Ⅴ级：完全独立	在任何地方都能独立行走

（1）四期分析法：在步态分析中最常用的是步行时相四期分析法，即两个双支撑相、一个单支撑相、一个摆动相。健康人平地步行时的理想状态是左右对称的，两个双支撑相大致相等，约各占步行周期的 12%；支撑相占步行周期的 60%～ 62%（包括单、双支撑相），摆动相占步行周期的 38%～ 40%。各时相的长短与步行速度直接有关。行走快时，双支撑相减小，跑时双支撑相消失，为"0"。当一侧下肢有疾患时，由于患腿往往不能负重，倾向于健侧负重，故患侧支撑相所占时间相对减少，健侧支撑相所占的时间会相对增加。

（2）RLA 八分法：是由美国加州 Rancho Los Amigos 康复医院的步态分析实验室提出的分析法。它在传统步态时相分期的基础上，利用步态分析棍图处理技术（图 4-19）全面、系统地阐述了视觉观察分析方法，如在一个步行周期中求出八个典型动作姿势位点，即支撑初期（initial contact）、负重反应期（loading response）、支撑中期（midstance）、支撑末期（terminal stance）、摆动前期（preswing）、摆动初期（initial swing）、摆动中期（midswing）、摆动末期（terminal），如图 4-20 所示。

1）支撑初期：足跟着地，髋关节屈曲约 30°，膝关节完全伸直，踝关节处于中立位；地面反应力位于髋的前面，为维持平衡和髋稳定，臀大肌和腘绳肌收缩，踝关节因受地面反应力的影响而增加伸肌运动，此时因为腘绳肌的拮抗而使踝关节呈现中立位。

2）负重反应期：由足跟着地逐渐过

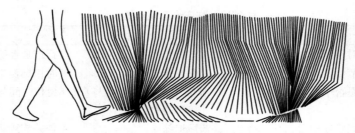

图 4-19　髋膝踝足跟和足尖带光标时形成的棍图

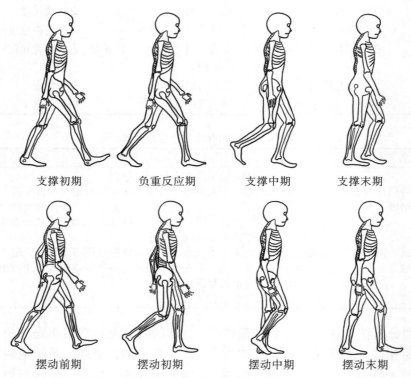

支撑初期　　　　　负重反应期　　　　　支撑中期　　　　　支撑末期

摆动前期　　　　　摆动初期　　　　　摆动中期　　　　　摆动末期

图 4-20　RLA 八分法

渡到全足着地，此时地面反应力在髋关节前方，髋关节必须进行向心性收缩以克服屈髋；随着膝关节的地面反应力由前方转变为后方，产生了一个外在的屈膝力矩，诱发股四头肌进行离心性收缩，出现屈膝20°的情况；由于踝关节的地面反应力在其后方，外在的屈力矩诱发踝背屈的离心性收缩，使踝关节呈现跖屈约10°。

3）支撑中期：髋关节逐渐由屈曲过渡到伸直，此时地面反应力通过髋关节以消除髋伸肌的收缩；膝关节由屈曲逐渐伸展，其

地面反应力由后方转移至前方，股四头肌由被动的离心性收缩变为主动的向心性收缩；踝关节的地面反应力在其前方，踝跖屈肌离心性收缩以对抗外在的踝背屈力矩。

4）支撑末期：躯干由中立位变为前倾位，髋关节的地面反作用力在其后方，被动地产生伸髋约10°；膝关节的地面反作用力稍微后移，被动地产生屈膝；当足跟离地时，踝前方的地面反应力产生的踝背屈力矩诱发踝跖屈，此时踝跖屈肌肉的活动已从离心性收缩转为向心性收缩。

5）摆动前期：此时为向前摆动下肢做准备，地面反应力在髋关节和膝关节后方，髂腰肌、臀中肌和股直肌（髋部）呈向心性收缩，股直肌在膝关节处呈离心性收缩；踝的地面反应力在其前方，踝跖屈肌肉持续向心性收缩约20°。

6）摆动初期：肢体向前摆动，此时地面反应力位于髋、膝后方，屈髋肌的持续向心性收缩使屈髋角度加大，腘绳肌收缩使膝屈曲约65°；踝的地面反应力位于其前方，踝背屈肌向心性收缩使踝背屈。

7）摆动中期：下肢因惯性力的推动得以继续向前摆动，使髋被动地屈曲，肢体的重力诱发膝关节被动地伸展，踝背屈肌持续地运动使踝关节保持于中立位。

8）摆动末期：下肢由摆动转向足跟着地，此时要求屈髋速度下降、伸膝及踝由跖屈过渡到中立位，因此，股四头肌强力地离心性收缩以控制屈髋速度并伸膝，踝背屈肌收缩以保证踝关节处于中立位。

与传统的步态分析方法相比，RLA 八分法具有以下特点。①观察顺序：由远端到近端，即从足、踝关节观察开始，依次评定膝关节、髋关节、骨盆及躯干；先观察矢状面，再从冠状面观察患者的行走特征；在观察一个具体关节或部位时，应将首次着地作为评定的起点，按照步行周期发生的顺序仔细观察。②观察内容：包括47 种常见异常步态的临床表现，检查者可以根据每一个关节或部位在步行周期中的表现对照表中提示的内容逐一分析，发现患者在步行中存在何种表现以及出现异常的时相。

2. 测量法　是一种简便、定量、客观而实用的临床研究方法，常采用足印分析法来测量步态参数。

（1）所需设施和器械：1100cm×45cm硬纸或地板胶、绘画颜料或滑石粉、剪刀、秒表、量角器、直尺。

（2）步态采集：选用走廊、平地等可留下足印的地面作为步道，宽 45cm，长1100cm，在距离两端各 250cm 处画一横线，中间 600cm 作为正式测量步态用。被检查者赤足，使足底粘上颜料或滑石粉。先在步道旁试走 2～3 次，然后两眼平视前方，以自然行走方式走过准备好的步道。当被检查者走过起始端横线处时按动秒表，直到走到终端的横线外停止秒表，记录走过的步道中间 600cm 所需的时间。要求在上述 600cm 的步道中至少包括连续 6 个步印，供测量使用。

（3）记录：画每一足印的中轴线（AJ线），即足底最凸点（J）与第 2～3 足趾之间（A）的连线。把每一足印分成三等分，画出足印后 1/3 的水平线 CD，CD 线与 AJ线垂直相交，交点为 F；其他足印也用相同的方式画出上述线。连接同侧连续两个足印的 F 点，即成 FF 线，这是患者行走时的前进线；FF 线与 AJ 线的夹角即为足角；两条平行的 FF 线之间的垂直距离即为步宽（BS）。根据有关定义，可测算左右步幅（SD）、步长（ST），步速（600cm/ 所需时间）及步频（600cm 内所走步数 / 所用秒数 ×60），参见图 4-21。

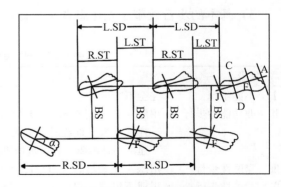

图 4-21　足印分析法的测量

R.SD 表示右步幅；L.SD 表示左步幅；R.ST 表示右步长；L.ST 表示左步长；BS 表示步宽；α 表示足角

3. 行走能力评定 常用的评定方法有 Nelson 步行功能评定、Hoffer 步行能力分级及 Holdden 步行功能分类等。

（1）Nelson 步行功能评定：它通过对患者静态负重能力、动态重量转移和基本的步行效率 3 个方面进行分析，判断患者的步行能力，是一种半定量性质的评定方法。适用于轻到中度步行功能障碍的患者。

1）静态负重能力：为安全起见，一般在平行杠内进行。①双足站：先看在平行杠内能否正常地站立，看能否维持 30 秒（这是稳定所必需的时间），如有必要，可让患者扶杠，但扶杠只能用来保持稳定而不能用来负重，而且扶杠要在记录中注明。②健足站：记录单足站立的时间，因为步行需要至少能站 6 秒，时间更长对步行不一定必要，但表明下肢有等长收缩的耐力。③患足站：与健足站一样，记录单足站立的时间。

2）动态重量转移：检查患者能否迅速将体重从一侧肢体转移到另一侧肢体。检查者先在平行杠内示范，如迅速地走 8 步，完成 4 个完整的双侧往返的体重转移，然后让患者尽可能快地照着做。用秒表测第一次提足到第八次提足的时间。为证明提足充分，提足时事先放于足下的纸应能自由地抽出。一般不能扶杠，如扶杠要在记录中注明。

3）基本的步行效率：先让患者在平行杠内尽快地行走 6m，记录时间和步数。来回各 1 次，取平均值，如有必要，可扶杠，但要注明。然后让患者在杠外用或不用手杖走 6m。来回各 1 次，记录两次的总时间取平均值，步数也是这样。

（2）Holdden 步行功能分类：参见表 4-21。

（3）Hoffer 步行能力分级：它是一种客观的分级方法，通过分析可以了解患者是否可以步行及确定是哪一种行走的形式，参见表 4-22。

（二）实验室定量分析

随着电子计算机技术的发展，基于红外线摄影的数字化运动捕捉分析系统在过去十几年的时间内已发展成为广泛应用的三维步态分析工具。步态分析也从过去的图像观察逐渐转变为精确的三维数字报告模式。目前国内多家医院建立了三维步态分析实验室，引进高尖端的设备，如意大利的 BTS、英国的 Vicon、瑞典的 Qualysis、美国的 Motion 等，在科研及临床疗效观察、治疗方案设计等方面得到了广泛认可。

1. 三维步态分析实验室组成 一个现代化的三维步态分析实验室（图 4-22）其主要设备及软件包括：

（1）一个宽敞的实验室：行走步道应在 8m 以上,实验室尽量简洁明亮,无视觉干扰,

表 4-22 Hoffer 步行能力分级

分级		分级标准
I	不能步行	完全不能步行
II	非功能性步行	用膝 – 踝 – 足矫形器（KAFO）或肘拐等辅助器具能在治疗室内行走，故又称治疗性步行。训练时耗能大、速度慢、距离短，无功能性价值，但有预防压疮、血液循环障碍、骨质疏松等治疗意义
III	家庭性步行	用踝 – 足矫形器（AFO）、手杖等可在室内行走自如，但不能在室外长时间行走
IV	社区性步行	用或不用踝 – 足矫形器（AFO）、手杖可在室外和所在社区内步行，并可进行散步及去公园、诊所、购物等活动，但时间不能长。如果活动超出社区范围，仍须乘坐轮椅

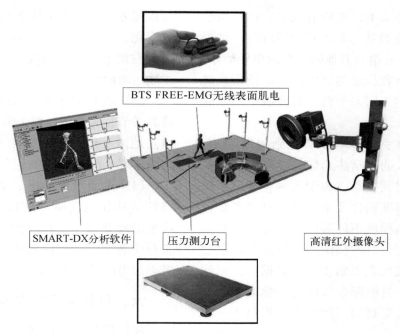

BTS FREE-EMG无线表面肌电

SMART-DX分析软件　　　压力测力台　　　　　高清红外摄像头

图 4-22　实验室的组成

以保障采集的步行周期均匀，稳定。

（2）两台摄像机：分别位于步行的前方和侧方进行步态的录像。

（3）一套三维运动捕捉分析系统：一般至少需要 8 个高清红外摄像头，增加摄像头可提高运动数据的质量。

（4）两个嵌入式的地面压力测力台：由对称分布在力板 4 个角的传感器组成，用来测量行走时地面的支撑反应力（两个以上的测力平台可减少误差，也可提高工作效率）。

（5）一套无线表面肌电系统：电极放在检测肌肉的表面，动态观察步行过程中的肌电变化（常用 8 ～ 16 通道，即可同时监测 8 ～ 16 组肌肉）。

（6）足底压力系统与耗氧测量系统（可选）。

（7）步态分析工作平台：如意大利 BTS 的 SMART-DX 软件等。

2. 三维步态分析操作流程　为了保证实验室数据的真实可靠及减少误差，检查之前尽量要求患者身着紧身衣物，或者短衣短裤。患者准备就绪后，即可开始检查。①测量患者身高、体重、双下肢长度、骨盆宽度与深度、踝关节宽度等基本参数，必要时可进行下肢神经肌肉的特殊体格检查。②按照步态分析模板，将带有反光标记物的小球体贴敷于全身各固定关节点（图 4-23）。③测量静态站立下全身姿势。④在

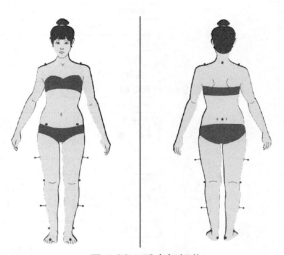

图 4-23　反光标记物

医务人员要求下，在步道范围内以自然姿态往返行走数次（8～12次为宜），过程中避免口头言语及其他暗示性的指导动作，尽量保证患者步态的真实性。⑤操作系统进行运动学、压力平台、表面肌电信号的同步测量。

3.三维步态分析报告 到目前为止，标准健康人的正常步态数据已经在国际生物力学界得到共识。由于人种差异、系统误差、操作准确性及重复性、对患者步行掌控的严格程度不同等因素会影响正常数据曲线的变化，各临床实验室大多自己建立标准的健康人正常步行的数据库，但就整体而言，与国际公认的统一标准相差并不大。一份完整的三维步态分析报告一般包括以下各项。

（1）时空参数：主要观察步态的距离和时间参数特征，如步长、跨步长、步频、站立相和迈步相在步行周期中分别所占时间及其比例以及步行速度（图4-24）。

（2）运动学分析：从冠状面、矢状面、水平面3个平面对躯干、骨盆、髋关节、膝关节、踝关节进行运动学分析（图4-25），

可以显示每个0.001秒即刻的关节运动角度变化。灰色曲线为正常值范围，绿色曲线为右侧下肢运动曲线，红色曲线为左侧下肢运动曲线。

（3）动力学分析：包括步行周期中下肢髋关节、膝关节、踝关节的力矩、做功，以及地面反作用力在左右、前后、垂直方向的体现（图4-26）。

（4）表面肌电分析：主要反映相关肌肉的活动如原动肌和拮抗肌的收缩程度、收缩时序及收缩持续时间等，有助于分析步行中各个时期肌肉的作用，提示过早或者不恰当的肌肉活动。

六、骨科常见异常步态

步行周期中任何骨关节、肌肉及神经疾病的改变，都可能导致步态异常，甚至引起病理步态，影响人们正常的工作、学习和生活。

1.截瘫步态 又称交叉步或剪刀步。多见于脊髓损伤患者。T_{10} 以下截瘫患者，通过训练，借助手杖、支具等可达到功能性步行，但截瘫较重患者，双下肢可因肌

时空参数			
时间参数	右侧	左侧	正常值
跨步时长（s）	±		1.1 ± 0.09
站立时长（s）			0.65 ± 0.07
摆动时长（s）			0.44 ± 0.05
站立相（%）			58.98 ± 1.97
摆动相（%）			41.02 ± 1.97
双腿支撑相（%）			10.27 ± 3.09
平均速度（m/s）			1.2 ± 0.2
平均速度（%身高/s）			80 ± 5
步频（步/分）			114 ± 4.2
空间参数			
跨步长（m）			1.36 ± 0.11
跨步长（%身高）			80 ± 10
步长（m）			0.62 ± 0.05
步宽（m）			0.08 ± 0.05

图4-24 时空参数

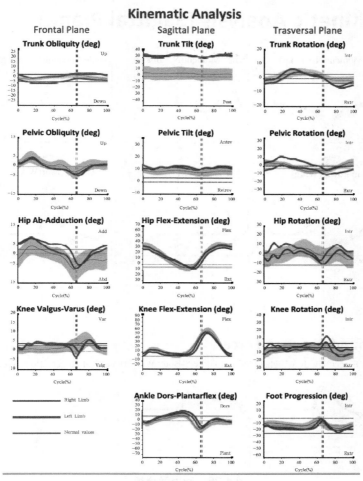

图 4-25　运动学分析

张力高而始终保持伸直，行走时可出现剪刀步，甚至于足着地时伴有踝阵挛而使行走更感困难。

2. 臀大肌步态　臀大肌是主要的伸髋及脊柱稳定肌。在足触地时控制重力中心向前。肌力下降时其作用改由韧带支持及棘旁肌代偿，导致在支撑相早期臀部突然后退，中期腰部前凸，以保持重力线在髋关节之后。臀大肌无力的步行特征表现为仰胸、挺腰、凸肚，腘绳肌可以部分代偿臀大肌，但是外周神经损伤时，腘绳肌与臀大肌的神经支配往往同时损害。臀大肌步态表现出支撑相躯干前后摆动显著增加，类似鹅行姿态，又称为鹅步。

3. 臀中肌步态　患者在支撑相早期和中期骨盆向患侧下移超过 5°，髋关节向患侧凸，肩和腰出现代偿性侧弯，以增加骨盆稳定度。患侧下肢相对过长，所以在摆动相膝关节和踝关节屈曲增加，以保证地面廓清。典型的步态特征表现为鸭步。

4. 屈髋肌无力步态　屈髋肌是摆动相主要的加速肌，其肌力降低造成摆动相肢体行进缺乏动力，只有通过躯干在支撑相末期向后，摆动相早期突然向前摆动来进行代偿，患侧步长明显缩短。

5. 股四头肌无力步态　股四头肌是控制膝关节稳定的主要肌肉。股四头肌无力使支撑相早期膝关节必须处于过伸位，用臀大肌

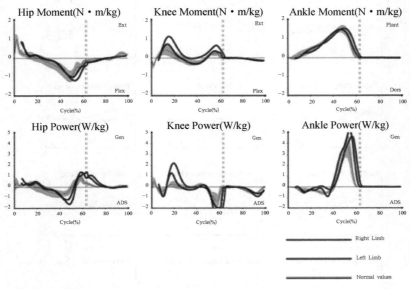

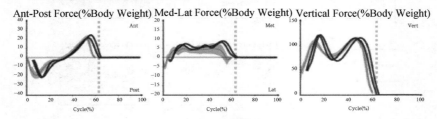

图 4-26　动力学分析

保持股骨近端位置，比目鱼肌保持股骨远端位置，从而保持膝关节稳定。膝关节过伸导致躯干前屈，产生额外的膝关节后向力矩。长期处于此状态将极大地增加膝关节韧带和关节囊负荷，导致损伤和疼痛。

6. 踝背伸肌无力步态　又称跨阈步态。足下垂患者为使足尖离地，将患肢抬得很高，犹如跨越旧式门槛的姿势。见于腓总神经麻痹患者。在足触地后，由于踝关节不能控制距屈，所以支撑相早期缩短，迅速进入支撑相中期。严重时患者在摆动相出现足下垂，导致下肢功能性过长，往往以过分屈髋屈膝代偿（上台阶步态），同时支撑相早期由全脚掌或前脚掌先接触地面。

7. 腓肠肌/比目鱼肌无力步态　表现为踝关节背屈控制障碍，支撑相末期延长和下肢推进力降低，导致非受累侧骨盆前向运动延迟，步长缩短，同时患侧膝关节屈曲力矩增加，导致膝关节屈曲和膝塌陷步态。

8. 短腿步态　如一侧下肢缩短超过3cm 时，患腿支撑期可见同侧骨盆及肩下沉，摆动期则有患足下垂。

9. 疼痛步态　当各种原因引起患腿负重时疼痛，患者尽量缩短患腿的支撑期，使对侧下肢跳跃式摆动前进，步长缩短，又称短促步。

（冯重睿　万　青）

第 5 章
骨科常用神经功能检查

第一节　神经功能检查

一、神经反射

神经反射是由反射弧的形成而体现的。反射弧包括感受器、传入神经元、神经中枢、传出神经元和效应器等。反射弧中任一环节发生病变都可影响反射，使其减弱或消失；反射又受高级神经中枢控制，如锥体束以上病变，可使反射活动失去抑制而出现反射亢进。反射检查的内容包括浅反射、深反射、阵挛和病理反射等。反射检查时应注意反射的改变程度和两侧是否对称，后者尤为重要。根据反射的改变可分为亢进、活跃（或增强）、正常、减弱和消失。

（一）浅反射

浅反射是指刺激皮肤、黏膜、角膜等引起肌肉快速收缩的反应。

1. 腹壁反射（abdominal reflexes）　反射中枢为 $T_{7\sim12}$。患者仰卧位，双下肢略屈曲，使腹肌松弛，用钝头竹签分别沿肋缘下（$T_{7\sim8}$）、脐平（$T_{9\sim10}$）及腹股沟上（$T_{11\sim12}$）的平行方向，由外向内轻划腹壁皮肤。反应为该侧腹肌收缩，脐孔向刺激部分偏移，分别为上、中、下腹壁反射。双侧上、中、下部反射均消失可见于昏迷和急性腹膜炎患者。一侧上、中、下部反射消失提示同侧锥体束病损。肥胖和经产妇可引不出（图5-1）。

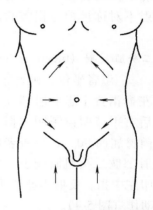

图 5-1　腹壁反射和提睾反射检查法

2. 提睾反射（cremasteric reflex）　反射中枢为 $L_{1\sim2}$。患者仰卧位，下肢稍屈曲使腹壁松弛，然后用钝头竹签自下向上轻划股内侧上方皮肤。正常可以引起同侧提睾肌收缩，睾丸上提。双侧反射消失提示 $L_{1\sim2}$ 节病损。一侧反射减弱或消失可能有锥体束损害。如果局部病变如腹股沟疝、阴囊水肿等也会影响提睾反射。年老体衰者可引不出。

3. 跖反射（plantar reflex）　反射中枢为 $S_{1\sim2}$。患者仰卧位，下肢伸直，检查者手持患者踝部，用钝头竹签划足底外侧，自足跟向前至小趾根部足掌时转向内侧，正常反应为足跖屈曲，即巴宾斯基征（Babinski sign）阴性（图5-2）。

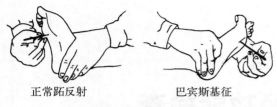

正常跖反射　　　　　　巴宾斯基征

图 5-2　跖反射检查法

4. 肛门反射（anal reflex）反射中枢为 $S_{4\sim5}$。用竹签轻划肛门周围皮肤。正常反射表现为肛门外括约肌收缩（图 5-3）。

（二）深反射

深反射是指肌腱和关节反射，又称腱反射。反射不对称是神经损害的重要定位体征。

1. 肱二头肌反射（biceps reflex）反射中枢为 $C_{5\sim6}$。患者坐位，前臂屈曲 90°，检查者以左拇指置于患者肘部肱二头肌肌腱上，然后右手持叩诊锤叩左拇指。或患者卧位，前臂屈曲 90°，检查者以左中指置于患者肘部肱二头肌肌腱上，然后右手持叩诊锤叩左中指。反射为肱二头肌收缩，引出屈肘动作（图 5-4）。

2. 肱三头肌反射（triceps reflex）反射中枢为 $C_{6\sim7}$。患者外展上臂，半屈肘关节，检查者用左手托住其上臂，右手用叩诊锤直接叩击鹰嘴上方肱三头肌肌腱。反射为肱三头肌收缩，引起前臂伸展（图 5-5）。

3. 桡骨膜反射（radial reflex）反射中枢为 $C_{5\sim8}$。患者前臂置于半屈半旋前位，

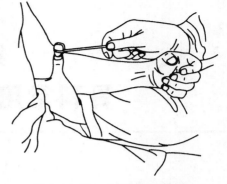

图 5-4　肱二头肌反射检查法

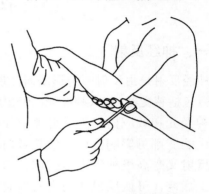

图 5-5　肱三头肌反射检查法

检查者以左手托住其腕部，并使腕关节自然下垂，随即以叩诊锤叩桡骨下端。反射为肱桡肌收缩，引起肘部屈曲、前臂旋前动作（图 5-6）。

4. 膝反射（knee jerk）反射中枢为 $L_{2\sim4}$。坐位检查时，患者小腿自然下垂，与大腿成直角；卧位时检查者以左手托起其膝关节使之屈曲成 120°，用右手持叩诊锤叩击髌骨下方的髌腱。反射为小腿伸展（图 5-7）。

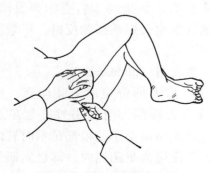

图 5-3　肛门反射检查法

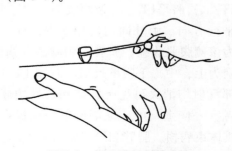

图 5-6　桡骨膜反射检查法

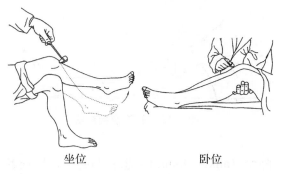

坐位　　　　　卧位

图 5-7　膝反射检查法

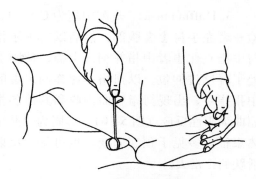

图 5-8　踝反射检查法

5. 踝反射（ankle reflex）　反射中枢为 $S_{1\sim2}$。患者仰卧位，髋及膝关节稍屈曲，下肢取外旋外展位。检查者左手将患者足部背屈成直角，以叩诊锤叩击跟腱，反射为足向跖面屈曲（图 5-8）。

二、病理反射

病理反射是指锥体束病损时，大脑失去了对脑干和脊髓的抑制作用而出现的异常反射。1 岁半以内的婴幼儿由于神经系统发育未完善，也可出现这种反射，但不属于病理性。

1. Babinski 征　检查者用竹签沿患者足底外侧缘，由后向前划至小趾跟部并转向内侧。阳性反应为趾背屈，可伴其他足趾扇形展开，提示锥体束受损。

2. Babinski 等位征　包括①查多克征（Chaddock sign）：检查者用竹签在外踝下方足背外缘，由后向前划至足背外侧。②奥本海姆征（Oppenheim sign）：检查者用拇指及示指沿患者胫骨前缘由上而下滑压。③ Scheffer 征：用手挤压跟腱。④戈登征（Gordon sign）：检查者用手捏压腓肠肌。⑤ Gonda 征：用力下压第 4、5 足趾，数分钟后突然放松。⑥ Pussep 征：轻划足背外侧缘。

上述①～⑥的阳性反应均表现为趾背屈，其余四趾呈扇形展开，见图 5-9。其临床意义同 Babinski 征。

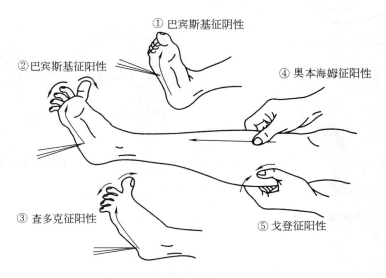

① 巴宾斯基征阴性

② 巴宾斯基征阳性

④ 奥本海姆征阳性

③ 查多克征阳性

⑤ 戈登征阳性

图 5-9　几种病理反射的检查法

3. Hoffmann 征　支配中枢为 $C_7 \sim T_1$。检查者左手持患者腕部，然后以右手示指与中指夹住患者中指并稍向上提，使腕部处于轻度过伸位。以拇指迅速弹刮患者的中指指甲，出现拇指屈曲内收和其他各指屈曲为阳性反应（图 5-10）。等同为上肢锥体束征，多见于颈髓病变，也可见于反射活跃的正常人。

4. Rossolimo 征　支配中枢为 $L_5 \sim S_1$。患者取仰卧位，下肢伸直，检查者用手指快速弹拨足跖趾面，阳性反应为足趾向跖面屈曲（图 5-11）。可视为腱反射亢进的表现，见于锥体束损害，也可见于腱反射活跃的正常人。

5. 阵挛（clonus）　是腱反射高度亢进的表现，见于锥体束损害。常见的有：①髌阵挛（knee clonus）：患者仰卧位，下肢伸直，检查者以拇指与示指捏住其髌骨上缘，突然而迅速向下方推动，阳性表现为髌骨发生连续节律性上下颤动（图 5-12）。②踝

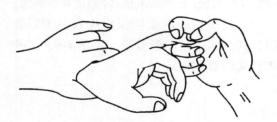

图 5-10　Hoffmann 征

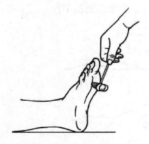

图 5-11　Rossolimo 征

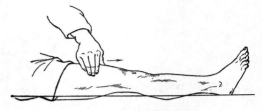

图 5-12　髌阵挛检查法

阵挛（ankle clonus）：患者仰卧位，检查者一手托住患者腘窝，使膝关节半屈曲，另一手握持患者足底前端，迅速而突然用力使足背屈，并持续施力于足底，阳性反应为跟腱发生节律性收缩，导致足部产生交替性屈伸动作（图 5-13）。

6. 强握反射　指检查者用手指触摸患者手掌时被强直性握住的一种反射。新生儿为正常反射，成人见于对侧额叶运动前区病变。

7. 脊髓自主反射　脊髓横贯性损害时，针刺病变平面以下皮肤引起单侧或双侧髋、膝、踝部屈曲和 Babinski 征阳性。若双侧屈曲并伴有腹肌收缩、膀胱及直肠排空，以及病变以下竖毛、出汗、皮肤潮红等，称为总体反射。

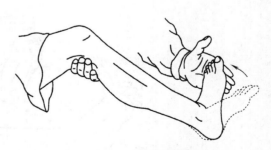

图 5-13　踝阵挛检查法

（向　云）

第二节　疼痛评定

一、概述

疼痛是临床常见的症状，疼痛评定是一项复杂的工作。由于疼痛是主观感觉，受多种因素影响，如躯体、精神、环境、认知和行为等，对疼痛的评定需要从多方面考虑，包括疼痛的严重程度、治疗后疼痛的缓解等。

（一）定义

目前，被广泛接受的疼痛定义是国际疼痛学会（IASP）于 1986 年提出的。该定义为：疼痛是一种令人不愉快的感觉和情绪上的感受，伴随着现有的或潜在的组织损伤。由于疼痛给患者造成多方面的伤害，疼痛学会将疼痛列为继体温、脉搏、呼吸和血压之后的第五大生命体征。随着对疼痛研究的进一步深入，人们对疼痛的认识也必将越来越全面，越来越深刻，为进一步完善和发展疼痛的定义、评定和治疗方法奠定了理论基础。

（二）病因

1. *机械性*　①外伤：跌打损伤、车祸等。②压力变化：组织器官、腔隙间隔的内外压改变。③肌张力异常：痉挛等。④牵引移位。

2. *物理性*　冷、热、光、电等。

3. *化学性*　酸碱、有毒气体、药物。

4. *生物性*　毒蛇、蜂、蚊蝇等生物毒素。

5. *炎症*　几乎存在于所有疼痛发生过程，包括感染性炎症及无菌性炎症。无菌性炎症所导致的疼痛占临床疼痛的绝大多数，具有极其重要的临床意义。

6. *缺血*　与慢性疼痛相关，是很多疾病的主要致痛原因之一。常见的疾病有心绞痛、心肌梗死、动静脉栓死、脉管炎、雷诺综合征等。

7. *出血*　一些组织器官腔隙内的出血，也常成为疼痛的主要原因。

8. *代谢性原因*　临床常见的有糖尿病性末梢神经炎、痛风等。

9. *生理功能障碍*　如植物神经功能紊乱、神经血管性头痛、非典型性颜面痛等。

10. *免疫功能障碍*　如强直性脊柱炎、风湿及类风湿、皮肌炎等。

11. *慢性运动退行性变*　在所有慢性疼痛发病因素中，本类疾病是临床上最常见的原因。

12. *心因性疼痛*　一般没有机体器质性病变，纯属心理因素导致。

（三）分类

1. *病程分类*　根据疼痛持续的时间长短来分。

（1）短暂性疼痛：一过性疼痛发作，由轻微损伤刺激引起，持续时间短暂。

（2）急性疼痛：急剧发病，是由躯体组织损伤和局部组织损伤部位的伤害性感受器被激活而引起的疼痛。一般来讲，急性疼痛状态的持续时间相对有限，通常在潜在性病理学改变解除后自行消退。

（3）慢性疼痛：发病缓慢或由急性疼痛转化而来，持续时间长，亦可呈间断发作。可由损伤所引起，但可被在发病机制和躯体上与原发病因相距较远的因素长期维持；多数慢性疼痛无明显外伤史。判断慢性疼痛的最常用时间标准是疼痛出现后 12 周。

2. *病理学分类*　根据疼痛发生的部位来分。

（1）浅表痛：伤害性刺激所致的皮肤黏膜痛。特点是定位明确、呈局限性，多为针刺刀割样锐痛，产生肌肉活动。

（2）深部痛：韧带、肌腱、关节、筋膜、胸腹膜、内脏等部位产生的疼痛。多为定位不精确的钝痛，疼痛可有放散或出现感觉过敏区。

（3）神经性疼痛：可发生于神经系统任何部位的病损。疼痛为烧灼样、剧烈弥散持久，可有痛觉过敏、异样疼痛等。根据发生部位可分为：①周围神经痛：躯体神经痛，表浅而界限清晰的局部痛或放散痛，以快痛为主，多为阵发性锐痛，疼痛及压痛位置较固定；交感神经性疼痛，以慢性钝痛为主，持续性难忍的烧灼样疼痛或压迫性痛，位置深，不固定，精神、情绪状态对疼痛影响较大。②中枢神经痛：脊髓、脑干、丘脑、大脑皮质等中枢神经系统病变所致，痛觉传导通路受损引起的疼痛。临床典型为丘脑痛，主要因脑血管疾病损害丘脑所致。

（4）心因性疼痛：属精神性，可伴有焦虑、忧郁、恐惧等。

（四）评定目的

疼痛评定是指在疼痛治疗前、过程中或治疗后应用一定的方法测定和评估患者的疼痛强度、性质等。其目的：①判断疼痛的特征，寻找疼痛及与之相关的解剖结构之间的联系；②确定疼痛对运动功能和日常生活活动能力的影响；③为指定治疗方案提供依据；④用量化的方法判断疗效，体现治疗后疼痛的程度和变化。

二、疼痛评定

目前临床上常用三大类型的评估方法进行疼痛评定：直接评定法、间接评定法和特殊群体评定法。

（一）直接评定法

直接评定法是依据刺激－反应原则，直接给予某种致痛性刺激，观察刺激达到何种强度或持续作用多长时间患者开始感到疼痛，即痛阈（pain threshold）测定；刺激的强度或时间增大到多少时，患者才做出不能忍受疼痛的表示，即疼痛耐受阈（pain tolerance）测定。可以用各种不同的刺激方法测定痛阈，如机械刺激、电刺激、热刺激等，其中使用较多的是压力测痛法。

1. **压力测痛法** 是采用压力测痛仪让受试者感觉刚由压觉转为痛觉时的压力大小，它是一种半客观测定肌肉深部压痛，并定量评估疼痛的方法。其刺激因子是压力，刺激部位是手、足或测定者选定的部位，通过逐渐增加压力，测定压力疼痛阈和压力疼痛耐受阈。它反映的是所测定区域的皮肤及下层组织的疼痛阈值，代表对疼痛感觉性分辨水平，并受到皮肤感受状态的影响。压力疼痛耐受阈（pressure pain tolerance，PPT）是当受试者感到压力无法忍受时的压力。

不同测试仪的物理参数不尽相同，但原理一致。临床常用的是压力测痛仪，它有一个圆形的读盘，连接一个长柄，末端的接触头是直径为 11mm、厚度为 5mm 的橡皮垫，用来减少对皮肤的刺激；其压力变化梯度为 100g，最大压力为 10kg（图 5-14）。操作时，要求受试者坐位放松，操作者固定受试者疼痛局部，压痛点下压的速度缓慢均匀，即对每位受试者施加压力的上升速率基本上保持一致，约为 $1kg/(cm^2 \cdot s)$，且施加的压力要垂直于皮肤表面。测量 PPT 时，受试者在感觉刚由压觉转为痛觉时，告诉操作者停止，操作者记录此时的压力，即作为 PPT 的数值。每一次操作之前都要对此设备进行校准和调零。有文献报道，短间隔的重复（时间或检测点）检测表明，个体的压痛阈在排除首次检测结果后是稳定的，所以在测量时排除首次结果后，连续 3 次收集 PPT 值，每次

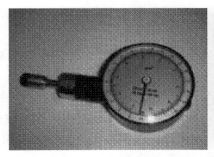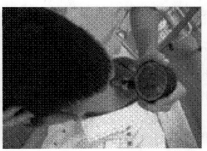

图 5-14　压力测痛仪及测量

间隔 10～15 秒,以受试者痛觉消失为标准,计算平均值。

2. 热测痛法　通过逐渐增加温度,测定热痛阈和热疼痛耐受阈。热痛阈是受试者由温热觉转为痛觉时的温度。热疼痛耐受阈是受试者能耐受的最高温度,通常规定一个最高温度,当温度达到最高温度时,即使受试者仍能耐受,也停止测试,将此最高温度作为热疼痛耐受阈。共测定 5 次,每次间隔 10～15 秒,取平均值。

3. 电刺激测痛法　通过逐渐增加电流强度,测定电痛阈和电流疼痛耐受阈。电痛阈是受试者由针扎、发麻等电流刺激感觉转为疼痛时的电流强度。电流疼痛耐受阈是受试者能耐受的最大电流强度,通常规定一个最高电流强度,当达到此强度时,即使受试者仍能耐受,也停止测试,将此值作为电流疼痛耐受阈。共测定 3 次,每次间隔 10～15 秒,取平均值。

（二）间接评定法

间接评定法是指不对患者施加任何致痛性刺激,让患者自己描述或评估其疼痛的性质和程度的方法,常用以下几种评定方法。

1. 视觉模拟评分法（visual analogue scale,VAS）　是在白纸上画一条 10cm 长的粗直线,在线的一端写上"无痛",另一端写上"最剧烈的疼痛",让患者根据自己所感受的疼痛程度,在直线上某一点做一记号,以表示疼痛的强度及心理上的冲击,从起点至记号处的距离长度就是疼痛的量。使用前医生或治疗师需要对其做详细的解释工作,使患者理解该方法的概念以及测痛和真正疼痛的关系,然后让患者在直线上标出相应位置。检查者测量从零点至患者所画点之间的距离,其数值（用 cm 表示）即为疼痛的量化指标。随着 VAS 的临床广泛应用,有学者将直线改为一个 100mm 长的直尺,尺子的零端为无痛,另一端为可想象的最剧烈的疼痛。尺子有数字 0～100mm 刻度一面背向检查者,尺子面向患者的一面是表示疼痛程度的人脸漫画或表示程度的三角形图形,通过患者移动指针评估疼痛程度。VAS 是临床最常用最简单的疼痛评测方法,此法多用于衡量疼痛的强度,也可作多方位的疼痛评估,可在规定时间内多次测试获取疼痛强度 – 时间曲线,获取疼痛的时间变化规律。

视觉模拟评分法亦可用于评定疼痛的缓解情况,在线的一端标上"疼痛无缓解",而另一端标上"疼痛完全缓解",此方法称为疼痛缓解的视觉模拟评分法（VAP）,经常应用于镇痛疗法的评定。

视觉模拟评分法具有以下优点：①能有效测定疼痛强度,VAS 与其他疼痛强度监测法之间具有良好的相关性；②大多数患者认为 VAS 易于理解和使用,甚至少儿（≥5 岁）亦能够使用；③评分分布均匀；

④评分可随时重复进行；⑤与疼痛口述评分法相比，采用 VAS 评定疼痛治疗效果更为满意；⑥能对疼痛疾患的昼夜变化、疼痛疾患间的区别及治疗作用的时间、过程提供满意的结果。缺点：①不能做患者之间的比较，而只能对患者治疗前后做评定；②对理解能力差的人会有使用困难；③有些患者在画线时非常随意，容易造成记录值与实际疼痛的评估不一致。

无痛 ├─┼─┼─┼─┼─┼─┼─┼─┼─┤ 最剧烈的疼痛
　　　0　　　　　　　　　　　10

2. 数字疼痛评分法（numerical pain scale，NPS） 是用数字计量评测疼痛的幅度或强度。数字范围为 0 ～ 10（0 代表"无痛"，10 代表"最痛"），让患者选择一个数字来代表自觉感受的痛。常用于下腰痛、类风湿关节炎及癌痛的评定。据报道，NPS 与 VAS 具有较高的相关性。

3. 词语等级分类法（verbal rating scale，VRS） 是另一种评定疼痛强度和变化的方法，特点是需列举一些词语，让患者从中选择形容自身疼痛程度的关键词，这些关键词易于被患者理解，故该法能被医生和患者接受。

词语等级分类法包括 4 级评分、5 级评分、6 级评分、12 级评分、15 级评分，这些词通常按从疼痛最轻到最强的顺序排列，最轻程度疼痛的描述常被评定为 0 分，以后每级增加 1 分，因此，每个形容疼痛的形容词都有相应的评分，以便于定量分析疼痛。患者的总疼痛程度评分就是最合适其疼痛水平有关的形容词所代表的数字，见表 5-1。

词语等级分类法具有以下优点：①易于管理和评分；②结果可靠和有效；③评分结果与疼痛的强度密切相关，但与影响疼痛主观因素的相关性差；④对疼痛病情的变化十分敏感；⑤能较好地反映疼痛的多方面特性。词语等级分类法也可用于疼痛缓解的评分。但它存在以下缺点：①大多数评分以疼痛的剧烈程度来划分等级，且取决于患者自身的经验；②对细微的感觉变化不敏感，并且易受情感变化的影响；③在急性和慢性患者中，疼痛程度分级的

表 5-1 词语等级分类法

4 级评分	5 级评分	6 级评分	12 级评分	15 级评分
1 无痛	1 无痛	1 无痛	1 无痛	1 不引人注意的痛
2 轻度痛	2 轻度痛	2 轻度痛	2 极度的痛	2 刚刚注意到的痛
3 中度痛	3 中度痛	3 中度痛	3 刚刚注意到的痛	3 很弱的痛
4 严重痛	4 严重痛	4 严重痛	4 很弱的痛	4 弱痛
	5 剧烈痛	5 剧烈痛	5 弱痛	5 轻度痛
		6 难以忍受的痛	6 轻度痛	6 中度痛
			7 中度痛	7 强痛
			8 不适痛	8 剧烈痛
			9 强痛	9 很强烈的痛
			10 剧烈痛	10 严重痛
			11 很强烈的痛	11 急剧烈的痛
			12 急剧烈的痛	12 难以忍受的痛
				13 很剧烈的痛
				14 不可忍受的痛
				15 难以忍受的痛

区分可能不同，观察者要根据具体情况，让患者自己把描绘词划分级别，以达到疼痛级别划分个体化，这样比较耗时。

4. 45 区体表面积评分法（45 body areas rating scale，BARS-45） 它是由人体正、反两面直观图组成，因而可以应用于那些有交流障碍的患者。患者可在人体图上画出疼痛的位置，因而可直接提供较为准确的疼痛位置和范围。此法在临床上用于急慢性颈腰背痛及四肢痛，可作为临床诊断、

制订治疗计划及疗效比较的方法。

此法把人体表面分成 45 个区域，每个区域内标有该区号码。人体前面分为 22 个区，背面分为 23 个区。每个区不论大小均为 1 分。患者将自己的疼痛部位在图中标出，用笔涂盖（图 5-15）。如只涂盖了一个区的一小部分也评为 1 分。通过这些疼痛区，可计算患者疼痛占体表面积的百分比（表 5-2）。对于疼痛强度的评定患者可用不同彩色来表示，如绿、红、蓝、黑分别代表

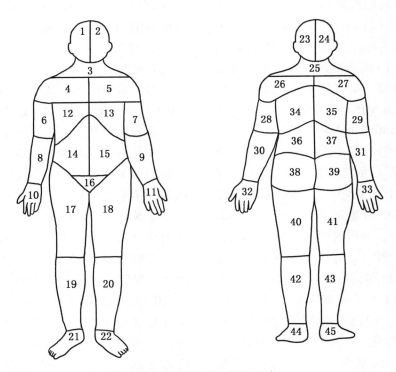

图 5-15 45 区体表面积评分法

表 5-2 疼痛区占体表面积的百分比

疼痛区号	各占体表面积百分比（%）	疼痛区号	各占体表面积百分比（%）
25，26，27	0.50	38，39	2.50
4，5，16	1.00	14，15	3.00
3，8，9，10，11，30，31，32，33	1.50	19，20，42，43	3.50
1，2，21，22，23，24，44，45	1.75	34，35	4.00
6，7，12，13，28，29，36，37	2.00	17，18，40，41	4.75

无痛、轻痛或重度痛，也可用不同符号"＋、＋＋、＋＋＋、＋＋＋＋"表示疼痛强度。

5. **麦吉尔疼痛调查表** 目前国外常用麦吉尔疼痛调查表（McGill pain question-naire，MPQ）评定各种疼痛的治疗效果，是目前英语国家应用最为广泛的疼痛评估工具。

（1）MPQ 简介：麦吉尔疼痛调查表共包括 78 个词，分成三大类 20 个组：第一大类（第 1～10 组）是按照时间、空间、温度、压力和其他性质描述疼痛感觉的词汇；第二大类（第 11～15 组）是按照紧张、恐惧和自主神经系统反应性质描述情感的词汇；第 16 组为描述主观疼痛强度的评估词汇；最后一类（第 17～20 组）为不分类词汇。由 MPQ 可以得到：①疼痛评级指数（pain rating index，PRI）：它的评分原则是每一组的第 1 个词表示"1"，第 2 个词表示"2"，依次类推，最后将 20 组中选择的 20 个词的评分相加即为疼痛评定指数。②选中的数字（number of words chosen，NWC）。③现时疼痛强度（present pain intensity，PPI）：是将选择的词汇与词数目相结合，数和词的联合选择以代表疼痛的强度，即 1～5 的疼痛强度分别为轻微的疼痛（1 分）、引起不适感的疼痛（2 分）、具有窘迫感的疼痛（3 分）、严重的疼痛（4 分）、不可忍受的剧痛（5 分）。现时疼痛强度评估实际上是 5 级词汇分级评分法。由于此方法使用的词汇较局限，而且患者又常喜欢选择中间的词汇，可使临床测痛的准确性下降。但此方法较简单，常被临床采用。

（2）MPQ 的优点：是在主观疼痛测定中的敏感性强，结果可靠。不仅能顾及疼痛体验的多个方面，对疼痛的治疗效果和不同诊断亦十分灵敏，所以是目前较为合理的测痛手段。MPQ 应用中的局限性有：①包含一些较难理解的疼痛描绘词汇，要求患者具有相当高的文化教育水平，以准确理解文字的抽象性和复杂性。另外，还需要观察者或医生为一些患者做详细的解释工作。②此调查表的观察项目较多，应用较为费时，每次需时 15～20 分钟。目前已有简洁形式的 MPQ 表格出版。③ MPQ 评分的三部分之间密切相关，但不同部分的得分可能仅取决于某一方面，因此人们对各亚组得分的稳定性和内部统一性仍有疑问。

（3）简式 McGill 疼痛问卷：简式 MPQ（short form MPQ）是在 McGill 疼痛问卷原表的基础上提出的一种简化的疼痛问卷，并将视觉模拟方法加入其中，成为一种简便实用的综合性问卷，很适合临床应用，详见表 5-3。

6. **术后痛 Prince-Henry 评分法** 此种疼痛评分法常用于开胸手术和上腹部手术后的疼痛定量评测，也用于上腹部手术后的疼痛测量。共分 5 级，每级 5 分，为 0～4 分。0 分：咳嗽时无疼痛；1 分：咳嗽时才有疼痛发生；2 分：深度呼吸时即有疼痛发生，安静时无疼痛；3 分：静息状态下即有疼痛，但较经，可忍受；4 分：静息静态下，有剧烈疼痛，难以忍受。

（三）临床疼痛测量法

有些疼痛性疾患在休息状态下并无疼痛，仅在活动累及病变部位时出现，可采用常用的物理检查方法定量评测疼痛，如直腿抬高试验等。

表 5-3　简式 McGill 疼痛问卷

Ⅰ.疼痛评级指数（PRI）			
疼痛性质	疼痛程度		
	无	轻	中	重
A 感觉项				
跳痛	0	1	2	3
刺痛	0	1	2	3
刀割痛	0	1	2	3
锐痛	0	1	2	3
痉挛牵扯痛	0	1	2	3
绞痛	0	1	2	3
热灼痛	0	1	2	3
持续固定痛	0	1	2	3
胀痛	0	1	2	3
触痛	0	1	2	3
撕裂痛	0	1	2	3
B 情感项				
软弱无力	0	1	2	3
厌烦	0	1	2	3
害怕	0	1	2	3
受罪、惩罚感	0	1	2	3
感觉项总分＿＿＿＿	情感项总分＿＿＿＿			

Ⅱ.视觉模拟定级（VAS）

无痛（0mm）├————————————————————┤剧痛（100mm）

Ⅲ.现时疼痛强度（PPI）评估评分级

0—无疼痛；1—轻度不适；2—不适；3—难受；4—可怕的痛；5—极为痛苦

（林彩娜　万　青）

第三节　脊髓损伤评定

《脊髓损伤神经学分类国际标准》（International Standards for Neurological Classification of Spinal Cord Injury，ISNCSCI）是由美国脊柱损伤协会（American Spinal Injury Association，ASIA）编写和发布的用于脊髓损伤的检查方法和诊断标准，自 1982 年发布第 1 版以来，已出版至第 9 版（2015 年 11 月版）（图 5-16），并且在美、日等发达国家被广泛使用。为了规范该标准的使用，美国脊柱损伤协会在网站上发布了免费的多媒体教程（http：//asia-spinalinjury.org/learning/），制定了《脊髓损伤神经学分类国际标准参考手册》，现已有中文译本。该教程旨在为 ISNCSCI 的使用者提供帮助，使其先完全理解标准中的有关定义，然后学习运用推荐的标准来检查患者，继而利用检查中获得的数据来进行评分、分级和分类，并将其运用至研究性工作中。目前所有的检查都将自理水平及活动能力与神经平面相联系，因此，在临床工作中高水平地熟练应用 ISNCSCI，对明确预后、指导治疗具有非常重大的意义。

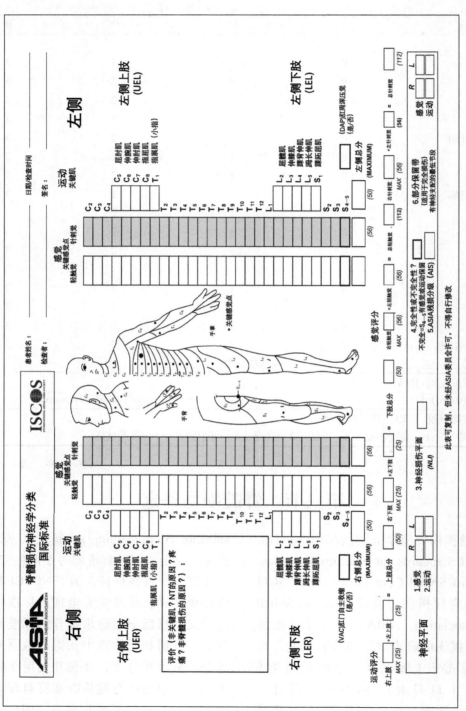

图 5-16 脊髓损伤神经学分类国际标准（Rev 11/15）

一、脊髓损伤神经学分类国际标准

（一）基本概念

1. 皮节和肌节 脊髓是大脑和躯体之间传递运动和感觉信息的主要通路，每个脊髓节段都有相应的神经根通过椎间孔走行至躯体各部位。每个神经根接受来自相应皮肤区域（称皮节）的感觉信息。同样，每一神经根支配一组肌群，称为肌节。皮节通常代表一块独立且与其他部位相连的皮肤区域。多数神经根支配一块以上肌肉，大多数肌肉受多个神经根支配。

脊髓损伤（spinal cord injury，SCI）影响损伤区域的运动和感觉信号的传导。脊髓损伤的定位有纵定位和水平定位两部分，脊髓损伤的纵定位决定其神经平面，水平定位决定其残损分级（ASIA 分级）。通过对皮节和肌节进行系统的检查，就能判定脊髓损伤所涉及的脊髓节段并确认 ASIA 残损分级。

2. 损伤平面 ASIA 评估要逐步确认各个平面，包括左右感觉平面、左右运动平面和神经损伤平面（neurological level of injury，NLI）。实际上，感觉、运动检查正常的神经节段在身体两侧常不一致。因此，在确定神经平面时，要确定 4 个平面，即左右侧感觉平面和左右侧运动平面。分别记录两侧的感觉平面和运动平面，不采用单一的"平面"，以免造成误解。

单一的神经损伤平面在查体确认了双侧的感觉平面和运动平面以后推出，其定义为感觉和运动都正常的最低平面。

3. 完全性和不完全性损伤 如果最低位的骶 4 ～ 5（$S_{4 \sim 5}$）平面保留部分感觉或运动功能，则此损伤被定义为不完全性损伤。骶部感觉包括肛门黏膜皮肤交界处和肛门深部的感觉。骶部运动功能检查是通过肛门指检明确肛门外括约肌有无自主收缩。完全性损伤指骶 4 ～ 5 的感觉（针刺、轻触及肛门深压觉）和肛门外括约肌自主收缩完全消失。

4. 部分保留区（zone of partial preservation，ZPP） 此术语只适用于完全性损伤，指在神经损伤平面以下一些皮节和肌节保留部分神经支配。有部分感觉或运动功能的最低节段范围称为部分保留区，它们应按照身体两侧感觉和运动功能分别记录。例如，如果右侧感觉平面是 C_5，一直到 C_8 都存在部分感觉，那么 C_8 应被记录为右侧感觉部分保留区。

（二）感觉检查

感觉检查分必查部分和选查部分。必查部分是检查体表的 28 个关键感觉点的针刺觉和轻触觉，并按照 3 个等级评分。选择针刺觉和轻触觉这两种感觉作为感觉的必查部分形式，是因为这两种感觉反映了不同脊髓传导束的感觉传导功能。

1. 28 个关键感觉点（$T_{3 \sim 11}$ 在锁骨中线） 关键点应为容易定位的骨性解剖标志点。脊髓损伤 28 个关键感觉点具体位置见表 5-4。

2. 等级评分标准 包括 0= 缺失（包括无法辨别针刺觉的锐钝）；1= 障碍（部分障碍或感觉改变，包括感觉过敏）；2= 正常；NT= 无法检查（not testable，NT）。

3. 注意事项 在使用 ASIA 时，需注意以下几点。

（1）对于肛门周围针刺觉和轻触觉均消失的患者，有必要检查肛门内深压觉（deep anal pressure，DAP），如深压觉存在，则认为是骶保留，为不完全性损伤。虽然在 $S_{4 \sim 5}$ 有轻触觉或针刺觉者，DAP 评估不是必须检查的项目，因患者已经可以判定为感觉不完全损伤。但专家仍建议完成该项目的检查。

（2）检查需要在患者闭眼或视觉遮挡

的情况下进行，尽量减少猜测的可能。轻触觉使用棉棒末端的细丝触碰皮肤，接触范围不超过 1cm。针刺觉（锐/钝区分）常用打开的一次性安全大头针的两端进行检查：尖端检查锐觉，圆端检查钝觉。针刺觉中若患者不能分辨安全别针的锐/钝端，则应得分判为 0 分。

（3）轻触觉中棉束划动的范围小于 1cm。

（4）若有 NT，则感觉检查不能评分。

4. 感觉平面 为针刺觉和轻触觉两者均正常的最低皮节。在轻触觉或针刺觉受损或缺失的第一个皮节平面之上的正常皮节即为感觉平面。因左右侧可能不同，感觉平面应左右分开确定。若 C_2 感觉异常而面部感觉正常，则感觉平面为 C_1。若身体一侧 $C_2 \sim S_{4 \sim 5}$ 轻触觉和针刺觉均正常，则该侧感觉平面应记录为 "INT"（intact），即 "完整"，而不是 S_5。

（三）运动检查

运动检查必查项目为检查身体两侧 10 对肌节的关键肌，左右侧各选一块关键肌。检查顺序为从上而下。肌力分为 6 级。在脊髓损伤的肌力评估中，无 + 和 - 的分级，

如 3+ 此类的分级不存在。

1. 评分标准 0：完全瘫痪；1：可触及或可见肌肉收缩；2：在无重力下全关节范围的主动活动；3：对抗重力下全关节范围的主动活动；4：在中度阻力下进行全关节范围的主动活动；5：（正常肌力）在对抗完全阻力下全关节范围的主动活动；5*：（正常肌力）在无抑制因素存在的情况下，对抗充分阻力全关节范围的主动活动。NT：不可检查（如制动、严重的疼痛、肢体的骨折，或者挛缩导致关节活动度 < 50% 的正常关节活动度）。

2. 关键肌 共有 10 块，包括 C_5 屈肘肌（肱二头肌、肱肌）；C_6 伸腕肌（桡侧伸腕长肌和短肌）；C_7 伸肘肌（肱三头肌）；C_8 中指屈肌(指深屈肌)；T_1 小指外展肌(小指外展肌)；L_2 屈髋肌（髂腰肌）；L_3 伸膝肌（股四头肌）；L_4 踝背屈肌（胫前肌）；L_5 长伸趾肌（踇长伸肌）；S_1 踝跖屈肌（腓肠肌和比目鱼肌）。

3. 注意事项 ①所有的运动功能检查都要在仰卧位进行，肛门指诊可以在侧卧位时进行。②在临床上肌力无法检查的肌节，如 $C_1 \sim C_4$、$T_2 \sim L_1$、$S_2 \sim S_5$，在这

表 5-4 脊髓损伤的关键感觉点

C_2—枕骨粗隆旁开 1cm	T_8—脐与剑突连线的 1/2 处
C_3—锁骨上窝顶部	T_9—脐与剑突连线的下 1/4 处
C_4—肩锁关节的顶部	T_{10}—肚脐水平
C_5—肘前窝的外侧面	T_{11}—脐与腹股沟韧带的 1/2 处
C_6—拇指近节背侧皮肤	T_{12}—腹股沟韧带中部
C_7—中指近节背侧皮肤	L_1—T_{12} 与 L_2 关键感觉间的 1/2 处
C_8—小指近节背侧皮肤	L_2—大腿前中部，腹股沟韧带中点与股骨内髁之间连线的 1/2 处
T_1—肘前窝的尺侧面	L_3—股骨内侧髁
T_2—腋窝顶部	L_4—内踝
T_3—第三肋间	L_5—足背第三跖趾关节处
T_4—乳头水平	S_1—足跟外侧
T_5—乳头与剑突连线的 1/2 处	S_2—腘窝中点
T_6—剑突水平	S_3—坐骨结节
T_7—脐与剑突连线的上 1/4 处	$S_{4 \sim 5}$—肛门周围，小于 1cm 的范围，黏膜皮肤交界处的外侧

些节段其运动平面等同于感觉平面。③除对以上这些肌肉进行两侧检查外，还要检查肛门外括约肌，以肛门指检感觉括约肌有无主动收缩，评定分级为有或无。如果存在肛门括约肌自主收缩，则运动损伤为不完全性。④非关键肌主要用于判断 ASIA 残损分级的 B 级和 C 级中（表5-5）。

何时进行非关键肌检查：患者为确定是否为 ASIA 分级中的 B 级时，运动平面以下 3 个节段的非关键肌检测对更准确的损伤级别分类至关重要（区分是 B 级还是 C 级）。

二、感觉平面和运动平面的确定

1. 确定感觉平面　ASIA 量表中将身体每侧的皮节评分相加，可产生 2 个总的感觉评分，即针刺觉评分和轻触觉评分，并用感觉评分量化评定感觉功能的变化。针刺觉和轻触觉都正常的最低平面称为感觉平面，可以有左右两个不同的感觉平面。

2. 确定运动平面　各肌节按左、右两侧做运动评分。2015 年 11 月的版本将上肢、下肢的运动评分分别相加，将两侧肌节得分相加，得出上下肢总的运动评分并用这一评分量化评定运动功能的变化。此外，通过该运动部分项目的检查，可以判断两个运动平面、部分保留区和残损分级。

运动平面确定需进一步考虑的内容：每个节段的神经(根)支配一块以上的肌肉，同样大多数肌肉接受一个以上的神经节段支配，通常为 2 个节段。因此，用一块肌肉或一组肌肉（关键肌）代表一个脊神经节段支配的目的是简化检查。可以认为一块肌肉在丧失一个神经节段支配但仍有另一神经节段支配时肌力减弱。按常规，如果一块肌肉肌力至少在 3 级以上，则该肌节的上一个肌节存在完整的神经支配。在确定运动平面时，相邻的上一个关键肌肌力必定是 5 级，因为预计这块肌肉受 2 个完整的神经节段支配。例如，C_7 支配的关键肌无任何活动，C_6 支配的肌肉肌力为 3

表 5-5　ASIA 中的非关键肌

运动	神经节段
肩部：屈、伸、内收、外展、内旋、外旋 肘：旋后	C_5
肘：旋前 腕：屈	C_6
指：近端关节的屈、伸 拇指：屈、伸和拇指平面外展	C_7
指：远端指关节的屈 拇指：对指，相对于手掌平面的内收和外展	C_8
指：示指的外展	T_1
髋：内收	L_2
髋：外旋	L_3
髋：伸、外展、内旋 膝：屈 踝：内翻及外翻 足趾：掌指关节和趾间关节的伸	L_4
踇趾和足趾：远端趾间关节和近端趾间关节的屈、伸	L_5
踇趾：内收	S_1

级，若 C_5 支配的肌肉肌力为 5 级，那么，该侧的运动平面在 C_6。

检查者的判断依赖于确定其所检查的肌力小于 5 级的肌肉是否有完整的神经支配。许多因素可以抑制患者充分用力，如疼痛、体位、肌张力过高或失用等。如果任何上述或其他因素妨碍了肌力检查，则该肌肉的肌力应被认为是 NT。然而，如果这些因素不妨碍患者充分用力，检查者的最佳判断为排除这些因素后患者肌肉肌力为正常（5 级），那么，该肌肉肌力评级为 5* 级。

三、残损程度判定

1. A 级（完全性损伤） 骶段 $S_{4\sim5}$ 无任何感觉或运动功能保留。

2. B 级（不完全性损伤） 骶段 $S_{4\sim5}$ 存在感觉功能，但无运动功能。

3. C 级（不完全性损伤） ①肛门括约肌有自主收缩，且神经损伤平面以下一半以上的关键肌肌力小于 3 级（0～2 级）。②骶段 $S_{4\sim5}$ 存在感觉功能，无运动功能。但是运动平面以下 3 个节段以上仍有运动功能保留，这里的运动功能可以允许使用非关键肌功能来判断。非关键肌功能的神经支配在表 5-5 中有详述。

4. D 级（不完全性损伤） 骶段 $S_{4\sim5}$ 存在运动功能，且损伤平面以下至少一半的关键肌肌力大于或等于 3 级。

5. E 级（正常） 感觉和运动功能正常。

注：当患者被评为 E 级时，患者必须既往有脊髓损伤病史和 ASIA 残损分级在 E 以下。

四、ASIA 评估步骤

评估流程：首先在床边完成双侧 28 个关键感觉点针刺觉和轻触觉的检查；完成双侧关键肌的运动学检查；完成肛门指诊，明确有无肛门内的深压觉和肛门括约肌的主动收缩；如有非关键肌的运动，记录在表格的空白处。

床边检查完成后，继续完成该表格的评估部位：确定双侧的感觉平面；确定双侧的运动平面；确定唯一的神经损伤平面；确定是否为完全性损伤；确定 ASIA 残损分级。

五、损伤水平与功能预后

功能预后不是脊髓损伤神经学分类标准的评定内容，但是一旦完成了 ASIA 评定，就可以根据确定的神经平面大致估计其预后，见表 5-6。

表 5-6　脊髓不同节段的运动、感觉平面及损伤时的功能预后

损伤水平	感觉平面	代表肌肉	运动功能	移动功能	生活自理能力
$C_1\sim C_3$	颈部	胸锁乳突肌	颈屈曲、旋转	电动轮椅	完全依赖
C_4	肩锁关节	膈肌 斜方肌	呼吸 肩胛上提	电动轮椅	完全依赖
C_5	肘前外侧	三角肌 肱二头肌	肩屈曲、外展 肘屈	轮椅驱动	大部分依赖
C_6	拇指	胸大肌 桡侧腕伸肌	肩内收、前屈 腕背伸	轮椅实用	中度依赖
C_7	中指	肱三头肌 桡侧腕屈肌	肘伸 腕掌屈	轮椅实用	轮椅上基本自理 床、轮椅转移

续表

损伤水平	感觉平面	代表肌肉	运动功能	移动功能	生活自理能力
$C_8 \sim T_1$	小指	屈指肌 手内部肌	手指屈 手指灵活运动	轮椅实用	同 C_7 驾驶汽车
T_6	第 6 肋间	上部肋间肌 上部背肌	上体稳定	轮椅实用 带支具扶拐步行	基本自理
T_{12}	腹股沟上缘	腹肌 胸部背肌	操纵骨盆	轮椅实用 带支具扶拐步行，上下阶梯	同 T_6
L_2	股前中部	髂腰肌	屈髋	同 T_{12}	自理
L_3	膝上内侧	股四头肌	伸膝	不用轮椅 带短腿支架步行	同 L_2
L_4	内踝	胫前肌	踝背伸	同 L_3	同 L_2
L_5	足背	蹋长伸肌	伸趾	同 L_3	同 L_2
S_1	足跟外侧	腓肠肌 比目鱼肌	踝屈	正常步行	同 L_2

六、自主神经功能评定

（一）概述

1. 来源　脊髓损伤除了造成运动功能、感觉功能障碍外，还会导致自主神经系统功能障碍。为了描述脊髓损伤对自主神经功能的影响，2009 年，ASIA 和国际脊髓协会（International Spinal Cord Society，ISCoS）等国际组织共同制定了《脊髓损伤后残存自主神经功能国际标准》（以下简称《自主神经标准》），并提供了自主神经标准评定表（图 5-17）。

2. 内容　与基于客观体格检查的 ISNCSCI 不同，《自主神经标准》的评定信息可来源于体格检查、询问病史、观察、患者的主诉及尿流动力学检查等，而且不要求一次评定就完成自主神经标准评定表的所有内容。自主神经标准评定表包括三部分：①一般自主神经评定；②下尿路、肠道和性功能评定；③尿流动力学评估。每一部分都有不同的计分标准。ASIA 和 ISCoS 建议自主神经功能的评定应成为脊髓损伤临床评定的一部分。

（二）一般自主神经功能评定

这一部分包括心脏、血压、排汗、体温调节和呼吸系统的自主神经功能评定。

1. 心脏　在心脏的自主神经评定中，心动过缓是指心率少于 60 次／分，心动过速即心率超过 100 次／分，如有其他的心律失常也应如实描述。

2. 血压　在血压的自主神经评定中，有三种异常情况应该记录：①安静状态时收缩压低于 90mmHg；②直立性低血压，是指患者从仰卧位转换为直立位时出现的一种有症状或无症状性的血压下降（收缩压下降超过 20mmHg，舒张压下降超过 10mmHg）；③自主神经反射异常，这种异常情况多发生于 T_6 以上脊髓损伤患者，主要由损伤平面以下有害或者无害的刺激引起，表现为血压升高（收缩压比基础血压升高 20mmHg 以上）、头痛、面部潮红、发热、损伤平面以上出汗、损伤平面以下血管收缩。

3. 排汗　在排汗的自主神经评定中，有三种异常情况应该记录：①损伤平面以上多汗；②损伤平面以下多汗；③损伤平

ASIA　附录I　ISCOS

自主神经评估表

自主神经诊断（圆锥以上□圆锥□马尾□）

病人姓名_____

普通自主神经功能

系统/器官	发现	不正常表现	标记
心脏的自主控制	正常		
	异常	心动过缓	
		心动过速	
		其他心律失常	
	未知		
	不能评估		
血压的自主控制	正常		
	异常	静息收缩压小于90mmHg	
		直立性低血压	
		自主神经反射异常	
	未知		
	不能评估		
出汗的自主神经控制	正常		
	异常	损伤平面以上多汗	
		损伤平面以下多汗	
		损伤平面以下少汗	
	未知		
	不能评估		
温度调节	正常		
	异常	体温过高	
		体温过低	
	未知		
	不能评估		
气管支气管系统的自主和躯体神经控制	正常		
	异常	不能自主呼吸，需要完全的呼吸机支持	
		自主呼吸受损，需要部分呼吸机支持	
		自主呼吸受限，但不需要呼吸支持	
	未知		
	不能评估		

下尿道、直肠和性功能

系统/器官	评分
下尿道	
有膀胱胀满感	
有阻止漏尿的能力	
排空膀胱的方法_____	
直肠	
有要排便的感觉	
有阻止大便漏出的能力	
自主的肛门括约肌控制	
性功能	
生殖器勃起　　　　心理性	
（勃起或者阴道湿润）　反射性	
性高潮	
射精（仅男性）	
有月经的感觉（仅女性）	

2=正常功能，1=下降或者改变的神经功能，0=完全失去控制，NT=根据现有的或并存的问题无法评估

损伤日期_____

评估日期_____

此表格可任意复制，但严禁修改。该评估应使用国际SCI数据库中的术语（ASIA and IS CoS-http://www.iscos.org.uk）

检查者_____

图 5-17　自主神经标准评定表

面以下少汗。前两种异常情况是指由有害或无害的刺激引起的非生理性出汗，如在没有发热、运动和外界环境高温时出现的多汗。损伤平面以下少汗是指损伤平面以下在任何时候都没有出汗。

4. 体温　在体温调节的评定中，体温过高是指在没有感染的情况下肛温高于38.5℃（101.3°F），体温过低是指体温低于35.0℃（95.0°F）。

5. 呼吸　在支气管肺的自主神经评定中，有三种异常情况应该记录：①脊髓损伤患者不能自主呼吸，需要机械通气支持；

②自主呼吸受损，需要部分机械通气支持；③自主呼吸受损，不需要机械通气支持。

（三）下尿路、肠道和性功能评定

1. 下尿路　自主神经评定包括以下三项内容：①有需要排空膀胱的意识；②预防漏尿（尿失禁）的能力；③膀胱排空方式。这三项内容的评定全部基于患者的主诉。前两项的计分标准为：功能正常计 2 分，神经功能减弱或改变计 1 分，完全失去控制计 0 分，不能进行特定功能的评定记为 NT（not testable）。膀胱排空方式应具体说明。

2. 肠道　自主神经评定包括以下三项内容：①有需要排便的感觉；②预防大便漏出（大便失禁）的能力；③肛门自主括约肌收缩。前两项内容基于患者的主诉。第三项内容基于肛门直肠检查。肠道自主神经评定的计分与下尿路的自主神经评定计分标准相同（0、1、2、NT）。

3. 性功能　自主神经评定包括心理性的性兴奋（阴茎勃起或阴道润滑）、反射性的性兴奋（由生殖器的物理刺激引起的阴茎勃起或阴道润滑）、是否存在性高潮、男性能否射精，以及女性是否有月经来潮的感觉。这些评定内容全部基于患者的主诉，计分标准与下尿路的自主神经评定计分标准相同（0、1、2、NT）。

（四）尿流动力学评估

这一部分包括膀胱充盈时的感觉、逼尿肌功能、膀胱充盈时的顺应性、排尿时的尿道功能、逼尿肌漏尿点压力、最大逼尿肌压力、膀胱容量和排尿后残余尿量。评定基于尿流动力学检查的结果和观察。在没有条件进行尿流动力学检查的机构，"尿流动力学评估"可以不填写。

1. 膀胱充盈时的感觉评定　包括正常、敏化、减退、缺失和非特异性感觉。①膀胱充盈时感觉敏化指充盈性膀胱测压时提前出现的膀胱充盈初感觉（或者提前出现

排尿急迫感）和（或）发生在低膀胱容量时持续的提前出现的排尿强急迫感。②膀胱感觉减退是指充盈性膀胱测压时膀胱充盈的感觉下降。③膀胱感觉缺失是指在充盈性膀胱测压时，患者膀胱没有感觉。④非特异性膀胱感觉是指在充盈性膀胱测压时，可以使患者有膀胱充盈的感觉，如腹部发胀感或植物神经症状。

2. 逼尿肌功能评定　包括正常逼尿肌功能、逼尿肌反射亢进、逼尿肌无力和逼尿肌无收缩。①正常逼尿肌功能允许膀胱充盈时没有或有少量压力变化，并且任凭诱发，不出现不自主的收缩。②逼尿肌反射亢进是指充盈期自发的或受刺激引起的不自主逼尿肌收缩。③逼尿肌无力是指逼尿肌收缩力量降低和（或）收缩时相缩短，导致膀胱排空时间延长和（或）在正常时相内，不能达到完全膀胱排空。④逼尿肌无收缩是指患者在尿动力检查中不能证实存在逼尿肌收缩。

3. 排尿时的尿道功能评定　包括正常、逼尿肌括约肌协同失调和不松弛性尿道括约肌梗阻。①排尿期正常是指尿道开放并持续松弛，允许膀胱在正常压力下排空。②逼尿肌括约肌协同失调是指排尿期逼尿肌收缩的同时存在尿道和（或）尿道周围横纹肌不自主收缩。有时候尿流会被完全阻断。③不松弛性尿道括约肌梗阻是指排尿期尿道不松弛，尿道阻断导致尿流减少，这通常发生在骶段或马尾神经损伤的患者。

膀胱充盈时的顺应性、逼尿肌漏尿点压力、最大逼尿肌压力、膀胱容量和排尿后残余尿量根据尿流动力学检查的结果来记录。

4. 自主神经功能损伤分类　ASIA 和 ISCoS 建议通过脊髓损伤对膀胱、肠道和性功能的影响来描述自主神经功能损伤分类，自主神经功能损伤分类包括圆锥上损

伤、圆锥损伤和马尾神经损伤三类。这是一种基于解剖学的分类标准。圆锥上损伤是指发生于脊髓圆锥以上的损伤，通常圆锥上损伤（上运动神经元损伤）引起下尿路、肠道和性功能的过度活动。圆锥损伤包括那些侵袭脊髓圆锥的损伤，经常引起下尿路、肠道和性功能混合性损伤，结果可能是过度活动或失能。马尾神经损伤包括那些侵袭马尾神经的损伤，通常导致下尿路、肠道和性功能的失能（下运动神经元损害表现）。

（吕 晓 向 云）

第四节 神经肌电图检查

神经电生理诊断是一种探测和记录神经、肌肉生物电活动的检查方法，是神经系统检查的客观论证。临床上可应用于对运动和感觉障碍进行诊断、鉴别诊断和康复评定，即对肌肉疾病、运动终板疾病、周围神经、脊髓乃至皮质损害进行定位、定性、定量的分析。

一、肌电图

（一）概述

1. 概念 狭义上的肌电图是指以同心圆针插入肌肉中收集针电极附近一组肌纤维的动作电位，以及在插入过程中肌肉处于静息状态下，肌肉做不同程度随意收缩时的电活动。如果收集到的是单根肌纤维的电位，则为单纤维肌电图。如果要研究整个运动的电活动，则可应用巨肌电图，如研究一个肌群的电活动，可应用表面肌电图。广义肌电图还包括神经传导、神经重复电刺激等有关周围神经、神经肌肉接头和肌肉疾病的电诊断学。

2. 肌电图的仪器设备 主要组成部分包括电极、放大器、扬声器、显示器、记录器和计算机。肌电图电极分为针电极和表面电极两类。针电极是传统的常规电极，有单极和同芯之分，同芯又有单芯、双芯及多导之分，还有单纤维电极和巨肌电图电极，它们各有其用处。单芯针电极最常用，它主要记录电极周围的电活动。单纤维电极只记录到周围 $250 \sim 350\mu m$ 范围内的电活动。表面电极可记录到电极下广泛范围内的电活动总和，常用于神经传导测定、诱发电位的检查、运动学的研究。

（二）临床检测的一般原则

1. 电检测的原则 操作人员必须熟悉人体运动解剖及肌肉的分布及常见变异。学习所检疾病的诊断要点及一般的体格检查。了解所使用机器设备及辅助配件的性能。掌握常用肌肉和神经传导的检查方法，并了解影响肌电图及神经电图的因素。正确放置刺激电极与记录电极位置。熟悉及辨认各个运动单位和诱发电位的正常图形及变异，并正确标点，应尽可能减少主观因素的影响。熟悉辨认运动单位电位的形态及音频反馈的生物信息。综合病史，对检测的信息做出合理的解释。

2. 操作程序的规范化 根据临床要求，选择合适的检查时间及检测项目。检测前，有必要把检测可能引起的不适及被检部位的清洁要求向患者交代清楚，以利于患者的配合。了解病情，对患者进行必要的体格检查，并记录相关的病史及其他辅助检查结果。根据临床诊断及鉴别诊断需要，设定检查方案，检查顺序一般是从最易获取信息的检查项目入手，并随检查过程中发现的信息，合理修改方案，以取得做出诊断的必要治疗。通过分析原始数据、图形，打出完整的检测报告，如对病史、体征、结果有疑问的可重复必要的检查，以利于综合分析写出诊断意见。由上级医师核对并签发诊断意见。如患者发生非本科所属疾病，应与有关科室联系，对病史不详或定位有困难的疑难病例，有必要建议在术中做肌电检测或短期内重复检查。

3. **检测的安全性**　包括以下几个方面。

（1）电的安全性问题：操作人员必须有安全用电的知识，使用的设备有安全的技术指标，检测的环境无外源性高磁场的干扰。

（2）针极穿刺的安全性：把握穿刺的深度及位置，有凝血功能障碍或易感染者，原则上不使用经皮穿刺，对所使用的电极应严格消毒，提倡使用一次性针电极。

（3）电极刺激的安全性：严格掌握电流的强度，选择合适频率与持续刺激的时间。

（4）皮肤升温的安全性：检测时，应注意室温与肤温，切忌烫伤患肢。

4. **肌电图检查前的患者准备**　了解病史和检查目的，确定检查的肌肉及检查步骤和项目；根据病情检查需要取合适的卧位或坐位；向患者讲清检查目的和方法，以取得患者合作。

5. **检查程序**　肌电图检查无固定的程序，依各个病例的具体情况而异。做肌电图检查前应认真采集病史，进行详细的神经系统检查，提出临床诊断的初步意见及希望肌电图检查解决的问题。检查者尚需熟悉神经肌肉解剖生理，能确定各肌的部位并了解其神经支配。在检查前根据其病史和体征，制订一个初步检查计划，一般来说，包括：希望肌电检查时能确定哪块肌肉有异常电位，此肌肉属于哪条神经支配？异常肌电图的性质如何？为此，必须在选定的肌肉上，至少做如下几项观察：①插入电位；②自发电位；③运动单位动

作电位。自发活动一定要在所有各检查点上寻找，在检查过程中，必须确定所看到的电位是否为自发的。在记录单个运动单位电位时，为了测定电位的平均时限，要求肌肉仅作很轻微的收缩，以免引起各个运动单位的干扰，为了确认一个运动单位，最好连续记录 3 次。不宜在荧光屏上判断运动单位，因为荧光屏上一些微小的变化难于辨认，容易作出错误判断。在检查最大用力收缩时，正确估计患者的肌力是否正常或减低。这项检查结果在很大程度上取决于受检者的合作程度，如受检者未用最大力量收缩肌肉，则不能获得干扰相。

（三）正常肌电图

肌电图的基本参数见图 5-18。

1. **插入电位**　是指针电极插入、移动和扣击时，电极针尖对肌纤维的机械刺激所诱发的动作电位。正常肌肉此瞬间放电持续约 100ms，不超过 1s 转为电静息。

（1）终板噪声：当针电极插入运动终板及附近时，可出现低电压（100μV 左右）、短时程（0.5 ~ 20ms）的负相电位，称为终板噪声。

（2）神经电位：针电极插入瞬间突然发生的一串负电位，30 ~ 50Hz/s，最高可达 100 ~ 150Hz/s，第一相为较高振幅的负相电位，第二相为正相、振幅偏低的双相波（电压 200μV 左右，时程多在 2ms 以下），患者有痛感，移动电极消失。

（3）肌痉挛电位：插入电极后，患者常感疼痛，肌纤维痉挛，出现短时程低电压电位，称为肌痉挛电位。可见局部肌纤维抽动。

2. **电静息**　当电极插入完全松弛状态下的肌肉内，电极下的肌纤维无动作电位出现，荧光屏上表现为一条直线，称为电静息。

3. **正常运动单位电位**　正常肌肉在轻微

主动收缩时出现的动作电位称为运动单位电位，它表示一个脊髓前角细胞及其轴突所支配的肌纤维的综合电位或亚运动单位的综合电位。正常运动单位的特征如下。

（1）波形：由离开基线偏转的位相来决定，根据偏转次数的多少分为单相、双相、三相、四相或多相。一般为双相或三相，两者共占动作电位波形的80%，单相占15%，多相小于10%，通常小于4%。

（2）时程（时限）：系指运动单位电位从离开基线的偏转起，到返回基线所经历的时间。若做到精确，一块肌肉需测定20个以上运动单位时程的平均值。运动单位时程变动范围较大，一般在3～15毫秒。

（3）电压：系指亚运动单位肌纤维兴奋时产生的运动单位幅度的总和，即正相峰值加上负相峰值。一般为100～2000μV，最高电压不超过5mV。

（4）影响因素：运动单位的波形、时程、波幅可受各种生理和技术因素的影响。

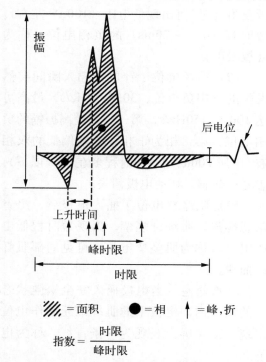

$$指数 = \frac{时限}{峰时限}$$

图5-18 肌电图的基本参数

①年龄：4岁以下多相电位多见，时程随年龄增大而延长，与其波幅无明显关系。②低温、缺氧：时程延长，温度改变1℃，时程改变10%～30%；波幅降低，温度降低1℃，电压减小2%～5%；多相电位可增加。③肌肉类型：不同类型的肌肉其时程不同，胫前肌多相电位可达12%，面肌时程为四肢肌肉时程的1/2，其波幅也最低，而四肢肌较高。④疲劳：可使多相电位增加，时程缩短。⑤电极：双心针电极较同心针电极时程短；而同心针电极较表面电极更短。

4. 不同程度随意收缩时的肌电相 表现为单纯相、混合相和干扰相。

（1）单纯相：轻度用力收缩时，只出现几个运动单位电位相互分离的波形。

（2）混合相：中度用力收缩时，有些区域电位密集不能分离，部分区域内可见单个运动单位电位，称为混合相。

（3）干扰相：肌肉重收缩时，运动单位电位相互重叠，不能分离出单个运动单位电位。神经元性疾病肌肉重收缩时，单个或几个运动单位电位高频发放，称为高频单纯相。肌病时，肌肉明显无力，但出现密集的高频干扰相，亦称病理干扰相。

（四）异常肌电图

1. 插入电位异常 表现为插入电位延长，系肌膜对机械刺激的兴奋性极度增高所致（图5-19）。

（1）插入电位：可由正锐波、纤颤电位、肌强直电位、正常运动单位及低电压短时程电位组成。

（2）插入电位减弱或消失：见于失用性肌萎缩，为肌纤维萎缩被结缔组织及脂肪代替所致。

（3）肌痉挛电位：针极插入或挪动时的瞬间所触发的高频放电，其波幅和频率先大后小逐渐衰减。扬声器上可闻及轰炸机俯冲和摩托车发动机样特征性的声音。

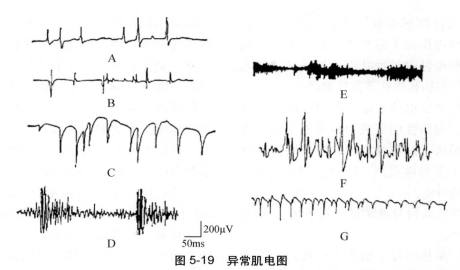

图 5-19　异常肌电图

A. 终板电位；B. 纤颤电位；C. 正相波；D. 复合重复放电；E. 肌强直放电；F. 痉挛电位；G. 神经性肌强直电位

（4）肌强直电位：针极插入后猝发的一系列高频电位，其波形和频率未见递增递减，而是电位突然出现、又突然消失或呈节律出现。移动针电极时可诱发；呈节律出现时，可见该组电位波幅递增或递减，扬声器上出现蛙鸣的"咕咕"声。

2. 肌肉松弛时异常肌电图表现　常见以下几种（图 5-19）。

（1）纤颤电位（fibrillation potential）：是短时限低波幅的自发电位。其时限范围是 0.5 ～ 2ms，波幅为 30 ～ 150μV，频率为每秒 2 ～ 10 次，它的波形为双相，即开始为正相，后随一个负相。纤颤电位由单个肌纤维自发收缩所引起。典型的纤颤电位是按频率规则地发放，而频率不规则的纤颤电位，是多个肌纤维发放的结果。

对下运动神经元疾病，纤颤电位是肌纤维失神经支配的有价值的指征，一般失神经支配 2 ～ 3 周后才出现，在肌肉疾病如肌营养不良皮肌炎和多发性肌炎中也很常见。这可能是因继发性神经纤维炎或退行性变和神经末梢逆行变性而产生。

（2）正相尖波（positive sharp wave）：是肌肉失神经支配时出现的另一种自发电活动。正相尖波的时限比纤颤电位长，但波幅差不多。它的波形包括一个开始的正相尖峰，跟着一个缓慢低平的负相，总的持续时间可大于 10ms。正相尖波的起因系单个肌纤维的放电。

（3）束颤（fasciculation）：是一群肌纤维的自发性收缩，典型的束颤可在前角细胞病变时出现。但在神经根病、嵌压神经病以及肌肉 - 痛性束颤综合征中也可出现。可分为良性束颤和病理性束颤（或称为复合性束颤）。

（4）肌纤维颤搐（myokymia discharge）：与束颤单个运动单元发放不同，肌纤维颤搐是一个复合的重复发放，呈规律性爆发发放。多见于面部肌肉、脑干胶质瘤和多发性硬化及周围性脱髓鞘病损。

（5）强直放电：肌强直与肌强直样电位是插入电活动延长的一种特殊形式，代表一组肌纤维的同步放电，整个电位以一定的频率重复发放。肌强直电位其波幅和频率呈逐渐增大然后又逐渐减小，持续数秒或数分钟。肌强直样电位又称怪异形高频放电，它的特点是突发突止或突然变形，波幅和频率无渐增渐减变化。肌强直电位见于先天性肌强直或紧张性肌营养不良。肌强直样电位见于肌营养不良、多发性肌炎和多种慢性失神经状态，如运动神经元病、神经根病和慢性多发性神经病。

（6）群放电位：是一种时现时消的群发电位。规则性的群放电位多见于帕金森病、舞蹈病、痉挛性斜颈。不规则的群放电位见于姿势性震颤、脑血管意外、痉挛性瘫痪的肌肉。

3. 随意收缩时异常肌电图表现　常见以下几种。

（1）多相电位：动作电位波形在五相以上（包括五相）称为多相电位。正常肌肉收缩时，多相电位一般不超过动作电位数的4%，超过10%以上者为异常。①群多相电位：组成多相电位的每一个棘波的时程与正常的双相或三相波的棘波时程相同，即在3ms以上，波形呈锯齿状，位相在五相到十相，扬声器上出现粗钝之辘辘声，多见于脊髓前角细胞病变或陈旧性神经损伤。②短棘波多相电位：组成多相电位的每一个棘波时程较短，多在3ms以内，呈棘状起伏似毛刷样，多在十相以上，波幅不等，常低于300～500μV，扬声器上出现磨锉声或玩具机枪声。多见于肌源性肌病、神经变性或神经再生时。

在急性周围神经病变时，多相电位是最早出现的异常电位，罹病后在24小时可产生，而正锐波都要在5天后才出现，纤颤电位要在2～3周后才有。

多相电位产生的机制：神经受损时或神经功能在恢复过程中，神经纤维束中各纤维的损害或恢复的程度不一，同一运动单位中神经冲动的传导速度与引起肌纤维收缩的时间先后不一，各肌纤维不能同时活动而使动作电位呈现多相。

（2）神经再生电位（regeneration potential）：在周围神经病损后常发生神经病变，并随后出现神经再生，再生神经纤维的传导功能、传导冲动的速度均较健康神经纤维慢。受损神经所支配的肌纤维一部分获得再生的神经轴突分支支配，而另一部分肌纤维尚未获得神经再支配，因此运动单位动作电位变为时限延长的多相电位，称为"神经再生电位"。它是高波幅长时限的多相电位，又称群多相电位。

（3）巨大运动单位电位（giant motor unit potential）：多见脊髓前角细胞病变，其变化系一部分前角细胞完整无损，而一部分前角细胞受损变性。这时尚存在的前角细胞的轴突发出分支去支配失去神经的肌纤维。这样肌肉内运动单位的总数减少，但剩下的运动单位的范围却扩大了。这些扩大了的运动单位动作电位，其时限延长超过12ms，波幅升高超过3000μV，甚至高达10 000μV（10mV），但相位单纯，由于同步性加强，一般为二相或三相，而且是同一相似的电位。这种电位称作"巨大运动单位电位"。

（4）同步电位：在同一肌肉上，用两根针电极间距大于20mm沿肌纤维走行直角垂直插入后引出动作电位，如两者同时出现称为同步电位。如同步达80%以上称为完全同步电位。同步电位是脊髓前角细胞病变的特征性电位，也是肌源性和周围神经疾病的鉴别指标。脊髓的其他疾病、神经根和神经丛的疾病，如果累及脊髓前角均可出现同步电位。

4. 肌肉最大收缩时异常肌电图表现　常见以下几种。

（1）单纯相：运动单位数量减少（相当于正常肌肉轻度收缩时的动作电位），正常的轴突向周围发生侧支去支配失神经的肌纤维，使每个轴突所支配的肌纤维数增多所致。见于神经元性病变。

（2）病理干扰相：波形细碎密集，波

幅低，扬声器上出现碎裂的高声调，称为病理干扰相。运动单位数量正常，但肌纤维变性坏死，使每个轴突所支配的肌纤维数目减少而造成。见于肌源性病变。

（3）混合相：肌肉最大收缩时，出现较正常干扰相为弱的电活动形式，即基线无静止区，但仍能区分出单个动作电位或减弱干扰相，此种状态相当于正常肌肉中等程度随意收缩时的动作电位。

（4）无随意运动：完全瘫痪的肌肉，使之随意用力，并无任何动作电位出现，肌电图上为电静息状态，称为无随意运动，也称为病理性电静息。见于严重的神经肌肉病变及癔症性瘫痪。

（五）肌电图检查在骨科康复中的应用

1. 定位诊断　肌电图可以定位诊断上运动神经元病变（如脑瘤、侧索硬化、脊髓截瘫、脑血管病、大脑发育不全等）；下运动神经元病变（如脑干核性病变，脊髓前角病变，神经根、周围神经干及神经丛病变等）；锥体系病变（如震颤麻痹、舞蹈病、手足徐动、抽搐症等）；神经肌肉接头病变（如重症肌无力）；肌病（如肌炎、皮肌炎、肌强直症和肌营养不良症等）。

2. 定期进行检查　可以动态地作出评定，指导康复治疗。例如，周围神经损伤，1 个月前为完全失神经征，目前已可测得新生电位，单纤维肌电图表现为抖动增加，说明已有神经再支配，则临床上将逐渐恢复。反之，若部分失神经反而转为完全性失神经征，则应重新考虑治疗方案。

3. 区分肌萎缩的性质和疾病的广泛程度　在神经源性萎缩肌肉中可发现大量自发电位，伴有运动单位的减少，动作电位幅度较高；肌源性肌萎缩仅偶见失神经电位，动作电位无减少，且幅度低，神经传导速度正常。

4. 判明肌无力症的性质和程度　一般

用针电极肌电图、重复刺激单纤维肌电图来检查确定。但肌电图不能确定病因，因为各种病因可在同一神经肌肉部位引起病变，肌电图的改变可能相同，所以需要结合临床进行分析，才能作出正确的诊断。

二、神经传导速度

神经传导速度（nerve conduction velocity）测定是测定周围神经功能的一种检查方法。它是利用电流刺激引起激发电位，从中计算兴奋冲动沿神经传导的速度。所以，神经传导速度测定是电流刺激检查方法与肌电图记录检查方法的联合应用，可分为运动神经传导速度测定和感觉神经传导速度测定。

国内外常测定的神经，在上肢是正中神经、尺神经、桡神经、肌皮神经和腋神经，下肢是股神经、腓神经、胫神经和坐骨神经。也可以测定副神经、隐神经、股外侧皮神经及面神经和三叉神经等。也可通过 F 波测定、H 反射及诱发电位来测定神经近端的损害。

（一）运动神经传导速度测定

1. 电极　直径 1cm、相距 2cm 的两个银制或不锈钢的旋转圆盘电极作为一对刺激电极。记录电极可使用针电极或表面电极。

2. 检查方法　检查前将电极浸透生理盐水，置于欲刺激的神经干的皮肤上，刺激电极的阴极置于外周端靠近记录电极处。以尺神经为例，刺激电极 A 极置于肘部尺神经沟处，B 极置于腕部尺神经干处，在尺神经所支配的小指外展肌处安放记录电极（C）。刺激电极（B）与记录电极（C）之间安放一电极接地。A 和 B 刺激电极分别与脉冲刺激器连接，并分别给予超强度刺激，经一定时间可记录到由于刺激而诱发的动作电位（图 5-20）。

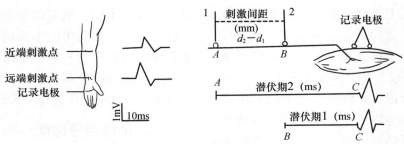

图 5-20　运动神经传导速度测定

3. 分析指标　①潜伏期：从脉冲波刺激开始至记录到动作电位（M 波）出现之间的潜伏时间称为潜伏期，以毫秒（ms）表示。②传导时间与距离：测定运动神经传导速度时，使用脉冲电流对神经的各个不同端点分别进行刺激，在其所支配的远端记录到动作电位（M 波），两个端点潜伏期之差称为传导时间。再从人体表面测出两端点间的距离。

4. 神经传导速度　以尺神经为例（图5-20），假设 AC 所需潜伏期（T_1）为 8ms，BC 所需潜伏期（T_2）为 4ms，AC 之间距离为 28.9cm，BC 之间距离为 6.4cm，则 AB 之间的运动神经传导速度为：$MCV = (AC - BC) / (T_2 - T_1) = (0.289 - 0.064) / (0.008 - 0.004) = 225/4 = 56.25$（m/s）。

5. 异常情况　可见于以下两种情况。

（1）神经失用：跨病灶的肌肉动作较病灶远端的肌肉动作波幅低平。如为轴索断伤，则在病灶近端只能引出波幅明显低平的肌肉动作电位。

（2）髓鞘脱失：在病变部位近端刺激时，传导减慢而波幅相对正常，则提示节段性髓鞘脱失。如为轴索变性，潜伏期延长或传导速度减慢，但波幅明显低平。

（二）感觉神经传导速度测定

1. 电极　刺激电极刺激指（趾）时可用环状电极，该电极由两片宽 4 ~ 6mm 的金属片组成，外覆以绒布衬垫，包绕于手指或足趾。阴极置于近端指（趾）节，无关电极置于末端指（趾）节。记录电极可用表面电极或针电极，使用表面电极时，电极间距以 3mm 为宜；针电极由两根金属针极组成，其中一根针插入邻近神经的部位，另一电极插入远离神经部位，针极记录的神经电位幅度较高，波形可呈双相、三相、四相。

2. 检查方法　常用顺流法和反流法。

（1）顺流法：将指环状电极套在示指上作为刺激电极，并在神经干一点或二点上记录神经的激发电位。用此法测得的感觉神经的电位比较小，一般不易测得。常需用叠加法才能得到。

（2）反流法：电极安放同顺流法，但以神经干上的两对电极作为刺激电极，而以示指或小指上的环状电极作为记录电极。用此法测得的感觉神经的电位较高，一般容易得到。

3. 分析指标　感觉神经系将冲动从末梢感受器传入中枢，测定感觉神经传导速度时刺激与记录的位置和运动神经传导速度的测定不同，检查时电流刺激神经远端部，在神经近端进行记录。有学者认为感觉神经传导速度（sensory nerve conduction velocity，SCV）的改变对周围神经病变比运动神经传导速度（motor nerve conduction velocity，MCV）更为敏感，特别是在中毒性、代谢性神经病变者。

4. 异常所见　由于感觉动作电位微小，潜伏期是从伪差到动作电位正峰的起始时间。其异常与运动神经传导相似。①明显的神经传导速度减慢有利于髓鞘脱失的诊断。②轴索断伤时波幅明显低平。

（三）F 波传导速度测定

1. **概念**　F 波是一种多突触脊髓反射。用弱电流刺激四肢周围神经干时，常见在肘部或腕部用脉冲电刺激尺神经或正中神经引导出所支配肌的诱发动作电位 M 波后，经 20～30ms 的潜伏期，又可出现第二个较 M 波小的诱发电位，称 F 波。切断脊髓后根仍有 F 波，所以它是电刺激运动神经纤维产生的逆行冲动到达脊髓所引起的一种反射。在神经干远端点刺激时，诱发的 M 波的潜伏期比近端点刺激诱发的 M 波短，F 波的潜伏期延长。F 波的波幅不随刺激强度改变而改变，但过强刺激时，F 波消失。

2. **F 波测定方法**　与运动神经传导速度基本相同（图 5-21）。F 波潜伏期减去 M 波潜伏期，即为刺激点至脊髓的往返传导时间。从人体表面可测出刺激点至脊髓（下肢以腰 1 棘突；上肢以颈 F 棘突作为测定点）的距离，代入下列公式，即可求出该段 F 波传导速度。

[刺激点至颈 7（或腰 1）的距离（mm）

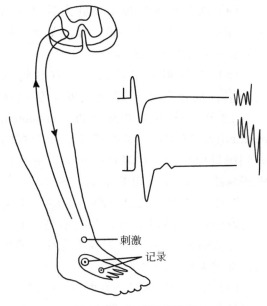

图 5-21　F 波及其检查

×2]/[F 波潜伏期－M 波潜伏期－1.0(ms)]

上式中 ×2 是指上行与下行往返路程，减去 1.0ms 是估计脊髓的延迟时间。

F 波传导速度可测定肢体近脊髓端的传导速度，而运动神经传导速度可测定肢体远端的传导速度。两者正好起相互补充的作用。

3. **临床应用**　吉兰-巴雷综合征是较常见的多发性周围神经病，它的损害可以在神经根、神经近端和远端。如果急性期在神经根和近端有病灶，F 波就可以消失，而恢复期又复现。F 波的延长提示近端有脱髓鞘改变。其他如糖尿病性神经病、尿毒症性神经病、臂丛和根性神经病损、脊肌萎缩症等，F 波均有较明显的延长。

（四）H 反射

电刺激胫神经，在 M 波位置之后出现的激发电位称为 H 波。在 1 岁以前的婴儿中可在许多神经中引出。但到了成人期，则只在胫神经出现。在进行胫神经运动神经传导速度检测时，当刺激量轻微或 M 波刚出现时，H 波即明显出现，随着刺激强度的加强，H 波减少，M 波逐渐加大，M 波最大时 H 波消失。

1. **H 波正常值**　潜伏期为 30～35ms，两侧之间差在 1.4ms 以内，波幅 H/M 比值在 64% 以下。

2. **H 波临床意义**　由于正常反射也由网状结构下行纤维所抑制，当上运动神经元病损害了这些纤维时，抑制减弱，出现 H 反射亢进，表现为潜伏期短，波幅增高，波形多相，H/M 比值＞64%。所以 H 反射的变化反映了上运动神经元病变。H 反射可因腰骶根的损害而有改变，如 S_1 根受损其表现多为 H 反射消失或者潜伏期延长。

（五）神经传导速度在骨科康复中的应用

（1）确定反射弧损害的部位，区分感觉神经损害和运动神经损害及周围性和中枢性损害。

（2）确定神经损害的节段是近心段还是远心段，其精确度可能达到 10cm。

（3）区分脱髓鞘性病变与轴索变性病变：前者以传导减慢为主，后者以失神经电位和运动单元动作电位（MUAP）振幅下降为特征。

（4）确定神经支配异常：如尺神经与正中神经交通的 Martin-Gruber 异常。

（5）定量测定神经损害的程度：可以精确地定量测量，是康复疗效评定中客观、可靠、灵敏的指标。

三、诱发电位及其临床应用

（一）概述

1. 定义　诱发电位（evoked potential，EP）或称诱发反应，是指神经系统（包括外周或中枢，感觉或运动系统）接受多次感觉刺激时生物电活动发生改变而通过平均叠加记录下电活动，是神经电生理研究中的新发现。

2. 诱发电位的产生　诱发电位的结构基础是神经元，神经元是神经系统的基本组成核心，它能产生、扩布神经冲动并将神经冲动传递给其他神经元或效应细胞。但神经元种类繁多，形状各异，其结构包含胞体、树突和轴突 3 个细胞区。树突在胞体附近反复分支，为神经元提供接受传入信号的网络。轴突从胞体向远处延伸，引导兴奋朝远处延伸，为神经冲动传导提供通路。

诱发电位的产生与神经瞬时电信号沿神经纤维的传导有关。无髓鞘轴突传导通过已兴奋区（活动区）和未兴奋区（静息区）之间的电紧张性扩散和局部电流实现。一旦未兴奋区的去极化达到阈值，该区即可产生自发再生，由被动去极化转为主动去极化，依次向邻近的区域发展，产生兴奋冲动的传导。有髓鞘轴突的传导方式也是

如此，不同的是传导的方式是从一个郎飞结跳到另一个郎飞结，故其传导兴奋的速度是较无髓鞘快速。

（二）诱发电位命名

1. 诱发电位命名法　不同的命名方法产生不同的命名。

（1）按诱发电位（EP）出现的先后顺序与极性来命名：以 P（positive）表示正向波，N（negative）表示负向波。EP 一串反应波按其极性与顺序命名，如 P1、N1、P2、N2 等。第一个出现的正相波即称 P1 波。视觉诱发电位常以此命名。

（2）按诱发电位的极性和平均潜伏期来命名：极性命名如上，各波在成年健康人的平均潜伏期在其后，如 N9、N20、P15、P40 等。N9 即是在平均潜伏期 9ms 出现的负向波。躯体感觉诱发电位常以此命名。

（3）按记录或刺激电极的部位命名：按记录电极部位，如锁骨上电位、腘窝电位、马尾电位；按神经发生源，如腰髓电位、颈髓电位；按刺激部位，如皮层 MEP（运动诱发电位）、颈 MEP、腰髓 MEP。

（4）按各诱发电位出现的先后以罗马字顺序命名：I、II、III、IV、V 等。脑干听觉诱发电位常以此命名。

（5）事件相关电位命名：有其特殊的命名，如编程中使靶刺激发生偏离而产生的负波称为失匹配负波（mismatch negativity，MMN）；又如将注意和忽视的靶刺激反应相减，结果产生负波，称为阴性相减波（negative difference，Nd）。

2. 临床惯用命名法　临床上除脑干听觉诱发电位（BAEP）外，往往不是以上述一种方法命名，各种 EP 习惯上往往各不相同，有时为几种命名的混合。

（1）短潜伏期体感诱发电位（SLSEP）：一般按极性和平均潜伏期命名。用非头参

考点时，有 N9、N13、N18、N20 等。但有的电位按部位或发生源命名，如上述腘窝电位、马尾电位、颈髓电位、腰髓电位等。

（2）模式翻转视觉诱发电位（PRVEP）：如 N75、P100、N125。

（3）事件相关电位：如 Nd、MMN、N2、P300。

（三）诱发电位分类

有多种分类方法，为临床实用，可将 EP 分为两大类，即外源性的与感觉或运动功能有关的刺激相关电位（SRP）和内源性的与认知功能有关的事件相关电位（ERP）。

1. 外源性刺激相关电位（SRP） 包括以下几种。

（1）按刺激类型和模式：①通常可分为视觉诱发电位（VEP）、听觉诱发电位（AEP）、躯体感觉诱发电位（SEP）和运动诱发电位（MEP）；②上述三种感觉 EP 按潜伏期长短分类，通常有短、中、长潜伏期 EP 之分。

（2）按 EP 的发生源：①皮质诱发电位：由丘脑到皮质的电冲动及皮质的突触电活动所产生，它又可分为特异性反应、非特异性反应、顶电位及其他长潜伏期皮质成分。②皮层下电位：包括脑干电位如 AEP 中的 BAEP、SLSEP 中的某些远场电位（如 P13-P14、N18 等），当然还包括脊髓电位。在感觉 EP 中这些电位大多有临床应用价值。

（3）按记录电极距神经发生源远近：①近场电位：意味着记录电极下方就是神经发生源所在。上述皮质电位，以及脊髓电位、周围神经的动作电位，均属近场电位。②远场电位：是由正发生去极化的细胞膜产生的，而电极记录的是这极化运动的前锋经容积传导的电位，而非去极化和复极化之间直接电荷流动。一般记录电极距神经发生源超过 3～4cm，所以从头皮记录下的皮质下电位和脑干电位均属此类。③远近场电位混合记录：尤以在 SLSEP 中采用非头参考点。

（4）按刺激速率：可分为瞬态 EP 和稳态 EP。

（5）按刺激时程：较长刺激时程 EP 和短刺激时程 EP。

2. 内源性事件相关电位（ERP） 一般来说，ERP 是在注意的基础上，与识别、期待、比较、判断等过程有关。

（1）与启动方式有关者：如 P300、N400 等。

（2）与选择性注意和潜在性注意有关者：如阴性相减波和失匹配阴性波等。

（3）与准备状态和期待有关者：如运动相关电位（MRP）和指令后负反应等。

（四）常用诱发电位技术

1. 体感诱发电位（SEP） 因反复刺激皮肤，多由中枢神经系统的体表投射部位记录而得。SEP 是感觉功能的电生理检查，包括机械感受和本体感觉刺激。SEP 通路可涉及有最大中枢神经系统（CNS）跨度的最长轴索。可简单地将 SEP 看作是周围感觉神经动作电位的 CNS 的等量物。SEP 技术可追踪由周围神经电刺激产生的传入性冲动由臂丛、神经根至脊髓和脑干、大脑的整个过程。其成分分别代表脊髓、脑干和大脑皮质等部位。故可作为中枢神经系统主要诊断手段之一。它有上、下肢 SLSEP 之分。

2. 视觉诱发电位（VEP） 是在视觉刺激（通常为交替性黑白棋盘型）后产生的枕叶皮质电位。光线刺激视网膜感受器，产生的信号经双极细胞传递至内视网膜神经细胞。这些被兴奋的神经节细胞的轴索组成视神经纤维。通过视交叉，鼻侧的一半来自视网膜的纤维交叉至对侧，与来自同侧的颞侧纤维汇合组成视束，每一视束纤维均在位于背外侧丘脑内的膝状体内形成突触。外侧膝状体与视网膜神经元均对对比强烈的分界、相反的色调和光电产生强烈的反应，并由此通过视放射传播到大脑枕叶内侧距状裂的初级视皮质。双眼的会聚发生于视皮质。形状识别能力对 VEP 有重要影响。

3. 脑干听觉诱发电位　当给予人类适当的声音刺激后，在头 10ms 之内，就可从皮质下听觉通路的几个不同水平直接记录到一系列电位，相当于该通路中周围桥延结合部、脑桥及中脑的顺序激活。当这些听神经和脑干电位经容积传导，到达头颈部 - 耳垂的表面记录电极时就构成了一系列复合正、负波，即脑干听觉诱发电位（BAEP）。听觉刺激由第Ⅷ对脑神经感知，并传递至中脑，与脑桥延髓区的神经核（蜗核、上橄榄核）发生突触联系；随后，刺激经外侧丘系及其核通过脑桥上部和中脑下部（下丘）到达丘脑发生突触联系。因此，BAEP 可用来评价第Ⅷ对脑神经、脑干（从脑桥到中脑）的情况。

4. 运动诱发电位　系用电或磁刺激脑运动区或其传出通路，在刺激点下方的传出径路及效应器 - 肌肉所记录到的电反应。

（五）诱发电位在临床的应用

诱发电位是继脑电图和肌电图之后临床电生理学的第三大进展。临床上，诱发电位可用来协助确定中枢神经系统可疑病变，帮助病损定位，监护感觉、运动系统的功能状态，为预后和康复治疗提供确切指标，因此它是神经内、外科，康复科等的有力工具，并为临床医疗、科研提供有价值的资料。

1. 体感诱发电位的临床应用　体感诱发电位在临床上的应用是很广泛的，从皮层到末梢的神经功能均可通过调整记录电极，精确地检测不同节段部位的情况，给临床提供明确的指标和解释。当周围神经、神经丛、神经根、脊髓前角和后索、脑干及皮质受损时，从不同部位记录相应的改变，尤其是大脑皮质和皮质下神经元受损时，SEP 晚成分会有异常改变，它比脑电图更敏感，更易于比较和分析。因此，临床上对如下疾病均可进行 SEP 检测。

（1）周围神经病：当病损近端或病变严重，神经传导检测难以进行时，SEP 有助于对周围神经系统进行评价。通过 SEP 测量的周围感觉传导速度，与常规神经传导健侧的结果类似。可在两个或两个以上部位刺激神经，于头皮记录 SEP。在多发性神经病和单神经病患者，头皮 SEP 可缺如或延迟。单在周围记录不到 SNAP 时，可通过头皮记录 SEP 对周围神经损伤进行评价。头皮记录 SEP 可有助于评价局灶性神经损害。

（2）神经丛病变：臂丛损伤后，必须对其预后进行评价。节后（纤维）损伤者经过手术治疗可望恢复，而有神经根撕脱者预后极差。传统的神经传导检测可显示损伤部位。当临床上有感觉缺失的体征时，如果 SNAP 正常，表明为节前（纤维）损害。一般认为，刺激上肢神经在头皮和颈棘突记录 SEP，可有助于增加对臂丛损伤电生理评价的认识：N13 减少反映整个臂丛受损，而 N9 减少则提示是节后损害。

（3）神经根病变：有助于亚临床根性病变检测。

（4）颅脑疾病和损伤：包括脑血管意外疾病。

（5）各种中毒和中枢神经系统损害、癫痫、精神疾病及心理研究等。

（6）昏迷及死亡等。

2. 视觉诱发电位的临床应用　常用于以下病患。

（1）多发性硬化：是中枢神经系统的脱髓鞘疾病，临床表现为四肢无力甚至瘫痪，智力意识均有不同程度的下降迟钝。有学者提示 95% 以上的患者 PRVEP 异常，而且异常变化显著，P100 延长达 30ms 以上。

（2）视神经炎和球后视神经炎：PRVEP 对视神经的脱髓鞘疾病很敏感，约 90% 以上的患者都有 PRVEP 异常。

（3）弥散性神经系统病变：包括脊髓小脑变性、肾上腺白质营养不良、进行性神经性腓骨肌萎缩症、帕金森病、慢性遗传性舞蹈病、恶性贫血、慢性肾病、脊髓病（尤其是慢性病变患者）、脑肿瘤和脑梗死等。以往对这些疾病不了解其有视觉系统的损害，但经检测都发现存在 PRVEP 异常。无疑给这些疾病提供了又一个临床客观指标，同时对治疗方案也提出了新的要求。

3. 听觉诱发电位的临床应用　脑干听觉诱发电位 BAEP 可以提供听力学和神经学两方面的资料，常用于神经系统疾病的检测，其中最有价值的几个方面为：①昏迷及脑死亡预后判断；②多发性硬化的诊断；③颅后窝肿瘤的早期探测和定位。

（1）昏迷：脑损伤患者中 BAEP Ⅰ～Ⅴ波峰间潜伏期具有特别的诊断价值。Ⅰ～Ⅴ波峰间潜伏期正常的患者中有 90% 能够存活下来，昏迷患者中 BAEP 正常提示病灶位于听觉通路的近端。BAEP 异常表示预后不良。脑死亡中，最不利的结果为除听神经长生的波Ⅰ以外，所有波都消失。波Ⅰ的消失也可见于发病前有听力丧失或者有耳蜗病变者。

（2）听神经痛：是 BAEP 检测最敏感的病变。

（3）听神经瘤或其他小脑脑桥肿瘤：BAEP 的 Ⅰ～Ⅲ 波峰间潜伏期最常受到影响。当听力测验及计算机体层摄影扫描都正常时，BAEP 检测常可揭示异常表现。尽管听觉通路在外侧丘系水平有大部分交叉，但在原发性脑瘤中所见的 BAEP 异常都在受刺激的耳朵同侧，表明了病灶的方向和位置。

（4）脑干髓内肿瘤：其 BAEP 的阳性率是很高的。

（5）脑干血管病：脑干出血主要为脑桥出血、脑干梗死，特别是已致残者 BAEP 异常率更高。另外，一过性脑缺血发作或可逆性卒中发作的阳性表现文献报道不一致，但可提供异常变化的指标。

（6）其他：多发性硬化、脑桥中央髓鞘溶解症、白质营养不良。

4. 磁刺激运动诱发电位的临床应用　磁刺激的 MEP 不能对疾病进行定性分析，其结果应结合临床。临床上病损与 MEP 异常程度之间的相关性也不密切，但是 MEP 的变化还是可以预示某些特定的疾病过程。例如，在脱髓鞘疾病中中枢运动减慢大多较明显，而在神经元疾病时，如 MEP 可记录到，则主要表现为波幅小，而潜伏期的延长常较轻。

（陈月桂　燕铁斌）

第6章
骨科常用特殊体征

第一节 骨科常用体表标志

一、躯干标志线

1.胸部标志线（图6-1） 包括①前正中线：又称胸骨中线，自胸骨柄上缘中点向下至剑突所作的垂线，可延伸至腹部。②锁骨中线：经锁骨中点向下所作的垂线（分左、右两线）。③腋前线：沿腋前皱襞向下所作的垂直线。④腋中线：自腋窝中点向下所作的垂直线。⑤腋后线：沿腋窝后皱襞向下所作的垂直线。

2.背部标志线（图6-2） 包括①后正中线：是经背部正中所作的垂线，相当于各棘突尖的连线。②肩胛线：双臂下垂时，经肩胛下角向下所作的垂直线（分左、右两线）。

3.腹部标志线（图6-3） 包括①肋骨线：通过两侧第10肋最低点的横线。②棘间线：两侧髂前上棘之间所作的横线。③左、右纵线：由两侧腹股沟中点向上所作的纵线。

4.颈部标志线（图6-4） 包括①颈交感神经节：以胸锁乳突肌中段为中心点。颈上节最大，呈梭形，在下颌角后1cm，多位于第1～3颈椎横突前方，颈内动脉后方。颈中节最小，在胸锁乳突肌后缘与环状软骨同高，多位于第6颈椎横突处。星状神经节在颈中节下2cm锁骨上窝深部，位于第7颈椎下缘，常与第1胸神经节合

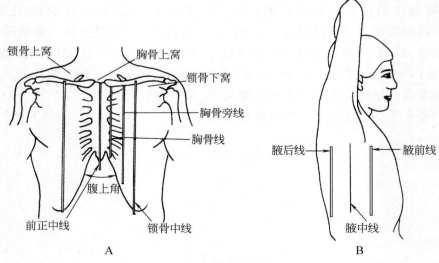

图6-1 胸部标志线

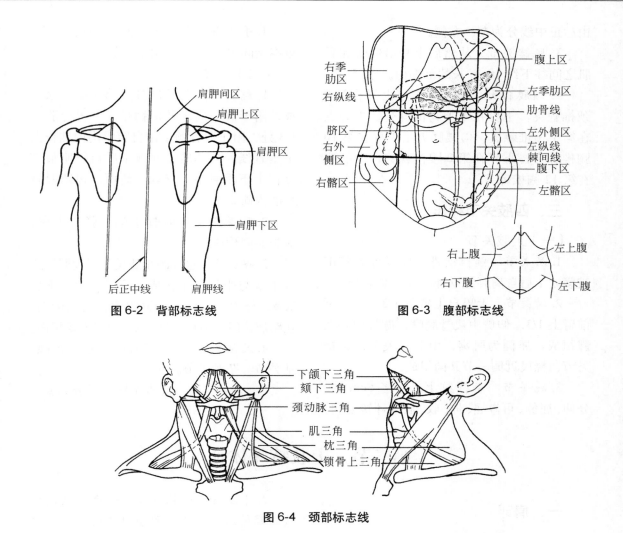

图 6-2 背部标志线

图 6-3 腹部标志线

图 6-4 颈部标志线

并成为颈胸神经节。②臂丛神经节：位于锁骨中点上方。经锁骨后深入腋窝。分出桡神经、尺神经、正中神经等若干支，分布于上肢及手部。

二、背部标志

背部是躯干背侧壁的简称，起到连接头部与四肢的重要作用。背部上界为枕外隆凸向两侧沿上项线至乳突；外侧界由乳突沿斜方肌前缘到达肩峰，再由此沿腋中线垂直向下至髂嵴；下界由骶骨后上缘中部沿髂嵴至外侧界的下端。这一区域通常以隆椎棘突水平（即 C_7 处）和第 12 肋为界，

自上而下分为 3 个部分：项部、背部、腰部。背部其他重要标志如下。

1. **脊柱** ①第 2 颈椎棘突：平乳突尖水平。②第 4、5 颈椎棘突：平喉结水平。③第 6 颈椎棘突：平环状软骨水平。④第 7 颈椎棘突：低头时项部最隆起之棘突。⑤第 3 胸椎棘突：平两肩胛冈内线水平。⑥第 7 胸椎棘突：平肩胛下角水平。⑦第 8 胸椎棘突：平胸骨体与剑突结合水平。⑧第 2、3 腰椎棘突：肋弓两侧最下缘连线水平。⑨第 4 腰椎棘突：两髂嵴最高处连线水平。

2. **腰骶部** 从第 12 胸椎至第 5 骶椎。

由后正中线分为左、右侧。

3. 骶髂关节 从髂后上棘沿骶骨和臀肌之间往下约10cm长的范围内。

4. 颈腰膨大 ①颈膨大：上界在第2颈椎棘突，下界在第1胸椎棘突，中心点在第7颈椎棘突。②腰膨大：上界在第10胸椎棘突，下界在第2腰椎棘突，中心点在第12胸椎棘突。

三、四肢关节标志

（一）上肢关节

1. 肩关节 前自锁骨中线以外齐腋前皱襞处；后自肩胛线以外齐腋后皱襞处。

2. 肘关节 上界自上臂下1/3，下界至前臂上1/3。伸侧由尺骨鹰嘴、肱骨内外上髁组成，屈侧为肘窝，由肱尺关节、肱桡关节、桡尺近侧关节共同组成。

3. 腕关节 腕横纹上、下各5cm处。分伸、屈侧，可做屈、伸、收、展及环转运动。

4. 手及指关节 分手掌、手背、手指、近端指间关节、远端指间关节。

（二）下肢关节

1. 髋关节 上界自脐及第3腰椎水平线，附于髋臼周缘及横韧带；下界至股上1/3处，附于股骨颈；前自腹股沟内侧作上下垂直线，到达转子间线；后自臀肌最高点作上下垂直线，分前、后面，包罩股骨颈的内侧2/3。

2. 膝关节 由股骨下端、胫骨上段、髌骨共同构成。

3. 踝关节 也称距小腿关节，由胫、腓骨下端与距骨滑车构成。位于踝上、下各2cm，分内、外侧。可做背伸和跖屈运动，在跖屈位时关节稳定性欠缺，较多容易扭伤。

4. 足趾关节 分足跗部、跟腱、足跟、趾关节、跖趾关节。

（郭友华　燕铁斌）

第二节　上肢特殊体征

一、肩部

1. 杜加斯（Dugas）征 又称肩内收试验、搭肩试验。正常人将手放在对侧肩上，肘能贴胸壁。肩关节前脱位时肘内收受限，伤侧的手放到对侧肩上，肘不能贴胸壁，此为杜加斯阳性（图6-5）。

2. 卡拉威（Callaway）试验 以软尺从肩峰处绕过腋下，测量其周径，并与对侧比较。如有肩关节脱位，则此周径增大（图6-6）。

3. 肩外展疼痛弧 又称肩关节外展试验。肩峰下的肩袖有病变时，因冈上肌腱

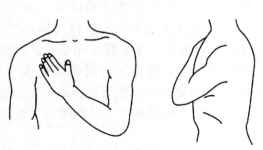

图6-5 杜加斯（Dugas）征

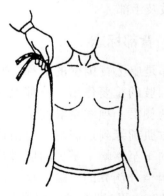

图6-6 卡拉威（Callaway）试验

与肩峰下摩擦，在肩外展 60°～120° 范围内出现疼痛（图 6-7），在此范围以外则无疼痛，也见于冈上肌腱炎。肩锁关节病变的疼痛弧在肩关节外展 150°～180°（图 6-8）。

4. 肱二头肌腱抗阻试验　有两种方法。

（1）前臂旋后，肩前屈 90°，伸肘位，检查者用手下压前臂抗肘屈曲，肩部出现疼痛为斯比德（Speed）试验阳性。

（2）屈肘 90°，前臂抗屈肘及前臂旋后时，肩部出现疼痛为叶加森（Yergason）征阳性（图 6-9），见于肱二头肌长头腱鞘炎。

5. 前屈上举征（Impingement 征）　检

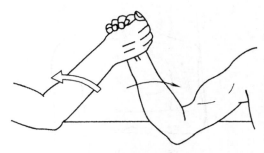

图 6-9　叶加森（Yergason）征

查者以手扶患侧前臂，保持上肢于中立位并前屈上举，使肩袖的大结节附着点撞击肩峰的前缘，肩痛为阳性。常见于肩峰下滑膜炎、冈上肌腱钙化、肩袖损伤等。

6. 前屈内旋试验　检查者将患肩前屈 90°，屈肘 90°，用力使肩内旋，使肩袖病变撞击喙突肩峰韧带，产生肩痛为阳性。

7. 撞击试验（impingement test）　怀疑有肩袖病变的患者，在肩峰下注射 1% 利多卡因 5～10ml 后，再做肩外展，如疼痛及痛弧减轻或消失为阳性，提示有肩袖损伤。

8. 惧痛试验（apprehension test）　患侧上肢放在外展外旋位，做投掷姿势，此时肱骨头向前与前关节囊相压撞，如盂唇有病变，则产生肩剧痛，有不稳之趋势，则患者感到突然无力，不能活动，提示有肩关节前方不稳。

9. 汉密尔顿（Hamilton）征　又称为直尺试验。①以直尺置于上臂外侧，一端贴紧肱骨外上髁，若上端贴于大结节即为正常。若不能靠近大结节，反而靠近或贴及肩峰时即为阳性，提示肱骨头向内脱位或肩关节脱位或肩胛骨颈部骨折（图 6-10）。②以直尺置于小指及肱骨外髁，正常时尺骨茎突不能接触此尺，若能触尺，则为阳性，提示桡骨远端骨折（图 6-11）。

10. 道班（Dawbarn）征　患肩峰下滑囊炎时，患肢上臂贴在胸壁侧面，肩峰前缘下方可有触痛，如上臂外展，滑囊移位于肩峰下，若触痛消失，则为阳性。

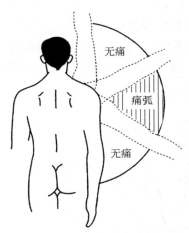

图 6-7　肩外展疼痛弧

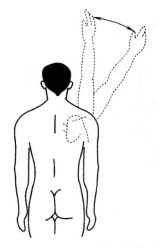

图 6-8　肩锁关节疼痛弧

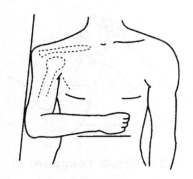

图 6-10 汉密尔顿（Hamilton）征（1）

11. **肩关节稳定试验** 分别在站立位和卧位时检查。①站立位检查：患者向前弯腰 45°，臂部放松下垂，检查者一手固定肩胛颈部，另一手将患臂伸展并从后方给肱骨头压力，可试出肩前方不稳。臂部放松下垂，向后推肱骨头，可试出肩后方不稳。将肱骨向下牵拉时，可试出肩下方不稳（图 6-12）。②卧位检查：平卧位，患肩放在诊床边缘，外展 90°，检查者支撑患臂。一手固定肩胛颈，另一手握住肱骨近端向前后下方移动。受损的一方活动加大，并有滑出关节盂的感觉及疼痛，需双肩对比检查（图 6-13）。

12. **亚格逊（Rergason）征** 又称为肱二头肌长头紧张试验。令患者肘关节屈曲，前臂旋后时，若引起肱二头肌结节间沟处疼痛，即为阳性。说明有肱二头肌长头肌腱鞘炎。

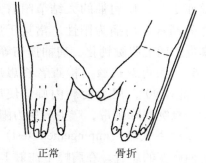

正常　　　　骨折

图 6-11 汉密尔顿（Hamilton）征（2）

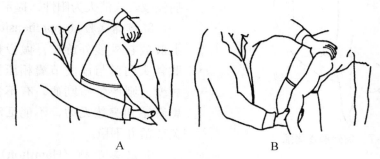

A　　　　　　　　　　B

图 6-12 站立位检查
A. 检查后方不稳；B. 检查下方不稳

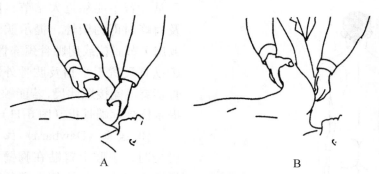

A　　　　　　　　　　B

图 6-13 卧位检查
A. 检查后方不稳；B. 检查前方不稳

13.**布瑞安（Bryant）征**　肩关节脱位时，与健侧相比，患侧腋皱襞下降。

14.**肩三角试验**　肩峰与肱骨大结节、喙突构成等腰三角形，肩关节脱位时此三角关系消失。

15.**冈上肌腱断裂试验**　在肩外展30°～60°时，三角肌用力收缩，但不能外展举起上臂，越外展用力，肩越高耸。但被动外展到此范围以上，患者能主动举起上臂。最初的主动外展障碍为阳性征，提示冈上肌腱断裂。

16.**落臂试验**　检查时嘱患者站立，将患肢被动外展90°，而后放松并嘱患者缓慢放下，若出现患肢突然直落于体侧而不能缓慢放下，则为阳性。见于肩袖损伤或冈上肌腱炎。

二、肘部

1.**髁干角**　又称 B.O. Mapkc 髁上线。正常时肱骨长轴与内外上髁连线成直角。如髁上骨折移位或先天性畸形，髁干角成锐角或钝角（图6-14）。

2.**Hüter 线与 Hüter 三角（肘后三角）**　正常情况下，肘关节伸直时，肱骨外上髁、肱骨内上髁和鹰嘴突在一条直线上；肘关节屈曲90°时，三者成一等腰三角形。肱骨髁上骨折时，三者关系不变；肘关节后

脱位时，三者关系改变。故可用于肘关节脱位与肱骨髁上骨折的鉴别（图6-15）。

3.**米尔（Mill）征**　又称网球肘试验、直肘旋前试验。患者将肘伸直，腕部屈曲，将前臂旋前时，肱骨外上髁疼痛为阳性，肱骨外上髁炎时此征阳性（图6-16）。

4.**肘外翻挤压试验**　肘关节伸直位，检查者一手握腕，一手扶患肘并使其外翻，肘外侧有疼痛为阳性，提示桡骨小头骨折。

5.**肘侧副韧带稳定试验**　肘关节在伸直状态下，前臂旋后位。检查者一手固定患肢上臂远端，另一手握住患肢前臂远端，并被动向外或向内活动前臂，如出现异常的向外活动则可能有肘关节内侧韧带损伤、肱骨内侧髁撕脱，如有异常的向内活动则可能有肘关节外侧副韧带损伤等。但一般急性外伤病例，肘部肿胀疼痛明显时，此项检查尽可能不用，以免增加患者痛苦并加重伤势（图6-17）。

6.**前臂伸屈肌紧张试验**　①前臂伸肌

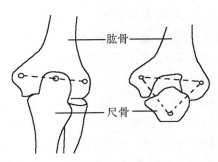
图6-15　肘三角
A.屈肘；B.伸肘

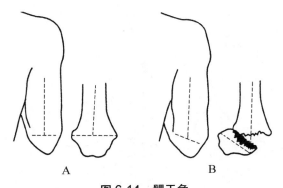
图6-14　髁干角
A.正常髁干角；B.肱骨髁上骨折髁干角

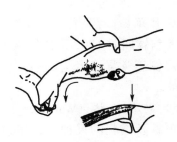
图6-16　米尔（Mill）征

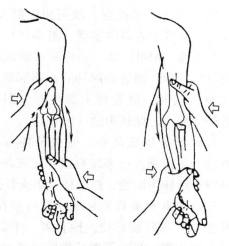

图 6-17 肘侧副韧带稳定试验

紧张试验：又称柯宗试验、Cozen 征。令患者屈腕、屈指，检查者一手压于患者各手指背侧作对抗，再令患者强力伸手及伸腕，如出现外上髁处疼痛即为阳性，见于肱骨外上髁炎（网球肘）。②前臂屈肌紧张试验：令患者用力握拳，检查者伸指入拳与其握力作对抗，如出现内上髁处疼痛即为阳性，见于肱骨内上髁炎。

7. 腕伸肌紧张试验 患者肘关节伸直前臂旋前位，做腕关节的被动屈曲，引起肱骨外上髁处疼痛者为阳性征，见于肱骨外上髁炎。

8. 伸肘试验 又称 Bikbles 征。患者坐或站位，一侧臂上举，手掌放在头顶上，若不能主动伸肘，或伸肘时引起该臂疼痛，即为阳性。提示肘关节后脱位、鹰嘴骨折、桡骨头半脱位等，此外，还应考虑臂丛神经炎等。

9. 屈肘试验 患者上肢自然下垂位。令检查者前臂屈肘120°，持续3分钟，出现手部尺侧感觉异常者为阳性。可见于肘管综合征。

10. 瓦特伯让格（Warteberg）试验 肘以上可触及增粗的尺神经，压迫尺神经即有触痛，小指外展不能内收即为阳性。

11. 松动试验 检查者一手拇指固定桡骨茎突，另一手拇、示指捏住尺骨小头上下错动提压，如有浮动感、松动不稳或沙沙作响则为阳性，提示下尺桡关节错缝。

三、腕部

1. 芬克斯坦（Finkel-Stein）试验 又称握拳尺偏试验。患者握拳，拇指在拳内，使腕部尺偏，若桡骨茎突处出现疼痛为阳性，提示桡骨茎突狭窄性腱鞘炎（图 6-18）。

2. 腕关节尺侧挤压试验 患者腕关节置于中立位，检查者将其尺偏并纵向挤压，若腕关节尺侧、尺桡远端关节处疼痛为阳性，提示腕三角软骨盘损伤、尺骨茎突骨折（图 6-19）。

3. 劳吉尔（Laugier）征 正常桡骨茎突的位置较尺骨茎突远，若两者在同一平面上甚至相反，即尺骨茎突的位置较桡骨茎突远，为阳性，提示桡骨远端骨折错位（图 6-20）。

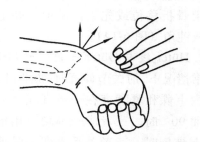

图 6-18 芬克斯坦（Finkel-Stein）试验

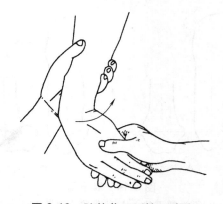

图 6-19 腕关节尺侧挤压试验

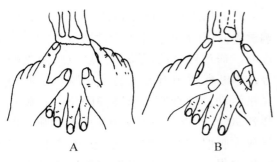

图 6-20　劳吉尔（Laugier）征

4. **压脉带试验**　与测量血压的方法相似，将血压升高至收缩压以上，若出现示、中指麻木即为阳性，提示腕管综合征。

5. **马德隆畸形**　又称 Madelung 征。此畸形的特点是尺骨小头异常隆起和手向桡侧偏斜，可见于外伤性尺桡关节半脱位。若为双侧性畸形，可能由于桡骨下端骨骺过早闭合，桡骨过短，尺骨相对过长。

6. **手镯试验**　以手握尺桡骨下端引起疼痛为阳性，常提示为类风湿关节炎。

7. **屈腕试验**　又称 Phalen 征。令患者腕自然下垂持续 1 ～ 2 分钟，并可用手压迫正中神经，若出现手掌麻木加重，疼痛加剧并放射至示、中指，即为阳性，提示腕管综合征。

8. **腕三角软骨挤压试验**　判断是否有三角软骨损伤。检查时嘱患者屈腕 90°，掌心向下，医者一手握住前下端，另一手握住手掌部，使患手向尺侧被动偏斜，然后伸屈腕关节，使腕部尺侧发生挤压和研磨，如有明显疼痛加重即为阳性。

9. **伸腕桡倾试验**　患腕背伸 10°，再向桡侧倾斜，尺骨茎突处疼痛即为阳性，提示有尺骨茎突部狭窄性腱鞘炎。

10. **老鹰回头试验**　患侧 5 个手指并拢呈鹰嘴状，在屈腕的同时旋后，茎突部出现剧痛即为阳性，提示有尺骨茎突部狭窄性腱鞘炎。

（燕铁斌）

第三节　下肢特殊体征

一、髋部

（一）特征

1. **托马斯（Thomas）征**　又称髋关节屈曲挛缩试验。患者平卧位，双下肢伸直。健侧下肢屈髋膝，大腿贴近腹壁，对侧的髋膝关节出现屈曲为托马斯征阳性，说明髋关节有屈曲挛缩畸形，并记录其屈曲畸形角度。其机制是髋关节的屈曲挛缩可由腰椎的前凸来代偿（图 6-21）。

2. **杨特（Yount）征**　是区别髋关节屈曲畸形是由于髂腰肌挛缩还是由于髂胫束挛缩的有用方法。检查步骤与托马斯征基本相同，当托马斯征出现阳性体征时，保持健侧髋膝极度屈曲体位，将患肢外展，当患肢外展到一定角度髋关节屈曲畸形消

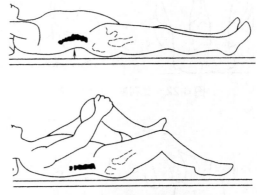

图 6-21　托马斯（Thomas）征

失，患髋可以伸直即为阳性。阳性说明患侧髋关节屈曲畸形是由髂胫束挛缩引起。

3. **艾利斯（Allis）征**　又称下肢短缩试验。患者仰卧位，双侧髋、膝关节屈曲并列，足底着床，两脚后跟并齐平放于床面，正常

两膝顶部应等高，如一侧低于对侧即为阳性（图 6-22）。多说明患肢有缩短，常提示股骨缩短，如有股骨骨折或髋关节后脱位。该方法是小儿先天性髋脱位的常用检查方法。胫骨缩短时也呈阳性，此时要用其他方法测量股骨长度以鉴别两者。

4. 推拉试验　又称望远镜试验（telescope test）、套叠征、巴洛夫（Barlovo）试验。检查方法有两种：①患者仰卧位，患侧屈髋及膝各 90°，健侧伸直，检查者一手掌固定其骨盆，其拇指触按腹股沟处大腿内侧，其他手指置于髋侧后部，另一手握大腿膝上并反复上拉下推。②患者仰卧位，助手按住骨盆，检查者双手握住患侧小腿，伸直髋与膝关节，然后上下推拉患肢。如有髋关节脱位者，能感到大转子有过多的上下活动移位感，有时可听到脆响，患肢能上下移动 2 ～ 3cm 即为阳性（图 6-23）。

5. 奥托兰尼（Ortolanie）试验　又称弹响试验。用于新生儿先天性髋脱位的早期诊断，通过触诊的脱位感、复位感及脆响等，判断髋关节有无松弛或半脱位引起的异常活动。检查时，患婴仰卧位，屈髋及膝各 90°，检查者手掌扶患侧膝及大腿，拇指放在腹股沟处大腿内侧，其他手指放在股骨大粗隆处，先用拇指向外后推并用掌心由膝部沿股骨纵轴加压，同时大腿轻度内收，如有先天性髋脱位则股骨向后脱出髋臼而伴有弹响，此时外展大腿并用中指向前顶压大粗隆，股骨头则复位。当股骨头滑过髋臼后缘，还纳于髋臼时又可听到脆响，即为奥托兰尼试验阳性（图 6-24）。

6. 巴尔娄（Barlow）试验　是对 Ortolanie 试验的改良，但两侧同时检查。保持前述试验体位，中指放在大转子处，拇指在小转子部位施加压力，如感到股骨头向后滑出髋臼，放松后立即复位者，说明髋关节不稳定，虽不存在脱位，但以后极易发生脱位（图 6-25）。

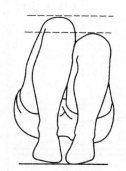
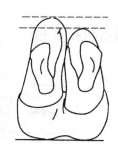

图 6-22　艾利斯（Allis）征

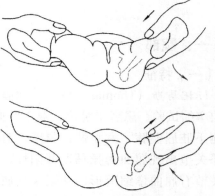

图 6-24　奥托兰尼（Ortolanie）试验

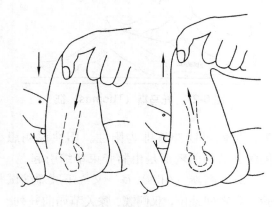

图 6-23　推拉试验

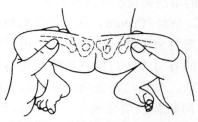

图 6-25　巴尔娄（Barlow）试验

7. **蛙式试验** 又称屈膝屈髋外展试验。患者平卧位,检查者用手支持患者两侧膝部,屈髋、外展。先天性髋脱位患者,患肢出现外展受限现象。正常新生儿或 2～9 个月的婴儿双髋、膝各屈曲 90°后,外展双髋可达 70°～90°,若不能达到,应疑有先天性髋脱位。外展在 50°～60°为阳性,40°～50°为强阳性。若外展过程中听到弹响声后,髋关节外展与对侧相同时,说明脱位已复位(图 6-26)。

8. **奥伯尔(Ober)试验** 又称髂胫束紧张试验。患者侧卧位,健肢在下并屈髋屈膝,以消除腰椎前凸。如检查左侧,嘱患者屈右髋用双手将右膝抱在胸前,检查者立于患者背后,右手固定其骨盆,左手握其左踝使左膝屈曲成直角并向后方牵引,使患侧大腿外展,同时伸直,与躯干处于同一直线。在此姿势下,嘱患者内收左大腿。正常时如迅速去除支持,则因阔筋膜张肌收缩,肢体不下落,反稍上举;然后方渐渐下落,左膝可触到床面。有髂胫束挛缩时则内收限制,患肢可被动地维持于外展位并可在髂嵴与大粗隆摸到挛缩之髂胫束,左膝不能触到床面或内收时引起腰椎向左侧凸(即向上凸),这是奥伯尔征阳性,提示髂胫束挛缩或阔筋膜张肌挛缩(图 6-27)。

9. **足跟叩击试验** 直腿抬高,用拳叩击足跟,髋部疼痛为阳性。提示髋关节负重部位关节面破坏,且为晚期。

10. **屈德兰堡(Trendelenburg)试验** 又称单腿独立试验、髋关节承重机能试验、

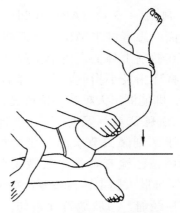

图 6-27 奥伯尔(Ober)试验

臀中肌试验。用于检查有无臀中肌麻痹和髋关节的稳定程度,对于髋关节很多疾病的诊断很有帮助。检查时患者直立位,背向医者,嘱患者先健侧腿单独直立,患侧腿抬起,患侧骨盆向上提起,该侧臀皱襞上升即为阳性。再使患侧腿单独直立,健侧腿抬上,则健侧骨盆及臀皱襞下降即为阳性。阳性者提示:①负重侧不稳定,臀中肌、臀小肌麻痹和松弛,如小儿麻痹后遗症或高度髋内翻;②骨盆与股骨之间的支持性不稳,如先天性髋脱位、成人陈旧性髋脱位、股骨颈骨折后遗症、股骨头坏死等(图 6-28)。

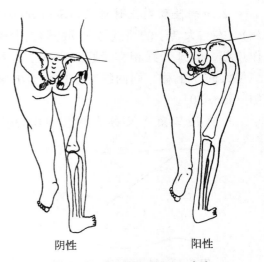

阴性　　　　　　阳性

图 6-28 Trendelenburg 试验

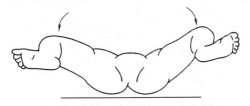

图 6-26 蛙式试验

11. 阿兰－多德（Alan-Todd）试验 检查者面向患者做半蹲位，然后将两侧拇指各放在髂前上棘上，而中指放在大粗隆顶点，将环指及小指放在大粗隆后方，两侧比较，即能测出大粗隆移位情况。

12. 分髋试验 又称"4"字征试验。主要用于区别髋关节疾患与坐骨神经痛。患者仰卧位，检查者将患肢膝关节屈曲，踝部放于健肢大腿上，再将膝部抵于床面，如坐骨神经痛，患肢放置此自如，而髋关节疾患者则否。

13. 髋关节过伸试验 又称腰大肌挛缩试验。患者俯卧位，患侧膝关节屈曲90°，医生一手握其踝部将下肢提起，使髋关节过伸，若骨盆也随之抬起即为阳性，说明髋关节不能过伸。可见于腰大肌脓肿及早期髋关节结核。

（二）股骨头大粗隆位置的测量

1. 髂坐线（Nelaton 线） 又称内拉通线，为髂坐结节连线。患者侧卧位，髂前上棘到坐骨结节的连线正通过大转子的最高点为阴性，否则为阳性，提示髋关节脱位或股骨颈骨折（图 6-29）。测量时因骨性标志很难准确，故大粗隆高出此线 1cm 以内者，不能视为病征。

2. 大粗隆髂前上棘连线（Schoemaker 线） 左右大转子的顶点与同侧的髂前上棘作连线，其延长线相交于腹正中线上。若患侧大转子上移，则两线交于中线旁的健侧（图 6-30）。

3. 髂股三角 又称布瑞安（Bryant）

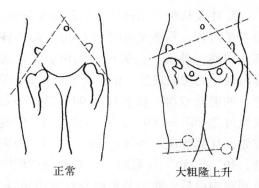

正常　　　　　　　　大粗隆上升

图 6-30　大粗隆髂前上棘连线（Schoemaker 线）

三角。患者仰卧位，自髂前上棘向床面作垂线，自大粗隆顶点与垂直线作一水平线，再自髂前上棘与大粗隆顶点之间连一直线，构成直角三角形。对比两侧三角形的底边长度，在正常成人是 5cm 左右，若该水平线距离较健侧缩短或增长，表明大粗隆向上或向下移位（图 6-31）。

4. 休马克（Schoemaker）线与卡普兰（Kaplan）交点 这也是一种测定大粗隆是否上升的方法，该法较为简单而准确。检查时患者仰卧位，两髋伸直于正中位，左右髂前上棘引一直线延长到腹壁，此线称为休马克（Schoemaker）线。正常者两者延长线应在脐部或脐以上相交叉，两线交叉点称为卡普兰（Kaplan）交点。如果此点移至脐以下，即说明股骨头、股骨颈缩短性病变。

5. 髂间及粗隆间线 正常时两者平行，粗隆间距大于髂间距离。先天性髋脱位时，粗隆间距离增大；脊柱前脱位时髋前倾，髂间距离增大。

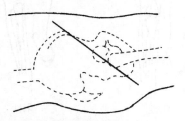

图 6-29　髂坐线（Nelaton 线）

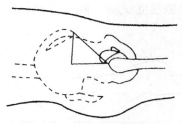

图 6-31　髂股三角（Bryant 三角）

6.两侧大粗隆连线　又称奇恩（Chiene）线。正常时，此线正对髋关节和耻骨上缘，并且和两侧髂前上棘连线相平行，如在上移之大粗隆处作一条线垂直于躯干轴线，则该线高于耻骨上缘水平线。

二、膝关节检查

1.菲尔普（Phelps）试验　患者俯卧，膝关节屈曲，大腿尽量外展。检查者逐渐使患者膝关节伸直，若股薄肌有挛缩，则在伸膝过程中大腿发生内收，为阳性。该试验有助于鉴别由股薄肌挛缩引起的膝关节屈曲、小腿内收畸形和髋关节的单纯内收挛缩。

2.浮髌试验　患者仰卧，伸膝，放松股四头肌，检查者一手虎口对着髌骨上方，手掌压在髌上囊，使膝内液体流入关节腔，另一手示指以垂直方向轻压髌骨快速松开后，即觉髌骨浮起，此为阳性，表明关节内有积液。正常膝内液体约为 5ml，当膝内液体达 50ml 时，方为阳性（图 6-32）。

3.髌骨摩擦试验（Soto-Hall 征）　又称挺髌试验。患者仰卧位，伸膝，检查者一手按压髌骨，使其在股骨髌关节面上下活动，出现摩擦音或疼痛者为阳性。常见于髌骨软化症。

4.伸直受限征（Helfet 征）　当膝关节半月板损伤有绞锁时，关节不能全伸，表现为伸直后胫骨粗隆不外旋而维持在髌骨中线上。

5.伸膝试验（Pisani 征）　外侧关节间隙包块，在伸膝时消失，屈膝时出现，可能为外侧半月板囊肿。

6.局部压痛（McGregor 征）　内侧半月板损伤时，内侧副韧带中间的关节面部分有明显的压痛点。

7.指压试验（Fimbrill-Fisher 征）　检查者以指尖置于内侧副韧带前方的关节间隙，屈膝，旋转小腿数次或同时伸膝，若内侧半月板损伤，则可感觉到手指下有物体在移动，并可伴疼痛及摩擦声。可用同法检查外侧半月板损伤（图 6-33）。

8.提压研磨试验（Apley 试验）　患者俯卧位，屈膝 90°，检查者双手握患肢足部，检查者左腿压住患者大腿下端后侧做固定，旋转提起患膝，若出现疼痛，则为侧副韧带损伤；将膝下压，再旋转，若出现疼痛，则为半月板损伤；轻微屈曲时痛，则为半月板前角损伤（图 6-34）。

9.侧位运动试验（Boehler 征）　又称膝关节侧向挤压试验或膝关节分离试验。患者伸膝，检查者一手按住股骨下端外侧，另一手握住踝关节，做侧位运动，向内侧推时外侧疼痛或有侧方活动，提示有外侧副韧带损伤；向外侧推时内侧疼痛或有侧方活动，提示内侧副韧带损伤（图 6-35）。

10.重力试验　又称侧卧屈伸试验。以左侧卧位抬右腿为例，伸屈膝关节于某一角度出现疼响为阳性，表示右膝内侧半月

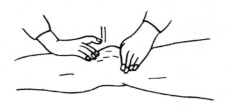

图 6-32　浮髌试验

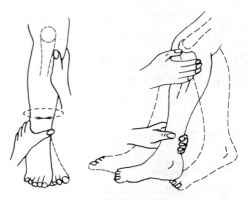

图 6-33　指压试验（Fimbrill-Fisher 征）

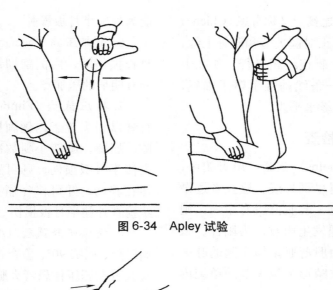

图 6-34　Apley 试验

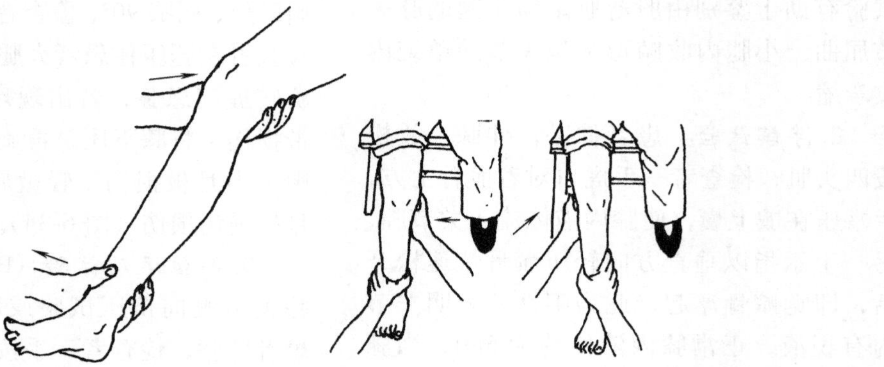

图 6-35　Boehler 征

板损伤，若出现膝关节外侧疼痛则表示外侧副韧带损伤。如果该体位不出现疼响，选择右侧卧位，右膝离床屈伸时出现弹响及疼痛，提示有右膝外侧半月板或盘状软骨损伤，若出现膝关节内侧疼痛则表示内侧副韧带损伤（图 6-36）。

11. 旋转挤压试验（改良 McMurray 征）平卧位，检查左膝外侧半月板时，检查者右手放于膝关节上以稳定大腿并感觉异常响声。左手握足跟，先使小腿在内旋位充分内收，极度屈膝，然后外展，伸直。

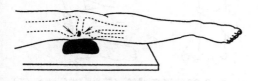

图 6-36　重力试验（右侧卧位时）

伸直过程中有响声与疼痛为阳性。检查内侧半月板时，先使小腿在外旋位充分外展屈膝，然后内收伸直。于一定角度有清脆响声为外侧半月板损伤。声音大且伴有弹跳者多为盘状半月板损伤。此试验应在内收内旋、内收外旋、外展外旋、外展内旋四个方位进行。记录应为：内收（外展）内（外）旋位，自屈而伸至 ×× 位，外（内）侧出现疼痛及弹响（图 6-37）。

12. 过伸（Jones）试验　平卧位，检查者一手固定股骨远端，另一手抬起足跟，膝前缘疼痛说明半月板前角损伤（图 6-38）。

13. 过屈试验　平卧位，被动极度屈曲膝关节出现疼痛，提示有半月板后角损伤（图 6-39）。

14. 抽屉试验　又称推拉试验。患者仰

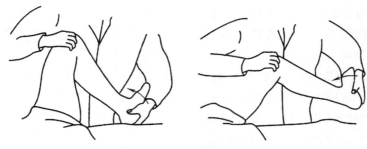

图 6-37　旋转挤压试验

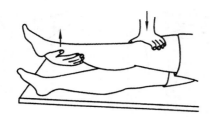

图 6-38　过伸试验

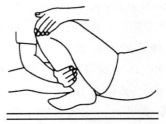

图 6-39　过屈试验

卧位，屈髋 45°，屈膝 90°，检查者以臀部压住足背固定，双手握住小腿上端向前后推拉，正常情况下，前后移动在 0.5cm 左右（需与健侧对比并参考手腕部韧带松紧程度）。向前活动度加大，表明前交叉韧带损伤，向后活动度加大，表明后交叉韧带损伤。分别按前抽屉试验或后抽屉试验阳性记录。注意后交叉韧带损伤时，在此屈膝位可见胫骨后沉，被动向前方拉，可恢复到正常体位，但这不是前抽屉试验阳性（图 6-40）。

15. 莱切曼（Lachman）试验　平卧位，

膝屈曲 15° 左右，一手抓住大腿远端，另一手抓住小腿近端，当肌肉放松时，检查者将胫骨向前后推拉，注意移动的程度，超过 0.5cm 时为阳性，说明前后交叉韧带有损伤。此法检出的阳性率较抽屉试验高（图 6-41）。

16. 轴移试验（pivot shift test）　此处轴移不是病理解剖名词，而是形容在行动中关节突然出现前后错动不稳感觉。本试验可使轴移现象再现。其实质是胫骨外侧髁突然向前半脱位，股骨外髁同时滑向胫骨外侧髁的后坡；而做反向运动时，又在

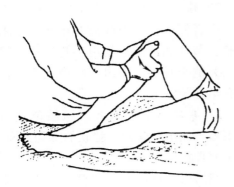

图 6-40　抽屉试验

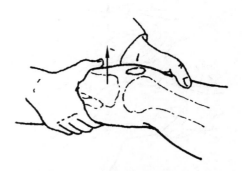

图 6-41　莱切曼（Lachman）试验

同一伸屈位突然复位。检查方式很多，其中一种为：患者仰卧位，检查者双手握住小腿上部，保持膝关节在旋转中立位，屈膝20°，嘱患者放松肌肉。前交叉韧带断裂，股骨即移向后方。此时给予轴向挤压及外翻应力，连续做屈伸动作，膝关节近伸直位时出现半脱位，屈膝时复位即为轴移试验阳性。后交叉韧带断裂时，为相反的轴移试验（reverse pivot shift test）阳性，即屈膝时胫骨半脱位，伸直时复位（图6-42）。

17. 旋转试验　检查者站于患者足侧，双侧屈髋90°，屈膝90°，手握足部，被动内外旋转，双侧对比。此试验还应在45°及0°重复进行。实验表明：内侧副韧带及前交叉韧带或后交叉韧带断裂，均能增加旋转范围，而单独前交叉韧带或内侧副韧带断裂，都不引起旋转不稳定。

18. 福齐（Fouche）征　患者取患侧屈髋屈膝仰卧位，检查者一手触诊膝关节间隙，另一手握住足跟部做小腿环转运动，同时将膝关节逐渐伸直。内旋环转时检查内侧半月板（图6-43），外旋环转时检查外侧半月板。后角巨大破裂时可能在一定角

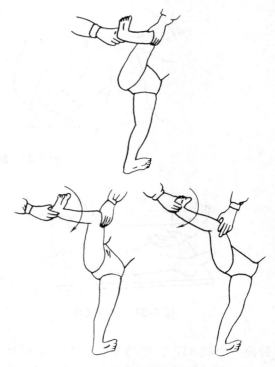

图 6-43　福齐（Fouche）征

度感触到粗响声，半月板内缘薄条撕裂时为低浊音。

19. 交锁征　患者取坐位或仰卧位，嘱患者做患肢膝关节屈伸活动数次，若突然关节出现疼痛，不敢屈伸为阳性，说明膝关节被破裂的半月板交锁，但慢慢旋膝以后，可解开交锁，又复能主动屈伸。凡有此试验阳性者，平日上楼、下楼或上、下坡时有膝关节交锁史。

20. 膝伸屈试验　又称半月板重力试验。患者侧卧位，患肢离开床面，令患者做膝关节伸屈活动，利用小腿的重力挤压内、外侧半月板，如出现响声或疼痛，提示有半月板损伤。

21. 半蹲试验　患者以患肢单独站立并下蹲，如出现膝痛、膝软的感觉为阳性，提示髌骨软化症。

22. 卢因（Lewin）试验　患者站立使足跟及足趾紧贴地面，用力屈伸膝部，健

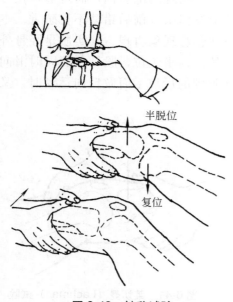

半脱位

复位

图 6-42　轴移试验

肢活动自如，如有半月板损伤时患肢不能伸直，膝部常后退呈屈曲位置，伴随或不伴随疼痛。此试验也可被动进行。

三、踝关节与足部

1. 前足横向挤压试验　检查者双手自前足两侧挤压前足引起放射样疼痛即为阳性，提示跖骨骨折、跖间肌损伤。莫顿（Morton）病除了放射痛外，还有足趾麻木（图 6-44）。

2. 捏小腿三头肌试验　又称 Thompsen征、Simmond 试验。患者俯卧位，检查者以手捏其三头肌肌腹，如果足跖屈，为正常；反之，则提示跟腱断裂（图 6-45）。

3. 足内、外翻试验　将踝关节内翻引起外侧疼痛，表示外侧副韧带损伤；将踝关节外翻引起内侧疼痛，表示内侧副韧带损伤。

4. 提踵试验　患者站立，健侧先做提踵60° 及 30° 动作，再使患侧做同样的动作，若患足不能提踵30° ，只能提踵60° ，说明跟腱断裂。因跟腱只能做30° 以下的动作，并使足尖站立，而 60° 的提踵动作则为胫后肌和腓骨肌的协同作用所致。

5. 跟骨叩击试验　检查者以拳击跟骨，踝关节如有疼痛说明跟骨有损伤。

6. 斯特伦斯克（Strunsky）征　患者仰卧位，检查者握住患肢足趾，迅速使之屈曲，如前足弓有炎症可发生疼痛。

7. 赫尔本（Helbing）征　正常站立时，跟腱长轴应与下肢长轴平行。足外翻时，跟腱长轴向外偏斜，偏斜程度和外翻程度成正比。

8. 跟腱挛缩试验　跟腱挛缩常由比目鱼肌和腓肠肌挛缩引起，该试验可进行两者的鉴别。患者取坐位，使小腿自然下垂，膝关节屈曲，踝关节下垂的畸形仍然存在，为比目鱼肌挛缩；如膝关节伸直位，踝关节不能背伸，则腓肠肌挛缩；如膝伸直或屈曲位均出现跖屈畸形，则为双肌挛缩。

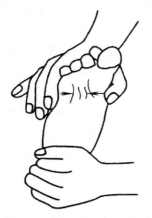

图 6-44　前足横向挤压试验

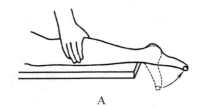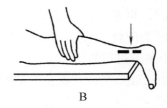

图 6-45　捏小腿三头肌试验
A.正常；B.跟腱断裂

（燕铁斌）

第四节 脊柱骨盆特殊体征

一、脊柱

1. 脊柱后凸 当脊柱过度后突时称脊柱后凸（kyphosis），俗称驼背（Gibbus），可见于佝偻病、类风湿脊柱炎。若脊柱结核因脊椎体破坏致使棘突明显向后突出，可称成角畸形。

2. 脊柱前凸 当脊柱过度向前弯曲时称脊柱前凸（lordosis），可见于妊娠、大量腹腔液及腹腔巨大肿瘤，有时在髋关节结核及先天性髋关节的脱位也可出现。

3. 脊柱侧弯 脊柱偏离正中线向两侧偏曲称脊柱侧弯（scoliosis），可见于先天性半椎体、脊柱结核或骨折椎体破坏时，有的腰椎间盘突出症患者常采取侧弯姿势以缓解对神经根的压迫症状。脊柱侧弯的检查方法是：医师以手指沿脊椎棘突自上而下划压皮肤，以观察按压出现的红色压痕是否偏离后正中线。

4. 剃刀背畸形 脊柱侧弯合并肋骨向后突出形成边嵴。

二、颈椎

1. 前屈旋颈试验（Fenz试验） 先令患者头颈部前屈，再左右旋转活动，若颈椎处出现疼痛即为阳性，提示颈椎骨关节病，多有颈椎小关节退行性变。

2. 头部叩击试验 又称"铁砧"试验。患者坐位，检查者一手平置于患者头部，掌心接触头顶，另一手握拳扣击置于头顶部的手背。若患者感到颈部不适、疼痛或上肢（一侧或两侧）痛、酸麻，则该试验为阳性。

3. 肩部下压试验 患者端坐，令其头部偏向健侧，当有神经根粘连时，为了减轻疼痛，患者肩部会相应抬高，此时检查者握住患肢腕部做纵轴牵引，若患肢有放射痛和麻木加重即为阳性。

4. 直臂抬高试验 患者取坐位或站立位，手臂伸直，检查者站在患者背后，一手扶起患侧肩，另一手握住患肢腕部并向外后上方抬起，以使臂丛神经受到牵拉，若患肢出现放射性疼痛即为阳性。可根据出现放射痛时的抬高程度来判断颈神经根或臂丛神经受损的轻重。此试验类似于下肢的直腿抬高试验。

5. 转身看物试验 令患者观看自己肩部或身旁某物，若患者不能或不敢贸然转头或转动全身观看，说明颈椎或颈肌有疾患，如颈椎结核、颈椎强直、落枕等。

6. 拉斯特（Rust）征 患者常用手抱着头固定、保护，以免在行动中加剧颈椎病变部位疼痛。颈椎结核患者此征为阳性。

7. 椎间孔挤压试验（Spurling试验）又称"头顶加压试验"或"斯布灵试验"。患者坐位，头略向患侧屈曲，检查者双手置于患者头顶，向下方挤压颈椎，当出现颈痛向肢体放射性疼痛或麻木感时，即为阳性。阳性者提示有神经根损害，常见于神经根型颈椎病（图6-46）。

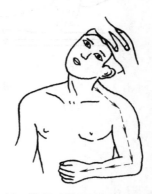

图6-46 椎间孔挤压试验（Spurling试验）

8. 颈脊神经根张力试验（Eaten 试验或 Lasequard 征） 又称"臂丛神经拉伸试验""牵拉神经试验""拉塞格试验"。检查者一手推患者的颞部，另一手握住患者的腕部牵向相反方向，患肢出现麻木或放射性痛为阳性，如牵拉同时再使患肢做内旋动作，则称为 Eaten 加强试验（图 6-47）。阳性表示颈肩部痛是由臂丛神经病变累及而引起的，主要见于累及臂丛神经的疾患，如颈椎损伤、颈椎结核、前斜角肌综合征、化脓性疾患、先天性畸形、肿瘤压迫或侵及臂丛、强直性脊柱炎、颈椎间盘突出症、颈椎病及手术损伤等。

9. 椎间孔分离试验（引颈试验） 与挤压试验相反，检查者用手托于颌下及枕部，向上牵引，若患者原有根性症状减轻，则为阳性，多提示根性损害（图 6-48）。

10. 动态霍夫曼征（dynamic Hoffmann sign，DHS） 做霍夫曼征检查时，令患者重复进行头颈伸屈运动，此时出现阳性反应者为 DHS 阳性。阳性表现多在过伸时出现，表明过伸易引起颈椎管的动态狭窄。

11. Lhermitte 征 纵向压缩同时屈曲或伸展颈部时出现躯干或肢体的过电样感觉。常见于椎间盘病变或脱出时，在活动时可出现枕骨大孔狭窄或椎管狭窄引发的疼痛。

12. 头部压迫试验 在头顶使用约 5 磅（1 磅 =0.454 千克）的力量下压。这一重量并不足以引起机械性疼痛或不稳。此检查应与 Spurling 试验进行区别。

三、腰骶骨盆

1. 椎间盘突出运动试验 本试验可帮助判断椎间盘突出物与脊神经根的位置关系。

（1）突出物尖端位于神经根之前，站立位腰前屈幅度越大，腰痛越重。如果偏向健侧方向，前屈或侧屈疼痛更加剧烈。若偏向患侧方向，前屈或侧屈疼痛减轻或正常。

（2）突出物尖端位于神经根内侧，站立位前屈并向健侧旋转时，腰痛加剧。反方向运动时神经根不受牵拉，则疼痛减轻或缓解。

（3）突出物尖端位于神经根外侧，疼痛反应与突出物位于神经根内侧者相反。

2. 仰卧挺腹试验 本试验通过增加椎管内压力，刺激神经根产生疼痛，可提示椎间盘突出症（图 6-49）。其具体操作分为四个步骤：

（1）患者仰卧位，以手放于腹部或身体两侧，以枕部和双足跟为着力点，将腹部及骨盆用力向上挺起，若患者感觉腰痛及患侧放射性腿痛为阳性。若放射性腿痛不明显，则进行第二步检查。

（2）患者继续保持挺腹姿势，先深吸气后停止呼吸，用力鼓气约 30 秒，若有放射性腿痛即为阳性。

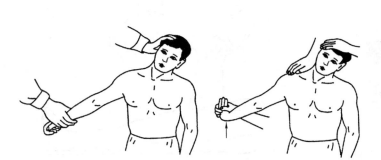

图 6-47 Eaten 试验及 Eaten 加强试验

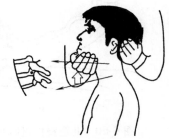

图 6-48 椎间孔分离试验

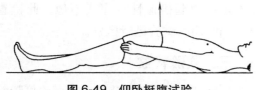

图 6-49 仰卧挺腹试验

（3）在仰卧挺腹姿势下，用力咳嗽，若有放射性腿痛即为阳性。

（4）在仰卧挺腹姿势下，检查者用手压迫双侧颈内静脉，若出现患侧放射性腿痛即为阳性。

3. 儿童脊柱超伸展试验　患儿俯卧位，检查者将其两小腿提起，正常脊柱后伸自如呈弧形弯曲且不痛。脊柱僵直并随臀部抬高者为阳性，常见于脊椎结核（图 6-50）。

4. 腰部超伸展试验　患者俯卧位，检查者将其两下肢提起，抬离床面，并用手向下压其腰部，出现疼痛者为阳性，常见于腰椎峡部裂等（图 6-51）。

5. 克比（Kernig）征　患者仰卧位，屈髋、膝 90° 时伸膝，引起患肢痛或肌肉痉挛者为阳性，正常人膝关节可伸达 135°

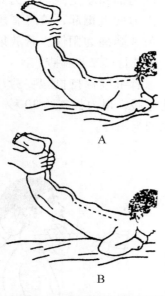

A

B

图 6-50 儿童脊柱超伸展试验

A. 正常；B. 病态

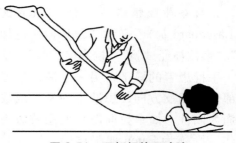

图 6-51 腰部超伸展试验

以上。这也是腰椎间盘突出症的表现之一（图 6-52）。

6. 颈静脉压迫试验　患者仰卧位，检查者用手压迫一侧或两侧颈静脉 1～3 分钟。由于压迫颈静脉，引起蛛网膜下腔压力增高，影响神经根的张力而发生坐骨神经放射痛，即为阳性征，说明病变在椎管内。

7. 屈髋伸膝试验　患者仰卧位，检查者使患侧下肢髋、膝关节尽量屈曲，然后再逐渐伸直膝关节。此动作可使坐骨神经被拉紧，若出现坐骨神经放射痛即为阳性。

8. 直腿抬高试验（Lasegue 试验）　患者仰卧位，下肢伸直，检查者以一手握患者足跟，另一手保持膝关节在伸直位，下肢抬高，一般能自动直腿抬高 80°～90°，除了腘部感觉紧外无其他不适者为正常。举高不能达到 70°，且沿坐骨神经有放射性疼痛者为阳性（图 6-53）。腰椎间盘突出症早期，直腿抬高到 30°～70° 时引起放

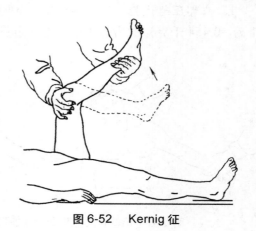

图 6-52 Kernig 征

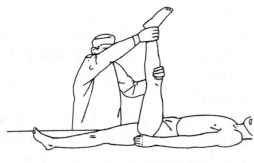

图 6-53　直腿抬高试验

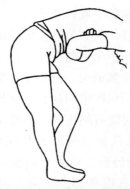

图 6-55　鞠躬试验（左下肢屈曲阳性）

射性腿痛，超过 70°时又无痛，而可抬高到 90°。引起疼痛的 30°～70°称为痛弧。为了增加坐骨神经的张力，可在抬至最高时将足背屈，此时放射性痛加重，称为直腿抬高加强试验（Bragard 试验）阳性（图 6-54）。有时健侧举腿到一定高度时亦引起患侧的坐骨神经痛，常见于腰椎间盘突出患者，称为健侧直腿抬高试验（Fajerztain 试验）。

9. 鞠躬试验（Neri 试验）　患者站立做鞠躬动作，出现患肢后侧放射性疼痛为阳性，提示坐骨神经受压（图 6-55）。

10. 屈颈试验（Linder 试验）　患者仰卧位，也可坐位或站位，双下肢伸直，检查者一手按其胸前，另一手按其枕后，屈其颈部，若出现腰部及患肢后侧放射性疼痛则为阳性，提示坐骨神经受压。其机制主要为屈颈时，硬脊膜随之向上移位，以致与突出物相接触的神经根受牵拉而产生

疼痛。

11. 股神经牵拉试验　患者俯卧位、屈膝，检查者将其小腿上提或尽力屈膝，出现大腿前侧放射性疼痛者为阳性，提示股神经受压，多见于腰 2～4 椎间盘突出症（图 6-56）。

12. 腘神经压迫试验　患者仰卧位，将其患侧髋关节及膝关节均屈曲到 90°，然后逐渐伸直膝关节直到出现坐骨神经痛为止。此时，将膝关节稍屈曲，坐骨神经痛则明显减轻或消失。检查者以手指压迫股二头肌腱内侧的神经，若可以诱发疼痛则为阳性。此试验可以用来鉴别因腰椎间盘突出而引起的腰腿痛和因肌肉因素而引起的腰腿痛，又被称为卧位弓弦试验。

13. 轴位牵引试验　患者仰卧位，两肘直伸，双手握床头或由一助手用手自患者腋下固定躯干。检查者用手沿其躯干的纵

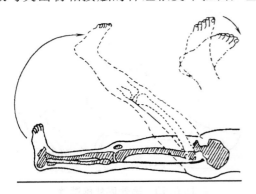

图 6-54　Bragard 征

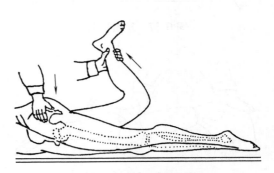

图 6-56　股神经牵拉试验

轴方向牵引健侧下肢，并让患者在膝伸直位抬高患侧下肢，观察抬高度数或足跟部与床面的距离，与不牵引时对比，抬高度数是否增加及有无痛弧消失。抬高度数增加且痛弧消失者，提示该腰椎间盘突出症是较容易复位的，否则可能有粘连或不易复位。

14. 跟臀试验（俯卧屈膝试验，Ely 试验）　患者俯卧位，检查者屈曲其患侧膝关节，使足跟靠近臀部。正常人因股神经受牵拉，将使骨盆向床面前倾，腰椎前凸弧度增大，以缓解张力。若骶髂关节病变骨盆升离，腰椎前凸更明显，即为阳性。但需注意，患者若有股神经疾病、股四头肌挛缩、腰大肌脓肿或脊柱强直时，也都可能出现阳性，因此还需配合其他检查方法，以排除这些疾病。本检查法对骨盆的旋转力小，所以非严重的骶髂关节不稳，本法不能再现阳性（图 6-57）。

15. 梨状肌紧张试验　患者俯卧位，患侧伸髋屈膝，将髋被动内收内旋，出现下肢放射性疼痛为阳性，提示坐骨神经被牵张的梨状肌刺激压迫而出现症状，或梨状肌有解剖变异，坐骨神经由该肌肌腹穿出而受到压迫（图 6-58）。

16. 坐位压膝试验　嘱患者坐于床上，两腿伸直，坐骨神经受累之腿即自然将膝关节屈曲，以减少坐骨神经的紧张程度。如果将膝关节向后压被动伸直时，坐骨神经痛加剧即为阳性。

17. 费恩（Fanne）试验　按压坐骨神经走行的部位均会发生疼痛，在腓骨头处按压腓总神经也会产生疼痛，即为阳性。

18. 起坐屈膝试验　患者仰卧位，患肢多自行屈曲，健肢仍伸直，如两侧均有坐骨神经痛，则两膝均屈曲，即为阳性。本试验可在多数患者中出现阳性，因为屈膝可缓解对坐骨神经的牵拉。

19. 髋外展外旋试验（"4"字试验，盘腿试验，Faber-Patrick 试验）　检查右侧时左腿伸直，将右足置左膝部，检查者一手按住左髂前上棘，另一手将右膝向下压，若感右侧骶髂关节部有疼痛为阳性（腹股沟处的牵扯痛不能作为阳性考虑）。阳性多提示骶髂关节病变，但事先应排除髋关节本身的病变（图 6-59）。

20. 髋关节过伸试验（伸髋试验）　患者俯卧位，检查者一手压住患侧骶髂关节，另一手将患侧膝关节屈至 90°，握住踝部，向上提起，使膝过伸，此时必扭动骶髂关节，如有疼痛即为阳性。此试验可同时检查髋关节及骶髂关节的病变，其意义同"4"字试验。

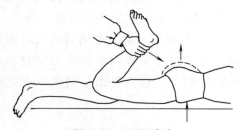

图 6-57　跟臀试验

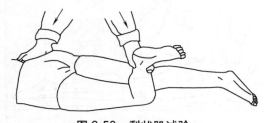

图 6-58　梨状肌试验

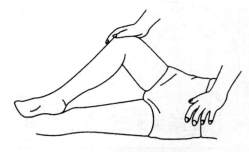

图 6-59　髋外展外旋试验

21. **床边试验**　又称盖斯林（Gaenslen）试验，患者仰卧位，靠近床边。检查者一手按住患者屈曲的小腿上部（或嘱患者双手抱住膝部）贴近腹壁，另一手按住悬于床缘外的大腿下端向下压，阳性征为该侧骶髂关节处疼痛，提示该侧骶髂关节病变（图 6-60）。

22. **拉格尔（Laguere）试验**　患者仰卧位，髋与膝关节同时屈曲，然后髋关节外展外旋，骶髂关节病变侧产生疼痛。

23. **坎贝尔（Campbell）征**　患者取站立位或坐位，躯干前倾时，骨盆不动，可能为骶髂关节病变；若骨盆及躯干同时前倾则为腰骶关节病变，主要活动在髋关节。

24. **拉瑞（Larrey）征**　患者坐位时用双手撑起躯干，然后迅速放松双手，坐下时患侧骶髂关节因震动引起疼痛为阳性（图 6-61）。

25. **骶髂关节定位试验**　患者仰卧位，检查者抱住其两膝后部，使髋关节屈曲至 90° 位，其小腿自然地放在检查者右臂上。检查者左手压住膝部，使骨盆紧贴检查台，患者肌肉放松。然后以双大腿为杠杆，将骨盆向右和向左挤压。往往是一侧受挤压，对侧被拉开。骶髂关节疾患时，向患侧挤压时疼痛较轻，而向对侧挤压则患侧被拉开，且疼痛较剧烈。

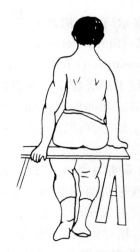

图 6-61　拉瑞（Larrey）征

26. **吊筒柄试验**（pump hardle test）又称"斜攀试验"。患者仰卧位，检查者手扶患腿，使之屈膝屈髋。然后检查者一手握住膝部，使髋关节屈曲内收，另一手扶住患侧肩部，以稳定上身不动，这时由于臀肌牵引和大腿向内侧挤压骨盆，致使骨盆纵轴产生旋转压力。若骶髂关节不稳，则产生疼痛。

27. **姚曼（Yeoman）试验**　也称单腿后伸试验。患者俯卧位，检查者用手掌压住髂骨，手指触及受累的骶髂关节，另一手将患肢大腿向后提起，使髋关节尽量后伸，此时股四头肌紧张，该侧髂骨发生前倾和旋转动作，骶髂关节受到牵拉，如该关节出现疼痛，即为阳性，表示有骶髂关节病。

28. **Ober 试验**　患者侧卧位，下方大腿屈曲，检查者一手扶骨盆，一手握小腿上方，先使大腿屈曲，再外展，再使大腿伸直，并任其逐渐自由落下。若大腿不能落到水平之下，则说明有阔筋膜或髂胫束挛缩。此时也可触及挛缩情况。

29. **骶髂关节试验**　患者仰卧位，屈曲双髋双膝，检查者分别用双手向外展、外旋方向压其膝部，如引起骶髂关节处疼痛，

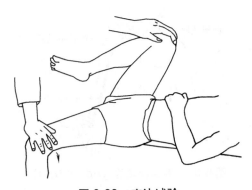

图 6-60　床边试验

即为阳性，显示病变在骶髂关节处。

30. 斯佩（Smirg-Peterson）试验 又称葛征维（Goldthwait）试验。患者仰卧位，检查者一手放于患者腰部，做直腿抬高试验，如腰椎部未动即出现疼痛，则病变位于骶髂关节；如腰椎活动后出现疼痛，则病变多在腰骶关节。

31. 骨盆分离与挤压试验 患者仰卧位，检查者双手将两侧髂嵴用力向外下方挤压，称骨盆分离试验。反之，双手将两髂骨翼向中心相对挤压，称骨盆挤压试验。能诱发疼痛者多为阳性，见于骨盆骨折、骶髂关节病变（图 6-62）。

四、其他

1. 替奈尔（Tinel）征 当周围神经损伤后要测其有无恢复迹象可用此法。检查者可屈示指，用指端在神经的远端轻轻敲击，如该神经分布区有蚁走感或针刺感为阳性，提示该神经有恢复迹象。还可见于尺神经瘤、腕管综合征正中神经受压等（图 6-63）。

2. 安德森试验（Adson 试验） 又称深呼吸试验。患者坐位，昂首转向患侧，深吸气后屏住呼吸，检查患侧桡动脉。动脉

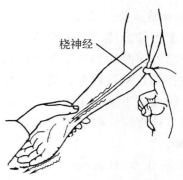

图 6-63 替奈尔（Tinel）征

搏动减弱或消失，则为阳性，表示血管受挤压，常见于前斜角肌综合征、胸廓出口综合征等（图 6-64）。

3. 挺胸试验 用于肋锁综合征的检查，即锁骨下动脉及臂丛神经是否在第一肋骨与锁骨间隙受压。患者立正位，挺胸，两臂向后伸，若桡动脉搏动减弱或消失，手臂部麻木或刺痛即为阳性。

4. 超外展试验 用于超外展综合征的检查，即锁骨下动脉是否被喙突及胸小肌压迫。患者坐位或立位，上肢从侧方被动外展高举过头，桡动脉搏动减弱或消失即为阳性。

5. 胸廓挤压试验 患者坐位或站位，检查者两手在胸廓一侧的前后对称位或胸廓两侧的左右对称位做轻轻挤压胸廓的动作，若损伤部位出现明显疼痛即为阳性，提示有肋骨的骨折。

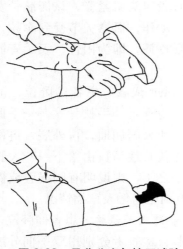

图 6-62 骨盆分离与挤压试验

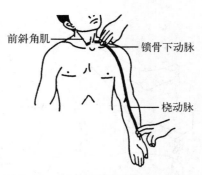

图 6-64 安德森试验（Adson 试验）

（燕铁斌）

第7章

骨科常用量表

第一节　上肢功能评定常用量表

一、上肢关节特异性量表

（一）肩关节

1.UCLA 肩关节评分系统　UCLA（the

University of California-Los Angeles）肩关节评分系统由 Ellman 于 1986 年设计并得到广泛应用（表 7-1）。

表 7-1　UCLA 肩关节评分系统

功能 / 治疗反应	得分
疼痛	
持续性疼痛并且难以忍受；经常服用强镇痛药物	1
持续性疼痛可以忍受；偶尔服用强镇痛药物	2
休息时不痛或轻微痛，轻微活动时出现疼痛；经常服用水杨酸制剂	4
仅在重体力劳动或激烈运动时出现疼痛；偶尔服用水杨酸制剂	6
偶尔出现并且很轻微	8
无疼痛	10
功能	
不能使用上肢	1
仅能轻微活动上肢	2
能做轻家务劳动或大部分日常生活	4
能做大部分家务劳动、购物、开车，能梳头、自己更衣，包括系乳罩	6
仅轻微活动受限；能举肩工作	8
活动正常	10
向前侧屈曲活动	
150°以上	5
120°～150°	4
90°～120°	3
45°～90°	2
30°～45°	1
小于 30°	0
前屈曲力量（徒手测量）	
5 级（正常）	5

续表

功能 / 治疗反应	得分
4 级（良）	4
3 级（可）	3
2 级（差）	2
1 级（肌肉收缩）	1
0 级（无肌肉收缩）	0
患者满意度	
满意，较以前好转	5
不满意，比以前差	0

注：总分为 35 分。优，34～35 分；良，29～33 分；差，＜29 分。

2. 美国纽约特种外科医院（Hospital for Special Surgery，HSS）肩关节评分系统　比较注重对于疼痛的评定，最初用于肩峰撞击综合征、喙突成形术的疗效评价（表 7-2）。

表 7-2　HSS 肩关节评分系统

项目	得分
疼痛（30 分）	
无 =6 分，轻 =3 分，中 =2 分，重 =0 分。在以下活动中	
1. 运动	————
2. 非过顶运动	————
3. 日常活动	————
4. 坐着休息	————
5. 睡眠	————
总计	————
功能受限（28 分）	
无 =7 分，轻 =4 分，中 =2 分，重 =0 分。在以下活动中	
1. 做手过头顶的运动	————
2. 不使用肩关节的运动	————
3. 手能摸到头顶	————
4. 日常生活中一般性活动	————
总计	————
压痛（5 分）	
无 =5 分，在 1～2 个部位压痛 =3 分，2 个以上部位压痛 =0 分	
特殊体征（32 分）	
无 = 满分，有 =0 分	
1. 撞击征（15 分）	————
2. 外展征（12 分）	————
3. 内收征（5 分）	————
总计	————
活动度（5 分）	
在任一平面每丢失 20°减 1 分，最多减 5 分	
总计	————

注：优，90～100 分；良，70～89 分；可，50～69 分；差，50 分以下。

3. JOA 肩关节疾患治疗成绩判定标准（表 7-3）

表 7-3　JOA 肩关节疾患治疗成绩判定标准

指标	得分
Ⅰ. 疼痛（30 分）	
1. 无	30
2. 压痛或仅在运动、重体力劳动时出现疼痛	25
3. 日常生活轻微疼痛	20
4. 中等程度可以忍受的疼痛（使用镇静剂，有时夜间痛）	10
5. 高度疼痛（活动受限，夜间经常痛）	5
6. 因为疼痛而完全不能活动	0
Ⅱ. 功能（20 分）	
1. 综合功能（10 分）	
外展肌力的强度：	
正常	5
优	4
良	3
可	2
差	1
零	0
耐久力（在肘伸展位内举起 1kg 的哑铃保持水平的时间）：	
10 秒以上	5
3 秒以上	3
2 秒以上	1
不能	0
2. 日常生活动作（10 分）	
梳头	1
背后打结	1
手摸嘴	1
用手摸对侧眼	1
用手取过头的东西	1
取上衣侧面口袋的东西	1
穿上外套	1
能关或拉开门	1
能大小便	1
睡向患侧	1
（如果有其他不能做的动作每个项目减 1 分）	
Ⅲ. 活动度（主动运动，坐位进行）（30 分）	
上举（15 分）：	
150° 以上	15
120° 以上	12
90° 以上	9
60° 以上	6

续表

指标	得分
30° 以上	3
0°	0
外旋（9分）：	
60° 以上	9
30° 以上	6
0° 以上	3
−20° 以上	1
−20° 以下	0
内旋（6分）：	
T_{12} 以上	6
L_5 以上	4
臀部	2
臀部以下	0
Ⅳ.X 线评定（5分）	
1.正常	5
2.中度变化或半脱位	3
3.重度变化或脱位	0
Ⅴ.关节稳定性（15分）	
1.正常	15
2.轻度不稳定或有要脱臼的不稳定感	10
3.重度不稳定或既往有半脱位状态	5
4.既往有脱臼	0

4. 美国肩肘外科协会肩关节评估（American Shoulder and Elbow Surgeons shoulder assessment, ASES） 是由 R. R. Richards 等学者于 1994 年设计开发的肩关节评估量表。该量表基于 Neer 教授的工作内容发展而来，早期包含自我评估和治疗人员评估两个量表。自评量表包括疼痛（50%）和生活功能（50%）两部分，疼痛自评有疼痛部位、VAS 及服用药物等情况，生活功能评估有穿衣、洗澡、如厕、购物、日常工作等 10 项内容。治疗人员评估内容涉及关节活动度、肌力、疼痛和肩关节不稳多个评估方向（附录二）。

5. Constant-Murley 肩关节功能评估 1987 年由 C. R. Constan 博士于 1987 年设计开发。该量表包含疼痛、日常生活活动（ADL）、关节活动度和肌力四个方面，共 13 个项目（附录三），是目前在全世界使用较为广泛的肩关节功能评分量表。该评分系统被定为欧洲肩关节协会的评分系统。

6. 牛津肩关节不稳评分（Oxford shoulder instability score, OSIS） 又称肩关节不稳问卷，是由 J. Dawso 等学者于 1999 年开发的评定量表。这是一个患者自评量表，共 12 个项目，最高分 60 分，最低分 12 分（附录四），在肩关节不稳患者中应用较多。

（二）肘关节

1. 美国纽约特种外科医院肘关节评定表 见表 7-4。

2. Mayo clinic 肘关节功能指数（Mayo

表 7-4　美国纽约特种外科医院肘关节评定表

标准	得分
疼痛（50 分）	
无或可被忽视	50
轻微疼痛，偶尔需服镇痛药	45
中度疼痛，每日需服镇痛药	35
中度疼痛，休息或夜间痛	15
严重疼痛，影响日常生活	0
功能（50 分）	
活动（30 分）	
不受限	30
轻微受限，但不影响日常生活	25
不能举起超过 4.5kg（10 磅）物体	20
日常生活中度受限	10
不能梳头或触摸头部	5
不能自己进食	0
持久性（8 分）	
使用超过 30 分钟	8
使用超过 15 分钟	6
使用超过 5 分钟	4
不能使用肘关节	0
整体使用情况（12 分）	
使用不受限	12
娱乐时受限	10
家务及工作受限	8
生活自理受限	6
不能使用	0

评价标准：优，90～100 分；良，80～89 分；一般，70～79 分；较差，60～69 分；最差：＜60 分。

clinic performance index for the elbow, MEPS）是一个专业人员评定的量表，由 B. F. Morrey 等学者 1992 年设计开发。该量表有 4 个类目，共 8 个项目，总分 60 分以下提示肘关节功能差（表 7-5）。

（三）腕、手关节

1.Cooney 腕关节评分（改良 Green 和 O'Brien 腕关节评分）　该量表包括主观和客观评分内容，是一套非常严格的评分系统，评定功能优良的标准比较高，肌肉力量、关节活动度和功能都需要达到正常或者接近正常水平才符合标准。该量表最初用于月骨周围脱位的放射学和临床评价。后由 Cooney 对 Green 和 O'Brien 腕关节评分加以改良，将其中的放射学评价部分删除，使之成为了一个适用于各种腕关节疾病评价的标准，也可以用于桡骨远端及近端骨折的评价（表 7-6）。

2. Colles 骨折评分　该量表也可以采用改良 Green 和 O'Brien 临床评分量表进行评价（表 7-7）。

表 7-5 Mayo clinic 肘关节功能指数

功能评价内容	得分
疼痛（45 分）	
无疼痛	45
轻度疼痛：偶尔疼痛	30
中度疼痛：偶尔疼痛，需服镇痛药，活动受限	15
重度疼痛：丧失活动能力	0
运动功能（20 分）	
运动弧在 100° 以上	20
运动弧在 50°～100°	15
运动弧在 50° 以下	5
稳定性（10 分）	
稳定：没有明显的内翻 / 外翻不稳	10
中度不稳：内外翻不稳＜ 10°	5
明显不稳：内外翻不稳＞ 10°	0
日常活动（25 分）	
梳头	5
吃饭	5
个人卫生	5
穿衬衣	5
穿鞋	5
最高得分	100

评价标准：优，90 分以上；良，75～89 分；中，60～74 分；差，小于 60 分。

表 7-6 Cooney 腕关节评分（改良 Green 和 O'Brien 腕关节评分）

项目	得分
疼痛（25 分）	
无	25
轻度，偶尔	20
中度，可以忍受	15
严重，不能忍受	0
功能状况（25 分）	
恢复到平时工作状况	25
工作上受限制	20
能够坚持工作但未被聘用	15
由于疼痛而无法工作	0
活动度（正常的百分数）（25 分）	
100%	25
75%～99%	15
50%～74%	10
25%～49%	5
0～24%	0

续表

项目	得分
背伸 / 掌屈活动度（仅伤手）（25 分）	
120° 以上	25
91° ～ 119°	15
61° ～ 90°	10
31° ～ 60°	5
30° 以下	0
握力（与正常一侧比）（25 分）	
100%	25
75% ～ 99%	15
50% ～ 74%	10
25% ～ 49%	5
0 ～ 24%	0

评价标准：优，90 ～ 100 分；良，80 ～ 89 分；可，65 ～ 79 分；差，65 分以下。

表 7-7　Colles 骨折评分（改良 Green 和 O' Brien 临床评分）

类别	临床		得分
疼痛（25 分）	无		25
	轻度，偶尔		20
	中度，可忍受		15
	重度，不能忍受		0
功能状态（25 分）	恢复正常工作		25
	工作能力受限		20
	工作能力受限，不能从事原工作		15
	因疼痛不能工作		0
活动范围（25 分）	相当健侧的百分数（%）	屈伸弧	
	100	大于 120°	25
	75 ～ 99	91° ～ 119°	20
	50 ～ 74	61° ～ 99°	15
	25 ～ 49	31° ～ 60°	10
	0 ～ 24	小于 30°	0
握力（25 分）	相当健侧的百分数（%）		
	100		25
	75 ～ 99		20
	50 ～ 74		15
	25 ～ 49		10
	0 ～ 24		0
结果	优		90 ～ 100
	良		80 ～ 89
	可		65 ～ 79
	差		小于 65

3. 腕关节 PRWE（patient-rated wrist evaluation）评分 该量表是 MacDermid 设计的一种问卷式评分方法，设计者主要是想减少医生和患者的主观因素。量表共包含 15 个项目，包括评价疼痛的 5 个项目和评价腕关节及手功能的 10 个项目。每一个小项可以计一个得分，总分为 100 分，具体计算方法是：10 个与活动和功能有关的小项得分之和除以 2（满分 50 分），加上疼痛小项的总分，这样可以得到一个 0 ～ 100 分范围内的分值。分值越高表示疼痛与功能障碍越重。该量表是评定肘关节、前臂、腕关节及手等相关联部位功能障碍的特异性量表，有良好的信效度及敏感度（表 7-8）。

表 7-8 腕关节 PRWE 评分

姓名_____ 日期_____

以下表格将有助于我们了解，在过去的一周你的腕关节有什么程度的障碍，请你将过去一周内的腕关节症状在 0 ～ 10 分内取一个平均值。如果你不能活动你的腕关节，请估计以下疼痛或困难将会有多大。如果伤后没有活动过关节，可以空项不填。

1. 疼痛

请将过去一周内，最能体现你的腕关节疼痛的平均数值在下列 0 ～ 10 分的评分表中圈出来。0 代表一点儿不痛，10 代表从没经历过的疼痛，或者由于这种疼痛而不敢活动。

例如： 0 1 2 3 4 5 6 7 8 9 10
　　　不痛　　　　　　　　　　　　　　　　　　　　　　　　　　最痛

休息时
　　　0 1 2 3 4 5 6 7 8 9 10

反复做腕关节运动时
　　　0 1 2 3 4 5 6 7 8 9 10

举重物时
　　　0 1 2 3 4 5 6 7 8 9 10

最痛时
　　　0 1 2 3 4 5 6 7 8 9 10

疼痛的频度
　　　0 1 2 3 4 5 6 7 8 9 10

2. 功能

A. 特殊活动

请将过去一周内，你感到最能体现身体状况的动作困难程度，在下列 0 ～ 10 分的评分表中圈出来。0 代表没有任何困难，10 代表活动十分困难，什么也不能做。

例如： 0 1 2 3 4 5 6 7 8 9 10
　　　无困难　　　　　　　　　　　　　　　　　　　　　　　　不能活动

用伤手去拧门把手
　　　0 1 2 3 4 5 6 7 8 9 10

用伤手切肉
　　　0 1 2 3 4 5 6 7 8 9 10

系衬衫扣子
　　　0 1 2 3 4 5 6 7 8 9 10

续表

双手支撑从椅子上站起
　　　　0　　1　　2　　3　　4　　5　　6　　7　　8　　9　　10

用伤手提 10 磅重的物品
　　　　0　　1　　2　　3　　4　　5　　6　　7　　8　　9　　10

用伤手使用卫生纸
　　　　0　　1　　2　　3　　4　　5　　6　　7　　8　　9　　10

B. 日常活动

　　请将过去一周内你感到最能体现身体状况的动作困难程度，在下列 0 ～ 10 分的评分表中圈出来。0 代表没有任何困难，10 代表活动十分困难，以致无法从事这些日常活动。

日常起居（穿衣、洗漱）
　　　　0　　1　　2　　3　　4　　5　　6　　7　　8　　9　　10

家务劳动（打扫卫生、修缮）
　　　　0　　1　　2　　3　　4　　5　　6　　7　　8　　9　　10

工作（职业或日常工作）
　　　　0　　1　　2　　3　　4　　5　　6　　7　　8　　9　　10

娱乐活动
　　　　0　　1　　2　　3　　4　　5　　6　　7　　8　　9　　10

4. 惠灵顿腕关节功能评分（Wrighting-ton wrist function score，1998）　该量表共 8 条测量项目，每条测量出一个分数，1 分表示关节功能正常，2 分表示活动困难，3 分表示需要辅助，4 分表示不能完成，总分共计 32 分（表 7-9）。

5. Carroll 手功能评定　又称上肢功能测试（upper extremity function test，UEFT），由美国 D. Carrol 博士研究设计。量表包括抓握、握、侧捏、捏、放置及旋前和旋后 6 个类别，共 33 项。每个项目按照 0、1、2、

3 四个等级评定，总分最高 99 分，最低 0 分。按照总分的分数以 25 分为一个等级划为 4 个功能等级（表 7-10）。

二、上肢普适性量表

（一）上肢功能问卷

上肢功能问卷（disabilities of the arm，shoulder and hand，DASH）是一个适用于上肢各关节功能障碍的评定量表，由 P. L. Hudak 等于 1996 年设计开发，现已翻译为中文、日语、法语等多种语言的版本。量表

表 7-9　惠灵顿腕关节功能评分

项目	评估时间	分数
从裤子后面口袋取东西		
用手抓住东西并举起来		
腕关节支撑从椅子上站起来		
用螺丝刀		
拿起硬币		
做日常工作		
搞个人卫生		
抚摸脸		

表 7-10　Carroll 手功能评定

类别	项目
Ⅰ 抓握	1. 抓起 $10cm^3$ 正方体木块
	2. 抓起 $7.5cm^3$ 正方体木块
	3. 抓起 $5cm^3$ 正方体木块
	4. 抓起 $2.5cm^3$ 正方体木块
Ⅱ 握	1. 握 $4 \times 15cm^3$ 圆柱体
	2. 握 $2.2 \times 10cm^3$ 圆柱体
Ⅲ 侧捏	用拇指与示指侧捏起石板条
Ⅳ 捏	1. 捏起直径 7.5cm 的木球
	2. 用拇指与示指分别捏起 4 个不同大小
	（d=1.6，1.1，0.6，0.4cm）的玻璃珠或钢珠
	用拇指与中指分别捏起 4 个不同大小（d=1.6，1.1，0.6，0.4cm）的玻璃珠或钢珠
	用拇指与环指分别捏起 4 个不同大小（d=1.6，1.1，0.6，0.4cm）的玻璃珠或钢珠
	用拇指与小指分别捏起 4 个不同大小（d=1.6，1.1，0.6，0.4cm）的玻璃珠或钢珠
Ⅴ 放置	1. 把一个钢垫圈套在钉子上
	2. 把熨斗放在架子上
Ⅵ 旋前和旋后	1. 把壶里的水倒进一个杯子
	2. 把杯子里的水倒进另一个杯子（旋前）
	3. 把杯子里的水倒进另一个杯子（旋后）
	4. 依次把手放在头后
	5. 把手放在头顶
	6. 把手放在嘴上
	7. 写自己的名字

包含 3 个模块，即功能 / 症状模块、体育运动 / 表演艺术模块和工作模块。模块 1 为必填内容，其余两个模块为选填内容。模块 1 涵盖 7 个项目，共 30 个条目，评估后需计算标准分，即 DASH 功能障碍 / 症状得分 =（已作答条目得分的平均分 − 1）×25。模块 2 或 3 得分 =（已得分条目的总分 /4 − 1）×25。得分最高 100 分，最低 0 分。

目前，该量表已在多种疾病中进行了信效度检验，可反映出被评定者最近一周内上肢的功能情况，临床运用广泛。2005 年 D.E. Beaton 开发了简明版问卷（quick DASH），将模块 1 修改为 5 个项目，共 11 个条目。具体量表内容可浏览 http：//www.dash.iwh.on.ca/。

（二）上肢功能指数量表

上肢功能指数量表（upper extremity function scale，UEFS）由 G. Pransky 等于 1997 年设计开发。它是一个患者自评量表，包含 20 个测试条目，每个条目最低 0 分，最高 4 分，总分最高 80 分。研究表明，该量表中文版具有理想的信效度（表 7-11）。

表 7-11　上肢功能指数量表（UEFS）

活动	非常困难或者无法完成	相当困难	中等困难	一般困难	没有困难
平时工作、家务劳动或学校活动	0	1	2	3	4
平时爱好、娱乐活动、体育活动	0	1	2	3	4
将物品袋提至齐腰水平	0	1	2	3	4
将物品袋举过头顶	0	1	2	3	4

续表

活动	非常困难或者无法完成	相当困难	中等困难	一般困难	没有困难
梳头	0	1	2	3	4
做饭（如剥皮、切菜等）	0	1	2	3	4
用双手撑起（从椅子上或浴缸里）	0	1	2	3	4
开车	0	1	2	3	4
扫地、吸尘、用耙子收集落叶	0	1	2	3	4
穿衣服	0	1	2	3	4
系钮扣	0	1	2	3	4
使用工具（锤子、扳手、起子等）	0	1	2	3	4
开门	0	1	2	3	4
洗漱	0	1	2	3	4
打领带、系鞋带	0	1	2	3	4
睡眠（患肢对睡眠的影响）	0	1	2	3	4
洗衣（洗、烫、叠）	0	1	2	3	4
开广瓶口	0	1	2	3	4
抛球	0	1	2	3	4
患手携带公文包	0	1	2	3	4
UEFS 量表总分			分数：＿＿＿/80		

（李　睿　刘慧华）

第二节　下肢功能评定常用量表

一、髋关节

1.Harris 标准　是目前国内外最为常用的髋关节功能评定标准。其内容主要包括疼痛、功能、关节活动度和关节畸形 4 个方面（附录五），适用于术前术后髋关节的功能表现评定。

2. 成人股骨头缺血性坏死疗效评价标准　王岩、朱盛修等于 1994 年提出了成人股骨头缺血性坏死疗效评价标准（草案）。该评价标准包括临床评价（60 分）和 X 线评价（40 分）两部分，满分为 100 分（附录六）。

二、膝关节

1.HSS 膝关节评定系统　是 1976 年美国特种外科医院（HSS）的 Insall 和 Ranawat 等提出的一个膝关节评定标准。该系统评价总分为 100 分，分为 7 个项目，其中 6 项为得分项目，包括疼痛、功能、关节活动度、肌力、屈膝畸形和关节稳定性；1 项为减分项目，包括是否需要支具、内外翻畸形和伸直滞缺（extension lag）程度等（表 7-12）。

2. 美国膝关节外科学会评分系统
HSS 膝关节评定系统的内容涵盖了膝关节

表 7-12 HSS 膝关节评定系统

项目	得分	项目	得分
疼痛 (30 分)		肌力 (10 分)	
任何时候均无疼痛	30	优：完全能对抗阻力	10
行走时无疼痛	15	良：部分对抗阻力	8
行走时轻微疼痛	10	中：能带动关节活动	4
行走时中度疼痛	5	差：不能带动关节活动	0
行走时严重疼痛	0	屈膝畸形 (10 分)	
休息时无疼痛	15	无畸形	10
休息时轻微疼痛	10	< 5°	8
休息时中度疼痛	5	5° ～ 10°	5
休息时重度疼痛	0	> 10°	0
功能 (22 分)		关节稳定性 (10 分)	
行走、站立无限制	22	正常	10
行走 5 ～ 10 个街区 (2.5 ～ 5km)	10	轻微不稳 0° ～ 5°	8
行走 1 ～ 5 个街区 (0.5 ～ 2.5km)	8	中度不稳 5° ～ 15°	5
行走一个街区 (0.5km)	4	严重不稳 > 15°	0
不能行走	0	减分项目	
能上楼梯	5	使用单手杖	− 1
能上楼梯，但需支具	2	使用单拐杖	− 2
只能室内行走，不需支具	5	使用双拐	− 3
只能室内行走，需要支具	2	伸直滞缺 5°	− 2
关节活动度 (18 分)		伸直滞缺 10°	− 3
每活动 8° 计 1 分，最高 18 分		伸直滞缺 15°	− 5
		蹞外翻 5°	− 1
		蹞内翻 5°	− 1

评价标准：优，> 85 分；良，70 ～ 84 分；中，60 ～ 69 分；差，< 59 分。

局部功能和患者整体运动功能的状况，而膝关节功能的评价常会受到身体其他部位因素的影响，这对于一些年老体弱，或同时有身体其他部位病变的患者来说，可能会导致 HSS 评分不高，从而使评价结果并不能真正反映患者膝关节的实际功能状况。因此，1989 年美国膝关节外科学会在综合其他评分标准的基础上推出了一套新的膝关节功能评价标准，即 1989 年美国膝关节外科学会标准。该标准分为膝关节评分和功能评分两大部分，满分各为 100 分。膝关节评分分 4 个项目进行评定，其中 3 个项目为得分项目，包括疼痛、活动范围和稳定性；1 个项目为减分项目，包括屈曲角度、伸直滞缺和对线不良等。如果膝关节对线正确、活动范围不低于 125°，没有疼痛，没有侧方和前后不稳定，即得满分。功能评分分 3 个项目进行评定，其中 2 个项目为得分项目，包括行走能力和上下楼能力；1 个项目为减分项目，包括行走时是否使用辅助器等。如果患者行走不受距离限制，能正常上下楼，即可得满分。另外，根据是否使用辅助器和使用程度予以适当减分 (附录七)。

3. 髌骨骨折临床结果评估标准 髌骨骨折一般采用改良 Bostman 髌骨骨折临床结果评估标准进行评定，该评分量表也可用于股骨远端骨折的评价 (表 7-13)。

表 7-13　髌骨骨折临床结果评估标准

临床评估标准	得分	临床评估标准	得分
A. 活动范围（ROM）		E. 助行	
a. 充分伸直，ROM ＞ 120°	6	a. 不需	4
b. 充分伸直，ROM 为 90°～120°	3	b. 偶尔用手杖	2
c. 不能充分伸直，ROM ＜ 90°	0	c. 必须用手杖	0
B. 疼痛		F. 渗出	
a. 伸直时无或轻微痛	6	a. 无	2
b. 伸直时中度疼痛	3	b. 报告有	1
c. 日常生活中疼痛	0	c. 有	0
C. 工作		G. 打软（giving way）	
a. 恢复原工作	4	a. 无	2
b. 改变工作	2	b. 偶尔	1
c. 不能工作	0	c. 经常	0
D. 萎缩（髌骨近端 10cm）		H. 上楼梯	
a. ＜ 12cm	4	a. 正常	2
b. 12～15cm	2	b. 困难	1
c. ＞ 15cm	0	c. 不能	0

评价标准：优秀，30～28 分；良好，20～27 分；差，≤ 20 分。

三、踝关节

Maryland 足功能评分标准由 Sanders 于 1993 年在评定关节内跟骨骨折的手术疗效时提出，主要用于对足与踝关节损伤后的疼痛、功能、外观及活动度进行客观评价（附录八）。该评分标准满分为 100 分，其中疼痛占 45 分，功能评价占 40 分，外观和关节活动度分别占 10 分和 5 分。

（柯松坚　刘慧华）

第三节　脊柱功能评定量表

脊柱功能评定包括疼痛评定、脊柱活动度评定和相关疾病的功能量表评定。本节所述主要是颈椎病和腰椎病的功能评定量表。

一、颈椎病功能评定量表

颈椎病类型较多、症状复杂，国外广泛应用的评定量表是颈椎功能障碍指数（the neck disability index，NDI）和颈部疼痛与残疾量表（the neck pain and disability scale，NPDS）。国内学者制定的有颈椎病临床评价量表（clinical assessment scale for cervical spondylosis，CASCS）和椎动脉型颈椎病功能评定量表（functional scale for cervical spondylosis of vertebral artery type，FS-CSA）。

1. 颈椎功能障碍指数（NDI）　由 H. Vernon 等于 1991 年首先报道，是根据 Oswestry 下腰痛功能障碍指数（Oswestry low back pain index）修改编制而成。其原始设计主要用于评定颈痛和急性颈部扭伤患者的颈椎功能障碍情况，是一个患者自评的问卷调查表。国外研究表明该量表具有良好的效度和信度，适用于多种类型的颈椎病，在以英语为官方语言的国家应用广泛。近年来，NDI 已被翻译成法语、瑞典语、荷兰语、韩语等多个版本，并进行相关效度和信度的研究，结果表明该量表的翻译版本在相应的国家均适用，并具有良好的效度和信度。目前 NDI 在国内的效度和信度的研究已有报道。

NDI 共 10 个项目，包括颈痛及相关的症状（疼痛强度、头痛、集中注意力和

$$受试对象颈椎功能受损指数（\%）= \frac{每个项目得分的总和}{受试对象完成的项目数 \times 5} \times 100$$

结果判断：0～20%，表示轻度功能障碍；20%～40%，表示中度功能障碍；40%～60%，表示重度功能障碍；60%～80%，表示极重度功能障碍；80%～100%，表示完全功能障碍或应详细检查受试对象有无夸大症状。

2. 颈部疼痛与残疾量表（NPDS） 由 20 个项目组成，主要评测患者的颈部情况、疼痛程度、对生活功能方面的影响，以及相关情感问题的有无及其程度。患者回答每个项目都是在 10cm 刻度线上做一标志；项目的评分是 0 到 5 分，0.25 分为一个增量。如果患者做的标志落在垂直的格线上，那么当格线为实线时为整分，虚线则提示为增加 0.5 分；如果标志落在垂直的格线之间，那么就增加 0.25 分；NPDS 的得分是所有项目得分的总和（附录十）。

3. 颈椎病临床评价量表（CASCS） 是由国内学者编制的颈椎病临床评定量表，

睡眠）和日常生活活动能力（个人护理、提起重物、阅读、工作、驾驶和娱乐）两部分，由受试对象根据自己的情况填写（附录九）。每个项目最低得分为 0 分，最高得分为 5 分，分数越高表示功能障碍程度越重；按以下公式计算受试对象颈椎功能受损的程度：

包括对患者的症状、功能状态及体征的量化评定。该量表的特点是详细评定患者的体征，包括关节活动度、局部压痛、神经根受压体征、脊髓受压体征、椎动脉受压体征等。缺点是需要较强专业知识，内容多且复杂，耗时较长（附录十一）。

二、腰椎病功能评定量表

（一）疾病特异的功能评估

1. JOA 腰背痛评分 是日本矫形外科学会（Japanese Orthopaedic Association，JOA）于 1984 年制定的。该评分根据治疗前、后评分计算改善指数和改善率（表 7-14）。

$$改善指数 = \frac{治疗后评分 - 治疗前评分}{治疗后评分}$$

$$改善率 = \frac{治疗后评分 - 治疗前评分}{正常评分 - 治疗前评分} \times 100\%$$

2. Oswestry 功能障碍指数（Oswestry disability index，ODI） 是目前国际上最常

表 7-14 JOA 腰背痛评分

1. 主观症状
（1）下腰背痛
　□ 无任何疼痛
　□ 偶然稍微疼痛
　□ 频发的稍微疼痛或偶发严重疼痛
　□ 频发或持续的严重疼痛
（2）腿痛兼（或）麻刺痛
　□ 无任何疼痛
　□ 偶然的稍微疼痛
　□ 偶然的稍微疼痛或偶发严重疼痛
　□ 频发或持续的严重疼痛

（3）步态

    □ 正常

    □ 即使感肌肉无力，也可步行超过 500m

    □ 步行小于 500m，即出现腿痛，刺痛，无力

    □ 步行小于 100m，即出现腿痛，刺痛，无力

2. 临床体征

（1）直腿抬高试验（包括加强试验）

    □ 正常

    □ 30°～ 70°

    □ ＜ 30°

（2）感觉障碍

    □ 无

    □ 轻度障碍

    □ 明显障碍

（3）运动障碍

    □ 正常（肌力 5 级）

    □ 轻度无力（肌力 4 级）

    □ 明显无力（肌力 0 ～ 3 级）

3. 日常活动受限度

（1）平卧翻身	正常 /	轻度受限 /	明显受限
（2）站立	正常 /	轻度受限 /	明显受限
（3）洗漱	正常 /	轻度受限 /	明显受限
（4）前屈	正常 /	轻度受限 /	明显受限
（5）坐位（约 1 小时）	正常 /	轻度受限 /	明显受限
（6）举重物	正常 /	轻度受限 /	明显受限
（7）行走	正常 /	轻度受限 /	明显受限

4. 膀胱功能

    □ 正常

    □ 轻度受限

    □ 明显受限（尿失留，尿失禁）

用的评定腰痛的功能量表，具有良好的效度和信度，已被翻译成 10 多个语言版本，并在脊柱外科领域作为"金标准"来评定和观察治疗效果。

ODI 是由 Fairbank 等于 1976 年开始研究设计的，并于 1980 年完成 1.0 版本，在次年巴黎召开的国际腰椎研究协会会议上（ISSLS）推广。ODI 量表简单易懂，通常能在 5 分钟内完成测试并可在 1 分钟内计算出分数。英国医学研究委员会（MRC）在 1989 年对 ODI 1.0 版本进行改进后提出了 ODI 2.0 版本，是目前国际上应用最为广泛的版本。国外研究报道，ODI 的重复相关性在间隔 24 小时为 0.99，间隔 4 天为 0.91，间隔 1 周为 0.83；ODI 和视觉模拟评分及 McGill 疼痛问卷等评分方法的一致性较好；ODI 的敏感性也较好，其有临床意义的最小改变是 4 分。国内学者已对 ODI 简体中文版（CODI）进行信度分析，证实其具有良好的重复测试性；并对 CODI 进行效度分析，证实其具有良好的结构效度、内容效度、区分效度和同期效度，可用于慢性腰痛患者的临床评定。

ODI 共 10 个条目，包括疼痛（疼痛的程度、睡眠）、单项功能（提物、坐、站立、行走）和个人综合功能（日常活动自理能力、性生活、社会活动和郊游）3 大领域的评定。每个条目最低得分为 0 分，最高

得分为 5 分，分数越高表示功能障碍程度越重；将 10 个条目的答案相应得分累加后，计算其占 10 条目最高分（50 分）的百分比，即为 Oswestry 功能障碍指数，得分越高说明患者功能障碍越严重（附录十二）。

3. Roland-Morris 功能障碍调查表（Roland-Morris disability questionnaire，RMDQ）是由英国学者 Roland 和 Morris 等设计的针对下腰痛患者进行功能评估的一种问卷调查。国外研究证实 RMDQ 用于评定下腰痛，其结果具有很高的重复性，在同一天为 0.91，1 周后为 0.88，3 周后为 0.83；RMDQ 与 ODI、SF-36 等量表的一致性很好。国内学者采用中文版 RMDQ 评定下腰痛患者，结果表明其同样具有良好的可重复性和有效性。

RMDQ 由 24 个问题组成，每个问题的后面都附上短语"由于腰痛"加以限制，以区别由其他原因引起的功能障碍。这些问题包括下腰痛患者的行走、站立、弯腰、工作、卧床、睡眠、穿衣服、日常生活自理能力等方面。每个问题的分值为 1 分，回答"是"得 1 分，回答"否"得 0 分；各问题在分值上无权重之分；将回答"是"的各问题分值累加即为最后实际得分，最低分为 0 分，最高分为 24 分；分值越高，表示功能障碍越严重（表 7-15）。

（二）全面健康评估

SF-36 是健康状况评估量表，由 36 个条目组成，测量 8 项健康概念和 1 项健康变

表 7-15　Roland-Morris 功能障碍调查表

问题（回答"是"在前面括号内打 ✓，"否"打 ×）
[　] 由于腰痛，每天大部分时间都待在家里
[　] 不停地改变姿势，使得腰部尽可能舒服一些
[　] 由于腰痛，走路要比平时慢一些
[　] 由于腰痛，平时常做的家务事现在做不了
[　] 由于腰痛，上楼时需要拉着楼梯扶手
[　] 由于腰痛，经常需要躺下休息
[　] 由于腰痛，必须借助抓住什么东西才能离开躺椅
[　] 由于腰痛，经常需要他人帮忙做一些事情
[　] 由于腰痛，穿衣服要比平时慢得多
[　] 由于腰痛，只能站立一小会儿
[　] 由于腰痛，尽量不弯腰或下蹲
[　] 由于腰痛，从椅子里站起来比较困难
[　] 每天大部分时间都感到腰痛
[　] 由于腰痛，在床上翻身困难
[　] 由于腰痛，食欲不是很好
[　] 由于腰痛，穿袜子困难
[　] 由于腰痛，只能走很短的一段距离
[　] 由于腰痛，睡眠状况没有以前好
[　] 由于腰痛，经常需要他人帮忙穿衣服
[　] 由于腰痛，每天大部分时间都要坐下来休息
[　] 由于腰痛，尽量避免做一些家务重活
[　] 由于腰痛，要比平时容易激怒，脾气变坏
[　] 由于腰痛，上楼梯要比平时慢得多
[　] 由于腰痛，每天大部分时间都躺在床上

化自评。8 项健康概念分为躯体功能（PF）、躯体健康问题导致的角色受限（RP）、躯体疼痛（BP）、总体健康感（GH）、生命活力（VT）、社交功能（SF）、情感问题所致的角色受限（RE）、精神健康（MH）。根据各条目不同的权重，计算各条目积分之和，得到分量表的粗积分，将粗积分转换为 0 ～ 100

的标准分，分数越高表示健康状况越好。健康变化自评（HT）是与 1 年前的健康相比，未被纳入分量表或总量表计分，它反映纵向的动态变化。由于 SF-36 中的大部分评定项目与下肢功能有关，在国外已被广泛用于腰痛患者的功能评估。

（柯松坚　燕铁斌）

第四节　日常生活活动和生存质量评定

一、概述

（一）定义

日常生活活动（activities of daily living，ADL），包括基本日常生活活动（basic activities of daily living，BADL）和工具性日常生活活动（instrumental activities of daily living，IADL）。BADL 主要涉及个人自理能力方面的内容，如进食、修饰、洗澡等，IADL 主要涉及家庭和社区事务管理能力方面的内容，如家务、理财、搭乘交通工具等。

生存质量（quality of life，QOL，也有译为生活质量、生命质量、生命素质等），原本是一个社会学概念，作为宏观评定不同国家社会发展水平的重要指标。广义的生存质量被理解为人类生存的自然、社会条件的优劣状态，其内容包含国民收入、健康、教育、营养、环境、社会服务与社会秩序等方面。在医学领域中生存质量是相对于生命数量（寿命）而言的一个概念，主要是对个体生理、心理、社会功能三个方面的状态评定，即健康相关的生存质量（health-related quality of life）。

按照世界卫生组织生存质量研究组的定义，生存质量是指"不同文化和价值体系中的个体对于与他们的目标、期望、标准以及所关心的事情有关的生存状况的体验"，是一种个体的主观评价。在康复医学

领域，生存质量是指个体生存的水平和体验，这种水平和体验反映了病伤残患者在不同程度的伤残情况下，维持自身躯体、精神及社会活动处于一种良好状态的能力和素质。

（二）评定内容

1. 日常生活能力评定　内容主要涉及个人在家庭和社区环境中处理与生存相关的活动的能力，包括在室内从事的涉及个人的基本生存活动，如进食、饮水、穿脱衣物、洗澡、如厕、床椅转移、平地步行、上下楼梯等，也包括住所内外的，常需要与他人交流的常见生存活动，如到商店购物、使用公共交通工具、使用电话沟通、到银行存取钱、维修家具、烹饪和其他家务活动等。

在国内使用较为广泛的基本日常生活能力评定量表为巴氏指数（Barthel index，BI）或者改良巴氏指数（modified Barthel index，MBI）；工具性日常生活能力量表为劳顿指数（Lowton index，LI）。这两个评定量表都属于通用型日常生活能力评定工具。另外，功能独立性评估（functional independence measure，FIM）在国外使用也较为普遍，由于涉及版权问题，国内较少采用。

由于日常生活能力并不仅仅受到身体功能的影响，也与认知水平、照顾者和其

他可获得资源有关，许多学者逐渐在日常生活能力评定框架上，增加与认知和社交等因素。例如，扩展巴氏指数（extended Barthel index，EBI）就是在原巴氏指数的基础上，增加了理解力、表达能力、社会交往、解决问题、记忆、学习、定向和视力等相关项目，逐渐形成了一个多维度的日常生活能力评定工具。

2. 生存质量评定 始于 20 世纪 30 年代，70 年代后期在医学界受到重视，并在 80 年代形成新的研究热潮，目前仍呈方兴未艾之势。对生存质量概念的不同理解导致了对生存质量评定内容的不同界定。近年来，国内外诸多学者提出以生存质量作为个体生理、心理、社会功能的综合指标来评定临床疗效、疾病预后、人群健康水平及医药资源分配的合理性。

世界卫生组织提出，生存质量的评定应该包括六大方面：身体功能，心理状况，独立能力，社会关系，生活环境，宗教信仰与精神寄托，每个方面又包含一些小方面，共有 24 个。

（三）评定方法

对日常生活能力和生存质量的评定方法有几个重要的发展趋势。

1. 从单一评价受试者生活的客观状态逐步发展到同时评定受试者的主观感受 不同的受教育水平、个体心理特质等可出现在处于相同客观生存质量的个体，其主观感受大相径庭，而主观感受类似的个体，其客观生存质量却相去甚远。因此，对日常生活能力和生存质量的评定应从客观表现和主观体验两个方面同时进行。

2. 从单维评定倾向于到多维度的评定 人们曾寄希望于仅用一个单维的总分值来表示日常生活能力和生存质量，以便结果简单明了，易于计算。但许多疾病与治疗方法对患者的日常生活能力和生存质量不同维度的影响是不同的。例如，心脏换瓣术后，患者的心功能改善使得躯体功能和基本日常生活能力的评分提高，但术后长期必用的抗凝剂所引起的出血倾向限制了患者的社会功能，随时可能发生的瓣膜嵌顿造成了患者持久的心理压力，可能使患者在心理、社会功能维度的评分下降。因此，目前日常生活能力和生存质量评定尤其是临床研究，倾向于应用多维评定而较少采用单维或总分来评定。

3. 从特异性评定到共通性评定 以往临床研究中生存质量的评定工具大多是特异性的，如用于评价乳腺癌者生存质量的工具就不适合评价关节炎患者，用于关节炎患者生存质量的评定工具也不适合用于心脏病患者生存质量的评定。这种特异性评定工具虽然可以有针对性地详细了解某一疾病或某种治疗方法对生存质量的影响，然而其结果却缺少共通性与多靶性。目前大多数学者认为，应选择能代表不同群体共性的维度作为生存质量评定的基本内涵，例如，目前比较公认的采用躯体、心理、社会功能等维度来编制一个综合性问卷以适用于不同群体的生存质量评定。同时，对每一种特殊群体（如某一疾病患者）附加一个短的特异性问卷，主要包括对该群体特异性方面的评价（如某一疾病的症状消长），这样才能使不同群体生存质量评定的结果既有可比性，又有特异性。

4. 应用标准化量表进行生存质量评定 常采用以下几种方法。①访谈法：通过当面访谈或电话访谈，根据患者的主观评价在量表上评分。②自我报告：由患者自行在量表上评分，然后交给评定者。③观察法：评定者按量表项目通过观察患者表现而予以评分。

二、骨科常用日常生活活动和生存质量量表简介

1. 改良巴氏指数（modified Barthel index, MBI） 此量表是基于巴氏指数（Barthel index, BI）的改良版本，是临床常用的基本日常生活能力评定量表。MBI 评定的内容包括进食、沐浴、个人卫生、穿衣、控制大便、控制小便、如厕、床椅转移、行走、轮椅操作和上下楼梯，共 11 个项目，其中操控轮椅仅在评定对象以轮椅为主要移动工具，无法评定步行时使用（表 7-16）。

MBI 的每一个评定项目均按照独立完成程度的差异分成五个不同级别，总体评定标准为：1 级，完全依赖他人去完成整项活动；2 级，某种程度上能参与，但在整个活动过程中需要他人提供协助才能完成；3 级，参与大部分的活动，但在某些过程中仍需要他人提供协助才能完成整项活动；4 级，除了在准备或收拾时需要协助，患者可以独立完成整项活动或进行活动时需要他人从旁监督或提示，以策安全；5 级，可以独立完成整项活动而不需他人在旁监督、提示或协助。单项均按照所占据基本日常生活活动的比重不同而授予不同的分数（总共包括三类分数：最高分为 5 分的沐浴、个人卫生和轮椅操作；最高分为 10 分的进食、穿衣、大便控制、小便控制、如厕和上下楼梯；最高分为 15 分的床椅转移和行走）。总分最高为 100 分，分数越高代表基本日常生活的独立水平越高。量表评定标准见附录十三。

2. 劳顿指数（Lowton index, LI） 此量表是工具性日常生活能力方面常用的评定量表。LI 评定的内容包括使用电话、使用交通工具、购物、烹饪、家务、家具维修、洗衣、服药管理和钱财管理，共 9 个评定项目。依据每一个项目的独立完成程度，可分为 4 个不同的级别，级别越高代表独立程度越好，评级标准为：0 分，完全不能自己做；1 分，需要一些帮助；2 分，可以自己做，但有困难；3 分，不需要任何帮助。总分最高 27 分，具体的评定细节见附录十四。

3. 世界卫生组织生存质量评定量表（WHOQOL-100 量表） 此量表是世界卫生组织在近 15 个不同文化背景下经多年协作研制而成，内容涉及生存质量 6 个领域（domain）（生理领域、心理领域、独立性领域、社会关系领域、环境领域、精神支柱/宗教/个人信仰领域）的 24 个方面（facet），每个方面由 4 个问题条目（item）构成，另外加上 4 个整体健康和生存质量评价，共计 100 个问题条目。受试者从问题的强度（intensity）、频度（frequency）、能力（capacity）和评价（evaluation）4 个方面进行自我评分。正向结构条目进行正向计分，反向结构条目进行反向计分，得分越高，生存质量越好。所有的问题条目都进行了编码，编码代表了条目所属领域、方面和顺序，如 F22.3 表示属于环境领域 22 方面的第 3 个问题。一般健康和生存质量所涉及的 4 个问题（G1、

表 7-16 改良巴氏指数

项 目	评分				
	5 级	4 级	3 级	2 级	1 级
1. 进食	10	8	5	2	0
2. 洗澡	5	4	3	1	0
3. 个人卫生	5	4	3	1	0
4. 穿衣	10	8	5	2	0
5. 大便控制	10	8	5	2	0
6. 小便控制	10	8	5	2	0
7. 如厕	10	8	5	2	0
8. 床椅转移	15	12	8	3	0
9. 行走	15	12	8	3	0
10. 轮椅操作 *	5	4	3	1	0
11. 上下楼梯	10	8	5	2	0
总 分					

* 表示以轮椅为主要移动工具，不能评定行走时才使用此项。

G2、G3、G4）得分相加可作为评价生存质量的指标。量表结构见附录十五。

WHOQOL-100 的计分方式分为领域得分（domain scores）或者方面得分（facet scores），而不建议将所有评价条目得分相加计算总分。方面得分等于下属条目得分的总和，如积极感受得分 =F8.1+F8.2+F8.3+F8.4。领域得分等于下属方面得分的平均数，如生理领域得分 =（疼痛与不适得分 + 精力与疲倦得分 + 睡眠与休息得分）÷3。该量表只要数据缺失不超过 20%，均认为是有效问卷。注意如下情况：①某一方面的 4 个条目中，如果只缺失 1 个条目数据，则可用其他 3 个条目平均数代替该缺失分数。当达到 2 个条目缺失数据时，则不计算该方面得分。②生理领域包含 3 个方面，心理领域包含 5 个方面，社会领域包含 3 个方面，当某一领域有一个方面缺失数据，则可通过同一领域的其他方面得分计算平均数作为该方面的得分。当缺失数据大于 2 个方面时，则不能计算该领域得分。然而，包含 8 个方面的环境领域允许最多 2 个方面的数据缺失，弥补办法同样是计算该领域其他方面的平均分作为该缺失方面的得分。

WHOQOL-100 可以全面地反映受试者的生活质量，但在应用时却显得项目过于冗长。为此，世界卫生组织生存质量测定简表（WHOQOL-BREF）应运而生。WHOQOL-BREF 所包含的 26 个条目来自WHOQOL-100 的 24 个方面（附录十六）及 2 条一般健康和生存质量问题（G1、G4），可以较好地代表 WHOQOL-100 所评估的内容。WHOQOL 简单且便于操作，其中文版已经通过了国内权威专家的鉴定，被确定为我国医药卫生行业的标准。

4. 健康状况调查问卷（36 - Item Short - Form，SF-36） 此量表是美国医学结局研究组（Medical Outcomes Study，MOS）开发的一个普适性测定量表。由 36 个条目组成，内容包括躯体功能（第 3 题）、躯体角色（第 4 题）、躯体疼痛（第 7 题和第 8 题）、总的健康状况（第 1 题和第 11 题）、活力（第 9 题）、社会功能（第 6 题和第 10 题）、情绪角色（第 5 题）和心理卫生（第 9 题）8 个领域。目前该量表已有中国版本（具体中国版的评定方法见附录十七）。

计分方法：

通过以下换算公式计算出每一个方面的分值：

$$换算得分 = \frac{实际得分 - 该方面的可能最低得分}{该方面的可能最高得分 - 可能最低得分} \times 100$$

注意事项：①评定者在评定前必须熟悉评定内容及评分标准。② SF-36 是评定被评定者的自身感受，属于主观评定。因此，在评定时，被评定者必须熟悉评定者的语言，如果被评定者讲方言，评定者需要懂得方言，以免由于沟通障碍影响评定结果。

5. 健康生存质量表（quality of well - being scale，QWB） 由 Kaplan 于 1967 年提出，项目覆盖日常生活活动、走动或行动、躯体性功能活动、社会功能活动等方面，

比较全面。其指标定义清晰明确、权重较合理，故广泛用于康复治疗的 QOL 评定。

6.SIP（sickness impact profile） 即疾病影响程度表，共分 12 个方面 136 个问题，覆盖活动能力、独立能力、情绪行为、警觉行为、饮食、睡眠、休息、家务、文娱活动等，用以判断伤病对躯体、心理、社会健康造成的影响，以指标定义清晰和权重合理而广为应用。

7. SWLS（satisfaction with life scale）

即生活满意度量表，属于主观生存质量的一种测评指标，它分为 5 个项目（陈述）的回答，从 7 个判断中选取 1 个。对生活的满意程度分为 7 级，从对表述的完全不同意到完全同意，中间有对各个程度轻重不一的判断。SWLS 被认为简单易行，且能较敏感地反映生存情况的改变。

（危昔均）

第五节 ICF 康复组合评定

一、ICF 康复组合的由来

（一）ICF 及 ICF 核心组合

"国际功能、残疾和健康分类"（International Classification of Functioning, Disability and Health, ICF）是由世界卫生组织（WHO）于 2001 年 5 月在第 54 届世界卫生大会颁布的。ICF 基于"生物 - 心理 - 社会"医学模式之上，将健康和残疾统一成为人类功能的多维度综合性整体。ICF 的功能理论为医疗领域关注长期慢性疾病、老年疾病、儿童出生缺陷与残疾及其他功能性状态提供了理论依据，也为康复医学奠定了理论与方法基础。由于 ICF 涵盖条目繁多，内容广泛且结构概念相对抽象，难以在临床实践中推广使用。ICF 研发中心在完整版基础上，开发了一系列 ICF 核心组合（core set），其的目的是针对不同疾病的功能与结局，简化评定流程，方便临床专业人员使用。目前在 ICF 网站上已存在 70 多种不同的核心组合（https://www.icf-research-branch.org/download/category/4-icf-core-sets）。虽然 ICF 核心组合加快了 ICF 的临床使用和推广，但由于一个核心组合只针对一种疾病，不能用于其他疾病，有违 WHO 推出 ICF 的初衷，即采用一种普适性评定工具来替代 ICD 和 ICDH，因此，同样制约了 ICF 作为一个普适性工具的应用。据 WHO 最近完成的一项关于各国使用 ICF 的调查研究发现，仅有不到 20% 的国家在使用 ICF 核心组合。由此可见，ICF 核心组合的临床推广并不容易。目前已经开发的和骨科相关的仅有骨质疏松 ICF 核心组合，临床应用较为局限。

（二）ICF 康复组合

2014 年 ICF 研发中心推出了 ICF 康复组合（International Classification of Functioning, Disability and Health-Rehabilitation Set, ICF-RS）。该组合建立在国际专家调查和系统化的大型数据分析基础之上，从 1400 多条 ICF 类目之中挑选出来 30 条，针对患者的关键功能（从急性期、恢复期到慢性期）进行描述。目前 WHO 正致力于将其作为普适性的功能评定工具应用于各级医疗机构之中，从而对患者的功能作出比较客观和全面的评价。

ICF 康复组合的应用可依据其类目开发出具体的能够反映出其内涵的操作性标准，指导评定者采用规范、统一的评定用语和评定指导方法，并依据评定结果对被评定者的功能障碍程度（无功能障碍、轻度功能障碍、中度功能障碍、重度功能障碍、完全功能障碍）进行划分。

ICF 康复组合的应用：首先，可针对不同健康状况、环境、文化背景下人群的功能状况进行描述和测量，实现"功能"和"健康"之间的横向（不同人群）和纵向（不同时间）对比；其次，可在不同的医疗机构、社区作为统一的评定工具使用，为医务人员理解功能提供可量化的数据；再次，可为患者的康复提供具体的思路和目标，从而提高医疗服务质量。目前，世界各国都在关注 ICF 康复组合的临床应用。我国康复质量控制体系正在建设之中，其主要目标之一是监测康复医疗服务的过程中患者功能水平的变化情况。因此，ICF 康复组合是一个理想的评定工具，将其应用于各级医疗机构具有广阔的市场。

二、ICF 康复组合评定量化标准（中文版）的开发

（一）中文版的开发过程

ICF 康复组合的本质是一个类目清单，因此，在评定时需要对 ICF 类目的概念、限定值和评定方式有清晰、准确的认识，才能够正确地应用。但从既往 ICF 相关测量工具的研究和相关使用经验来看，其中均存在类目不易理解、限定值可操作性不强、评定方式过于灵活等方面的问题，这造成了 ICF 康复组合在临床使用中的瓶颈，严重制约了其在功能测量领域中的使用和价值。

2014 年 8 月，WHO-ICF 研究中心在中国苏州举行了 ICF 中国临床应用专家共识会议，明确了 ICF 康复组合 30 个类目准确、简洁和直观的描述。2016 ～ 2018 年，中山大学孙逸仙纪念医院燕铁斌教授领导的 ICF 团队在 ICF 康复组合原始类目和限定值的基础上，开发出了 ICF 康复组合临床量化标准，并在广东、湖北、福建等 10 多家医院 1000 例非急性期康复科住院患者中对其性能（可行性、信度、效度和敏感度）进行了检验，研究结果显示，ICF 康复组合临床量化标准具有良好的心理测量学指标，可作为评定工具在各级康复机构推广使用。

（二）评定标准的量化方法

使用 ICF 康复组合时可以采取下述 3 种方式对限定值进行量化。① 根据病史、临床检查和医技检查结果，直接使用 ICF 限定值评定。② 根据 ICF 联系规则，将目前临床上正在使用的可靠的测量工具标准转化为 ICF 限定值使用。例如，在应用 ICF-RS 评定疼痛时（b280 痛觉），可以采取临床上评定疼痛最常使用的数字法（numerical rating scale，NRS）。NRS 由 0 ～ 10 共 11 个数字组成，数字越大表示疼痛程度越强烈。因此，NRS 可与 ICF 类目"b280 痛觉"相关联，将疼痛数字法的得分与 ICF 限定值 0 ～ 4 的范围对照，从而得出"b280 痛觉"的 ICF-RS 评定结果。③ 根据 ICF 联系规则，将临床现有评定工具中的结果转化为 ICF 限定值使用。例如，改良 Barthel 指数（mBI）中的条目"进食"（5 个等级）可与 ICF 类目"d550 吃"（5 个等级）相关联，从而得出"d550 吃"的 ICF-RS 结果。

三、ICF 康复组合评定标准在骨科中的应用

1. 适用对象　本标准适用于年龄 ≥ 18 岁，具有认知能力（简易智力测试 ≥ 6 分）的肌肉骨骼系统的康复患者。

2. 结构和组成　本标准共有 30 条类目，包括身体功能 9 条，活动和参与 21 条。类目 1 ～ 16 采用问卷调查的方式评定，类目 17 ～ 30 采用临床检查的方式评定。ICF 康复组合量化标准中文版每条类目由定义、描述包括和不包括三个概念组成。其中，定义是对类目内涵的详细解释和阐述；描述包括是对该类目所包含的具体功能进行细化和描述，不包括是对和该类目不易区分的二级类目进行列举，避免混淆。

3. 类目功能等级评定　本标准按照 ICF 研发中心制定的一级限定值通用度量表（0 ～ 4 级），将患者每个类目的功能障碍严重程度分为五个级别，分别是"五个"

无功能障碍（0级）、轻度功能障碍（1级）、中度功能障碍（2级）、重度功能障碍（3级）、完全功能障碍（4级）同时，考虑到评定对象的性别及病情等特殊情况，保留了原始等级中的8级（未特指）和9级（不适用）。评定者可对患者治疗前、治疗中、治疗后评定结果进行比较，分析患者存在的问题，指导康复临床实践。

4. 评定注意事项

（1）被评者需具有正常的认知功能：如不能进行有效的语言沟通（如失语等），则需有一定的读写能力（能够完成问卷评定部分的填写）。

（2）本标准在实际运用中不允许空项：如缺少足够的信息描述问题严重程度，条目旁标注为"未特指"；如果条目不适用于该患者，则标记为"不适用"。标注为"未特指"和"不适用"的条目均不计分。

（3）患者安全及同意：评定需要在征得被评者同意的前提下进行。评定时需保护被评者的安全。如完成某条目的评定会给被评者造成直接或潜在的伤害，则该条目应不予以评定，在旁标注为"未特指"。

评定时被评定者如果使用矫形器和助行器等辅具不影响得分。

（4）得分有差异时的处理：如果被评者在不同环境中的评分有所差异，则选择被评定者最常经历的环境下的得分。类目23 "d450 步行"和类目24 "d465 利用设备到处移动"只选择被评定者最常用的一种方式。

（5）有关主观感受的类目：以被评定者的评定结果为准。

四、ICF 康复组合测评表格

ICF 康复组合是 ICF 家族中一个比较理想的普适性功能评价工具，临床中可从个案评定开始使用，将 ICF 康复组合整合入骨科康复周期，包括四个主要部分：评定、计划安排、干预治疗、再评价。通过康复机构医师、护士、治疗师、社会工作者各专业人员共同协作参与，分析患者存在的问题，制订康复目标和治疗方案，评价康复疗效，提高医疗服务质量。具体评定内容详见附录十八。

（章马兰　高　焱）

第三篇

骨科康复治疗技术

第8章

关节活动技术

第一节 概　述

一、关节活动的末端感觉

末端感觉是指被动活动关节在终末端时稍微施加压力所获得的感觉。

（一）正常末端感觉

1. **软**　由于关节两端的肌肉比较丰富，当被动活动关节到末端时，肌肉限制了其进一步活动，此时是一种软感觉，如肘关节和膝关节的屈曲。

2. **韧**　当关节活动到末端时，由于关节囊和关节周围韧带等软组织的牵拉所遇到的感觉，如肩关节和髋关节的旋转。

3. **硬**　关节活动到末端，骨与骨相互碰撞的感觉，如伸肘和伸膝时的感觉。

（二）异常末端感觉

1. **松弛**　关节活动到末端时无任何阻力，活动范围明显超过正常。常见于神经麻痹。

2. **痉挛**　当关节活动到末端，由于肌肉痉挛而产生的一种回弹感觉，如脊髓损伤或周围神经损伤引起的肢体痉挛。

3. **阻滞**　关节开始活动正常，突然不能活动，有一种被卡住的感觉，如关节内骨刺、游离体等。

4. **其他异常感觉**　发条感，如半月板损伤；泥泞感，如关节内积液等。

二、关节活动异常

（一）影响关节活动的因素

1. **构成关节的两关节面积大小的差别**　两关节面积的大小相差越大，关节活动的幅度也越大。

2. **关节囊的厚薄、松紧度**　关节囊薄而松弛，则关节活动幅度大；反之则小。

3. **关节韧带的多少与强弱**　关节韧带少而弱，则活动幅度大；关节韧带多而强，则活动幅度小。

4. **关节周围肌肉的伸展性和弹性状况**　一般来说，肌肉的伸展性和弹性良好者，活动幅度大；反之，活动幅度就小。

此外，年龄、性别、训练水平对活动范围也有影响，如儿童和少年比成人大，女子比男子大，训练水平高者比水平低者大等。

（二）关节活动异常的原因

关节活动异常分为活动减少和活动过度。临床上以前者更常见，原因主要有以下几个方面。

1. **关节及周围软组织疼痛**　由于疼痛导致主动和被动活动均减少，如骨折、关节炎症、手术后等。

2. **肌肉痉挛**　中枢神经系统病变引起的痉挛，常为主动活动减少而被动活动基本正常，或被动活动大于主动活动，如脑损伤引起的肌肉痉挛。关节或韧带损伤引起的肌肉痉挛，则主动和被动活动均减少。

3. 软组织挛缩 关节周围的肌肉、韧带、关节囊等软组织挛缩时，主动和被动活动均减少，如烧伤、肌腱移植术后、长期制动等。

4. 肌肉无力 不论是中枢神经系统病变引起的软瘫，还是周围神经损伤，或肌肉、肌腱断裂，通常都是主动活动减少，被动活动正常，即被动活动大于主动活动。

5. 关节内异常 关节内渗出或有游离体时，主动活动和被动活动均减少。

6. 关节僵硬 主动和被动活动均丧失，如关节骨性强直、关节融合术后。

三、关节活动训练的基本原理和原则

（一）基本原理

正常关节活动度需要关节、关节囊、韧带、肌肉等组织保持良好的弹性，使结缔组织处于一种疏松的网状状态，这需要每天多次全关节范围的正常活动。

一旦关节活动度障碍，尤其是因关节内外纤维组织挛缩或瘢痕粘连引起的关节活动度障碍，通常需要反复的关节活动度训练来展长短缩的关节周围软组织，恢复软组织的弹性。

缩短和粘连的组织主要由胶原纤维构成。胶原纤维在缺乏应力牵张的条件下有自行收缩、形成致密结缔组织的倾向，但作为黏弹性材料的胶原组织，在一定的牵张作用下可发生展长的效应。展长效应中大部分为弹性展长，小部分为塑性展长，前者在牵张力量消失后可重新回缩，后者需要在持续牵张作用下方可产生和保持。缩短或粘连的软组织展长是关节活动度恢复和增加的主要因素。

（二）基本原则

（1）逐步、反复的原则：由于短暂的牵张只能产生弹性展长，只有反复多次的、持续较久的牵张才能产生较多的塑性展长，因此关节活动度训练必须采用反复多次或持续一定时间的牵张方式。而且，为了避免在训练过程中发生疼痛或新的软组织结构损伤，这一训练还应循序渐进地开展。

（2）安全的原则：训练应在患者舒适体位下进行，并尽量使所训练的肢体处于放松状态；训练应在无痛或轻微疼痛、患者能耐受的范围内进行，避免使用暴力，以免发生组织损伤；存在感觉功能障碍的患者进行关节活动度训练时，由于患者对疼痛的敏感性较差，因此应特别谨慎。

（3）顺序的原则：数个关节的活动度都需要训练时，可依照从远端向近端的顺序进行逐个关节或数个关节一起训练。

（4）综合治疗的原则：关节活动度训练中若配合药物和理疗等镇痛或热疗措施，可增加疗效。

（5）最大限度达到功能活动所要求关节活动度的原则。

四、改善关节活动的技术与方法

改善关节活动的运动种类大致分为主动运动、主动助力运动、被动运动及持续性被动运动。具体的技术与方法分述如下。

（一）主动运动

主动运动是指未限制的关节活动范围内的运动由跨越该关节的肌肉主动收缩产生，即完全由患者主动用力收缩完成，既不需要外力辅助，也不需要克服外来阻力。在患者肌力有相当恢复（3级）时即可进行。主动运动可以促进血液循环，具有温和的牵拉作用，能松解疏松的粘连组织，牵拉挛缩程度较轻的组织，有助于保持和增加关节活动范围。

各种平衡训练、协调训练、牵张训练、放松训练等均为主动训练。最常用的是各种徒手体操，一般根据患者关节活动受限的方向和程度，设计一些有针对性的动作，内容可简可繁，可以个人练习，也可以把有相同关节活动障碍的患者分组集体练习。主动运动适应面广，不受场地限制；但在重度粘连和挛缩时，治疗作用不太明显。

（二）主动助力运动

主动助力运动是指在外力的辅助下，通过患者主动收缩肌肉来完成的运动或动作。辅助的力量可由治疗师、患者健肢、器械、引力或水的浮力提供。这种运动是从被动运动向主动运动过渡的形式。目的在于逐步增强肌力，建立协调的动作模式。目前主要用于肌力较弱，尚不能独立完成运动或因身体虚弱（疼痛）而不宜进行主动运动等情况。

1. 器械练习　是借助杠杆原理，利用器械为助力，带动活动受限的关节进行活动。应用时应根据病情及治疗目的选择相应的器械，如体操棒、火棒、肋木，以及针对四肢不同关节活动障碍而专门设计的练习器械，如肩关节练习器、肘关节练习器、踝关节练习器等。器械练习可以个人参加，也可以小组集体治疗，由于趣味性大，患者的积极性会比较高。

2. 悬吊练习　利用挂钩、绳索和吊带将拟活动的肢体悬吊起来，使其在去除肢体重力的前提下进行主动活动，类似于钟摆样运动。悬吊练习的固定方法可以分为两种，一种为垂直固定，固定点位于肢体重心的上方，主要用于支持肢体；另一种为轴向固定，固定点位于关节的上方，主要是使肢体易于活动（图8-1）。

3. 滑轮练习　利用滑轮和绳索，以健侧肢体帮助对侧肢体活动（图8-2）。

（三）被动运动

被动运动是指患者肌力在 3 级以下时，在未限制的关节活动范围内运动完全由外在力量所产生，相应的肌肉无自主收缩，即患者完全不用力、全靠外力来完成运动或动作。外力可来自人力（治疗师或患者健肢）、器械、重力等。目的在于：①增强瘫痪肢体的本体感觉，刺激屈伸反射，放松痉挛的肌肉，促进主动运动；②牵张挛缩的肌腱和韧带，防止或消除肢体肿胀，恢复或维持关节活动范围；③为进行主动

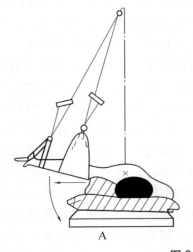
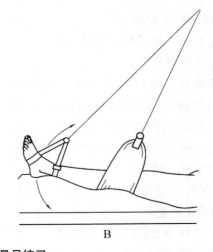

图 8-1　悬吊练习
A. 上肢悬吊；B. 下肢悬吊

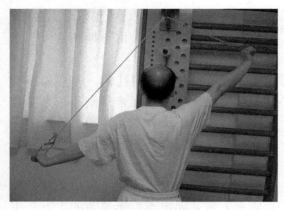

图 8-2 滑轮练习

运动做准备。目前在临床上常用于各种原因引起的肢体运动障碍，包括瘫痪、关节功能障碍，以及需要保持关节活动范围但又不能或不宜进行主动运动的情况。

1. 关节可动范围运动 是治疗者根据关节运动学原理完成的关节各个方向的活动，具有维持关节现有的活动范围、预防关节挛缩的作用。

2. 关节松动技术 主要利用关节的生理运动和附属运动被动地活动患者关节，以达到维持或改善关节活动范围、缓解疼痛的目的。常用手法包括关节的牵引、滑动、滚动、挤压、旋转等。由于澳大利亚的治疗师 Maitland 发展了这一技术，故又称为"澳式手法"或"Maitland 手法"，具体操作手法详见第 9 章。

3. 关节牵引 是应用力学中作用力与反作用力的原理，通过器械或电动牵引装置，使关节和软组织得到持续的牵伸，从而达到复位、固定，解除肌肉痉挛和挛缩，减轻神经根压迫，纠正关节畸形的目的。

牵引的治疗作用主要为：①解除肌肉痉挛，改善局部血液循环，缓解疼痛；②松解组织粘连，牵伸挛缩的关节囊和韧带，矫治关节畸形，改善或恢复关节活动范围；③增大脊柱的椎间隙和椎间孔，改变突出

物（如椎间盘、骨赘）与周围组织的相互关系，减轻神经根受压，改善临床症状。

牵引的种类：根据牵引部位可分为颈椎牵引、腰椎牵引、四肢关节牵引；根据牵引的动力可分为徒手牵引、机械牵引、电动牵引；根据牵引持续的时间可分为间歇牵引和持续牵引；根据牵引的体位可分为坐位牵引、卧位牵引和直立位牵引。

（四）持续性被动运动

持续性被动运动（continuous passive motion，CPM）是利用机械或电动活动装置，在关节无疼痛范围内，缓慢、连续性地活动关节的一种运动。其装置一般由活动关节的托架和控制运动的结构组成，包括针对下肢、上肢甚至手指等关节的专门设备。

1. 治疗作用 可以促进伤口的愈合和关节软骨的修复和再生，加快关节液的分泌和吸收，促进关节周围软组织的血液循环和损伤软组织的修复。大量临床文献报道，CPM 可以缓解疼痛，改善关节活动范围，防止粘连和关节僵硬，消除手术和制动带来的并发症。

2. 临床应用 主要用于四肢关节术后及关节挛缩的治疗。例如，关节内骨折和干骺端骨折、创伤性关节炎经关节囊切除或关节松解术后、类风湿（性）关节炎和血友病性关节炎滑膜切除术后、关节外粘连松解术后、膝关节的内侧副韧带重建术后等。虽然 CPM 没有明显禁忌证，但对出血疾病、血栓塞性静脉炎要特别注意。

3. 实施方法 强调早期开始，一般可在术后马上开始，甚至患者仍处于麻醉状态下进行。使用前，首先需要确定关节活动范围的大小，如果没有明确的禁忌条件或限定的活动范围，可以选定在关节无疼痛范围内活动，并根据患者的耐受程度每日或间隔逐渐增加，直至达到关节的最大活动范围。根据病情或手术方式，采取不

同的程序，如连续数小时（或 24 小时），或连续 30 分钟至 1 小时，每天 1 次。训练中密切观察患者的反应及连续被动运动训练器械的运转情况，在使用之前，可配合使用理疗、主动－辅助关节活动度训练或悬吊训练。疗程至少 1 周以上，或为达到满意的关节活动范围为止。

虽然 CPM 可以早期活动关节，但其不足之处是不能产生关节的主动活动。

（燕铁斌）

第二节　上肢关节活动技术

一、肩部关节

（一）主动运动

基本动作为肩关节的前屈—后伸，内收—外展，水平内收—外展，旋内—旋外。练习时要求动作平稳，每个动作均要达到最大的活动范围，如和上肢其他关节的活动结合起来练习，应以肩部的动作为主。

（二）被动运动

1. 肩前屈　患者仰卧，治疗者一手托住其手部，一手抓住其肘关节下方，将上肢抬离床面并继续活动其上肢，直到肩前屈达到最大范围或前臂在头上方再次接触床面（图 8-3）。

2. 肩后伸　患者侧卧，治疗者站其背后，一手托住前臂，一手放在肩部，做后伸运动（图 8-4）。

3. 肩外展　患者仰卧位，治疗侧肘关节屈曲，治疗者站在床边，一手托住肘部，一手抓住腕关节上方，做上肢外展动作。在肩外展到 90° 时，需要肩的外旋和肩胛骨的上旋才能完成全范围的外展（图 8-5）。

4. 肩水平外展和内收　患者仰卧，肩位于床沿，上肢外展 90°。治疗者站在其身体及外展的上肢之间，一手握住肘部，一手托住腕部，先向地面活动上肢（水平外展），再将上肢抬起向身体内侧运动，身体随之转动，面向患者（水平内收）（图 8-6）。

5. 肩内旋和外旋　患者仰卧，肩外展 90°，屈肘 90°，治疗者一手握住其肘部，一手握住腕关节上方，将前臂向足的方向转动（内旋）或向头的方向转动（外旋）（图 8-7）。这一运动可以在肩外展不同度数时完成。

6. 肩胛骨活动　患者俯卧，上肢放在

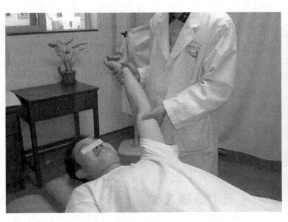

A

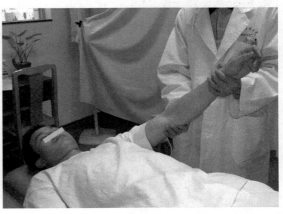

B

图 8-3　肩前屈
A. 开始；B. 结束

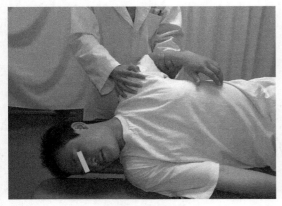

图 8-4 肩后伸

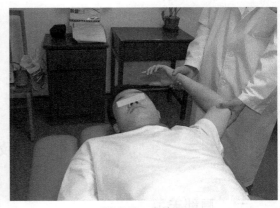

图 8-5 肩外展

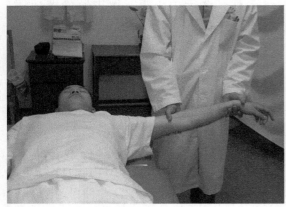

A

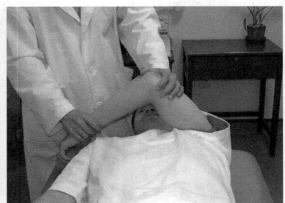

B

图 8-6 肩水平外展（A）和内收（B）

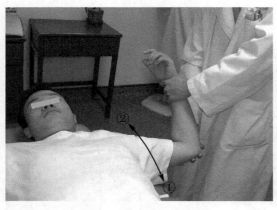

图 8-7 肩内旋和外旋
①内旋；②外旋

体侧，治疗者面向患者站在床边，一手放在肩胛下角，一手放在肩部，两手同时将

肩胛臂向上、下、内、外各方向活动（图8-8A）。也可以让患者侧卧位，治疗者面向患者站立，一手从其上臂下方穿过，虎口放在肩胛下角，一手放在肩部，两手同时向上、下、内、外方向活动肩胛骨，或进行复合运动（图8-8B）。

7. 关节松动 具体操作方法可参阅第9章第三节上肢关节松动技术。

8. 肌肉牵伸 具体操作方法可参阅第10章第二节上肢肌肉牵伸技术。

（三）器械运动

改善肩部关节活动的常用器械有肩轮、肋木、吊环、肩墙梯、肩关节旋转器、体操棒等（图8-9～图8-13）。

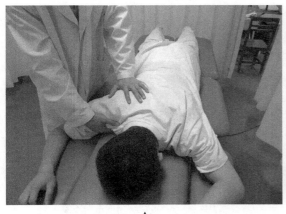
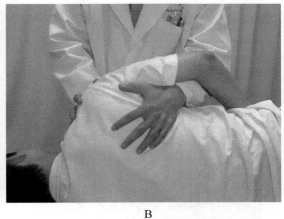

图 8-8　肩胛骨被动运动
A. 俯卧位；B. 侧卧位

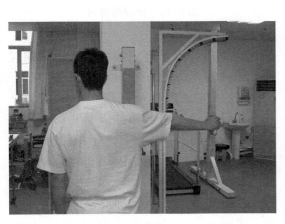

图 8-9　肩轮练习

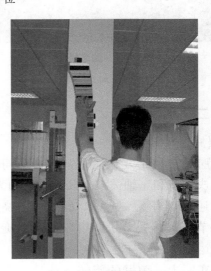

图 8-10　肩墙梯练习

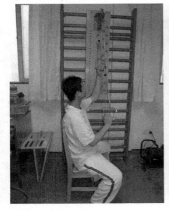
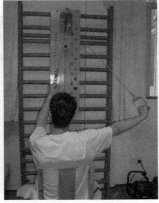
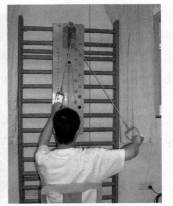

图 8-11　肩关节吊环练习
A. 肩前屈；B. 肩外展；C. 肩旋转

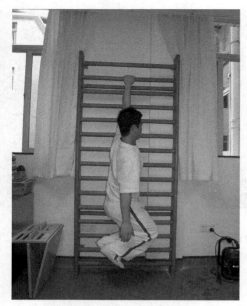

图 8-12 肋木练习

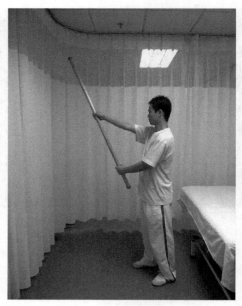

图 8-13 体操棒练习

二、肘部关节

（一）主动运动

肘关节属于复合关节，包括不同性质的屈戌关节和车轴关节。其基本运动为屈、伸，还可以有 5°～10°的过伸，桡尺近端关节与远端关节协同可以做前臂旋前和旋后运动。

实际上，前臂的旋转运动是一个相当复杂的运动，在日常生活中甚为重要。前臂的旋转轴，在尺骨保持固定的情况下，是由桡骨头的中心到尺骨茎突基底附着处，沿此轴线，在桡尺近端关节，桡骨头在尺骨的桡骨切迹处做自转运动；在桡尺远端关节，桡骨的尺骨切迹围绕尺骨头做公转或自转运动。前臂向内侧旋转为旋前，向外侧旋转为旋后。当旋前或旋后减少不超过 15°时，对功能几乎没有影响。如减少 15°～30°，患肢功能也不会明显受限。如果减少 30°～40°，患肢需要肩关节的旋转才能补偿前臂旋转的限制，但仍能基本发挥其功能。如果前臂旋转活动受限超

过这个范围，则虽有肩关节旋转运动的代偿，患肢发挥功能仍将会明显受到影响。

（二）被动运动

1. **肘屈伸** 患者仰卧，上肢自然放在体侧，肘窝向上。治疗者一手握住肘后部，一手握住前臂远端，做屈肘和伸肘运动（图 8-14）。

2. **前臂旋转** 患者仰卧，上肢放于体侧，屈肘 90°。治疗者一手托住其肘后部，一手握住前臂远端，做前臂旋前（向内转

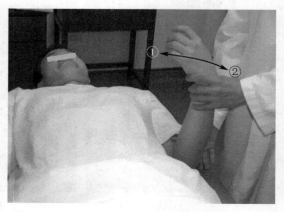

图 8-14 肘屈伸
①屈肘；②伸肘

动前臂）和旋后（向外转动前臂）运动（图8-15）。

3. **肘及前臂的联合运动** 患者体位及治疗者手的放置同前，治疗者在做肘屈伸的同时旋转前臂。例如，屈肘时前臂旋后，伸肘时前臂旋前；或者屈肘时前臂旋前，伸肘时前臂旋后。前者较为容易。

4. **关节松动技术** 具体操作方法可参阅第 9 章第三节上肢关节松动技术。

5. **肌肉牵伸** 具体操作方法可参阅第 10 章第二节上肢肌肉牵伸技术。

（三）器械运动

改善肘关节和前臂关节的器械最常用为肘屈伸牵引椅及前臂旋转牵引器（图8-16，图8-17）。

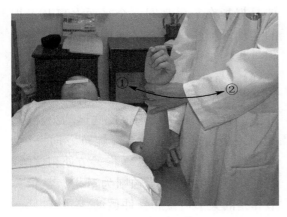

图 8-15 前臂旋转
①旋前；②旋后

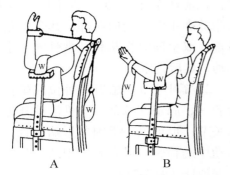

图 8-16 肘关节屈伸牵引
A. 屈肘牵引；B. 伸肘牵引

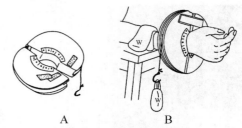

图 8-17 前臂旋转牵引
A. 前臂旋转牵引器；B. 旋后牵引

三、腕部关节

（一）主动运动

腕部的运动比较复杂，桡腕关节可以进行掌屈、背伸、桡偏（外展）、尺偏（内收）四种运动；桡尺远端关节与近端关节共同完成旋前和旋后运动。通常桡腕关节的运动与腕骨间的运动同时发生，但腕掌关节不起作用。腕关节的真正运动轴线是沿腕的背伸桡偏至掌屈尺偏连线，此运动一般在前臂半旋前时完成。腕骨间关节可以做掌屈及背伸运动，但这种运动对腕骨间关节来说不是主要的，仅协助桡腕关节的屈伸功能。掌屈运动主要发生在桡腕关节，而背伸时，腕骨间关节的运动幅度较桡腕关节为大。尺偏时，如前臂旋前位，4/5 发生于桡腕关节；如旋后位，桡腕关节和腕骨间关节运动幅度相等。桡偏时，如前臂旋前位，运动几乎全部在腕骨间关节，如旋后位，则有 1/3 发生在桡腕关节。

（二）被动运动

1. **关节可动范围内活动** 患者仰卧位，屈肘 90°，前臂中立位，治疗者一手握住前臂远端，一手握住掌骨，分别做腕的掌屈、背伸、桡偏、尺偏运动，以及上述动作结合起来做腕的环绕（图8-18）。

2. **关节松动技术** 具体操作方法可参阅第 9 章第三节。

3. **肌肉牵伸** 具体操作方法可参阅第 10 章第二节。

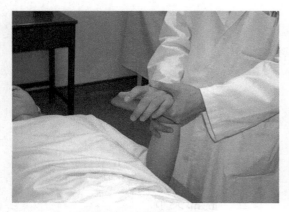

图 8-18 腕关节被动活动

（三）器械运动

改善腕关节活动的基本器械为腕屈伸牵引架（图 8-19）。此外，也可双手托住一个体操球（或篮球），进行腕的屈、伸、桡偏、尺偏全方位活动（图 8-20）。

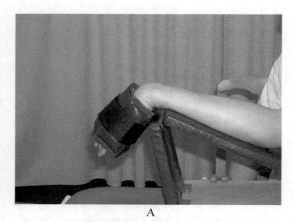

A

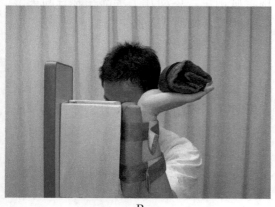

B

图 8-19 腕屈伸牵引
A. 屈腕牵引；B. 伸腕牵引

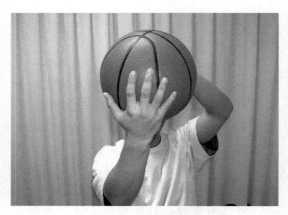

图 8-20 体操球练习

四、手部关节

（一）主动运动

腕掌关节可进行屈、伸、内收、外展及旋转。屈是拇指向着手掌方向的运动；伸是拇指在与手掌同一个平面上离开示指的运动。拇指离开手掌的桡侧缘在与手掌相垂直的平面内的运动为外展（又称掌侧外展），与外展方向相反的运动为内收。腕掌关节的旋转极少发生，常伴有拇指的伸、外展、对掌，此为旋前；反向运动为旋后。旋前或旋后的方向与前臂旋转方向一致。对掌是拇指指尖与第 5 掌指关节处相接触，若与第 5 指指尖相接触则为对指。掌指关节和指间关节可做屈、伸运动。

（二）被动运动

1. 腕掌及腕骨间关节　患者仰卧位或坐位，前臂旋前。治疗者双手握住其手部，拇指放在手背，指向肘部，其余 4 指放在掌部。双手同时将腕骨及掌骨向手掌方向运动，然后还原。

2. 指间关节　患者仰卧位或坐位，治疗者一手固定其掌部，一手活动其近端指间关节，也可以一手固定近端指骨，一手活动中端指骨，或者固定中端指骨，活动远端指骨（图 8-21）。

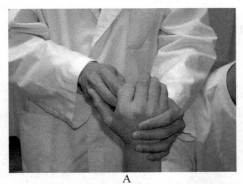

A

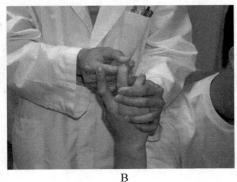

B

图 8-21 指间关节运动

A. 近端指间关节；B. 远端指间关节

3. 关节松动技术　具体操作方法可参阅第 9 章第二节脊柱关节松动技术。

（三）器械运动

手部关节的常用器械有分拇圆锥、分指板、拇指屈伸牵引架、拇指外展牵引架、屈指及伸指牵引架等（图 8-22 ～图 8-26）。

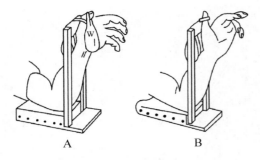

A　　　　　　　B

图 8-22 拇指屈伸牵引

A. 屈曲牵引；B. 伸展牵引

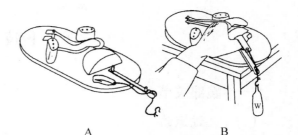

A　　　　　　　　　　B

图 8-23 拇指外展牵引

A. 拇指外展牵引架；B. 外展牵引

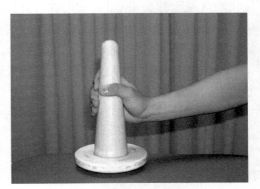

图 8-24 分拇圆锥

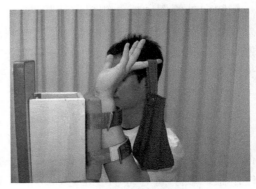

图 8-25 伸指牵引

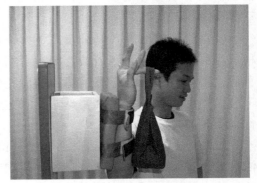

图 8-26 屈指牵引

（燕铁斌　谭杰文）

第三节　下肢关节活动技术

一、髋部关节

（一）主动运动

髋关节可沿 3 个轴运动：①额状轴（经髋臼中心与股骨头中心），做屈伸运动；②矢状轴（经股骨头中心），做内收、外展运动；③垂直轴（经股骨头中心与股骨内外侧髁之间的髁间窝），做内旋、外旋运动。

1. **屈髋屈膝**　患者坐在椅上，将大腿上抬，同时屈髋屈膝。

2. **伸髋伸膝**　患者由椅上站起，躯干及下肢伸直。

3. **髋的外展内收**　患者侧方站立，手扶栏杆、窗台、桌边等物体，外侧腿由外向内再由内向外地来回摆动。也可在坐位一侧腿向外侧摆动或一侧腿做驾腿动作。

4. **髋的转动**　站在原地，双足做圆周走动，一侧髋关节为内旋，另一侧髋关节为外旋。

（二）被动运动

1. **关节活动**　包括以下方法。

（1）屈髋屈膝：患者仰卧，治疗者站在一侧下肢旁，一手托住腘窝部，一手托住足跟，双手同时将下肢抬起，然后，托住腘窝的手放在膝关节外侧，做屈髋屈膝动作（图 8-27）。

（2）后伸髋：患者侧卧位，下方下肢稍屈髋屈膝，上方下肢后伸。治疗者站在身后，一手放在上方下肢的膝部内侧托住下肢做髋的后伸，一手放在骨盆处固定骨盆（图 8-28）。

（3）外展髋：患者仰卧，下肢中立位。治疗者站在患者下肢一侧，一手放在腘窝处托住大腿，一手放在踝关节后方托住小腿，双手同时做下肢的外展动作（图 8-29）。

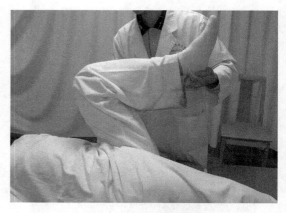

图 8-27　屈髋屈膝

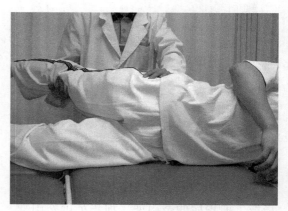

图 8-28　后伸髋

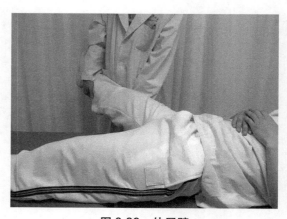

图 8-29　外展髋

（4）旋转髋：患者仰卧，治疗者站在下肢一侧，一手放在小腿后方，将下肢托起至屈膝 90°，一手放在膝关节外侧，避免大腿外展。托起小腿的手将小腿向外（髋内旋）或向内（髋外旋）运动（图 8-30）。

2. 关节松动技术　具体操作方法可参阅第 9 章第四节。

3. 肌肉牵伸　具体操作方法可参阅第 10 章第三节。

二、膝部关节

（一）主动运动

膝关节是人体中负重大、运动量大的关节，主要为屈戌关节，可进行屈、伸运动，但在屈膝时亦能做轻度磨动与旋转。例如，坐在一把较高的椅子上，使膝关节悬垂，在来回摆动小腿的同时使足部向内或向外旋转，以手触摸膝关节，可以发现胫骨在股骨上向内或向外旋转。当膝关节伸直时，股骨亦必须做一定的旋转动作。由此可见，膝关节是一种变异了的屈戌关节。在屈膝或半屈膝时，可以沿纵轴做一定的旋转运动，可视为车轴屈戌关节。膝关节的主要功能为负重，传递载荷，参加运动，为小腿活动提供力偶。膝在伸直时具有最大稳定性，屈曲时具有灵活性，以适应在不同

地面的走、跑、跳等运动。

（二）被动运动

1. 关节活动　膝关节常和髋关节的被动运动一同完成，具体操作手法可参阅本节髋关节的被动运动。

2. 关节松动技术　具体操作手法可参阅第 9 章第四节。

3. 肌肉牵伸　具体操作方法可参阅第 10 章第三节。

（三）器械练习

改善膝关节活动的最常用器械为屈膝牵引架（图 8-31）。

三、踝及足部关节

（一）主动运动

1. 跖屈—背伸　患者坐位，小腿悬垂。跖屈的同时屈曲足趾，背伸的同时伸展足趾。

2. 内翻—外翻　患者坐位，小腿悬垂。踝内翻的同时屈曲足趾，外翻的同时伸展足趾。

3. 足的功能　主要为支撑体重，它如同一个杠杆，抬起身体进行各种运动，如行走、跑步或跳跃，并能对突然发生的意外撞击吸收震荡。足的运动主要有背伸、跖屈、内收、外展、内翻、外翻，这是对

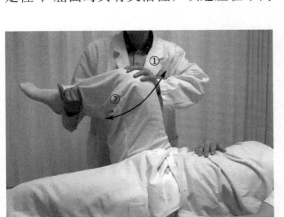

图 8-30　旋转髋
①髋内旋；②髋外旋

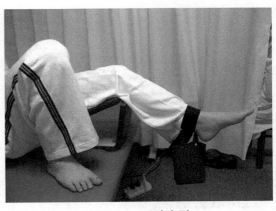

图 8-31　屈膝牵引

足的整体而言，具体到某一关节，尚有不同的运动，如跖的外展及内收、趾的屈及伸等。

（二）被动运动

1. 关节活动 包括以下几种。

（1）踝背伸：患者仰卧，踝中立位。治疗者站在患足外侧，上方手握住小腿远端，下方手托住足跟，前臂掌侧抵住足底。活动时下方手将足跟稍向远端牵引，同时前臂将足压向头端（图 8-32）。

（2）内翻—外翻（距下关节）：患者仰卧，踝中立位。治疗者站在患足外侧，上方手握在足上，下方手拇指和其余四指分别握住足跟两侧，前臂掌侧接触足底。内翻时将足跟向内侧转动，外翻时将足跟向外侧转动（图 8-33）。

（3）跗跖关节旋转：患者仰卧，踝中立位。治疗者站在患足外侧，上方手托住足跟，下方手放在跗跖关节处。活动时上方手不动，下方手将距骨先向足底方向转动，后向足背方向转动（图 8-34）。

（4）跖趾关节屈伸：患者仰卧，踝中立位。治疗者站在患足外侧，上方手握住跖骨，下方手放在近节趾骨处。活动时上方手不动，下方手将足趾向足底方向活动或向足背方向活动（图 8-35）。

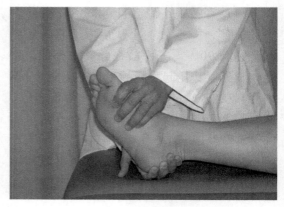

A

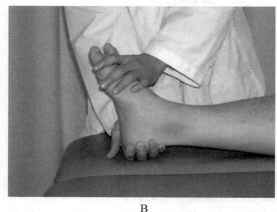

B

图 8-33 踝内翻（A）、外翻（B）

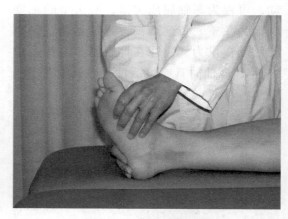

图 8-34 跗跖关节旋转

2. 关节松动技术 具体操作手法可参阅第 9 章第四节。

3. 肌肉牵伸 具体操作手法可参阅第 10 章第三节。

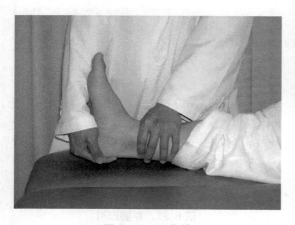

图 8-32 踝背伸

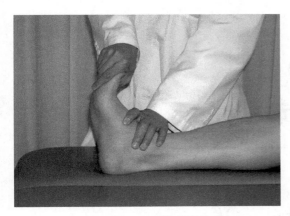

图 8-35　跖趾关节屈曲

（三）器械练习

1. 踝背伸垫块　用一楔形木块放在足的前部，足跟着地。练习可取坐位或站立位，坐位时还可以在膝上加重物如沙袋，以增加小腿向下的压力。踝背伸活动受限的患者，可以在保持足跟着地的同时，膝及小腿向前运动，被动牵拉跟腱（图 8-36）。

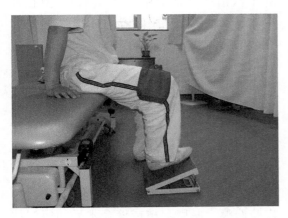

图 8-36　踝背伸垫块

2. 踝屈伸练习器　患者坐位，双足放在练习器上，用带固定足前部，双手抓住助力杆做前后摆动（图 8-37）。

3. 踝内翻／外翻练习器　患者坐位，患足放在练习器上，用带固定足前部，同侧手抓住助力杆做左右摆动（8-38）。

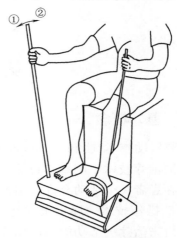

图 8-37　踝屈伸练习器
①跖屈；②背伸

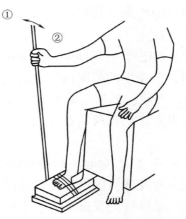

图 8-38　踝内外翻练习器
①内翻；②外翻

（燕铁斌　谭杰文）

第 9 章
关节松动技术

第一节 概 述

一、基本概念

关节松动技术（joint mobilization）是现代康复治疗技术中的基本技能之一，是治疗者在患者关节活动允许范围内完成的一种手法操作技术，属于被动运动范畴。临床上用来治疗关节功能障碍如疼痛、活动受限或僵硬等，具有针对性强、见效快、患者痛苦小、容易接受等特点。操作时常选择关节的生理运动和附属运动作为治疗手段。

1. 生理运动（physiological movement）是指关节在生理范围内完成的运动，如屈、伸、内收、外展、旋转等。生理运动可以由患者主动完成，也可以由治疗者被动完成。

2. 附属运动（accessory movement）关节在自身及其周围组织允许范围内完成的运动，是维持关节正常活动不可缺少的一种运动，一般不能主动完成，需要由他人帮助才能完成。例如，一个人不能主动地使脊柱任何一个相邻的关节发生分离，或者使相邻椎体发生前后移位、旋转，但在他人帮助下可以很容易完成上述活动，这些活动就属于关节的附属运动。

3. 生理运动与附属运动的关系 当关节因疼痛、僵硬而限制了活动时，其生理运动

和附属运动均受到影响。在生理运动恢复后，如果关节仍有疼痛或僵硬，可能附属运动尚未完全恢复正常。通常，在改善生理运动之前，先改善附属运动；而附属运动的改善，又可以促进生理运动的改善。

二、中医手法的区别

关节松动技术类似于我国传统医学中的手法治疗（推拿术或按摩术），但在理论体系、手法操作中两者均有较大的区别。在我国传统医学中，推拿又称按摩，两者所指相同。在西方治疗技术中，推拿术与按摩术是两个完全不同的概念。

1. 西方按摩术（massage） 是指作用于皮肤、皮下组织、肌肉、肌腱、韧带等软组织的一些手法操作，其手法比较简单，主要有揉法、推法、叩击法、震颤法。临床上常用来治疗软组织损伤，如烧伤后的皮肤瘢痕、肌腱移植或缝合术后的组织粘连和瘢痕等。

2. 西方推拿术（manipulation） 是指作用于脊柱及四肢关节的一种快速、小范围的手法操作，多在关节活动的终末端，乘患者不注意而突然发力。一般分为快速推拿术和麻醉下推拿术两类。临床上主要用于治疗脊柱小关节紊乱、椎间盘突出、四肢关节脱位后的复位等。

关节松动技术在广义上可以归入推拿术的范畴，但在实施时其操作手法的速度比推拿术要慢。20 多年来，国外关节松动技术发展很快，临床应用广，已经形成了独立的体系，与按摩术、推拿术一起共同构成了治疗骨科疾患的三大基本操作技术。由于澳大利亚的麦特兰德（Maitland）对这一技术的发展贡献很大，也有学者将其称为"麦特兰德手法"或"澳式手法。"

三、手法等级

关节松动技术的一个最大特点是对操作者施加的手法进行分级。这种分级具有一定的客观性，不仅可以用于记录治疗结果，比较不同级别手法的疗效，也可以用于临床研究。手法分级中以澳大利亚麦特兰德的 4 级分法比较完善，应用较广（图 9-1）。

Ⅰ级：治疗者在关节活动允许范围内的起始端，小范围、节律性地来回推动关节。

Ⅱ级：治疗者在关节活动允许范围内，大范围、节律性地来回推动关节，但不接触关节活动的起始端和终末端。

Ⅲ级：治疗者在关节活动允许范围内，大范围、节律性地来回推动关节，每次均接触到关节活动的终末端，并能感觉到关节周围软组织的紧张。

Ⅳ级：治疗者在关节活动的终末端，小范围、节律性地来回推动关节，每次均接触到关节活动的终末端，并能感觉到关节周围软组织的紧张。

上述 4 级手法中，Ⅰ、Ⅱ级用于治疗因疼痛引起的关节活动受限；Ⅲ级用于治疗关节疼痛并伴有僵硬；Ⅳ级用于治疗关节因周围组织粘连、挛缩而引起的关节活动受限。手法分级范围随着关节可动范围的大小而变化，当关节活动范围减少时，分级范围相应减小，当治疗后关节活动范围改善时，分级范围也相应增大（图 9-2）。

四、治疗作用

1. 缓解疼痛　当关节因肿胀或疼痛不能进行全范围活动时，关节松动可以促进关节液的流动，增加关节软骨和软骨盘无血管区的营养，缓解疼痛；同时防止因活动减少引起的关节退变。这些是关节松动的力学作用。关节松动的神经作用表现在松动可以抑制脊髓和脑干致痛物质的释放，提高痛阈。

2. 改善关节活动范围　动物实验及临床均发现，关节不活动可以引起组织纤维增生，关节内粘连，肌腱、韧带和关节囊挛缩。关节松动技术，特别是Ⅲ、Ⅳ级手法，由于直接牵拉了关节周围的软组织，所以可以保持或增加其伸展性，改善关节的活动范围。

3. 增加本体反馈　目前认为，关节松动可以提供下列本体感觉信息：关节的静止位置和运动速度及其变化，关节运动的方向，肌肉的张力及其变化。

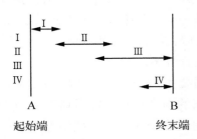

图 9-1　关节松动技术分级（Maitland）

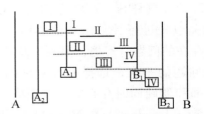

图 9-2　分级随关节活动范围的变化而相应变化
A～B. 关节活动正常范围；A₁～B₁. 关节活动受限；A₂～B₂. 治疗后关节活动改善

五、临床应用

1. 适应证 关节松动技术主要适用于任何因力学因素（非神经性）引起的关节功能障碍，包括：关节疼痛、肌肉紧张及痉挛；可逆性关节活动降低；进行性关节活动受限；功能性关节制动。

对进行性关节活动受限和功能性关节制动，关节松动技术的主要作用是维持现有的活动范围，延缓病情发展，预防因不活动引起的其他不良影响。

2. 禁忌证 关节松动技术的禁忌证为关节活动已经过度、外伤或疾病引起的关节肿胀（渗出增加）、关节的炎症、恶性疾病及未愈合的骨折。

六、操作程序

1. 患者体位 治疗时，患者应处于一种舒适、放松、无疼痛的体位，通常为卧位或坐位，尽量暴露所治疗的关节并使其放松，以达到关节最大范围的被松动。

2. 治疗者位置及操作手法 治疗时，治疗者应靠近所治疗的关节，一手固定关节的一端，一手松动另一端。为叙述方便，本节中凡是靠近患者身体的手称内侧手；远离患者身体的手称外侧手；靠近患者头部一侧的手为上方手；靠近患者足部一侧的手为下方手。其他位置术语与标准解剖位相同，即靠近腹部为前，靠近背部为后，靠近头部为上，靠近足部为下。

3. 治疗前评估 手法操作前，对拟治疗的关节先进行评估，分清具体的关节，找出存在的问题（疼痛、僵硬）及其程度。根据问题的主次，选择有针对性的手法。当疼痛和僵硬同时存在时，一般先用小级别手法（Ⅰ、Ⅱ级）缓解疼痛后，再用大级别手法（Ⅲ、Ⅳ级）改善活动。治疗中要不断询问患者的感觉，根据患者的反馈来调节手法强度。

4. 手法应用技巧 掌握以下操作技巧有助于提高临床治疗效果。

（1）手法操作的运动方向：操作时手法运用的方向可以平行于治疗平面，也可以垂直于治疗平面。治疗平面是指垂直于关节面中点旋转轴线的平面。一般来说，关节分离垂直于治疗平面，关节滑动和长轴牵引平行于治疗平面。

（2）手法操作的程度：不论是附属运动还是生理运动，手法操作均应达到关节活动受限处。例如，治疗疼痛时，手法应达到痛点，但不超过痛点；治疗僵硬时，手法应超过僵硬点。操作中，手法要平稳，有节奏。不同的松动速度产生的效应不同，小范围、快速度可抑制疼痛；大范围、慢速度可缓解紧张或挛缩。

（3）手法操作的强度：不同部位的关节，手法操作的强度不同。一般来说，活动范围大的关节如髋关节和胸腰椎，手法的强度可以大一些，移动的幅度要大于活动范围小的关节，如手腕部关节和颈椎。

（4）治疗时间：治疗时每一种手法可以重复 3~4 次，每次治疗的总时间在 15~20 分钟。根据患者对治疗的反应，可以每天或隔 1~2 天治疗一次。

5. 治疗反应 通常关节松动技术治疗后症状有不同程度的缓解，如有轻微的疼痛多为正常的治疗反应，通常在 4~6 小时后应消失。如第二天仍未消失或较前加重，提示手法强度太大，应调整强度或暂停治疗一天。如果经 3~5 次的正规治疗，症状仍无缓解或反而加重，应重新评估，调整治疗方案。

需要指出的是，关节松动技术不能改变疾病的病理过程，如类风湿关节炎和损伤后的炎症反应。在这些情况下，关节松动的主要作用是缓解疼痛，维持现有关节的活动范围以及减少因力学因素引起的活动受限。

要有效地应用关节松动技术，治疗者必须具备良好的解剖学、关节运动学、神经系统和运动系统病理学等医学基础知识，掌握适应证和基本操作手法，并与其他改善关节活动的技术如肌肉牵伸技术以及肌力训练技术结合起来应用，才能提高整体治疗效果。

（燕铁斌）

第二节　脊柱关节松动技术

一、颈椎关节

（一）解剖学概要

有关颈椎的解剖学参阅第 1 章第四节。

（二）运动学概要

1. 附属运动　包括分离牵引、滑动及旋转。分离是颈椎沿着长轴的牵伸运动，滑动是相邻椎体间的前后及侧方的移动，而旋转则是指相邻椎体间或横突间的转动。

2. 生理运动　包括前屈、后伸、侧屈及旋转。活动比较大的节段是 $C_{4\sim5}$、$C_{4\sim6}$、$C_{6\sim7}$，一般 $C_{2\sim6}$ 的屈曲程度大于伸展，而 $C_6 \sim T_1$ 的伸展角度稍大于屈曲。

3. 凹凸定律　骨骼滑移时，若移动的关节面是凸面，滑移的方向与骨骼产生角运动的方向相反；若移动的关节面为凹面，滑移的方向与骨骼产生角运动的方向相同。

（三）操作要领

1. 分离牵引 （图 9-3）

作用：缓解肌肉紧张及疼痛。

患者体位：去枕仰卧位，头部伸出治疗床外，枕在治疗者的手掌上，颈部中立位。

治疗者位置：面向患者床头站立，嘱患者完全放松。

操作手法：一手托住患者头后部，一手放在下颌，双手将头部沿长轴纵向牵拉，持续约 15 秒，放松还原。重复 3 次，力量依次为全力的 1/3、2/3、3/3。若是颈椎上段病变，取颈部中立位牵引；若是中下段病变，取颈前屈 $10° \sim 15°$ 体位进行牵引。

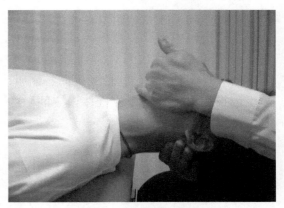

图 9-3　颈椎分离牵引

治疗师可通过身体后倾的方法达到省力的效果。

2. 旋转摆动 （图 9-4）

作用：改善颈椎旋转的活动范围。

患者体位：同分离牵引。

治疗者位置：同分离牵引。

操作手法：左手放在枕骨托住头部，

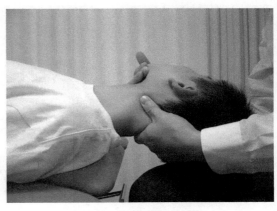

图 9-4　颈椎旋转摆动

右手托住下颌。向右旋转时，左手向左，右手向右，双手同时用力使头部向右转动（旋转摆动的同时左手拇指按推颈椎横突，由 C_1 逐次到 C_7）。向左旋转时则相反。

3. 侧屈摆动（图9-5）

作用：改善颈椎侧屈的活动范围。

患者体位：同分离牵引。

治疗者位置：同分离牵引。

操作手法：向右侧屈时，左手放在枕后部，示指和中指放在拟松动的相邻椎体横突上（可由 C_1 逐次到 C_7 侧屈摆动），右手托住下颌，上身左转，使颈椎向右侧屈，左手示指和中指感觉相应椎体横突间隙的变化。向左侧屈时则相反。

4. 后伸摆动（图9-6）

作用：改善颈椎屈、伸的活动范围。

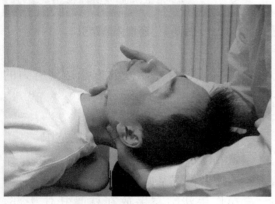

图9-5　颈椎侧屈摆动

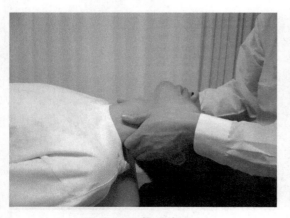

图9-6　颈椎后伸摆动

患者体位：同分离牵引。

治疗者位置：坐位，治疗师以自身大腿支撑患者头后部，嘱患者放松。

操作手法：双手放在颈部两侧向上提（双手中间三指并拢放置于颈部两侧横突处），使颈椎被动后伸。

5. 垂直按压棘突（图9-7）

作用：改善颈椎屈、伸的活动范围。

患者体位：去枕俯卧位，双手交叉，掌心托住前额，下颌稍内收。

治疗者位置：面向患者床头站立，嘱患者完全放松。

操作手法：双手拇指并排放在同一椎体的棘突上，其余四指置于颈部两侧。将棘突向腹侧用力垂直推动。松动上段颈椎时指背相对，松动下段颈椎时指尖相接触。C_2 棘突在体表比较容易摸到，操作时以 C_2 为准，向枕骨方向移动则为 C_1 棘突，向胸部方向移动则为 C_3 棘突。如果颈部症状单侧分布或以一侧症状为重，操作时一手固定，一手推动棘突；如果症状偏向于头侧或足侧，松动手法可以相应地偏向头侧或足侧。

6. 垂直按压横突（图9-8）

作用：改善颈椎旋转的活动范围。

患者体位：同上。

治疗者位置：同上。

操作手法：双手拇指放在同一椎体的

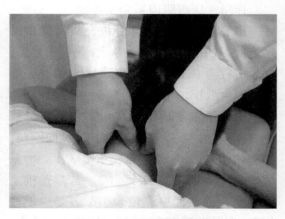

图9-7　垂直按压颈椎棘突

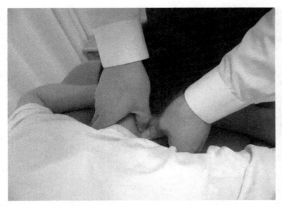

图 9-8 垂直按压颈椎横突

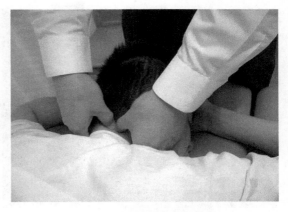

图 9-9 垂直松动椎间关节

一侧横突上，拇指指背相接触。内侧手拇指固定，外侧手将横突垂直向腹侧推动。如果疼痛明显，外侧手的拇指靠近横突尖；如果关节僵硬明显，外侧手的拇指靠近横突根部。

7. 垂直松动椎间关节（图 9-9）

作用：改善颈椎侧屈和旋转活动范围。

患者体位：同垂直按压棘突，但头部向患侧转动约 30°。

治疗者位置：同垂直按压棘突。

操作手法：双手拇指放在横突与棘突之间，向腹侧推动。如果在此体位上一时不能摸准，可先让患者头部处于中立位，治疗者一手拇指放在棘突上，另一手拇指放在同一椎体的横突上，然后让患者头向患侧转动约 30°，治疗者双手拇指同时向中间靠拢，此即相当于椎间关节处。如果症状偏向棘突，外侧手固定，内侧手用力方向稍偏向棘突；如果症状偏向横突，内侧手固定，外侧手用力方向稍偏向横突。

二、胸椎关节

（一）解剖学概要

有关胸椎的解剖参阅第 1 章第四节。

（二）运动学概要

胸椎的生理运动为前屈 30°、后伸 20°，左右侧屈共为 40°，左右旋转为 70°，旋转时合并有侧弯。附属运动包括垂直按压棘突、侧方推棘突、垂直按压横突等。

（三）操作要领

1. 垂直按压胸椎棘突（图 9-10）

作用：改善胸椎的屈、伸活动范围。

患者体位：去枕俯卧位，上段胸椎（$T_{1\sim4}$）病变时，脸向下，双手五指交叉，手掌向上放在前额；中、下段胸椎（$T_{5\sim8,\ 9\sim12}$）病变时，头向一侧，上肢放在体侧或上肢外展，屈肘，前臂垂于治疗床两侧，胸部放松。

治疗者位置：取决于患者的病变部位，详见操作手法。

操作手法：上段胸椎病变，面向患者头部站立；双手拇指放在胸椎棘突上，指尖相对或指背相接触，其余四指自然分开放在胸椎背部。中、下段胸椎病变，站在体侧；一侧手掌根部（相当于豌豆骨处）放在胸椎棘突。操作时借助上肢力量将棘突向腹侧按压。

2. 侧方推胸椎棘突（图 9-11）

作用：改善胸椎旋转活动范围。

患者体位：同垂直按压棘突。

治疗者位置：站在患者的患侧。

操作手法：双手拇指重叠放在拟松动棘突的侧方，其余四指分开放在胸背部。

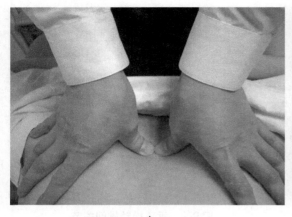
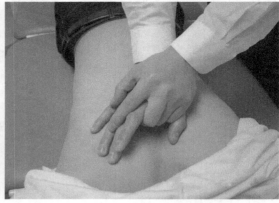

A   B

图 9-10　垂直按压胸椎棘突

A. 上段胸椎；B. 中下段胸椎

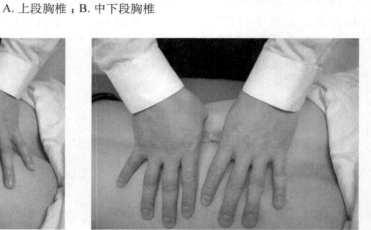

图 9-11　侧方推胸椎棘突　　　　　　**图 9-12　垂直按压胸椎横突**

拇指固定，双上肢同时用力将棘突向对侧推动。

3. 垂直按压胸椎横突（图 9-12）

作用：改善胸椎侧屈及旋转活动范围。

患者体位：同侧方推胸椎棘突。

治疗者位置：同侧方推胸椎棘突。

操作手法：双手拇指放在拟松动胸椎的一侧横突上，指背相接触或拇指重叠将横突向腹侧推动。如症状以疼痛为主，拇指移向横突尖部；如症状以僵硬为主，拇指移向横突根部。

4. 旋转摆动（图 9-13）

作用：改善胸椎旋转活动范围。

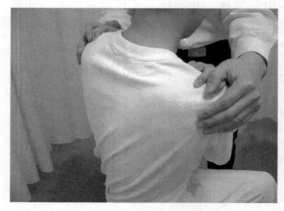

图 9-13　旋转摆动胸椎

患者体位：坐在治疗床上，双上肢胸前交叉，双手分别放在对侧肩部。

治疗者位置：站在患者一侧。

操作手法：向右旋转时，左手放在其右肩前面，右手放在左肩后面，双上肢同时用力，使胸椎随上体向右转动；向左旋转时则相反。

三、腰椎关节

（一）解剖学概要

有关腰椎的解剖参阅第 1 章第四节。

（二）运动学概要

腰椎的生理运动为前屈达 50°、后伸达 30°，左右侧屈各 50°，侧屈时常伴有旋转。屈伸运动通过椎间盘的横轴完成，范围由上到下逐渐改善，腰椎的单独旋转幅度甚小，左右共约 16°。附属运动包括垂直按压棘突、侧方推棘突、垂直按压横突及旋转摆动等。

（三）操作要领

1. **垂直按压腰椎棘突**（图 9-14）

作用：改善腰椎屈、伸活动范围。

患者体位：去枕俯卧位，腹部垫一枕头，上肢放在体侧或垂于治疗床两侧，头转向一侧。

治疗者位置：面向患者，站在患侧。

操作手法：下方手掌根部（相当于豌豆骨处）放在拟松动的棘突上，五指稍屈曲，上方手放在下方手腕背部。双手固定，上身前倾，借助上肢力量将棘突垂直向腹侧按压。

2. **侧方推腰椎棘突**（图 9-15）

作用：改善腰椎旋转活动范围。

患者体位：同垂直按压棘突。

治疗者位置：同垂直按压棘突。

操作手法：双手拇指分别放在相邻棘突一侧，指腹接触棘突，拇指尖相对或拇指相互重叠，其余四指自然分开放在腰部。双手固定，上身前倾，借助上肢力量将棘突向对侧推动。

3. **垂直按压腰椎横突**（图 9-16）

作用：改善腰椎侧屈及旋转活动范围。

患者体位：同垂直按压棘突。

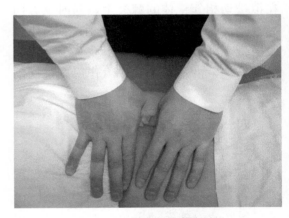

图 9-15　侧方推腰椎棘突

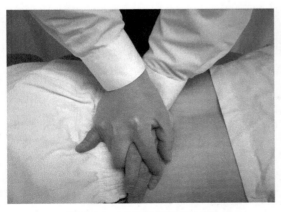

图 9-14　垂直按压腰椎棘突

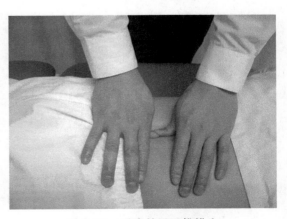

图 9-16　垂直按压腰椎横突

治疗者位置：同垂直按压棘突。

操作手法：双手拇指放在拟松动腰椎的一侧横突上，指背相接触或拇指重叠。双手固定，上身前倾，借助上肢力量将横突向腹侧推动。如症状以疼痛为主，拇指向横突尖部推动；如症状以僵硬为主，拇指向横突根部推动。

4. 旋转摆动腰椎（图 9-17）

作用：改善腰椎旋转活动范围。

患者体位：健侧卧位，患侧在上，下肢屈髋、屈膝。屈髋的角度根据松动的腰椎节段而定，松动上段腰椎，屈髋角度需偏小，松动下段腰椎，屈髋角度需偏大。

治疗者位置：同垂直按压棘突。

操作手法：一侧肘部放在患者的肩前，另一侧肘部放在髂嵴上，双手示指分别放在拟松动相邻椎体的棘突上，同时反方向（肩向后，髂嵴向前）来回摆动。若是下腰段病变，可将患者的上方下肢垂于治疗床沿的一侧，借助于下肢重力作用调整摆动幅度。

四、骨盆

（一）解剖学概要

有关骨盆的解剖参阅第 1 章第四节。

（二）运动学概要

骨盆的生理运动主要为左右旋转、前屈和后伸。附属运动包括分离、挤压及滑动。

（三）操作要领

1. 骨盆分离（图 9-18）

作用：改善耻骨联合活动范围。

患者体位：仰卧位，下肢伸直，髋外旋。

治疗者位置：站在患者身体一侧。

操作手法：双手交叉放在对侧髂前上棘处。双手固定，上肢内收，两上肢同时向外下方用力，使骨盆向外分离。

2. 骨盆挤压（图 9-19）

作用：改善骶髂关节活动范围。

患者体位：仰卧位，下肢伸直，髋内旋。

治疗者位置：同骨盆分离。

操作手法：双手分别放在两侧髂嵴外侧，屈肘，上身前倾。双手固定，两上肢同时向中线方向用力，向内挤压骨盆。

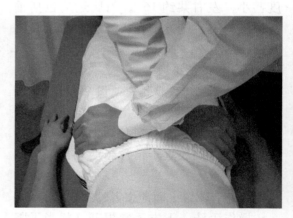

图 9-18 骨盆分离

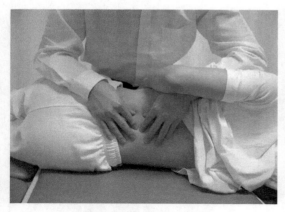

图 9-17 旋转摆动腰椎

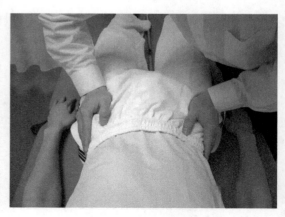

图 9-19 骨盆挤压

3. 向头侧滑动骨盆（图 9-20）

作用：改善骨盆前后活动范围。

患者体位：仰卧位，下肢伸直。

治疗者位置：站在患者的患侧。

操作手法：内侧手放在髂前上棘下方。上身前倾，借助上肢力量将骨盆向上并稍向后下推动。

4. 向足侧滑动骨盆（图 9-21）

作用：改善骨盆前后活动范围。

患者体位：仰卧位，下肢伸直。

治疗者位置：同向头侧滑动。

操作手法：内侧手放在髂前上棘上方。上身前倾，借助上肢力量将骨盆向足的方向并稍向前推动。

5. 前屈摆动腰骶关节（图 9-22）

作用：改善腰骶关节屈的活动范围。

患者体位：俯卧位，腹部垫一枕头，头转向一侧，上肢垂于治疗床沿，下肢伸直。

治疗者位置：站在患者身体一侧，面向足部。

操作手法：内侧手掌根放在骶骨上端，手指向足。内侧手固定，借助上肢力量将骶骨向前并向下推动。

6. 后伸摆动腰骶关节（图 9-23）

作用：改善腰骶关节伸的活动范围。

患者体位：俯卧位，头转向一侧，上肢垂于治疗床沿，下肢伸直。

治疗者位置：同前屈摆动。

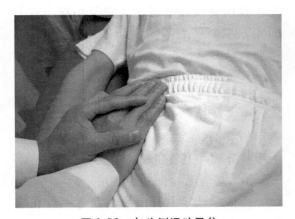

图 9-20 向头侧滑动骨盆

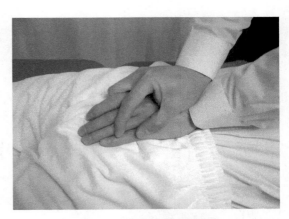

图 9-22 前屈摆动腰骶关节

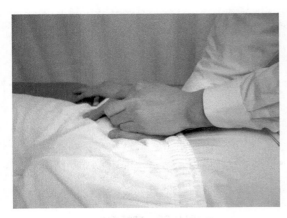

图 9-21 向足侧滑动骨盆

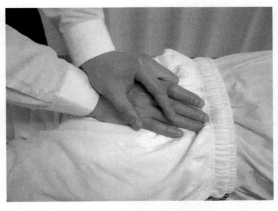

图 9-23 后伸摆动腰骶关节

操作手法：内侧手掌根放在骶骨下端，手指向头部。内侧手固定，借助上肢力量将骶骨向前并向上推动。

（四）操作要领

1.侧方旋转骶髂关节（图9-24）

作用：改善骶髂关节活动范围。

患者体位：俯卧位，头转向一侧，上肢垂于治疗床沿，下肢伸直。

治疗者位置：站在患者身体一侧。

操作手法：双手交叉分别放在对侧骶髂关节外侧的髂骨上。双手固定，上身前倾，借助上肢力量将髂骨向外侧并向下推动。

2.交叉旋转骶髂关节（图9-25）

作用：改善骶髂关节活动范围。

患者体位：俯卧位，头转向一侧，上

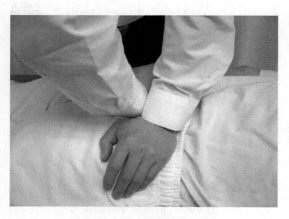

图9-24　侧方旋转骶髂关节

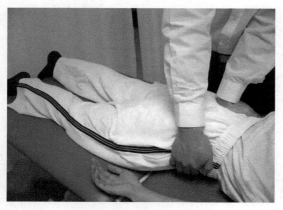

图9-25　交叉旋转骶髂关节

肢垂于治疗床沿。下肢伸直，左侧髋关节内旋，右侧髋关节外旋。向另一侧交叉旋转时方向相反。

治疗者位置：同侧方旋转。

操作手法：上方手放在左侧骶髂关节外侧的髂骨上，下方手放在右侧髂嵴的前侧面。上身前倾，上方手将左侧髂骨向下并向外按压，下方手将右侧髂嵴向上并向内提拉，使双侧骶髂关节发生反向旋转。

3.髂嵴前旋（图9-26）

作用：改善骨盆前倾活动范围。

患者体位：半俯卧位，健侧下肢的足底着地，患侧（如左侧）下肢由治疗者托住。

治疗者位置：站在患者身后。

操作手法：右手放在左侧髂后上棘，左手及前臂托住患者左大腿及小腿。右手固定，左上肢将患者左下肢后伸、内收，借助上肢力量将左髂嵴向下并向外推动。

4.髂嵴后旋（图9-27）

作用：改善骨盆后倾活动范围。

患者体位：健侧卧位，患侧在上。健侧下肢伸直，患侧下肢屈髋、屈膝90°，上半身外旋，上肢屈肘，手放在上腹部。

治疗者位置：面向患者站立。

操作手法：上身前倾，上方手放在髂嵴处，下方手放在坐骨结节处。双手固定，

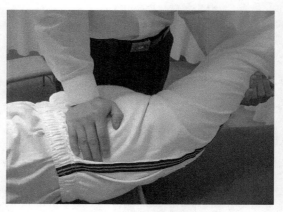

图9-26　髂嵴前旋

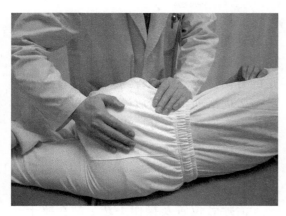

图 9-27　髂嵴后旋

借助上肢力量，转动髂嵴（上方手向后，下方手向前同时转动）。

5. 髂嵴内旋（图 9-28）

作用：改善骶髂关节活动范围。

患者体位：俯卧位，腹部垫一枕头，

健侧下肢伸直，患侧下肢屈膝 90°。

治疗者位置：同髂嵴后旋。

操作手法：上方手放在对侧骶髂关节的髂骨上，下方手固定踝关节外侧。松动手法：上身稍前倾，上方手固定，借助上肢力量将髂骨向下并向内推动，下方手同时将小腿向外运动，使髋关节内旋。

6. 髂嵴外旋（图 9-29）

作用：改善骶髂关节活动范围。

患者体位：俯卧位，腹部垫一枕头，下肢伸直。

治疗者位置：同髂嵴后旋。

操作手法：上方手插到腹前侧，放在髂前上棘处，下方手放在髂后上棘处。松动手法：上身前倾，下方手将髂后上棘向前并向内推动，上方手将髂前上棘向后并向外拉动，使整个髂嵴发生外旋。

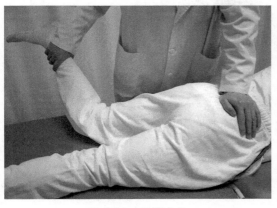

图 9-28　髂嵴内旋

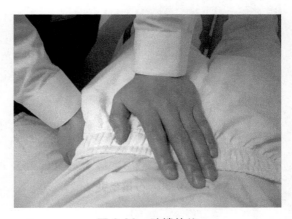

图 9-29　髂嵴外旋

（麦振达　燕铁斌）

第三节　上肢关节松动技术

一、肩部关节

（一）解剖学概要

有关肩部关节的解剖参阅第 1 章第二节。

（二）运动学概要

肩关节的生理运动包括前屈、后伸，内收、外展（包括水平内收和外展），旋转（包括旋内和旋外）；附属运动包括分离、长轴牵引、挤压、前后向滑动等。

（三）操作要领

1. 分离牵引（图 9-30）

作用：一般松动，缓解疼痛。

患者体位：仰卧位，上肢处于休息位，肩外展约 50° 并内旋，前臂中立位。

治疗者位置及操作手法：站在患者躯干及外展上肢之间。外侧手托住上臂远端及肘部，内侧手四指放在腋窝下肱骨头内侧，拇指放在腋前。内侧手向外侧持续推肱骨约 10 秒，然后放松，重复 3～5 次。操作中要保持分离牵引力与关节盂的治疗平面相垂直。

2. 长轴牵引（图 9-31）

作用：一般松动，缓解疼痛。

患者体位：仰卧位，上肢稍外展。

治疗者位置及操作手法：站在患者躯干及外展上肢之间，外侧手握住肱骨远端，内侧手放在腋窝，拇指在腋前。外侧手向足的方向持续牵拉肱骨约 10 秒，使肱骨在关节盂内滑动，然后放松，重复 3～5 次。操作中要保持牵引力与肱骨长轴平行。

3. 向头侧滑动（图 9-32）

作用：一般松动，缓解疼痛。

患者体位：仰卧位，上肢稍外展。

治疗者位置及操作手法：站在躯干一侧，双手分别握住肱骨近端的内外侧。内侧手稍向外做分离牵引，同时外侧手将肱骨向头的方向上下推动。

4. 前屈向足侧滑动（图 9-33）

作用：增加肩前屈活动范围。

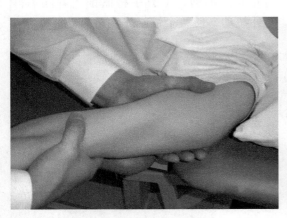

图 9-30　分离牵引

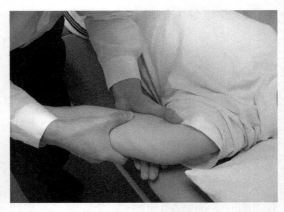

图 9-32　向头侧滑动

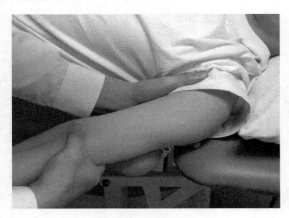

图 9-31　长轴牵引

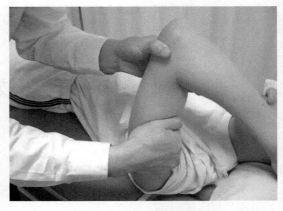

图 9-33　前屈向足侧滑动

患者体位：仰卧位，上肢前屈 90°，屈肘，前臂自然下垂。

治疗者位置及操作手法：站在躯干一侧，双手分别从内侧和外侧握住肱骨近端，双手五指交叉。双手同时向足的方向牵拉肱骨。

5. 外展向足侧滑动（图 9-34）

作用：增加肩外展活动范围。

外展向足侧滑动有几种体位和手法，分别介绍如下。

（1）方法一（图 9-34A）

患者体位：仰卧位，上肢外展 90°，屈肘约 70°，前臂旋前放在治疗者前臂内侧。

治疗者位置及操作手法：站在患者体侧，外侧手握住肘关节内侧，内侧手虎口放在肱骨近端外侧，四指向下。外侧手稍向外牵引，内侧手向足的方向推动肱骨。

（2）方法二（图 9-34B）

患者体位：坐位，肩外展 90°，前臂

旋前放在治疗者的前臂上。

治疗者位置及操作手法：面向患者站于患者肩部后方。外侧手托住肘关节和肱骨远端，内侧手放在肱骨近端，手指向内。外侧手固定，身体稍前倾，内侧手将肱骨近端向地面方向推动。

（3）方法三（图 9-34C）

当患者关节疼痛剧烈或明显僵硬，上肢不能前屈或外展，上述两种手法都难以操作时，可用本方法。

患者体位：仰卧位，上肢放于体侧或外展至最大范围，肘关节伸、屈均可。

治疗者位置及操作手法：站在患肩床头，双手拇指放在肩峰下肱骨头上，其余四指自然分开放在两侧。双手固定不动，身体前倾，借助身体及上肢力量向足的方向推动肱骨。

（4）方法四（图 9-34D）

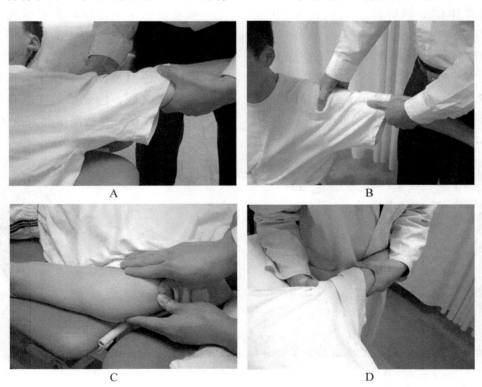

图 9-34　外展向足侧滑动
A. 方法一；B. 方法二；C. 方法三；D. 方法四

当肩外展超过90°时，用本方法可以进一步增加外展活动范围。

患者体位：仰卧位，上肢外展至最大范围。

治疗者位置及操作手法：面向患者，上方手虎口放在肩峰下肱骨头上，下方手虎口放在患者肘窝处。下方手将肱骨稍向外做牵引，上方手向足的方向推动肱骨。

6. 前后向滑动（图9-35）

作用：增加肩前屈和内旋活动范围。

（1）方法一（图9-35A）

患者体位：仰卧位，上肢休息位。

治疗者位置及操作手法：站在患肩外侧，上方手放在肱骨头上，下方手放在肱骨远端外侧，将肱骨托起。如果关节疼痛明显，也可以双手拇指放在肱骨头上操作。下方手固定，上方手将肱骨向后推动。

（2）方法二（图9-35B）

患者体位：仰卧位，上肢前屈90°，屈肘，前臂自然下垂。

治疗者位置及操作手法：站在患肩外侧，上方手放在肘部，下方手放在肱骨近端内侧。上身前倾，下方手将肱骨向外做分离牵引，上方手向下推动肱骨。

7. 后前向滑动（图9-36）

作用：增加肩后伸和外旋活动范围。

（1）方法一（图9-36A）

患者体位：仰卧位，上肢放在体侧，屈肘，前臂旋前放在胸前。

治疗者位置及操作手法：站在患肩外侧，双手拇指放在肱骨头后方，其余四指放在肩部及肱骨前方。双手拇指同时将肱骨头向前推动。

（2）方法二（图9-36B）

患者体位：仰卧位，上肢稍外展，屈肘，前臂旋前放在治疗者内侧上肢肘窝处。

治疗者位置及操作手法：站在患肩外侧，外侧手握住肱骨远端外侧，内侧手握住肱骨近端内侧。上身稍后倾，外侧手将肱骨向足的方向做长轴牵引，内侧手将肱骨近端向前推动。

（3）方法三（图9-36C）

患者体位：俯卧位，患肩放在治疗床边缘，肩前方垫一毛巾，上肢外展，上臂放在治疗者内侧大腿上。

治疗者位置及操作手法：站在外展的上肢与躯干之间，内侧手放在肱骨近端后面，外侧手放在肱骨远端前面。身体前倾，

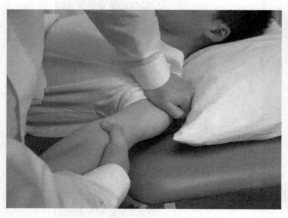

A

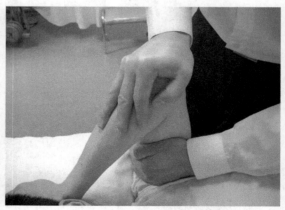

B

图9-35 前后向滑动

A.方法一；B.方法二

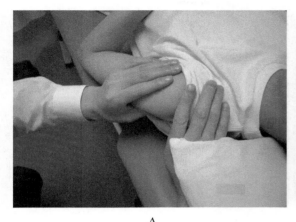 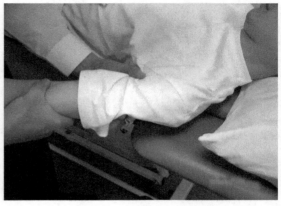

A   B

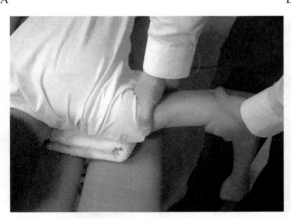

C

图 9-36 后前向滑动
A. 方法一；B. 方法二；C. 方法三

外侧手固定，内侧手借助于上身及上肢力量将肱骨向前推动。

上述 3 种方法中，方法一主要用于治疗关节明显疼痛的患者；方法三主要用于治疗关节明显僵硬的患者；方法二介于两者之间。

8. 外展摆动（图 9-37）

作用：当外展超过 90°时，进一步增加外展的活动范围。

（1）方法一（图 9-37A）

患者体位：仰卧位，肩外展至活动受限处，屈肘，前臂旋前。

治疗者位置及操作手法：站在外展上

肢与躯干之间，内侧手从肩背部后方穿过，固定肩胛骨，手指放在肩上以防耸肩的代偿作用。外侧手托住肘部，并使肩稍外旋和后伸。外侧手将肱骨在外展终点范围内摆动。

（2）方法二（图 9-37B）

如果患者肩关节外旋没有困难，前臂能接触床面，治疗者也可在这一位置上，将肱骨做外展摆动，具体操作手法同方法一。

9. 侧方滑动（图 9-38）

作用：增加肩水平内收活动范围。

患者体位：仰卧位，上肢前屈 90°，

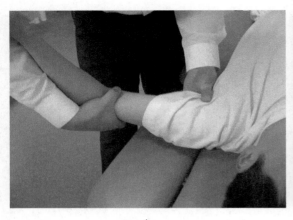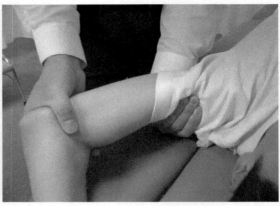

A   B

图 9-37 外展摆动

A. 方法一；B. 方法二

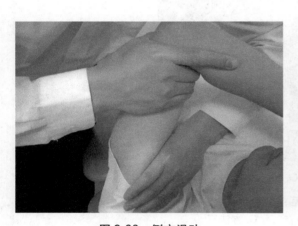

图 9-38 侧方滑动

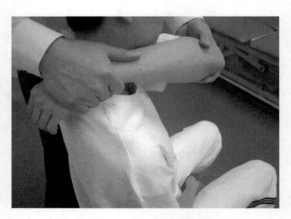

图 9-39 水平内收摆动

屈肘，前臂自然下垂。

治疗者位置及操作手法：站在躯干一侧，内侧手握住肱骨近端内侧，外侧手握住肱骨远端及肘部。外侧手固定，内侧手向外侧推动肱骨。

如果关节僵硬明显，治疗者也可以用双手握住肱骨近端，颈肩部抵住肱骨远端外侧。松动时，双手向外，肩部向内同时推动肱骨。

10. 水平内收摆动（图 9-39）

作用：增加肩水平内收活动范围。

患者体位：坐位，肩前屈 90°，屈肘，前臂旋前，手搭在对侧肩上。

治疗者位置及操作手法：站在患肩后方，同侧手托住患侧肘部，另一侧手握住搭在对侧肩部的手。双手同时将患侧上肢做水平内收摆动。

11. 后前向转动（图 9-40）

作用：增加肩内旋活动范围。

患者体位：健侧卧位，患侧在上，肩稍内旋，稍屈肘，前臂放在身后。

治疗者位置及操作手法：站在患者身后，双手拇指放在肱骨头后面，其余四指放在肩部及肱骨近端前面。双手拇指同时由后向前转动肱骨头。

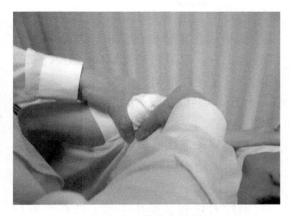

图 9-40 后前向转动

12. 内旋摆动（图 9-41）

作用：增加肩内旋活动范围。

（1）方法一（图 9-41A）

患者体位：仰卧位，肩外展 90°，屈

肘 90°，前臂旋前。

治疗者位置及操作手法：站在患肩外侧，上方手握住肘窝部，下方手握住前臂远端及腕部。上方手固定，下方手将前臂向床面运动，使肩内旋。

（2）方法二（图 9-41B）

患者体位：坐位，肩外展 90°，屈肘90°。

治疗者位置及操作手法：站在患肩后外方，内侧手握住肱骨远端，外侧手握住前臂远端及腕部。内侧手固定，外侧手将前臂向下后来回摆动，使肩内旋。

13. 外旋摆动（图 9-42）

作用：增加肩外旋活动范围。

患者体位：仰卧位，肩外展，屈肘90°。

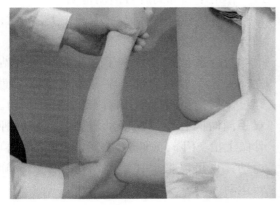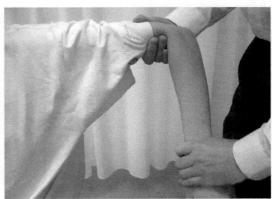

A   B

图 9-41 内旋摆动

A. 方法一；B. 方法二

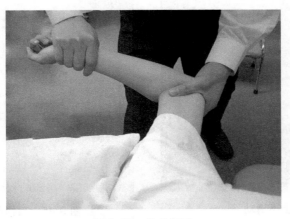

图 9-42 外旋摆动

治疗者位置及操作手法：站在患肩外侧，上方手握住前臂远端及腕部，下方手握住肱骨远端。下方手固定，上方手将前臂向床面运动，使肩外旋。

（四）胸锁关节操作要领

1. 前后向滑动（图9-43）

作用：增加锁骨回缩。

患者体位：仰卧位，上肢放于体侧，屈肘，前臂放在上腹部。

治疗者位置及操作手法：站在床头，双手拇指放在锁骨内侧前方，其余四指自然分开放在胸前。拇指向后推动锁骨。

2. 上下滑动（图9-44）

作用：增加锁骨上下活动范围。

患者体位：仰卧位，上肢放于体侧。

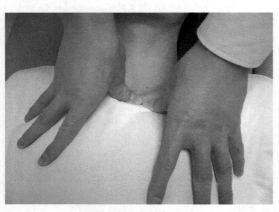

图9-43 前后向滑动

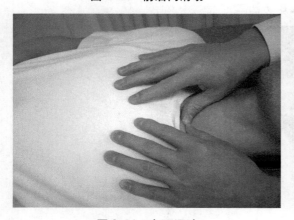

图9-44 上下滑动

治疗者位置及操作手法：站在床头，双手拇指放在锁骨内侧下方，其余四指放在锁骨上方。双手同时将锁骨向上（头部）或向下（足部）推动。

（五）肩锁关节、肩胛胸壁关节操作要领

1. 肩锁关节后前向滑动（图9-45）

作用：增加肩锁关节活动范围。

患者体位：坐位，上肢自然下垂。

治疗者位置及操作手法：站在患肩后方，内侧手拇指放在锁骨外侧端的后面，其余四指放在锁骨前面，外侧手放在肩胛骨肩峰的前后面。外侧手固定肩峰，内侧手向前推动锁骨。

2. 肩胛胸壁关节松动手法（图9-46）

作用：增加肩胛骨活动范围。

患者体位：健侧卧位，患侧在上，屈肘，前臂放在上腹部。

治疗者位置及操作手法：面向患者站立，上方手放在肩部，下方手从上臂下面穿过，拇指与四指分开，固定肩胛骨下角。双手同时向各个方向活动肩胛骨，使肩胛骨做上抬、下降、前伸（向外）、回缩（向内）运动，也可以把上述运动结合起来，做旋转运动。

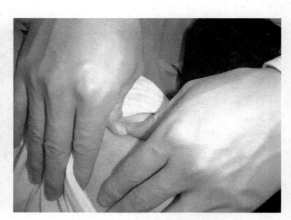

图9-45 肩锁关节后前向滑动

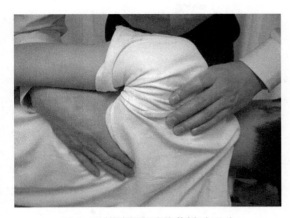

图 9-46　肩胛胸壁关节松动手法

二、肘部关节

（一）解剖学概要

肘部关节解剖学参阅第 1 章第二节。

（二）运动学概要

肘关节的生理运动包括屈、伸；桡尺近端关节与桡尺远端关节共同作用，可以旋转（包括旋前和旋后）。附属运动包括分离牵引、长轴牵引、前后向滑动、后前向滑动及侧方滑动等。

（三）肱尺关节操作要领

1. 分离牵引（图 9-47）

作用：增加屈肘活动范围。

患者体位：仰卧位，屈肘 90°，前臂旋后位。

治疗者位置及操作手法：站在患侧，上方手放在肘窝，手掌接触前臂近端，掌根靠近尺侧，下方手握住前臂远端和腕部背面尺侧。

松动手法：下方手固定，上方手向足侧推动尺骨。

2. 长轴牵引（图 9-48）

作用：增加屈肘活动范围。

患者体位：仰卧位，肩稍外展，屈肘，前臂旋前。

治疗者位置及操作手法：站在患侧，内侧手握住肱骨远端内侧，外侧手握住前臂远端尺侧。内侧手固定，外侧手沿着长轴牵引尺骨。

如果患者屈肘 90° 有困难，可以在屈肘终点处完成这一手法。治疗者一手固定肱骨远端内侧，一手握住前臂远端尺侧做长轴牵引。

3. 侧方滑动（图 9-49）

作用：增加肱尺关节的侧方活动。

患者体位：仰卧位，肩外展，伸肘，前臂旋后。

治疗者位置及操作手法：站在患侧，上方手放在肱骨远端外侧，下方手握住前臂远端尺侧。上方手固定，下方手向桡侧推动尺骨。

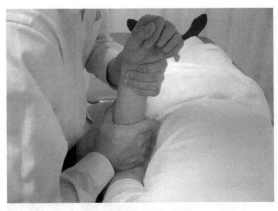

图 9-47　分离牵引

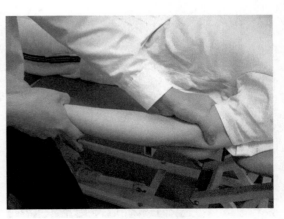

图 9-48　长轴牵引

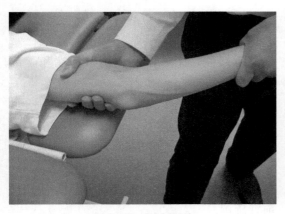

图9-49 侧方滑动

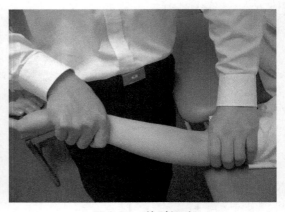

图9-51 伸肘摆动

4.**屈肘摆动**（图9-50）

作用：增加屈肘活动范围。

患者体位：仰卧位，肩外展，屈肘，前臂旋前。

治疗者位置及操作手法：站在患侧，上方手放在肘窝，下方手握住前臂远端。上方手固定，下方手将前臂稍做长轴牵引后再屈曲肘关节。

5.**伸肘摆动**（图9-51）

作用：增加伸肘活动范围。

患者体位：仰卧位，肩外展，前臂旋后。

治疗者位置及操作手法：站在患侧，上方手放在肘窝，下方手握住前臂远端桡侧。上方手固定，下方手在伸肘活动受限的终点摆动。

（四）肱桡关节操作要领

1.**分离牵引**（图9-52）

作用：增加肱桡关节的活动范围，增加屈肘和伸肘。

患者体位：仰卧位，肩外展，屈肘90°，前臂中立位。

治疗者位置及操作手法：站在患侧，上方手放在肘窝，下方手握住前臂远端和手腕。下方手固定，上方手向外侧推动桡骨，使肱桡关节分离。

如果肱桡关节比较僵硬，上方手的手掌可以放在前臂近端桡侧，操作方法相同。

2.**长轴牵引**（图9-53）

作用：增加肱桡关节的活动范围，增加屈肘和伸肘。

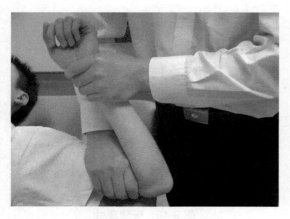

图9-50 屈肘摆动

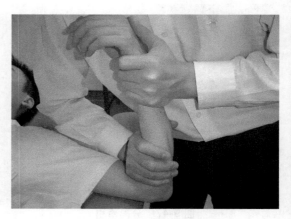

图9-52 分离牵引

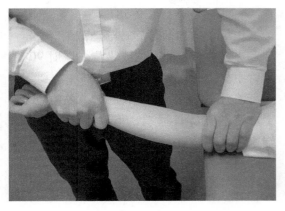

图 9-53 长轴牵引

患者体位：仰卧位，肩外展，肘关节在伸肘活动受限处，前臂旋后。

治疗者位置及操作手法：站在外展上肢及躯干之间，内侧手握住肱骨远端，外侧手握住前臂远端桡侧。内侧手固定，外侧手沿桡骨长轴向远端牵拉。

3. 侧方摆动（图 9-54）

作用：增加伸肘。

治疗者位置及操作手法：站在患侧，上方手放在肱骨远端内侧，下方手握住前臂远端桡侧及腕部。

松动手法：上方手固定，下方手将前臂向尺侧摆动。

（五）桡尺近端关节

1. 长轴牵引（图 9-55）

作用：一般松动。

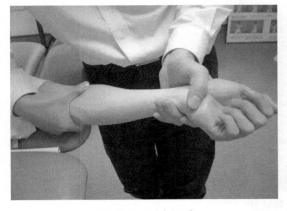

图 9-54 侧方摆动

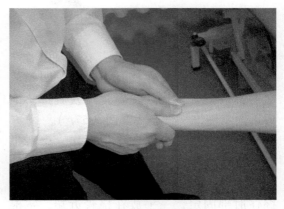

图 9-55 长轴牵引

患者体位：仰卧位或坐位，屈肘，前臂旋后。

治疗者位置及操作手法：面向患者站立，双手分别握住桡骨和尺骨的远端。

松动手法：一手固定，一手将桡骨或尺骨沿长轴牵引。

2. 前后向滑动（图 9-56）

作用：增加前臂旋前的活动范围。

患者体位：仰卧位或坐位，伸肘，前臂旋后。

治疗者位置及操作手法：面向患者站立，双手分别握住桡骨和尺骨近端，拇指在上，四指在下。一手固定尺骨，一手向背侧推动桡骨。

3. 后前向滑动（图 9-57）

作用：增加前臂旋后活动范围。

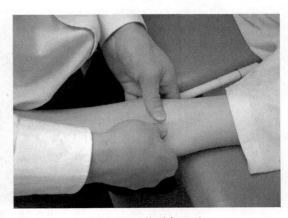

图 9-56 前后向滑动

患者体位：仰卧位，稍屈肘，前臂中立位。

治疗者位置及操作手法：面向患者站立，上方手拇指放在桡骨小头处，四指放在肘窝，下方手握住前臂远端及腕部。上方手向掌侧推桡骨小头（图 9-57A）。

上述手法也可以在坐位操作。患者坐在治疗床一侧，肩稍外展，屈肘，前臂旋前放在床上。治疗者站在患者对侧，一手握住肘部固定，一手放在桡骨近端，掌根部放在桡骨小头处向掌侧推动桡骨。坐位手法强度比卧位大，常用于关节明显僵硬的患者（图 9-57B）。

4.前臂转动（图 9-58）

作用：增加前臂旋转活动范围。

患者体位：仰卧位或坐位，屈肘 90°，前臂中立位。

治疗者位置及操作手法：站在患侧，上方手放在肱骨远端，下方手握住前臂远端掌侧。上方手固定，下方手将前臂旋前或旋后摆动。

三、腕部关节松动手法

（一）解剖学概要

腕部关节解剖参阅第 1 章第二节。

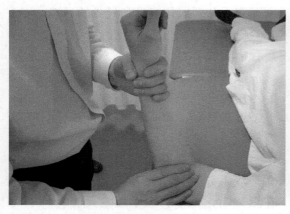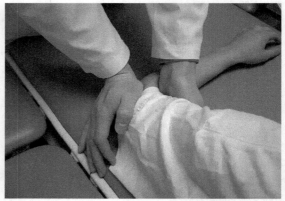

图 9-57　后前向滑动
A.方法一；B.方法二

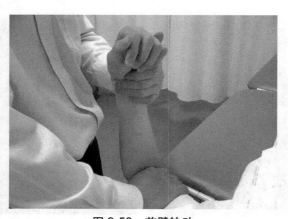

图 9-58　前臂转动

（二）运动学概要

腕部关节的生理运动包括屈腕（掌屈）、伸腕（背伸）、桡侧偏斜（外展）、尺侧偏斜（内收）及旋转等。附属运动有分离牵引、前后向滑动、后前向滑动、侧方滑动等。

（三）桡尺远端关节操作要领

1. 前后向滑动 （图 9-59）

作用：增加前臂旋前活动范围。

患者体位：仰卧位或坐位，前臂旋后。

治疗者位置及操作手法：面向患者，双手分别握住桡骨和尺骨的远端，拇指在掌侧，其余四指在背侧。尺侧手固定，桡侧手拇指将桡骨远端向背侧推动。如果关节僵硬比较明显，可以改拇指为鱼际推动桡骨。

2. 后前向滑动 （图 9-60）

作用：增加前臂旋后活动范围。

患者体位：仰卧位或坐位，前臂旋前。

治疗者位置及操作手法：双手分别握住桡骨和尺骨远端，拇指在背侧，其余四指在掌侧。桡侧手固定，尺侧手拇指将尺骨远端向掌侧推动。如果关节僵硬比较明显，可以改拇指为鱼际推动尺骨。

（四）桡腕关节操作要领

1. 分离牵引 （图 9-61）

作用：一般松动，缓解疼痛。

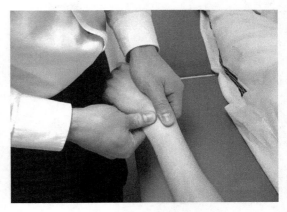

图 9-60　后前向滑动

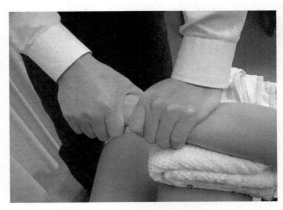

图 9-61　分离牵引

患者体位：坐位，前臂旋前放在治疗床上，腕关节中立位伸出床沿。前臂下可垫一毛巾卷。

治疗者位置及操作手法：一手握住前臂远端固定。一手握住腕关节的近排腕骨处，向远端牵拉腕骨。

2. 前后向滑动 （图 9-62）

作用：增加屈腕活动范围。

患者体位：坐位或仰卧位，屈肘 90°，前臂和腕关节中立位。

治疗者位置及操作手法：一手握住手背近排腕骨处固定，一手掌根部放在前臂远端桡侧的掌面，向背侧推桡骨。

3. 后前向滑动 （图 9-63）

作用：增加伸腕活动范围。

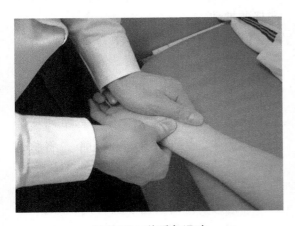

图 9-59　前后向滑动

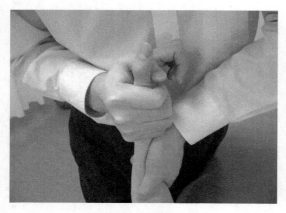

图 9-62　前后向滑动

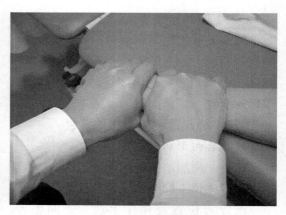

图 9-64　尺侧滑动

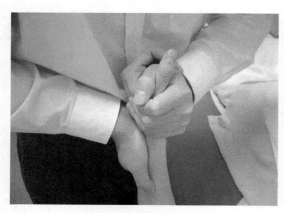

图 9-63　后前向滑动

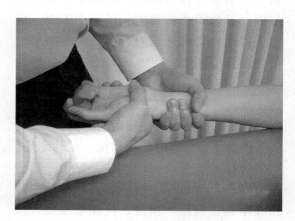

图 9-65　桡侧滑动

患者体位：坐位或仰卧位，屈肘 90°，前臂和腕关节中立位。

治疗者位置及操作手法：一手固定近排腕骨掌侧，一手握住前臂远端桡侧的背面，向掌侧推动桡骨。

4. 尺侧滑动（图 9-64）

作用：增加腕桡侧偏斜的活动范围。

患者体位：坐位或仰卧位，伸肘，前臂和腕关节中立位伸出治疗床沿。

治疗者位置及操作手法：一手固定前臂远端，一手握住腕骨近端桡侧，并向尺侧推动。

5. 桡侧滑动（图 9-65）

作用：增加腕尺侧偏斜的活动范围。

患者体位：坐位或俯卧位，以俯卧位为好。肩外展，内旋，伸肘，前臂旋前，腕中立位伸出床沿。

治疗者位置及操作手法：一手固定前臂远端尺侧，一手握住腕骨近端尺侧，并向桡侧推动。

6. 旋转摆动（图 9-66）

作用：增加腕关节旋转活动范围。

患者体位：坐位或仰卧位，屈肘 90°，前臂和腕中立位。

治疗者位置及操作手法：一手握住前臂远端固定，一手握住近排腕骨，将腕骨顺时针转动或逆时针转动。

（五）腕骨间关节松动手法

1. 前后向滑动（图 9-67）

作用：增加腕骨间关节活动范围，增

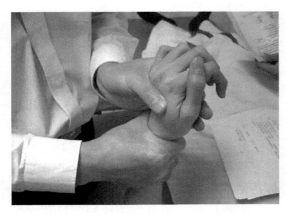

图 9-66　旋转摆动

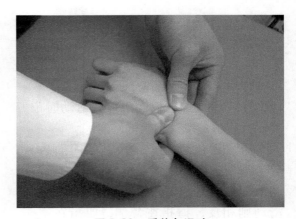

图 9-68　后前向滑动

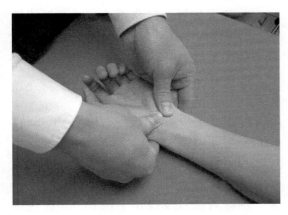

图 9-67　前后向滑动

加屈腕活动范围。

　　患者体位：坐位，前臂旋后，腕中立位。

　　治疗者位置及操作手法：面向患者，双手拇指分别放在相邻腕骨的掌面，示指放在相应腕骨的背面。一手固定，一手向背侧推腕骨。

　　2.后前向滑动（图 9-68）

　　作用：增加腕骨间关节活动范围，增加伸腕活动范围。

　　患者体位：坐位，前臂旋前，腕中立位。

　　治疗者位置及操作手法：面向患者，双手拇指分别放在相邻腕骨的背面，示指放在相应腕骨的掌面。一手固定，一手向掌侧推动腕骨。

四、手部关节

（一）解剖学概要

　　手部关节解剖概要参阅第 1 章第二节。

（二）运动学概要

　　手部关节的生理运动包括屈、伸、内收、外展、拇指对掌等。附属运动包括分离牵引、长轴牵引，以及各方向的滑动等。

（三）操作要领

　　1.腕掌长轴牵引（图 9-69）

　　作用：一般松动，缓解疼痛。

　　患者体位：坐位，前臂旋前放在治疗床上，腕部伸出床沿，中立位。

　　治疗者位置及操作手法：一手固定远排腕骨，一手握住相对应的掌骨，向远端

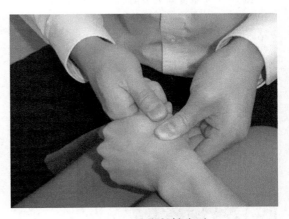

图 9-69　腕掌长轴牵引

牵拉。

2.掌骨间关节前后向或后前向滑动（图 9-70）

作用：增加相邻掌骨间的活动。

患者体位：坐位。前后向滑动时前臂旋后，后前向滑动时前臂旋前。

治疗者位置及操作手法：面向患者，双手拇指放在相邻掌骨的远端，前后向滑动时，拇指在掌侧，四指在背侧；后前向滑动则相反，拇指在背侧，四指在掌侧。松动时，一手固定，一手将相邻的掌骨由掌侧向背侧（前后向），或由背侧向掌侧（后前向）推动。

3.掌指关节分离牵引（图 9-71）

作用：一般松动，增加掌指关节屈的

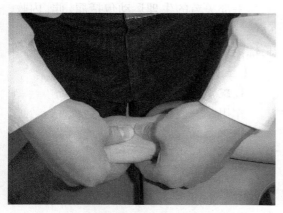

图 9-70 掌骨间关节前后向或后前向滑动

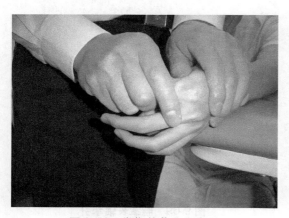

图 9-71 掌指关节分离牵引

活动范围。

患者体位：坐位，前臂中立位放在治疗床上，腕中立位，掌指关节屈曲 90°。

治疗者位置及操作手法：一手固定掌骨远端，一手握住指骨近端，将指骨向掌骨远端牵引。

4.掌指关节长轴牵引（图 9-72）

作用：一般松动，增加掌指关节的屈伸活动范围。

患者体位：坐位，前臂旋前放在治疗床上，腕中立位，手指放松。

治疗者位置及操作手法：一手握住掌骨远端固定，一手握住指骨近端，将指骨沿长轴向远端牵引。

5.掌指关节前后向或后前向滑动（图 9-73）

作用：前后向滑动增加掌指关节屈曲，后前向滑动增加伸展。

患者体位：坐位，前臂旋后或中立位放在治疗床上，稍伸腕，手指放松。

治疗者位置及操作手法：一手握住掌骨远端固定，一手握住指骨近端，将近端指骨向背侧（前后向）或向掌侧（后前向）推动。

6.掌指关节侧方滑动（图 9-74）

作用：增加掌指关节内收、外展活动范围。

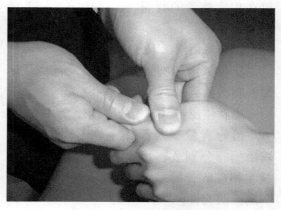

图 9-72 掌指关节长轴牵引

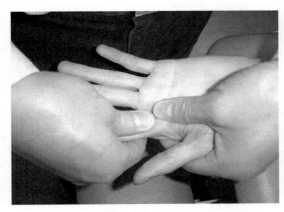

图 9-73　掌指关节前后向或后前向滑动

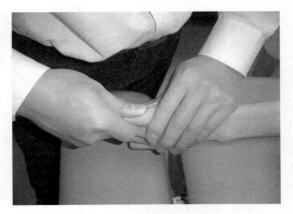

图 9-75　掌指关节旋转摆动

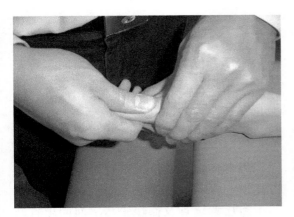

图 9-74　掌指关节侧方滑动

患者体位：坐位，前臂旋前或中立位放在治疗床上，腕中立位，手指放松。

治疗者位置及操作手法：一手握住掌骨远端固定，一手握住指骨近端的内外侧，将指骨向桡侧或尺侧来回推动。

7.掌指关节旋转摆动（图 9-75）

作用：一般松动，增加掌指关节活动范围。

患者体位：坐位，前臂旋前放在治疗床上，手指放松。

治疗者位置及操作手法：一手握住掌骨远端固定，一手握住指骨近端，将指骨稍做长轴牵引后再向掌侧转动，或向背侧转动。

8.拇指腕掌关节长轴牵引（图 9-76）

作用：一般松动，缓解疼痛。

患者体位：坐位，前臂中立位放在治疗床上，腕伸出床沿，中立位，可在前臂下垫一毛巾卷。

治疗者位置及操作手法：一手握住远排腕骨的大多角骨固定，一手握住拇指近端指骨，将拇指近端指骨沿长轴向远端牵拉。

9.拇指腕掌关节前后向滑动（图 9-77）

作用：增加拇指腕掌关节屈的活动范围。

患者体位：坐位，前臂旋后放在治疗床上。

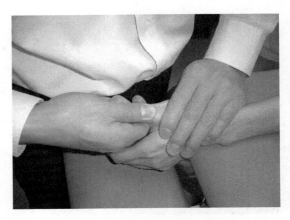

图 9-76　拇指腕掌关节长轴牵引

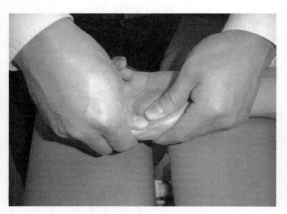

图 9-77 拇指腕掌关节前后向滑动

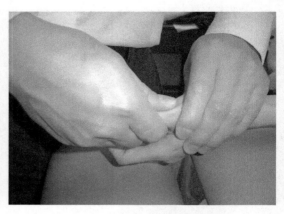

图 9-79 拇指腕掌关节尺侧滑动

治疗者位置及操作手法：一手握住前臂远端及远排腕骨的大多角骨，一手握住第一掌骨并向背侧推动。

10. **拇指腕掌关节后前向滑动**（图 9-78）

作用：增加拇指腕掌关节伸的活动范围。

患者体位：坐位，前臂中立位放在治疗床上。

治疗者位置及操作手法：一手握住前臂远端掌侧固定远排腕骨的大多角骨，一手握住第一掌骨，向掌侧推动。

11. **拇指腕掌关节尺侧滑动**（图 9-79）

作用：增加拇指外展活动范围。

患者体位：坐位，前臂中立位放在治疗床上，腕伸出床沿，中立位，拇指掌侧

内收。

治疗者位置及操作手法：面向患者站立，一手握住舟骨及大多角骨固定，一手握住第一掌骨向尺侧推动。

12. **拇指腕掌关节桡侧滑动**（图 9-80）

作用：增加拇指对掌活动范围。

患者体位：坐位，前臂旋后位放在治疗床上，腕中立位，拇指掌侧内收。

治疗者位置及操作手法：面向患者站立，一手握住手腕背侧，手指放在舟骨、大多角骨及第二掌骨近端固定，一手放在第一掌骨处，将第一掌骨向桡侧推动。

13. **近端指间关节和远端指间关节** 包括分离牵引、长轴牵引、前后向或后前向滑

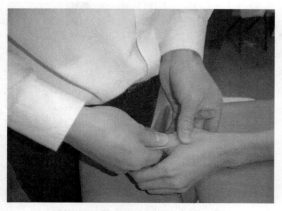

图 9-78 拇指腕掌关节后前向滑动

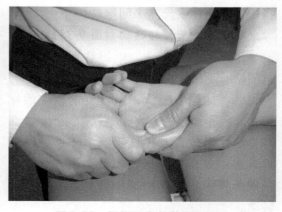

图 9-80 拇指腕掌关节桡侧滑动

动、侧方滑动、旋转摆动。这些手法的治疗
作用、治疗者操作手法等与掌指关节相同，
可参阅本节掌指关节部分的内容。

（麦振达　燕铁斌）

第四节　下肢关节松动技术

一、髋部关节

（一）解剖学概要

髋部关节解剖参阅第 1 章第三节。

（二）运动学概要

髋关节的生理运动包括屈、伸、内收、
外展，以及内旋和外旋。附属运动包括分
离牵引、长轴牵引、前后向滑动、后前向
滑动及旋转摆动等。

（三）关节松动手法

1. 长轴牵引（图 9-81）

作用：一般松动，缓解疼痛。

患者体位：仰卧位，下肢中立位，双
手抓握床头，以固定身体。

治疗者体位及操作手法：面向患者站
立，双手握住大腿远端，将小腿夹在内侧
上肢与躯干之间。双手同时用力，身体后倾，
将股骨沿长轴向足部牵拉。

2. 分离牵引（图 9-82）

作用：一般松动，缓解疼痛。

患者体位：仰卧位，患侧屈髋90°，

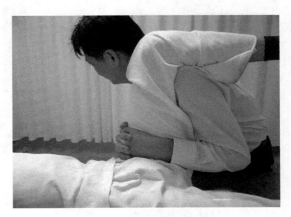

图 9-82　分离牵引

膝关节放松，腘窝置在治疗者肩部，对侧
下肢伸直。双手抓握床头，以固定身体。

治疗者体位及操作手法：面向患者站
立，上身稍向前弯曲，将患者腘窝置于肩
部，双手屈肘五指交叉抱住大腿近端固定。
上身重心外移，双手同时用力将股骨向体
侧牵拉，分离髋关节，加大髋关节的关节
间隙。

3. 前后向滑动

作用：增加屈髋和内旋髋活动范围。

（1）方法一（图 9-83A）

患者体位：健侧卧位，双侧下肢屈髋
屈膝，两膝之间放一枕头。

治疗者体位及操作手法：面向患者站
立，双手拇指放在患侧股骨头腹侧端，其
余四指自然分开。身体稍前倾，肘关节保
持伸直并双手同时用力将股骨向背侧推动。

（2）方法二（图 9-83B）

患者体位：仰卧位，患侧下肢稍外展。

治疗者体位及操作手法：面向患者站立，
上方手掌放在大腿近端（靠近股骨头处）外

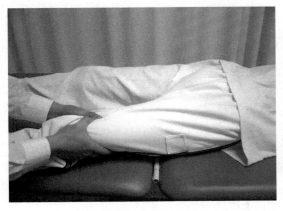

图 9-81　长轴牵引

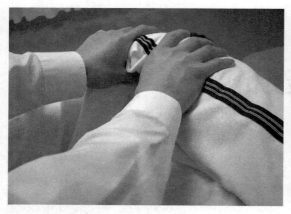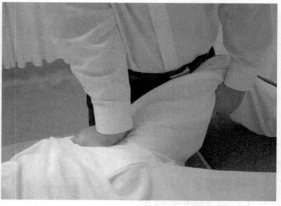

图 9-83 前后向滑动

A. 方法一；B. 方法二

侧，下方手掌放在腘窝内侧。下方手将大腿稍托起，上方手不动，肘关节伸直，身体前倾，借助身体重量将股骨向背侧推动。

4. 后前向滑动

作用：增加伸髋及外旋髋活动范围。

（1）方法一（图 9-84A）

患者体位：健侧卧位，双侧下肢屈髋屈膝，两膝之间放一枕头。

治疗者体位及操作手法：站在患者身后，双手拇指放在患侧股骨头背侧端，其余四指自然松开。身体稍前倾，肘关节保持伸直并双手同时用力将股骨向腹侧推动。

（2）方法二（图 9-84B）

患者体位：俯卧位，健侧下肢伸直，患侧下肢屈膝。

治疗者体位及操作手法：面向患者患侧站立，上方手放在大腿近端（靠近股骨头处）外侧，下方手托住膝部和大腿远端，前臂固定小腿。下方手稍向上抬起，上方手固定，肘关节伸直，身体前倾，借助身体重量将股骨向腹侧推动。

5. 屈曲摆动（图 9-85）

作用：增加髋屈曲活动范围。

患者体位：仰卧位，患侧下肢屈髋屈膝，

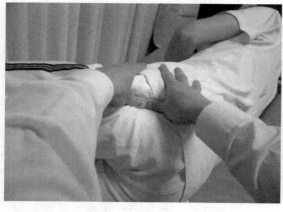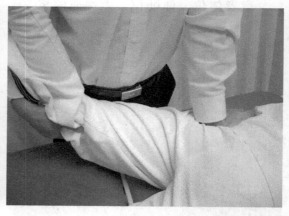

图 9-84 后前向滑动

A. 方法一；B. 方法二

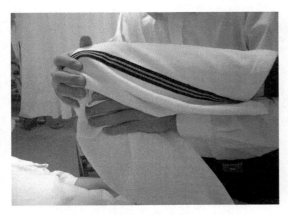

图 9-85 屈曲摆动

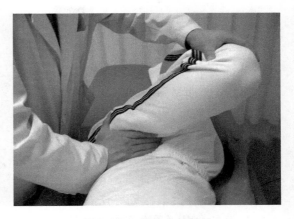

图 9-86 内收内旋摆动

健侧下肢伸直。

治疗者体位及操作手法：面向患者站立于患者患侧，上方手放在患侧膝关节上固定，下方手置于大腿远端后侧，小腿放松。上半身重心向患者头侧转移同时双手用力将大腿向腹侧摆动。

6. 旋转摆动

作用：增加髋内旋或外旋活动范围。

（1）方法一

患者体位：仰卧位，患侧下肢屈髋屈膝90°，健侧下肢伸直。

治疗者体位及操作手法：面向患者站立，上方手放在髌骨上，下方手握住足跟。内旋时，上方手向内摆动大腿，下方手向外摆动小腿；外旋时，上方手向外摆动大腿，下方手向内摆动小腿。

（2）方法二

患者体位：仰卧位，患侧下肢髋关节中立位屈膝90°，健侧下肢伸直。

治疗者体位及操作手法：面向患者站立，上方手放在臀部，下方手握住小腿远端的内外踝处。上方手固定，内旋时下方手将小腿向外摆动；外旋时下方手将小腿向内摆动。

7. 内收内旋摆动（图 9-86）

作用：增加髋内收、内旋活动范围。

患者体位：仰卧位，患侧下肢屈髋屈膝，健侧下肢伸直。

治疗者体位及操作手法：面向患者站立，上方手放在患侧髋部，下方手放在患膝外侧。上方手固定，下方手将大腿向对侧髋部方向摆动同时控制小腿向外摆动。

8. 外展外旋摆动（图 9-87）

作用：增加髋外展、外旋活动范围。

患者体位：仰卧位，患侧下肢屈髋屈膝，患侧足放在对侧膝关节上，健侧下肢伸直。

治疗者体位及操作手法：面向患者站立，上方手放在对侧骨盆上，下方手放在患侧膝关节。上方手固定，下方手将膝关节向下摆动。

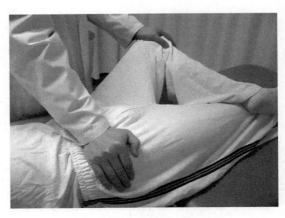

图 9-87 外展外旋摆动

二、膝部关节

（一）解剖学概要

膝部关节解剖参阅第 1 章第三节。

（二）运动学概要

膝关节的生理运动包括屈和伸，在屈膝位小腿可内旋（足尖向内）和外旋（足尖向外）。附属运动包括长轴牵引、前后向滑动、后前向滑动及侧方滑动等。

（三）股胫关节松动手法

1. 长轴牵引（图 9-88）

作用：一般松动，缓解疼痛。

患者体位：坐在治疗床上，患肢屈膝放松自然垂于床沿，腘窝下垫一毛巾卷，身体稍后倾，双手在床上支撑。

治疗者体位及操作手法：面向患者半蹲，双手握住小腿远端，双手固定，身体下蹲，将小腿向足端牵拉。

2. 前后向滑动

作用：增加膝关节伸的活动范围。

（1）方法一（图 9-89A）

患者体位：坐位，患肢屈膝，腘窝下垫一毛巾卷。

治疗者体位及操作手法：面向患者，上方手放在小腿近端前面，下方手握住小腿远端。下方手将小腿稍向上抬后固定，上身前倾，上方手不动，肘关节伸直，借助身体力量将胫骨近端向背侧推动。

（2）方法二（图 9-89B）

患者体位：坐位，下肢屈膝 90°，腘窝下垫一毛巾卷。

治疗者体位及操作手法：面对患者坐位，一手虎口或掌根部放在小腿近端大约胫骨结节处，双下肢夹住患者小腿远端固定，将胫骨近端向背侧推动。

3. 后前向滑动（图 9-90）

作用：增加膝关节屈曲活动范围。

患者体位：仰卧位，患侧下肢屈髋屈膝，足平放在床上，健侧下肢伸直。

治疗者体位及操作手法：坐在患者患侧，利用臀部固定患者足部，双手握住小腿近端，拇指放在髌骨下缘，四指放在腘

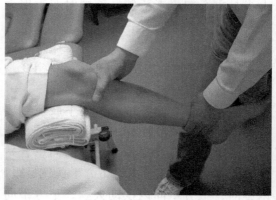

A

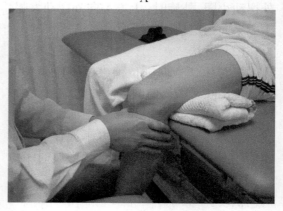

B

图 9-89　前后向滑动

A. 方法一；B. 方法二

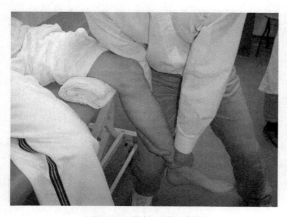

图 9-88　长轴牵引

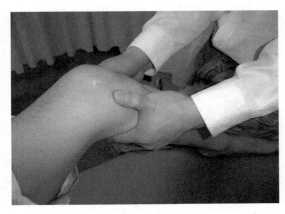

图 9-90　后前向滑动

窝后方，双手固定，身体后倾，将胫骨向前拉动。

4. 侧方滑动

作用：增加膝关节活动范围。

患者体位：仰卧位，下肢伸直。

治疗者体位及操作手法：站立于患侧，双手将下肢托起，内侧手放在小腿近端内侧，外侧手放在大腿远端外侧，将小腿夹在内侧前臂与躯干之间。外侧手固定，内侧手将胫骨向外侧推动。

5. 伸膝摆动（图 9-91）

作用：增加膝关节伸的活动范围。

患者体位：仰卧位，患侧下肢稍外展，屈膝。

治疗者体位及操作手法：面向患者足

部站立于患侧，双手抬起患侧足部，固定膝关节于内侧上肢与躯干之间。双手握住小腿远端，稍将小腿向下牵拉，分离膝关节并同时将小腿向上摆动。

6. 旋转摆动（图 9-92）

作用：内旋摆动增加小腿内旋活动范围，外旋摆动增加小腿外旋活动范围。

此手法有以下几种方法：

（1）方法一

患者体位：坐位，小腿垂于治疗床沿。

治疗者体位及操作手法：面向患者坐在一矮凳子上，双手握住小腿近端，并稍向下牵引。内旋时，向内转动小腿，外旋时，向外转动小腿。

（2）方法二

患者体位：仰卧位，下肢稍外展，膝关节下垫一毛巾卷。

治疗者体位及操作手法：面向患者足部站立，上方手放在大腿远端前面，下方手托住足跟固定。上方手将大腿向外转动（小腿内旋）或向内转动（小腿外旋）。

（四）髌股关节松动手法

1. 分离牵引

作用：一般松动，增加髌骨活动范围。

患者体位：仰卧位，腘窝下垫一毛巾卷稍屈膝。

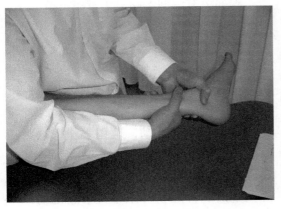

图 9-91　伸膝摆动

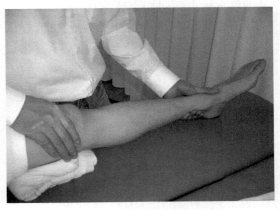

图 9-92　旋转摆动

治疗者体位及操作手法：面向患者站立于患侧，双手拇指与示指分别放在髌骨两侧，双手握住髌骨，同时向上拉动。

2. 侧方滑动

作用：一般松动，增加髌骨活动范围。

患者体位：仰卧位，腘窝下垫一毛巾卷稍屈膝。

治疗者体位及操作手法：面向患者站立于患侧，双手拇指放在髌骨外侧，示指放在对侧，双手固定，同时将髌骨向外侧或内侧推动。

3. 上下滑动

作用：向上（头部方向）滑动时，增加伸膝活动范围；向下（足部方向）滑动时，增加屈膝活动范围。

患者体位：仰卧位，腘窝下垫一毛巾卷稍屈膝。

治疗者体位及操作手法：面向患者站立于患侧，向下滑动时，双手拇指放在髌骨上端，其余四指放在髌骨两侧固定，双手同时用力将髌骨向下推动；向上滑动时，双手拇指放在髌骨下端，其余四指放在髌骨两侧固定，双手同时用力将髌骨向上推动。

（五）上胫腓关节松动手法

1. 前后向滑动（图 9-93）

作用：一般松动，缓解疼痛。

患者体位：仰卧位，患侧下肢屈髋屈膝，足平放在床上，对侧下肢伸直。

治疗者体位及操作手法：坐在治疗床旁，利用臀部固定患者足部，双手拇指放在腓骨小头上，其余四指放在两侧。双上肢同时用力将腓骨小头向后推动。

2. 后前向滑动（图 9-94）

作用：一般松动，缓解疼痛。

患者体位：俯卧位，小腿下方垫于治疗者一侧大腿处放松。

治疗者体位及操作手法：面向患者单腿站立于患侧，双手拇指放在腓骨小头后

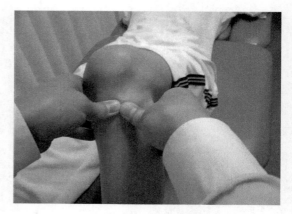

图 9-93　前后向滑动

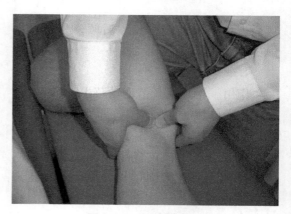

图 9-94　后前向滑动

面，其余四指放在小腿两侧。双上肢同时用力将腓骨小头向前推动。

三、踝部关节

（一）解剖学概要

踝部关节解剖参阅第 1 章第三节。

（二）运动学概要

踝关节的生理运动包括跖屈、背伸、内翻、外翻等。附属运动包括长轴牵引、前后向滑动、后前向滑动及上下滑动等。其中，下胫腓关节可以进行以下运动：①上下运动；②前后运动，范围很小，通常用手才能感觉出来，并随年龄增长而减小；③旋转及侧向运动，两者常同时发生。总之，踝关节的屈伸运动与距下关节和足的运动是联合发生的。当踝跖屈时足内翻、内旋，

踝背伸时足外翻、外旋。踝跖屈时足内侧
缘抬高，外侧缘降低，足尖朝内；踝背伸
时足外侧缘抬高，内侧缘降低，足尖朝外。

（三）下胫腓关节松动手法

前后向或后前向滑动（图 9-95）。

作用：增加踝关节活动范围。

患者体位：俯卧位，患侧下肢屈膝
90°，踝关节放松。

治疗者体位及操作手法：站在患侧，
前后向滑动时，上方手掌根放在内踝后面
固定，下方手掌根放在外踝前面，将外踝
向后推动；后前向滑动时，下方手掌根放
在内踝前面固定，上方手掌根放在外踝后
面，将外踝向前推动。

（四）胫距关节关节松动手法

1. 分离牵引

作用：一般松动，缓解疼痛。

操作时可以采用以下手法：

（1）方法一

患者体位：俯卧位，患者下肢屈膝
90°，利用带子固定大腿不动，踝关节放松。

治疗者体位及操作手法：面向患者站
立在患侧，双手握住内踝远端（相当于距
骨处）。双手同时向上用力牵引（图 9-96A）。

（2）方法二

患者体位：俯卧位，下肢伸直，踝关

节伸出床沿外。

治疗者体位及操作手法：面对患者站
立在或坐在床尾，双手握住足背近端（相
当于距骨处），肘关节伸直，身体后移，借
助身体力量将足向远端牵引（图 9-96B）。

2. 前后向滑动

作用：增加踝关节背伸范围。

操作时可以采用以下手法：

（1）方法一

患者体位：俯卧位，患者下肢屈膝
90°，踝关节稍跖屈。

治疗者体位及操作手法：面向患者站
立，上方手放在内外踝后方（相当于胫骨
下端）固定，下方手放在距骨前方，将距
骨向后推动。

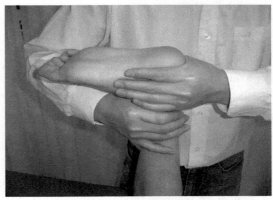

A

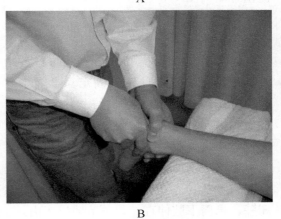

B

图 9-96 分离牵引

A. 方法一；B. 方法二

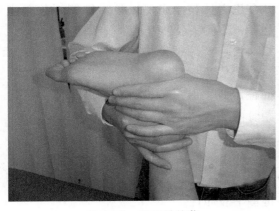

图 9-95 下胫腓关节

（2）方法二

患者体位：仰卧位，下肢伸直，踝关节伸出治疗床外。

治疗者体位及操作手法：面向患者站在床尾，上方手握住内外踝前方（相当于胫骨下端）固定，下方手握住距骨前方拇指在外侧，四指在内侧，肘关节伸直，借助身体力量将距骨向后推动。

3. 后前向滑动

作用：增加踝关节背伸范围。

操作时可以采用以下手法：

（1）方法一

患者体位：俯卧位，患者下肢屈膝90°，踝关节放松。

治疗者体位及操作手法：面向患者站立，下方手虎口放在内外踝前方（相当于胫骨下端）固定，上方手虎口放在距骨后方，上方手将距骨向前推动（图9-97A）。

（2）方法二

患者体位：俯卧位，踝关节伸出床沿，小腿前面垫一毛巾卷。

治疗者体位及操作手法：面向患者站立在床尾，上方手握住内外踝后方（相当于胫骨下端）固定，下方手虎口放在距骨后方，肘关节伸直，借助身体力量将距骨向前推动（图9-97B）。

（3）方法三

患者体位：仰卧位，下肢伸直。

治疗者体位及操作手法：面向患者站立，下方手虎口托住距骨固定，上方手握住内外踝前方（相当于胫骨下端），肘关节伸直，借助身体力量将内外踝向后推动。

4. 向内侧滑动

作用：增加踝关节外翻活动范围。

患者体位：健侧卧位，健侧下肢屈髋屈膝，患侧下肢伸直，踝关节伸出床沿。

治疗者体位及操作手法：面向患者站立，上方手握住内外踝后方固定，下方手

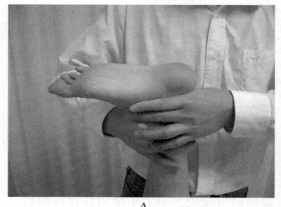

A

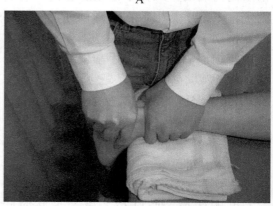

B

图9-97 后前向滑动
A. 方法一；B. 方法二

握住距骨，肘关节伸直，借助身体力量将距骨向内侧推动。

5. 向外侧滑动

作用：增加踝关节内翻活动范围。

患者体位：患侧卧位，健侧下肢屈髋屈膝，患侧下肢伸直，踝关节伸出床沿。

治疗者体位及操作手法：面向患者站立，上方手握住内外踝后方固定，下方手握住距骨，肘关节伸直，借助身体力量将距骨向外侧推动。

6. 屈伸摆动

作用：增加踝关节屈伸活动范围。

患者体位：俯卧位，患侧下肢屈膝90°，健侧下肢伸直。

治疗者体位及操作手法：面向患者站

立，上方手握住内外踝后方固定，下方手握住足底，将足做屈伸摆动。

7. **翻转摆动**（图 9-98）

作用：内翻摆动增加内翻活动范围，外翻摆动增加外翻活动范围。

患者体位：俯卧位，患侧下肢屈膝 90°，健侧下肢伸直。

治疗者体位及操作手法：面向患者站立，上方手握住内外踝后方，下方手握住内外踝前方。内翻摆动时，双手将跟骨向内侧翻转；外翻摆动时，双手将跟骨向外侧翻转。如果关节比较僵硬，治疗者可以先做分离牵引后再双手同时摆动跟骨，以增强摆动的强度和范围。

（五）距下关节松动手法

1. **分离牵引**

作用：一般松动，缓解疼痛。

操作时可以采用以下手法。

（1）方法一

患者体位：俯卧位，下肢伸直，踝关节伸出床沿。

治疗者体位及操作手法：面向患者站立在床尾，内侧手放在内外踝远端距骨前面，外侧手握住跟骨，内侧手固定，外侧手借助上肢力量将跟骨向远端牵拉。

（2）方法二

患者体位：仰卧位，患侧下肢屈膝 90°，健侧下肢伸直。

治疗者体位及操作手法：面向患者站立，双手虎口分别放在跟骨和楔骨处，双上肢同时用力将跟骨及足向上牵拉。

2. **前后向滑动**

作用：增加踝关节背伸活动范围。

患者体位：俯卧位，患侧下肢屈膝 90°，健侧下肢伸直。

治疗者体位及操作手法：面向患者站立，上方手手掌放在跟骨后，握住足跟固定，下方手虎口或掌根放在距骨前面，将距骨向后推动。

3. **后前向滑动**

作用：增加踝关节跖屈活动范围。

患者体位：俯卧位，患侧下肢屈膝 90°，健侧下肢伸直。

治疗者体位及操作手法：面向患者站立，上方手手掌放在跟骨后握住足跟，下方手虎口或掌根放在距骨前面固定，上方手借助上肢力量将跟骨向前推动。

4. **侧方滑动**　同胫距关节的手法操作。

5. **屈曲摆动**　同胫距关节的手法操作。

6. **翻转摆动**　同胫距关节的手法操作。

上述手法的操作与胫距关节基本相同，主要区别在于操作时固定手尽量靠近距骨，松动手尽量靠近跟骨，使力量真正作用于距下关节。

（六）跗骨间关节松动手法

跗骨间关节的松动技术基本相同，主要为上下滑动，即由足背向足底滑动，或由足底向足背滑动。向足底滑动可以增加跗骨的背伸活动范围；向足背滑动可以增加跗骨的跖屈活动范围。

患者体位：仰卧位，稍屈髋屈膝，或坐位，踝关节放松，稍跖屈。

治疗者体位及操作手法：站立或坐位，双手拇指分别放在相邻跗骨的背侧，示指放在足底相应跗骨的掌面，向足底滑动时，

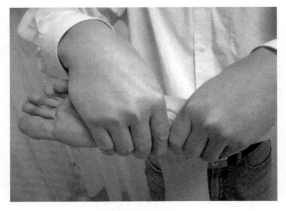

图 9-98　翻转摆动

一侧手固定,另一侧手拇指向足底方向推动相邻跗骨;向足背滑动时,一侧手固定,另一侧手示指向足背方向推动相邻跗骨。

(七)跗趾关节松动手法

1.上下滑动

作用:增加跗趾关节间活动范围。

患者体位:仰卧位或坐位,踝关节放松,稍跖屈。

治疗者体位及操作手法:面向患者,上方手握住跗骨,下方手握住趾骨。上方手固定,下方手将趾骨上下推动。如果要松动某个单一跗趾关节,则双手拇指分别放在相邻的跗骨和趾骨近端的背面,示指放在足底相应的跗骨和趾骨的掌面,上方手固定,下方手将趾骨近端向足背或足底方向推动。

2.旋转摆动

作用:旋前摆动增加踝关节外翻活动范围;旋后摆动增加踝关节内翻活动范围。

患者体位:仰卧位或坐位,踝关节放松。

治疗者体位及操作手法:面向患者,双手分别握住跗骨和趾骨近端,拇指在足背,四指在足底,上方手固定,下方手将趾骨向内旋转(旋前),或向外转动(旋后)。

四、足部关节

(一)解剖学概要

足部关节解剖参阅第1章第三节。

(二)运动学概要

足的生理功能主要是支撑体重,足部关节的生理运动有屈、伸、内收、外展,以及内翻和外翻。附属运动包括上下滑动、侧方滑动、长轴牵引、旋转摆动等。

(三)关节松动手法

1.趾骨间关节上下滑动

作用:增加趾骨间关节活动范围。

患者体位:仰卧位、俯卧位或坐位,踝关节放松。

治疗者体位及操作手法:面向患者,双手分别握住相邻趾骨,一侧手固定,另一侧手将相邻的趾骨上下滑动。

2.跖趾关节上下滑动

作用:增加跖趾关节活动范围。

患者体位:俯卧位,患侧下肢屈膝90°。

治疗者体位及操作手法:面向患者站立,上方手放在跖骨上,拇指在足底,示指在足背,下方手放在相应的趾骨近端,拇指在足底,示指在足背。上方手固定,下方手将趾骨上下推动。

3.趾骨间关节 包括①分离牵引;②长轴牵引;③前后向或后前向滑动;④侧方滑动;⑤旋转摆动。上述松动手法与指骨间的手法操作基本相同,可参阅上肢松动手法。

(柯松坚 燕铁斌)

第 10 章
软组织牵伸技术

第一节　肌肉牵伸技术

一、软组织挛缩及其类型

软组织是指肌肉及其辅助装置肌腱、筋膜、滑囊、腱鞘和关节辅助装置关节囊、韧带以及皮肤等连接组织。挛缩是指关节的肌肉或其他软组织发生缩短，从而引起关节活动范围降低。挛缩可以通过检查肌肉的紧张度和关节的活动范围而证实。例如，患者无法全范围伸肘，检查发现屈肘肌群紧张或缩短，则为屈肘肌群挛缩；患者腘绳肌紧张，髋前屈时受限，则为腘绳肌挛缩。

根据挛缩发生的组织及其性质，可以将挛缩分为以下几种。

1. *肌静力性挛缩*　是指肌肉、肌腱缩短，关节活动范围明显受限，但没有明确的组织病理学表现。有时肌肉、肌腱的一过性轻度挛缩，也称为肌紧张。在这种情况下，紧张的肌肉可以被拉长，但不能达到肌肉的最大长度。正常人如不经常进行肌肉的伸展性锻炼，可引起肌肉轻微的挛缩或紧张，特别是跨多关节肌肉，如腘绳肌、股直肌等。

2. *瘢痕粘连*　瘢痕如果发生在正常组织中，可以形成粘连，引起组织的活动范围降低，从而限制关节的活动和功能。肌肉、肌腱、关节囊或皮肤的瘢痕组织粘连可以

引起组织挛缩。临床上相当一部分由于瘢痕组织粘连引起的挛缩，都可以通过锻炼来预防或减轻。

3. *纤维性粘连*　软组织的慢性炎症和纤维性改变而形成的挛缩称为纤维性粘连，纤维性粘连可以明显限制关节活动，而缓解又非常困难。

4. *不可逆性挛缩*　正常软组织或结缔组织如果由于某些病理性原因被大量的非伸展性组织如骨、纤维组织所替代，使软组织永远失去伸展性，称为不可逆性挛缩。通常需要手术松解。

5. *假性肌静力性挛缩*　中枢神经损伤引起的肌张力增高可使肌肉处于一种不正常的持续收缩状态而引起关节活动受限，称为假性肌静力性挛缩。

二、肌肉牵伸的理论基础

软组织包括可收缩性组织和非收缩性组织，前者主要是肌肉，后者包括韧带、肌腱、筋膜、关节囊和皮肤等。当软组织受到牵伸时可发生弹性和可塑性的改变，增加其延展性。可收缩组织（如肌肉）是通过增加肌小节串联的数目使肌肉延长产生一个适当的长度，肌肉中的主要感觉器官是肌梭，通过肌梭监测牵伸的速度和时间；而高尔基肌腱体是肌肉被动牵伸和主

249

动收缩时的张力感受器。当肌肉被快速牵伸时，肌梭中的主要传入神经纤维会刺激脊髓中的 α 运动神经元，诱发肌梭外纤维收缩以增加肌肉的张力。因此，牵伸速度过快会导致肌肉张力增高。当对肌肉施予缓慢匀速的牵伸时，则激发高尔基肌腱体而抑制肌肉的张力，使肌肉内平行的肌小节得以延长。对于非收缩组织，牵伸是通过使胶原纤维达到弹性极限，在可塑性范围内发生胶原纤维及组织的相继崩溃，释放热能并在外力移除后形成新的长度。当外力小于肌张力时，软组织进入弹性范围，产生可恢复形变；当外力大于肌张力时，软组织进入可塑性范围产生永久形变甚至衰竭。当对软组织施予牵伸时，牵伸的力量、速度、强度、时间及软组织本身的温度都会影响其对牵伸的反应。

三、肌肉牵伸技术与方法

牵伸技术是指运用外力（人工或机械／电动设备）牵伸短缩或挛缩组织并使其延长，做轻微超过组织阻力和关节活动范围内的运动。牵伸可分为以下几种。

（一）被动牵伸

1. 徒手被动牵伸　由治疗师对发生紧张或挛缩的组织或活动受限的关节通过施加外力牵伸，并通过控制牵伸方向、速度和持续时间，来增加挛缩组织的长度和关节活动范围。牵伸的时间不可少于 6 秒，最好保持 15 ～ 30 秒，并且在整个运动过程中多次重复。牵伸的强度可视患者的耐受程度和治疗师的力量而定，一般而言，低强度、长时间的徒手牵伸既能减少牵伸带来的不适，也能够达到最佳的牵伸效果且不会因过多的外力而使组织变弱或破坏其结构。徒手被动牵伸是最常用的牵伸技术。与关节的被动活动不同，软组织的被动牵伸是使活动受限的关节活动范围增大，

而关节的被动活动是在关节活动未受限、可利用的范围内进行活动，目的是维持关节现有的活动范围，但无明显增加关节活动范围的作用。

2. 机械牵伸　是指借助机械装置，增加小强度的外部力量，较长时间作用于缩短组织的一种牵伸方法。其牵伸力量通过重量牵引、滑轮系统或系列夹板而发生作用。牵伸时间至少要 20 分钟，甚至数小时，才能产生治疗效果。机械牵伸一般采用低强度、长时间的牵伸方法，可减少牵伸带来的不适，且牵伸效果良好。

（二）主动抑制

主动抑制是指在牵伸肌肉之前，患者有意识地放松该肌肉，使肌肉收缩机制受到人为的抑制，此时进行牵伸的阻力最小。主动抑制技术只能放松肌肉组织中具有收缩性的结构，而对结缔组织则无影响。这种牵伸主要用于肌肉神经支配完整、患者能自主控制的情况下，而对那些由于神经肌肉障碍引起的肌无力、痉挛或瘫痪，则无太大作用。常用以下方法。

1. 收缩—放松

操作步骤：①使牵伸的肌肉处于舒适的拉长位置；②紧张或挛缩的肌肉先进行等长抗阻收缩约 10 秒，使肌肉感觉疲劳；③患者主动放松肌肉；④治疗者被动活动肢体，通过增加肌肉的活动范围以牵伸肌肉。休息几秒钟后重复上述过程。

注意事项：在无痛状态下完成紧张肌肉的等长抗阻收缩；牵伸前，紧张肌肉并非一定要进行最大强度的等长抗阻收缩，亚极量、较长时间的等长抗阻收缩可以有效地抑制紧张肌肉，也便于治疗者控制。

应用举例：踝跖屈肌牵张。踝背伸到适当的位置，使跖屈肌紧张；治疗者一手放在小腿远端固定，一手放在足底，向足背方向施加阻力；患者跖屈抗阻等长收缩

约 10 秒；跖屈肌放松；治疗者被动将患者踝背伸，拉长跖屈肌。

2. 收缩—放松—收缩

操作步骤：①～③步骤与"收缩—放松"技术相同；④紧张肌肉的拮抗肌做向心性收缩，使肢体通过增加关节活动范围来牵伸肌肉。

注意事项：同"收缩—放松"技术。

应用举例：踝跖屈肌紧张。①～③同"收缩—放松"技术；④患者放松紧张的踝跖屈肌，主动做踝背伸。

3. 拮抗肌收缩

操作步骤：①先把紧张的肌肉被动拉长到一个舒适的位置；②紧张肌肉的拮抗肌做等张收缩；③对收缩肌肉施加轻微阻力，但允许关节运动。当关节运动时，由于交互抑制，紧张的肌肉可以放松。

注意事项：避免加太大的阻力，因其可以引起紧张肌肉的张力扩散，限制关节运动或引起疼痛。当肌肉痉挛限制了关节运动时，也可以用此技术。如果患者不能在"收缩—放松"技术中完成紧张肌肉无疼痛范围内的强力收缩，用主动抑制技术很有帮助。

应用举例：踝跖屈疼痛、紧张。患者使踝关节处于一个舒适的位置，主动踝背伸，同时治疗者在足背处施加轻微阻力，但允许关节运动。

（三）自我牵伸

自我牵伸是患者自己完成的一种肌肉伸展性训练，可以利用自身重量作为牵伸力量将缩短组织拉长，牵伸强度和持续时间与被动牵伸（徒手、器械）相同。

四、肌肉牵伸的作用

1. 防止组织发生不可逆性挛缩　由组织创伤所导致的炎症和疼痛，经观察发现，关节固定 4 天后在组织学上就可见挛缩现象。初期可采用主动抑制技术，通过反射机制使紧张的肌肉松弛，尽量避免被动牵伸，以免增加疼痛和肌肉紧张度。纤维挛缩存在的时间越长，正常肌肉组织被粘连组织、瘢痕组织取代的越多，缓解也就越困难。待肌肉紧张明显好转后，可以采用被动牵伸技术进一步拉长挛缩的肌肉，恢复生理性肌力平衡，增加活动范围。

2. 增加关节活动度　由于疾病使身体某部位长期制动，可导致肌肉紧张、软组织挛缩。坐位工作和不良的生活习惯，正常人不能经常进行肌肉的伸展性锻炼，也会引起肌肉轻微的挛缩或紧张，特别是腘绳肌、股直肌等。通过牵伸治疗可以预防肌肉、韧带和关节囊等软组织挛缩，恢复和保持关节的正常活动范围。

3. 调节肌张力　姿势异常或制动使肌肉、肌腱的弹性回缩力和伸展性降低、肌肉萎缩，通过牵伸刺激肌肉内的感受器——肌梭，可以调节肌张力，提高肌力。对于中枢性损伤性疾病导致的肌张力增高、肌痉挛，限制了关节活动，也可以通过牵伸技术降低肌张力，保持肌肉的休息态长度，改善或重新获得关节周围软组织的伸展性。牵伸可减少肌肉劳损的发生，持续被动运动较静态牵伸更为有效。

4. 提高肌肉的兴奋性　对肌肉张力低下的肌群，适当地静态牵伸延长肌肉，可以直接或间接反射性地提高肌肉的兴奋性。

5. 阻断恶性循环、缓解疼痛　牵伸可使结缔组织在牵伸应力作用下逐渐延长，应力作用能促进胶原纤维的合成并能使胶原纤维沿其纵轴重新排列，阻断恶性循环，缓解疼痛，增强肌力。

6. 预防软组织损伤　躯体在活动或从事某项运动之前，应预先对关节和软组织进行牵伸活动，以增加关节的灵活性，降低肌肉和肌腱等软组织的损伤和疼痛。

五、肌肉牵伸的临床应用

（一）牵伸目的

（1）改善或重新获得关节周围软组织的伸展性，降低肌张力。

（2）增加或恢复关节的活动范围。

（3）防止发生不可逆的组织挛缩。

（4）预防或降低躯体在活动或从事某项运动时出现的肌肉、肌腱损伤。

（二）适应证和禁忌证

1. 适应证 由于软组织挛缩、粘连或瘢痕形成，引起肌肉、结缔组织和皮肤缩短，关节活动范围降低或软组织挛缩影响了日常功能活动。

2. 禁忌证 因骨折未愈或关节内卡压造成关节活动受限。关节内或关节周围组织有炎症，如结核、感染，特别是在急性期。牵伸时伴有明显疼痛。软组织损伤伴有血肿。神经损伤或神经吻合术后1个月内。严重的骨质疏松。此外，当挛缩或缩短的组织具有下列作用时牵伸应慎重：挛缩或缩短的软组织是为了增加关节稳定度或代偿关节功能、增加功能活动的基础，特别是截瘫或肌肉严重无力的患者。

（三）注意事项

1. 避免过度牵伸已长时间制动或不活动的组织 因长时间制动后，结缔组织失去了正常的张力，特别是大强度、短时间的牵伸比小强度、长时间的牵伸更容易引起损伤。

2. 避免牵伸水肿组织 水肿的组织比正常组织更易受到损伤。同时，牵伸后水肿扩散，可以增加疼痛和肿胀。

3. 避免过度牵伸肌力较弱的肌肉 对于肌力较弱的肌肉，应与肌力训练结合起来，使患者在伸展性和力量之间保持平衡。

4. 为避免牵伸中挤压关节，对关节可稍加分离牵引力 牵伸力量要适度、缓慢、持久，既能使软组织产生张力，又不会引起或加重疼痛。避免跳跃性牵伸，在关节活动末端应避免弹动关节，因为会刺激被牵伸肌肉的牵张反射，反射性引起收缩。

六、肌肉牵伸的程序

1. 评估 了解患者关节活动受限的原因是软组织引起还是关节本身所致，根据原因选择适当的治疗方法。如果软组织是引起活动受限的主要原因，可用肌肉牵伸技术；如果是关节本身的原因，可用关节松动技术，或两者兼用。在大多数情况下，可先用关节松动技术，使关节内的相互关系尽量恢复正常，再用肌肉牵伸技术。此外，还要评估活动受限肌肉的力量，了解牵伸这些结构的可能性及实际价值。

2. 牵伸前 应选择好最有效或最佳的牵伸方法，并向患者解释牵伸的目的和牵伸步骤，以取得配合。患者尽量保持在舒适、放松的体位，被牵伸部位处于抑制反射、易于牵伸的肢体位。充分暴露牵伸部位，如有可能，应去除绷带、夹板或较多的衣服。牵伸局部可先用热疗，以增加组织的伸展性以及降低发生损伤的可能性。

3. 牵伸时 牵伸力量的方向应与肌肉紧张或挛缩的方向相反。先在关节可动范围内，缓慢地活动肢体到受限处，然后固定关节近端，牵伸远端，以增加肌肉长度和关节的活动范围。

4. 牵伸后 牵伸后如有疼痛增加可适当进行冰敷及放松，减轻牵伸后肌肉疼痛反应。

5. 牵伸技术参数

（1）患者体位：将患者安置在舒适和放松的体位。一般选择卧位和坐位，尽量暴露治疗的部位，以利于治疗时关节被牵伸至最大的活动范围。上肢被动牵伸时患者也可取坐位，将前臂放置在治疗床上或者治疗台上，这样很容易固定被牵伸的近端结构。

（2）牵伸方向：牵伸力量的方向应与肌肉紧张或挛缩的方向相反。预先以主动、小强度牵伸软组织结构；在可控制的关节活动范围内活动；缓慢移动肢体至受限的终末端；固定近端，运动远端肢体，以增加肌肉长度和关节活动范围。

（3）牵伸强度：牵伸力量必须足够拉紧软组织的结构，但不至于导致疼痛或损伤。在牵伸过程中患者感到轻微疼痛是正常的，要以患者能够耐受为原则。若患者感到明显疼痛或剧烈疼痛，应视为负荷过度，容易造成被牵伸组织损伤，应及时调整强度，避免造成医源性损伤。

（4）牵伸时间：被动牵伸持续时间为每次 10 ～ 15 秒，也可达 30 ～ 60 秒，然后重复 10 ～ 20 次，反复使被牵伸肌肉在长度上延伸，局部有紧张牵拉感。两次之间要休息 30 秒左右，并配合轻手法按摩，以利于组织修复并缓解治疗反应。机械性牵伸每次 15 ～ 20 分钟，1 ～ 2 次 / 天，10 次为一个疗程，一般 3 ～ 5 个疗程。

（5）治疗反应：一般牵伸治疗后患者感到被牵伸部位关节周围软组织放松，关节活动范围改善。如果第二天被牵伸部位仍然有肿胀和明显的疼痛，说明牵伸强度太大，应降低牵伸强度或休息一天。

七、牵伸的放松及抑制技术

1. 主动抑制技术 具体方法见本节肌肉牵伸技术与方法中的主动抑制。

2. 局部放松 常用以下方法来帮助肌肉放松，提高牵伸效果。

（1）热疗：牵伸前使组织加热，可以增加缩短组织的伸展性，加热后的肌肉更容易放松和被牵伸，牵伸时患者的感觉较舒服。

（2）按摩：特别是深部按摩，可以增加局部的血液循环，降低肌痉挛和肌紧张。按摩通常在热疗后进行，可以进一步改善软组织的伸展性。

（3）关节松动：牵伸前应用关节松动技术中的轻手法如关节分离牵引，可以缓解关节疼痛和关节周围软组织的痉挛，具体操作方法见第 9 章。

（林彩娜　燕铁斌）

第二节　上肢肌肉牵伸技术

一、肩部肌肉

活动肩关节的许多肌肉均附着在肩胛骨上，因此，在被动牵伸肩部肌肉时，必须固定肩胛骨，否则很容易引起过度牵伸。肩胛骨固定是指保持肩胛骨在没有外展、外旋的位置上。此时，盂肱关节只能完成前屈120°、外展120°的运动。只有在肱骨外旋时，盂肱关节才能完成全范围的活动。临床发现，肩部肌肉中最容易引起紧张或挛缩的是那些防止肩关节全范围前屈、外展和旋转的肌群，而那些防止肩关节内收和伸展到中立位的肌群则很少会发生紧张或挛缩。

（一）徒手被动牵伸

1. 增加肩前屈 （图 10-1）

牵伸肌群：肩后伸肌群。

患者体位：仰卧位，上肢前屈，屈肘，前臂及手放松。

治疗者位置：面向患者站在牵伸一侧。上方手从内侧握住肱骨远端，下方手放在肩胛骨腋前缘固定肩胛骨可牵拉大圆肌，

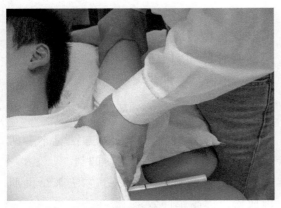

图 10-1　牵伸肩后伸肌群

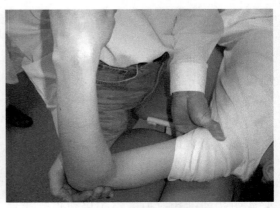

图 10-3　牵伸肩内收肌群

或者下方手固定肋弓外缘与骨盆上部可牵拉背阔肌。

　　牵伸手法：上方手将肱骨被动前屈到最大范围，以拉长肩后伸肌群。

　　2. 增加肩后伸（图 10-2）

　　牵伸肌群：肩前屈肌群。

　　患者体位：俯卧位，上肢放在体侧，前臂及手放松。

　　治疗者位置：面向患者站在牵伸一侧，上方手放在肩胛骨上固定肩胛骨，下方手从掌侧握住肱骨远端。

　　牵伸手法：下方手将肱骨被动后伸至最大范围，以拉长肩前屈肌群。

　　3. 增加肩外展（图 10-3）

　　牵伸肌群：肩内收肌群。

　　患者体位：仰卧位，肩外展，屈肘 90°。

　　治疗者位置：面向患者站在牵伸侧，上方手托住肘关节，下方手放在肩胛骨腋缘固定肩胛骨。

　　牵伸手法：上方手将肱骨被动外展至最大范围，以牵伸肩内收肌群。

　　4. 增加肩内收

　　临床上，肩关节内收受限的情况很少发生。上肢自然下垂的姿势已经可以通过重力对外展肌群产生牵拉，因此，肩外展肌群不用特意牵拉。

　　5. 增加肩内旋（图 10-4）

　　牵伸肌群：肩外旋肌群。

　　患者体位：仰卧位，肩外展 90°，屈肘 90°（若患者不能耐受，肩外展角度可

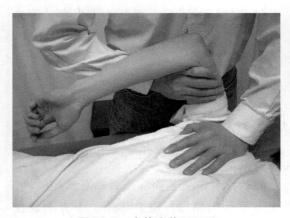

图 10-2　牵伸肩前屈肌群

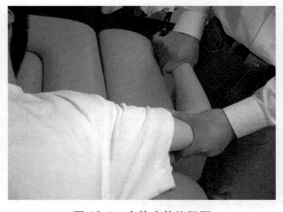

图 10-4　牵伸肩外旋肌群

减少）。

治疗者位置：面向患者的足，站在牵伸一侧。内侧手握住肱骨远端，外侧手握住前臂远端（肱骨下方可垫毛巾保持肩关节位置）。

牵伸手法：外侧手将前臂向床面下运动至最大范围，以牵伸肩外旋肌群。

6. **增加肩外旋**（图 10-5）

牵伸肌群：肩内旋肌群。

患者体位：仰卧位，肩外展90°，屈肘90°（若患者不能耐受，肩外展角度可减少）。

治疗者位置：面向患者站在牵伸一侧，内侧手握住肱骨远端，外侧手握住前臂远端。

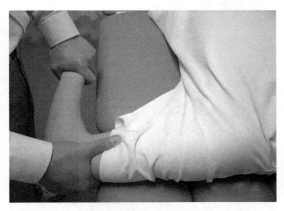

图 10-5　牵伸肩内旋肌群

牵伸手法：外侧手将前臂远离床面被动运动至最大范围，以拉长肩内旋肌群。

7. **增加肩水平外展**（图 10-6）

牵伸肌群：肩水平内收肌群。

患者体位：仰卧位，患侧肩位于床沿，上肢外展90°（若患者不能耐受，肩外展角度可减少至60°）。

治疗者位置：面向患者站在牵伸一侧。内侧手握住肱骨远端，外侧手握住前臂远端（图 10-6A）。

牵伸手法：双手将上肢向地面方向被动运动（水平外展）至最大范围，以牵伸胸大肌。胸大肌的牵伸也可以在坐位进行（图 10-6B），患者双手五指交叉放在头后部，治疗者位于患者身后，双手分别握住肘关节并被动向后运动（水平外展），吸气时向后牵伸，呼气时保持姿势。

8. **增加肩胛骨的活动**（图 10-7）

牵伸肌群：肩胛提肌。

患者体位：坐在椅子上，头转向非牵伸侧，稍向前屈，直至颈部后外侧有酸胀感。牵伸侧上肢外展，屈肘，手放在头后部。

治疗者位置：站在患者身后牵伸侧，外侧手从前面托住上臂远端，内侧手放在牵伸侧颈肩部交界处。

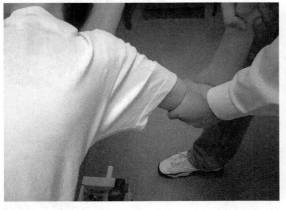

A

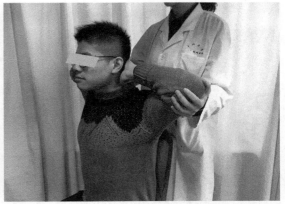

B

图 10-6　牵伸胸大肌

A. 仰卧位；B. 坐位

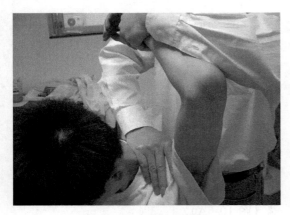

图 10-7 牵伸肩胛提肌

牵伸手法：吸气时治疗师内侧手向下压固定头部及肩胛，呼气时外侧手向上抬以牵伸肩胛提肌。

（二）自我牵伸

1. 长轴牵伸 患者侧坐在高靠背椅上，牵伸侧上肢放在椅背外，手提一重物或利用对侧手向下牵伸上肢。

2. 分离牵伸 患者站立，牵伸侧腋下夹一毛巾卷，屈肘。对侧手分别在胸前或背后向身体内侧牵伸上肢。

3. 增加肩前屈（图 10-8） 当上肢前屈不到 90°时，可侧坐在桌旁，牵伸侧上肢放在桌上，伸肘，前臂旋前，非牵伸侧手放在上臂上面，身体向前方及桌子方向倾斜。

4. 增加肩后伸（图 10-9） 患者背对桌子而坐。牵伸侧上肢后伸，手放在桌上，伸肘，非牵伸侧手放在肩部，身体向前并向下运动。

5. 增加肩外展 当上肢外展不到 90°时，可坐在桌旁。牵伸侧上肢放在桌上，伸肘，前臂旋前。非牵伸侧手放在上臂上面，身体向下及桌子方向倾斜（图 10-10）。如果上肢外展超过 90°，可侧对墙边站立，牵伸侧上肢外展，屈肘，前臂放在墙上。非牵伸侧手放在肱骨近端，身体下蹲。患者也可站于墙的角落或门框，手臂靠墙呈反"T"形（胸大肌锁骨部）、"V"形（胸大肌胸骨部），依靠身体前倾的程度调整牵拉的强度（图 10-11）。

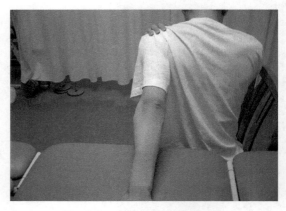

图 10-9 自我牵伸肩前屈肌群

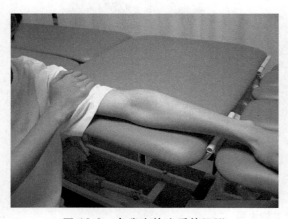

图 10-8 自我牵伸肩后伸肌群

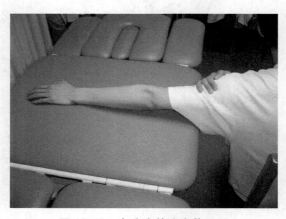

图 10-10 自我牵伸肩内收肌群

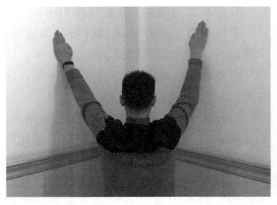

图 10-11 自我牵伸胸大肌

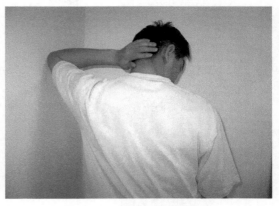

图 10-13 增加肩胛骨活动

6. 增加肩旋转（图 10-12） 患者侧坐桌旁。牵伸侧上肢放在桌上，屈肘 90°。牵伸外旋肌群时，肩内旋，前臂掌面向桌面运动。牵伸内旋肌群时，前臂掌面离开桌面。

7. 增加肩胛骨活动（图 10-13） 患者靠墙站立。牵伸侧上肢外展，屈肘，肘部接触墙，手放在头后面，头部转向非牵伸侧，稍前屈。牵伸时身体稍向下蹲，使肩胛骨上旋。也可以坐在治疗床沿，牵伸侧手抓住床沿，头转向非牵伸侧并前屈，非牵伸侧手放在头的对侧。牵伸时双手同时反方向用力，使肩胛骨向下运动。

二、肘部肌肉

肘部肌肉的牵伸力量过大，特别是暴

力牵伸，很容易引起肌肉内创伤，导致骨化性肌炎，尤其是牵伸儿童的肘部肌群，手法应轻或应用主动抑制技术。有些经过肘关节的肌肉，如肱二头肌、肱桡肌，也影响前臂的旋前和旋后。因此，在牵伸屈肘和伸肘肌群时，应分别在前臂旋前位和旋后位进行。

（一）被动徒手牵伸

1. 增加伸肘（图 10-14）

牵伸肌群：屈肘肌群。

患者体位：仰卧位，上肢稍外展。

治疗者位置：面向患者头部站在牵伸一侧，内侧手放在肱骨远端，外侧手握住前臂远端掌侧（可根据牵拉的目标肌群选择前臂处于旋前位、中立位或旋后位）。

牵伸手法：被动伸肘至最大范围，以牵伸屈肘肌群。

2. 增加屈肘（图 10-15）

牵伸肌群：伸肘肌群。

患者体位：仰卧位，上肢稍外展。

治疗者位置：面向患者站在牵伸一侧，上方手握住前臂远端掌侧，下方手托住肘部。

牵伸手法：被动屈曲肘关节至最大范围，以牵伸伸肘肌群（图 10-15A）。患者也可取坐位，手放在颈后部。治疗者外侧手握住肘部向上牵伸，内侧手握住腕部向

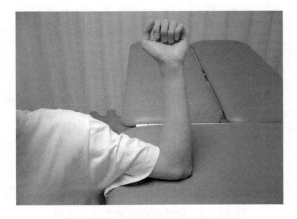

图 10-12 自我牵伸肩旋转肌群

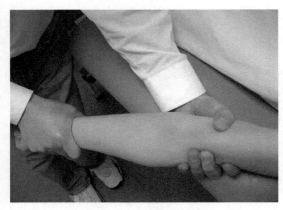

图 10-14 牵伸屈肘肌群

下牵伸。增加肩关节前屈角度对牵伸肱三头肌长头的效果较好（图 10-15B）。

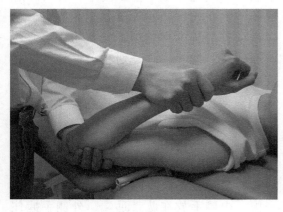

A

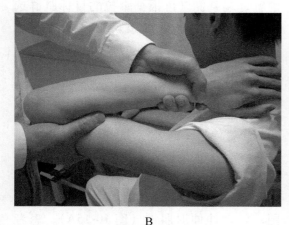

B

图 10-15 牵伸伸肘肌群
A. 仰卧位；B. 坐位

3. 增加前臂旋前/旋后（图 10-16）

牵伸肌群：牵伸旋前肌群可增加旋后，牵伸旋后肌群可增加旋前。

患者体位：仰卧位，上肢稍外展，屈肘 90°。

治疗者位置：面向患者站在牵伸侧。上方手握住前臂远端掌侧，下方手握住肘关节以固定肱骨。

牵伸手法：旋前或旋后至最大范围。牵伸时，桡骨围绕尺骨转动（不要过度扭转腕关节）。

（二）自我牵伸

1. 屈肘分离牵伸 在牵伸侧肘窝处放一毛巾卷，非牵伸侧手握住前臂远端，屈肘至最大范围。

2. 扶墙屈肘牵伸 患者距墙一臂远处，面向墙壁站立。双手平放墙上，上身向前，同时屈肘，借助上身重量达到牵伸目的。

3. 屈肘肌群牵伸 患者背向床头（或栏杆），牵伸侧上肢握住扶手。伸肘，上身向前，借助上身重量牵伸屈肘肌群（图 10-17）。

4. 伸肘肌群自我牵伸 坐位或站位下，患者患侧肩关节前屈 180°，肘关节屈曲，健侧手推动患侧前臂或肩关节以增加对伸肘肌的牵伸（图 10-18）。也可以侧对墙壁站立，屈肘，前臂旋前，手掌平放墙上，

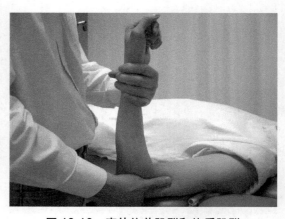

图 10-16 牵伸旋前肌群和旋后肌群

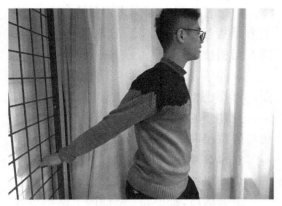

图 10-17 屈肘肌群自我牵伸

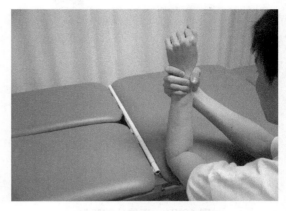

图 10-19 前臂旋转自我牵伸

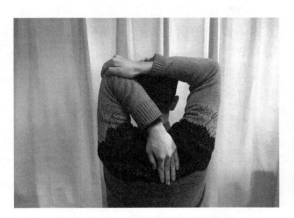

图 10-18 伸肘肌群自我牵伸

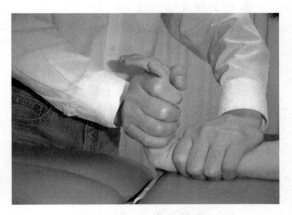

图 10-20 牵伸屈腕肌群

下蹲并伸肘。

5.悬吊伸肘牵伸 双手握住单杠,双足悬空,借助身体重量牵伸肘部肌肉。

6.前臂旋转牵伸 牵伸侧屈肘。非牵伸侧手握住前臂远端,旋前或旋后至最大范围(图 10-19)。

三、腕及手部肌肉

由于手的外在肌通过腕关节,可以影响腕的活动范围,所以在牵伸腕部肌肉时,牵伸力应接近腕掌关节,手指放松。

(一)被动徒手牵伸

1.增加伸腕(图 10-20)

牵伸肌群:屈腕肌群。

患者体位:坐在桌旁。前臂旋前放在桌上,腕伸出桌沿,手指放松。

治疗者位置:站在牵伸一侧,一手握住前臂远端固定,一手握住手掌。

牵伸手法:被动伸腕至最大范围。

如果患者不能坐位,也可以在卧位进行牵伸,治疗者手的放置及牵伸手法与坐位相同。

2.增加屈腕(图 10-21)

牵伸肌群:伸腕肌群。

患者体位:仰卧位或坐在桌旁。上肢放在桌上,屈肘 90°,前臂旋后,手指放松。

治疗者位置:站在牵伸一侧,一手握住前臂远端固定,一手握住手背。

牵伸手法:被动屈腕至最大范围。

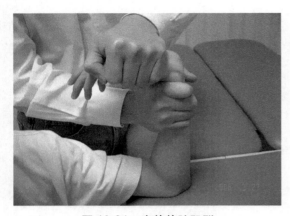

图 10-21　牵伸伸腕肌群

3. **增加桡尺偏**（图 10-22）

牵伸肌群：桡偏肌群或尺偏肌群。

患者体位：坐位，腕关节保持中立位。

治疗者位置：面向患者，上方手握住前臂远端，下方手沿着第五掌骨，固定手部尺侧（牵拉尺偏肌群图 10-22A）；下方手沿着第二掌骨，固定手部桡侧，非大拇指位置（牵拉桡偏肌群图 10-22B）。

牵伸手法：下方手被动桡偏（或尺偏）腕关节至最大位置。

4. **增加伸指**（图 10-23）

牵伸肌群：屈指肌群。

患者体位：仰卧位，牵伸侧上肢稍外展，屈肘 90°。

治疗者位置：面向患者站在牵伸一侧。上方手握住前臂远端，下方手放在手指掌侧五指相接触。

牵伸手法：下方手被动伸腕至最大范围，再将手指完全伸直。

上述手法也可以在坐位进行，牵伸方法与卧位相同。

5. **增加屈指**（图 10-24）

牵伸肌群：伸指肌群。

患者体位：仰卧位，牵伸侧上肢稍外展，屈肘 90°。

治疗者位置：面向患者站在牵伸一侧。下方手握住前臂远端，上方手放于手指掌指关节处。

牵伸方法：下方手被动屈腕至最大范围，再将手指完全屈曲。

上述手法也可以在坐位进行，牵伸方法与卧位相同。

（二）自我牵伸

1. **增加屈腕**　双手手背相贴放于胸前，手指向下，肘关节向下运动，腕关节向上运动，以牵伸伸腕肌群；也可以将前臂掌侧放在桌上，手伸出桌沿，非牵伸侧手放在其手背并向下施加力量，以达到牵伸目的（图 10-25）。

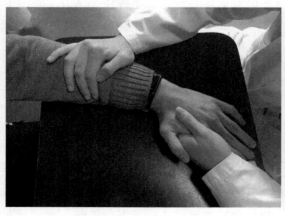

A

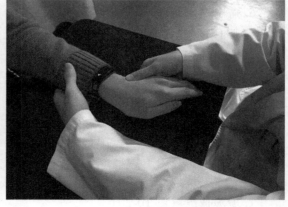

B

图 10-22　牵伸尺偏 / 桡偏肌群

A. 牵拉尺偏；B. 牵拉桡偏

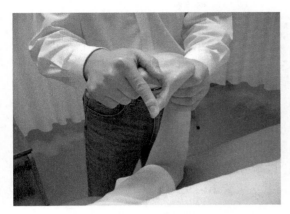

图 10-23　牵伸屈指肌群

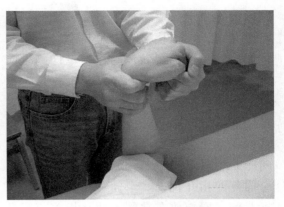

图 10-24　牵伸伸指肌群

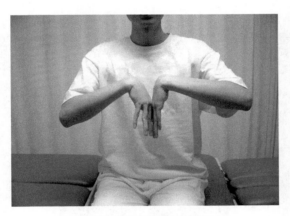

图 10-25　牵伸伸腕肌群

2.*增加伸腕*　双手手掌相贴放在胸前，手指向下，肘关节向下，腕关节向上运动（图 10-26A）；也可以将手掌平放桌上，非牵伸侧手放在手背，牵伸侧前臂向前运动（图 10-26B）。

3.*增加桡侧／尺侧偏斜*　牵伸侧前臂

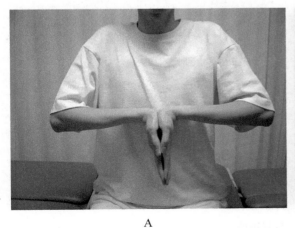

A　　　　　　　　　　　　　B

图 10-26　牵伸屈腕肌群

A. 腕关节向上运动；B. 前臂向前运动

旋前放在桌上，手掌向下，非牵伸侧手放在手背上。增加桡侧偏时，将牵伸侧手向桡侧牵伸；增加尺侧偏时，将牵伸侧手向尺侧牵伸（图 10-27）

4.增加掌指关节屈、伸 增加屈曲时，牵伸侧手握拳，非牵伸侧手放在其上，手掌放在掌指关节处，将近端指骨向手掌方向屈曲（图 10-28A）。增加掌指关节伸时，牵伸侧四指并拢，非牵伸侧四指放在其手指背侧，拇指放在掌侧，伸掌指关节至最大范围（图 10-28B）。

5.增加指间关节屈、伸 增加屈曲时，牵伸侧手屈曲近端及远端指间关节，非牵伸侧手放在其手指背侧，同时屈曲近端及远端指间关节至最大范围（图 10-29A）。增加指间关节伸时，牵伸侧手指伸直，非牵伸侧拇指放在近端指骨背面，示指放在远端指骨掌面，同时牵伸近端及远端指间关节（图 10-29B）。

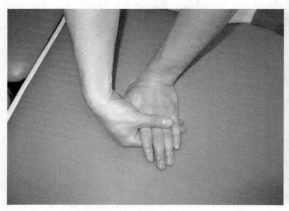 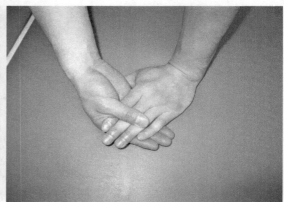

| A | B |

图 10-27 自我牵伸
A.牵伸桡侧偏肌群；B.牵伸尺侧偏肌群

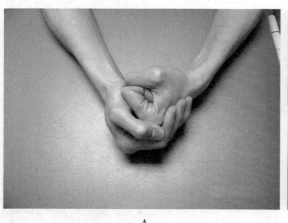 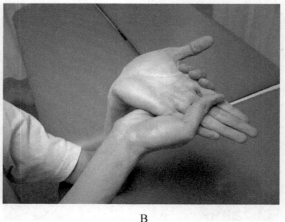

| A | B |

图 10-28 自我牵伸
A.牵伸伸掌指关节肌群；B.牵伸屈掌指关节肌群

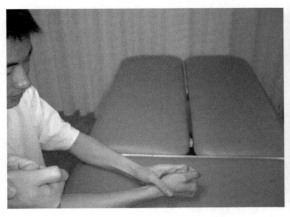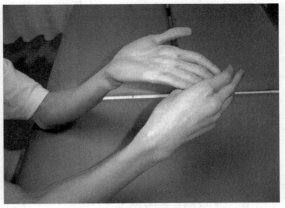

A   B

图 10-29　自我牵伸

A. 牵伸指间关节伸肌群；B. 牵伸指间关节屈肌群

（李　睿　燕铁斌）

第三节　下肢肌肉牵伸技术

一、髋部肌肉

由于髋部肌群大都附着在骨盆或腰椎上，在牵伸髋部相关肌群时，必须固定骨盆，以减少腰椎不必要的代偿性运动，使牵伸力真正作用到髋部肌群。

（一）被动徒手牵伸

1. 增加屈膝时的屈髋

牵伸肌肉：臀大肌。

患者体位：仰卧位，下肢稍屈髋屈膝。

治疗师体位：面向患者站在牵伸侧，下方手握住足跟，上方手托住股骨远端。

牵伸手法：双手托起患者牵伸侧下肢，被动屈髋、屈膝至最大范围。

注意：牵伸过程中要注意固定非牵伸侧股骨，防止骨盆向后方倾斜移动患者的臀部和膝部，使其充分屈曲以达到牵拉臀大肌的目的。

2. 增加伸膝时的屈髋（图 10-30）

牵伸肌肉：腘绳肌。

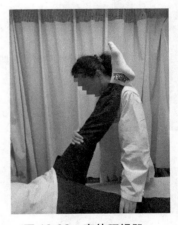

图 10-30　牵伸腘绳肌

患者体位：仰卧位，非牵伸侧下肢伸直，牵伸侧下肢放在治疗师肩上。

治疗师体位：面向患者头部站在牵伸侧。内侧肩部托住患者小腿，一手放在股骨远端以固定股骨及骨盆，另一手放在非牵伸侧下肢大腿远端保持非牵伸侧下肢伸直。

牵伸手法：保持牵伸侧膝关节伸直，同时尽量屈曲髋关节至最大范围。

注意：髋外旋时，屈髋的牵伸力量主要作用于半腱肌和半膜肌；髋内旋时，屈髋的牵伸力量主要作用于股二头肌，因此，牵伸时治疗师应一手固定对侧下肢在膝关节0°伸展位、髋关节中立位。

3. 增加伸髋（图10-31）

牵伸肌群：髂腰肌。

患者体位：俯卧位。牵伸侧下肢屈膝，非牵伸侧下肢伸膝。

治疗师体位：面向患者站在牵伸侧，上方手放在臀部固定骨盆，下方手放在股骨远端托住大腿。

牵伸手法：下方手将大腿抬离床面，后伸髋关节至最大范围。

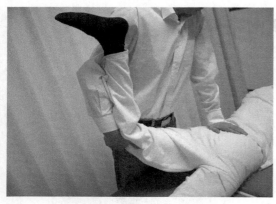

A

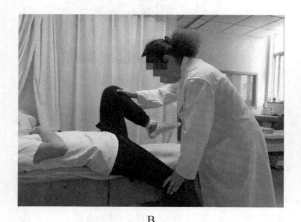

B

图 10-31 牵伸髂腰肌
A. 俯卧位；B. 仰卧位

如果患者不能俯卧，也可以取仰卧位。

患者仰卧于床尾，非牵伸侧下肢屈髋、屈膝至胸口以固定骨盆，牵伸侧下肢沿治疗床沿下垂。治疗师面向患者站于床尾，一手置于非牵伸侧膝关节远端固定髋部和骨盆，另一手放在牵伸侧股骨远端的前侧并施加向下的压力，使牵伸侧髋关节后伸。

4. 增加屈膝时伸髋

牵伸肌群：股直肌。

患者体位：俯卧位，牵伸侧下肢屈膝，非牵伸侧下肢伸膝。

治疗师体位：面向患者站在牵伸侧，上方手保持髋关节完全伸直，下方手握住胫骨远端向上做后伸髋关节的动作，并逐渐尽可能多地屈膝。注意髋关节不要外展或旋转，使股直肌得到最大的牵伸。

5. 增加髋外展（图10-32）

牵伸肌群：髋内收肌群。

患者体位：仰卧位，下肢伸直。

治疗师体位：面向患者站在牵伸侧，上方手放在对侧大腿内侧，下方手从腘窝下托住牵伸侧大腿。

牵伸手法：上方手固定对侧下肢，保持轻度外展以固定骨盆；下方手将牵伸侧下肢外展至最大范围。

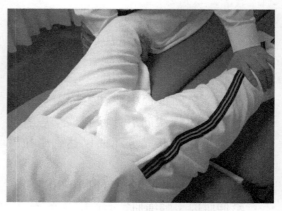

图 10-32 牵伸髋内收肌群

6.增加髋内收（图 10-33）

牵伸肌群：髋外展肌群。

患者体位：非牵伸侧卧位于床边，非牵伸侧下肢屈髋屈膝，牵伸侧下肢髋稍后伸，屈膝。

治疗师体位：站在患者背后，上方手放在髂嵴上固定骨盆，下方手放在股骨远端外侧。

牵伸手法：上方手按压髂嵴固定骨盆，下方手缓慢向下方做牵伸动作，使髋内收至最大范围。

7.增加髋旋转（图 10-34）

牵伸肌群：髋内旋肌群或髋外旋肌群。

患者体位：俯卧位，牵伸侧下肢屈膝

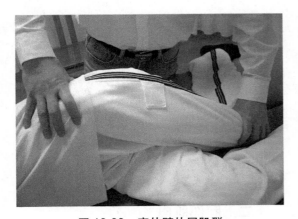

图 10-33　牵伸髋外展肌群

90°，非牵伸侧下肢伸直。

治疗师体位：面向患者站在牵伸一侧。上方手横放在臀部固定骨盆，下方手握住小腿远端外踝处。

牵伸手法：增加髋外旋时，下方手将小腿向内旋转至髋关节外旋最大范围；增加髋内旋时，下方手将小腿向外旋转至髋关节内旋最大范围。

髋内旋肌群、外旋肌群的牵伸也可在坐位进行，臀部坐于床边，屈髋屈膝 90°，治疗师上方手在髂嵴处施加压力以固定骨盆，下方手置于踝关节处外旋或内旋髋关节。

（二）自我牵伸

1.增加屈髋活动范围　患者手膝跪位，腰部保持稳定，臀部向后运动至最大范围，以牵伸伸髋肌群（图 10-35）。

2.增加伸髋活动范围　患者俯卧位，双手放在肩前，肘关节伸直，上身向上抬至最大范围，以牵伸髂腰肌。也可以站立位，双足分开，双手放在腰后，躯干尽量后伸至最大范围（图 10-36）。

如单独牵伸屈髋肌群中的股直肌，患者可以直腿坐在治疗床上。牵伸侧下肢尽量外展并屈膝，非牵伸侧下肢伸直。牵伸时，上身向牵伸侧下肢转动，非牵伸侧肘

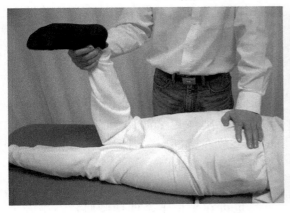

A

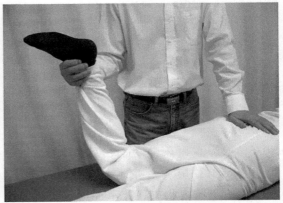

B

图 10-34　牵伸髋外旋肌群（A）；髋内旋肌群（B）

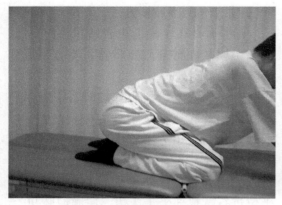

图 10-35 自我牵伸髋后伸肌群

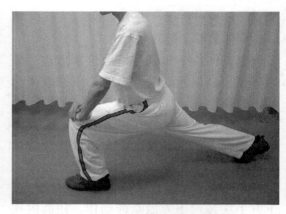

图 10-37 交叉牵伸屈髋和伸髋肌群

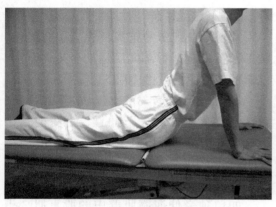

图 10-36 自我牵伸屈髋肌群

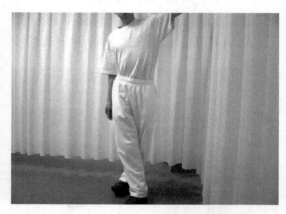

图 10-38 自我牵伸髋外展肌群（站在墙旁）

部接触床面，此时应能感觉到大腿前面酸胀。

3. 增加屈伸髋活动范围 患者取前弓步，牵伸侧下肢屈髋、屈膝 90°，非牵伸侧下肢伸直。双手放在牵伸侧髌骨上方，挺胸，身体下压。这种方法可同时牵伸牵伸侧的伸髋肌群和非牵伸侧的屈髋肌群（图 10-37）。

4. 增加髋内收活动范围 患者距墙一臂远处侧方站立。牵伸侧上肢外展，手放在墙上，下肢内收放在非牵伸侧下肢后方。牵伸时躯干向外侧屈，骨盆向内侧移动，以牵伸髋外展肌群（图 10-38）。

二、膝部肌肉

（一）被动徒手牵伸

1. 增加屈膝 （图 10-39）

牵伸肌群：伸膝肌群。

患者体位：俯卧位，非牵伸侧下肢伸直，牵伸侧下肢屈膝，在大腿下垫一毛巾卷，防止牵伸时挤压髌骨和髂前上棘。

治疗师体位：面向患者站在牵伸侧。上方手放在臀部固定骨盆，下方手握住小腿远端内外踝处。

牵伸手法：下方手被动屈膝至最大范围。

也可在坐位下牵伸伸膝肌群，患者坐在床沿，屈髋 90°，尽量屈膝。治疗师站在牵伸一侧的下肢外侧，一手置于大腿远

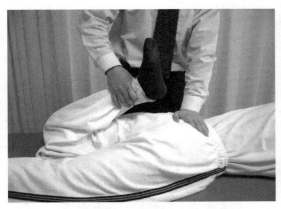

图 10-39　牵伸伸膝肌群

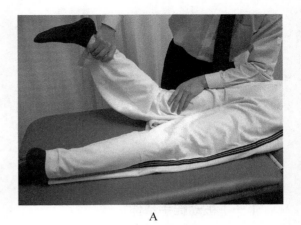

A

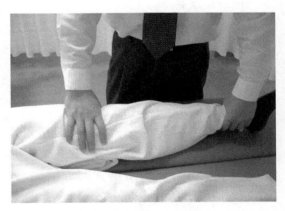

B

图 10-40　牵伸屈膝肌群

A. 俯卧位；B. 仰卧位

端固定，一手握住内外踝上方，尽量向后推小腿至屈膝最大活动范围。

俯卧位对增加屈膝 90°～135° 效果最好，坐位对增加屈膝 0°～90° 效果较好。俯卧位牵伸时切忌动作过快、用力过大，以防伸膝肌群过度牵拉，导致膝关节损伤。

2. 增加伸膝 （图 10-40）

牵伸肌群：屈膝肌群。

患者体位：当伸膝主动关节活动范围小于 150° 时，取俯卧位。下肢伸直，在大腿远端放一毛巾卷。

治疗师体位：面向患者足部站在牵伸一侧。上方手放在大腿后方固定骨盆及股骨，下方手握住小腿远端内外踝处。

牵伸手法：下方手将小腿向下压至最大范围（图 10-40A）。

如果伸膝末端活动受限，患者可取仰卧位。治疗师站在牵伸侧，上方手放在髌骨上方固定大腿，下方手握住小腿远端内外踝处，向上抬小腿（图 10-40B）。

（二）自我牵伸

1. 增加伸膝　患者坐在床沿，牵伸侧下肢放在床上，伸膝，非牵伸侧下肢放在地上。上身前屈至最大范围，以牵伸屈膝肌群（图 10-41）。

2. 增加屈膝　根据屈膝活动受限程度可

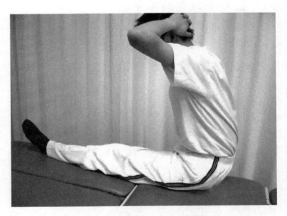

图 10-41　自我牵伸屈膝肌群

取不同牵伸方法。如果屈膝明显受限，可取站立位，牵伸侧下肢放在一小凳上，双手重叠放在髌骨上方向下压，同时小腿向前运动；

如果屈膝中度受限（ROM < 90°），可双手扶椅背，屈髋、屈膝下蹲，借助自身重量，牵伸伸膝肌群（图 10-42）；如果屈膝轻度受限（ROM > 90°），牵伸侧下肢可放在较高的椅上，双手握住椅背，躯干前倾，同时屈髋、屈膝，这一方法对牵伸踝跖屈肌增加踝背伸也有较好作用。

三、踝部肌肉

（一）被动徒手牵伸

1. 增加踝背伸

牵伸肌群：踝跖屈肌群。

患者体位：仰卧位。

治疗师体位：站在牵伸侧下肢外侧。上方手握住内外踝处固定小腿，下方手握住足跟，前臂掌侧抵住足底。

牵伸手法：下方手一方面用拇指和其他手指向远端牵拉足跟，背屈踝关节中的距踝关节；另一方面用前臂向近端运动，并轻轻加压力于近侧的距骨，以牵拉腓肠肌，使踝关节背伸至最大活动范围。

上述手法，屈膝时主要牵伸比目鱼肌，伸膝时主要牵伸腓肠肌。

2. 增加踝跖屈

牵伸肌群：踝背伸肌群。

患者体位：坐位或仰卧位。

治疗师体位：站在牵伸侧下肢外侧。上方手握住内外踝处固定小腿，下方手握住足背。

牵伸手法：下方手向下活动足至最大范围，使踝被动跖屈。

3. 增加踝的内翻 / 外翻

牵伸肌群：踝内翻时牵伸外翻肌群，踝外翻时牵伸内翻肌群。

患者体位：仰卧位，下肢伸直。

治疗师体位：站在牵伸下肢的外侧。上方手握住内外踝下方的距骨处，下方手握住足跟。

牵伸手法：当牵伸外翻肌群时，将足跟向内转动；牵伸内翻肌群时，将足跟向外转动。

（二）自我牵伸

增加背屈最常出现紧张或挛缩的足部肌肉为小腿三头肌，主要影响踝背伸功能；而踝背伸肌的挛缩发生甚少。自我牵伸小腿三头肌时，患者可站在一楔形木块上，或足跟悬空站在楼梯台阶上，下肢伸直，借助自身重量牵伸。如用楔形木块，应根据挛缩程度来选择不同坡度的木块（图 10-43）。

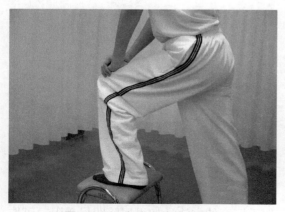

图 10-42　自我牵伸伸膝肌群

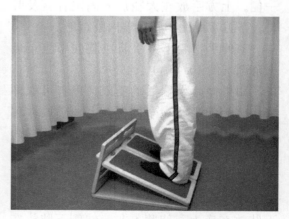

图 10-43　自我牵伸小腿三头肌

（薛晶晶　燕铁斌）

第四节　肌内效贴布

一、软组织贴扎的基础知识

贴扎是一种将贴布贴于皮肤以达到增进或保护肌肉骨骼系统的非侵入性治疗。贴扎技术常用于骨骼肌肉系统疾病的处理，通过固定关节位置及限制软组织的活动，使软组织在稳定的状况下进行修补。随着研究的不断深入，其适用范围也不断扩大，在脑卒中（中风）、儿童脑瘫等神经系统领域的应用也逐渐增多。贴布本身并没有任何药物，而是提供组织较好的机体环境，使身体通过自身修补机制完成修复。贴扎所使用的贴布主要分为非弹性贴布和弹性贴布。

（一）非弹性贴布

早期以非弹性贴布为主，俗称白贴，以体育界使用的运动贴布为代表（图 10-44）。其特征为质地厚重，不具弹性，黏着力牢靠。但透气性较差，易过敏，对关节制动和固定效果良好。运动贴布一般需搭配打底贴布联合使用。

非弹性贴布的作用：①给予急性受伤的部位压迫，预防肿胀。②固定受伤的关节，防止不必要的动作。③给予关节预防性的固定，预防伤害。

（二）弹性贴布

肌内效贴布（kinesio tape）是目前使用较为广泛的贴布，具有延展性，一般可拉长至原先长度的 140% ~ 160%，不同品牌贴布的拉伸比例也各有不同（图 10-45）。1973 年由日本整脊医师加濑建造博士（Kenzo Kase，1942—）发明并用于临床。其命名来源于英文"kinesiology"（运动机能学）的前缀，这个词在日文中的对应翻译是"筋内效（贴）"，引入国内时翻译为肌内效贴布，简称肌内贴或者肌效贴。但自 2011 年起，贴布发明人加濑建造博士将其中文名字正式确定为肌能系贴布，台湾及香港地区均采用这一新的翻译名词，但也有继续延续肌内效贴布的叫法，目前也有部分学术组织根据 kinesiology 的英文直接翻译为运动机能贴布。考虑到国内目前的普遍现状，大多数人都已习惯于接受肌内效贴布的叫法，故而本书仍然统一称为肌内效贴布。本章重点介绍弹性贴布在肌肉骨骼系统部分常见疾病中的应用。

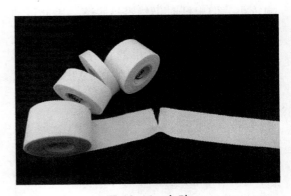

图 10-44　白贴

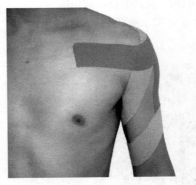

图 10-45　肌内效贴布

二、专有名词与物理学特征

1. **肌内效贴布结构**　由三层结构组成，按从表到里顺序排列分别是防水弹性棉布、医用亚克力胶、背衬纸（图10-46）。贴布表面覆盖的亚克力胶面一般为水波纹形状，目前不同厂家生产的贴布所使用的水波纹参数各有差异，部分厂家在水波纹基础上加入规则性散点，称为指纹纹路，对皮肤和皮下作用更为良好（图10-47）。

既往运动型贴布防水性能较差，因此当人体在运动后出汗，或者皮肤沾到水时，贴布就很容易脱落。现代生产工艺基本都采用防水棉布，可以有效提高贴布的使用时间。一般贴布可使用24～48小时，甚至患者可以洗澡而不会导致贴布脱落，对日常生活影响较小，但出汗时仍然容易脱落，因此运动贴布需要在运动结束后及时更换。

肌内效贴布所采用的亚克力胶为热感胶，在高温下可以有更好的皮肤黏附性，

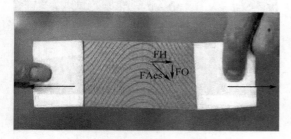

图 10-46　肌内效贴布结构图
FH：水平拉力；FO：垂直应力；FAes：分力

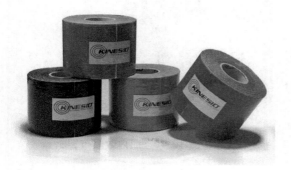

图 10-47　各色贴布

能够提高皮肤与贴布的附着性。因此，贴完贴布后可通过反复摩擦提高贴布与皮肤的贴合性，防止脱落。但是过高的温度则容易造成贴布黏附性太强，取下困难，因此在使用贴布时，需告知患者在冲凉时注意控制水温，提倡使用温水浴，不建议用暖风吹风筒吹干局部（主要是贴扎颈部位置）。

2. **肌内效贴布基本物理学特征**　包括弹力、张力、应力、切力与黏着力等。弹力即为贴布被拉长后本身具有的回缩力，也即向心力。张力为贴布受到外力作用时贴布本身所具备的延展性，即离心力。应力为软组织受到贴布外力作用时所产生的对抗力，或者是软组织在单位面积上所受到的来自贴布的垂直力量。切力为贴布单位面积上的横向力量，可以水平牵动皮肤皱褶走向。黏着力为贴布的胶面附着在皮肤的力量，若胶面黏性太强，则易于贴附在皮肤上，稳定性较好，但也存在容易导致皮肤过敏的问题；若胶面黏性太差，则容易从皮肤脱落，难以起到治疗作用。因此，胶面质量在很大程度上决定了贴布的质量。

3. **肌内效贴布专用术语**　肌内效贴布在长期临床使用过程中形成了一些专有名词和术语，需重点掌握其中的锚和尾、延展方向及回缩方向等概念（图10-48）。

锚：是贴扎的起端，也称固定端，或基部（anchor），为无张力区。

尾：固定端贴好之后向外延展的一端，也称末端（ends），不延展，为无张力区。

延展方向：锚固定后，尾端继续延展贴扎的方向。

回缩方向：贴布尾端向锚端弹性回缩的方向（低于50%的延展才有方向性，超过50%的延展只有张力，没有回缩力）。

治疗区：锚与尾之间的区域，也称作用区（therapeutic zone），可以是张力区，

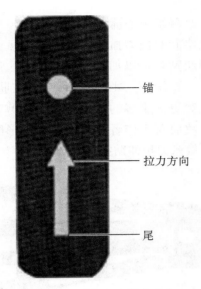

图 10-48　锚与尾及拉力方向

也可以是非张力区。

近端:定位用语,靠近身体中轴的方向,英文为 proximal。

远端:定位用语,远离身体中轴的方向,英文为 distal。

4.临床物理治疗作用　目前市面上流行的贴布有多种颜色,各种不同颜色的贴布材质是一样的,其临床物理治疗作用也完全相同。现在也有很多学者认为从心理学和视觉刺激角度而言,搭配不同颜色的贴布可以有更好的作用。

(1) 红色贴布:暖色系,有促进和刺激作用,可加强肌肉收缩。

(2) 蓝色贴布:冷色系,有抑制和放松作用,可抑制肌肉收缩。

(3) 黑色贴布:冷色系,可以吸光,利于附着,多用于运动环境。

(4) 白色贴布:透光性好,利于肉眼观察贴布下的皮肤环境,便于临床观察。

(5) 肤色贴布:也称肉色贴布,接近人体皮肤颜色,贴在体表暴露部位时,患者更易于接受。

三、基本裁剪形状及其作用

(一)基本裁剪形状

肌内效贴布的基本裁剪形状有如下几种:I 形、Y 形、X 形、O 形、爪形、灯笼形。现对各形贴布的作用一一具体介绍。

1.I 形 (I strip)　贴布不裁剪,或在肚脐 / 创面处开小洞镂空,依据需求决定宽度及固定端位置。固定端位于一侧,其余贴布往同一方向回缩,此时贴布对局部组织提供单一方向的强大引导力量,可引导筋膜、促进肌肉收缩及支持软组织;固定端位于贴布中点,两端贴布向中间方向回缩,此时可针对痛点促进局部代谢,有效缓解疼痛;固定端位于贴布两端,此时贴布可提供最大的固定作用。根据中段贴布拉力程度不同,针对关节活动面或拉伤的软组织进行不同程度的固定 (图 10-49)。

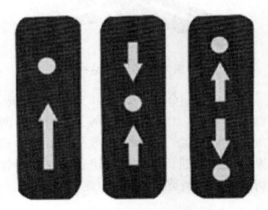

图 10-49　I 形贴布的三种示意图

2.Y 形 (Y strip)　贴布一端对半裁剪,两分支尾端贴布的长度及夹角大小都会影响固定端的回缩力量,在贴扎时需考虑。可以促进肌肉收缩或放松肌肉,用于特殊形状的肌肉(如腓肠肌、三角肌)或包绕特殊解剖结构的组织。引流效果比 I 形更好。通常 Y 形贴布的夹角不宜过大(图 10-50)。

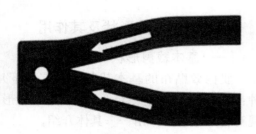

图 10-50 Y 形贴布

3.X 形（X cut）贴布两端裁剪，中段锚的位置不裁剪，四个分支尾端贴布回缩朝向中间的固定端，此时可促进锚所在位置的血液循环与新陈代谢，达到止痛的效果，也就是我们通常所说的"痛点提高贴布"（图 10-51）。

图 10-51 X 形贴布

4.O 形（O cut）与 X 形贴布相反，两端不裁剪，中间对半裁剪。此时贴布两端均为固定端，故而稳定效果较好，中段贴布能维持肌肉张力，促进循环，适合骨折或软组织撕裂伤等情况（图 10-52）。

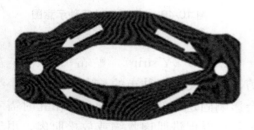

图 10-52 O 形贴布

5.爪形（fan cut）也称伞形或散形，一端不裁剪，一端可根据需要裁剪为多个分支，将组织间液引导向最近的淋巴结，改善组织液滞留及皮下淤血。尾端贴布包绕肿胀或淤血的局部区域，重叠交叉的网状贴扎可以加强引流效果。一般裁剪为 4～6 分支，对于较为敏感的皮肤区域，可裁剪更细更多的分支，但因裁剪难度较大，故而对操作者要求极高。爪形贴布一般不做张力拉伸贴扎（图 10-53）。

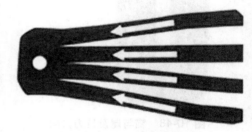

图 10-53 爪形贴布

6.灯笼形（web cut）贴布两端不裁剪，中段裁剪为多个分支，结合了 O 形贴布与爪形贴布的共同优点。有较好的改善局部水肿或淤血的作用。适用于骨折或软组织拉伤并伴随局部水肿或血肿（图 10-54）。

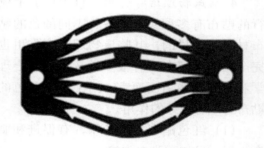

图 10-54 灯笼形贴布

（二）拉力程度

根据肌内效贴布拉力程度不同，可分为自然拉力、轻度拉力、中度拉力、较大拉力与最大拉力（极限拉力），各种不同程度的拉力具有不同的临床作用（图 10-55）。

1.轻度拉力 一般为拉伸 10%～25%，可促进淋巴循环及引流。一般而言，贴布的锚固定于肢体近端的大淋巴结处，尾

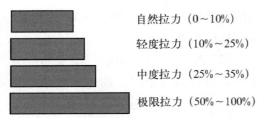

自然拉力（0~10%）

轻度拉力（10%~25%）

中度拉力（25%~35%）

极限拉力（50%~100%）

图 10-55 肌内效贴布拉力

端则覆盖肿胀区域，将淋巴引流至正常淋巴结，减轻局部水肿及血肿；贴在肌肉上时，根据贴扎方向，可对肌肉分别起到促进或者放松的作用；当作用于筋膜时，能有效诱导正确姿势，带动肢体产生正确动作。

2. 中度拉力 一般为拉伸25%～35%，对改变筋膜分布的相对位置或固定局部软组织有较佳的效果；支持及保护软组织，特别是延展性与收缩能力极小的肌腱或韧带组织；对瘢痕结构提供垂直应力，避免瘢痕过度增生并能改变结缔组织的分布。

3. 极限拉力 一般为拉伸50%以上，可用于固定，矫正关节位置或限制关节活动范围，临床多用于急性软组织损伤及异常姿势矫正。理论而言，此时贴布已没有回缩力，作用类似"白贴"，但不如白贴好用，因此相对较少使用。

在此特别提醒读者注意的是，贴扎的方向、拉力大小是决定贴扎是否有效的关键。因此，对于贴扎的入门者而言，建议使用自然拉力即可处理大部分软组织问题，对于患者而言，自然拉力也较为容易接受。待在临床中不断实践提高后，再根据临床需要使用不同的拉力。

四、使用注意事项

1. 皮肤清洁 贴扎前需充分暴露并清洁局部皮肤，可使用清水或酒精，避免油质液体残留或毛发阻碍贴布的附着。

2. 过敏测试 虽然目前贴布采用敏感性较低的亚克力胶，但临床使用中发现，仍然有部分患者存在过敏现象。因此，在正式给患者使用贴布之前，需要做过敏测试。裁剪一小段贴布，以自然拉力贴在患者腋下或脐下，20分钟后观察该区域皮肤情况，若出现过敏现象则不可给患者使用贴布。

3. 病患宣教 教会患者回到家后如何正确处理贴布与日常生活的关系，如不可热水浴、不可在贴布区域使用暖风吹风筒及干手机，以及如出现过敏现象或贴布脱落，如何正确地取下贴布。

4. 贴扎原则 当贴扎为固定或矫正姿势目的时，一般采取1/3原则，即治疗区与两边固定端长度应该为1：1：1的关系，且固定端贴布应尽量固定于皮肤，原则上避免重叠交叉，以免降低固定效果。在多层贴扎时，一般不建议贴扎超过3层，按如下顺序进行优先贴扎，爪形（灯笼形）＞X形＞Y形（O形）＞I形。简单地说，分支越多，就越应该首先贴扎。

五、常见骨关节疾病的贴扎示范

严格来说贴扎技术处理的是临床疾病所带来的功能障碍，因此直接说某种疾病的具体贴法是不严谨的。在使用贴扎之前，首先需要判断临床疾病所造成的具体障碍是什么（疼痛、水肿、活动受限等），结合专业理论和技术，选用不同的贴扎技巧。在贴扎前后应该对临床效果进行即刻评估，观察贴扎效果，如改善不明显，考虑修正贴扎方式。

临床疾病表现是复杂的，往往并不以教科书的经典形象出现，贴扎技术也没有所谓固定套路之说，需要结合临床实际情况综合考虑。以下图片所示范的部分贴扎方法也并非标准答案，仅供在临床工作中作参考。

1. 网球肘（图 10-56，图 10-57）

目的：疼痛处理。

体位：患者腕关节掌屈，前臂旋前。

贴法：

（1）Y 形：放松肌肉，锚点为腕掌部位，采取自然拉力，或者 25% ～ 35% 拉力，尾部到达肱骨外上髁。

（2）X 形：痛点抑制，锚点为肱骨外上髁，采取自然拉力，四边呈 X 形，顺延贴扎。

2. 下背痛（图 10-58，图 10-59A、B、C、D、E）

目的：疼痛及前屈活动受限处理。

体位：患者取坐位，躯干中度前倾。

贴法：

（1）I 形横向贴扎：贴布中段 25% ～ 35% 拉力固定于病患椎体，两尾部以自然拉力自然延展。

（2）I 形纵向贴扎：贴布中段 25% ～ 35% 拉力固定于病患椎体，两尾部以自然拉力自然延展。

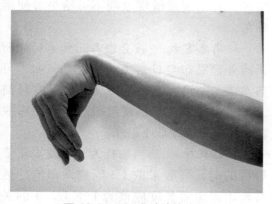

图 10-56　网球肘贴扎体位

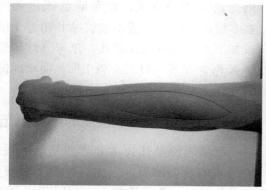 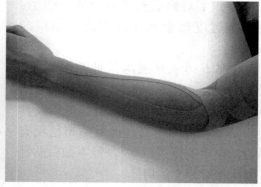

A　　　　　　　　　　　　　　　　　B

图 10-57　网球肘贴扎示范

A. Y 形；B. X 形

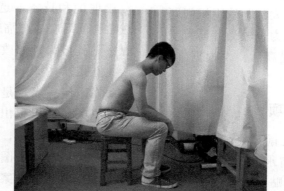

图 10-58　下背痛体位

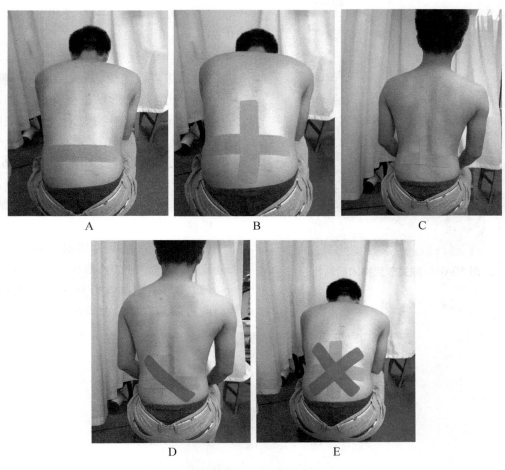

图 10-59 下背痛贴扎

（3）I 形交叉贴扎：一条贴布 25%～35% 拉力固定于病患椎体，两尾部以自然拉力自然延展，另一条贴布采取同样贴扎方法，与前一条垂直。

3. 膝关节置换术后肿胀处理（图 10-60，图 10-61）

目的：消肿处理。

体位：患者取坐位伸膝位，在贴扎中动态屈膝。

贴法：灯笼贴，起点为髌骨上缘，自然拉力，分支包绕肿胀范围，止点为胫骨粗隆，如果肿胀范围较大，也可采取两条灯笼的交叉贴法，效果更佳。

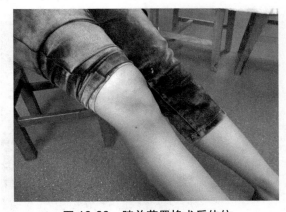

图 10-60 膝关节置换术后体位

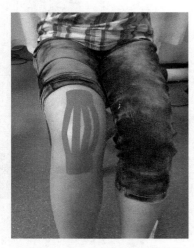

图 10-61　膝关节置换术后贴扎

4.踝关节扭伤早期（图 10-62，图 10-63）

目的：消肿及皮下淤血处理。

体位：患者取坐位，踝关节跖屈内翻位。

贴法：两条爪形贴，交叉贴扎。起点为小腿中下段，自然拉力，分支包绕肿胀范围，止点为足掌末端。

5.足底筋膜炎（图 10-64，图 10-65）

目的：软组织支持，疼痛处理。

体位：患者取俯卧体位，踝关节背屈。

贴法：

（1）爪形：起点为跟腱，剪成 4～5 条分支，采取极大拉力，顺延足底方向贴扎。

（2）I 形：中间治疗区采取极大拉力，然后两边顺延自然拉力固定。

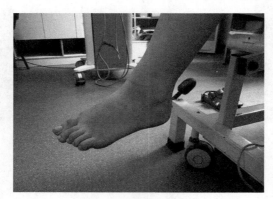

图 10-62　踝关节扭伤体位

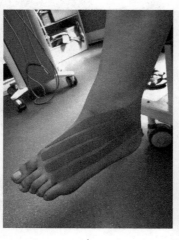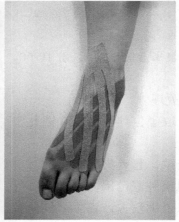

A　　　　　　　　　　　　B

图 10-63　踝关节扭伤贴扎

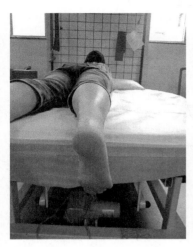

图 10-64　足底筋膜炎体位

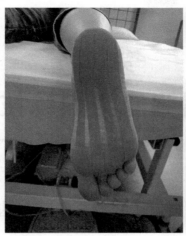
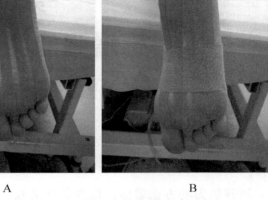

A

B

图 10-65　足底筋膜炎贴扎

A. 爪形；B. Ⅰ形

（吴　伟）

第 11 章
增强肌力训练技术

第一节　技术与方法

增强肌力的方法很多，根据肌肉的收缩方式可以分为等长运动和等张运动；根据是否施加阻力分为抗阻力运动和非抗阻力运动。抗阻力运动又包括等张抗阻力运动（向心性运动、离心性运动）、等长抗阻力运动和等速抗阻力运动；非抗阻力运动包括主动运动和主动助力运动。需要指出的是，只有主动运动才能增强肌力，而被动运动只能改善关节的活动范围，没有任何增强肌力的作用。

一、传递神经冲动训练及电刺激

适用于肌力 0 级或 1 级的患者，引导患者做主观努力，通过意念的方式，竭力去引发瘫痪肌肉的主动收缩。此时患者大脑皮质运动区发放的神经冲动，通过脊髓前角细胞向周围传递，使瘫痪肌肉逐渐恢复功能。这种主观努力可活跃神经轴突流，增强神经营养作用，促进神经本身的再生。目前对于 0～2 级肌力的患者，还可以采用电子生物反馈疗法来增强训练效果。

二、主动助力运动

主动助力运动是指肌肉在去除肢体自身重量的条件下，能主动收缩使关节运动，即肌力评估中的 2 级肌力。根据助力的来源可分为徒手助力、悬吊助力及浮力助力等。

（一）徒手助力主动运动

当肌力为 1 级或 2 级时，治疗者帮助患者进行主动锻炼。随着主动运动能力的改善，治疗者逐渐减少给予的帮助。例如，当股四头肌肌力为 2 级时，先嘱患者侧卧位，训练侧下肢在下，膝关节屈曲，然后治疗者面向患者站立，一手托起上方下肢，嘱患者主动伸下方下肢的膝关节，同时，另一侧手在下方下肢小腿后方稍稍施加助力，当肌力增加，能抗重力完成部分范围的伸膝动作时，在最后伸膝范围时给予助力。

（二）悬吊助力主动运动

利用绳索、挂钩和滑轮等简单装置，将运动肢体悬吊起来，以减轻肢体的自身重量，然后在水平面上进行运动锻炼。助力可以来自通过滑轮的重物或治疗者徒手施加，助力大小则根据患者肢体的肌力而定。悬吊助力主动运动适合于肌力 2 级或稍低的情况下。例如，股四头肌悬吊助力主动运动时，患者取侧卧位，训练侧在上，在正对着膝关节的上方置一挂钩，踝关节处用"8"字形吊带固定，用一根绳将挂钩与吊带连接起来即可。运动时，患者主动全范围屈、伸膝关节，动作宜缓慢、充分，要避免下肢借助惯性做钟摆样动作，也可以将膝关节和踝关节都悬吊起来，但训练时应固定膝关节，以防摇摆，而降低训练效果（图 11-1）。当肌力增强到能克服重力的影响后，可以将挂钩向头部移动，这样，肢体运动时会形成一个斜面，以增加运动时的阻力。滑轮通常放在下肢后面，与小腿成直角，这种方法常用在肌力恢复较好，但不能坐起训练的患者。

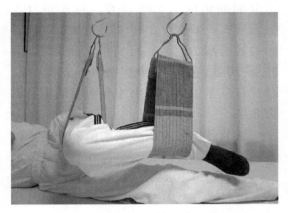

图 11-1　股四头肌悬吊助力运动

（三）浮力助力主动运动

这是一种在水中进行的助力运动，可利用水对肢体的浮力或漂浮物，以减轻肢体重力的影响。另外，还可以通过改变水的深度来减轻体重。

三、主动运动

主动运动是指动作的发生和完成完全是由肌肉主动收缩，无须借助于任何外界的力量来完成。根据在动作完成的过程中是否对抗阻力，主动运动又分为随意运动和抗阻力运动。

（一）主动随意运动

在动作的完成过程中，既没有助力的参与，也没有阻力。通常在肌力为 2 级时，就可以进行主动随意运动，可以将患者需训练的肢体放在去除重力的位置上，进行主动运动。当肌力 3 级或以上时，可以让患者将需训练的肢体放在抗重力的位置上，进行主动运动。

（二）主动抗阻力运动

主动抗阻力运动是克服外加阻力的一种主动运动，常用于肌力已达到 3 级或以上的患者。根据肌肉收缩类型分为等张抗阻力运动（也称为动力性运动）、等长抗阻力运动（也称为静力性运动），以及等速抗阻力运动（也称为等动运动）。根据疾病或损伤的类型、组织愈合的阶段、关节状况及对压力和运动的耐受情况、训练目的和拟训练肢体的功能性活动，可采取静力性运动、动力性运动、等动运动。如果增加静态力量，可采用等长训练；如果增加动态力量可采用等张收缩（又可分为向心性运动和离心性运动）；肌肉骨骼损伤早期可采用渐进抗阻力的等长训练；促进功能性活动则采用向心性收缩和离心性收缩交互的形式。

1. 等张抗阻力运动　肌肉在抵抗阻力收缩时，长度缩短（向心性）或被拉长（离心性），关节发生运动。

（1）徒手抗阻力运动：治疗者施加阻力的方向与所需运动的方向相反，一般将阻力置于肢体的远端。训练前，先确定适宜的阻力，刚开始为次最大阻力，以后逐渐增大阻力。施加阻力的大小、部位与时间应根据肌力大小和运动部位而变化。患者的最佳反应为无痛范围的最大努力。关节发生运动时运动应平稳，没有颤动。阻力应与关节活动范围内的肌力相匹配，逐渐增加或减轻阻力，避免跳跃式地增加阻力。当患者不能完成关节的全范围活动，施加阻力的部位出现疼痛，或动作在完成过程中出现肌肉震颤或发生替代运动时，应改变施加阻力的部位或降低阻力的力量。同时，治疗者应提供简单、同步的语言指令。运动的重复次数为 8 ～ 10 次，并在一定时间休息之后逐渐增加。

例如，进行股四头肌肌力训练时，患

者可采取坐位或仰卧位，下肢垂于治疗床外。治疗者站在训练侧下肢的外侧，一手固定大腿远端，另一手放在小腿上施加阻力。肌力在 3$^+$ 级或 4$^-$ 级时，在小腿上 1/3 处加压，4 级时在小腿下 2/3 处加压，4 级以上时在踝关节处加压（图 11-2）。

（2）抗机械阻力运动：阻力可以用沙袋、哑铃、墙壁拉力器或专用的肌力练习器（图 11-3）等，重物可以直接固定在关节的远端，或通过滑轮、绳索固定，这种方法一般用于肌力 4 级或 4 级以上的肌力训练。根据经验，重量大，重复次数少，有利于发展肌力与爆发力；重量中等，重复次数多，有利于发展肌肉耐力。

根据超量恢复的原则，要增加肌肉力量，肌肉所承担的负荷就需要比通常承受的重量还大，这是一种让肌肉逐渐承受过度负荷的方式，即在运动过程中逐渐增加阻力量。计算阻力最常用的指标是重复次数的最大重量（repetition maximum，RM）。RM 是指在疲劳前，肌肉可控制的特定次数下，完成允许关节活动的最大重量，如 1RM 是指患者只能完成一次关节活动的最大重量，而 10RM 是指可以完成 10 次关节活动的最大重量（只能完成 10 次，做第 11 次关节活动时已无力完成）。因为

1RM 需要一次最大用力，这对于某些疾病的患者是不适宜的，如关节损伤患者、软组织损伤的恢复期患者、骨质疏松患者、心血管疾病患者，所以临床常用 10RM 作为阻力的基准值。此外，也可用体重的百分比计算，如下肢伸展训练为 20% 体重，下肢屈曲训练为 50% 体重。每次重复次数大于 5～6 次，小于 15～20 次；以轻阻力改善耐力时，则可安排 3～5 组，共 30～50 次。每日 1 次，或 4～5 次／周。总疗程应至少 6 周以上才有明显的增强肌力效果。

以渐进抗阻力训练法为例，介绍具体方法如下。

首先确定 10RM，以该极限量为基准，分 3 组训练。

第 1 组：取 10RM 的 1/2 量，重复练习 10 次。

第 2 组：取 10RM 的 3/4 量，重复练习 10 次。

第 3 组：取 10RM 的全量，重复练习 10 次。

也可以将上述训练分为 4 组，分别为 10RM 的 1/4、1/2、3/4 和全量，每组重复练习 10 次。每组训练之间可休息 1 分钟，每天训练 1 次。其中前几组可作为最后一

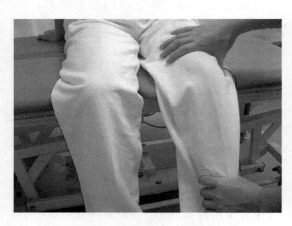

图 11-2 股四头肌等张抗阻力运动

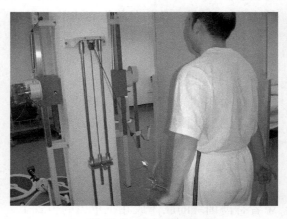

图 11-3 肌力练习器

组的准备活动。每周重新测定 1 次 10RM 量，作为下周训练的基准。由于阻力是逐渐增加的，因此称为渐进抗阻力训练。

2. 等长抗阻力训练　当阻力等于或大于肌肉可产生的力量、关节不产生运动时，即可发生等长抗阻力训练，故采用自由重量和重量 - 滑轮系统等设备和等速装置在角速度为 0°/s 的各个关节角度均可进行该训练。此外，徒手或不用设备也可进行训练。等长抗阻力训练可改善肌肉耐力，但作用较小，常用以下方法。

（1）短促等长抗阻力训练

1）基本方法：训练肌群在可耐受的最大负荷下等长收缩，持续 6 秒，重复 20 次，每次间歇休息 20 秒，1 次 / 日。

2）"tens" 法则方法：训练肌群在可耐受的最大负荷下等长收缩，持续 10 秒后休息 10 秒，重复 10 次为一组训练，共做 10 组；1 次 / 日，每周训练 3 ～ 4 次，持续数周。短促等长训练时，应在间隔休息时辅以节律性呼吸，以预防血压升高。

（2）多点等长抗阻力训练：在关节活动范围内，每隔 10° 做一组等长抗阻力训练，每组重复收缩 10 秒（其中初始 2 秒为增加张力的时间，最后 2 秒为降低张力的时间，中间 6 秒为持续高强度等长收缩时间）；在等速装置上使用时，角速度设定为 0°/s，然后按要求在定点角度位置上训练。

多点等长抗阻力训练可克服等长抗阻力训练的角度特异性，但由于生理性溢流的范围一般在该角度前后方向的 10° 左右，故在进行多点等长抗阻力训练时两点间的角度范围不应超过 20°。多点等长抗阻力训练更适用于存在慢性炎症，关节运动尚可但无法进行动态抗阻力训练的患者。多点等长抗阻力训练时，每一点的阻力应逐渐增加以确保在无痛条件下增强肌力。

（3）短暂最大收缩训练：为等张和等长抗阻力训练相结合的抗阻力训练方法，肌肉抗阻等张收缩后，再持续最大等长收缩 5 ～ 10 秒，然后放松，重复 5 次，每日训练只做一个动作，每次增加负荷 0.5kg。等长收缩不能维持 5 ～ 10 秒者，可不加大负荷。

四、等速训练

等速运动是指关节在运动的全过程中，运动的角速度保持恒定，肌肉收缩产生的关节力矩与电脑控制自动产生的反向力矩所平衡。等速训练器在关节运动过程中的各种生物力学数据由电脑实时采集和处理，产生各种指标，包括肌力、肌肉做功量和功率输出、肌肉爆发力和耐力等。等速训练器一旦角速度设定，受试者的主观用力只能使肌肉张力增高，肌肉输出功率增加，等速训练器通过匹配的顺应性阻力力矩，而不能产生加速度（运动开始和终末的瞬时加速度和减速度除外）的一种非生理运动。

（一）作用原理

等速运动时，肌纤维长度可缩短或者拉长，引起明显的关节活动，是一种动力性收缩，类似于等张收缩，但运动中，等速仪器所提供的是一种顺应性阻力，阻力大小随肌肉收缩张力的大小而变化，类似于肌肉等长收缩。生理情况下关节活动至不同角度时肌肉的力矩值不同，等张抗阻力训练时，所用阻力不能大于其中最小的力矩值，导致训练时不能在关节活动全范围均达到肌肉最大负荷，从而限制最大训练负荷。等速训练器所提供的阻力（力矩）与肌肉收缩的实际力矩输出相匹配，是一种顺应性阻力。这种顺应性阻力使肌肉在整个关节活动中每一个瞬间或处于不同角度时，都能承受相应的最大阻力，产生最大的张力和力矩输出，有利于在关节活动的任意范围发挥肌肉最大收缩能力，从而提高训练效果。

（二）适应证和禁忌证

1. **适应证**　通常适用于肢体可自由运动或抗重力运动的任何需要增强肌力的患者。随着技术的进步，大部分设备提供主动协助运动模式，也可应用于肌力 3 级以下患者。

2. **禁忌证**　绝对禁忌证包括关节失稳、骨折，局部严重的骨质疏松，骨关节恶性肿瘤，手术后早期，关节活动度严重受限，软组织瘢痕挛缩，关节的急性肿胀、急性拉伤、扭伤，关节严重疼痛。相对禁忌证包括关节活动度受限、滑膜炎或渗出、亚急性或慢性扭伤。

（三）治疗实施方法

1. **技术参数**　角速度可在 0°/s ～ 300°/s（或更高）的范围内选定，角速度＜ 60°/s 为低速，60°/s ～ 180°/s 为中速，角速度＞ 180°/s 为高速。低速产生较高张力，在软组织损伤愈合早期和关节内病变时不宜使用；中速用于增强肌力和耐力，且不易产生疲劳感；高速为功能速度练习，适合于运动员。

2. **运动强度**　80% 为最大收缩练习（募集所有类型肌纤维），30% ～ 80% 为中度次大收缩练习（主要募集慢肌纤维和 II a 型纤维），小于 30% 最大肌张力为轻度次大收缩练习（主要募集慢肌纤维）。高强度增强肌力，低强度增强耐力和改善肌萎缩，康复早期和某些关节病变时宜选用低强度练习。

3. **运动范围**　全弧等速练习（全关节活动度）、短弧等速练习，后者多用慢、中速形式，并可避开疼痛点练习。

4. **以等速运动为主的综合训练**　顺序：次大强度、多点等长练习；最大强度、多点等长练习；次大强度、短弧等速练习；短弧等张练习；最大强度、短弧等速练习；次大强度、全弧等速练习；最大强度、全弧等速练习。

5. **等速向心肌力训练**　由于等速仪器能提供不同的运动速度，可根据伤病后不同阶段，选择一系列不同运动速度进行肌力训练，这种训练方法称为运动速度谱训练。运动速度谱训练包括慢速、中速、快速方案。由于等速肌力训练中存在（约 30°/s 的运动速度的生理溢流现象），因此等速训练时常选用训练速度为 60°/s、90°/s、120°/s、150°/s、180°/s、180°/s、150°/s、120°/s、90°/s、60°/s 共 10 种运动速度。每种运动速度之间相隔 30°/s，每种运动速度收缩 10 次，10 种运动速度共收缩 100 次为 1 个训练单位。根据肌肉功能情况，可增加收缩次数至 2 个或者 3 个训练单位。完成每种速度运动需要间歇 60 ～ 90 秒。完成一个训练单位间歇 3 分钟。每周进行 2 ～ 3 次训练。

6. **等速离心收缩训练**　应用条件为康复后期且有 80% 以上的主动关节活动度。一般采用低、中速范围，60°/s ～ 120°/s 相对安全；次最大收缩强度可减少延缓性肌痛发生；等速离心收缩速度练习一般选择 4 ～ 5 个低、中速度，每一速度 20 次，共 3 组，或采用速度谱方案，30°/s、60°/s、90°/s、120°/s、120°/s、90°/s、60°/s、30°/s，共 8 种运动速度，每种速度重复 10 ～ 15 次。由于延缓性肌痛，等速离心训练时，应适当延长间歇时间，每周不超过 2 次。

五、选择肌力训练方法的原则

（一）按肌力选择

1. **肌力为 0 级**　可以采取电刺激的方法，以延缓肌萎缩发生。同时，可以进行传递神经冲动的训练，即做出试图引起瘫痪肌肉主动收缩的意念，此时大脑皮质运动区发放的神经冲动，通过脊髓前角细胞向周围传递，直至神经轴突再生达到瘫痪肌群。这种主观努力可以活跃神经轴突流，增强神经营养作用，促进神经本身的再生。实际操作时，这种传递神经冲动的训练可以与被动运动结合进行。

2.肌力为 1～2 级　可以采取主动助力训练，在肌肉主动收缩的同时给予部分外力，帮助完成关节的运动。在实施主动助力训练时，应注意强调肌肉的主动参与，仅在必要时给予最低限度的助力，避免以被动运动替代助力运动。此外，也可以采取肌电反馈式神经肌肉电刺激疗法，借助于肌电的反馈来训练肌力，这种将肌电反馈训练与神经肌肉电刺激相结合的训练方法比较理想。

3.肌力为 2 级　在去除重力下进行肢体的主动活动，增强肌力。减除重力的主动训练可用吊带悬挂肢体或把肢体放在敷有滑石粉的光滑平板上；或在温水浴中运动，利用水的浮力消除部分肢体自身的重力，使训练易于完成。

4.肌力为 3 级及以上　由主动训练逐渐过渡到抗阻力训练。抗等长阻力训练时，肌肉有收缩但没有可见的关节运动。虽然肌肉没有做功（功＝力×距离），但肌肉能产生相当大的张力，由此能增加力量。等长抗阻力运动时力量增加的范围只能在完成收缩的位置上，因此，为了增加关节活动全范围内的肌力，必须把关节置于不同角度的位置上训练，每次抗阻力维持 5～10 秒为宜。与等张抗阻力训练相比，等长抗阻力训练产生的张力比最大等张向心性收缩大，但小于最大等张离心性收缩。

（二）按肌肉收缩形式选择

1.等长训练　动作较为简单，容易掌握；不需要或需要很少器械；可用于某些等张训练不易锻炼或无法锻炼的肌群，如四肢的内收肌群。训练可在夹板固定或关节活动范围内存在疼痛症状等情况下应用。等长训练潜在的损伤少，较为安全，故可在术后早期康复应用，或教会患者后在家中进行。而且，等长训练不会引起肌肉肥大，且所用的时间较少，费用较低。其缺点是训练效果与功能和技巧之间无直接的关系，一般不直接运用于增强工作或行为活动能力。等长训练增强的肌力与训练时的角度特别相关，仅在关节活动范围的某一角度上才能获得训练效果，若欲达到关节活动范围内各点均增强肌力的目的，则需要逐点训练，这相对较为费时。由于等长收缩时有屏气效应，可加重心血管负担，对有心血管疾病的患者，需要谨慎。

2.等张训练　由于可在关节活动全范围内运动，客观量化地观察运动、肌力的大小及进展情况，比较容易获得训练效果，因此具有较好的心理学效果。等张训练不同于等长训练，一般不产生血压的明显上升，因此更适宜于老年人和心血管系统疾病的患者。等张训练可以训练患者的辅助肌和稳定肌。等张训练的不足是有时需要应用器械，阻力必须与患者自身的肌力水平相匹配，训练时需要一定的医疗监督，并需要根据患者肌力改善随时调整运动量或施加阻力的大小。

（三）按训练的目的选择

1.开链运动　是指肢体近端固定而远端关节活动的运动，也就是说肢体活动只发生在移动关节的远端，如步行时的摆动期。开链运动的特点是可单关节完成运动，各关节有其特定的运动范围，远端的运动范围大于近端，速度也快于近端。

2.闭链运动　是指肢体远端固定而近端活动，如步行时的支撑期。闭链实际上是将开链的旋转运动转换成线性运动，因此运动时不增加关节的切力，可以保护关节，参与活动关节和目标肌肉较多，也更加接近于功能性康复，对于某些疾患如膝关节前交叉韧带重建术后的早期阶段，可以选择静力性半蹲这种闭链运动，避免对植入体产生过大的应力。而当膝关节的本体感觉及稳定性进一步加强以后，可以选择开链运动（如等速训练），加强股四头肌及腘绳肌的肌力。

六、增强肌力技术的注意事项

1. 注意心血管反应　等长抗阻力运动，特别是抗较大阻力时，具有明显的升压反应。加之等长抗阻力运动同时常伴有闭气，容易引起 Valsalva 效应，对心血管造成额外负荷。因此，有高血压、冠心病或其他心血管疾病者应禁忌在等长抗阻力运动时，过分用力或闭气。

2. 选择适当的训练方法　增强肌力的效果与选择的训练方法是否恰当直接相关。训练前，应先评估训练部位的关节活动范围和肌力是否受限及其程度，并根据肌力等级选择运动方法。

3. 阻力施加及调整　增强肌力训练的关键之一是阻力的施加及调整是否得当。

（1）部位：阻力通常加在需要增强肌力的肌肉远端附着部位，这样，较小的力量即可产生较大的力矩。例如，增加三角肌前部肌纤维的力量时，患者肩前屈，阻力加在肱骨远端。肌力稍弱时，阻力也可加在靠近肌肉附着的近端。

（2）方向：阻力的方向总是与肌肉收缩使关节发生运动的方向相反。

（3）强度：每次施加的阻力应平稳，非跳动性。

（4）在下列情况下，可降低阻力或改变施加阻力的部位：患者不能完成全范围关节活动；加阻力的部位疼痛；肌肉出现震颤；出现替代或代偿性运动。

4. 保持稳定　为了避免替代或代偿运动，肌力训练时必须固定肌肉附着的近端，若固定不稳，肌肉很难用上力量。

5. 掌握好运动量　肌力训练的运动量以训练后第 2 天不感到疲劳和疼痛为宜。根据患者全身状况（素质、体力）和局部状况（关节活动、肌力强弱）选择训练方法，每天训练 1 ～ 2 次，每次 20 ～ 30 分钟，可以分组练习，中间休息 1 ～ 2 分钟。

6. 疼痛及发炎　如果在无阻力的自由活动中感觉肌肉或关节疼痛，则不进行抗阻运动；而炎性的神经肌肉疾病也是绝对禁忌证。

由于人体各关节的每一运动，都是由几组肌群分工合作，而不是由一块肌肉单独收缩完成，因此，康复治疗中的肌力训练通常都是训练一组肌群，只有在少数情况下，如运动员或从事专项工作的人，才需要训练单一的肌肉。

（张顺喜　燕铁斌）

第二节　增强上肢肌群肌力技术

一、肩部肌群

（一）肩部解剖与运动学概要

肩关节是人体活动范围最大的关节，是一个复合关节，包括肩肱关节、盂肱关节、肩锁关节、胸锁关节、喙锁关节、肩胛胸壁关节。其中肩胛胸壁关节可进行肩胛上提、下沉、前伸、后缩、上回旋和下回旋 6 个方向运动，盂肱关节可进行肩部前屈、后伸、内收、外展、旋内、旋外 6 个方向的运动。因此，本节主要介绍这两个关节的肌力训练方法。肩部主要肌群按肩胛胸壁关节和盂肱关节的运动特点，每个关节分别分成 3 组 6 群。

1. 肩胛胸壁关节运动相关肌群

（1）上提肌群：包括上斜方肌、肩胛提肌、菱形肌。

（2）下沉肌群：包括下斜方肌、胸小肌。

（3）前伸肌群：包括前锯肌、胸大肌、胸小肌。

（4）后缩肌群：包括斜方肌、菱形肌。

（5）上回旋肌群：包括前锯肌、斜方肌。

（6）下回旋肌群：包括菱形肌、肩胛提肌。

2. 盂肱关节运动相关肌群

（1）前屈肌群：包括三角肌前部纤维、喙肱肌、肱二头肌、胸大肌。

（2）后伸肌群：包括三角肌后部纤维、背阔肌、大圆肌、肱三头肌长头。

（3）内收肌群：包括胸大肌、背阔肌、大圆肌、三角肌后部纤维、肱三头肌长头。

（4）外展肌群：包括三角肌、冈上肌、肱二头肌短头。

（5）旋内肌群：包括肩胛下肌、背阔肌、胸大肌、大圆肌、三角肌前部。

（6）旋外肌群：包括冈下肌、小圆肌、三角肌后部纤维。

（二）肩部肌群徒手抗阻训练

1. 增强肩胛上提肌群肌力（图 11-4）

患者体位：仰卧位、侧卧位或坐位，上肢放于体侧。

治疗者位置：站在患者身后，双手放在两侧肩部，四指在前，拇指在后，同时向下施加阻力。

抗阻力方法：患者双肩同时上抬（耸肩），对抗治疗者施加的阻力。

2. 增强肩胛下沉肌群肌力（图 11-5）

患者体位：仰卧位 / 坐位，坐位时上肢屈肘 90° 放于体侧。

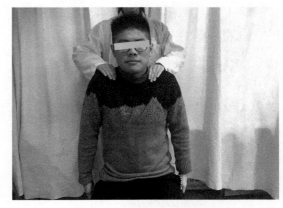

图 11-4　增强肩胛上提肌群肌力

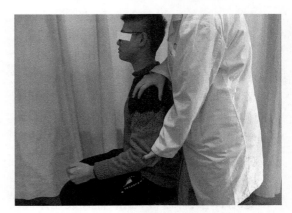

图 11-5　增强肩胛骨下沉肌群肌力

治疗者位置：站在患者身后，一手置于患者肩胛骨上引导，另一手托住患者的肘关节下方并向上施加阻力。

抗阻力方法：患者用力向下方压推治疗者的手。

3. 增强肩胛前伸肌群肌力（图 11-6）

患者体位：坐位，上肢前屈 90°，患者手置于治疗者外侧手上。

治疗者位置：站在患者前方，内侧手置于肩胛骨的内侧缘引导前伸，外侧手置于患者肩关节前方施加水平向后的阻力。

抗阻力方法：患者上肢抵抗治疗者阻力向前运动。

治疗者也可以将施加阻力的手置于患者手部，给予向后推的阻力。

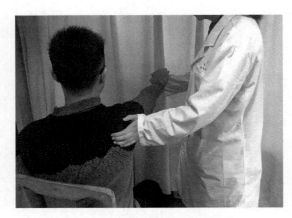

图 11-6　增强肩胛前伸肌群肌力

4. 增强肩胛后缩肌群肌力（图 11-7）

患者体位：坐位，肩关节外展 90°，肘关节屈曲。

治疗者位置：站在患者身后，双手放在两侧肘关节后方，同时向前施加阻力。

抗阻力方法：患者双侧肘关节向后运动，对抗治疗者施加的阻力，使肩胛骨内收。

5. 增强肩前屈肌群肌力

患者体位：仰卧位，上肢伸直放在体侧，伸肘；由治疗床提供肩胛和躯干的稳定度。

治疗者位置：面向患者患侧站立，下方手握住前臂远端掌侧，上方手放在肱骨远端，向下施加阻力。若肘关节稳定且无疼痛，阻力也可施予前臂远端。

抗阻力方法：患者抗阻力做全范围前

屈肩关节。

上述方法也可以在坐位练习。治疗者站在患侧肩部外侧，内侧手放在肩部固定，外侧手放在肱骨远端掌侧并向下施加阻力，患者抗阻力前屈肩关节（图 11-8）。

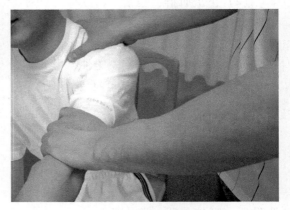

图 11-8　增强肩前屈肌群肌力

6. 增强肩后伸肌群肌力（图 11-9）

患者体位：俯卧位，上肢伸直放在体侧，由治疗床提供肩胛的稳定度。

治疗者位置：面向患者患侧站立。上方手放在肩后面，固定肩胛骨，下方手放在肱骨远端并向下施加阻力。

抗阻力方法：患者抗阻力做全范围后伸肩关节。

上述方法也可以在坐位练习。治疗者站在患侧肩部外侧，外侧手放在肩部固定，

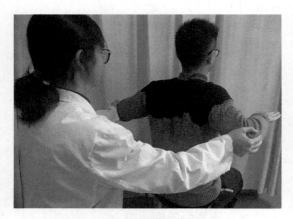

图 11-7　增强肩胛后缩肌群肌力

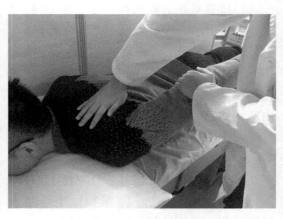

图 11-9　增强肩后伸肌群肌力

内侧手放在肱骨远端掌侧并向前施加阻力，患者抗阻力后伸肩关节。

7. 增强肩外展肌群肌力

患者体位：仰卧位，上肢放在体侧，屈肘 90°，前臂中立位。

治疗者位置：面向患者站立。上方手放在肱骨远端外侧并向内施加阻力，下方手握住前臂远端掌侧，以保持稳定。

抗阻力方法：患者抗阻力做全范围外展上肢。

上述方法也可以在坐位练习。治疗者站在患者身后，一手放在肩部，固定肩胛骨，另一手放在肱骨远端外侧并向内侧施加阻力，患者抗阻力外展肩至 90°（图 11-10）。

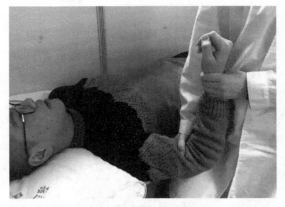

图 11-11　增强肩内收肌群肌力

90°），屈肘 90°，肘部放在床沿，前臂旋前位垂直向上。

治疗者位置：站在患者外侧，上方手握住肘关节外侧，保持稳定，下方手握住前臂尺侧远端并向上施加阻力。

抗阻力方法：患者抗阻力做全范围内旋肩关节。

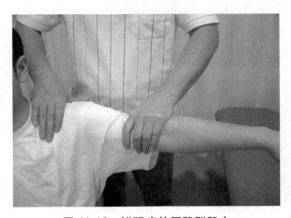

图 11-10　增强肩外展肌群肌力

8. 增强肩内收肌群肌力 （图 11-11）

患者体位：仰卧位，上肢外展 60°～90°，屈肘 90°，前臂中立位。

治疗者位置：面向患者站立。外侧手放在前臂远端，内侧手放在肱骨远端内侧并向外施加阻力。

抗阻力方法：患者抗阻力做全范围内收上肢。

9. 增强肩内旋肌群肌力 （图 11-12）

患者体位：仰卧位，肩外展处于肩胛平面（盂肱关节稳定性好，肩关节可外展

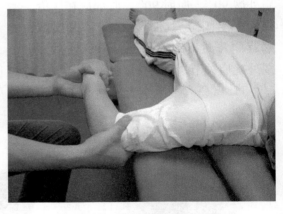

图 11-12　增强肩内旋肌群肌力

上述方法也可以在俯卧位练习。患者上肢外展 90°，上臂下面垫一毛巾，前臂垂于床沿。治疗者一手放在肩后部固定肩胛骨，另一手握住前臂远端掌侧并向下施加阻力。患者抗阻力全范围内旋肩关节。

10. 增强肩外旋肌群肌力 （图 11-13）

患者体位：仰卧位，肩外展 90°，屈肘 90°，肘部放在床沿，由治疗床固定其

背部及肩胛骨。

治疗者位置：面向患者站立，下方手握住肘部内侧，保持稳定，上方手握住前臂远端背侧并向足的方向施加阻力。

抗阻力方法：患者抗阻力做全范围外旋肩关节。

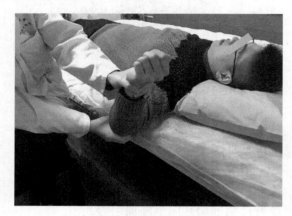

图 11-13 增强肩外旋肌群肌力

上述方法也可以在俯卧位练习。患者肩外展 90°，屈肘 90°，肘部放在床沿。治疗者一手固定肩胛骨，另一手握住前臂远端背侧并向下施加阻力。患者抗阻力全范围外旋肩关节。

11. 增强肩关节水平内收及水平外展肌群肌力

患者体位：仰卧位，患侧肩关节和肘关节各屈曲 90°。

治疗者位置：站在患者体侧，上方手固定肩关节前侧，水平内收时下方手握住肱骨远端的前侧给予向外的阻力（图 11-14），水平外展时下方手握住肱骨远端的背侧给予向内的阻力。

抗阻力方法：患者抗阻力水平内收或外展肩关节。

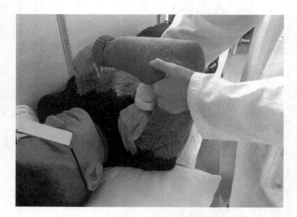

图 11-14 增强肩水平内收肌群肌力

（三）肩部肌群器械抗阻训练

1. 肩胛胸壁关节常用器械训练方法 见图 11-15。

2. 盂肱关节器械训练常用的器械及其方法 见图 11-16～图 11-20。

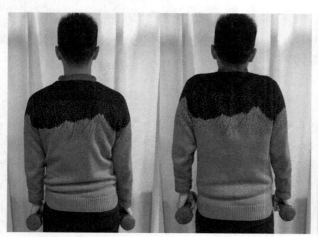
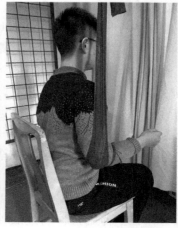

A   B

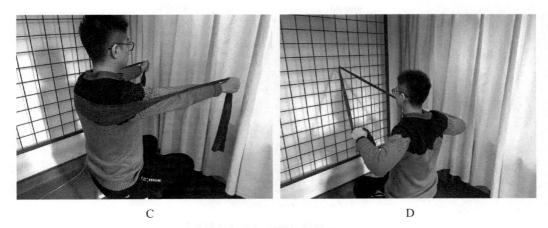

C　　　　　　　　　　　　D

图 11-15　肩胛抗阻练习

A. 增强肩胛上提肌群肌力；B. 增强肩胛下沉肌群肌力；C. 增强肩胛前伸肌群肌力；D. 增强肩胛后缩肌群肌力

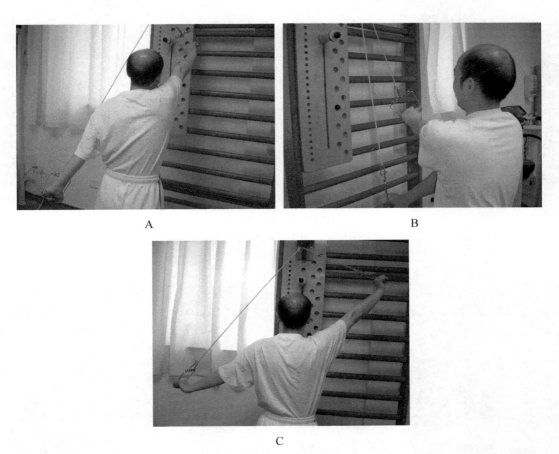

A　　　　　　　　　　　　B

C

图 11-16　滑轮练习

A. 增强肩后伸肌群肌力；B. 增强肩水平内收肌群肌力；C. 增强肩水平外展肌群肌力

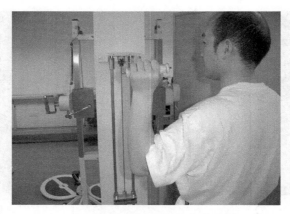

图 11-17 墙壁拉力器练习：增强肩外旋肌群肌力

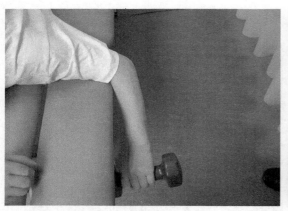

A

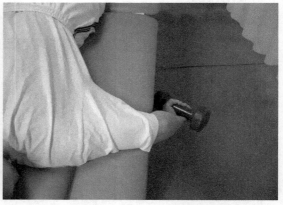

B

图 11-18 哑铃练习

A. 增强肩内旋肌群肌力；B. 增强肩外旋肌群肌力

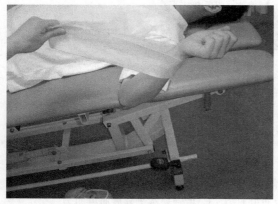

图 11-19 弹力橡胶带练习：增强肩外旋肌群肌力

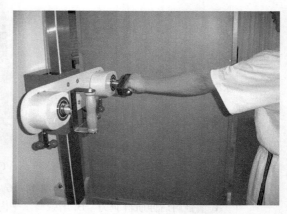

图 11-20 肩旋转练习器练习：增强肩内旋肌群肌力

（四）肩部肌群等速肌力训练

局部肌群等速肌力训练见图 11-21。

二、肘部及前臂肌群

（一）肘部及前臂解剖及运动学概要

肘关节包括肱尺关节、肱桡关节、桡尺近侧关节，可以进行前屈、后伸肘部运动，也参与前臂的旋前和旋后动作。屈肘肌群包括肱肌、肱二头肌、肱桡肌；伸肘肌群包括肱三头肌及肘肌。前臂联合关节可以进行旋前和旋后运动，旋前肌群包括旋前圆肌、旋前方肌；旋后肌群包括肱二头肌、肱桡肌、旋后肌。

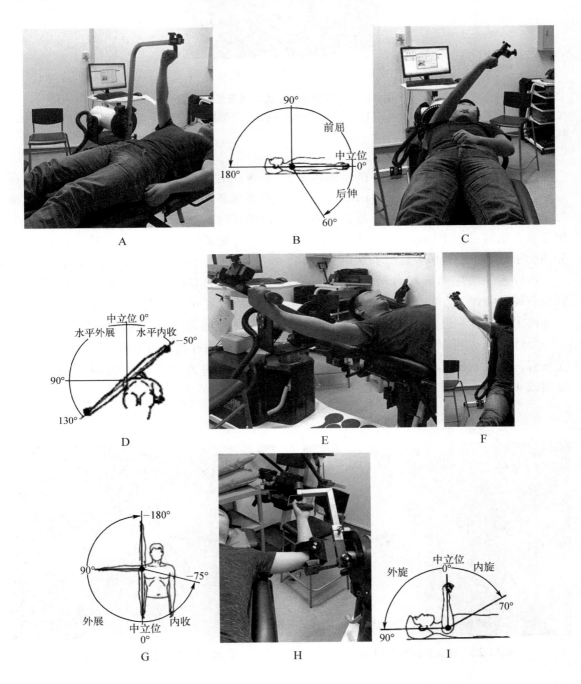

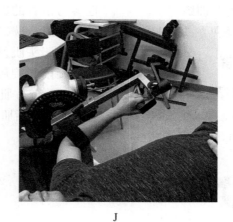

J

图 11-21 肩部等速肌力训练及活动范围

A、B.增强肩前屈、后伸肌群；C、D、E.增强肩水平内收、外展肌群；F、G.增强肩外展、内收肌群；H、I、J.增强肩外旋、内旋肌群

（二）肘部及前臂肌群徒手抗阻训练

1.增强屈肘肌群肌力（图 11-22）

患者体位：仰卧位，上肢放在体侧，稍屈肘，前臂可置于旋后、旋前及中立位，分别给予肱肌、肱桡肌及肱二头肌阻力。

治疗者位置：面向患者坐位，上方手放在前臂远端，下方手握住肘部。

抗阻力方法：患者抗阻力全范围屈肘。

上述方法也可以在坐位练习。患者坐在桌旁，训练侧上肢放在桌上，前臂旋后、旋前或中立位。治疗者面向患者而坐，一手握住肘部外侧固定，另一手握住前臂远端掌侧并向下施加阻力。患者抗阻力做全范围屈肘。

2.增强伸肘肌群肌力（图 11-23）

患者体位：俯卧位，上肢外展 90°，肘下垫一毛巾卷，屈肘，前臂垂于床沿。

治疗者位置：面向患者站立，内侧手放在肱骨远端背侧，固定肱骨；外侧手放在前臂远端背侧并向下施加阻力。

抗阻力方法：患者抗阻力做全范围伸肘。

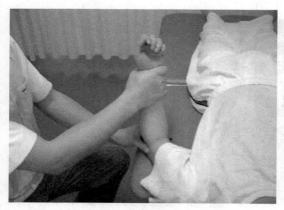

图 11-22 增强屈肘肌群肌力

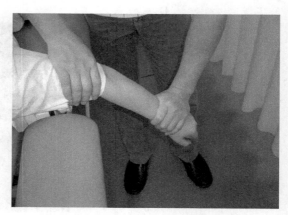

图 11-23 增强伸肘肌群肌力

3.增强前臂旋前或旋后肌群肌力（图
11-24）

患者体位：仰卧位，上肢稍外展，屈
肘 90°，前臂中立位。

治疗者位置：面向患者坐位，上方手
固定肱骨远端。增强旋前肌群肌力时，下
方手握住前臂远端。

抗阻力方法：患者抗阻力做全范围旋
前或旋后前臂。

（三）肘部及前臂肌群器械抗阻训练

肘部及前臂肌群器械抗阻训练见图
11-25 和图 11-26。

（四）肘部及前臂肌群等速肌力训练

肘部及前臂肌群等速肌力训练见图
11-27。

三、腕及手部肌群

（一）腕及手部解剖及运动学概要

1.腕关节肌群及运动　腕关节可以进
行掌屈、背伸、尺侧偏（内收）、桡侧偏（外
展）4 种运动。其相应的肌群为下述 4 组。

（1）屈腕肌群：包括桡侧腕屈肌、尺
侧腕屈肌、掌长肌。

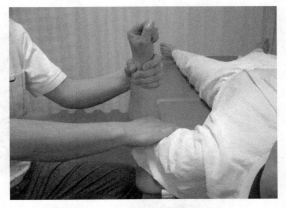

图 11-24　增强前臂旋转肌群肌力

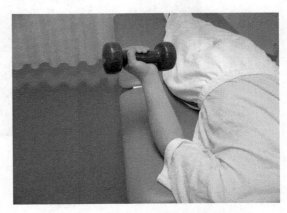

图 11-25　哑铃练习：增强屈肘肌群肌力

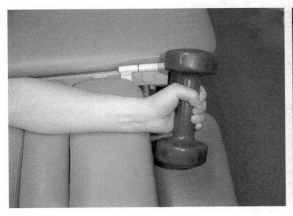

A

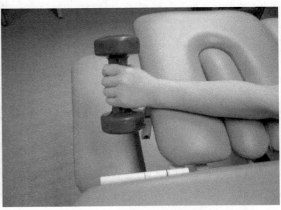

B

图 11-26　哑铃练习

A.增强旋前肌群肌力；B.增强旋后肌群肌力

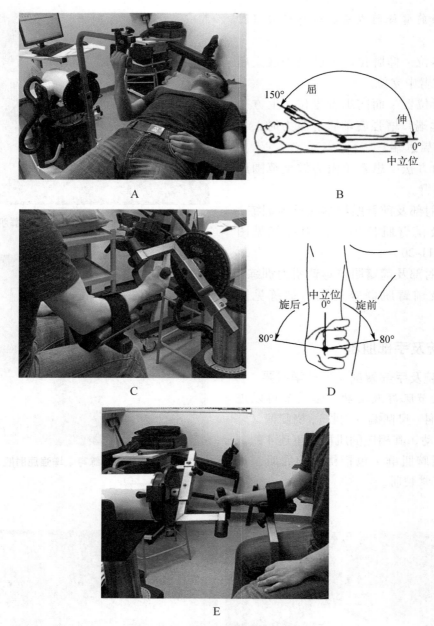

图 11-27 肘部及前臂等速肌力训练
A、B.增强屈肘、伸肘肌群；C、D、E.增强前臂旋前、旋后肌群

（2）伸腕肌群：包括桡侧腕长伸肌、桡侧腕短伸肌、伸指总肌。

（3）尺侧偏肌群：包括尺侧腕屈肌和尺侧腕伸肌。

（4）桡侧偏肌群：包括桡侧腕屈肌和桡侧腕伸肌。

2.手部肌肉及运动 手部关节是人体最小、最灵活的关节。手部肌肉分为下述2组。

（1）手的外在肌：肌腹在前臂，肌腱经腕集中于手部，是手的主要功能肌，包括屈、伸手指的肌群及外展拇指的肌群。

（2）手的内在肌：对维持手的功能有重要作用，可以屈掌指关节、伸指间关节，进行手指的内收、外展，拇指和小指的对掌，以及在手外在肌的协同下完成精细动作，包括大鱼际肌群（运动拇指）、小鱼际肌群（运动小指）、蚓状肌、掌侧和背侧骨间肌。

（二）腕及手部肌群徒手抗阻训练

1. 增强屈腕肌群肌力（图 11-28）

患者体位：坐在桌旁，前臂旋后放在桌上。

治疗者位置：面向患者，一手放在前臂远端掌侧，固定前臂，一手握住掌骨处并向桌面施加阻力。

抗阻力方法：患者抗阻力做全范围屈腕。

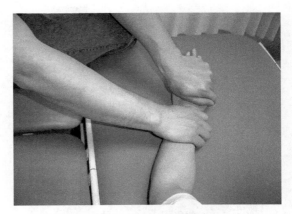

图 11-29　增强伸腕肌群肌力

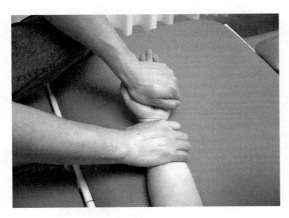

图 11-28　增强屈腕肌群肌力

2. 增强伸腕肌群肌力（图 11-29）

患者体位：坐在桌旁，前臂旋前放在桌上。

治疗者位置：面向患者，一手放在前臂远端背侧，固定前臂，另一手握住手背并向桌面施加阻力。

抗阻力方法：患者抗阻力做全范围伸腕。

3. 增强腕桡侧偏、尺侧偏肌群肌力

患者体位：坐在桌旁，前臂旋前放在桌上。

治疗者位置：面向患者，一手放在前臂远端背侧，固定前臂，当增强桡侧偏肌群肌力时，另一手放在第2掌骨桡侧并向尺侧施加阻力；当增强尺侧偏肌群肌力时，另一手放在第5掌骨尺侧并向桡侧施加阻力。

抗阻力方法：患者抗阻力做全范围桡侧偏或尺侧偏。

4. 增强屈指肌群肌力（图 11-30）

患者体位：坐在桌旁，前臂中立位放在桌上。

治疗者位置：面向患者，一手握住近端指间关节，固定近端指骨，另一手握住指间关节的远端并向指腹施加阻力。

抗阻力方法：患者抗阻力做全范围屈曲指间关节。

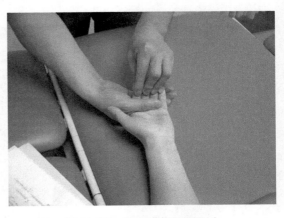

图 11-30　增强屈指肌群肌力

5.增强掌指关节屈曲肌群肌力(图 11-31)

患者体位：坐在桌旁，前臂旋前放在桌上。

治疗者位置：面向患者，一手固定掌骨，一手放在近端指骨掌面并向下施加阻力。

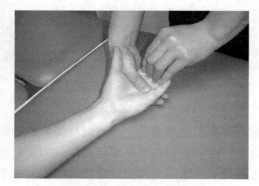

图 11-31 增强掌指关节屈曲肌群肌力

抗阻力方法：患者保持指间关节伸直，抗阻力做全范围屈曲掌指关节。

6.增强对掌肌群肌力 （图 11-32）

患者体位：坐在桌旁，前臂旋后放在桌上。

治疗者位置：面向患者坐在桌旁，双手分别握住第一掌骨和第五掌骨掌侧并分别向外侧施加阻力。

抗阻力方法：患者抗阻力对掌。

（三）腕及手部肌群器械抗阻训练

1.增加腕部肌群肌力 可用哑铃、腕屈伸练习器等。增强伸腕肌群肌力时，前臂旋前，手握哑铃或练习器的手柄；增强屈腕肌群肌力时，前臂旋后，手握哑铃或练习器手柄（图 11-33）。也可以在一木棒中间挂一重物，患者双手握住木棒两端，

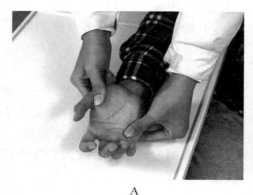

A

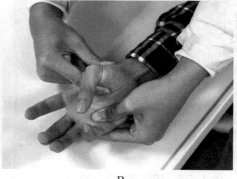

B

图 11-32 增强对掌肌群肌力

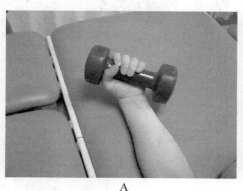

A

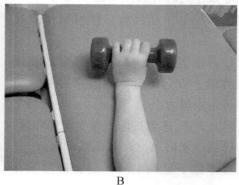

B

图 11-33 哑铃练习
A.增强屈腕肌群肌力；B.增强伸腕肌群肌力

练习屈、伸腕（图 11-34）。增强腕关节桡尺偏肌群肌力时，前臂旋前，适用于弹力带抗阻运动（图 11-35）。

2.增强手指肌群肌力 手指拉力器可增强屈指肌群肌力；指网可练习伸指、屈指肌群肌力（图 11-36）；用健身圈、小橡

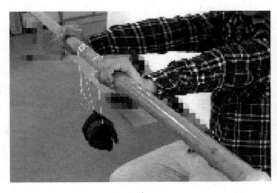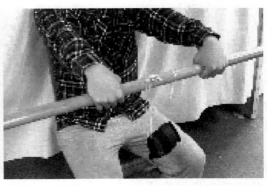

A B

图 11-34 木棒悬吊重物练习

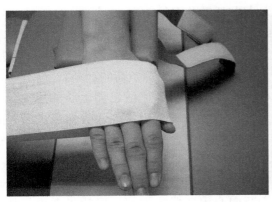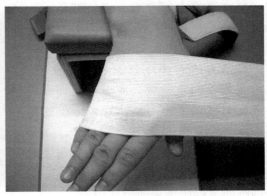

A B

图 11-35 腕桡尺偏练习器练习

A.增强桡侧偏肌群肌力；B.增强尺侧偏肌群肌力

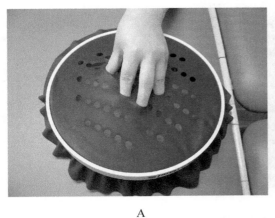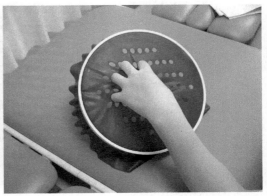

A B

图 11-36 指网练习伸指、屈指肌群肌力

A.增强伸指肌群肌力；B.增强屈指肌群肌力

胶球、橡皮泥都可练习手内在肌群肌力。

（四）腕及手部肌群等速肌力训练

腕及手部肌群等速肌力训练见图11-37。

四、上肢抗阻训练的注意事项

（一）徒手抗阻训练

1. 徒手抗阻训练是一种阻力来自于治疗者或健侧肢体的主动运动，阻力大小由治疗者的力量控制，适用于训练早期患者肌力较弱或腕、手等小关节训练的情况。

2. 要注意区分治疗，是以增加肌耐力为主，还是以增加爆发力为主。肌耐力可由从事重复性低阻力的运动来改善。长期从事低强度的运动也能改善全身性的肌耐力。对于慢性上肢骨关节损伤的患者，抗低阻力高重复性的训练比抗高阻力的训练更加舒适，并且能减少对关节的刺激。

3. 阻力的大小应与患者的损伤程度、肌力水平等因素一致，使患者在训练过程中无痛且能最大出力。治疗者给予的阻力要平稳、无震颤。

4. 有骨质疏松的患者，运动训练时应强调耐力运动或低强度的肌力训练；在肌力训练的过程中缓慢地增加阻力。

（二）器械抗阻训练

1. 器械抗阻训练是一种由器械提供阻力

的运动形式，器械抗阻训练的原理与徒手抗阻训练基本相同。应注意的是，不论在什么情况下，阻力的方向均应与训练肌群的收缩方向相反，并应保持其他关节稳定，避免肩胛骨及躯干的代偿运动或其他肌群的参与。

2. 使用前要评估患侧上肢的肌力、关节活动度、关节稳定性、骨骼或关节是否存在变形、疼痛及皮肤的完整性，选择合适的阻力设备。例如，桡腕关节骨折的患者，肌力训练初期不宜使用哑铃等进行器械抗阻训练。

3. 严格遵守各设备的安全注意事项和特性。弹性阻力设备在被拉到最长时遭遇的阻力最大，而接近活动范围终点时肌力也通常最弱，因此患者很难完成整个上肢关节活动范围的动作。

（三）等速肌力训练

1. 在进行最大负荷等速肌力训练前，应先进行低、中等负荷的运动。

2. 训练前要评估患侧上肢的肌力、关节活动度、关节稳定性、骨骼或关节是否存在变形、疼痛，以及皮肤的完整性，全角度范围运动前要先进行小角度活动。

3. 在进行离心等速肌力训练前应先进行向心等速肌力训练，以让患者更好地掌握用力技巧，因为离心运动时，运动的速度通常来源于机械臂而不是患者本人。

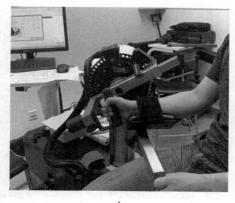
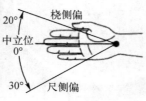

A　　　　　　　　　　B

图 11-37　增强腕部桡侧偏、尺侧偏肌群肌力及活动范围

（李　睿　李　浩）

第三节　增强下肢肌群肌力技术

一、髋部肌群

（一）髋部解剖及运动学概要

髋关节的关节窝深，关节囊韧带坚韧，关节周围的肌肉丰厚，关节较稳定。髋关节周围的肌群分别为：①髋屈曲肌群，包括髂腰肌、股直肌、缝匠肌、阔筋膜张肌；②髋后伸肌群，包括臀大肌、腘绳肌（股二头肌、半腱肌、半膜肌）；③髋内收肌群，包括内收大肌、内收长肌、内收短肌、股薄肌、耻骨肌；④髋外展肌群，包括臀中肌、臀小肌、阔筋膜张肌；⑤髋内旋肌群，包括臀中肌前部、臀小肌前部、阔筋膜张肌；⑥髋外旋肌群，包括髂腰肌、臀大肌、臀中肌后部、臀小肌后部、梨状肌、闭孔内肌及闭孔外肌。

（二）髋部肌群徒手抗阻训练

1. 增强屈髋肌群肌力

（1）肌力：0～2 级

患者体位：仰卧位，患侧下肢屈髋，屈膝 90°，患侧下肢伸直。

治疗者体位：面向患者，上方手托住股骨远端和膝关节，下方手抓住足踝处，使患侧下肢处于减重体位，髋关节中立位，嘱患者主动做最大范围屈髋。

肌力 0 级或 1 级时，治疗者给予助力帮助屈髋；肌力 2 级时，只帮助托起患侧下肢，不给予屈髋助力。

（2）肌力：3～4 级（图 11-38）

患者体位：仰卧位，健侧下肢屈髋屈膝，患侧下肢伸直。

治疗者体位：面向患者站立，上方手放在股骨远端前侧向下施加阻力。

抗阻力方法：患者抗阻力做全范围屈髋。

上述方法也可以在坐位进行，治疗者一手放在髂前上棘处固定骨盆，另一手放在股骨远端并向下施加阻力，患者抗阻力做全范围屈髋。

2. 增强髋后伸肌群肌力

（1）肌力：0～2 级

患者体位：健侧卧位，健侧下肢屈髋 90°，屈膝 90°，患侧下肢伸展。

治疗者体位：站在患者身后，上方手托住股骨远端及膝关节，下方手托住足踝处，使患侧下肢处于减重体位，嘱患者做主动的最大范围髋后伸。

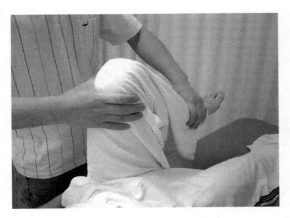

图 11-38　增强屈髋肌群肌力

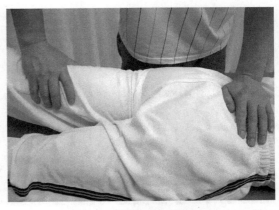

图 11-39　增强髋后伸肌群肌力

肌力 0 级或 1 级时，治疗者给予助力帮助伸髋；肌力 2 级时，只帮助托起患侧下肢，不给予伸髋助力。

（2）肌力：3～4级（图 11-39）

患者体位：俯卧位，双下肢伸直。

治疗者体位：面向患者站立，上方手及前臂放在骨盆后方，固定骨盆，避免腰椎的活动，下方手放在大腿远端并向下施加阻力。

抗阻力方法：患者抗阻力做全范围伸髋。

3. 增强髋外展肌群肌力

（1）肌力：0～2级

患者体位：仰卧位，双下肢伸展。

治疗者体位：面向患者，上方手置于股骨远端，下方手置于外踝处托起患侧下肢，嘱患者做主动的最大范围髋外展。

肌力 0 级或 1 级时，治疗者给予助力帮助髋外展；肌力 2 级时，只帮助托起患侧下肢，不给予髋外展的助力。

（2）肌力：3～4级

患者体位：健侧卧位，患侧下肢伸展维持中立位。

治疗者体位：面向患者站立，上方手放在髂嵴处固定骨盆，避免腰方肌代偿，下方手放在大腿远端外侧并向下施加阻力（图 11-40）。如果膝关节无疼痛，下方手也

可放在外踝处并向内侧施加阻力。

抗阻力方法：患者抗阻力做全范围髋外展。

4. 增强髋内收肌群肌力

（1）肌力：0～2级（图 11-41）

患者体位：仰卧位，双下肢伸展，健侧下肢外展约25°，患侧下肢外展约30°。

治疗者体位：面向患者，下方手托住股骨远端腘窝处，上方手固定同侧骨盆，嘱患者做主动的最大范围髋内收。

肌力 0 级或 1 级时，治疗者给予助力帮助髋内收；肌力 2 级时，只帮助托起患侧下肢，不给予髋内收的助力。

（2）肌力：3～4级

患者体位：患侧卧位，双下肢伸展。

治疗者体位：站在患者身后，上方手放在健侧膝关节内侧托起健侧下肢，下方手放在患侧大腿远端内侧并向下施加阻力。如果膝关节无疼痛，下方手也可放在内踝处并向外施加阻力。

抗阻力方法：患者抗阻力做全范围髋内收。

5. 增强髋内旋肌群肌力（图 11-42）

（1）肌力：0～2级

患者体位：仰卧位，患侧屈髋屈膝90°。

治疗者体位：面向患者站立，上方手

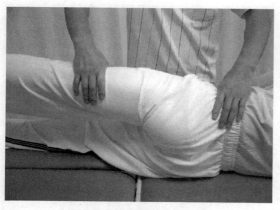

图 11-40 增强髋外展肌群肌力

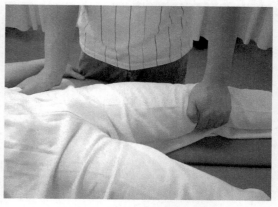

图 11-41 增强髋内收肌群肌力

置于大腿远端固定，下方手置于小腿内侧约足踝上方，患者主动做最大范围的髋内旋（图 11-42A）。

肌力 0 级或 1 级时，治疗者给予助力帮助髋内旋；肌力 2 级时，只帮助托起患侧下肢，不给予髋内旋的助力。

（2）肌力：3 ～ 4 级

患者体位：坐位，双下肢垂于治疗床，训练侧大腿下方垫一毛巾卷，屈髋屈膝 90°。

治疗者体位：面向患者站立，上方手置于大腿远端固定，下方手置于小腿外侧约足踝上方，向内侧施加阻力（图 11-42B）。

抗阻力方法：患者抗阻力全范围髋内旋。

6. 增强髋外旋肌群肌力

（1）肌力：0 ～ 2 级

患者体位：仰卧位，患侧屈髋屈膝 90°。

治疗者体位：面向患者站立，上方手于大腿远端固定，下方手置于小腿外侧于足踝上方，患者主动做最大范围的髋外旋。

肌力 0 级或 1 级时，治疗者给予助力帮助髋外旋；肌力 2 级时，只帮助托起患侧下肢，不给予髋外旋的助力。

（2）肌力：3 ～ 4 级

患者体位：坐位，双下肢垂于治疗床，训练侧大腿下方垫一毛巾卷，屈髋屈膝 90°。

治疗者体位：面向患者站立，上方手置于大腿远端固定，下方手置于小腿内侧于足踝上方，向外侧施加阻力。

抗阻力方法：患者抗阻力做全范围髋外旋。

（三）髋部肌群器械抗阻训练

增强髋部肌群肌力的器械训练包括沙袋、弹簧、墙壁拉力器、训练椅等。

1. 沙袋训练　根据肌力大小，选择重量不同的沙袋，一般放在患侧下肢的股骨远端，关节运动方向的同一侧。例如，增强髋屈曲肌群肌力时，沙袋放在大腿远端前面；增强髋后伸肌群肌力时，沙袋放在大腿远端后侧；增强髋内收肌群肌力时，放在大腿远端内侧；增强髋外展肌群肌力时，放在大腿远端外侧。如果膝部无疼痛或肌力较强时，沙袋也可以放在小腿远端。

2. 弹簧或墙壁拉力器训练　多在站立位练习，将弹簧或拉力器一端固定在肋木、床腿或墙上，另一端固定在小腿远端，通过变换站立的方向使拉力与关节活动方向相反。

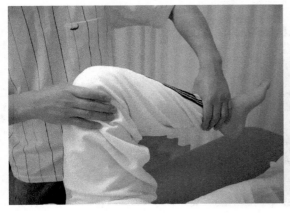
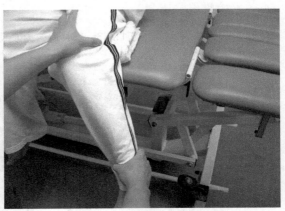

A　　　　　　　　　　　　　B

图 11-42　髋内旋肌群肌力

A. 肌力 0 ～ 2 级；B. 肌力 3 ～ 4 级

例如，增强屈髋肌群肌力时，背向拉力器，直腿向前抬；增强伸髋肌群肌力时，面向拉力器，直腿向后伸；增强髋外展肌群肌力时，健侧朝向拉力器，患侧在外，下肢外展；增强髋内收肌群肌力时则相反，患侧在内，患侧下肢在身体前方内收。

（四）髋部肌群等速肌力训练

患者体位：侧卧位或仰卧位。用尼龙系带固定腰部和胸部等可以产生代偿的部位。

等速肌力训练方法：根据患者具体病情选择合适的运动角速度，对患者髋部外展、内收、屈、内旋、外旋肌群实施等速训练。等速肌力训练前先进行热身活动 5～10 分钟，主要实施髋关节屈、伸、内收、外展、内旋、外旋活动，再测量需进行训练肌群的髋关节活动度，根据测量最大值 90% 设定等速肌力训练最大关节活动值；

关节活动受限的患者，关节活动度需渐进性增加，训练前提是不引起疼痛，初期等速肌力训练角速度设定为 30°/s ～ 90°/s，随着患者关节功能和肌力的改善，逐渐增加等速肌力训练的角速度（图 11-43 ～图 11-45）。

二、膝部肌群

（一）膝部解剖及运动学概要

膝关节活动包括屈、伸运动，屈膝主要由大腿后侧肌群——半腱肌、半膜肌、股二头肌、股薄肌、缝匠肌、腓肠肌等完成；伸膝主要由大腿前肌群——股四头肌完成。

（二）膝部肌群徒手抗阻训练

1. 增强屈膝肌群肌力

（1）肌力：0 ～ 2 级

患者体位：健侧卧位。

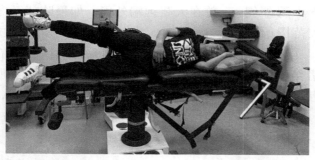
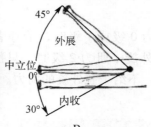

图 11-43　髋外展、内收肌群等速肌力训练及活动范围

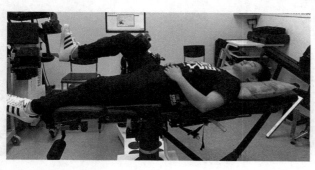
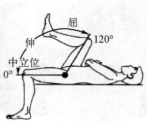

图 11-44　屈髋肌群等速肌力训练及活动范围

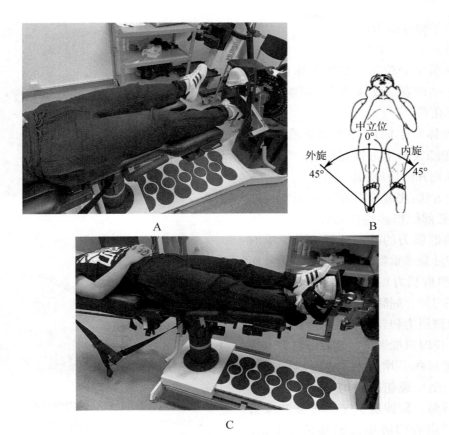

A

B

C

图 11-45 髋内旋、外旋肌群等速肌力训练及活动范围

治疗者体位：面向患者站立，上方手置于股骨远端内侧固定大腿，下方手托住患侧小腿远端，嘱患者做最大范围的膝关节屈曲运动。

肌力 0 级或 1 级时，治疗者给予助力帮助屈膝；肌力 2 级时，治疗者只帮助托起患侧下肢，不给予屈膝的助力。

（2）肌力：3～4 级（图 11-46）

患者体位：俯卧位，下肢伸直。

治疗者体位：面向患者站立，上方手放在臀部固定骨盆，下方手放在小腿远端后方并向下施加阻力。

抗阻力方法：患者抗阻力做全范围屈膝。

2. 增强伸膝肌群肌力

（1）肌力：0～2 级

患者体位：健侧卧位，患侧下肢膝关

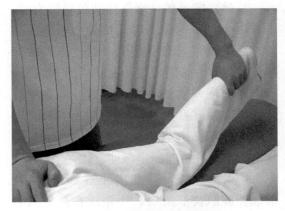

图 11-46 增强屈膝肌群肌力

节屈曲 90°。

治疗者体位：面向患者，上方手置于股骨远端内侧固定大腿，下方手托住小腿远端，嘱患者做最大范围的伸膝运动。

肌力 0 级或 1 级时，治疗者给予助力帮助伸膝；肌力 2 级时，只帮助托起患侧下肢，不给予伸膝助力。

（2）肌力：3～4 级

患者体位：坐位，下肢垂于床沿，大腿下方垫一毛巾卷；或仰卧位，屈髋屈膝，膝下放置三角垫。

治疗者体位：面向患者站立或坐位，上方手放在膝关节上方固定股骨，下方手握住小腿远端并向后施加阻力。

抗阻力方法：患者抗阻力做全范围伸膝。

（三）膝部肌群器械抗阻训练

膝部肌群肌力的器械练习，最简单的方法就是把沙袋等重物置于小腿远端的前面（增强伸膝肌群肌力）或后面（增强屈膝肌群肌力）练习伸、屈膝关节。坐位时可同时进行伸膝肌群肌力和屈膝肌群肌力练习，俯卧位和站立位时只能训练屈膝肌群肌力。

1. 沙袋训练 增强屈膝肌群肌力时，患者站立、坐位或俯卧位均可，沙袋放在小腿远端后面，屈曲膝关节；增强伸膝肌群肌力时，患者仰卧屈髋屈膝位或坐位，沙袋放在小腿远端前面，伸直膝关节。

2. 弹力带训练 增强伸膝肌群肌力时，患者取坐位背向弹力带，抗弹力带阻力主动伸膝；增强屈膝肌群肌力时，患者取俯卧位，抗弹力带阻力主动屈膝（图 11-47）。

3. 滑轮或墙壁拉力器训练 增强屈膝肌群肌力时，患者面向滑轮或拉力器而坐，屈曲膝关节；增强伸膝肌群肌力时，患者背向滑轮或拉力器而坐，伸直膝关节。

4. 训练椅训练 患者坐在训练椅上，增强伸膝肌群肌力时，小腿放在足托的后面，向前抬起；增强屈膝肌群肌力时，小腿放在足托的前面，向后屈曲。训练时，根据肌力强弱调整好足托的重量，动作缓慢，避免借助重力摆动下肢（图 11-48）。

（四）膝部肌群等速肌力训练

患者体位：坐位。用尼龙系带固定腰部、胸部、大腿部等可以产生代偿的部位。

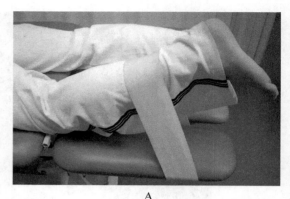

A

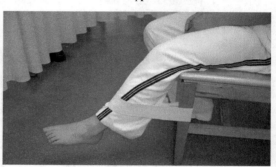

B

图 11-47　弹力带训练
A. 增强屈膝肌群肌力；B. 增强伸膝肌群肌力

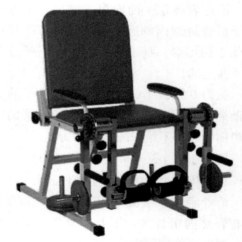

图 11-48　训练椅

等速肌力训练方法：根据患者具体病情选择合适的运动角速度，对患者膝部屈、伸肌群实施等速肌力训练。等速肌力训练前先进行热身活动 5 ～ 10 分钟，主要实施膝部屈、伸活动，再测量需进行训练肌群的膝关节活动度，根据测量最大值 90% 设定等速肌力训练最大关节活动值；关节活动受限的患者，关节活动度需渐进性增加，训练前提是不引起疼痛，初期等速肌力训练角速度设定为 30°/s ～ 90°/s，随着患者关节功能和肌力的改善，逐渐增加等速肌力训练的角速度（图 11-49）。

三、踝部肌群

（一）踝部解剖及运动学概要

踝部关节包括胫距关节、跟距关节、跗骨间关节。参与运动的主要肌群：①跖屈肌群，包括小腿三头肌、胫骨后肌、踇长屈肌、趾长屈肌；②背伸肌群，包括胫骨前肌、踇长伸肌、趾长伸肌；③内翻肌群，包括小腿三头肌、胫骨前肌、胫骨后肌、趾长屈肌；④外翻肌群：包括胫骨前肌、腓骨长肌、腓骨短肌、踇长伸肌、趾长伸肌。

（二）踝部肌群徒手抗阻训练

1.增强踝背伸肌群肌力

（1）肌力：0 ～ 2 级（图 11-50）

患者体位：仰卧位。

治疗者体位：面向患者站立，一手固定足跟，另一手握住足背，嘱患者做全关节活动范围的踝背伸动作。

肌力 0 级或 1 级时，治疗者给予助力帮助踝背伸；肌力 2 级时，只帮助固定患侧下肢，不给予踝背伸助力。

（2）肌力：3 ～ 4 级

患者体位：仰卧位，患侧下肢屈髋屈

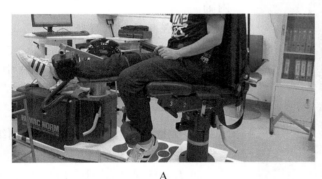
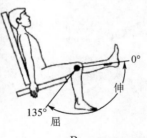

图 11-49　屈膝、伸膝肌群等速肌力训练

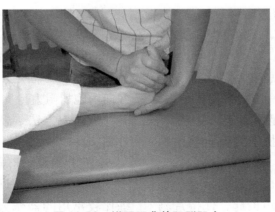

图 11-50　增强踝背伸肌群肌力

膝（膝下垫一个三角垫），踝中立位。

治疗者体位：面向患者站立，上方手置于小腿远端，固定胫骨，下方手握住足背，并向足底方向施加阻力。

抗阻力方法：患者抗阻力做全范围踝背伸。

2. 增强踝跖屈肌群肌力

（1）肌力：0～2级（图11-51）

患者体位：患侧卧位。

治疗者体位：面向患者站立，一手固定小腿远端，另一手握住足背，嘱患者做全关节活动范围的踝跖屈动作。

肌力0级或1级时，治疗者给予助力帮助踝跖屈；肌力2级时，只帮助托起患侧下肢，不给予踝跖屈助力。

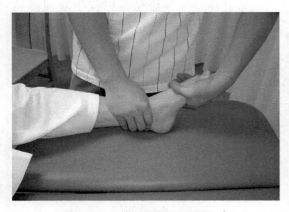

图 11-51 增强踝跖屈肌群肌力

（2）肌力：3～4级

患者体位：俯卧位，屈膝90°，股骨远端垫一毛巾卷。

治疗者体位：面向患者站立，上方手置于小腿远端，固定胫骨，下方手握住足跟，前臂掌侧抵住足底并向足背侧施加阻力。

抗阻力方法：患者抗阻力做全范围踝跖屈。

跖屈肌群肌力训练也可以在站立位练习。患者单足站立，足跟抬起，保持片刻后放下，反复进行。

3. 增强踝内翻肌群肌力

（1）肌力：0～2级

患者体位：仰卧位，双下肢中立位，于腘窝处垫一毛巾卷。

治疗者体位：面向患者站立，一手固定踝关节上方，另一手握住足外侧缘，嘱患者做最大范围的踝内翻。

肌力0级或1级时，治疗者给予助力帮助踝内翻；肌力2级时，治疗者只帮助固定下肢，不给予踝内翻的助力。

（2）肌力：3～4级

患者体位：坐位，小腿于床沿外下垂。

治疗者体位：面向患者坐位，一手握住踝关节上方固定，另一手握住足内侧缘并向外施加阻力。

抗阻力方法：患者抗阻力做全范围踝内翻。

4. 增强踝外翻肌群肌力

（1）肌力：0～2级

患者体位：仰卧位，双下肢中立位，于腘窝处垫一毛巾卷。

治疗者体位：面向患者站立，一手固定踝关节上方，另一手握住足内侧缘，患者做最大范围的踝外翻。

肌力0级或1级时，治疗者给予助力帮助踝外翻；肌力2级时，治疗者只帮助固定下肢，不给予踝外翻的助力。

（2）肌力：3～4级

患者体位：坐位，小腿于床沿外下垂。

治疗者体位：面向患者坐位，一手握住踝关节上方固定，另一手握住足外侧缘并向内施加阻力。

抗阻力方法：患者抗阻力做全范围踝外翻。

（三）踝部肌群器械抗阻训练

1. 抗阻练习器训练 踝部肌群肌力训练比较常用的器械为抗阻练习器，该练习器具有增强踝跖屈、背伸肌群肌力，以及内翻、外翻肌群肌力的作用，应用时将足固定在练习器上进行运动。

2. 弹力带训练　增强踝跖屈肌群肌力时，将弹力带固定在足底，双手握住弹力带的另一端并拉紧，患者抗弹力带阻力主动做全范围踝跖屈（图 11-52A）；增强踝背屈肌群肌力时，将弹力带固定在足背，弹力带的另一端固定在远端或由他人固定，患者抗弹力带阻力做全范围踝背伸（图 11-52B）。增强踝内翻或外翻肌群肌力时，双足分开，将弹力带绕在双足上并绷紧，训练时一足固定，另一足做外翻或双足同时外翻（图 11-52C）。

（四）踝部肌群等速肌力训练

患者体位：仰卧位，下肢踝关节以下置于测试台边缘外，髋、膝关节屈曲位。下肢尼龙带固定。

等速肌力训练方法（图 11-53，图 11-54）：根据患者具体病情选择合适的运动角速度，对患者踝部背伸、跖屈、内翻、外翻肌群实施等速肌力训练。等速肌力训练前先进行热身活动 5 ～ 10 分钟，主要实施踝部背伸、跖屈、内翻、外翻活动，再测量需进行训练肌群的踝关节活动度，根据测量最大值 90% 设定等速肌力训练最大关节活动值；关节活动受限的患者，关节活动度需渐进性增加，训练前提是不引起疼痛，初期等速肌力训练角速度设定为 30°/s ～ 90°/s，随着患者关节功能和肌力的改善，逐渐增加等速肌力训练的角速度。

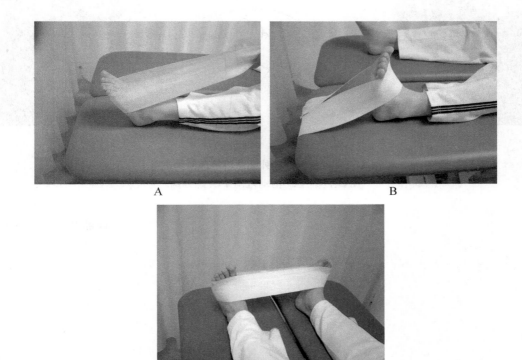

图 11-52　弹力带训练
A. 增强踝跖屈肌群肌力；B. 增强踝背伸肌群肌力；C. 增强踝外翻肌群肌力

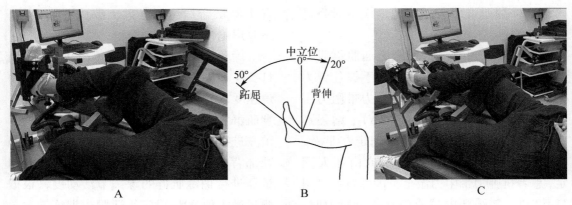

图 11-53 踝背伸、跖屈肌群等速肌力训练

A. 踝背伸；B. 活动范围；C. 踝跖屈

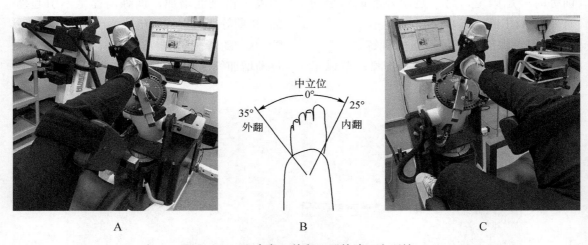

图 11-54 踝内翻、外翻肌群等速肌力训练

A. 踝内翻；B. 活动范围；C. 踝外翻

（薛晶晶 李 浩）

第 12 章

牵引与悬吊

第一节 牵引技术

一、概述

（一）定义与分类

1.牵引（traction）　是指利用作用力和反作用力的原理，通过外力（徒手、器械或自身体重等）作用于脊柱或四肢关节，使关节面发生分离、关节周围软组织得到牵拉，从而达到治疗目的的一种康复治疗方法。

2.牵引的分类

（1）根据治疗部位可分为脊柱牵引（颈椎牵引、胸椎牵引、腰椎牵引）和四肢关节牵引。

（2）根据牵引时患者的体位可分为仰卧位牵引、俯卧位牵引、坐位牵引、倒立牵引。

（3）根据牵引力的来源可分为自身体重牵引、徒手牵引、重锤牵引、电动牵引。

（4）根据牵引力的持续性可分为持续性牵引和间歇性牵引。

（二）牵引的生理效应及其影响因素

1.脊柱牵引的生理效应及其影响因素

（1）脊柱机械性拉长：1958年Lawson曾报道每次牵引后受试者的站立高度可增加3.43mm；牵引4周后，两位受试者身高的增加量可逐渐增至8mm。发生脊柱长度改变的原因包括脊柱椎体机械性分离；脊柱两侧肌肉的牵伸和放松；相应韧带和小关节囊的牵伸；椎间孔的增宽；脊柱生理弯曲变直；脊柱小关节的滑动和椎间盘突出症患者突出物的缩小等。其中脊柱椎体间的机械性分离是最主要的因素，并且机械分离的效果是可以测量的。

影响椎体分离程度的主要因素包括①脊柱的位置：可能在较大程度上影响脊柱不同部位椎体分离的效果。一般认为牵引之前脊柱屈曲的角度越大，椎体后部分离的程度越大。这在颈椎牵引时尤为重要。颈椎处于屈曲位时，颈椎的正常生理曲度变直、椎间孔增宽、颈后部软组织伸展、椎间盘前部压缩而后部增宽，这样可进一步增强牵引的效果；而颈椎处于后伸位时，则效果相反。②牵引的角度：主要影响牵引部位屈曲的程度。③牵引的重量：影响椎体间机械性分离的最重要因素。此外，患者的体位、牵引部位的重量、牵引床的摩擦力、应用的牵引方法、患者放松的程度、牵引装置自身等多种因素均可影响牵引的效果。

（2）椎体小关节的松动：牵引对椎体小关节的影响主要表现为①关节突关节小关节面的滑动或转动；②关节突关节小关节面的分离；③关节突关节小关节面的靠近或压缩。

关节突关节关节面的移动在一定程度上受脊柱屈曲、侧屈、旋转运动的影响,具体情况分述如下①脊柱屈曲:当患者处于脊柱屈曲位时,可导致脊柱相应关节关节面的滑动;此时施加纵向的牵引力可以增强滑动的效果,并增加伸展的角度。②脊柱侧屈:当患者处于脊柱侧屈位时,可导致脊柱凸侧关节突之间的滑动;此时若同时施加纵向的牵引力量,可增加脊柱凸侧的伸展程度。③脊柱旋转:当患者处于脊柱旋转位时,可导致旋转侧相对上一椎体关节突分离,对侧关节突压缩。利用这一作用可以达到单侧牵引或位置牵引的目的。

(3)放松脊柱肌肉:随着肌肉放松可缓解由肌肉紧张或痉挛造成的疼痛,进一步增强椎体分离的作用。

影响脊柱肌肉放松效果的因素包括以下几个方面①患者所处的体位:颈椎牵引时,坐位牵引较仰卧位牵引有更多的颈椎肌肉活动;而仰卧位牵引时患者的体位或局部身体被放置妥当后很少再发生移位,患者会得到很好的支持和安全感。腰椎牵引时,双髋、双膝屈曲,将双小腿置于三角凳上(即腰大肌姿势体位)可很好地放松腰背部肌肉。②脊柱的位置:颈椎牵引时,牵引的角度使颈椎屈曲角度增加时,上斜方肌等肌肉的肌电活动增加;反之,牵拉的角度越小相应的肌肉越放松。腰椎牵引时,采用仰卧位腰大肌姿势体位可使腰背部肌肉得到较好的放松。③牵引的时间:间歇牵引和持续牵引在一开始均可导致椎旁肌肉的肌电活动增加,但治疗7分钟后肌电活动可恢复至接近休息水平。Harris有关研究表明,20~25分钟的牵引时间对肌肉放松是必要的。④牵引的力量:颈椎牵引时,使肌肉放松所需的牵引力量低于机械分离所需的牵引力量(1.5~2.5kg)。同样,腰椎牵引时,肌肉放松所需的牵引

力量不一定要>25%体重。

(4)缓解疼痛:缓解疼痛的可能机制有①改善局部的血液循环,特别是改善充血造成的循环血流不畅的现象,从而缓解椎间孔处硬脊膜、血管和脊神经根的压力,降低局部有害炎性刺激物的浓度;②椎间隙的分离可暂时增大椎间孔的直径,减少刺激或压迫导致脊神经根损害的可能性;③降低关节突关节的关节囊张力,使关节突关节关节面分离,调节关节突关节间的协调性;④牵拉软组织的机械伸展力可使脊柱相应节段的活动增加,降低因活动受限或软组织损伤导致的肌肉紧张性疼痛。

影响疼痛缓解的因素包括①患者的体位:患者应置于舒适和易于开展牵引技术的体位,避免因位置不当加重患者的疼痛,增强缓解疼痛的效果;②脊柱的位置:在急性期,应将受累的脊柱节段摆放在有利于损伤组织放松或无痛的体位,亚急性期或慢性期,应将受累的脊柱节段及与该节段相关的软组织处于伸展位;③牵引的力量和时间:急性期由于存在损伤和炎症,应采用低强度(无明显牵拉感)和短时间的牵引,以达到休息、制动的目的;在亚急性期和慢性期,牵引力量和时间可根据治疗目的、牵引类型、病人的耐受程度等情况逐渐调整。

(5)神经生理效应:部分研究通过测定α运动神经元兴奋性证实徒手颈椎牵引可降低正常人α运动神经元的兴奋性。牵引过程中,运动神经元兴奋性较低,表明牵引可减少肌肉不自主活动,从而改善运动功能。对α运动神经元的抑制影响了脊髓疼痛信息的传递,从而缓解肌肉痉挛和疼痛的恶性循环。由此提示除了机械性效应之外,牵引还可引起神经生理效应,且这种神经生理效应可进一步促进肌肉放松和缓解疼痛。

2.四肢牵引的生理效应

（1）增大关节腔间隙，扩大活动度 牵引力通过牵引装置作用于关节，使关节产生分离运动，为关节活动提供空间。

（2）预防并治疗关节周围软组织的挛缩和粘连，保持或恢复正常的关节活动度 牵引的机械性伸展作用可使挛缩和粘连的肌纤维产生塑性延长，改善静脉血液回流，消除肢体肿胀，从而使病损关节恢复正常的活动范围。

（3）保持或恢复正常对位和对线：调整牵引角度可矫正成角和扭转移位，使骨折复位；也可使脱位的关节复位，防止再脱位。

二、颈椎牵引

（一）颈椎牵引的治疗作用

1.增大椎间隙和椎间孔 研究发现颈椎牵引可使椎间隙累计延伸 1cm。颈椎活动度最大的部位是 $C_{5\sim6}$，其次是 $C_{4\sim5}$、$C_{6\sim7}$，这些部位经常出现椎间盘病变或椎间孔狭窄。颈椎牵引通过牵引带沿纵轴方向对颈椎施加牵引力，加大椎间隙和椎间孔，缓解椎间盘组织向周缘的外突压力；同时使后纵韧带紧张，有利于减少外突组织产生的压力。

2.牵伸挛缩肌群，改善血液循环 颈椎疾病多伴有疼痛，从而使其周围肌群发生继发性痉挛（慢性肌肉劳损患者可发生原发性肌痉挛）。肌肉痉挛加重压迫，造成关节活动减少、血液循环障碍，进一步加重症状，形成恶性循环。牵引可以牵张挛缩肌群，放松处于痉挛状态的肌肉，减少颈椎的应力，阻断上述恶性循环，从而缓解症状。

3.减轻小关节负载 椎间盘突出常伴有小关节功能紊乱或半脱位，滑膜嵌顿。牵引有助于牵开嵌顿的小关节囊，调整错位关节和椎体的滑脱及曲度异常，恢复小关节的正常对合关系，对颈椎骨折和脱位有固定和整复作用。因此，牵引是治疗椎间盘突出症、小关节紊乱等疾患的有效治疗方法。

4.减轻神经根受压 神经根型颈椎病可因椎间孔变窄和外伤、受凉等继发性因素导致局部充血、水肿，使神经根受压加重。颈椎牵引可增加椎间隙，扩大椎间孔，缓解椎间孔中的神经根和动、静脉所受压迫、刺激，松解神经根和关节囊之间的粘连，从而有利于消除水肿，减轻压迫症状。

5.制动 脊柱关节紊乱或小关节错位的患者无法承受大重量牵引，可行小重量牵引限制颈椎活动，整复关节紊乱或错位。

（二）颈椎牵引的方法

1.徒手牵引 治疗师使用手法对患者颈部进行牵引以达到治疗目的的一种治疗方法，适用于各型颈椎病。在牵引中治疗师可很好地控制牵引的角度和患者头部的位置，并可配合进行推拿手法。颈椎的徒手牵引主要有两个方面的作用：一是治疗作用；二是作为实施机械牵引前的尝试性手段。

患者体位：仰卧在治疗床上，尽量放松。

治疗师体位：站在治疗床头，双手支撑患者的头部。治疗师手臂固定，保持稳定的站姿，通过身体后倾施加牵引的力量到颈部。徒手牵引应采用间歇式牵引，用力应平顺、缓慢。

2.姿势性牵引 通过调整患者的姿势，利用体重作为牵引重量对颈椎特定节段进行持续性牵引的治疗方法。将床的头端升高形成斜面，在床垫和褥子之间铺上一层硬板。患者头枕 10cm 高的硬枕，枕颌牵引带上端固定于床头，下端固定于患者的下颌及枕部，借患者身体向床尾移动将牵引带拉紧进行牵引。治疗从 30 分钟／次开始，然后逐渐延长牵引时间。睡前停止牵引，以保证患者睡眠充分。姿势性牵引适合患者在家中进行。

3. 卧位重锤牵引 指利用枕颌套通过床头的滑轮悬挂重锤进行牵引的方法。治疗时患者仰卧位，通过枕头的高度调整牵引的角度（通常为颈部前屈20°～30°），固定好枕颌牵引套，利用重锤进行持续牵引。牵引重量从2～3kg开始，逐渐增加至4～5kg。牵引时间应超过6小时/天，每持续牵引2小时可休息10～15分钟。当患者症状缓解或牵引2～3天后，可逐渐减少牵引重量或牵引时间。重症颈椎病或可疑有颈椎脱位的患者可持续牵引24小时以上。

4. 机械牵引 近年来常用以微电脑控制的电动机施加持续或间歇的牵引力。间歇牵引对颈部有放松作用，能改善局部的血液循环，对慢性颈椎病患者效果较显著。牵引持续时间和间歇时间无特殊规定，可依具体情况而定，例如牵引1分钟间歇10秒，或牵引3分钟间歇1分钟，每次治疗15～20分钟。间歇牵引刺激性较大，可能使某些急性期患者的症状加重，故急性期患者应先采用持续牵引法治疗。

牵引参数及其调节：颈椎牵引参数要根据患者的年龄、性别、体质强弱、病变椎体、病情轻重以及治疗中的反应等情况进行选择。

（1）牵引角度：垂直（0°）牵引的最大应力作用于颈椎上段，增加前屈角度则最大应力位置下移，前屈20°～30°牵引时第6、7颈椎间隙增大最明显。临床上常根据患者的颈椎病类型和颈椎X线片决定牵引角度，神经根型颈椎病采用前屈20°～30°，颈型前屈小于20°，椎动脉型前屈小于5°，脊髓型后伸10°～15°；X线片显示颈椎曲度消失时采用垂直或略前倾位牵引，颈椎呈反弓状态时采用垂直或后伸位牵引，颈椎反弓且

成角时可采用垂直牵引。牵引角度还应根据患者牵引后的反应及时调整。

（2）牵引重量：牵引重量应根据治疗次数、患者体质强弱、牵引时间长短以及采用持续牵引还是间歇牵引等因素确定。一般初次治疗从3～5kg开始，如患者无不适反应则每天增加1～2kg。最大牵引重量需视患者体质及对牵引的反应而定，颈部肌肉较弱者14～18kg，颈部肌肉较强者18～24kg。

（3）牵引时间：实验显示牵引30分钟和60分钟对颈椎间距的影响没有显著性差异，故采用一般重量牵引时，治疗时间为20～30分钟；大重量牵引时，治疗时间缩短至5～15分钟；重症或疑有颈椎脱位者卧位持续牵引时间可达6小时以上。

（4）牵引频率及疗程：1次/日，15～20次/疗程；短时间牵引可每日上、下午各1次。

5. 自我牵引技术 轻度颈椎病患者可以使用简易的家庭牵引装置，在医生指导下进行自我牵引。患者自我牵引时需有人看护，以防意外发生。

（三）颈椎牵引的临床应用

1. 适应证 神经根型、椎动脉型、颈型颈椎病，颈椎关节扭伤，颈椎侧弯、后突畸形，颈部肌肉紧张，颈椎退行性病变，寰枢关节半脱位。

2. 禁忌证

（1）绝对禁忌证：颈椎整体结构不完整（如颈椎及其邻近组织的肿瘤、结核等），颈椎邻近有血管损害性疾病，颈内动脉严重狭窄有斑块形成，出血性疾病，牵引治疗后症状加重的疾病（如颈部周围软组织急性拉伤、扭伤、急性炎症等），强直性脊柱炎，类风湿关节炎，先天性脊柱畸形等。

（2）相对禁忌证：椎动脉硬化、畸

形，心肌梗死恢复期，脑动脉硬化，重度高血压，心脏病；脊髓型颈椎病脊髓严重受压的患者应慎用或不主张采取牵引治疗。

3. 注意事项

（1）牵引前：治疗师应调整好牵引带的受力部位和枕颌牵引套的松紧度，防止枕颌牵引套压迫颈动脉或卡住咽喉部。牵引带的枕部带应以枕骨粗隆为中心，恰好包住枕骨，颌部带包住下颌部。牵引带两侧的悬吊带要等长，作用力相等。

（2）脊髓型颈椎病患者初次牵引过程中应有医生在场。牵引中如患者出现四肢麻木、无力加重应立即停止牵引，保护颈部，平卧观察，直至症状改善。

（3）牵引中患者应感到舒适，有不适时应立即停止牵引，及时检查调整。不能耐受牵引或对牵引感到恐惧者应改用其他治疗方法。

（4）牵引前或牵引时可同时进行局部温热疗法以缓解局部肌肉痉挛，也可配合应用其他理疗或手法治疗以提高疗效。

（5）牵引结束后解开悬吊带，原地休息 1～2 分钟。

三、腰椎牵引

（一）腰椎牵引的治疗作用

1. 增加椎体间距，降低椎间盘内压 沿腰椎轴向牵引可使椎间隙加宽，减少椎间盘内压，甚至产生负压，有利于轻度向外周膨隆的椎间盘回缩复位，减轻突出物对周围神经组织的压迫和刺激。

2. 增加后纵韧带张力，促进椎间盘还纳 轴向牵引力可使后纵韧带张力明显加大，有利于突出物特别是中央型突出物还纳复位。

3. 增加椎管容积 牵引可使与突出椎间盘相应水平的椎管横截面积增加，增加椎管容积，减轻对椎管内神经的压力。

4. 增加侧隐窝的面积 牵引可伸张黄韧带，改善黄韧带的血液循环，增加椎间盘与黄韧带之间的间隙及侧隐窝的容积，减轻对神经根的压迫。

5. 纠正腰椎小关节紊乱 椎间盘突出后多继发小关节倾斜、不稳，影响脊柱的稳定性。沿脊柱轴向的水平牵引可使关节突上下滑动，关节间隙加宽。屈曲旋转牵引时，旋转侧小关节做切面旋转滑动，对侧小关节间隙加大，有利于小关节复位。

6. 预防、松解神经根粘连 急性期牵引可防止神经根与突出物长期挤压形成粘连；慢性期牵引可在一定程度上松解已形成的粘连，改善感觉与运动功能。

7. 缓解肌肉痉挛，纠正前屈、侧弯等继发性腰椎畸形 持续牵引在这方面作用更明显。

（二）牵引方法

1. 徒手牵引

患者体位：仰卧在治疗床上。

治疗师体位：由患者髋部和下肢的姿势决定。患者下肢伸直时，治疗师从患者脚踝处给予牵引力；患者髋关节屈曲90°时，患者的双腿放在治疗师的肩膀上，治疗师双手环绕患者大腿给予牵引力。治疗时应选择最能改善患者症状的姿势。

腰部的徒手牵引比颈部的徒手牵引难以操作，因为需要移动身体一半以上的重量并克服身体与床面间的摩擦力。

2. 姿势性牵引 利用患者自身腰部以下的体重进行牵引，方法简便，易于掌握。

患者体位：仰卧在治疗床上，胸部用牵引带固定于床头，腰部及下肢不固定，将床板以头高足低的方向倾斜。初次牵引时床面与水平面夹角从30°始，以后每天增加5°，一般治疗8～10天后倾斜角度可达70°～90°。牵引时间可达每天4小时。姿势性牵引适用于不方便去医院治疗的患者的家庭牵引。

3. 骨盆重锤牵引 在普通病床的床垫和褥子之间放置硬板，床的足端安装滑轮支架，两个滑轮间距与人体同宽。患者仰卧在床上，小腿垫高使髋、膝关节保持屈曲90°。骨盆牵引带包围骨盆后部及两侧，其绳索从骨盆两侧向斜上方通过床足端的滑轮分别悬挂重锤进行牵引。首次牵引滑轮重量每侧5kg；以后根据患者的治疗反应每1～3日增加1～2kg，最后达到合适的重量。首次牵引时间可选择牵引1小时，休息20分钟，然后继续牵引；待患者适应后逐渐延长牵引持续时间。夜间停止牵引，以利于睡眠。此方法适用于需在病房绝对卧床的患者。

4. 电动骨盆牵引 电动骨盆牵引是以电动牵引力替代重锤的腰椎牵引方式，牵引装置由电动控制台、牵引床、牵引动力源、胸背板和可滑动的臀腿板组成。电动控制台可预先精确地设定牵引重量和牵引时间等参数。

电动骨盆牵引可做持续牵引和间歇牵引。持续牵引的牵引重量和牵引时间同骨盆重锤牵引，适用于急性腰椎间盘突出症、腰椎关节紊乱或急性腰痛的患者。间歇牵引重量可从体重的80%开始逐渐增加，一般每3～5天增加5kg，最大牵引重量不应超过体重；治疗时间20～30分钟/次，间歇时间可在30秒以内进行调节，例如牵引1分钟，间歇10秒。

腰椎上段病变时可以采取直腿平卧位牵引，使牵引力更好地作用于病变腰椎。腰椎下段病变时采取屈髋、屈膝90°位牵引，以更充分地放松腰部肌肉，使腰椎正常的生理前屈变平，此时腰椎特别是椎体后部结构更易于受牵引力的作用而拉长，牵引力更容易作用于病变部位，达到更好的治疗效果。

电动骨盆牵引是临床最常用的腰椎牵引方式，主要用于急性腰椎间盘突出症、腰椎关节紊乱或各种类型的急慢性腰痛。牵引后2小时内腰部有不适感是正常的；牵引时应随时观察患者的反应并及时调整姿势、重量和时间，如出现严重不适应该停止牵引并给予相应处理。

5. 屈曲旋转快速牵引 近年来发展起来的一种有别于传统牵引的牵引方法，在沿脊柱轴向牵引力的基础上，增加了屈曲、旋转动作，且瞬间同时完成。

（1）牵引床特点：牵引床由控制部分和床体部分组成。控制部分是一台微电脑和控制箱，屈曲角度、旋转角度和牵引距离等参数均以微电脑键盘输入，并在显示屏上显示。控制箱将输入的参数传递到治疗床，由液压传动装置控制，使床体完成各种设定动作。各种参数的设定范围为：屈曲角度－5°～25°，旋转角度－20°～20°，牵引距离0～7mm。床体的胸腰板可向头端移动，臀腿板可以屈曲和旋转。牵引力可随牵引时受到的阻力（来自患者腰部肌肉和韧带的拮抗力）自动调节，这样既可达到规定距离又可避免牵伸过度。

（2）牵引方法：患者暴露腰部，俯卧在牵引床上，胸部和臀部分别固定在牵引床的胸腰板和臀腿板上，患椎间隙与两板之间的间隙相对应。治疗参数依据患者性别、年龄、身体状况、症状、体征及影像学检查结果而定。常用参数为腰椎前屈角度10°～16°，旋转角度12°～15°，多向患侧旋转，或先向患侧再向健侧旋转。操作者立于患者患侧，用手指或手掌根按压于患部上一棘突，另一手叠压其上，然后脚踏控制开关，双手同时下推、旋转、按压，重复1～2次。牵引后患者平卧硬板床3天，腰部用腰围制动，可服消炎止痛药，3天后复诊可配合使用其他物理疗法或按摩。一般只需牵引 1 次，若需再次牵引可于 1 周后进行。

（3）与传统牵引的区别：屈曲旋转快速牵引是在水平牵引力的基础上增加了旋转、斜扳的作用力，牵引在瞬间完成。牵引时患者俯卧位且腰椎处于前屈位，该体位一方面可减小椎体的生理弯曲，使牵引力与脊柱轴线趋于一致和相对集中；另一方面增大椎管容积，使椎体后韧带紧张，张应力明显加大，对突出物产生压力；牵引时椎间盘内压明显减小，此二力共同作用有利于突出物还纳。旋转斜扳可对脊柱产生外加的旋转应力，操作者以手法固定患者受累椎体的上一棘突，使作用力点集中。

因此，屈曲旋转快速牵引具有定时、定量、定角度等优点，可以解决人工复位和轴向牵引不能解决的难题，提高了非手术治疗腰椎间盘突出的治愈率，但是必须严格掌握适应证和禁忌证，且需要配合休息、避免弯腰，并增强腰背肌力量以减少复发。突出较大、边界不清或已有髓核游离者慎用屈曲旋转快速牵引，以防出现马尾综合征。

6. 自我牵引　双手抓握肋木或门框等使身体悬空，双下肢进行相应的前后、左右摆动，利用自身重力牵引。每次数秒至数分钟，2～3 次 / 日，隔日一次。自我牵引常与医疗体操同用，适用于青壮年患者。

（三）腰椎牵引的临床应用

1. 适应证　腰椎间盘突出症，腰椎管狭窄，腰椎小关节紊乱，腰椎小关节滑膜嵌顿，腰椎退行性疾病，腰椎滑脱，无并发症的腰椎压缩性骨折，早期强直性脊柱炎，脊柱前凸、侧弯、后凸畸形，腰扭伤，腰肌劳损，腰背肌筋膜炎等。

2. 禁忌证　急性拉伤、扭伤、炎症等需要脊柱制动的疾病，脊柱整体结构不完整，

如脊椎恶性肿瘤、骨质疏松或感染，怀孕，无法控制的高血压，严重的痔疮，心血管疾病，裂孔式疝脱，全身衰弱显著者，结核或肿瘤转移导致腰痛、坐骨神经痛症状的患者，牵引后症状加重或疼痛剧烈而不适合继续牵引者。

3. 注意事项

（1）牵引前向患者做好解释工作，消除患者的紧张情绪。嘱咐患者牵引时不要屏气或用力对抗。进行屈曲旋转快速牵引前，医生需详细了解患者的病情，最好与骨科医生共同制定治疗方案，以免造成损伤。

（2）牵引中胸背固定带和骨盆固定带要扎紧，但胸部固定带不应妨碍患者正常呼吸，同时应注意避免卡压腋窝引起臂丛神经损伤。两侧牵引绳应对称，拉紧度一致。牵引与腰部热疗同时进行有助于放松腰部肌肉，避免拉伤。

（3）牵引后应嘱患者平卧休息数分钟后再起身。如条件许可，牵引可配合其他物理治疗以增强疗效，如其他物理因子治疗或手法治疗。牵引治疗期间需适当增加卧床休息时间。

四、四肢关节牵引

四肢关节牵引指将受累关节近端肢体适当固定，在其远端肢体按需要的方向（屈、伸、内收、外展、内旋、外旋）用适当重量进行牵引，达到牵伸关节或增大关节生理运动范围的治疗方法。

（一）四肢关节牵引的治疗作用

1. 增大关节腔间隙，扩大活动度。

2. 预防、治疗关节周围软组织的挛缩和粘连，保持或恢复正常的关节活动度。

3. 保持或恢复正常骨与关节的对位和对线。

（二）牵引器具及操作方法

四肢关节牵引器由活动关节的托架和

控制运动的结构组成，包括针对下肢、上肢、手指等关节的专门设备（图 12-1）。电动式关节运动器由机械结构和微电脑控制部分组成，参数设置包括牵引力、角度、频率和时间，设有连续牵引或间歇牵引两种工作模式，有过载保护功能。

在缺乏电动牵引设备的场合，可利用身边的材料如滑轮、绳索、沙袋、哑铃或杠铃片、墙式拉力器等自制各种牵引装置，在远端肢体上按需要方向施加重力进行牵引，或在活动受限关节的远端直接放置配重进行牵引。

（三）四肢关节牵引的操作要点

1. 牵引方法　将挛缩关节的近、远端肢体固定于支架或特定牵引器具的相应位置，设置牵引参数，启动电动牵引，或在远端肢体上按需要的方向施加重力进行牵引。不同的关节及相同关节不同方向的牵引可依次进行。

2. 牵引体位　根据病损关节部位的不同，可取仰卧位、俯卧位或坐位等不同体位进行牵引。牵引时尽量使患者处于稳定、舒适、可持久保持的体位，充分放松局部肌肉。

3. 牵引力　在关节的远端肢体施加牵引力，牵引力稳定而柔和，以患者局部肌肉有一定紧张或轻度疼痛但不引起反射性肌痉挛为度。从小重量、间歇性牵引逐渐过渡到持续牵引。

4. 牵引时间　每次 10～20 分钟，使挛缩的肌肉和受限的关节缓缓地伸展，每日 1～2 次。

5. 牵引疗程　取决于每次牵引的效果，牵引后肌肉紧缩或关节活动受限再现均可考虑再行牵引。

（四）四肢关节牵引的临床应用

1. 适应证　关节活动受限，尤其是存在挛缩及粘连的关节。

2. 禁忌证　骨性关节强直、新发骨折、关节内及其周围组织存在炎症或感染、关节运动或肌肉拉长时疼痛剧烈、有血肿或其它组织损伤征兆的部位。

此外，当挛缩或缩短的软组织正替代正常结构的稳定性或对关节起稳定作用时，或当挛缩或缩短的软组织有利于功能活动时（尤其是瘫痪或严重肌无力患者），关节牵引必须慎重。

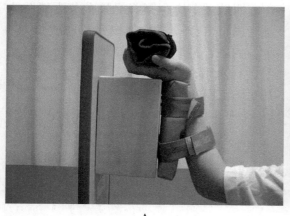
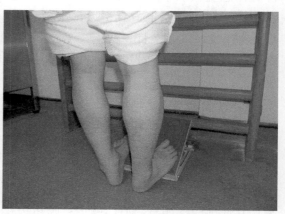

A　　　　　　　　　　　　B

图 12-1　四肢关节牵引装置

A. 上肢；B. 下肢

3.注意事项

（1）牵引前：先采取局部热疗放松肢体，衣着应舒适、宽松，以免限制肢体的牵引。

（2）牵引中：患者治疗部位应尽量放松，避免和牵引力对抗。牵引力不能使关节活动超过其正常的活动度。避免用较大的力量牵引长期制动的肌肉和结缔组织。

（3）发生运动的关节要加以固定和保护，避免牵引水肿组织和过度牵引无力的肌肉。

（薛晶晶　燕铁斌）

第二节　悬吊技术

一、概述

悬吊是利用绳索、挂钩、滑轮等简单物理器械设备，将拟活动的肢体悬吊起来，以减轻或消除肢体的自身重量，然后在水平面或者其他方向上根据需要进行主动、被动和抗阻力量训练，这种训练方法称为悬吊技术。

最近 20 多年，发源于挪威的 SET 技术（悬吊训练疗法，Sling Exercise Therapy）理论逐渐成熟，其设备和各型组件见图 12-2 和图 12-3。这项技术早期多用于运动员成绩提高、运动损伤、慢性疼痛、肌肉萎缩、肌力下降、骨骼肌肉系统疾病的治疗，随着理论的不断丰富和临床实践应用，现在也开始应用脑卒中和其他神经系统疾病的治疗，还可以用于儿童感觉统合训练及一般体适能训练。以"核心稳定"和"运

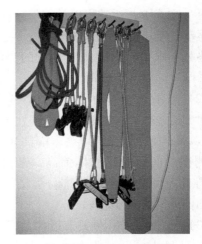

图 12-3　SET 各型组件

动感觉"为主要理论体系，以"开链运动"与"闭链运动"为主要运动形式，达到训练目的。近几年开始引进到国内，并在很多地区开展。

二、普通悬吊技术

（一）概述

1.完整的悬吊装置　包括固定网架、绳索、挂钩、悬吊带、滑轮、拉手等相关配套组件。悬吊装置的固定方式有多种类型，或是立于地面上，或是吊在天花板上。其中最常见的悬吊装置是通过如上组件固定在墙壁或配套 PT 训练床上。在悬吊装置的帮助下，身体部分肢体或整个身体都可以悬吊在组件器械上，达到减重或抗阻的目的。

2.悬吊类型　可按不同类型分为不同的

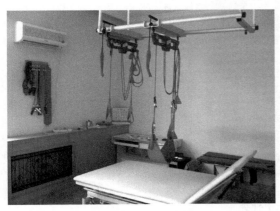

图 12-2　SET 设备

方法，根据被悬吊的肢体部位分为上肢悬吊和下肢悬吊；根据固定点和悬吊点的位置关系分为垂直悬吊和轴向悬吊（图 12-4）。A 图为垂直悬吊，悬吊上方支点的垂直投影与肢体悬吊部位重合；B 图为轴向悬吊，悬吊上方支点的垂直投影与肢体运动关节点重合，而肢体悬吊部位在运动关节的远端。

3. 悬吊点的选择方式

（1）悬吊点在运动关节投影正上方：在此种悬吊方式下，运动可以始终保持在水平方向运动，基本完全消除肢体重力，运动轨迹始终处于水平面方向，没有阻力的变化（图 12-5）。

（2）悬吊点在运动关节远侧（头侧）：在此种悬吊方式下，肢体在关节处于中立位时，其高度最高，在两边终末端则为最低，从两侧往中间运动时肢体抬高，来自于肢体重力分力的阻力不断增加，运动状态表现为凸面的对称性弧形轨迹。

（3）悬吊点在运动关节近侧（足侧）：在此种悬吊方式下，肢体处于中立位时，其高度最低，在两边末端时则最高，从中立位向两侧运动时肢体位置抬高，来自于肢体重力分力的阻力不断增加，运动轨迹表现为凹面的对称性弧形轨迹。

（4）悬吊点在运动关节外侧：在此种悬吊方式下，关节向外侧运动时没有阻力，并且在重力作用下向外侧助力运动，向内侧运动时，阻力则不断增加，其运动轨迹表现为朝向内侧的单向上升弧形。

（5）悬吊点在运动关节内侧：在此种悬吊方式下，关节向内侧运动时没有阻力，并且在重力作用下向内侧助力运动，向外侧运动时，阻力则不断增加，其运动轨迹表现为朝向外侧的单向上升弧形。

（二）治疗作用

由于悬吊消除了肢体的重力和摩擦力，因此，肢体可以依不同的肢体悬吊部位和体位，比较容易地完成各关节、各运动方向的主动活动。在悬吊体位下，还可以利用 Thera-Band 弹性训练带或弹力管等装置提供额外的助力，或者主动减重下进行抗阻肌训练。

（三）适应证和禁忌证

1. 适应证 在骨科临床康复实践中，悬吊主要应用于不完全性截瘫、周围神经损伤，患者上下肢肌力 < 3 级时各肌群的肌力训练；或配合弹性装置，训练不完全性截瘫、

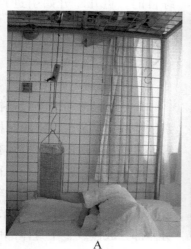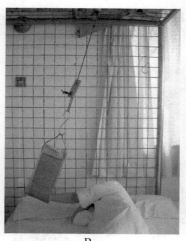

图 12-4 悬吊种类

A. 垂直悬吊；B. 轴向悬吊

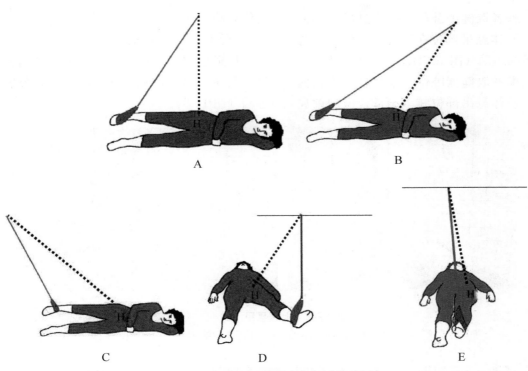

图 12-5 悬吊点与运动轨迹图

A. 悬点位于关节正上方；B. 悬点位于关节头侧；C. 悬点位于关节尾侧；D. 悬点位于运动关节外侧；
E. 悬点位于关节内侧

周围神经损伤、患者肌力≥3级时的上下肢各肌群减重抗阻肌力训练，既安全又高效。

2. 禁忌证 意识障碍的患者，悬吊关节处于骨折超早期。

（四）上肢悬吊技术

1. 患者取仰卧位，垂直悬吊或轴向悬吊，肢体悬吊部位在手腕部，做肩内收外展运动（图 12-6）。

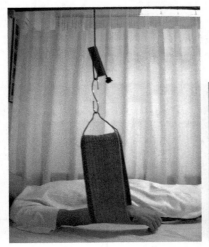
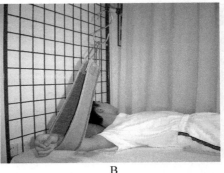

图 12-6 上肢悬吊（1）

A. 肩内收运动；B. 肩外展运动

2.患者取健侧卧位，垂直悬吊或轴向悬吊，肢体悬吊部位在手腕部，做肩胛骨前伸后缩运动（图 12-7）。

3.患者取健侧卧位，垂直悬吊或轴向悬吊，肢体悬吊部位在手腕部，做肩前屈后伸运动（图 12-8）。

（五）下肢悬吊技术

1.患者取仰卧位，垂直悬吊或轴向悬吊，肢体悬吊部位在踝部，做髋内收外展运动（图 12-9）。

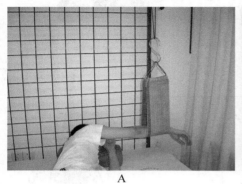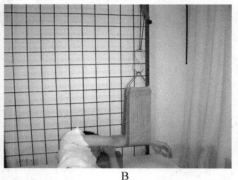

图 12-7 上肢悬吊（2）

A.肩胛骨前伸运动；B.肩胛骨后缩运动

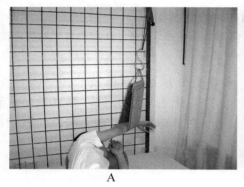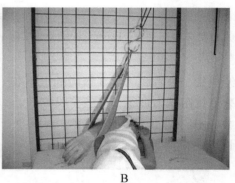

图 12-8 上肢悬吊（3）

A.肩前屈运动；B.肩后伸运动

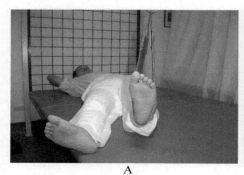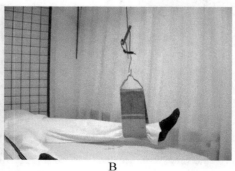

图 12-9 下肢悬吊

A.髋内收运动；B.髋外展运动

2. 患者取健侧卧位，垂直悬吊，肢体悬吊部位在踝部，做髋前屈后伸运动（图12-10）。

3. 患者取健侧卧位，垂直悬吊，肢体悬吊部位在大腿和踝部，做屈髋屈膝运动（图 12-11）。

4. 患者取健侧卧位，垂直悬吊，肢体悬吊部位在大腿和踝部，做膝屈伸运动（图12-12）。

（六）注意事项

（1）训练前首先检查相关组件有无损伤，如绳索是否磨损，悬吊点、挂钩固定是否牢固，确保设备安全有效。

（2）与患者充分沟通，掌握动作要点。可先在健侧体验，再由患侧完成，必要时可由治疗者先做示范。

（3）训练动作宜缓慢、充分，要避免肢体借助惯性做钟摆样动作。

（4）训练时应固定近端关节，以防止摇摆或代偿行为，降低训练效果。

（5）随着肌力的提高，还可以通过调节挂钩位置、改变运动面的倾斜度、用弹力设备或者沙包增加阻力，以提高训练难度。

三、SET 技术

（一）概述

1. SET 历史　在挪威，自 20 世纪 60 年代以来，吊带就已被用作治疗肩关节和髋关节疾病。在 20 世纪 90 年代初期，挪威的物理治疗师和医生建立了密切的合作关系，他

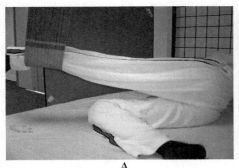
A

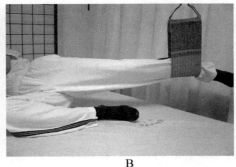
B

图 12-10　下肢悬吊
A. 髋前屈运动；B. 髋后伸运动

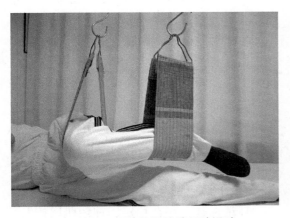

图 12-11　下肢悬吊屈髋屈膝运动

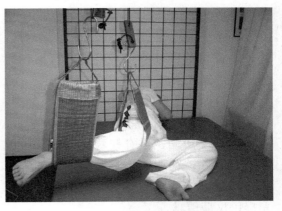

图 12-12　下肢悬吊膝屈伸运动

们促进了悬吊运动治疗理念的进一步发展。在广泛的生物力学研究的基础上，挪威康复工作者创造性地提出了一系列新的训练理念与原则，在此基础上，通过大量的临床实践，发展出全新的悬吊运动治疗（sling exercise therapy，SET）的体系，初期大量应用于运动系统疾病尤其是慢性颈肩腰背疼痛的治疗，以运动系统疾病得到持久的改善为目的，目前已经进一步推广用于脑卒中和其他神经疾病的治疗中，还用来达到儿童发展训练及健康体能运动的目的。

2. 神经肌肉激活技术（neuromuscular activation，Neurac）是一种新型的有效的神经肌肉功能训练技术，其治疗技术贯穿个体化及渐进性训练原则。Neurac 的治疗核心是激活"休眠"或失活的肌肉，恢复其正常功能。完成失活肌肉在无痛情况下的再激活主要依靠感觉运动刺激技术，这种技术可以使大脑、脊髓或肌肉内感受器发出或接受的信息重新整合并对运动程序重新编码，从而重建其正常运动功能模式及神经控制模式。

（二）治疗原理

1. 脊柱稳定的三亚系模型 根据 Panjabi 的研究结论，脊柱稳定性的维持依靠以下三个子系统的协同作用：中枢神经亚系（神经控制亚系）、骨骼韧带亚系（被动亚系）、肌肉亚系（主动亚系）。三个亚系分别是维持脊柱稳定性的三个独立因素，当一个提供稳定性的亚系功能下降时，其他亚系可以代偿其功能。

（1）被动亚系：主要由椎体、小关节突、关节囊和韧带等组成。被动亚系主要是限制躯干过度活动，是脊柱稳定的重要组成部分。此外被动亚系还可以作为本体感受器，感觉椎体位置的变化，为神经控制亚系提供反馈信息。

（2）主动亚系：主要由肌肉和肌腱组成，它们与神经控制亚系共同维持躯干的稳定性。

（3）神经控制亚系：是指神经肌肉运动控制系统，它可以接受外周感受器提供的信息，然后控制主动亚系的相关肌肉，维持脊柱的稳定性。

2. 局部稳定肌肉和整体稳定肌肉 根据功能与解剖位置的不同，将脊柱周围肌肉分为局部稳定肌肉和整体稳定肌肉。

（1）局部稳定肌肉：通常起源于脊柱，它们的主要作用是维持脊柱的稳定性，通常位于深部，呈单关节或者单一节段分布，通过离心收缩控制椎体活动，并具有保持静态能力。颈部局部稳定肌肉包括头长肌、颈长肌、头后大直肌、头后小直肌、头上斜肌、多裂肌；腰部局部稳定肌包括腹横肌、多裂肌、腰大肌的后部纤维。脊柱最重要的局部稳定肌肉为多裂肌。

（2）整体稳定肌肉：位于表层，呈双关节或者多关节分布，这些肌肉收缩通常产生较大的力量，通过向心收缩控制椎体的运动和产生功率。颈部的整体稳定肌肉包括胸锁乳突肌、头夹肌、斜角肌、最长肌、颈髂肋肌、斜方肌、肩胛提肌；腰部的整体肌肉包括腹直肌、腹内外斜肌、竖脊肌、腰方肌、腰髂肋肌。

3. 运动链与弱链 运动链是由神经、肌肉、关节、韧带，按一定顺序连接成一个可以产生运动的链条。弱链是指在生物力学链中，由于神经肌肉控制下降、稳定性降低、肌力下降、躲避反应等导致的神经肌肉动能的降低，而不能完成自身应有的职能。这些导致弱链现象的因素与运动损伤和疼痛有密切的关系，因此通过弱链的检查和治疗，可以解决神经肌肉的问题，如疼痛，不稳定等。

（三）适应证与禁忌证

1. 适应证 存在稳定、神经肌肉控制、协调等方面问题的患者，临床常见的有颈肩疼痛、肩周疼痛、肘部疼痛、腰痛、髋部疼痛、膝部疼痛、踝部疼痛等。

2. 禁忌证　不能在无痛下完成治疗的患者；必须严格制动的患者；合并感染的患者。

（四）治疗程序

1. 测试弱链　正常人在进行功能活动时，相应的运动链在正常的神经肌肉控制、足够的关节稳定和适当的肌力与耐力的情况下能维持足够时间的身体姿势。当患者在做特定测试动作时出现不能正确完成动作、局部不适、疼痛，或者出现双侧运动不对称，表示相应的运动链比较薄弱，即出现了弱链。进行运动弱链测试时，患者应从能够正确完成测试的水平开始，然后逐渐增加运动难度或测试强度，直至患者不能正确完成动作。弱链测试（以身体后侧链为例）方法如下所述。

（1）起始位置：仰卧位，双手置于身体两侧，一侧膝关节屈曲 90°，足平放于治疗床。

（2）吊带的位置：窄带置于屈曲的膝关节下方，以非弹力绳连接，高度为膝关节屈曲的高度，宽带位于骨盆下方，以弹力绳连接。

（3）操作步骤：依次给予患者下述指令，①伸直测试侧的膝关节；②抬高对侧下肢与测试侧下肢相平；③上抬骨盆到躯干，与下肢成一条直线（图 12-13）。

（4）观察要点：①姿势是否对称；②身体其他部分是否出现代偿；③脊柱有无侧弯；④有无出现疼痛；⑤是否出现震颤；⑥维持姿势时间是否过短。

弱链强化及阶梯式训练：进行弱链强化时，要先在可以正确完成运动链动作的难度下进行，通过改变悬吊点、给予震动或提供不稳定支持面增加难度，逐步强化弱链（图 12-14 ～图 12-16）。

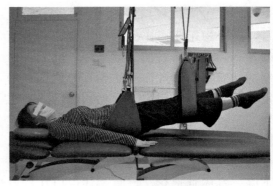

图 12-13　仰卧位搭桥

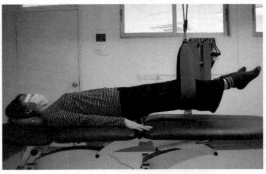

图 12-14　去除骨盆吊带支持

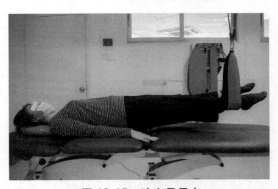

图 12-15　改变悬吊点

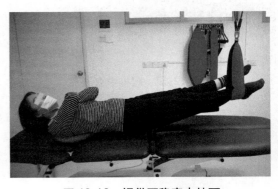

图 12-16　提供不稳定支持面

2.核心激活（以腰椎为例） 一般而言，局部稳定肌肉主要起稳定脊柱和关节的作用，在日常的功能活动中，处于被抑制的状态，而发挥作用的是具有速度和爆发力的整体稳定肌肉。常见的慢性腰痛患者，不仅出现腰背部整体稳定肌肉的过度激活，而且脊柱深部的局部稳定肌肉长期受抑制，产生弱化，从而出现脊柱稳定度下降、本体觉退化，反复腰痛。但在特定设计的 SET 非稳定的姿势下，可以让整体稳定肌肉处于抑制，而局部稳定肌肉处于易激活的状态。核心激活方法如下所述（以腰椎为例）。

（1）起始位置：患者俯卧于升降床上，双手置于身体两侧。

（2）吊带的位置：宽带分别置于胸前、骨盆位置，窄带置于膝关节前侧稍上方。胸前部和膝关节稍上处用非弹力绳连接，骨盆位置用弹力绳连接。可视患者舒适需要增减踝关节处的悬吊（图 12-17）。

（3）操作步骤：下降升降床，使患者处于悬空位置，保持胸前、骨盆和膝关节稍上方处的吊带处于同一水平位，调整身体两侧对称，特别是双侧肩胛骨、双侧髂后上棘保持水平对称。确保姿势正确后在患者骨盆处手法引导进行骨盆后倾动作，使骨盆后抬 1～2mm，并维持该姿势 2 分钟（图 12-18）。

当患者该姿势维持足够稳定后，可以撤去骨盆处的吊带支持，或给予吊绳震动增加难度（图 12-19）。

（4）观察要点：①姿势是否对称；②身体其他部分是否出现代偿；③脊柱有无侧弯；④有无出现疼痛；⑤是否出现震颤；⑥维持姿势时间是否过短。

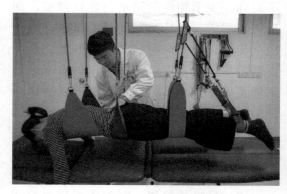

图 12-18 手法引导骨盆后倾

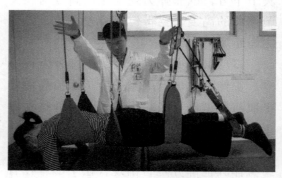

图 12-19 辅助震动

（张顺喜 吴 伟）

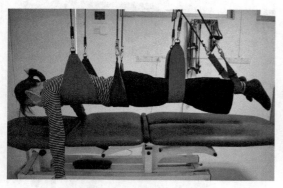

图 12-17 腰椎中立位

第 13 章
平衡与步行训练

第一节 姿势稳定性训练

一、基本概念

（一）姿势控制

1. 姿势的稳定定义 姿势控制是个体与任务和环境的相互作用的一个表现（图13-1），如在一个特定的环境中，个体产生的动作是为了达到任务要求。从这一方面来看，我们认为动作的组织受个体、任务和环境的制约。符合相互作用任务和环境要求的个体的能力决定了个体功能的能力。具体是指控制身体在空间的位置，以达到稳定性和方向性的目的，其中稳定性是指控制身体中心与支撑面相对关系的能力，方向性是保持身体各节段之间，以及身体与任务环境间适当关系的能力。

2. 影响姿势控制的因素 包括肌肉骨骼系统、神经系统及它们之间复杂的相互作用。肌肉骨骼肌系统包括关节活动度（range of motion，ROM）、脊柱柔韧性、肌肉特性及相连身体节段的生物力学关系。而神经系统更为复杂，包括：①运动过程中与相关肌肉达到神经肌肉协同；②感觉/感知过程，包括组织和整合视觉、前庭、体感系统，特别是体感系统，当姿势发生改变时，神经系统优先地依赖体感输入反馈来控制姿势。有研究表明，身体各部位体感信息均对保持安静站立时姿势控制和身体方向性起着重要的作用。

3. 更高水平神经网络处理过程 （此处指的是认知对姿势控制的影响），指的是对形成活动的感觉和确保姿势控制的预期和适应。因此，姿势控制是身体许多系统协调运作控制身体的方向性和稳定性的复杂作用的结果，其影响因素比较多，本章节主要针对因肌肉骨骼系统引起的姿势控制障碍进行阐述。

（二）与姿势控制相关的肌肉骨骼系统

1. 姿势稳定性控制 需要有完好的肌肉骨骼系统，当肌肉骨骼系统任一环节出现问题，均影响姿势稳定性的控制。其中姿势肌的协同作用最为关键，所谓协同作用为肌肉群的功能连接，也就是将一群肌肉基于完成功能性动作时，需要分别收缩的能力，并形成一个功能的单位。

2. 维持姿势稳定需要正常的姿势张力 所谓的姿势张力指的是当直立站立或坐

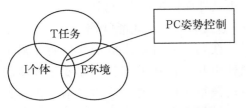

图 13-1 由个体、固定姿势需求的任务和限制姿势活动的环境三者相互作用而形成的姿势活动

时，抗重力姿势肌活动增加以对抗重力。其中躯干节段的姿势张力是维持正常姿势稳定性控制的关键因素，这也说明躯干稳定性的重要性。躯干核心区稳定肌反射早于原动肌动作的完成，在运动前躯干稳定肌提前收缩保证脊柱于一个稳定状态，为运动肌收缩创造了稳固支撑，可见维持身体的稳定功能是一切运动产生的基础。维持躯干稳定性需要核心的稳定，核心稳定性是指人体在运动中通过核心部位的稳定为四肢肌的发力建立支点，为上下肢力量的传递创造条件，为身体重力的稳定和移动提供力量的身体姿态。核心区域广泛地是指"躯干核心柱"（图 13-2，图 13-3），泛指肩关节以下髋关节以上的整体躯干部位，包括肩胛带、腹部、脊柱、骨盆、髋关节的肌肉和关节。人体的核心肌群包括深层核心肌群和浅层核心肌群，深层核心肌群有多裂肌、棘间肌、回旋肌、腹横肌、腰大肌、腹内斜肌后部、横膈膜、骨盆底肌等，浅层核心肌群有腹直肌、腹内斜肌、腹外斜肌、竖脊肌、肩袖肌群、大腿及臀部肌群等。其中，深层的核心肌群主要作用是稳定脊柱，浅层核心肌群主要作用是维持躯干的稳定性。然而，这些肌群的失衡均会影响躯干的稳定性，从而导致姿势的异常。

二、异常姿势的影响

人体长时间的姿势异常，必然导致身体组织机构的变化，从而影响人体的正常功能，表现出一系列临床症状，主要有以下一些方面。

（一）肌肉和韧带失平衡

1. 肌肉长时间被牵拉，将变的薄弱。

2. 肌肉长时间处于收缩（痉挛或挛缩）状态，使收缩的随意性和灵活性降低。

3. 韧带长期牵拉变得薄弱和松弛，从而支持和保护关节的功能减低。

4. 关节一侧肌肉和韧带支持减弱，导致关节稳定性降低，甚至出现关节半脱位或脱位。

（二）关节负重增加和压力分布异常

关节长期的异常负重可以引起关节软骨的异常，导致关节过早的退行性变。例如，膝内翻引起内侧膝关节面异常受压，增加了下肢外侧韧带的牵拉损伤。

（三）继发性功能障碍

直立姿势时躯体负重部分的异常可连锁地引起其他相关部位的改变。人体闭合运动链系统中任何环节的异常，将导致整个运动链各组成部分的相应代偿性改变。例如，增加腰部负荷，可以通过增加胸椎

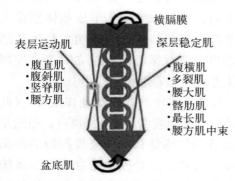

图 13-2　人体核心肌肉

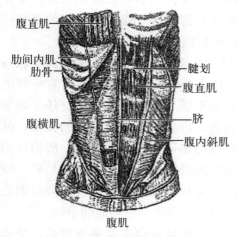

图 13-3　人体核心肌肉

和颈椎的负荷来相应地代偿，同时也加速了胸椎和颈椎退行性变的速度；膝关节屈曲畸形，增加了股四头肌的负荷，同时增加了髌骨关节的压力。为了维持直立的姿势和重力，需要增加髋、踝关节的屈曲，这样就增加了腰部的负荷，可能会导致逐步出现腰部的退行性变。

（四）疼痛综合征

过度的压力和牵拉会引起疼痛反应，导致关节和周围组织的慢性无菌性炎症，称之为疼痛综合征，通常有以下两种情况。

1. 原发性姿势异常　在平时的生活和工作中，不正确的姿势维持可引起姿势性疼痛，如长时间过度弯腰工作、伸颈看电脑屏幕会引起躯干稳定肌失衡，导致腰部和颈部的疼痛，这些患者需要通过腰、颈部的针对性训练来减轻疼痛。

2. 继发性姿势异常　长时间不良姿势导致炎症、损伤和退行性病变后，继发性加重原有的姿势障碍和导致新的姿势障碍，并诱发或加重疼痛。

三、训练原则

1. 恢复正常的呼吸形式和腹内压调节　脊柱的稳定性依赖于动态肌肉的相互协调及拮抗肌的精确控制来限制肌肉的过度运动。运动时呼吸与运动的配合对核心区的稳定和力量的产生与传递具有十分重要的作用。其中一个影响脊柱稳定性和刚度的重要参数就是腹内压，因为腹内压的增加可以影响腰椎和躯干的稳定性。腹内压是由膈横膜、盆底肌和腹横肌调节的，这些肌肉需要得到适当的训练。

2. 依据生理学运动项目的生物力学与能量代谢特征　其设计的训练手段须在力的输出功率、形式等方面体现专项化原则。

3. 符合核心区域肌群纵横斜排列的解剖学特质结构　采用屈伸、旋转、斜向等复合运动形式全面均衡地发展核心肌群力量。同时利用非固定训练平台，提高人体神经 - 肌肉系统本体感觉性的平衡稳定性、挖掘机体整体力量水平和运动潜能。

4. 遵循运动单元募集原则　优先发展局部深层稳定性小肌肉力量，诱导刺激躯干部位深层肌肉的收缩扩张，储备人体运动稳定及平衡性的物质基础。

5. 循序渐进抗阻训练原则　根据先练"神经"再练"肌肉"理论，即躯干静力性等长收缩时段 - 四肢的动态稳定性平衡时段 - 核心区域的动态稳定性训练，训练开始时进行低负荷训练以激活局部稳定肌，在每次训练时，应根据上次训练的结果逐渐增加训练强度，训练过程应遵循超量恢复和渐进抗阻训练的基本原则。

6. 训练过程中必须无痛，并能保持正确的姿势　疼痛可能意味着训练负荷过大，姿势不正确通常由于患者使用错误的运动模式完成动作，即以整体运动肌代偿薄弱的局部稳定肌。治疗者应在训练中不断通过调整以达到上述目的。

7. 注重整体性训练　可将人体理解为一个由各个关节构成的动力链，重力和地面反作用力通过其上下传递。当一个环节出现问题后，可能会影响其相邻甚至更远端的关节，由于应力分布不均等原因产生疼痛等临床表现。

8. 个体化原则　训练时，应考虑患者性别、年龄、肌群分布等特点，实施因人而异，训练方案个体化。

四、适应证和禁忌证

（一）适应证

1. 神经伤病　偏瘫、脑瘫、截瘫、脊髓灰质炎后遗症、周围神经病损等。

2. 运动伤病　脊柱侧弯、颈椎病、腰椎间盘突出、结构性长短腿、骨质增生、上下肢骨折或脱位良好固定或愈合后、截肢、关节术后、软组织损伤等。

3. 不良习惯因素　如长期伏案工作，跷二郎腿，长时间低头看手机等。

（二）禁忌证

1. 病情不稳定的患者，包括发热、局部剧烈疼痛、大出血倾向等。

2. 有严重心血管疾病的患者。

3. 认知障碍和不能配合治疗的患者。

五、训练方法

（一）悬吊训练

悬吊训练是一种以运动本体感觉为基础的综合式训练手段，主要强调在不稳定状态下进行运动，以加强躯干和髋部深层肌肉的力量，从而提高被训练者的平衡能力。其以"三亚系模型"理论为基础，包括被动亚系、主动亚系和神经控制亚系。目前临床应用较多的是挪威的 SET 技术（悬吊训练疗法，sling exercise therapy）（图 13-4，图 13-5），SET 包括诊断和治疗系统。诊断系统的核心是弱链测试。患者首先在闭链运动中接受测查，负荷逐渐增大直至不能正确做动作或者感到疼痛为止。若存在左右负荷有明显差异时，说明存在"薄弱环节"，需用开链运动检测各块肌肉并确定薄弱处。治疗系统包括肌肉放松训练、

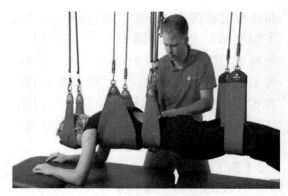

图 13-5　悬吊训练疗法（2）

关节活动度训练、牵引、关节稳定性训练、感觉运动的协调训练、肌肉势能训练等，也可通过 SET 训练软件进行个体化训练设计。目前这项技术广泛运用于运动员、运动损伤、慢性疼痛、脊柱侧弯、骨骼肌肉系统疾病，随着理论的不断丰富和临床实践应用，现在也应用于神经系统疾病。

（二）动态神经肌肉稳定技术

动态神经肌肉稳定技术（dynamic neuromuscular stabilization）简称为"DNS"（图 13-6），是捷克物理治疗师 Pavel Kolar 教授发明的。DNS 是一种肌肉再教育的训练同时结合反射刺激的治疗方法，以优化运动系统的科学原则的发育运动机能学。发育运动机能学（developmental kinesiology），简称为"DK"，其理论基础，是以人体发育学为基础，特别是婴儿第一年发育的运动模式，如翻身、坐、爬行、站立、行

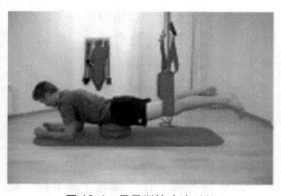

图 13-4　悬吊训练疗法（1）

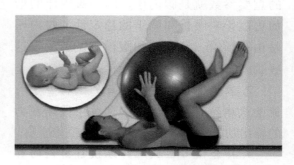

图 13-6　动态神经肌肉稳定性训练（1）

走、抓住玩具等运动模式。在中枢神经系统成熟的过程中，所有这些运动模式或肌肉协同作用都以特定的发育顺序自动发生。对于核心稳定性训练，Kolar 也认为"人体每个发育位置就是一个训练姿势"（图 13-7）。Kolar 提出脊柱稳定性系统(integrated spinal stabilizing system，ISSS)，其包括深部的颈屈肌、颈椎和上胸椎的伸肌、骨盆、腹肌，以及下胸椎和腰椎的伸肌，同时这些肌肉的相互协调共同构成 ISSS。DNS 包括了功能性测试和训练。测试包括膈肌激活试验（包括卧位和坐位）、仰卧位手臂提高试验、头部屈曲和俯卧位头部旋转试验等。

核心稳定性训练起源于人体发育学，在训练中，要保证在动力学链上关节的中心位置，使每个关节局部或远端的肌肉都发挥协调的功能，遵循人体发育规律进行核心稳定性训练。DNS 训练时需遵循以下原则：①恢复正常的呼吸形式和腹内压调节；②在任何动态的四肢运动时需建立良好的支撑；③在运动过程中确保所有的关节都处于对位对线的正常姿势；④在运动训练中抗阻或负荷都必须适合患者的能力去调节。目前 DNS 应用于运动功能障碍、结构失调、运动控制丧失和姿势异常的患者。

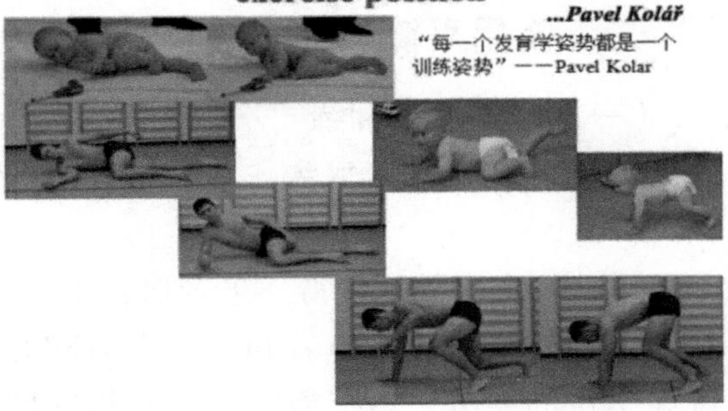

"Every developmental position is an exercise position"
...Pavel Kolář

"每一个发育学姿势都是一个训练姿势"——Pavel Kolar

图 13-7　动态神经肌肉稳定性训练（2）

（三）MiGill 式经典训练方法

MiGill 式经典训练方法主要包括俯卧支撑、单侧支撑和仰卧支撑 3 种支撑动作，即在躯干肌肉运动的 3 个平面上。这种方法简单有效，具有很高的可执行度，但是该方法的精准度不易掌握，需要有专人指导，并且由于这些动作对肌力有着较高要求，因此并不适合所有临床康复患者。

六、注意事项

1. 修改循序渐进　既要注意量的渐进，也要注意质（方法）的渐进。

2. 严格掌握适应证与禁忌证。

3. 适当动员患者主动参与的积极性　姿势稳定性训练的过程是患者主观努力的过程。训练前应使患者充分了解训练动作的意义和作用，消除其可能存在的疑虑，经常给予语言鼓励，并显示训练的效果，以提高其信心和持之以恒训练的积极性。应使患者了解姿势稳定性训练改善的大致规律，掌握科学的训练方法，避免不良反应的发生。

4. 心血管反应　截瘫、偏瘫及年龄较大患者，进行稳定性训练时，可引起心率和血压的突然升高，姿势稳定性训练中，有一部分的等长收缩训练，合并闭气（Valsalva 动作）时可使血压上升更高。心血管系统疾病患者进行姿势稳定性训练时，避免最大强度训练及闭气使劲。

5. 注意无痛锻炼　姿势稳定性训练中发生疼痛应被视作引起或加重损伤的警告信号，应予以重视并尽量避免。疼痛可反射性地引起脊髓前角细胞抑制，阻碍肌肉收缩，结果可使训练无效。

（李春镇　向　云）

第二节 平衡与协调训练技术

一、平衡训练基本原则

1. 支撑面积由大变小 通过身体在运动中的支撑面积由大逐渐变小来进行训练，即从最稳定的体位通过训练逐步进展至最不稳定的体位。患者在进行平衡训练时，初期应选择支撑面积大的或者辅助器具较多的体位开始进行训练，当患者的平衡稳定性提高之后，支撑面积要逐渐变小，辅助器具也逐渐减少。例如，先让患者在仰卧位下进行训练，然后转至侧卧位进行训练，或从仰卧位至坐位再到站立位，或从双足站立位到单足站立再到足尖站立位等，逐步加大平衡训练的难度。

2. 从静态平衡到动态平衡 平衡训练应首先从维持稳定的静态姿势开始，之后逐步过渡至动态的平衡。只有这样，患者才有可能在坐位或立位的姿势下，灵活自如地完成日常的生活动作。例如，开始时只是在安静状态下保持平衡，继而要求患者在动态运动中也能保持平衡，以逐步加大平衡难度，可进行破坏性的站立平衡训练和平衡板上训练，以诱发患者的平衡反应。训练方法要领包括逐步缩减人体支撑面积和提高身体重心；在保持稳定性训练前提下，增加头颈和躯干运动；从睁眼时训练逐步过渡至闭眼下训练。

3. 身体重心逐步由低到高 例如，先在平地上进行训练，然后进展至体操凳上或更高的板条上行走。治疗者可改变患者的训练体位来变换身体重心的高度，如初期的平衡训练，可在仰卧位下进行，逐步进展至坐位，到手膝位、双膝跪位，再进展至立位等，身体的重心随着训练体位的改变而逐渐提高，而平衡训练的难度也将逐步加强。

4. 从自我保持平衡至破坏平衡时维持平衡 例如，偏瘫患者开始进行坐位训练时，身体的重心常向一侧方向倾倒，当患者的身体重心能恢复至正位后，治疗者从身体的一侧推动患者，以破坏其平衡，从而要求患者再度保持坐正的体位，但要注意在使用外力时，必须由轻渐重，并注意保护，以免引起患者跌倒损伤。

5. 注意与非注意下保持平衡的训练 例如，开始时先告诉患者在推动时要求其保持平衡，然后可在患者不注意的情况下突然发力推动患者，并要求患者继续保持平衡。

6. 从训练时睁眼过渡至闭眼 例如，开始训练时，要求患者两眼睁开站立，并注视地面所画直线行走，然后要求患者闭眼站立，并向正前方行走。

7. 干扰前庭器官的平衡来保持身体的平衡 这一治疗方法可进一步提高患者的平衡能力，常用来治疗晕车、晕船或"航空病"等。例如，要求患者在转动身体后继续保持平衡，或迅速由仰卧位到站立位时保持平衡（可在睁眼或闭眼下进行训练），或者让患者在大转轮中进行训练等。这些训练应在严密保护下进行。

二、常用平衡训练方法

（一）坐位平衡训练

1. 长坐位的平衡训练 从静态训练到动态训练。

（1）静态平衡的保持：患者取长坐位，在前方放一姿势镜，患者和治疗者可随时调整坐位的姿势，治疗者在患者身后辅助其保持稳定，当患者能通过抓住大腿来维持平衡后，再指示患者将双上肢从前方、侧方抬起至水平位，保持长坐位平衡，或指示患者将双手从前方举过头顶，保持长坐位。在训练中，治疗者应逐渐减少辅助力量，由保护状态逐渐过渡至非保护状态，逐步使患者能独立维持坐位平衡。为增加训练的难度，可让患者增加上肢抬起的次数；延长上肢抬起的时间；治疗者给予患者一定的外来力量，破坏患者维持平衡的能力；也可以收拢两腿，通过减少双腿之间的支撑面积来增加训练难度。此训练方法多用于任何脊髓损伤的患者。

（2）动态平衡的保持：待患者可独立保持静态长坐位平衡后，即当患者在没有任何依靠及帮助的情况下，而且双侧上肢抬起后能够维持一定时间，便可进行长坐位的动态平衡训练，如治疗者位于患者的前方，可与患者进行抛球、传球的训练，以增加维持长坐位平衡的难度。此训练不但可加强患者的平衡能力，也可强化患者双上肢、腹背肌的肌力及耐力。训练时，治疗者与患者之间的抛球距离与患者的接抛球的能力有关，应随时进行调整，治疗者可从各个方向各个角度向患者抛球，也可加强抛球的力度来增加训练的难度，当患者能够独立准确地完成抛接球的训练之后，便可进行下一步的训练。

（3）垫上长坐位的平衡训练：患者坐于垫上，保持长坐位，双手放在支撑器上，头及躯干尽量向前方倾斜，双手向下用力支撑将臀部抬起，并保持在此体位 6 秒，然后再放下。此基础动作能否保持及其稳定性如何对患者能否在床上移动和转移身体是非常重要的。

2. 端坐位的平衡训练　偏瘫患者多采用端坐位进行平衡训练。患者是否能独立保持坐位，是将来能否步行的判断标准。当患者能独立完成坐位平衡时，即从前后左右推动患者，患者都能维持体位，则可

认为患者已经具有了保持平衡的能力。这时偏瘫患者应进行一些动态的坐位平衡训练，如从坐位站起、躯干左右侧屈、躯干前屈和左右旋转运动的练习，并不断强化动态平衡。

（二）手膝位平衡训练

此训练可作为立体平衡训练和平地短距离移动动作前的准备训练，适用于运动失调症、帕金森综合征等协调功能障碍的患者，偏瘫患者一般不用这种训练，而截瘫患者可将其作为上肢和肩部的强化训练及持拐步行之前的准备训练。患者手膝位，在能控制静止姿势的情况下，进行身体前后及左右的移动动作。当能较好地控制姿势体位后，指示患者将一侧上肢或一侧下肢抬起，随着稳定性的加强，再将另一侧上肢和另一侧下肢同时抬起并保持姿势的稳定，以增加训练的难度。

（三）跪位平衡训练

跪位平衡难度比坐位平衡难度大，这是由于身体的支撑面积减小，以及身体重心与支撑面的距离也相应提高，所以，平衡维持的难度也增加。跪位平衡与手膝位训练的目的和适应证相同，此训练除了具有头与躯干的控制能力以外，还增加了躯干与骨盆的控制能力。患者呈双膝跪位，治疗者训练患者维持此体位的平衡，当掌握平衡后，可进行身体重心的前后移动；再训练患者单膝跪位平衡的保持，当患者单膝静态平衡稳定后，可进行单膝动态平衡训练，如让患者把一侧下肢抬起的动作，再从单膝立位进展至立位。

（四）立位平衡训练

当患者坐位平衡、跪位平衡及耐力改善后，就应开始立位平衡训练，立位平衡的原理与坐位平衡一样，由于平衡与身体的支撑面积成正比，立位时支撑面积小，所以立位平衡训练要难一些。训练时，患

者需要面对姿势镜，这可帮助患者了解自己的姿势，并且引导进行自我矫正及保持正确姿势。截瘫患者可佩戴双下肢支具，首先应在平行杠内进行站立训练，再逐渐过渡至平行杠外持拐的站立平衡训练。对于偏瘫患者，在训练静态平衡之后，再训练其动态平衡，还可从肢体的角度方面进行双足和单足的平衡训练，可让患者立于平衡板上，训练其身体前后、左右的重心转移动作，为单足立位平衡和步行做好准备。

三、利用仪器提供视反馈的训练

目前市面上已有大量平衡训练设备，如 Smart-EquiTest 平衡训练测试仪，这类仪器采用高精度的压力传感器和电子计算机技术，系统内置了一系列由国外专家根据临床应用精心设计的渐进式训练项目，通过使用先进的视觉生物反馈技术来引导使用者在平台上完成训练内容，系统提供四大类难度渐进式的训练内容：①坐位姿势的平衡控制训练；②站立位姿势的平衡控制训练；③踝、膝、髋关节及腰背部活动平衡控制训练；④基础活动动作平衡控制训练。

四、训练应付姿势变化的对策

前庭功能缺失的患者常不能采用髋对策，躯体感觉障碍的患者常难以采取踝对策，因此都要进行训练。

1. 踝对策的训练　开始可在坚实而又宽阔的支撑面分别练习将体重向左和右下肢转移。起初速度慢而幅度小，下肢髋、膝伸直，向左、右、前后，而主要是前后移动。以后再施加外界干扰威胁平衡而引出踝对策的应用，如引出的是髋而不是踝反应，应固定髋再进行。蹲坐位前后摆动和在斜面上站立均可抑制髋对策，因在前一种体位时应用髋对策十分困难，后一种体位则有助于促进踝对策的运用。在宽阔而坚实的支撑面练习成功后再改在松软的或窄的支撑面训练。

2. 髋对策的训练　横站在平衡木上可以很好地抑制踝对策的应用而有利于促进髋对策，单足站亦然。

五、前庭功能的训练

对于双侧前庭功能完全丧失的患者运动疗法难以奏效，但对单侧或双侧的部分功能丧失的患者却常可通过运动疗法收到治疗效果，但若前庭功能障碍合并视或躯体感觉障碍时，治疗收效则很难。Susan 等于 1992 年曾设计出一套提高前庭适应性和在平衡中诱发视和躯体感觉参与的提高姿势稳定性的练习，其方法如下。

（1）患者双足尽可能靠拢，必要时双手或单手扶墙保持平衡，然后左右转头，其后单手或双手不扶墙站立，时间逐渐延长并仍保持平衡，双足再靠拢些。

（2）患者步行，必要时由他人给予帮助。

（3）患者练习在行走中转头。

（4）患者应双足分开与肩同宽站立，直视前方目标，逐渐使支持基底变窄，即双足间距离缩短 1/2 足长。在进行这一训练时前臂首先伸展。然后放置体侧，再交叉于胸前，在进行下一个难度训练之前，每一体位至少保持 15 秒。总训练时间为 5～15 分钟。

（5）患者双足与肩同宽站立，直视前方目标，逐渐使支持基底变窄，即双足间距离缩短 1/2 足长。在进行这一训练时，双眼断续闭拢，然后闭眼时间逐渐延长。与此同时前臂首先伸展。然后放置体侧，再交叉于胸前，在进行下一个难度训练之前，每一体位至少保持 15 秒。总训练时间为 5～15 分钟。

（6）患者站立于软垫上，可从站立于

硬地板开始，逐渐过渡至薄地毯、薄枕头或沙发垫站立。

（7）患者在行走中转圈练习，从转大圈开始，逐渐转圈变得越来越小，两个方向均应练习。

六、平衡训练的适应证和禁忌证

（一）适应证

1. 中枢神经系统损害　脑外伤、脑血管意外、帕金森病、多发性硬化、小脑疾病、脑肿瘤、脑瘫、脊髓损伤等。

2. 前庭功能损害。

3. 肌肉骨骼系统疾病或损伤　下肢骨折及骨关节疾病、骨质疏松症、截肢、关节置换、各种运动性损伤、肌肉疾病及外周神经损伤等。

（二）禁忌证

严重的心肺功能障碍；严重认知损害不能理解训练目的和技能者；骨折、关节脱位未愈者。

七、平衡训练的注意事项

（1）平衡训练前，要求患者学会放松，减少紧张或恐惧心理；若有肌痉挛问题，应先缓解痉挛。

（2）加强安全措施。应选择与患者平衡功能水平相当的训练，一般初始时应选择相对较低水平的训练，逐渐从简单向复杂过渡。训练过程中应去除障碍物并提供稳定措施（悬吊带、治疗者的辅助、平行杠等）。

（3）对于由于肌肉骨骼损害和神经肌肉损害所致的平衡功能障碍应加强损害水平的康复治疗，如采用温热疗法、超声波、按摩、生物反馈、被动关节活动度训练等方法改善关节活动度和肌肉柔韧性；采用渐进抗阻训练、等速训练、PNF 技术等增强肌力；采用感觉刺激技术、按摩震颤器、PNF 技术等改善肌张力，结合这些治疗，才可能获得真正的平衡功能训练效果。

（4）有认知障碍的患者应对平衡训练方法进行改良。具体是将训练目的改变为患者可以理解的，调整训练方法使之更符合患者现状，且治疗更具有目的性，应用更简洁的、清晰的指导提示。

（5）平衡训练应首先保持头和躯干的稳定。

（6）动态平衡训练时，他人施加的外力不应过强，仅需诱发姿势反射即可。

（7）若训练中出现不适反应，减少运动量或立刻停止训练。

八、协调功能训练的方法

在完成某一动作中，若某一肌肉特别重要，则该肌肉称为原动肌或主动肌，协助该运动的肌肉称为协同肌，对抗该运动的肌肉称为对抗肌，在有关关节的附近保持该关节稳定的肌肉称为稳定肌。神经肌肉的控制训练是让患者在意识控制下个别地控制某一活动的原动肌；而协调训练则是让患者在意识控制下训练如何在神经系统中形成预编程序的、自动的、多块肌肉协调运动的记忆环路，其目的是使患者能够随意再现多块肌肉协调的、自动的运动形式，而且这种形式比单块肌肉产生的动作更迅速、更精确和更有力。

（一）协调功能训练原理

协调功能训练需先进行单块肌肉的控制训练（以下简称单肌训练）。在意识清醒状态下，皮质脊髓通路有一组运动神经元能激活单块肌肉，这是神经系统中唯一不需要训练的控制通路，但此通路只限于控制一块肌肉或一个动作，且这种控制的转换每秒钟不得超过 2 或 3 次。这完全是一个没有抑制能力的通路，单靠这种通路不能完成全部的任务。

由于患者在把所需的肌肉动作整合成一个协调的环路之前，必须学会单独地控制每块肌肉。所以，先进行单肌训练是重要的。

（二）单肌控制训练原则

1. 促进原则　这一原则在患者因各种原因不能或难于收缩单块肌肉时应用，应用简单的或专门的促进方法，有助于克服上述困难。对于因下运动神经元受损而难于收缩的肌肉，可用敲打肌腱、快速牵拉、200Hz 的电震动等方法来促进收缩；对于因上运动神经元受损而难于使单肌收缩的情况，可采用专门的促进技术，这种技术的原理是利用神经冲动由一个神经通路扩散到另一个神经通路的方法来减少突触的阻力，并激活运动神经不去接受其他刺激，具体方法请参照运动疗法的神经生理疗法部分。当患者一时不能启动原动肌时，就要用这种方法，但一旦原动肌能收缩，在训练协调之前就必须停止这种方法。

2. 小负荷或不过度用力原则　实践证明，过度用力总会引起动作的不协调，只有在负荷很小的条件下，才有可能使活动仅限于单块肌肉；负荷稍大时，原动肌和协同肌都开始收缩；负荷再增大，肢体和躯干的稳定肌将为了建立稳定和平衡而开始收缩；负荷再进一步增大，对抗肌和远处的肌肉也开始收缩，其原因是强烈的兴奋超过了选择性抑制的能力，其后果将远远不是单肌收缩，这就达不到单肌训练的目的。

因此，在单肌训练中，为避免兴奋冲动扩散到原动肌以外，开始时，通常让患者以最小的力去收缩原动肌，并且对原动肌产生的运动给予所需的最大助力而不是阻力的方式进行，因为仅在轻用力时患者才能体会到原动肌收缩产生的特殊感觉，只有在与总的肌力相比阻力很小时单块肌肉的收缩才有可能。用较大的力会使兴奋扩散到其他运动神经元，引起其他肌肉的收缩，这是不允许的。

准确控制单块肌肉的训练，基本上是训练患者体会原动肌收缩时产生的感觉，以便可能独立收缩。只有在原动肌已能单独收缩而不激发其他肌肉收缩的情况下，才能考虑加大阻力。

（三）多肌协调训练原则

协调动作是多块肌肉按一定要求协调、迅速、准确地动作，因此，在单肌训练成功之后必须进行多块肌肉协调的训练（简称多肌训练）。多肌训练亦应遵循以下一些原则。

1. 准确原则　该原则的含义是为达到协调的目的，训练中各种动作必须准确无误。为达到准确又需遵循下述原则。

2. 抑制不需要的活动的原则　其原因是运动的准确性取决于对那些与所需动作无关的运动进行有效的抑制，抑制不需要的动作是对协调进行自动调节的一个最主要的部分。准确的协调只有在经过训练后达到能够抑制一切不需要的动作时才能建立。而且这种抑制能力不能直接训练，只能通过准确地执行动作，并在保持动作准确的条件下增加用力强度来训练。

3. 先分后合的原则　为了达到充分准确，所学的动作越复杂就越需要先将动作分解，分解得越细才能使每一个小动作完成得越准确。当把复杂运动分解成能被患者成功准确地完成的动作后，才可进行训练。在协调训练中决不允许发生错误的动作，因为要去掉不正确的运动印迹，重新建立一个新的运动印迹，比只在没有形成过错误印迹的情况下所需的时间更长。

只有在患者能准确、顺利地执行一个复杂动作中的各个分解动作时，才可以在保持准确的前提下将各个分解动作合并在一起训练，直到能准确地完成整个复杂的动作为止。

4.大量重复的原则 因为协调的发展取决于重复,为使动作完美而协调,必须尽可能多次重复练习。重复准确的运动是在神经系统中形成协调记忆环路的唯一的方法,只要多次准确地重复一种运动,就可以在中枢神经系统内形成一个协调运动的环路,再现时就可出现协调的运动。

一个灵活的正常青年人,要获得某种工业生产需要的手的协调动作,需要重复300万次才能达到最高的速度与熟练程度;有些较复杂的活动,需重复100万次或以上才能达到高水平的协调程度。一个动作每天重复1000次,3年才能完成100万次的重复;若每天只重复100次则需30年才能完成,可见形成一种协调的动作非常不容易。在重复过程中,为防止疲劳累积,在重复一定次数后,应让患者暂作休息,然后再继续。

(四)协调训练的方法

现以上肢的抓握、下肢的步行和本体感觉受损或小脑功能障碍引起的共济失调为例来说明具体的训练方法。

1.抓握 这种复杂的动作要求手指有众多肌肉的协调。抓握时拇指、示指、中指像抓卡盘一样抓住物体,这种方式及其变型占所有抓握动作的70%;用四指接近大鱼际部的方式及其变型占20%;用拇指接近示指桡侧或另一指尖的方式再次之。

所有手指的这些动作都是以已经在神经系统中形成并且已事先编定程序的环路或记忆环路为基础的,如果没有形成这些环路,即使每条原动肌都能动作,动作也不会协调。环路是预编程序的某条肌肉的活动形式的神经过程,一旦形成将像记忆那样能够保留。并且每次兴奋时能使肌肉产生相同的运动形式。

为掌握不同形式的抓握动作,要求婴儿和儿童通过长时间的练习才能形成多块肌肉的协调环路。婴儿在8个月时还不能用拇指和示指夹捏,此后再需训练几个月才能达到初步的协调;儿童需2年多的练习才能握住一根铅笔和绘一简单的直线。若要临摹一个三角形,还要再训练3个月。正常成人形成多块肌肉协调运动的印迹需要几百万次重复才能完成。

对于协调功能受损的患者,原则上抓握运动需要分解到每个分节动作,在直接的意识下都能准确地练习,但不可能形成完美的协调。因此,一是必须把动作分解到患者能切实掌握;二是使患者能在正确的运动形式下每天练习几千次的动作。但后者又提出了如何防止单调和使患者乐于自觉地进行的问题。在这种情况下,必须充分利用作业疗法,把治疗训练寓于能为患者带来益处的作业中,并在训练中穿插一些使患者身心愉悦的活动,以便增加他们对重复训练的兴趣。积木、木钉盘或木钉插板(一块板上有许多小洞,可把细木钉插入,插成各种文字或图案的形状)、用小片的马赛克镶拼图案、玩扑克牌、打麻将、下跳棋和围棋、弹电子琴或钢琴、弹竖琴、打字等均可交替地进行,让患者在作业和文娱中完成上千次的活动。变换活动的种类除能防止单调外,尚可有助于注意力的维持。

2.步行 是最有代表性的下肢协调运动,在训练平衡与恢复平衡的基本环路时,是从训练行走开始的。早期训练,同样要把动作分解到患者能切实掌握并能准确地进行的程度。每一训练阶段,应有选择地为患者提供外在的稳定,以便他能集中在要做的动作上而不必分散注意力去维持平衡。

对头部平衡不佳的患者,则应固定躯干和下肢,让患者进行头颈的控制和平衡训练;颈部能控制后,再训练躯干的平衡;躯干平衡能力建立后,再训练髋关节和膝关节的平衡,最后训练自由站立。

对于严重患者，最初的直立姿势可在斜床上练习。利用斜床可将患者的体位在水平与直立之间的任一范围内调整。起初倾斜角度要小，以后逐步加大，这种训练一方面可训练患者对直立性低血压的适应，另一方面训练保障抗重力平衡的环路。

颈以下的姿势稳定后，可将患者移至站立台上，适应后即可在步行训练用的平行双杠或平行杠内练习。在平行杠内先要训练站立平衡和将体重向左或向右下肢转移。基本的平衡训练是从患者双足站立并用双手提供平衡时开始，然后训练将体重转移至一侧下肢上，再转移到另一侧下肢上，直至能用一条腿支撑全部体重并能达到平衡为止，而双手则仅用来维持躯干的平衡。平行杠固然能为患者提供良好的保护和稳定，但要防止患者在杠上前倾后仰、东倒西歪，这样对他们站立平衡的独立是有害的。

平行杠内适应后，就可以离开杠用四足或三足等宽底手杖练习行走，先用四足的，训练成功后改用三足的，以后改用一足的手杖，最后练习不用手杖而一足站立，用一上肢维持平衡。一足训练成功后再换训另一足。两足都能单独站立并能维持平衡之后，平衡的环路基本形成，此时可再练习向前、向侧方、向后迈步，直至能恢复步行为止。

每天做手、足移动，手足同时移动，向前或后退的活动，以及膝关节屈伸的柔软体操都能构成协调行走的基本环路。不论采用何种方法，若不建立行走平衡和与行走有关的肌肉的协调运动的环路，是无法行走的。

（五）本体感觉受损或小脑功能障碍的协调再训练

此处主要介绍 Frenkel 体操。Frenkel 体操是为改善下肢本体感觉控制而逐渐增加难度的一组训练。在开始时是没有重力的简单的运动，而后逐渐发展至使用髋和膝部运动并在抗重力下进行更为复杂的运动。它对由中枢神经系统病变引起的本体感觉障碍尤其有用。反复练习能帮助患者形成各种有用的本体感觉。假如患者没有完整的本体感觉，就必须将患者置于他能用视觉看见其动作的位置。

训练开始时，应在治疗者监护下进行，强调动作要慢，准确，位置要适当。为避免疲劳，每一课的每节体操不要超过 4 次，应在最初的简单运动完成后，再逐渐进行较困难的运动形式，患者能自己进行每节体操后，应让其每 3～4 小时练习 1 次。

1. 仰卧位练习　患者躺在表面光滑的床上或垫子上，足跟能很容易地沿着床面滑动，头部枕起，使其容易看到小腿与足。

（1）沿床面滑动足跟，屈曲一侧下肢的膝和髋部，而后恢复到原位。对侧下肢重复这一动作。

（2）同（1）一样屈曲髋和膝部，然后外展已屈曲的髋部，再恢复至屈曲位，最后恢复原位。

（3）髋和膝部半屈，然后恢复至伸直位。以后加入外展和内收。

（4）屈曲一侧下肢的髋和膝部，按口令在屈曲或伸直的任何部位停顿。

（5）同时同等地屈曲双下肢，再进行外展、内收、伸直。

（6）同时使双下肢髋和膝部呈半屈位，再进行外展和内收、伸直。按口令停止在某一位置。

（7）屈曲一侧下肢的髋和膝部，并把足跟抬高离床面 5cm，再恢复至原来位置。

（8）同（7）一样屈曲下肢，将足跟置于对侧髌骨上。连续增加运动项目，使足跟能接触到胫骨的中间、踝部、对侧足趾、膝关节及小腿两侧的床面。

（9）同（7）一样屈曲下肢，然后使足跟接触髌骨、胫骨、踝部和足趾。反向重复上述运动。

（10）同（7）一样屈曲下肢，然后按口令将足跟接触治疗者所指的某一点。

（11）屈曲髋和膝部，并将足跟抬高床面 5cm。将足跟置于对侧髌骨上，再沿胫骨嵴慢慢地滑到踝部。反向重复上述动作。

（12）用（11）的方式，将足跟沿对侧胫骨嵴下滑，跨过踝部和足直至足趾。若足跟即将滑至足趾，对侧膝关节应轻度屈曲。按口令停住在某一运动姿势。

（13）双踝双膝处于同一位置，双侧足跟抬离床面 5cm，同时屈曲双下肢，恢复至原来位置。按口令停留在某一姿势。

（14）在足跟接触床面情况下，双下肢交互屈曲和伸展。

（15）足跟始离床面 5cm，双下肢交替屈曲和伸展。

（16）足跟抬高床面 5cm，双下肢同时屈曲、外展、内收、伸直。

（17）将足跟准确地置于治疗者在床上或对侧下肢指定的位置。

（18）联合各种下肢运动，并使患者足跟随治疗者手指运动。

2. 坐位练习　①在一张有靠背和踏板的扶椅上，练习维持正确坐位姿势 2 分钟。在没有扶手的椅子上重复上述动作。再在无靠背的椅子上重复上述动作。②治疗者计算仅足跟抬离地面的时间，逐渐改为练习轮流将整个足抬离地面，然后准确地把足再放到地面指定的位置。③用粉笔在地下画两个"十"字标记，轮流使足顺所画的"十"字向前、后、左、右滑动。④按治疗者的节奏，练习从椅子上起身和坐下：屈曲膝关节，将足置于坐椅的前缘下方；躯干在大腿上方向前屈曲；伸直髋和膝，站起来，然后伸直躯干；向前稍屈曲躯干；屈曲髋和膝部后坐下；伸直躯干，再坐回椅子上。

3. 站位练习　包括下列不同动作。

（1）侧走：侧走时容易平衡，因为患者不需要以足趾或足跟为枢轴，那样会减小其支撑的基底面。这一练习要有节奏地进行：把体重转移至左足；右足移 30cm；把体重转移至右足，使左足向右足靠近。向右或向左，每步的大小可以不同。

（2）在 35cm 宽的平行线之间向前走：将右足恰好置于右边线的内侧，左足也恰好置于左边线的内侧，强调位置要准确，走 10 步后休息。

（3）向前走：把每步都踏在地板绘好的足印上，足印应平行且离中线 5cm，进行 1/4 步、1/2 步、3/4 步及一整步的练习。

（4）转弯：提起右足趾，右足以足跟为轴向外转动；抬起左足跟，使左小腿以足趾为轴向内旋转；将左足提到右足旁。

4. 松弛练习　焦虑会使中枢神经系统增加活动的紧张状态，对许多系统都有影响。神经肌肉系统因肌肉长时间收缩做出的反应，可引起肌肉关节不适、颈痛和头痛。长时间肌肉收缩产生的疼痛，会引起继发性反射性收缩，患者焦虑和紧张又将增加。患者需了解肌肉紧张，并知道如何控制或抑制肌肉紧张，可使这种继发性影响逆转。

在一个安静而光线暗淡的房间里，教患者学习放松。患者舒适地躺在治疗桌或治疗床上，头下放一个较小的枕头，同时膝部下方也放一枕头，以松弛髋关节和膝关节处的肌肉。足应受支撑，这样小腿肌肉也能松弛。紧身的外衣应解开。教患者使膈肌与腹肌正确地协调，与肋间肌一起做深而慢的呼吸来控制呼吸。教患者学会经口呼气，以便强调使患者知道呼吸频率和呼吸控制。当患者能在充分松弛状态下控制呼吸时，就开始正确地练习坐位或站位时的呼吸。

嘱患者屈曲或伸直四肢的每一关节，教患者体会四肢肌肉收缩时的本体感觉，体会肌肉收缩时紧张与放松之间的差别。用力随意收缩后，要求患者放松并体会收缩与松弛之间的差别。然后，收缩力逐渐减小并与肌肉活动完全抑制交替进行，四肢就会完全松弛。在交替进行松弛与紧张的练习中，每个关节处的肌群应分别加以考虑，以便使患者充分知晓四肢每一部位的肌肉活动。患者应感觉到是肌肉紧张，而不是某一关节的紧张。Jacobson 强调，人能学会通过本体感觉知道肌紧张，且能在几乎所有情况下应用它来松弛紧张状态。

用皮肤电极或肌内电极的肌电监测可以显示肌肉是否完全松弛，这种监测能通过对音响的听觉来增强紧张或松弛的感觉而加快学习。让上肢或下肢完全无力落下是证实部分收缩与松弛差别的另一个试验方法。患者知道这种与肌肉收缩有关的感觉后，他就能启动或抑制该收缩。

以上训练程序适用于四肢、肩部、胸部、背部、面部、眼周围及前额的肌肉。对紧张的病例，这种训练内容需要重复多次，直至他具有知道何时已经完全松弛的本体感觉为止。

（张瑞先　金冬梅）

第三节　步行训练

一、概述

（一）基本概念

步行训练是通过步行或模拟步行来恢复步行功能的运动训练方法。步行不仅需要下肢有足够的肌力和关节活动度，而且还需要有良好的平衡和协调。除此以外，由于恢复初期还常需要借助拐杖等助行器具，因此整个训练牵涉面相当广。

（二）训练原则

1. 有的放矢　疼痛步态的主要原因通常为局部组织炎症，所以应首先注重消炎镇痛治疗；中枢瘫痪步态应注意解除肌肉痉挛，纠正肌肉失平衡，训练中枢神经控制能力；外周瘫痪步态应强调关节固定和肌力训练；关节挛缩者应加强进行关节活动训练。

2. 循序渐进　步行训练首先要具备站立平衡，然后再步行动作分解训练，最后才是实际步行训练。

3. 量力而行　患者开始步行训练时需要治疗师帮助，或使用助行器具。部分下肢支撑能力不足或活动控制能力不足的患者，需要永久性地应用矫形器或助行器具，不可片面地强调独立步行。

4. 注意全身状态　步行障碍患者步行训练时能量消耗通常显著高于正常步行，因此，在训练时要注意患者的全身耐力，特别是心血管疾病患者，应注意训练时的心血管反应。

（三）适应证和禁忌证

1. 适应证

（1）神经伤病：偏瘫、脑瘫、截瘫、脊髓灰质炎后遗症、周围神经病损等。

（2）运动伤病：下肢骨折或脱位良好固定或愈合后、截肢等。关节术后、软组织损伤与烧伤后等合并步行障碍者。

2. 禁忌证

（1）病情不稳定的患者，包括发热、局部剧烈疼痛、大出血倾向等。

（2）不具备平衡能力或者使用拐杖的患者。

（3）认知障碍和不能配合治疗的患者。

（四）训练方法

1. 平衡和重心转移　平衡是早期步行训练的前提内容。先完成站立平衡训练，在患者达到Ⅱ或Ⅲ级平衡后，进行身体重心转移训练、原地向前后和两侧移步的训练，开始以健腿支撑，患腿进行重心转移和移动训练；然后以患腿支撑，健腿进行上述训练。协调训练从早期到后期均需进行。

2. 平行杠步行　上述动作完成良好之后，开始在平行杠内进行训练。平行杠非常稳定，因此有利于患者克服心理障碍，减少训练难度。训练的基本步态包括四点步行、三点步行、二点步行、摆至步、摆过步。

3. 持拐步行　持拐步行一般指腋拐。步行活动先在步行训练用双杠或平行杠内训练以保安全，其后即应在杠外借助拐杖行走，最后才是独立行走。持双腋拐步行也多经历摆至步、摆过步、四点步、三点步、二点步等。

4. 手拐步行　通常在持双拐步行后向独立步行过度时用，主要有三点步与二点步方式。

5. 减重步行训练　是近年来受到关注的康复治疗方法之一，主要是减少患者步行时的下肢负重，以提高步行能力，如果配合运动平板进行训练效果更佳。一般包括悬吊减重步行及反重力减重步行等。

6. 水中平板步行训练　是利用水的特性及跑步平台，促进下肢步行能力恢复的训练方法，兼具水疗及减重步行的特点。

7. 计算机一体化步行训练　康复机器人是典型的机电一体化系统，此技术是国际前沿技术，其历史虽然很短，但发展却很快。这对于提高腿部技能损伤患者的康复质量、帮助患者自行康复训练、减轻社会负担具有重要的实际意义。

（五）注意事项

1. 安全第一　不管是用什么训练方法，安全应放在第一位。在保证安全的前提下，尽可能让患者独立进行。

2. 循序渐进　既要注意量的渐进，也要注意质（方法）的渐进。如对骨关节及神经疾病所致功能障碍者，在上肢肌力未恢复到正常限度之前，不应勉强做步行训练。速度训练仅在于提高步行的质量，适用于康复后阶段使用。每次训练后以稍感疲劳为度，不宜过度劳累。

3. 适当动员　步行训练的过程是患者主观努力的过程。训练前应使患者充分了解步行训练的意义和作用，消除其可能存在的疑虑，经常给予语言鼓励，并显示训练的效果，以提高其信心和持之以恒训练的积极性。应使患者了解步行功能改善的大致规律，掌握科学的训练方法，避免不良反应。

4. 注意心血管反应　截瘫、偏瘫患者步行的耗能比正常人多数倍至十几倍，可引起心率和血压的突然升高，合并闭气（Valsalva 动作）时可使血压上升更高。心血管系统疾病患者做步行训练时，避免最大强度训练及闭气使劲。

5. 注意无痛锻炼　步行训练中发生疼痛应被视作引起或加重损伤的警告信号，应予以重视并尽量避免。疼痛可反射性地引起脊髓前角细胞抑制，阻碍肌肉收缩，结果可使训练无效。

二、正常步态

正常步态分析参阅第 4 章第五节。

三、减重步行训练

减重步行训练（body weight support gait trainer）又称为部分负重步行训练（partial weight bearing gait therapy），起源于 20 世纪 50 年代的悬吊治疗（suspension therapy）。1986 年 Finch 和 Barbeau 根据 Rossignal 和 Barbeau 的动物实验结果将悬吊治疗和活动平板结合起来应用于人体的

步行训练。近几年，受到太空零重力的启发，有学者与美国太空总署（NASA）合作，通过空气压力差（DAP）技术，研发出反重力太空舱减重跑台，可以让患者在步行中的承重值在自身体重的 20%～100% 范围内增减。研究表明，行走时下肢不负重或减重可改善一些神经系统疾病患者的步行能力。目前，许多国家（如美国、加拿大、英国、日本等）都在使用类似设备。

（一）系统组成

减重步行训练系统由减重（悬吊与反重力）系统和步行系统两部分组成（图 13-8）。

1. 减重悬吊系统　包括悬吊系统（suspension system）、支撑架（frame）和背心吊兜（harness）。悬吊系统是一根金属吊带，起着悬吊身体的作用，使患者在治疗中保持适当的直立姿势，提供平衡和安全，并允许患者的躯干上部分及四肢活动。支撑架是一个门框样的金属支架，其下端一般有滑轮可以水平移动，两侧的升降杆可以上下滑动，调节高度。背心吊兜类似于飞行员跳伞时固定身体的部分，上端通过固定带连接到头上方的横杆上与悬吊系统相连接，下端固定在骨盆、下腹部和腰部，有助于患者维持步态周期中的直立姿势，并通过稳定躯干来保持平衡。训练时可以

根据患者的自身能力，通过升降吊兜来调节下肢负重的程度。

2. 反重力太空舱减重系统　由一个密闭的气囊和一个训练跑台组成。采用空气密封技术将气囊密闭紧贴于人体腰部，使得人体的下半身处于一个密闭的环境中。通过对气囊充气，可为下肢生成一个可控的正压，气囊内、外的空气压差为使用者产生一个可控的向上的支撑力，从而达到定量减重效果。使用时，人体处于减重的环境下可以进行跑台训练或各种形式的原地训练。由于可精确调控的减重特点，使其在下肢骨科术后康复、神经系统疾病康复、老年及肥胖患者康复等方面的临床训练在医学科研上得到了广泛的应用（图 13-9）。

3. 活动平板　步行系统是一个活动平板（treadmill），类似于心血管运动试验中所使用的跑台，提供水平方向的移动，其速度和倾斜度可调节，可根据患者情况调节，调节的范围大。活动平板能帮助患者的下肢后退，促进伸髋，这对摆动初期起重要作用，并为迈步提供动力。

Wernin 等建议：无论是截瘫还是四肢瘫，对不完全性脊髓损伤患者的步行训练应强化在直立位的步态训练，即在部分减重支持下，刺激下肢迈步与负重。

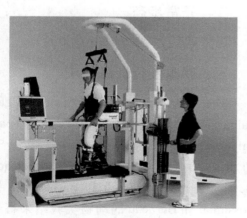

图 13-8　减重步行训练

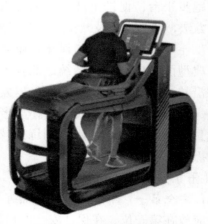

图 13-9　反重力减重跑台

（二）治疗作用

1. 基础研究

（1）动物实验：切断猫和猴的下段脊髓，但保存其节段性输入的功能，经踩车训练，可恢复行走功能。行走功能的恢复决定于特殊感觉输入，可作为存在运动环路的间接证据，也就是说，在腰骶部脊髓中存在中心型发生器。减重步行训练系统在人行走功能训练上能够取得疗效，说明在人腰骶部也可能存在一个类似的中心型发生器。大部分不完全脊髓损伤患者都有步行的潜力，近年来，许多学者都在研究步态训练对改善不完全脊髓损伤患者步行能力的有效性。在人不完全性颈或胸髓损伤时，也可以像猫一样进行减重训练，也可见无自主活动的下肢有 EMG 活动出现，行走功能也有恢复的可能性。它们不是由机械性肌肉和肌腱牵拉引起，可能与存在中心型发生器有关。

（2）基础理论：研究表明，减重步行训练能够改善步行能力可能与脊髓中枢模式发生器（central pattern generator，CPG）有关。CPG 是指脊髓中枢在某种刺激后产生反复神经激动的机制。Grillner 和 Debuc 等提出哺乳动物脊髓存在 CPG，以产生诸如胃肠蠕动和步行中屈肌和伸肌交替转换的神经冲动；CPG 存在于脊髓的腹侧和中部的两侧，之间有神经信号通讯，以脊髓颈和腰膨大处最多；神经环路与其他神经环路关联，最后在腰 2～腰 3 整合。根据这种机制，训练时反复地将节段感觉输入到腰髓神经元和中间神经元，可导致长时程增强（long-term potentiation，LTP）。根据依赖性感觉运动学习机制（包括 LPT），超脊髓损伤的技巧学习对皮质代表区的可塑性起重要作用。应用这种机制，使患者保持最大运动量的步行训练，就有可能恢复行走。

2. 临床功效 早期对脊髓损伤患者实施减重步行训练的试验性研究之一是观察 3 例慢性、胸段非完全性脊髓损伤患者步行能力的改善情况。以美国脊髓损伤学会制订的脊髓损伤评定标准（ASIA）评估受伤程度，患者中有 2 例为 D 级，1 例为 C 级。每天训练步行 1 小时，其中每次在减重步行装置上的步行时间不少于 20 分钟，每周训练 5 天。减重程度从减 40% 开始，逐渐减少减重程度，活动平板的运行速度从 0.16km/h 开始，逐渐加速。训练时有两位治疗者提供步行协助，训练维持了 3 个月。经过训练，3 例患者达到限制性社区步行，能勉强上下楼梯。

多年来，减重步行训练系统在骨科康复治疗中主要应用于脊髓损伤所导致的肢体瘫痪的治疗，取得了一定的疗效；在动物实验中也获得了成功，说明这种运动功能的恢复可能是一种脊髓模式。向脊髓腰段提供适当的本体感觉输入，有助于行走功能的恢复。

减重步行训练系统（不管有无减重）的优点：①患者能够反复进行整个步态训练，并逐渐进入正常步态；②活动平板可带动患者步行，从而增强步态周期中站立相末期对髋屈肌和踝屈肌的牵引；③下肢肌肉获得全面的被动和主动练习，可防止失用现象的发生；④活动平板的速度因人而异，有时可提高到最大速度和耐力，迫使患者加速行走；⑤患者可以独立训练或仅需他人少许帮助；⑥强化的活动平板行走训练可增加肌肉耐力和增强心血管功能；⑦产生最大节段的感觉输入，最佳地促进脊髓上运动网络的功能。

（三）临床应用

1. 适应证和禁忌证

（1）适应证：骨科康复治疗对象中有行走障碍的患者均适用，包括脊髓损伤（截瘫），肌肉萎缩，下肢骨折或关节疾病，截肢后假肢训练等。没有行走障碍的患者，如体弱者需要步行训练、耐力训练，或需要坐位和站立位的平衡、协调、姿势训练，或需要前庭功能训练等。

（2）禁忌证：不适用于脊柱不稳定，下肢骨折未愈合或关节损伤处于不稳定阶段，运动时诱发过分肌肉痉挛，患者不能主动配合。慎用于下肢肌力小于2级，容易发生直立性低血压的患者。由于减重系统的吊兜需要与髋关节、骨盆、腹部及胸部接触，因此，凡是这些部位不能受压的患者，不适宜使用。

2. 训练参数

（1）减重程度：目前普遍采用的减重程度为≤40%体重。根据国外文献报道，减重程度在30%左右所产生的步态参数最接近于完全负重下的步态参数，如果减重>30%，患者就失去了足够的地面反作用力来推进他们的步行。减重程度越高（即悬吊的重量越大），单腿和双腿支撑时间越短，最大髋膝摆动角度越小，肌电活动越低，步速将受到限制。因此，训练中需要根据患者实际情况和训练目标选择适当的减重程度，并根据行走能力的改善，逐步减少减重的程度（即增加双下肢的负重），每次调整需降低至令患者在步行中伸膝时膝部屈曲不超过15°。

（2）减重步行速度：即活动平板的速度，目前没有统一的规定，应根据每例患者的具体情况设定，训练中需逐步调整。近年的一些研究建议，只有以接近正常的步速训练中枢神经系统损伤的患者，才能最大程度地增加患者的活动能力。所以治疗者要在保证患者出现正常步态的前提下，选择一个最快的速度。

（3）减重训练次数与持续时间：减重训练的目的是让患者的下肢能尽快地完

负重行走。训练需要根据患者实际情况每天分节段进行，即每次治疗分为3～4个部分，早期、体弱或损伤较重的患者，每个部分持续3分钟，休息5分钟，每次治疗时间30分钟，需要减重较多的患者每次治疗可以小于15分钟。

（4）治疗者指导：训练时要在1～2名治疗者的指导下完成迈步或矫正异常步态。例如，在步行周期的摆动相协助患者屈髋、屈膝、屈踝，站立相充分伸髋、伸膝，指导患者在站立相时将体重移至伸展位的下肢上。

四、水中平板步行训练

水中平板步行训练是利用温度刺激、浮力、压力、阻力等水的特性及活动平板的性能促进下肢功能恢复的训练方法，兼具浸浴、水中步行和减重平板步行的特点。

（一）水中平板步行的原理

1. 温度效应 人体的温度降至25℃或升至43℃以上时，会危及生命。而35℃的水温可增加胶原溶解度和软组织的伸展性。当人体浸泡在33℃水温中时，心排血量会增加33%，而在39℃水温中则会增加121%。

2. 机械效应 任何一种水中疗法都包含有机械的刺激作用，主要包括3个方面：①静水压作用，静水压力可以压迫胸腹部，增强呼吸运动和气体代谢，也可以促进血液循环和体液的回流。②浮力和阻力作用，浮力可以减轻患者自身的体重，使运动变得容易。患者可以进行抗阻训练，增加肢体肌力。③水流的冲击作用，可以降低肌张力，缓解肌肉疲劳感。

3. 化学效应 进行水中运动时，即使采用淡水浴，也会存在微量矿物质的刺激作用，因此水中运动时，可以加入各种矿物质盐类、药物及气体等。

（二）水中平板步行的作用

1. **减重肌肉收缩负荷**　不同水深程度，人体减重负荷的程度也不同，使得水下步行时下肢所需肌电活动明显减少，肌肉收缩活动更加容易。

2. **缓解肌肉痉挛，改善关节活动度**　水中平台训练，水温可影响肌纤维的活动，使肌梭对牵拉的敏感度降低，可暂时缓解痉挛。

3. **缓解肌肉骨骼疼痛**　短时间的温水浴可以提高肌肉的工作能力，而长时间的温水浴则会降低肌张力，起到缓解疼痛的作用。

4. **降低地面缓冲力，改善步态**　由于水中运动时浮力的作用，体重不同程度地减轻，导致水中步行垂直于地面的反作用力减少，同时步长减短，步速降低，步行更加稳定，姿势更容易控制。

5. **提升机体耐力**　水中训练时，水中的静水压力迫使机体呼吸加深以保证足够的空气吸入，从而加大肺活量，改善心肺功能。

（三）适应证和禁忌证

1. **适应证**　①上运动神经元损伤综合征患者，如脊髓损伤、脑卒中、脑外伤、脑瘫、帕金森病等。②骨关节疾病或损伤导致的肢体功能障碍，如骨性关节病、强直性脊柱炎、风湿或类风湿关节炎等。③腰椎间盘病变或者其他慢性疼痛，不能直立步行患者。

2. **禁忌证**　①皮肤、眼和耳有感染或者炎症。②严重心、肺、肾等疾病患者。③未控制的高血压、二便失禁、传染病等疾病患者。④有出血倾向或者骨折未固定、愈合患者。

3. **注意事项**　①水中步行训练应在餐后 1～2 小时进行。②水温控制在 36～38℃ 为宜。③训练结束后最好在休息室内休息 30 分钟左右。

五、计算机一体化步行训练

（一）发展简史

随着计算机科学的不断进步，20 世纪 90 年代康复界就提出了机器人辅助步行训练的概念。随后，在国内、国际众多科研机构陆续研发了各种基于计算机控制下的步行功能训练系统，或者称计算机一体化步行训练系统。近 10 年逐步有美国、德国、瑞士等国的医疗器械公司推出较成熟的产品投放市场。一般的计算机一体化步行训练系统都包括减重支持系统和步态控制系统两个部分。减重支持系统与传统的减重平板步行训练中所使用的减重系统作用相似，另外，增加了减重系统与步态控制系统之间的协调控制，实现了减重与实时步态的相互适应。步态控制系统是计算机一体化步行训练系统与传统步态训练方法区别最大的一部分。正常的步态模式被编写成固定的电脑程序之后，由步态控制系统通过驱动外部硬件设施达到诱发患者正常步态形成或纠正患者异常步态模式的目的。

（二）功效优势

与传统的步行训练方法相比，计算机一体化步行训练系统有以下几个方面优点。

1. **人力投入少**　人力投入的减少能最有效地控制康复成本，并使更多有需要的患者享受康复。传统步行训练需要治疗者在整个治疗过程进行纠正患者的异常步态模式，且依据患者的功能状况，需要的治疗者从 1 名到 3 名不等（分别控制重心及双下肢步态），而计算机一体化步行训练系统只需要 1 名治疗者对患者进行指导练习则可完成。重心、步态的控制均由计算机控制实现。

2. **操作简便**　简便的可操作性对于一项技术的推广极其重要。传统的步态训练方法操作复杂，且需要治疗者们极大的体力付出，而计算机一体化步行训练系统简便的操作，减小了治疗者在康复过程中的劳动强度，免去了复杂的步态控制过程。

3. 人机互动 能引起患者兴趣的治疗方法可以最大化地发掘患者的康复潜能。传统的步行训练方法中，治疗者只能通过手及口头提醒实现与患者之间的信息交流，而计算机一体化步行训练系统可实现全方位的人机互动。计算机通过肌电信号、力的大小和方向等获得患者在步行过程中的信息，并通过声音、图像、反馈力的方式，实时、具体、量化地反馈给患者，并达到诱导患者正确步行的目的。

4. 可重复性 步行能力训练主要通过不断地重复正常步态过程而实现恢复步行能力的目的。传统的步行训练方法要求治疗者有丰富的步态知识和临床经验，才能较好地完成步行能力训练。例如，在摆动相和支撑相时施加的助力和阻力的大小和方向应如何把握？在步行训练过程中，患者的步态相位在随时改变，没有经过较长时间练习的治疗者比较难完成这种有节奏地依据患者情况施加阻力和助力的工作，而在计算机一体化步行训练系统辅助完成步行能力训练下，这些情况都不会发生，也不会出现不同治疗者之间的手法差异给患者带来主观感受的不同，同时可增加治疗者个体内部和个体之间的信度。

5. 实时评估 计算机可以记录患者的每一次步行训练过程，如阻力和助力、减重情况、肌电信号等。及时的结果反馈可以令患者实时地了解自己步行训练的进度。这些对于传统的步行能力训练都是比较难做到的。

（三）常见的计算机一体化步行训练系统

1. 瑞士 Hocoma 公司生产的 Lokomat（图 13-10） 该设备由减重系统、步行平板、步态控制系统三部分组成。患者通过减重

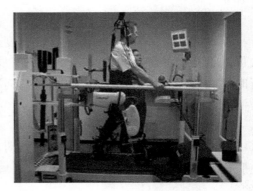

图 13-10 瑞士 Hocoma 公司的 Lokomat

系统减重之后，躯干及下肢被固定在步态控制系统的外骨架上。步态控制系统主要通过髋部和膝部的电机协同控制髋、膝、踝关节活动方向，以及与步行平板的协调配合，达到训练患者正常的步态模式，并通过视觉反馈的功能性任务导向性步行练习增加步行训练过程的趣味性。目前有成人及儿童用 Lokomat。

2. 德国 Woodway 公司的 LokoHelp（图 13-11） 该设备由减重系统、步行平板、步态控制系统三部分组成。步态控制系统被固定在步行平板上，通过平板的运行获得动力。患者经过减重系统去除部分身体重量后，双踝被置于 90° 固定在双侧支具内。通过支具循环运行于步态控制系统预设的近似椭圆形轨道里，模拟步行过程的支撑相和摆动相，达到训练步行能力的目的。

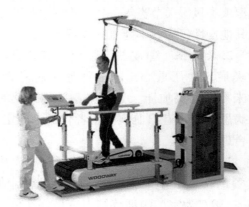

图 13-11 德国 Woodway 公司的 LokoHelp

3. 德国 Reha-Stim 公司生产的 Gait Trainter（图 13-12）　该设备主要由减重系统和步态控制系统两部分组成。患者经过减重系统去除部分身体重量之后，双侧足部被固定在脚踏板上。脚踏板通过主机内部的齿轮装置使双侧脚踏板协调地在矢状面上产生椭圆形运动。脚踏板在椭圆形上方运行时被模拟成步行过程的摆动相，而当脚踏板在椭圆形下方运行时则被模拟成步行过程的支撑相，从而模拟出正常人的步态过程。

4. 美国 Motorika 公司的 ReoAmbulator（图 13-13）　该设备由减重系统、步行平板、步态控制系统三部分组成。患者由减重系统去除部分身体重量后，躯干、双侧下肢被固定在由步态控制系统管理的外骨架上。步态控制系统用预设的步态程序通过外骨架双侧髋部和膝部的电机控制双侧髋关节、膝关节的协调活动，并与步行平板共同实现模拟正常步行模式。

（四）尚需改进之处

虽然越来越多的计算机一体化步行训练系统进入了临床应用，并取得了一定的效果，但同时我们也应该认识到目前的计算机一体化训练系统仍然存在许多不足之处。当前的大多数研究都只说明了计算机一体化步行训练系统对患者步行能力的提高有帮助，而却甚少将传统步行训练与计算机一体化步行训练系统进行效果比较。没有大样本随机对照实验的证据支持计算机一体化步行训练系统的效果优于传统步行训练。计算机一体化步行训练系统的功能我们仍有许多方面需要完善。

1. 步态过程可调　目前系统对步态控制仅粗略地通过控制髋关节和膝关节在矢状面上的活动实现，缺少踝关节及其他平面的控制。步态参数的调整主要体现在步频方面，而其他参数甚少能调。步态轨迹模拟过于固定，不利于不同个体患者的步行训练。

2. 人机交互反馈　目前的系统正用越来越多的方式将患者的步行训练信息反馈给患者。然而，对于有一定主动控制能力的患者，系统仍只能固定地按原程序进行，甚少能通过收集实时步态信息，对患者的步行训练进行调整，没能充分地利用从患者身上获得的信息。

3. 训练模式　机器应能依据患者能力，实现被动、助动、主动、抗阻训练模式，而目前系统基本都是被动训练为主。因此，目前的系统仍不能称为是严格意义上的机器人辅助步行能力训练。

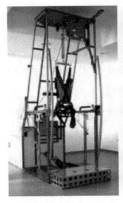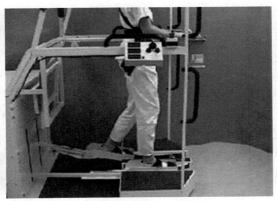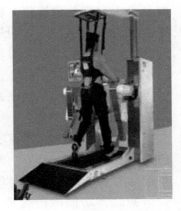

A　　　　B
图 13-12　德国 Reha-Stim 公司的 Gait Trainer

图 13-13　美国 Motorika 公司的 ReoAmbulator

（冯重睿　吴　伟）

第 14 章
骨科其他康复技术

第一节　超声引导下注射技术

一、超声引导下上肢注射技术

（一）超声引导下盂肱关节注射技术

盂肱关节疾病是一类造成肩部疼痛和功能障碍的骨关节疾病，包括盂肱关节的骨性关节炎、类风湿关节炎、创伤后关节炎、肩袖撕裂关节病等。

1. 相关解剖　盂肱关节是上肢最大、最灵活的关节，由肱骨头与肩胛骨关节盂构成，通过韧带、关节囊、盂唇和肩袖结构使盂肱关节的结构和功能稳固，其主要是作用是旋转上肢。

2. 常见病因病理　肩关节损伤易发生于各种急性创伤事件中，如手臂外展着地时易发生肩关节前脱位；在反复的过度劳损中也易被损伤，如长期进行举头过肩的练习的运动员；随着年龄增长肩关节运动时发生的各种症状；此外，关节炎性病变如类风湿关节炎或粘连性关节炎也常影响肩关节功能。

3. 临床表现　主要表现为肩部和上臂的局限性疼痛和肩关节功能障碍，疼痛以持续性酸痛为主，活动时加剧，休息及热敷后减轻，功能障碍表现为肩关节外展、上举、内外旋活动受限，甚至最终发展成为冻结肩。体格检查可触及局部压痛及捻发感。

4. 超声表现　高频线阵探头能很好地显示肱盂关节长轴切面，常能发现骨皮质不光滑、骨赘形成、关节腔积液和盂唇撕裂等。

5. 适应证　对于休息、冰敷、口服抗炎药和理疗治疗无效的顽固性肩关节疼痛患者，可以进行盂肱关节注射治疗。以往通过触诊进行关节腔治疗，文献报道其准确率为 10% ～ 47%。Valls 和 Zwar 等分别报道了超声引导下前方入路和后方入路盂肱关节注射疗法，其准确率可达 90% 以上。

6. 注射方法　注射前应向患者说明益处、风险和治疗选择，签署知情同意书。患者取俯卧位，上肢自然放在躯体两侧；或侧卧位，患侧在上方。仔细触诊并确认局部最痛点，然后在盂肱关节表面消毒皮肤。严格无菌技术下用 5ml 无菌注射器取 1.5ml 的利多卡因、2.5ml 的生理盐水和 1ml 的复方倍他米松注射液（得宝松），或者注射玻璃酸钠 2ml。将线阵高频探头放置在肩缝外侧边缘取冠状面，与肩胛骨轻微成角。首先确认冈上肌腱，其在肩峰下沿肱骨头上部覆盖至肱骨大结节。然后确认盂肱关节,其内含液体，在冈上肌腱深面。尽管正常或轻微的肱盂关节炎症在超声图像中大多表现为高回声的滑囊壁和滑囊周围脂肪包围着低回声曲线液体层的三明治结构，但滑囊的炎症和肿胀可能使滑囊内表现为无回声或甚至高回声。确认关节腔后，采用平面外进针，超声引导下调整进针路径进入盂肱关节。当认为针尖位于关节腔内，在超声引导下注射少量药液，根据药液的扩散特征来证实关节腔内注射无误。随后缓慢注入注射器内剩余药液，注射阻力不大（图 14-1）。如果看到粘连或钙化，可能需要重新调整针的位置，以确保整个关节腔得到注射。最后拔针，无菌敷贴覆盖注射局部。

7. 注意事项　注意盂肱关节注射的并发症，通常为感染、瘀斑及血肿，注射治疗后可能有 25% 的患者在短时间内感到疼痛加剧，应在术前告知患者。

（二）超声引导下肱二头肌长头肌腱炎注射技术

肱二头肌长头肌腱炎是一种发生于肱二头肌长头腱鞘膜滑膜的急性水肿或慢性损伤性炎症。

1. 相关解剖　肱二头肌长头肌腱起于肩胛骨盂上结节，走行过程中部分起自于盂肱关节囊，因此被认为是关节内的肌腱。它由喙肱韧带、上盂肱韧带及冈上肌腱和肩胛下肌腱的周围纤维组织加强。肱二头肌腱从关节腔内伸展出来，经过肱骨头表面后，有 3 ~ 4cm 长的一段与旋肱前动脉的分支一起包含于腱鞘内，肌腱在肱骨近端走行于由肱骨外侧的大结节和中间的小结节构成的结节间沟内，在结节间沟内由肱横韧带和肩胛下肌腱表面纤维稳固，在肱骨粗隆远端，由胸大肌的桥接纤维稳固。

2. 常见病因病理　肱二头肌肌腱近端区域的疼痛可由多种原因导致，如由于过度使用或创伤引起的肱二头肌长头腱断裂与肩袖撕裂发生。肱二头肌腱撕裂常发生于肌腱-盂唇连接处。部分撕裂或先天性分裂也可发生在腱鞘内。局限性腱鞘炎可发生在肱二头肌肌腱的腱鞘内，很容易与腱鞘积液混淆，后者的发生率仅次于关节腔疾病。

3. 临床表现　表现为肩关节前部疼痛，可向上臂前外侧放射，夜间加剧，肩部活动后加重，休息后好转；急性期不能取患侧卧位，穿、脱衣服困难；肱骨结节间沟处压痛明显；肱二头肌抗阻力试验（Yergason 征）阳性：在抗阻力情况下，屈肘及前臂旋后时，肱二头肌长头肌腱周围出现剧烈疼痛；合并有肩周炎或其他疾病，疼

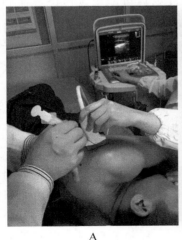
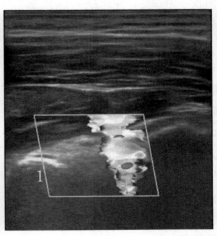

A　　　　　　　　　　　　　B

图 14-1　超声引导下盂肱关节腔注射（A）及声像图（B）

1. 肱骨头盂肱关节腔注射，彩色多普勒显示药液注入

痛范围广，可见肩关节僵硬及肌萎缩。

4.超声表现 由于肩峰影像的遮挡，超声不能显示肱二头肌肌腱的起点。肱二头肌腱绕过肱骨头后逐渐变成椭圆形向远端延伸，超声横切面可清晰显示此部分肌腱，位于强回声的大、小结节之间，肱横韧带表现为一层薄薄的线状稍强回声，紧贴肌腱表面。肌腱周围只要出现环状液体围绕，即认为是异常。由于肌腱走行的不同，需要注意无回声信号来自于液体而不是各向异性伪影。超声能将局限性腱鞘炎的腱鞘积液区分开来，腱鞘炎表现为腱鞘局部肿胀增厚，当探头紧贴皮肤置于此处时患者疼痛明显，短轴切面显示腱鞘积液为环状的低回声包绕等回声肱二头肌腱，呈典型的"指环征"；肱盂关节腔积液进入肱二头肌腱鞘内时，表现为腱鞘弥漫性肿胀扩张，探头加压时局部无明显疼痛感，积液时液体常为无回声。超声还能提示腱鞘内紧贴肱二头肌肌腱外侧缘的旋肱前动脉。

肱二头肌肌腱炎表现为肌腱弥漫性增粗，回声减低，长轴及短轴切面均能追踪到肌腱的远端，直至肌腱-肌肉连接处。肱二头肌腱部分撕裂可表现为结节间沟探及线状无回声区，需要注意与结节间沟各向异性伪影相鉴别。肱二头肌肌腱完全断裂后出血时，可表现为高回声或等回声。相反，肱二头肌腱完全断裂时，结节间沟空虚，未见肌腱。此外，结节间沟内不见肱二头肌肌腱还可能是脱位引起的，此时应结合超声动态观察。

5.注射适应证 肱二头肌肌腱注射适用于对其他保守治疗无效的肱二头肌肌腱区域的疼痛和超声检查为阳性者。超声引导下肱二头肌肌腱注射可将药物准确注入腱鞘内，准确率高。

6.注射方法 注射前应向患者说明益处、风险和治疗选择，并签署知情同意书。

患者取坐位或仰卧位，上肢自然平放于躯体两侧。医生仔细触诊并确认肱二头肌肌腱结节间沟局部最痛点，将高频线阵探头置于肱二头肌结节间沟中间，开始进行超声扫描。根据肱二头肌肌腱图像特点确认肱二头肌结节间沟，即在结节间沟内可见高回声卵圆形结构，之后可在肱二头肌肌腱上方确认肱二头肌横韧带的位置。长轴画面中肌腱图像会发生相应变化，若肌腱周围发现较多液体，即可认为是异常的，是肌腱炎的表现。确认肱二头肌结节间沟内肌腱位置后，对局部皮肤进行消毒。严格无菌操作下用 5ml 无菌注射器抽取 1ml 的利多卡因、1ml 的生理盐水和 1ml 的得宝松，放置在操作盘中备用。再次确认肱二头肌肌腱的位置，针从横置的探头中部刺入皮肤，采用平面外技术，超声引导下实时观察针头位置并调整穿刺路径，使针尖位于腱鞘内，但不刺入肌腱。当针尖处于恰当的位置后，在超声监测下注射少量药液以确定针尖位于腱鞘内。确认针尖位置后，将剩余药液缓慢注入，注射时有少许阻力，见图 14-2。

7.注意事项 超声引导下肱二头肌肌腱炎注射的主要并发症源自于操作本身。注射后可能出现瘀斑或血肿。尽管注意保持针尖位置在肌腱外，但注射引起肱二头肌肌腱损伤的可能性仍然存在。炎症程度严重或先前已受损的肌腱若行肌腱内注射则更容易发生断裂。

（三）超声引导下三角肌下滑囊炎注射技术

三角肌下滑囊炎又称肩峰下滑囊炎，是一种因肩部的急慢性损伤，炎症刺激肩峰下滑囊而引起肩部疼痛和活动受限为主症的一种病症。

1.相关解剖 肩峰下-三角肌滑囊位于肩峰及三角肌下方，肩袖、肱盂关节及肱二头肌长头腱腱鞘上方。

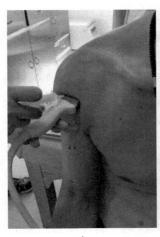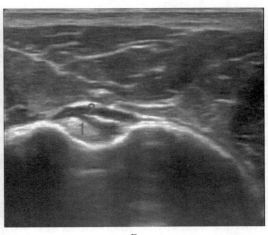

A　　　　　　　　　　　　　　　　B

图 14-2　超声引导肱二头肌长头肌腱炎注射图（A）及声像图（B）
1. 肱二头肌长头肌腱；2. 弥散的药液

2. 常见病理　肩峰下滑囊炎是一种引起肩关节疼痛和活动受限的疾病，患者手臂上抬时症状明显，本病主要由肩峰下 - 三角肌滑囊炎症和膨胀引起，当手臂上抬时该滑囊滑入肩胛骨肩峰下方使症状加重。肩峰下滑囊炎可单发，但通常是与撞击综合征及肩袖损伤疾病包括肩袖撕裂和肌腱炎等同时发生。肩峰下间隙骨性狭窄患者肩峰下滑囊炎的发病率增加，此外，肩峰下滑囊炎也与类风湿关节炎和其他炎性疾病有关。根据患者的临床症状和体征可诊断该疾病，需要与肩袖损伤疾病，盂肱关节炎和粘连性关节囊炎等相鉴别。

3. 临床表现　疼痛、运动受限和局限性压痛是三角肌下滑囊炎的主要症状。疼痛逐渐加重，夜间及运动时疼痛明显，外展和外旋时最为明显。疼痛可向肩胛部、颈部和手等处放射。触诊肩关节、肩峰下、大结节等处有压痛，且可随肱骨的旋转而移位。随着滑囊壁的增厚和粘连，肩关节的活动范围逐渐缩小以致完全消失。晚期可见肩胛带肌肉萎缩。

4. 超声表现　由于肩峰下 - 三角肌滑囊位置表浅，观察时最好用高频探头。正常的滑囊表现为三角肌下脂肪层与肩袖表面脂肪层之间的一层薄薄的低回声结构，测量时其厚度在 1mm 左右。当发生滑囊炎时，超声表现为滑囊积液扩张，滑囊范围增大，滑囊增厚伴囊内软组织样物质填充。通常情况下滑囊因积液和滑囊膜增生而膨胀扩张，后者可以在超声多普勒上观察到。此外，使手臂上抬，当肩峰下 - 三角肌滑囊滑入肩峰下方时，能清晰观察增厚的滑囊壁或肩峰下方与冈上肌肌腱表面之间的积液。

5. 适应证　口服非甾体抗炎药、理疗、局部冰敷或热敷等传统治疗效果不明显，可在超声引导下肩峰下 - 三角肌滑囊注射局部麻醉药和皮质类固醇激素。

6. 注射方法　注射前应向患者说明益处、风险和治疗选择，并签署知情同意书。患者取平卧位，肩部放松，前臂自然平放于躯体两侧。消毒局部皮肤，严格无菌操作下用 5ml 无菌注射器抽取 1ml 的利多卡因、1ml 的生理盐水和 1ml 的得宝松，放置在操作盘中备用。仔细触诊并确认局部最痛点。取冠状面将高频探头放置在肩峰顶端侧方，与肩胛骨轻度成角。开始超声扫描，首先确认冈上肌肌腱，其从肩峰下走出，包绕肱骨头，最后附着于肱骨大结节。随后确认三角肌下滑囊，它是位于三角肌、肩峰尖端之间及冈上肌肌腱上方含液体区域。正常有轻度炎症的三角肌滑囊的超声影像为两层高回声影中间的低回声曲线层，两层高回声影为滑囊壁和脂肪，类似三明治形状，炎症和滑囊的扩张可能会导致囊腔内容物回声消失或变为高回声影。在识别滑囊后，采用平面内引导技术在超声探头下方 1cm 处穿刺进针，根据超声影像调整进针路径，让穿刺针正好在肩峰侧方进入三角肌下滑囊。当认为穿刺针已进入到滑囊腔内后，在超声观察下注射少量药液，进一步确定针尖位于滑囊腔内，接着将剩余的药液注入滑囊腔内，见图 14-3。注射的阻力很小，注射完毕后退出穿刺针，加压包扎。

7. 注意事项　该穿刺注射的并发症通常为感染、瘀斑及血肿，注射治疗后可能有 25% 的患者在短时间内感到疼痛加剧，应在术前告知患者。

（四）超声引导下网球肘综合征注射

网球肘是一种发生于肘关节外侧前臂伸肌起点肌腱急慢性炎症的一种疾病。

1. 相关解剖　伸肌总腱由桡侧腕短伸肌腱、指伸肌腱、小指伸肌腱及尺侧腕伸肌腱组成，最靠前的是桡侧腕短伸肌腱。这些肌腱均起自于肱骨外上髁。尺侧腕长伸肌腱和肱桡肌肌腱则起自于肱骨外上髁近端。伸肌总腱的作用是负责腕部的背伸和向桡/尺侧外展。

2. 常见病因病理　伸肌总腱（网球肘）的损伤，主要由微小创伤和疲劳损伤引起，常见于体育运动等职业损伤。肘部旋转的转矩增加可以引起外侧腔隙的疼痛，因此也可以见于肩部紧张内旋的患者。

3. 临床表现　起病缓慢，初期时患者只是感到肘关节外侧酸痛，尤其是肘关节向外上方活动时明显，疼痛可向上或向下放射。手不能用力握物，握锹、提壶、拧毛巾、打毛衣等运动可使疼痛加重。视诊局部无红肿，触诊在肱骨外上髁处有局限性压痛，可向下放射，肘关节伸屈不受影响，但前臂旋转活动时有疼痛。

4. 超声表现　伸肌总腱最好使用高频线性探头扫查。伸肌总腱的厚度一般是 2～3mm。可在长轴和短轴切面显示该肌腱。网球肘的超声声像图表现为肱骨外上髁骨皮质不光滑、部分肌腱连续性中断、肌腱回声弥漫性降低、肌腱增厚，双侧比较检查有利于发现和诊断病变。

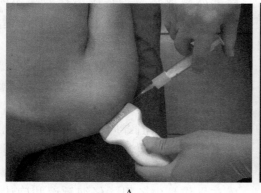
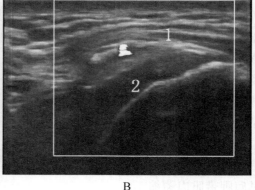

A　　　　　　　　　　　B

图 14-3　超声引导三角肌下滑囊注射（A）及声像图 (B)
1. 三角肌；2. 冈上肌肌腱；彩色多普勒显示药液注入

5. 注射的适应证　对于经休息、服用镇痛药、冰敷、职业或物理治疗症状均不缓解的顽固性疼痛的患者，可以将药物注射在伸肌总腱表面。

6. 注射方法　注射前必须告知患者操作的益处、风险和可选择的其他治疗方法并签署知情同意书。患者取坐位，患侧上肢放于治疗床上，肘部屈曲约 75°，在患者处于上述位置时，仔细触诊肱骨外上髁并确认最痛点。把高频探头置于肱骨外上髁最痛触点的纵轴位置开始扫描。此处肱骨外上髁超声声像为柔和的高回声斜影，其上方为伸肌总腱。桡骨头超声声像为山峰样高回声影。仔细检查肱骨外上髁伸肌腱附着点区域并评估其撕裂程度，肌腱断裂表现为肌腱内存在低回声区域。超声探头缓慢向近端移动，使肱骨外上髁的高回声影及其上方的伸肌总腱全部处于超声影像的底部以减少穿刺靶点的距离。然后消毒皮肤，严格无菌操作下用 5ml 无菌注射器抽取 1ml 的利多卡因、1ml 的生理盐水和 1ml 的得宝松，放置在操作盘中备用。采用平面内进针的方式在探头下方 1cm 处进行穿刺，在超声引导下调整穿刺路径，最终让针尖接近而不是直接到达肌腱附着点。当针尖达到满意位置，在超声监测下注入少量药液以进一步确认针头的位置。确认无误后，缓慢注入剩余的药液，有时需要再次调整穿刺进针位置以确保肌腱附着点的所有区域都有药液扩散，见图 14-4。

7. 注意事项　超声引导下网球肘的注射并发症主要是穿刺位置不当引起的病变肌腱的断裂。穿刺针位置不当还会损伤桡神经，导致肢体的持续性麻木。感染、淤青、血肿也是并发症之一，不过其发生率极低，注射后紧急在局部按压后可减轻这种并发症。

（五）超声引导下腕管综合征注射

腕管综合征是指由于腕管内容积减少或压力增高，使正中神经在管内受压而形成的综合征。

1. 相关解剖　腕管与腕骨桡侧、尺侧、背侧及掌侧腕横韧带相邻。腕管内包括正中神经、4 条指浅屈肌、4 条指深屈肌和拇长屈肌。正中神经位于屈肌肌腱表面，走行于腕管中央。它通常位于桡侧的桡侧腕屈肌腱和尺侧的掌长肌腱之间，位置更加表浅。在腕管内有两个滑囊，桡侧滑囊包绕拇长屈肌，尺侧滑囊包绕指浅屈肌和指深屈肌肌腱。当手腕位于旋后位时，正中神经位于尺侧滑囊的浅面，腕横韧带深面。

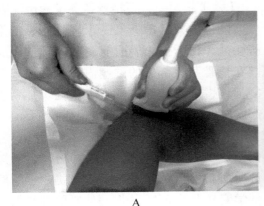
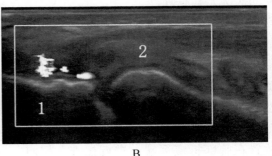

A　　　　　　　　　　B

图 14-4　超声引导网球肘注射（A）及声像图（B）

1. 肱骨外上髁；2. 伸肌总腱；彩色多普勒显示药液注入

2.常见病因病理 腕管的壁相对较坚韧，不易扩张，当腕管内的压力逐渐增大时，可以使正中神经受压，导致手部感觉异常和疼痛。电生理技术包括肌电图和神经传导检查，对诊断腕管综合征具有高度敏感性。

3.临床表现 主要表现为腕部正中神经支配区域内的感觉和运动功能障碍。患者桡侧3个半手指麻木、刺痛或烧灼样痛、肿胀感。另有患者自诉疼痛向肘肩放射。患侧握力减弱，拇指外展、对掌无力，握物端物时，偶有突然失手的情况。疼痛多在夜间、晨起或劳累后出现或加重，活动或甩手后症状减轻。寒冷季节患指可有发冷和发绀等改变。病程长者大鱼际肌萎缩，出汗减少，皮肤干燥脱屑。

4.超声表现 使用高频探头可以很好地显示腕管。在腕管近端横切面扫查腕管内走行的正中神经显示为近端肿胀，神经纵切面观可进一步显示为近端肿胀及压迫处的"凹槽征"，同时如关节炎性狭窄、腱鞘炎、肿块、术后瘢痕及屈指肌肌腹过低、蚓状肌肌腹过高也可压迫正中神经。应注意解剖结构变异的存在，如正中神经分叉、正中神经尺侧位的掌皮支，可能会导致进针路径的改变。

5.注射适应证 对于经物理治疗症状改善不明显，可以经超声引导下在腕管内注射药物缓解神经受压症状，它对急性和亚急性的病例及经电生理确诊为轻至中度病变的病例尤其有效。

6.注射方法 注射前必须告知患者操作的益处、风险和可选择的其他治疗方法并签署知情同意书。治疗时患者取平卧位，患侧腕关节下垫一枕头或软垫，前臂和手自然放置，掌心朝上。仔细触诊正中神经走行并确认引起麻木点。高频线性探头横向放置在腕部折痕远端，进行扫查。超声下正中神经显示为强回声神经纤维束，外面由回声稍强的神经鞘包裹，穿行在屈肌支持带下方，屈肌肌腱的上方表面。超声下，可通过患者轻微屈伸和伸展手指，观察屈肌腱的活动来确定正中神经和屈肌腱。超声探头在屈肌腱上来回滑动时屈肌腱表现不尽相同。在腕部尺侧可见尺动脉。用超声多普勒协助判断尺动脉，在平面外技术穿刺时可避开尺动脉。确认尺动脉后，缓慢向内侧移动超声探头，直至横向超声声像图上识别出正中神经。然后消毒局部皮肤，严格无菌操作下用5ml无菌注射器抽取0.5ml的利多卡因、1ml的生理盐水和1ml的得宝松，放置在操作盘中备用。选择之前确认的正中神经位置，采用平面外进针方式在正中神经桡侧或尺侧旁进针，在超声下可见针尖靠近腕管内屈肌支持带下方的正中神经。当针尖到达满意位置，在超声检测下注入少量局部麻醉药和激素的混悬液以进一步确认针头的位置正确。确认无误后，在超声监测下缓慢注入剩余的药液，见图14-5。注射阻力应该较小，无异感发生。

7.注意事项 超声引导下腕管综合征注射的主要并发症是穿刺位置不当引起的血管内注射和穿刺损伤正中神经引起的持久性感觉异常。感染、淤青、血肿也是并发症之一，注射后紧急在局部按压可减轻这种并发症。

（六）超声引导下桡骨茎突腱鞘炎注射
桡骨茎突腱鞘炎发生于桡骨茎突纤维腱鞘处，由于拇长展肌肌腱和拇短伸肌肌腱在桡骨茎突部位的腱鞘内过度摩擦或反复损伤，以致该部位发生无菌性炎症，引起腱鞘管壁增厚、粘连而出现症状。

1.相关解剖 腕部的第一伸肌腔室（背侧）位于桡骨茎突的外侧，其内包含拇短伸肌肌腱、拇长展肌肌腱。需要注意的解剖学变异是约33%的拇短伸肌肌腱与拇长展肌肌腱不位于同一纤维鞘内，以及拇长展肌肌腱常有多个副腱而呈多层样结构。

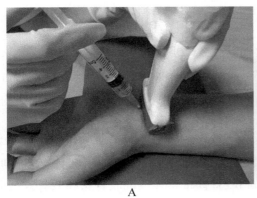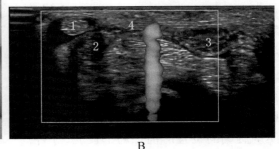

图 14-5　超声引导下腕管综合征注射（A）及声像图（B）
1. 桡侧腕屈肌；2. 拇长屈肌；3. 正中神经；4. 腕横韧带；彩色多普勒显示药液注入

2. 常见病因病理　第一腔室内的肌腱可因剪切力和反复的微小损伤而发生狭窄性腱鞘炎，是腕部最常见的腱鞘炎。其最常发生于进行强有力抓握并向尺侧偏斜或反复使用拇指运动的患者。患者通常表现为桡侧腕部疼痛，并放射至手、前臂或拇指，此外，还伴有第一腔室的中度肿胀和压痛。查体见患者拇指向手掌弯曲，检查者使患者手腕向尺侧偏移而引起相应的症状。

3. 临床表现　本病发展缓慢，逐渐加重。腕部桡侧疼痛，提物乏力，做提壶倒水、扫地等伴有腕桡偏的动作可以使疼痛加重。疼痛严重者可以放射至全手，甚至影响夜间睡眠。桡骨茎突部可有轻微肿胀，病程长者有隆起或结节，桡骨茎突远端压痛，有时可触及桡骨茎突部摩擦感。握拳尺偏试验阳性。

4. 超声表现　使用高频探头，横向切清晰显示第一腔室的短轴切面。第一腔室病变常见的超声表现包括肌腱周围液体、肌腱增厚、肌腱内部撕裂。正常的解剖变异包括拇长展肌肌腱存在多个副腱。超声检查时易被误认为是肌腱撕裂。此外，部分患者的第一腔室中可出现分隔，超声表现为拇短伸肌肌腱和拇长展肌肌腱之间有条状低回声。

5. 注射适应证　第一腔室注射适用于经休息、服用镇痛药、冰敷、职业或物理治疗症状均无效的患者，Hazani 等报道了大多数通过触诊腕部解剖结构标志引导第一腔室注射。在大多数患者中，桡骨茎突远端容易是扪及并可用于穿刺的标志。但是，如果桡骨茎突无法扪及，则拇长展肌肌腱穿过 Lister 结节和舟骨结节之间的连线处就代表了第一腔室的远侧缘。根据多项研究报道，无引导注射的成功率在 58% 左右，腔室内存在分隔情况也会影响注射成功率。Jeyapalan 等的研究表明，超声引导下注射的成功率约为 93.75%。超声引导能确保准确进针，避免将药物注射到肌腱内部，并能显示第一腔室内的分隔。腱鞘炎可能累及一根或两根肌腱发病，而超声能清晰地显示每个肌腱，以此来确定定位腱鞘炎的发生部位，并在炎症最明显处进行注射治疗。

6. 注射方法　注射前必须告知患者操作的益处、风险和可选择的其他治疗方法并签署知情同意书。患者取坐位，肘关节屈曲约 100°，手放在中立位，使前臂放松，小指紧靠在床边桌子上。患者保持上述体位的条件下，检查者可以在这个区域通过触诊明确桡骨茎突、拇长展肌及拇短伸肌的位置。嘱患者桡偏手腕与检查者对抗，以方便检查者确认肌腱。在桡骨茎突水平，高频探头放置在拇长展肌和拇短伸肌上进行超声横断面扫描。彩色多普勒可以明确桡动脉，并帮助区分紧贴在桡动脉内侧的桡神经浅支。肌腱表现为高回声，被低回声的腱鞘包绕，从而出现一个高亮的圆形。大多数患者的肌腱从狭窄的腱鞘中通过。然而，少数患者的腱鞘被一层隔膜分隔。超声影像下经常可以发现包绕肌腱的积液。当明确腱鞘的位置后消毒局部皮肤，严格无菌操作下用5ml无菌注射器抽取0.5ml的利多卡因、0.5ml的生理盐水和1ml的得宝松，放置在操作盘中备用。针头紧贴探头下方进针，在超声引导下调整进针轨迹，使针头最终停留在肌腱和腱鞘间，不要在肌腱内。当针尖到达满意的位置后，回抽注射器在超声检测下注入少量药液确认针头的位置准确，确认无误后，在超声监测下缓慢注入剩余的药液，见图14-6。注射时可以感受轻微阻力。如果腱鞘内有间隔，需要在两个分隔内分别注入药物。

7. 注意事项 这种注射造成拇长展肌和拇短伸肌肌腱创伤的可能性也是存在的，如果直接注射到肌腱内，会导致肌腱出现严重的炎症甚至受损断裂。因此，注射操作轻柔，注射时遇到阻力及时停止进针和注射，这种并发症可以显著减少。

二、超声引导下下肢注射技术

（一）超声引导下髋关节注射

髋关节炎是指由于髋关节面长期负重不均衡所致的关节软骨变性或骨质结构改变的一类骨关节炎性疾病。

1. 相关解剖 髋关节为球窝滑囊关节，周围关节囊厚韧，由髂骨韧带、坐骨韧带和耻骨韧带延伸包绕股骨头和股骨颈组成。股骨头端与骨盆髋臼形成关节，周边环绕纤维软骨盂唇。盂唇的典型超声断面声像图为三角形的均匀回声结构，类似膝关节半月板。髂骨韧带位于前盂唇浅层，关节囊自髋臼和髋臼盂唇向外侧附着于转子间线。在转子间处关节囊深层部分反折至股骨颈交界处。因此，髋关节囊自髋臼边缘至肱骨头颈交界处为单层结构，而股骨头颈交界和转子间线之间部分为双层结构。股神经血管束自股三角下行，股三角外侧为缝匠肌，内侧为长收肌，腹股沟韧带位于上方。与髋关节间有髂腰肌及肌腱分隔。股动脉分出股深动脉，后者随即分支为旋股内侧动脉和旋股外侧动脉，供应股骨头和股骨颈。闭孔动脉向后的分支经过股骨头圆韧带也参与股骨头血供。髋关节的神经支配来自于股神经、闭孔神经和坐骨神经的分支。

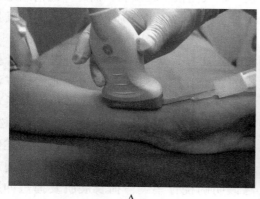
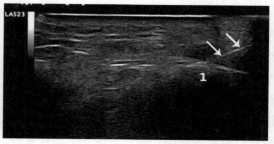

A   B

图14-6 超声引导桡骨茎突腱鞘炎注射（A）及声像图（B）

1. 桡骨茎突；白色箭头指示为针道

2. 常见病因病理　髋关节炎是骨关节炎的常见病变，其中退行性变、创伤都是病因。同时，髋关节也是炎症性疾病的靶点。髋关节骨关节炎通常在负重活动中出现症状，但是当病情严重时，非负重运动及晚上都会使疼痛明显。临床处理的策略包括限制运动、理疗、控制体重、口服药物镇痛、关节内皮质醇注射、关节液补充及髋关节置换。既往，髋关节注射依靠触诊解剖标志引导，也包括 X 线透视、CT 和超声引导。

3. 临床表现　主要表现为活动或承重时引起步态异常和髋部疼痛。髋部疼痛可经闭孔神经放射至腹股沟、大腿和膝关节。臀部周围及股骨大转子处也可有酸胀感，并向大腿后外侧放射。

4. 注射适应证　关节腔内镇痛药物注射能够帮助确认疼痛来源，显著增加诊断的准确性。髋关节内皮质醇药物注射已经被证明可以缓解疼痛，增加关节活动范围。髋关节腔位置较深，患者体型变化等，这些内在的干扰因素使得触诊引导关节腔内注射缺乏准确性，注射位置的不确定带来周围组织损伤的风险，或者刺激周围神经血管结构，而透视或 CT 引导使得费用显著增加，并增加了辐射风险，而且 X 线透视不能显示血管神经。超声价廉，同时可以清晰地观察到浅表组织结构。

5. 注射方法　注射前必须告知患者操作的益处，风险和可选择的其他治疗方法，并签署知情同意书。患者取仰卧位，下肢轻度外旋。严格消毒髋关节表面皮肤，无菌操作下用 5ml 无菌注射器抽取 1ml 的利多卡因、2ml 的生理盐水和 1ml 的得宝松，或使用玻璃酸钠注射液 2ml 放置在操作盘中备用。将低频超声探头纵向放置在股骨近端，与股骨干平行。超声扫描显示，股骨为线性高回声结构。首先确定股骨内侧缘，然后将超声探头缓慢移向肱骨头，直至股骨颈与股骨头交界处的关节间隙，此处为实施关节腔内注射的适宜位置。股骨颈与股骨头交界处的"V"形低回声结构为髋关节间隙。确定关节间隙后，采用平面外进针技术，在超声引导下调整针尖的方向进入"V"形髋关节间隙内，先注入少量药液，根据液体分离现象再次确认针尖位于关节腔内，确认无误后将剩余的药液注入关节腔内；见图 14-7。注射阻力很小。若合并粘连、钙化，可能需要重新调整穿

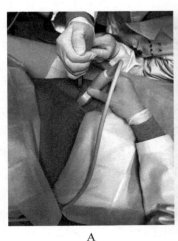

A

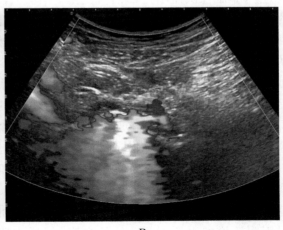

B

图 14-7　超声引导髋关节腔注射（A）及声像图（B）

彩色多普勒显示药液的注入

刺位置，以确保针尖位于关节腔内。注射完毕，拔出穿刺针，用无菌敷料包扎。

6. 注意事项 操作时，一定要注意进针时不要太偏向内侧，以免刺伤股动脉、股静脉和股神经，滑囊炎、髋臼盂唇撕裂、肌腱病、骨关节炎、滑膜炎、无菌性股骨头坏死和撞击综合征可能混合存在于髋关节疾病中，从而导致患者的疼痛症状。

（二）超声引导下梨状肌注射

梨状肌综合征是因臀部深层的梨状肌损伤后刺激或压迫神经而致急慢性坐骨神经痛、臀部疼痛、下肢功能障碍等一系列的临床综合征。

1. 相关解剖 梨状肌体积小，位于臀大肌深部。其主要功能是控制髋关节外旋。梨状肌起自髂骨前外侧区域，穿经坐骨大孔附着于股骨大转子上缘。坐骨神经通常行于梨状肌深方，但偶尔坐骨神经或腓总神经分支穿过梨状肌或在其表面行走。

2. 常见病因病理 是因髋部扭闪时，髋关节急剧外旋，梨状肌猛烈收缩，或髋关节突然内收、内旋，使梨状肌受到牵拉而损伤，损伤后，充血、水肿、肥厚的梨状肌刺激或压迫坐骨神经而引起的臀腿痛，或使坐骨神经局部血管供血不足和回流受阻而出现的病理改变。

3. 临床表现 疼痛是本病的主要表现，以臀部为主，并可向下肢放射，严重时不能行走或行走一段距离后疼痛剧烈，需休息片刻后才能继续行走。患者可感觉疼痛位置较深，放射时主要向同侧下肢的后面或后外侧，有的还会伴有小腿外侧麻木、会阴部不适等。严重时臀部呈现"刀割样"或"灼烧样"的疼痛，双腿屈曲困难，双膝跪卧，夜间睡眠困难。大小便、咳嗽、打喷嚏时因腹压增加而使患侧肢体的窜痛感加重。体格检查主要提示直腿抬高试验阳性及梨状肌紧张试验阳性。

4. 超声表现 梨状肌最好进行长轴扫查。由于肌肉位置深在，位于臀大肌深部，通常需要低频凸阵探头才能显示。首先，探头沿髂后上棘水平放置，随后逐渐向足侧移动至髂后下棘。当探头刚移至髂后下棘下方时，声像图显示髂骨结构消失，表明探头位于坐骨大切迹处。探头内侧保持位于骶骨，外侧端向足侧旋转即可显示梨状肌。梨状肌自骶骨发出向足外侧走行，附着于股骨大转子。髋关节被动内旋、外旋可以帮助确认梨状肌，因为它与表面的臀大肌存在相对运动。最终，探头位置在坐骨大孔水平，自头侧向足外侧方向斜断面扫查。

5. 注射适应证 梨状肌综合征的诊断多为排除性诊断。持续臀区疼痛患者，以及伴有腿部放射性疼痛的患者，经过其他保守治疗无效，此时通过超声注射引导下梨状肌精准注射可以达到诊断和治疗的目的。既往梨状肌综合征注射在电刺激、CT、MRI或X线透视引导下进行以确定针尖位置。

6. 注射方法 注射前必须告知患者操作的益处、风险和可选择的其他治疗方法，并签署知情同意书。患者取俯卧位，臀部朝上，触诊确定髂后上棘的位置。将低频弧形超声探头横置于髂后上棘上，然后向侧面缓慢移动超声探头直至观察到髂骨。在超声图像上，髂骨显示为从下至上内的"S"形高回声线影。髂骨确定后，将横向放置的超声探头逆时针旋转25°，使超声束与梨状肌平行，并将其从髂骨前延伸至和穿过坐骨切迹。随之可观察到臀大肌和梨状肌这两层结构。进一步通过屈曲患侧膝关节、外旋和内旋患侧髋关节精确定位梨状肌，这时可以清晰地看到梨状肌沿着臀大肌来回滑动。由于坐骨神经为高回声的扁平结构，所以不难确定坐骨神经与梨状肌的关系，可位于中间、靠近上面或下面，如果坐骨神经难以确认，可利用彩色多普勒，坐骨神经就位于阴部动脉的外侧。一旦确认坐骨神经后，严格消毒局部表面皮肤，无菌操作下用5ml无菌注射器抽取1ml的利多卡因、2ml的生理盐水和1ml的得宝松，放置在操作盘中备用。采用平面外注射技术，在超声引导下调整进针轨迹，当针尖接近坐骨神经的梨状肌肌腹时停止进针，以避免损伤坐骨神经。当针尖到达适宜位置后，仔细回抽无血，在超声下注射少量局部麻醉药与激素混合液，根据水分离效应确认针尖位于梨状肌内，然后将剩余的药液缓慢注入，注射时阻力应很小；见图14-8。

因坐骨神经穿过梨状肌肌腹，穿刺针可能引起神经损伤，通过超声，确认坐骨神经后再行穿刺，可以显著降低严重的并发症。

（三）超声引导下膝关节腔内注射

膝关节骨性关节炎是一种以软骨破坏和膝关节骨质增生为特征的慢性疾病。

1. 相关解剖　膝关节由股骨远端和胫骨近端和髌骨构成，包括3个关节：胫股关节、髌股关节、胫腓关节。关节腔注射主要涉及前两个关节。与其他滑膜关节类似，膝关节也由关节囊包被并有数个韧带加强，是人体关节腔最大的关节。前后交叉韧带为关节腔内结构，位于滑膜外。交叉韧带位于关节腔中部，因此在中线方向进针时可能被刺及。膝关节的前内侧及上外侧是关节腔内注射进针的最佳途径。膝关节滑膜囊向髌骨前上方囊袋样突出，使得自关节上外侧穿刺进针成为可能。自内侧行髌股关节穿刺较外侧更加容易，因为股外侧髁前表面相对更向外突出。髌骨下方，髌下脂肪垫位于滑囊前方，属于滑膜外结构。脂肪垫的厚度和这一区域膝关节缺乏滑膜囊，使得该处进行滑膜间隙注射相对困难。

2. 常见病理　与其他滑囊关节相似，膝关节易于罹患数种关节病变。双侧骨关节炎及类风湿关节炎最常见，也可能发生关节感染或痛风。膝关节也容易发生关节内创伤，特别是运动员。膝关节是最容易发生关节腔积液的关节之一。患者取仰卧位，关节腔积液最常见于膝关节外侧，因为关节囊向髌股关节上外侧突出。超声也可以在不同切面显示膝关节退行性病变。线阵探头沿关节内侧或外侧矢状切面扫查关节间隙，可以显示骨赘。半月板膨出及关节囊变性可同时出现。股骨关节面改变可以在长轴及短轴切面显示，需要嘱咐患

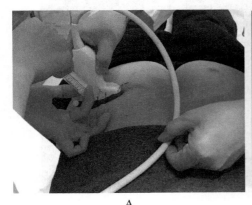 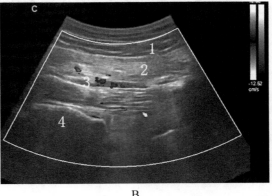

A　　　　　　　　　　　　　B

图 14-8　超声引导下梨状肌注射图（A）及声像图（B）

1. 皮肤及皮下组织；2. 臀大肌；3. 梨状肌；4. 坐骨棘；彩色多普勒显示药物注入梨状肌

者屈曲膝关节，足平置于检查床。股骨滑车及股骨髁上半部分此时也被显露，探头只要置于该区域，即可轻松显示。

3. 临床表现　多数膝关节炎患者初期症状较轻，若不接受治疗病情会逐渐加重。主要症状有膝部酸痛、膝关节肿胀、膝关节弹响等。膝关节僵硬、发冷也是膝关节炎的症状之一，以僵硬为主、劳累、受凉或轻微外伤而加剧，严重者会发生活动受限，触诊可有骨擦感。

4. 注射适应证　膝关节腔积液是穿刺抽吸的指征。尽管积液量可能很大，但积液与滑膜组织经常混杂分布，可能成为触诊引导抽吸的干扰因素，使此种方法无法发现积液。此外，触诊引导的穿刺，针尖可能触及骨赘，针尖与骨赘之间撞击可能引起疼痛或妨碍液体抽吸。Jackson 等报道未经超声引导的无积液膝关节腔注射的成功率为 71% 左右，穿刺进针部位不同其穿刺成功率也不相同。超声引导下进行膝关节腔注射更加准确，并减少穿刺带来的疼痛。膝关节炎积液的治疗通常包括关节腔内类固醇或润滑物质注射。即使穿刺针没

有精确地刺入关节腔，注射激素也可能奏效。但是润滑辅助物质一定要进入关节腔才能发挥效果。无论注射什么物质，超声引导下注射可以提高注射成功率。

5. 注射方法　注射前必须告知患者操作的益处、风险和可选择的其他治疗方法，并签署知情同意书。患者取仰卧位，下肢外旋。消毒膝关节内侧部位的皮肤，无菌操作下用 5ml 无菌注射器抽取 2 ml 的生理盐水和 1ml 的得宝松，或取玻璃酸钠注射液 2ml，放置在操作盘中备用。将高频超声探头沿长轴方向放置于膝关节上方扫描，可清晰地显示髌上囊；探头旋转 90°，采用平面内进针的方式进针，在超声引导下调整轨迹，保证针尖进入髌上囊后，注射药物几乎没有阻力感，见图 14-9。如果粘连、腔隙分隔或钙化存在，需要重新调整针尖位置，以保证整个关节腔都得到治疗，退针后用无菌敷贴覆盖进针点。超声引导下膝关节注射的并发症主要是感染，应注意无菌操作。

（四）超声引导下足底筋膜炎注射

足底筋膜炎是一种由于长期站立、步行或运动过度所致足底的肌腱或者筋膜发

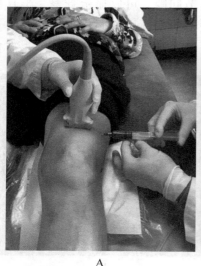
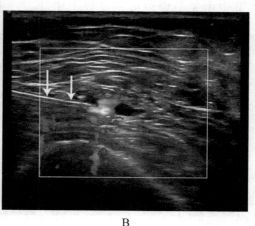

A 　　　　　　　　　　 B

图 14-9　超声引导膝关节腔注射（A）及声像图 (B)
白色箭头指示为针道；彩色多普勒显示药液注入

生无菌性炎症的疾病。

1. **相关解剖**   足底筋膜是一个起自跟骨内外两侧的强韧的多层纤维结缔组织。在足的远侧，它附着于跖趾关节的足底侧，构成足的内侧纵弓。足底筋膜的中央带最厚，内侧带和外侧带较薄弱。

2. **常见病理**   足底筋膜炎有多种致病因素，包括生物力学和步态异常。据报道，踝关节背屈减少、体重指数和工作相关的负重活动都已被视为独立的危险因素。足底筋膜炎可能因过度使用而受伤，导致筋膜起始部或附着点处反复轻微撕裂。筋膜炎可能是误称，而组织学结果更符合筋膜退行性变诊断，与真正的炎症过程相比并没有急性炎症反应。大多数病变位置在跟骨结节内侧靠近筋膜起始部。

3. **临床表现**   足底筋膜炎最常见的症状为足跟的疼痛与不适。一般而言，疼痛在清晨下床时最为明显，但在行走一段时间后，疼痛症状会缓解。过度行走后，疼痛症状又会再现。压痛点常在足底邻近足跟处，有时压痛较剧烈，且持续存在。疼痛性质常为搏动性、灼热和刺痛性。

4. **超声表现**   使用深度小于 3cm 高频探头易于在长轴和短轴切面上显示足底筋膜。正常的超声表现包括组织形态良好，分布均匀，高回声。常见的病理改变包括足底腱膜的增厚、筋膜的组织紊乱或筋膜内低回声改变。通常筋膜外侧形态是正常的，相对低回声内侧带明显可见。

5. **注射适应证**   足底筋膜注射用于那些有持续性疼痛且经过休息、改变生活方式、冰敷、器械矫正、足跟杯状垫治疗和上晚间夹板等保守治疗仍无效的患者。

6. **注射方法**   注射前必须告知患者操作的益处、风险和可选择的其他治疗方法，并签署知情同意书。患者俯卧位，患侧足踝悬挂于治疗床边缘，超声探头纵向置于足踝处，探头下方位于足底，上方位于跟骨前侧，获得此时的截面图。确认跟骨和足底筋膜在跟骨的止点处，当筋膜止点被确认后，消毒足底皮肤。严格无菌操作下用 5ml 无菌注射器抽取 1ml 的利多卡因、2ml 的生理盐水和 1ml 的得宝松，放置在操作盘中备用。在距超声探头上缘上方 1cm 处进针，采用平面外注射，在超声下调整进针轨迹，使针尖到达筋膜止点处。当针尖位于满意的位置后，在超声的引导下注入少量药液，确保针尖在筋膜内。在确定针尖位置正确后，把剩余的药液缓慢注入，见图 14-10。推注过程中阻力不大，推注过程中可能会感觉疼痛加重。

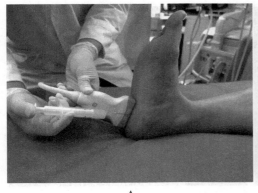 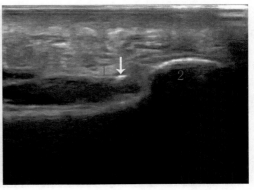

A   B

图 14-10 超声引导足底筋膜炎注射（A）及声像图（B）
1. 足底筋膜；2. 跟骨；白色箭头指示为针尖

7.注意事项 该注射的并发症主要是感染。此外还可能发生血肿和瘀斑。静脉推注过程中如果发现阻力过大，应立即停止推药。

三、超声引导下脊柱注射技术

（一）超声引导下颈椎小关节注射

颈椎小关节病为一类颈椎小关节退变、嵌顿、神经卡压和外伤等因素使支配小关节及其周围组织的感觉神经末梢受到炎性过程的激惹而导致的严重的头颈部、肩部及胸背部放射痛的疾病。

1.相关解剖 颈椎小关节，也称颈椎椎间关节和颈椎关节突关节，除了寰枕和寰枢关节外，其余的颈椎小关节均是由相邻椎体的上下关节突关节构成。这些小关节均为真性关节，表面覆有滑膜，并有真正的关节囊，关节囊分布有丰富的神经，小关节受损后会产生疼痛。颈椎小关节易受关节炎与颈椎活动时颈椎过伸或过屈导致的损伤影响，这些对关节的损伤会产生关节滑膜炎症与粘连，从而出现疼痛。每个颈椎小关节均由两个脊髓节段的神经支配。这一解剖特点有重要的临床意义。

2.临床表现 慢性颈部疼痛是本病特征性表现，多为持续性钝痛，活动时可诱发或加剧，可因疼痛而使颈部活动减少，甚至颈部可处于强迫体位，不同节段的小关节病变可引起相应区域的疼痛。触诊时常有明显固定压痛。

3.注射方法 注射前必须告知患者操作的益处、风险和可选择的其他治疗方法，并签署知情同意书。患者取坐位，超声探头置于颈部后正中线，矢状面成像确定颈椎节段。C_1：无棘突，C_2：棘突有分叉，然后往尾侧依次计数颈椎节段。超声探头从后正中线（棘突）稍移动至旁边，可以清晰辨认椎弓板，以及其外侧特征性"锯形"图像——关节突关节。由于某一节段颈椎的下关节突高于下一节段颈椎的上关节突，因此，形成一高回声信号，而关节腔呈无回声区。当超声清晰显示关节突关节的结构后，将注射针沿着探头尾端边缘向头侧方向刺入关节突关节内，回抽无血后，缓慢注入镇痛液1ml，拔针，常规处理，见图14-11。

由于颈椎小关节邻近脊髓及神经根，建议该项操作要熟悉解剖的医师完成。即使是熟练的医师操作，也可能误伤神经根，以及误入蛛网膜下腔、硬膜下腔、硬膜外腔的可能性。而且此处紧邻椎动脉，将药物注入动脉的风险较高。即使小剂量的药液推注到椎动脉也会导致癫痫样发作。由于该阻滞区域与大脑和脑干相邻，故术中

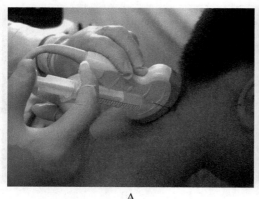
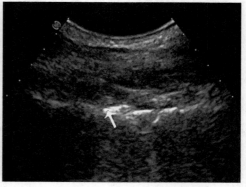

图 14-11 超声引导颈椎小关节注射（A）及声像图（B）

白色箭头指示为针尖

发生局部麻醉药造成的共济失调也不罕见。

（二）超声引导下选择性腰神经根阻滞注射

腰神经根疾病是发生于腰神经根，导致相应感觉或运动功能障碍的一类疾病，包括腰神经根炎和腰神经根病。

1. 相关解剖　腰段硬膜外腔在头侧借骨膜及硬脊膜与枕骨大孔相连，硬膜外腔向尾侧延续与骶尾相连。腰段硬膜外腔的前方被后纵韧带所固定，而其后方则被椎板及黄韧带所固定。椎弓根和椎间孔组成了硬膜外腔的侧方边界。当腰椎前屈时，L_2、L_3 节段的硬膜外腔宽度为 5～6mm。在 L_5、S_1 节段硬膜外腔进一步增宽。硬膜外腔内包含少量脂肪、静脉、动脉、淋巴管和结缔组织等，5 对腰神经根从各自的神经孔穿出后，向前下远端远离腰段脊柱走行。

2. 病因病理　椎间盘脱出是引起神经根疾病最为常见的病因，其他引起腰神经根病的原因包括类风湿关节炎、骨关节炎中的骨质变化、硬脊膜外脓肿与肿瘤、脊膜瘤、神经纤维瘤、糖尿病等均可引起痛性腰神经根病变，常伴相应皮区的感觉丧失，也可以造成相应肌节的肌肉无力与反射消失。

3. 临床症状　腰神经根病常表现为疼痛与节段性的神经障碍，前根的病变引起该神经根支配的肌肉出现无力与肌肉萎缩。后根的病变引起相应皮区内感觉障碍与神经根节段相应的腱反射减弱或消失。根性疼痛则在活动，咳嗽，打喷嚏时激发，下腰段与上骶段神经根形成坐骨神经，当这些神经根受到压迫时疼痛自臀部沿大腿后侧向小腿及足部放射，马尾的病变可累及许多腰骶神经根，可引起双侧下肢的根性症状，并阻碍括约肌功能与性功能。

4. 注射方法　注射前必须告知患者操作的益处、风险和可选择的其他治疗方法并签署知情同意书。实施超声下腰神经阻滞，受试者俯卧位，腹部垫薄枕减少腰椎前凸，一般用低频（3～8MHz）探头。需根据受试者体型调整机器参数以获得最优图像。腰椎长轴扫查：超声探头从骶骨正中线开始，显示骶骨、棘突。缓慢向侧方移动，出现关节突关节长轴"锯齿征"线。打开彩色多普勒，在图像上模拟画出穿刺路径，仔细辨认路径中有无血管、神经，并测量穿刺深度；超声探头纵向置于关节突关节，穿刺针从垂直于探头压迹的中间位置进针，22G 穿刺针按拟定路径刺入，接近靶点时需缓慢进入，并实时观察穿刺针针尖位置；可注入少量药液用彩色多普勒确定针尖位置是否接近靶神经根，最后注入药液，见图 14-12。拔出穿刺针，加压包扎。

5. 注意事项　由于腰神经出口紧邻硬

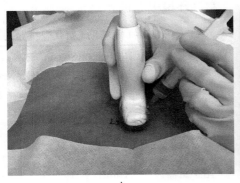 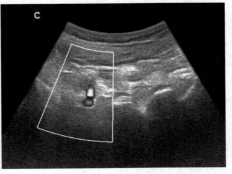

图 14-12　超声引导腰神经根注射（A）及声像图（B）

彩色多普勒显示药液注入

膜囊，建议该项操作要由熟悉解剖的医师完成。即使是熟练的医师操作，也可能发生腰神经出口损伤和误入蛛网膜下腔、硬膜下腔、硬膜外腔的可能性。如果未能及时发现蛛网膜下腔及硬膜下腔全脊麻醉，导致患者出现意识丧失，血压下降和呼吸暂停，后果可能是灾难性的。

（眭明红 伍少玲）

第二节 骨科康复机器人

康复机器人（rehabilitation robot）是一种将传感、控制、信息、康复医学、生物力学、机械工程学等诸多学科融合在一起并应用在康复医疗领域的新型机器人。康复机器人治疗技术近年来逐渐成为康复医疗领域研究及应用的热点方向。根据现代循证医学（evidence-based medicine，EBM）和神经发育疗法（neurodevelopment treatment，NDT）等理论，在康复机器人的协助下，按照不同的功能缺损进行康复训练，为功能障碍患者的康复提供了一项重要的治疗手段。

目前康复机器人已经广泛地应用到康复护理、假肢和康复治疗等方面。按照其针对的躯体部位可以分为上肢机器人和下肢机器人。

一、上肢机器人

（一）概述

骨科术后、骨关节疾病、脑卒中、颅脑损伤、脊髓损伤等患者由于遗留不同程度的功能障碍而无法恢复，而康复机器人则能通过功能性的渐进性治疗有效地帮助患者实现恢复过程。1991 年，MIT 设计完成了第一台上肢康复训练机器人系统 MIT-MANUS，该机器人采用五连杆结构，利用阻抗控制实现训练的安全性和稳定性，用于患者的肩、肘运动。而国内康复机器人领域也都开展了相关研究工作。

（二）分类

现有的上肢康复机器人可以从不同角度进行分类。按照功能目的可分为辅助/替代型和训练/治疗型等；按照人机结合的方式，可分为穿戴式和非穿戴式；按照其移动方式，可分为固定式和移动式。每一个细分领域都有不同的机器人类别，功能且外形存在一定差异。

1. 辅助/替代型机器人　这一类型的机器人是通过辅助或者直接替代患肢的功能来帮助患者完成日常活动，其功能覆盖较广泛，包括进食、饮水、个人卫生、工作和娱乐、行动、购物等（表 14-1）。如英国 Rehab Robotics 公司的 Handy1，是最早商业化应用的辅助机器人，能够辅助患者完成进食、修饰、洗漱、绘画、游戏等简单日常活动。与其功能相类似的还有 Winsford feeder（RTD-ARC, New Jersey, 美国）、MySpoon（Secom Co. Ltd, Tokyo, 日本）和 Neater Eater（Buxton, 英国）等。此类机器人系统为有特殊需求的人们提供了较大的自主性，使他们增加了融入到"正常"环境中的机会。

表 14-1 辅助/替代型机器人

饮食护理机器人	MySpoon（Secom，日本）；Winsford feeder（RTD-ARC, New Jersey, 美国）；Neater Eater（Buxton, 英国）
个人卫生护理机器人	Smilet（日本）；Rebox（上海理工大学）
陪护机器人	Giraff
综合型机器人	Handy（Rehab Robotics）

2. 训练 / 治疗型机器人 机器人辅助下运动训练是近年来骨科和脑卒中康复领域中发展最快的课题。现有的康复机器人不但可以替代治疗者的部分工作，还能够完成许多人力不能完成的工作，有些还有诊断和评估的功能。

（1）配置功能性电刺激的上肢康复机器人：2007 年由英国 Freeman 等研制的上肢康复机器人在功能运动的基础上配置了功能性电刺激。在国内，2012 年华中科技大学涂细凯等研发了一款集成功能电刺激的穿戴式上肢康复机器人。该系统设计了功能性电刺激反馈控制系统平台，可根据康复机器人和患者关节运动状态对刺激器开关进行控制，并实施准确的死循环电刺激。该系统进一步提高了功能性电刺激的精准度和安全性。

（2）配置虚拟现实技术的上肢康复机器人：奥地利生产的 Tyromotion 上肢康复机器人是一款能够结合虚拟现实游戏进行康复训练的智能机器人。该系统提供实时的视觉反馈，把虚拟环境融入到康复训练中，患者能进行 30 余种与日常生活活动能力、逻辑思维、认知相关的游戏训练，显著提高了患者参与康复训练的积极性。

（3）配置表面肌电信号的上肢康复机器人：日本佐贺大学研发的上肢康复机器人系统，融入了 sEMG 及力 / 力矩信号对人体运动意图的感应。该系统提取原始肌电数据的平均值作为参数，将上肢各个关节运动范围分为 3 个区间，根据参数对各个区间的期望力矩进行预测，从而对患者进行辅助运动。由中国香港理工大学的研究者们自主研发的神经康复机器手 Hand of Hope，共有 5 个自由度，其中每个手指都配有专门的线性微型电机提供驱动力。采用的是 EMG 驱动手部训练的康复系统。

（4）配置 BCI 康复训练机器人：脑机接口（brain-computer interface，BCI）是一种不依靠患者外周神经系统与皮肤肌肉组织，直接从大脑获取外界信号的全新人机接口方式。2011 年，德国 Gomez-Rodriguez 等将运动想象 BCI 系统与上肢康复机器人结合。2012 年，加拿大 Wedd 等研制了一款便携式 BCI 手臂康复机器人，能为上肢功能障碍患者提供家庭式康复训练。

3. 非穿戴式和穿戴式上肢康复机器人（表 14-2） 由美国研发的 MIT-MANUS 上肢康复机器人属于非穿戴式上肢康复机器人，共包括 6 个自由度和 3 个可选训练模块：平面模块、手腕模块和手部模块，可为患者提供主动及被动混合训练。MJS（multi-joint system）非穿戴式上肢康复机器人由意大利 Technobody 公司研发，可实现以肩关节为主的多关节上肢康复训练。同时具有全面的肩关节评估系统和任务导向式视觉听觉反馈训练系统。

穿戴式外骨骼康复训练机器人具有重量轻、便于携带的特点，近年来，逐渐成为康复机器人发展的热点方向。患者通过佩戴外骨骼康复训练机器人不但能进行常规训练，还应用于家庭训练，对日常基本活动进行一定程度的辅助。由美国 Myomo 公司研发的 MP1000 是一款家用穿戴式上肢康复机器人。该产品可进行肘关节一个自由度的康复训练，方便携带使用，重量只有 846g。

表 14-2　非穿戴和穿戴式上肢康复机器人

非穿戴式上肢康复机器人	MIT-MANUS（美国）；Multi-Joint System（Technobody，意大利）；Tyromotion（奥地利）；Hocoma（瑞士）；CADEN-7（华盛顿大学）；KinoBot（上海理工大学）
穿戴式上肢康复机器人	TITAN ARM（宾夕法尼亚大学）；外骨骼机械手（中国香港理工大学）；ReHand（上海理工大学）
智能假肢	Hand2（DLR&HIT）；Bebionic（RSL Steeper）；Lifehand2（EPFL&SSSA）；MP1000（Myomo）

（三）Tyromotion 上肢康复机器人

本节将以 Tyromotion 上肢康复机器人为例详述康复机器人在骨科康复中的应用。

Tyromotion 是奥地利生产的一套康复机器人治疗系统，利用智能化机械设备为患者进行上肢及躯干功能康复。治疗者透过不同的 Tyromotion 设备及 TyroS 电脑化治疗系统，可以为患者提供针对性的治疗计划。治疗形式涵盖被动治疗、机械辅助式主动训练和主动训练。

1. 硬件设备　Tyromotion 设备组成（图 14-13）包括：① Amadeo 手指 - 手治疗系统，适用于手指/手腕精细动作功能障碍者；② Diego 肩膀 - 手臂治疗系统，适用于肩膀/手臂粗大动作功能障碍者、双侧上肢协调及对称性训练；③ Pablo 多功能训练仪，使用方法较灵活，配合不同的组件，适用部位涵盖上肢（手、前臂、肘、肩膀）、躯干及下肢粗大动作训练。

2. 软件设计　TyroS 电脑化治疗系统（图 14-14）包括下述几个部分。

（1）病患资料库：包括病患资料管理、治疗记录和疗效报告。

（2）功能评定模块：Amadeo 手指 - 手治疗系统的评定包括 Strength measurement，评估每只手指的屈曲及伸直的力量；Movement measurement，评估每只手指的屈曲及伸直的活动度；Tone measurement，评估手指肌肉张力状况；Spasticity measurement，以 3 种不同速度（V1-slow/V2-medium/V3-fast）被动牵张手指关节，评估痉挛程度（图 14-15）。

Diego 肩膀 - 手臂治疗系统的评定包括肩膀各方向活动度评估（前举/伸直、外展/内展、内旋/外旋）和手肘弯曲/伸直活动度评估。

Pablo 多功能训练仪除了可以评估各类手指力量及上肢关节活动度，还可以测出 Force control index（适用于评估手部握力/伸展力的握力控制精准程度）。

（3）游戏治疗：于游戏库按照患者的能力及兴趣设计治疗计划，类型包括如下所述。

1D accuracy：一维精确性动作训练（图 14-16A）。

1D reaction：一维反应性动作训练（图 14-16B）。

2D motor：二维动作训练（图 14-16C）。

2D cognition：二维认知训练（图 14-16D）。

Virtual reality：提供如游泳、拾积木等虚拟实境模拟游戏（图 14-16E）。

（4）动作治疗：包括被动活动模式（CPM Plus、spasticity treatment）、机器辅助活动模式（assistive therapy）、主动活动模式（motility）、感觉刺激模式（sensitivity training）及创新的双侧运动模式（symmetry

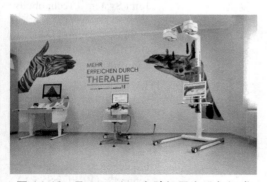

图 14-13　Tyromotion 上肢机器人设备组成

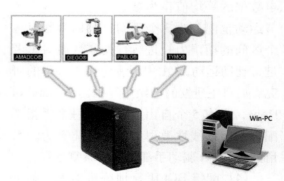

图 14-14　TyroS 电脑化治疗系统

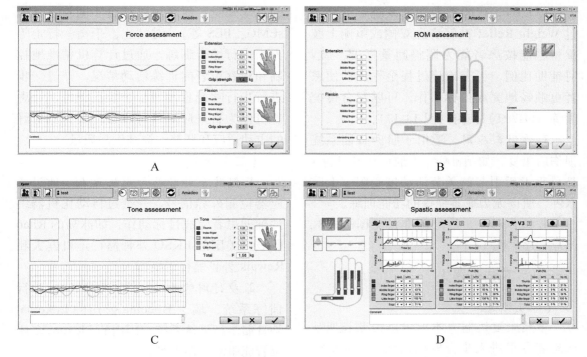

图 14-15　Amadeo 手指 - 手治疗系统的评定模块

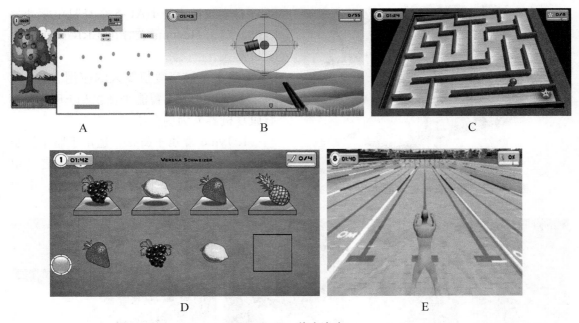

图 14-16　游戏治疗
A. 1D accuracy；B. 1D reaction；C. 2D motor；D. 2D cognitive；E. Virtual Reality

therap，作为双侧上肢对称性训练，适合如单侧空间忽略、运动觉受损等患者）。可以利用计算机详细设定活动范围、阻力、速度、停驻时间的训练模式，同时可以侦测患者自主用力程度，运动的同时可以以机械振动提供感觉 / 触觉刺激提示。

（5）IGC 智能重力辅助系统：可以通过 Weight Relief 减轻病患双侧或单侧上肢重量，能按患者能力调整卸重程度、腕／肘辅助比例，可于治疗过程全程启动使患者更顺畅地完成目标动作。可以配合传统训练（OT/PT）使用（图 14-17）。

3.作用与应用 适用于肌肉骨骼系统损伤后康复，如颈椎病；上肢创伤及骨折；骨科手术后引起的关节活动度受限、上肢水肿、肌肉无力或萎缩等的功能训练。

4.操作程序 治疗前准备见图 14-18，治疗程序见图 14-19。

二、下肢机器人

（一）概述

下肢康复机器人不但可以帮助长期卧床患者尽早进入步行模拟训练，建立更好

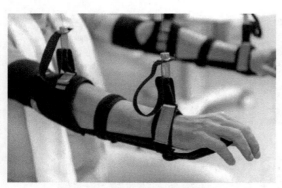

图 14-17　IGC 智能重力辅助系统

的运动知觉，而且可以结合不同技术（如 sEMG、FES 等），对站立、平衡、行走等方面进行综合训练，通过计算机精准地控制和观察患者的训练活动情况，并进一步进行步行功能重建和步态矫正训练，让患者可以为将来应对各种步行环境得到更好的主动适应和调整，提高生活质量。

（二）分类

1.假肢及外骨骼行走机器人 通过感应器检测外界信号，并透过自动化机器组件辅助患者完成目标动作，如冰岛的 Rheo 假肢、美国的 EKSO 外骨骼行走机器人和 Rewalk 外骨骼行走机器人。

2.步行训练系统 德国 Lokohelp 步行训练系统、瑞士 Hocoma 公司的 Lokomat 外骨骼步行训练系统、国内的 Flexbot 多体位智能康复机器人等。

3.配合肌电刺激的下肢辅助训练系统 日本筑波大学 HAL-5 全身肌电驱动外骨骼、瑞士 Hocoma 公司的 ERIGO 下肢康复机器人。

（三）下肢康复机器人的应用

本节以 Tymo 智能平衡仪和 ERIGO 下肢康复机器人为例介绍。

1.Tymo 智能平衡仪 适用于躯干控制能力差、坐姿或站姿平衡障碍的患者，也可灵活调整为上下肢的训练的仪器。主要

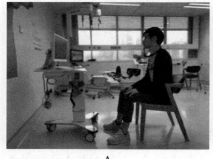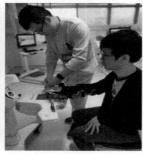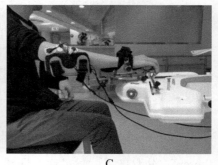

图 14-18　调整治疗桌面、治疗椅高度及位置（A）；摘除患侧上肢饰物；按治疗部位不同选择不同治疗组件（B）；选择合适尺寸的手臂保护套并固定（C）

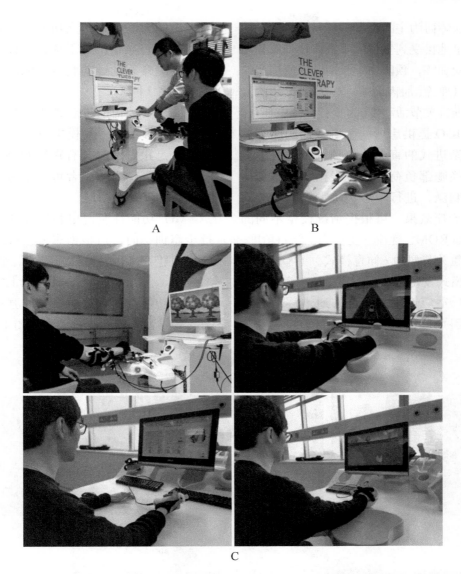

图 14-19 启动 TyroS 系统,等待完成校正;按系统提示设定参数(A);完成设定后可以开始进行评估(B);按评估结果及训练需求选择多样化的训练模式及设置参数,开始训练(C)

提供各项静态 / 动态平衡功能的评估及游戏治疗,而评估的项目也可作为训练之用。Tymo 还设有两种附件配件:单轴滚动盘及滚动圆盘,可以视情况装置,以调整治疗难度。

(1) Tymo 的评估系统:包括① Weight Distribution,评估静态姿势(站 / 坐)两侧的体重分配比例;② Force,评估施加在 Tymo 的压力,可作为下肢渐进式负重

的训练;③ Stability of stand,评估静态平衡能力(开眼、闭眼或单脚站);④ Active Weight Transfer,评估患者各方向重心移转程度;⑤ Pedometer,踏步次数计量。

(2) Tymo 的训练系统:也包括一维和二维的动作训练和游戏训练。操作系统见图 14-20。

2. ERIGO 下肢康复机器人 是智能化的下肢康复机器人治疗系统,适用于躯干及

下肢功能障碍为主的患者，可以使急性期的患者更早地接受到安全的垂直体位训练和功能性运动训练，预防由于长期卧床所引起的并发症（血栓、肌肉萎缩、关节挛缩、压疮），改善和维持关节活动度，为步行训练做准备。

ERIGO 提供患者一个机械性的腿部运动合并渐进式的直立体位训练，过程中周期性变换腿部负荷，也可根据情况添加功能性电刺激，进行步态训练，以同时达到多种的治疗效果。可根据情况设定不同的参数，如 ROM、速率、支持力、倾斜角度、负重、髋关节屈曲 / 伸直模式。共有下述 3 种动作模式设定。

（1）适应性直立训练：通过逐渐增加直立倾斜角度，刺激患者的躯干控制及双足承重能力，促进站立功能的恢复，为未来站立做好准备。对于意识模糊患者，直立体位配合感觉运动刺激更能改善其清醒程度（图 14-21）。

（2）机械辅助步态训练：激发髋关节动作达到步行水平，模拟真实行走，运动周期于足跟着地时会有短暂的停顿。在机械组件的带动下，患者可以学习到正确的行走动作（图 14-22）。

（3）功能性肌肉电刺激（FES）：在进行步态训练时，可根据患者下肢各组肌肉（包括股四头肌、腘绳肌、胫前肌、小腿后肌）的肌力，为需要强化的肌肉配上符合步态周期的功能性肌肉电刺激，加强患者的肌力，并学习正确的步行动作（图 14-23）。

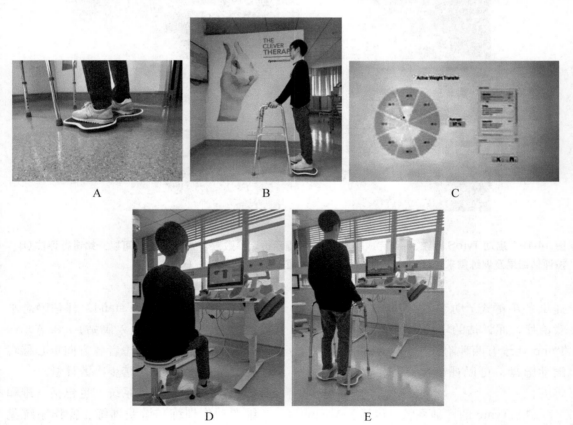

图 14-20　治疗前将 Tymo 放在一个坚实表面上，确保 4 个感应器处在稳定的平面（A）；采取措施预防患者跌倒，如放置助行架于患者前方确保安全（B）；启动系统后，可以开始进行评估（C）；根据评估结果及训练需求选择游戏治疗的操作模式（D、E）

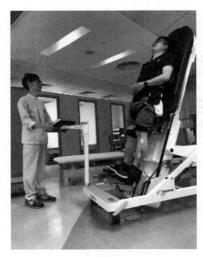

图 14-21　适应性直立训练

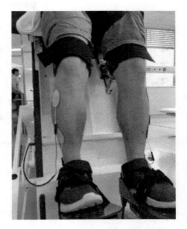

图 14-23　功能性肌肉电刺激

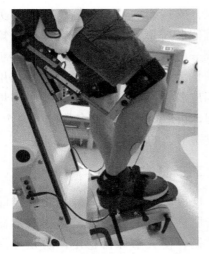

图 14-22　机械辅助步态训练

这些智能下肢机器人的出现，使患者的行动方式从借助轮椅代步发展到尽可能接近正常的步行模式，反映了现代康复理念"从功能替代到功能恢复"的进步。康复机器人辅助训练结合传统的康复训练方法及其他康复方案（如水中减重训练）可以取得更好的训练效果。未来康复机器人技术的发展将主要从突破仿生材料、智能人机交互、多模式识别等关键技术得到突破和推进。

（刘中良）

第15章
骨科常用支具与矫形器

第一节 概 述

一、基本概念

矫形器是指用于人体四肢和躯干等部位，通过力的作用以预防和矫正畸形，治疗骨骼、关节、肌肉和神经疾病并补偿其功能的器械。

（一）矫形器的分类

按不同的类别分类比较多，大体可分为下述几类。

1. **按矫形器的装配部位分类** 上肢矫形器、下肢矫形器、脊柱矫形器。

2. **按矫形器的作用、目的分类** 固定性矫形器、矫正性矫形器、免负荷性矫形器、功能性矫形器、站立用矫形器、牵引用矫形器、夜间用矫形器。

3. **按矫形器的主要制作材料分类** 塑料矫形器、金属矫形器、皮质矫形器、碳纤维矫形器、树脂矫形器、布制矫形器。

4. **按其他原则分类** 外动力矫形器、标准化矫形器、模塑矫形器、组件式矫形器、成品矫形器等。

5. **按产品状态分类** 成品矫形器、定制成品矫形器、定制矫形器。

6. **按所治疗的疾病分类** 脑瘫矫形器、马蹄内翻足矫形器、脊柱侧凸矫形器、截瘫矫形器、骨折治疗矫形器、偏瘫矫形器。

（二）矫形器的命名

历史上矫形器名称很多，如支具、支架、夹板、支持物、辅助器等。1972年美国科学院假肢矫形器教育委员会提出了矫形器的统一命名方案，1992年国际标准组织将其确认为国际标准，即将矫形器作用于人体相应各关节英文名称的第一个字母连在一起，再取矫形器英文名称的第一个字母，构成矫形器的名称。

二、基本功能

1. **固定功能** 也称静态功能，即患者失去肌肉控制的肢体通过使用矫形器而得到控制，使关节保持稳定，防止异常运动的出现，并有利于承受体重。

2. **代偿功能** 即增强性功能，通过一定的装置来代偿失去的肌肉功能，使麻痹的肌肉产生运动。

3. **矫正功能** 即通过力（三点压力系统）的作用矫正肢体畸形或防止畸形的加重。

4. **保护功能** 即通过对易伤或病变肢体的保护来防止损伤，促使病变愈合。

三、临床应用程序

1. **患者的功能评估及检查（全面的生物力学分析）** 包括患者的一般情况、病史、体格检查、拟制作或穿戴矫形器的部位、关节活动范围和肌力情况、是否使用过矫形器和使用情况等。

2. 制订矫形器处方　康复医师根据患者的评定结果、治疗目的、矫形器的结构原理和适应证制订出其处方。

3. 矫形器装配前的治疗　应根据患者检查评定情况，制订康复治疗方案，主要进行增强肌力、关节活动范围和肌肉协调能力的训练，以消除肢体水肿，为穿戴矫形器创造条件。

4. 矫形器制作　包括矫形器的设计制造、矫形器的装配及调试；患者矫形器穿戴后的初期检查。了解矫形器是否达到处方要求、对线是否正确、动力装置是否可靠、穿戴是否舒适，并进行相应的调整。

5. 矫形器的穿戴训练　让患者学会如何穿卸矫形器、如何穿戴矫形器进行功能活动等。

6. 矫形器的终检并制成品　进一步检查矫形器的装配是否符合生物力学原理，是否达到预期的治疗目的和效果，穿戴是否舒适等，最终交付给患者正确使用。

7. 穿戴注意事项及随访　对长期使用矫形器的患者，需 3 ~ 6 个月随访 1 次，以了解矫形器使用效果和病情变化，必要时进行修改和调整。

（李胜活）

第二节　上肢矫形器

上肢矫形器（upper limb orthosis）是可用于部分上肢、部分关节或整个上肢的矫形器，其品种和形式多达上百种。根据应用目的可分为静态型矫形器和动态型矫形器；前者没有可动装置，用于固定、制动和保护；后者有可动装置，能控制和帮助肢体运动，促进运动功能的恢复。根据解剖部位又可分为手指矫形器、手矫形器、腕手矫形器、腕关节矫形器、肘关节矫形器、肘腕手矫形器、肩关节矫形器、全上肢矫形器。因此要使矫形器发挥应有的治疗效果，要首先明确矫形器在整个治疗过程中的作用，掌握矫形器的适应证。

上肢矫形器的主要作用如下所述。

（1）矫正或预防关节畸形，防止挛缩：这类矫形器主要应用三点力矫正原理，通过施加较小的力矫正上肢各部位的畸形。

（2）限制关节的异常活动：这类多为静态性矫形器，适用于上肢关节和腱鞘的炎症和外伤等。

（3）保护或辅助无力的肌群，改进上肢功能：这类矫形器采用弹性装置如弹簧、橡皮筋，或通过气动、电动或索控强化上肢的运动。

（4）固定关节或骨折部位：保护易受伤或病变的组织，防止关节、肌腱的过伸和拉伤，促进受损组织愈合和损伤神经的修复。

（5）降低肌肉张力：通过矫形器限制关节往某一方向的运动，持续牵拉肌肉，减低肌张力。

一、手指矫形器

手指矫形器（finger orthosis，FO）又称作手指夹板，包括治疗指间关节和治疗掌指关节的矫形器。治疗指间关节的矫形器可分为槌状指矫形器、鹅颈指矫形器、扣眼畸形矫形器、指间关节屈曲辅助矫形器和指间关节伸展辅助矫形器；治疗掌指关节的矫形器可分为掌指关节屈曲辅助矫形器、掌指关节伸展辅助矫形器和掌指关节固定型矫形器。

1. 治疗指间关节的矫形器

（1）槌状指矫形器：槌状指是由于远端指间关节（DIP）的伸指肌腱损伤导致 DIP 关节不能伸展，指尖下垂。因此槌状指矫形器是利用三点力原理，将患指固定在 DIP 关节轻微过伸（不能超过 15°）、近端指间关节（PIP）轻微屈曲的位置（图 15-1）。患者在急性损伤时要连续佩戴 6 周，慢性损伤时连续佩戴 8 周。

（2）鹅颈指矫形器：鹅颈指表现为 PIP 关节过伸、DIP 关节代偿性运动，多见于慢性风湿性关节炎和外伤性 PIP 关节脱位。鹅颈指矫形器（图 15-2）利用三点力原理，将 PIP 固定在 25°～30° 屈曲位，但不限制 DIP 关节的活动。

（3）扣眼畸形矫形器：用于掌指关节和 DIP 关节过伸、PIP 关节屈曲的矫形器（图 15-3）。其利用三点力矫正原理将患指固定在 DIP 屈曲、PIP 伸展位，适用于慢性风湿病引起的扣眼畸形。

（4）指间关节屈曲辅助矫形器（简称 IP 屈指器）：利用橡皮筋或弹簧辅助 IP 关节屈曲的动态矫形器（图 15-4）。其主要用于 PIP 关节伸展挛缩或屈肌无力导致的 PIP 关节屈曲受限。

（5）指间关节伸展辅助矫形器（简称 IP 伸指器）：利用弹簧、钢丝架或橡皮筋的弹性辅助 IP 关节伸展活动的动态矫形器（图 15-5，图 15-6）。用于 PIP 关节伸展受限、指伸韧带损伤、外伤性关节纤维化等患者，以增加 PIP 关节伸展范围或帮助无力的指伸肌群伸展 PIP 关节。患者要尽可能多地穿戴，白天训练时和夜间均需佩戴。

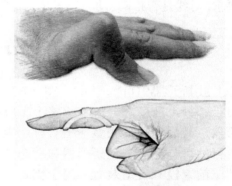

图 15-3　扣眼畸形矫形器

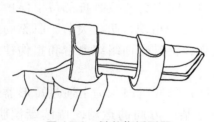

图 15-1　槌状指矫形器

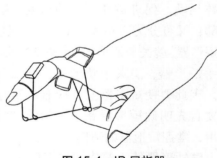

图 15-4　IP 屈指器

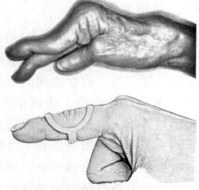

图 15-2　鹅颈指矫形器

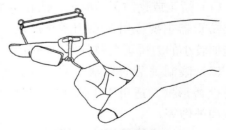

图 15-5　IP 伸指器（1）

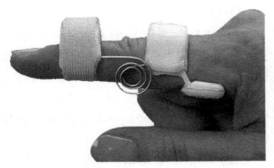

图 15-6 IP 伸指器（2）

2. 治疗掌指关节的矫形器

（1）掌指关节屈曲辅助矫形器（MP 屈指器）：美国手外科医师邦内尔（Bunell）设计的屈指矫形器。由掌骨背侧四指基节处的两块金属板、掌横纹处的横杆，以及钢丝和橡皮筋构成（图 15-7）。利用橡皮筋的弹性矫正掌指关节的伸展挛缩，辅助掌指关节屈曲。仰屈指器适用于正中神经、尺神经损伤引起的手指内在肌麻痹。

（2）掌指关节伸展辅助矫形器（MP 伸指器）：在手背部利用橡皮筋的弹性牵引，保持 MP 关节于伸展位，矫正 MP 关节的屈曲挛缩（图 15-8）。

（3）掌指关节固定型矫形器：由低温热塑板材制成，根据患者的需要将掌指关节固定在屈曲或伸展位（图 15-9，图15-10）。

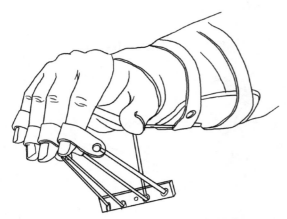

图 15-7 掌指关节屈曲辅助矫形器

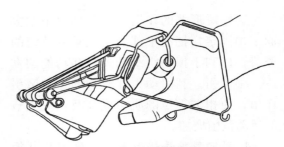

图 15-8 掌指关节伸展辅助矫形器

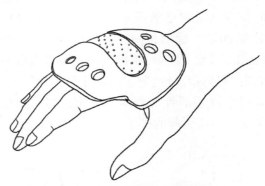

图 15-9 掌指关节固定型矫形器（1）

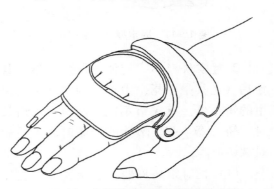

图 15-10 掌指关节固定型矫形器（2）

二、腕手矫形器

腕手矫形器（wrist hand orthoses，WHO）也称手支具，是一种手功能康复辅助治疗器具。其适用于腕骨骨折及术后固定、桡骨下端骨折及术后固定、偏瘫引起的腕部屈曲挛缩、正中神经和臂神经丛麻痹等。腕手矫形器主要包括固定型腕手矫形器（hand orthoses，HO）、对掌矫形器和夹持矫形器。其中，对掌矫形器中的短对掌矫形器属于手矫形器。

这些矫形器的作用主要包括以下两方面：①固定，把腕手部固定于某种特定的姿势，以利于损伤组织的愈合和功能的发挥。②牵引，利用动力性支具的弹力牵引作用，使相关部位的肌力提高及相关关节的活动范围增加。

1. **固定型腕手矫形器** 由低温热塑板材和固定带制成，将全部手指固定在特定的位置（通常是掌指关节40°、近端指间关节20°、远端指间关节20°的屈曲位）（图15-11）。临床可根据病情需要采取腕掌固定、腕拇指固定、腕手指固定等多种形式。多用于腕手部骨折和术后固定、烧伤瘢痕挛缩、偏瘫引起的腕手关节屈曲畸形等。

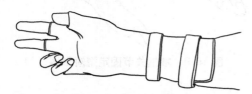

图 15-11 固定型腕手矫形器

2. **对掌矫形器** 一种为保持拇指与其他指（尤其是示指、中指）的对掌位而使用的矫形器。腕关节不能控制时，采用长对掌矫形器；腕关节能够控制时，采用短对掌矫形器。

（1）**长对掌矫形器：** 在腕关节失去控制时，固定腕关节，保持拇指与其他四指处于对掌位的矫形器。其适用于正中神经高位型麻痹、C_7 脊髓损伤、臂神经丛麻痹。

1）**兰乔型（Rancho）长对掌矫形器：** 由对掌挡片、掌弓支条、前臂支条、固定带组成；掌弓支条从手背绕经小指侧到第2掌骨小头，从下边支撑手掌的掌弓，使拇指保持在对掌位；前臂支条置于前臂及手背侧使腕关节保持在背屈位（图15-12）。

2）**硬质长对掌矫形器：** 静态型矫形器，用塑料板材制作的对掌矫形器。在能使拇指保持对掌位的同时，腕关节保持背屈位（图15-13）。

3）**动态长对掌矫形器：** 根据伴有手指屈曲挛缩的程度，增加了拇指IP伸展辅助装置；还可同时采用MP伸展辅助装置，用以保持MP关节的背屈位。当MP关节伸展挛缩时，可以增加MP屈曲辅助装置（图15-14）。

（2）**短对掌矫形器：** 在腕关节能够控制时，无须固定腕关节，仅保持拇指与其他四指处于对掌位（图15-15）。短对掌矫形器属于手矫形器（HO），适用于正中神经低位型麻痹、拇指MCP关节的桡侧副韧带损伤、拇指骨关节炎等。静态短对掌矫

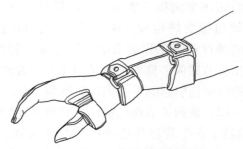

图 15-12 兰乔型长对掌矫形器

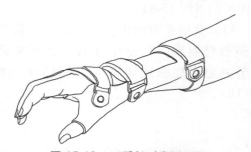

图 15-13 硬质长对掌矫形器

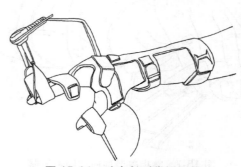

图 15-14 动态长对掌矫形器

形器有以下常见类型。

1）兰乔型短对掌矫形器：除去长对掌矫形器（兰乔型）的前臂固定部分，保持手部形状的矫形器。

2）硬质短对掌矫形器：用塑料板材制作，使拇指保持对掌位。

3. 夹持矫形器　这是一种通过支杆将拇指固定在对掌位，用金属或塑料框架对示指和中指进行支撑的同时保持 MP 关节的可动性，再利用驱动装置带动示指和申指与拇指闭合，从而实现三指捏取、夹持动作的矫形器。其可看作是一种功能性对掌矫形器。夹持矫形器的种类繁多，临床中应用最多的是腕关节驱动式，如恩根型夹持矫形器。

恩根型（Engen）夹持矫形器：根据美国得克萨斯康复研究院的恩根的设计方案制作，由掌弓支条与对掌挡片一体化的塑料短对掌矫形器、轻合金的指环箍、前臂部及连杆构成。拇指固定在对掌位，示指和中指支杆轴的另一端与固定在腕部的驱动杆相连；在 MP 关节和腕关节处装有铰链，利用腕关节的背屈运动来完成捏取动作（图 15-16）。

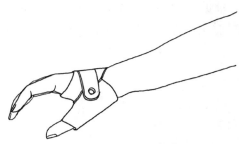

图 15-15　短对掌矫形器

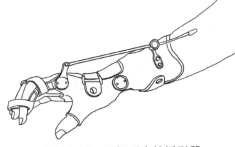

图 15-16　恩根型夹持矫形器

三、腕关节矫形器

腕关节矫形器（wrist orthosis，WO）用于保持、固定和矫治腕关节疾病，辅助腕关节伸展或背屈，其可分为静态型腕关节矫形器和动态型腕关节矫形器。

1. 静态型腕关节矫形器　使腕关节保持于功能位的矫形器。用于伸腕肌群麻痹（臂神经丛下位型麻痹、桡神经麻痹）或肌力低下的患者；有时也用于屈肌腱断裂术后和桡骨末端骨折造成的指伸肌腱粘连。

（1）支撑型护腕：采用柔软的弹性织物制作护腕。内侧夹层中装有可塑性的金属或塑料支条，支条可根据临床需求塑成不同的角度，将腕关节固定于功能位或休息位，腕部用环形带加强，对腕关节起支撑作用（图 15-17）。其适用于腕关节周围肌腱组织损伤、腕关节成型术后、Colles 骨折、腕关节轻度扭伤、脱臼、腕关节劳损疼痛等。

（2）固定型腕关节矫形器：采用塑料板材制成的非活动性前翘式腕矫形器，腕关节保持轻度背屈（通常为 40°）的功能位，使伸肌腱松弛、屈肌腱紧张（图 15-18）。其主要用于桡骨神经麻痹及偏瘫等引起的手腕下垂和术后需要限制腕关节活动的患者。

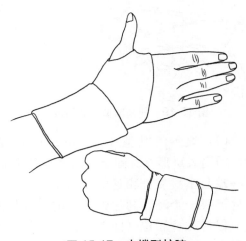

图 15-17　支撑型护腕

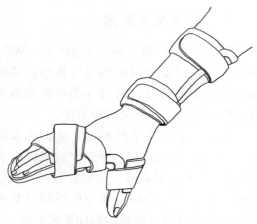

图 15-18　固定型腕关节矫形器

2.动态型腕关节矫形器　利用钢丝、橡皮筋或弹簧的弹性，辅助腕关节伸展（背屈），同时腕关节和手的位置置换可以背屈（伸展）。其适用于腕伸肌和指伸肌麻痹、桡侧神经麻痹，故也称桡侧神经麻痹用腕矫形器。

（1）托马斯型（Thomas）：1944 年由英国威尔士矫形外科医师托马斯研制而成。利用安装在前臂背侧的弹簧片和橡皮筋的弹力，辅助 MP 关节和拇指的伸展运动，使腕关节保持在背屈状态同时又可以活动的矫形器（图 15-19）。

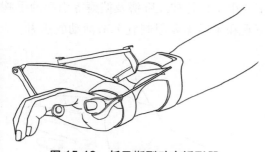

图 15-19　托马斯型动态矫形器

（2）奥本海默型（Oppenheimer）：活动性前翘式矫形器。固定在前臂半月箍上、另一端与掌弓支杆相连的弹簧钢丝在腕关节处形成一个环，利用弹簧丝的弹性使腕关节保持在背屈位（图 15-20）。与托马斯型相比，具有简便、体积小、重量轻的优点。

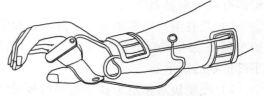

图 15-20　奥本海默型动态矫形器

四、肘关节矫形器

肘关节矫形器（elbow orthosis）用于预防、矫正肘关节的变形，保持、固定肘关节功能位。

1.固定式肘关节矫形器　用热塑板材制作腔体，用环带固定于上臂和前臂（图 15-21）。其适用于肘关节术后、肱骨内外上髁炎、肌腱、血管、神经修复术后、肘部烧伤等。对于合并腕关节、手功能障碍的患者，可以将肘关节矫形器延长制成肘腕矫形器或肘腕手矫形器。

2.可动性肘关节矫形器　多由塑料板材模塑成形的臂部壳体和肘关节金属铰链构成（图 15-22）。其主要功能是使用较小的牵引力改善肘关节的伸展畸形或屈曲畸形，辅助无力的肱二头肌完成屈肘的动作，控制肘关节成形术后肘关节的异常活动。

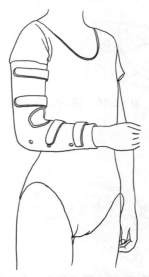

图 15-21　固定式肘关节矫形器

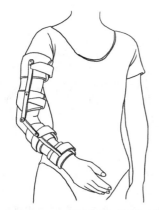

图 15-22 可动性肘关节矫形器

矫正肘关节屈曲或伸展畸形时，采用只能在改善挛缩方向可动、反方向限制的定位盘锁定式肘铰链。

3. 肱骨外上髁炎矫形器（图 15-23）。

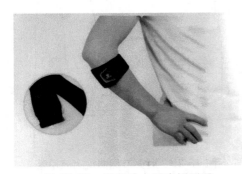

图 15-23 肱骨外上髁炎矫形器

五、肩矫形器

肩矫形器（shoulder orthosis，SO）使肩关节保持固定及稳定的矫形器。

1. 护肩 对肩关节周围组织提供支持、稳定、保温和缓解疼痛的作用，适用于肩关节退行性病变及周围软组织损伤引起的急慢性疼痛和炎症、偏瘫所致的肩关节半脱位。

2. 肩关节外展矫形器 又称作肩外展支架或肩外展飞机架。其由热塑板材、金属铰链、金属条、衬垫、皮带和尼龙搭扣构成；一般保持肩关节外展45°～80°、前屈15°～30°、内旋约15°，肘关节屈曲90°（图 15-24）。

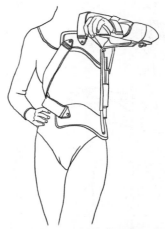

图 15-24 肩关节外展矫形器

肩关节外展矫形器的主要功能是保持肩关节功能位，促进病变愈合，应用小的拉力拉长软组织、增加关节活动度。其适用于肩关节术后固定、肱骨骨折合并桡神经损伤、三角肌麻痹、冈上肌腱断裂、肩关节部位骨折和脱位整复、臂神经丛麻痹或拉伤，也用于急性肩周炎、肩关节化脓性关节炎、肩关节结核等。其特点是可将肩关节固定在外展、前屈、内旋，以及肘关节屈曲、腕关节功能位；并在患者站立或卧床时，可使患肢处于抬高的位置，以利于消肿、消炎和镇痛。

3. 习惯性肩关节脱位用矫形器 习惯性肩关节脱位的患者多是在肩关节外展、外旋运动时向前脱位。为了防止脱位，出现了各种限制肩关节外展和外旋运动的矫形器，常见的有霍曼型矫形器和桑代克型矫形器。

（1）霍曼（Horman）型矫形器：用胸廓带将肩峰前面压垫、后面压垫，以及上臂环带连接而成（图 15-25）。其作用是在肩外展、外旋运动时，避免肩关节向前脱位。

（2）桑代克型矫形器：一种简单的习惯性肩关节脱位用矫形器，在上臂环带与胸廓带之间用有伸缩性的拉带连接（图 15-26）。该矫形器比霍曼型矫形器结构简单，便于运动选手和术前使用。

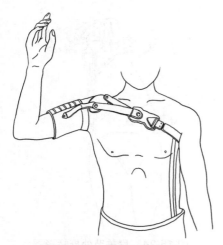

图 15-25 霍曼型矫形器

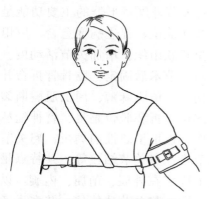

图 15-26 桑代克型矫形器

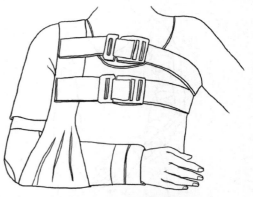

图 15-27 肩锁关节脱位用矫形器

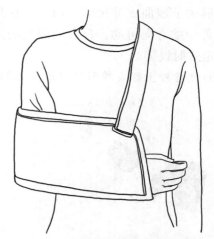

图 15-28 肘关节屈曲式上肢吊带

4. 肩锁关节脱位用矫形器 由肘托板、肩带、胸廓带组成，以肩胛骨抬起（整个锁骨下降）为目的的矫形器（图 15-27）。其适用于肩锁关节脱位整复后的固定。为了限制肩外展，要使肩带尽可能悬挂在外侧。

5. 上肢吊带 用于悬吊上肢、预防肩关节半脱位，常见的有肘关节屈曲式和肘关节伸展式上肢吊带（图 15-28，图 15-29）。肘关节屈曲式上肢吊带能够使肩关节保持在内收和内旋位；而肘关节伸展式上肢吊带对肩关节活动没有限制，因此在功能训练过程中不必脱下。上肢吊带适用于脑卒中偏瘫或三角肌麻痹患者。

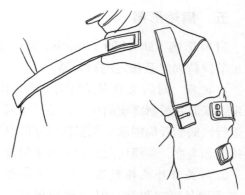

图 15-29 肘关节伸展式上肢吊带

（李　睿　李胜活）

第三节　下肢矫形器

下肢矫形器（lower limb orthosis，LLO）是目前应用最多，适应证广泛的一类矫形器。其主要作用是制动、预防或矫正畸形；保护下肢的骨骼和关节，减轻疼痛；保护骨折部位，促进骨痂形成；代偿无力的肌肉支撑体重，减轻或避免患病肢体承重，改善患者的步态。

一、足矫形器

足矫形器（foot orthosis，FO）是指用于全部或部分足的矫形器，包括矫形鞋、矫形鞋垫及足托板。

（一）矫形鞋

1. 作用　以分散足底压力、矫正足部变形和减轻疼痛等为目的而制作的特殊鞋。其作用是改善患者站立或步行时足部的受力状态，减轻疼痛；矫正足部的功能性变形；代偿丧失的关节运动功能；为永久性畸形患者提供支撑以达到平衡。其适用于各种疾病引起的内翻足、外翻足、马蹄足、扁平足、弓形足、槌状足及跟骨骨刺、距下关节强直、踝关节炎、踇趾外翻、足部骨折、足部缺损、跖痛症等。

2. 种类　矫形鞋按用途可分为补高鞋、补缺鞋和矫正鞋三大类。

（1）补高鞋：适用于下肢不等长的患者。多因一侧下肢发育迟缓或骨折短缩愈合所致，也可因髋、膝、踝畸形引起。补高鞋按其结构可分为内补高鞋和内外补高鞋。

腰椎对下肢不等长有一定的代偿功能，因此一侧下肢缩短不超过 1cm 的患者不需要补高。短缩超过 1cm 时，长期步行、站立会引起脊柱侧弯、跛行、骨盆倾斜等，需要补高短侧肢体。

短缩 1～3cm 者可以订制内部有补高垫的深鞋腔补高鞋；补高垫多用软木、塑料海绵或橡胶制成，垫的后跟高 1～2.5cm、前掌高 0.5cm，鞋的后跟也应加高 0.5cm。也可以在普通旅游鞋或球鞋内粘贴适当厚度的塑料或橡胶海绵板补高，具有制作简单、使用轻便的优点。

短缩 3～7cm 者需订制内补高鞋（图 15-30），内补高鞋垫用软木制成，上面覆盖一层塑料海绵和皮革。垫的后跟部位可加高 2.5～6cm，前掌部位可加高 1～2cm，鞋的后跟加高 0.5～1cm，另一侧鞋的后跟应去掉 0.5cm。

短缩 7～14cm 者需要订制内外补高鞋（图 15-30），在内补高鞋底加船形补高托。船形补高托多用软木制成拱桥形，固定在鞋内底和外底之间。

短缩 14 cm 以上者建议订制补高假足（图 15-31）。补高假足包括上层足套和下层假足，中间由木块和人工踝关节相连。假足可以穿用各种普通鞋，更换方便。

（2）补缺鞋：适用于跖趾关节离断、跖骨截肢、跗横关节离断等部分足缺损的患者，故也可看作是部分足假肢。补缺鞋内放置海绵补缺垫，弥补缺损并托起足弓；鞋底用钢板加固，减少残足末端承重，避免鞋前部的变形。

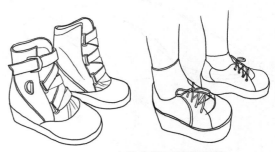

图 15-30　内补高鞋、外补高鞋

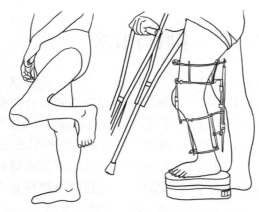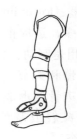

图 15-31 补高假足

（3）矫正鞋：根据足部病变不同，在鞋跟、鞋前掌或鞋内部加不同形状的垫、楔、块等进行调整。目的是适应畸形，限制关节活动，减轻疼痛。其适用于踇外翻、第一跖骨头内侧滑囊炎、踝和距下关节炎等病症，以及各种疾病引起的内翻足、外翻足、马蹄足、下垂足、扁平足、弓形足、槌状足、距下关节强直、踇外翻等畸形。

（二）矫形鞋垫与足托板

矫形鞋垫与足托板用于矫正、治疗足部变形及消除足底疼痛的鞋垫和足托板（图15-32）。其可分为足弓垫（托）、补高垫、外侧楔形垫、跖骨垫、足跟骨刺垫等。

1.**足弓托** 也称平足垫和足弓垫，一般是指足的纵弓垫。采用橡胶海绵、毛毡、皮革、塑料板材或金属板制成。其用于扁平足患者，支撑足部的生理弯曲。制作时，足弓垫的最高点应位于足部舟状骨处。平

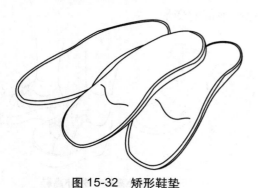

图 15-32 矫形鞋垫

足垫使用方便，方便换鞋，布鞋和运动鞋均可应用。

2.**补高垫** 一般用皮革和硬质海绵制成。通过增加鞋垫的厚度弥补下肢不等长，用于一侧下肢短缩3cm以下者。

3.**外侧楔形垫** 垫高足底外侧的楔形鞋垫，多用于变形性膝关节炎和"O"形腿患者。

4.**跖骨垫** 用于支撑第2～4跖骨头及附近部位，保持足的横弓。足部横弓低下导致跖骨头疼痛时使用。

5.**足跟骨刺垫** 依据人体足部解剖学原理设计的保护足跟软组织的鞋垫。鞋垫底部带有黏性，可粘于鞋底。其适用于足跟部软组织损伤或足跟骨刺的患者，对于缓解足部韧带损伤或疲劳性足跟病变患者的症状也有较好的效果。

6.**缓冲鞋垫** 按不同的鞋号配置，能有效地缓冲人体对足部的压力。其用于治疗足底的骨性病变、肌腱韧带及软组织损伤导致的疼痛与不适。

7.**舒适性鞋垫** 依据足部运动力学原理，经高温真空成型制作的保健鞋垫。舒适性鞋垫经踩印、踩模、对足底压力评估后订制，能有效改善足部的受力情况，增加步行时的舒适感。

二、踝足矫形器

（一）踝矫形器

踝矫形器（ankle orthosis，AO）主要采用弹性蓄热织物和低温热塑板材制成（图15-33），为踝关节及其周围组织提供弹性支撑和保温功能，以及限制踝关节和距下关节的运动。其适用于踝关节周围软组织损伤、踝关节轻度骨性损伤的代石膏固定和急性踝韧带损伤等，也可用于体育运动中的防护保健。单纯的踝矫形器结构比较简单，足踝部损伤较重的患者应配制踝足矫形器。

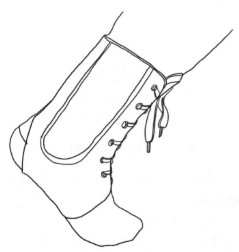

图 15-33　踝矫形器

（二）踝足矫形器

踝足矫形器（ankle-foot orthosis，AFO）又称小腿矫形器，具有从小腿到足底的结构，能对踝关节运动进行控制。其主要用于矫治踝关节畸形，代偿小腿无力的肌群，改善步行功能。常用的 AFO 有金属支条式AFO、全接触式塑料 AFO、带踝关节铰链的塑料 AFO、免负荷 AFO 等。

1. 金属支条式 AFO　是一类传统的踝足矫形器，由半月箍、环带、金属条、踝关节铰链、足镫、足套或鞋构成。其最适用于严重的痉挛性足内翻下垂畸形和腓总

神经麻痹导致的足下垂。根据支条不同可分为双侧支条型、单侧支条型，以及钢丝弹簧型。

（1）双侧支条型：主要功能是控制足下垂和跟骨内外翻。采用内外双侧支条增加矫形器的刚性，具有更好的矫形力量（图15-34）。其广泛用于偏瘫、脑瘫、腓总神经损伤等引起的足下垂、足内翻、足外翻、马蹄足、仰趾足等畸形，以及小儿麻痹后遗症和踝关节不稳。

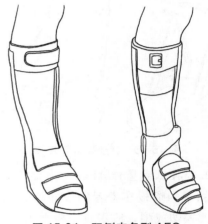

图 15-34　双侧支条型 AFO

（2）单侧支条型：其作用和适应证与双侧支条型相同。由于只有单根支条，重量较轻，多用于老年人和儿童。其特点是可根据病情将支条放置于小腿的内侧或外侧，用于矫正足内翻或足外翻（图15-35）。

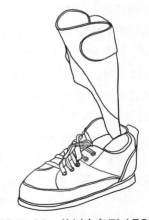

图 15-35　单侧支条型 AFO

（3）钢丝弹簧型：在踝关节双侧或鞋底后跟前方缠绕钢丝弹簧，钢丝的远端固定在鞋底，近端与膝下箍相连（图 15-36）。其特点是借助钢丝弹簧的弹力矫正摆动期的足下垂和缓冲触地期的地面反作用力。该矫形器重量轻，主要用于足下垂患者，但缺点是钢丝寿命有限，约半年。

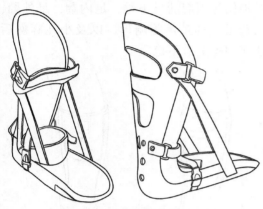

图 15-36　钢丝弹簧型 AFO

2. 全接触式塑料 AFO　由聚乙烯板或改性的聚丙烯板在患者的小腿和足部石膏阳模上模塑成型，应用真空模塑工艺制成。该矫形器与肢体接触全面、重量轻、美观、易清洁、穿戴方便，在临床上应用广泛。但耐用性能和强度较金属支条式 AFO 差，适宜用于痉挛和畸形不严重的下垂内翻足。根据板材包容和支撑小腿的部位分为后侧弹性塑料 AFO、前侧弹性塑料 AFO、螺旋式 AFO 和硬踝塑料 AFO。

（1）后侧弹性塑料 AFO：用热塑板制成的支条在小腿后方，使踝关节保持背屈状态（图 15-37）。具有重量轻、穿戴方便的优点，适用于脑卒中、小儿麻痹后遗症、吉兰 - 巴雷综合征等患者。

（2）前侧弹性塑料 AFO：热塑板支架在小腿前方，保持踝关节背屈状态（图 15-38）。足跟全部外露，穿脱方便，重量轻，适用于脑卒中引起的小腿三头肌痉挛并稍有马蹄足倾向的患者。

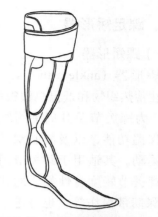

图 15-37　后侧弹性塑料 AFO

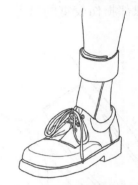

图 15-38　前侧弹性塑料 AFO

（3）螺旋式 AFO：塑料制螺旋状支条围绕小腿 1 周，使踝关节运动得到控制（图 15-39），多为订制产品。其功能和前述的后侧弹性塑料 AFO 相似，但螺旋式 AFO 不仅可以矫正足下垂，且在摆动期踝关节背屈的同时可以促使足部外旋和外翻。

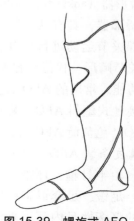

图 15-39　螺旋式 AFO

（4）硬踝塑料 AFO：与后侧弹性塑料 AFO 相比，后侧、踝部和足部壳板均加宽，能更牢固地将踝关节固定在特定位置（图 15-40）。其主要作用是在摆动期控制足下垂，支撑期控制踝关节跖屈和背屈，以及控制内外翻。

3. 带踝关节铰链的塑料 AFO　在塑料 AFO 的踝关节处，根据患者的需要安装不同样式和结构的踝关节铰链，达到跖屈止动、背屈止动、跖屈背屈自由活动、跖屈背屈阻动或助动等不同作用（图 15-41）。该矫形器既具有金属支条式 AFO 的各种功能，又具有塑料矫形器重量轻、易清洁、易换鞋等优点，是发展前景很好的一类 AFO。

4. 免负荷 AFO　又称为髌韧带承重矫

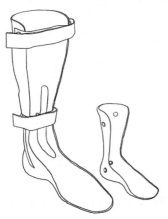

图 15-40　硬踝塑料 AFO

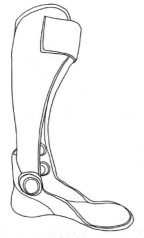

图 15-41　带踝关节铰链的塑料 AFO

形器。由髌韧带承重接受腔、支条和足托组成，利用髌韧带承重减轻或免除胫骨远端 1/2、踝关节及足部负重，保护病变部位，促进拉伤组织愈合（图 15-42）。其适用于胫骨远端骨折、踝足关节融合术后、距下关节或踝关节变性关节炎、距骨缺血性坏死、跟骨骨髓炎等的患者。

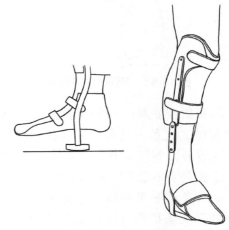

图 15-42　免负荷 AFO

三、膝矫形器

膝矫形器（knee orthosis，KO）又称膝支具，结构包括大腿到小腿部位，只控制膝关节运动而不影响踝关节和足的运动。可分为保护用和矫正用两种，适用于膝关节内外翻、膝过伸、关节挛缩、韧带损伤等病症。

（一）保护用膝矫形器

1. 全塑料膝矫形器　按患者下肢石膏模型，用热塑板材制成。膝关节不能活动，控制膝过伸和侧向异常活动的能力较强。其适用于膝关节术前术后、髌骨脱位、膝关节韧带和软组织损伤等固定治疗。

2. 可调式膝矫形器　装有可调节角度的膝关节铰链的膝部矫形器，包括膝铰链、大腿和小腿模塑外壳（图 15-43）。其适用于膝关节术后的固定，对膝关节有支撑、稳定和限制活动的作用。

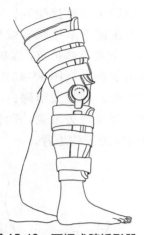

图 15-43 可调式膝矫形器

3. **强固型护膝** 在加强型软性护膝中加上铰链式支条，具有增强支撑和稳定膝关节；以及限制膝关节的屈伸活动的作用。其用于膝关节不稳或韧带损伤等病症。

4. **韧带损伤用护膝** 包括前十字韧带损伤的带支条护膝（皮革制交叉韧带在小腿前方和大腿后方，图 15-44）、后十字韧带损伤的带支条护膝（皮革制交叉韧带在小腿后方和大腿前方）、内外侧副韧带损伤的带支条护膝三种。

5. **防髌骨脱臼护膝** 护膝在髌骨外侧装有矫正压带及小垫片，防止脱臼。

（二）矫正用膝矫形器

1. **双侧支条型膝矫形器** 是国内最常用的膝矫形器。用于膝关节侧副韧带损伤导致的侧向不稳定，股四头肌无力，关节挛缩等病症。用于矫正膝关节挛缩时，膝关节处应附加膝压垫（图 15-45）。

2. **瑞典式膝反屈矫形器** 采用瑞典式膝铰链，利用腘窝处的半月箍和大、小腿环带的三点力作用矫正膝反屈，具有穿戴方便、重量轻的优点（图 15-46）。

四、膝踝足矫形器

膝踝足矫形器（knee-ankle-foot orthosis，

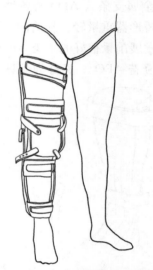

图 15-45 双侧支条型膝矫形器

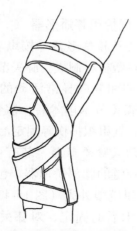

图 15-44 前十字韧带损伤的带支条护膝

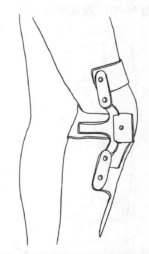

图 15-46 瑞典式膝反屈矫形器

KAFO）由大腿部一直延伸到足底部，可控制膝关节、踝关节和足部的运动。KAFO按主要制造材料可分为金属支条 KAFO 和塑料 KAFO。

（一）金属支条 KAFO

在 AFO 的基础上增加了膝关节铰链、膝上支条、膝上下环带、膝罩和金属箍等。膝关节铰链是 KAFO 的主要部件，常用的有自由运动膝铰链、轴心后移膝铰链、带锁的膝铰链、角度可调式膝铰链和多轴心膝铰链。金属支条 KAFO 按结构可分为单侧金属支条 KAFO 和双侧金属支条 KAFO。

1. 单侧金属支条 KAFO　带有膝关节铰链和踝关节铰链（图 15-47），主要用于预防和矫正膝关节内外翻。控制膝关节外翻时，金属支条放在下肢的外侧；控制膝关节内翻时，金属支条放在下肢的内侧。由于只有单侧金属支条，所以重量轻，结构简单；但强度不够，易变形，只适用于儿童和体重较轻的老年人。若下肢外侧用金属支条，内侧加膝压垫可用于矫正"X"形腿。外侧用膝压垫，内侧用金属支条可用于矫正"O"形腿。

2. 双侧金属支条 KAFO　是最常用的 KAFO，带有双侧支条和膝踝铰链（图 15-48）。其作用及适应证同单侧金属支条 KAFO。双侧金属支条 KAFO 坚固、耐用，但重量较重。为减轻重量，可以用铝合金支条或钛合金支条取代钢支条。

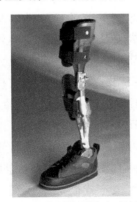

图 15-47　单侧金属支条 KAFO

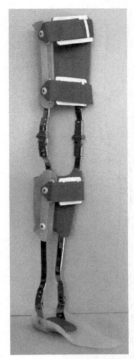

图 15-48　双侧金属支条 KAFO

（二）塑料 KAFO

全部由热塑板材制成的固定型大腿矫形器，由大腿向下一直到足部，膝关节、踝关节和足部均包括在内（图 15-49）。其具有控制距下关节内外翻，限制踝关节背屈跖屈活动，控制膝关节内外侧不稳的功能。主要适用于各种原因引起的股四头肌和踝足肌麻痹患者，以控制膝踝关节不稳和膝关节过伸。

这类矫形器由于全部为塑料制成，具有重量轻、贴伏性好、易清洁、易穿戴的优点。缺点是患者坐下时矫形器的上缘突出，外观较差。

（三）免负荷 KAFO

免负荷 KAFO 也称坐骨承重矫形器，大腿上部有坐骨承重环或类似大腿假肢的接受腔，利用坐骨结节支撑体重，使体重在站立和步行时通过坐骨结节传至矫形器，再传至地面，以减轻下肢承重（图 15-50）。为了达到好的免负荷效果，足部带有足托

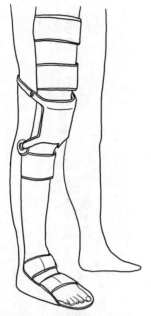

图 15-49 塑料 KAFO

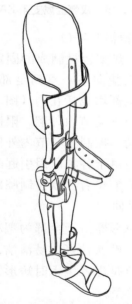

图 15-50 免负荷 KAFO

支撑板。这类矫形器主要用于下肢各部位的骨折和膝关节术后，也可用于青少年股骨头无菌性缺血性坏死的治疗。

五、髋矫形器

髋矫形器（hip orthosis, HO）由腰椎到大腿部的构件组成，固定范围包括整个骨盆至大腿的股骨内髁，用于固定和控制髋关节的屈曲、伸展、内收、外展和内外旋等运动。其常用于防止脑性瘫痪引起的内收肌痉挛和术后限制髋关节内收。髋矫形器包括固定式和铰链式两种。

（一）固定式髋矫形器

固定式髋矫形器采用合成树脂模塑成型制作，包括塑料骨盆座、髋外侧金属支条、腿套和大腿箍（图 15-51），常用于各种髋关节术后固定如全髋关节置换术后预防脱位。

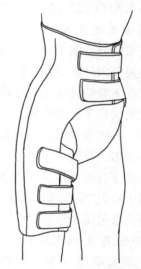

图 15-51 固定式髋矫形器

（二）髋外展、内收控制矫形器

髋外展、内收控制矫形器是一种控制髋关节内收、外展和内外旋，但能够自由屈曲、后伸髋关节的矫形器。整个矫形器以髋铰链为支架，腰骶部用模塑塑料骨盆座、大腿部用大腿箍、环带或大腿围托制成（图 15-52）。用于改善下肢痉挛型脑瘫儿童的剪刀步态。

髋关节铰链有多种形式，落环锁式髋关节铰链可以在患者站立或行走时将髋关节锁定在伸直位，开锁后便能屈髋坐下；采用定位盘锁定式髋关节铰链，可根据患者不同的需要将髋关节固定在多个不同的

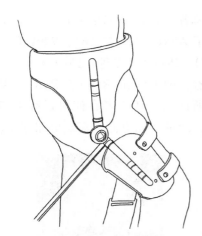

图 15-52 髋外展、内收控制矫形器

屈曲角度；多轴式髋关节铰链除了屈曲角度可调外，还可调节内收和外展的角度，使用更加灵活。

（三）先天性髋关节脱位矫形器

先天性髋关节脱位矫形器能够将患儿固定在蹲坐位上，保持髋关节外展位，允许髋关节和腿部做一定量的活动，但限制髋关节内收，防止脱位，促进髋关节正常发育（图 15-53）。其常用于治疗婴幼儿先天性髋关节脱位和白窝发育不全。随着矫形技术的发展，现已成为矫治幼儿先天性髋关节脱位的必备用具。

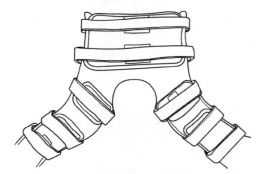

图 15-53 先天性髋关节脱位矫形器

六、髋膝踝足矫形器

髋膝踝足矫形器（hip-knee-ankle-foot orthosis, HKAFO）是在膝踝足矫形器的基础上增加了髋关节铰链和骨盆带（图 15-54）。

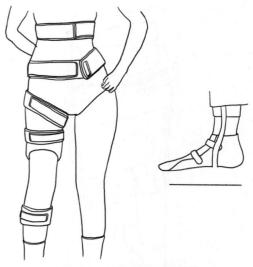

图 15-54 髋膝踝足矫形器

髋关节铰链多用钢材和铝合金制成，有单轴髋关节铰链和双轴髋关节铰链。单轴髋关节铰链允许髋关节屈曲和后伸，限制内收、外展和内外旋。双轴髋关节铰链的双轴成 90° 交叉，允许髋关节屈曲、后伸、内收和外展，仅限制髋关节内外旋。

骨盆固定装置有骨盆带、骨盆架和模塑骨盆座。骨盆带位于髂前上棘和股骨大粗隆之间，可较好地悬吊和控制旋转作用。骨盆架和模塑骨盆座均能控制髋关节屈伸、内收、外展、内外旋活动，但模塑骨盆座与骨盆更加贴伏，使用更加舒服。

髋膝踝足矫形器主要用于脊髓灰质炎导致的下肢广泛肌肉麻痹、髋关节松弛不稳和脊髓损伤、脊椎裂及肌肉营养不良等神经肌肉疾病引起的截瘫患者，提供支撑和免荷，辅助患者站立和行走，防止肌肉萎缩、矫治畸形，促进康复。

七、交替迈步矫形器

交替迈步矫形器（reciprocating gait orthosis, RGO）是一类能帮助患者独立地交替迈步行走的双下肢矫形器，故又称为"下肢瘫行走支架"（图 15-55）。

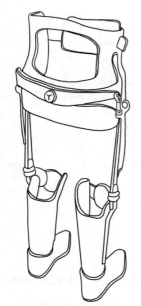

图 15-55 交替迈步矫形器

RGO 以一对髋关节和两个与髋关节相连接的钢索为核心部分，两侧髋关节上方支条连接由侧向支条、前后固定躯干腰带，以及骨盆臀围组成的躯干部分，髋关节下方支条连接双侧大腿矫形器，该大腿矫形器不带内侧支条，自膝关节向下至踝关节和足底由聚丙烯塑料制作的 AFO 包裹。

其作用原理是当一侧髋关节后伸时，通过导锁作用可使另一侧髋关节屈曲，从而达到带动下肢向前移动的目的。同时还可以通过躯干肌的作用使人体重心侧向转移和向前转移，通过主动的骨盆后伸带动矫形器下肢部分移动，实现主动向前迈步。其主要功能是辅助站立和步行，加速血液循环，预防各种并发症的发生，提高患者生活自理能力。其适用于 T_6 以下脊髓损伤导致的截瘫患者，或肌源性和神经性疾病，以及转移性骨髓炎导致的腰部、骨盆和双下肢需要支撑的患者。

随着矫形器技术的发展，目前又相继出现了 ARGO（图 15-56）、Walkabout（图 15-57）、IRGO 等多种辅助截瘫患者步行的矫形器。ARGO 和 IRGO 在 RGO 的基础上均有所改进，使患者在使用过程中稳定性更高、能量消耗更低、穿戴更加方便。

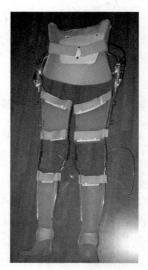

图 15-56 ARGO

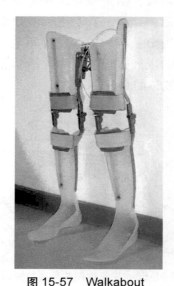

图 15-57 Walkabout

（薛晶晶 李胜活）

第四节　脊柱支具和矫形器

一、概述

（一）发展简史

脊柱支具和矫形器（spinal brace and orthosis）是脊柱相关疾病康复过程中最常使用的治疗器具之一，其中支具主要用于支撑或者保护脊柱，而矫形器主要用于预防脊柱变形或者干预已经变形的脊柱。在临床工作中，许多设备可能同时起到支具和矫形器两方面的作用，如密尔沃基矫形器可以用于术后固定脊柱，也可以用于脊柱侧弯患者纠正脊柱对线。从历史发展来看，脊柱支具和矫形器并不是近代才出现的。早在公元前 9000 年的旧石器时代，有考古发现有人类应用树枝进行固定骨折部位的证据。在古希腊和埃及也有应用树皮进行固定损伤脊柱的记载。这些被认为是脊柱支具和矫形器发展的起源。伴随着工业的发展，各种新式材料的出现为脊柱矫形器的制作工艺注入了无限生机。从沉重、粗糙的木质、皮质、铁质，到今天常用的热塑板材、合金材料、人工合成纤维，脊柱支具和矫形器的重量在不断地减轻，舒适度和抗变形强度也在不断地提升。在保证力学作用的前提下，设计也越来越科学、多元、个性、简单，特别是近年逐渐兴起的三维（3D）打印和四维（4D）打印技术，使个体化的订制难度骤然降低。

（二）基本作用

1. 支持作用　脊柱的骨骼和周围组织因为手术、损伤或者其他疾病导致功能障碍，不能完全维持原来的稳定性或者支撑原来的重量，可以利用支具和矫形器的支持作用，以避免持续的伤害刺激，影响受损部位的恢复进程。例如，非特异性下腰痛的患者可能存在肌肉劳损、软组织损伤、神经压迫或核心肌群力量减弱，使用合适的腰围（lumbosacral corset）通过外加压力增强外部肌肉对脊柱的支持作用，从而达到镇痛的效果。然而，临床工作者同时需要注意另外一个问题，长期的支持作用，可能并不利于患者脊柱功能的恢复。支持作用主要应用于临时治疗或者暂时保护脊柱的薄弱环节。

2. 制动作用　脊柱的骨骼和周围组织在损伤早期，可能需要在一定的时间内进行活动限制，以避免损伤的加重，使骨骼和周围组织有较好的愈合环境，此时可以利用支具和矫形器的制动作用。例如，在脊柱外科术后早期或者脊柱外伤时，脊柱矫形器可用于实现限制脊柱的屈、伸、侧屈、旋转等方向的活动范围，以保证损伤部位在恢复过程中不受二次损伤。然而，受限长时间的制动作用，必将导致患者关节活动度减小，肌肉萎缩等后果。因此，随着损伤的恢复，佩戴间隔时间应逐渐加长。制动作用主要应用于短期治疗。

3. 纠正或预防畸形作用　脊柱及周围组织的功能障碍可能导致姿势的异常或者代偿，长期的这类行为学变化可能会导致脊柱的对线不良，另外，也有些患者因为下肢功能障碍或者先天脊柱发育异常而引起脊柱对线不良。这些不良的脊柱对线长期存在，可能导致脊柱的畸形的发生。处理完原发病的问题之后，脊柱支具和矫形器可以纠正或者预防脊柱畸形的发生和发展。例如，特发性脊柱侧弯患者常佩戴胸腰骶椎矫形器进行纠正已经发生的畸形或者预防可能加重的畸形。畸形的发生是一个渐进的过程，这要求对抗畸形的作用力也要持久。因此，纠正或预防畸形的作用主要应用于长期治疗。

（三）临床应用

脊柱支具和矫形器主要是通过力学的作用对脊柱及周围相邻组织产生影响，从而达到治疗相关功能障碍的效果。临床中，需要使用脊柱支具和矫形器的情况可能包括脊柱骨骼复位或者术后的不稳、脊柱周围肌群功能异常导致的障碍、脊髓出口附近神经压迫、脊柱对线异常、脊柱发育障碍等。各类脊柱支具和矫形器的外形设计和功能不同，品种繁多，许多不同设计的产品可以起到类似的治疗作用，如耶鲁颈胸矫形器和密涅瓦颈胸矫形器同样可以应用于下颈椎不稳的患者，而相同的设计也有时候可用于不同功能障碍的患者，如奈特矫形器可用于脊柱结核患者和下腰痛患者。

（四）基本分类

脊柱支具和矫形器依据其作用的部位可分为以下七类：① 颈支具和矫形器（cervical brace and orthosis, CBO）；② 颈胸支具和矫形器（cervicothoracic brace and orthosis, CTBO）；③ 胸腰支具和矫形器（thoracolumbar brace and orthosis, TLBO）；④ 腰骶支具和矫形器（lumbosacral brace and orthosis, LSBO）；⑤ 胸腰骶支具和矫形器（thoracolumbosacral brace and orthosis, TLSBO）；⑥ 颈胸腰骶支具和矫形器（cervico-thoracolumbosacral brace and orthosis, CTLSBO）；⑦ 骶髂支具和矫形器（sacroiliac brace and orthosis, SIBO）。

（五）注意事项

1. 种类的选择　不同种类的支具和矫形器可能存在功能重合的情况，如颈胸矫形器与颈矫形器都可以固定颈椎不稳。同一例患者也可能同时需要不同种类的矫形器干预，如"S"形脊柱侧弯可能涉及多个节段的问题，需要同时对侧弯节段进行治疗。在支具和矫形器的种类选择方面，需要依据患者损伤部位、严重程度和障碍优先程度（如果适宜同时治疗的情况下），选择适当的干预策略。例如，颈椎损伤患者应选择单纯的颈矫形器还是颈胸矫形器？

2. 材质的选择　常用于脊柱支具和矫形器的材质包括高温热塑板材、低温热塑板材、合金板材、泡沫材料、皮革、帆布和涤纶等。不同材质的支具和矫形器，其强度、重量、透气度、保暖程度、柔软度表现均不同，许多时候需要多种不同材质的配件一起使用，既减轻器具的重量，又保证关键部位的强度和患者接触面积的舒适性。例如，压强较大的身体接触部位一般都会使用材质较软的泡沫进行压力缓冲。为了达到不同的目的，对器械的材质进行挑选是非常重要的。例如，下腰痛患者应选用普通的弹性腰围还是胸腰骶矫形器？

3. 合适的设计　有些脊柱支具和矫形器是标准化生产的，可以大致分为大、中、小不同码数，而有些产品则需要个体化订制，如大部分颈围都是提前生产好的，患者只需要依据个人体型的大小进行适配；脊柱侧弯矫形器则都是订制的，因为每个人的侧弯和身体骨性隆起情况有差别，且穿戴的时候不可避免地会接触或者压迫这些骨性隆起，因此并不适宜提前生产。个体化的设计可减少局部压力过大而形成压疮或避免不匹配而不能达到治疗目的。例如，颈椎术后患者应用阿斯彭颈胸矫形器是选两点固定还是四点固定？

4. 佩戴的方法　脊柱支具和矫形器在制作之前，已经依据功能障碍或者个体化的需要进行了设计，较充分地考虑了佩戴区域周围的身体结构，因此，只有按照预先设计的方式进行佩戴才能将器械发挥最大的功用。然而，大部分支具和矫形器制成后，在日常生活中主要是由患者或者其主要照顾者进行佩戴。正确的佩戴方法是支具和矫形器治疗的关键，错误的佩戴方法常导致无效治疗。因此，设计时应尽可能地将佩戴难度和复杂程度降低，使患者每次佩戴都能有较好的依从性。例如，尽量将加固的魔术贴设置在躯干前方或者侧方，以方便患者实现自我佩戴。

5. 佩戴的时间　脊柱支具和矫形器的作用有支持、制动、纠正和预防畸形，为达到不同的目的，不同的脊柱支具和矫形器有不同的佩戴时间。有些起支持或者制动作用的脊柱支具和矫形器在危害因素不存在的时候，可以停止佩戴，而有些用于纠正或者预防畸形作用的脊柱支具和矫形器可能需要尽可能长时间佩戴。例如，下腰痛患者佩戴腰围在晚上睡觉时可以停止佩戴，而脊柱侧弯患者使用的查尔斯顿夜间矫形器要求整个睡眠过程均需佩戴。

6. 后期的跟进　脊柱支具和矫形器可能需要依据佩戴过程中出现的问题进行对应的调整，如部件的损坏、接触面的契合程度和局部皮肤压迫的情况等。其他需要调整的因素可能还包括患者的疾病变化和儿童青少年的发育情况，如急性期的完全制动和恢复期的限制活动范围；小儿特发性脊柱侧弯畸形应用的波士顿胸腰骶矫形器应随着儿童的成长而作出调整。

临床较常使用的脊柱支具和矫形器有颈部支具和矫形器、颈胸支具和矫形器、胸腰支具和矫形器、胸腰骶支具和矫形器。

二、颈支具和矫形器

颈支具和矫形器的力学作用范围仅限于颈椎节段，一般适用于颈椎病情较轻，且只需要控制颈部屈伸功能，而无须完全控制旋转和侧屈功能的患者。常见的颈支具和矫形器依据采用的材质不同可分为软颈箍和加强型颈箍两类。

1. 软颈箍（soft collar）　一般由质地较软的泡沫材料制成软颈箍（图 15-58）。这类矫形器的特点是穿戴简单舒适，且容易调节松紧，但不能很好地固定颈椎，且患者如果经常将下巴放在软箍上休息的话，容易造成颈椎生理曲线的改变，因此，使用之前的患者教育非常重要。软颈箍的主要作用是提醒患者注意控制颈椎活动，适用于颈椎病情较轻微的患者。

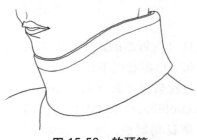

图 15-58　软颈箍

2. 加强型颈箍（reinforced cervical collar）　加强型颈围使用的泡沫材料质地比软颈箍硬，且延长了颈箍前后的高度，并在外侧附加硬塑胶，使作用于下颌骨和枕骨的作用力加强，以达到更好地限制颈椎屈伸的功能，但在限制颈椎侧屈、旋转方面的作用不好。具有代表性的是费城颈箍（philadelphia collar）（图 15-59A），以及采用更高剪裁、远端作用点延长到胸骨柄和上胸椎的迈阿密颈箍（Miami J collar）（图 15-59B）、阿斯彭颈箍（Aspen collar）（图 15-59C）。

三、颈胸支具和矫形器

颈胸支具和矫形器的力学作用主要集中在颈段和上胸段，适用于颈椎损伤比较严重，要求颈椎固定维度不仅仅在矢状面的患者。颈胸支具和矫形器由于其远端固定点通过金属连接条延长到了胸廓，因此，能比较好地在矢状面、额状面和水平面上达到控制颈椎的作用。颈胸支具和矫形器通常由三部分组成，近端（固定于头部）、远端（固定于胸部）

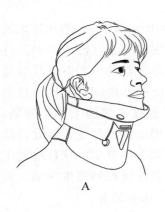 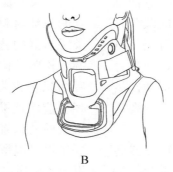 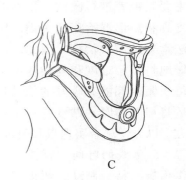

A   B   C

图 15-59　颈箍

A. 费城颈箍；B. 迈阿密颈箍；C. 阿斯彭颈箍

和连接杆（使近端固定于远端）。常见的颈胸支具和矫形器有以下几种。

1. 胸枕颌固定器（sternooccipitomandi-bular immolizer，SOMI）　近端和远端主要由热塑材料制成，下颌部及枕骨两侧通过金属连接杆固定于胸前部（图 15-60A）。金属连接杆可通过调节长短控制颈椎屈伸角度及承托力。该矫形器在患者仰卧位下，可简单穿脱。主要应用于第四节及以上颈椎不稳患者。

2. 耶鲁颈胸矫形器（Yale cervicothoracic orthoses）　近端、远端和连接条均由热塑材料制成（图 15-60B）。近端的加强型颈箍通过前后两条连接杆固定于远端，控制颈椎屈伸功能，以及限制下颈段和上胸段椎体间运动。主要应用于第四节以下颈椎不稳或损伤患者。

3. 密涅瓦颈胸矫形器（Minerva cervico-thoracic orthoses）　由热塑材料制成的前后两个壳通过颈部和胸部的魔术贴固定（图 15-60C）。主要作用与耶鲁颈胸矫形器相同，但固定强度比耶鲁颈胸矫形器大。可实现在三个解剖平面上固定下颈段和上胸段的整体和椎间运动范围。但穿脱困难、透气性差，容易造成压疮，这些都是在应用过程中需要考虑的。主要应用于第四节以下颈椎不稳或损伤的患者。

4. 颈椎光圈（Cervical Halo）　近端由金属制成可调节大小的铁圈构成，远端是由热塑板材制成的夹克，近端通过 4 根金属连接杆固定于远端的胸前部和背部（图 15-60D）。颈椎光圈可实现颈部和上胸部 3 个平面上的同时固定。其常用于颈椎外科手术过程、无移位上颈椎骨折非手术治疗。

5. 阿斯彭颈胸矫形器（Aspen cervico-thoracic orthosis）　在阿斯彭颈箍的基础上，增加胸部固定点，近端通过金属连接杆固定于远端，加强颈部控制能力，同时限制上胸段的运动范围（图 15-60E）。阿斯彭两点固定颈胸矫形器（Aspen 2-point cervicothoracic orthosis）将两条金属连接杆固定于胸前部。而阿斯彭四点固定颈胸矫形器（Aspen 4-point cervicothoracic orthosis），则在两点固定的基础上，背侧增加两个固定点。可用于需要额外限制颈椎旋转和侧屈的患者。

四、腰骶支具和矫形器

腰骶支具和矫形器的力学作用主要在腰骶节段，是临床处理下腰痛患者最常使用的手段。一般的腰骶矫形器分为两种：一种是质地较软、干预强度较小的腰骶围（lumbosacral corset），主要由不同弹性的人造纤维制成；另一种是质地较硬、干预强

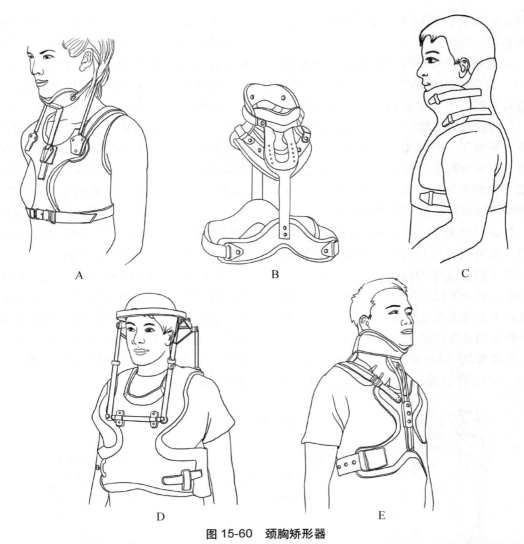

图 15-60 颈胸矫形器

A. 胸枕颌固定器;B. 耶鲁颈胸矫形器;C. 密涅瓦颈胸矫形器;D. 颈椎光圈;E. 阿斯彭颈胸矫形器

度较大的腰骶矫形器,主要由金属、热塑材料、涤纶材料和皮革制成。前者常用于病情较轻患者,后者常用于需要较大强度才能达到预期效果的患者。通常腰骶支具和矫形器的组成部件有包括对抗屈伸的脊旁支条(paraspinal upright)、对抗侧屈的侧方支条(lateral upright)、增加压力的腹部挡板(abdominal support)、胸带(thoracic band)和骨盆带(pelvic band)(用于连接脊旁支条和侧方支条)。常见的腰骶支具和矫形器有如下几种。

1. **椅背矫形器(Chair-Back)(图 15-61A)** 整个背侧均由热塑材料制成,腹侧挡板主要材料是涤纶。此矫形器原来只用于减轻下腰痛患者的疼痛程度。后来也用于躯干屈伸和减少胸椎整体及椎间活动范围的情况。椅背矫形器不适宜用于胸椎骨折患者。

2. **拉尼屈曲夹克(Raney flexion jacket)(图 15-61B)** 由椅背矫形器演变而来。前后两个夹板均由热塑板材制成。可控制腰骶部屈、伸、侧弯和旋转。因其能将腰段控制在屈曲位，所以常用于脊椎滑脱的下腰痛患者。

3. 威廉姆斯矫形器（Williams）（图 15-61C） 由金属和皮革制成。该矫形器属于动态矫形器。与拉尼屈曲夹克的作用相似，但与普通腰骶矫形器相比，在侧方支条和骨盆带之间多了一对起加强固定作用的斜杆，且侧方支条与胸带之间可活动。主要起控制腰椎过伸的作用，并允许少许的腰椎屈曲。威廉姆斯矫形器常用于脊椎滑脱患者。

4. 奈特矫形器（Knight）（图 15-61D） 由热塑板材制成，与椅背矫形器非常类似，但加强了侧方支条的作用。除用于控制屈、伸功能之外还可以限制侧屈。应用范围由设计之初主要用于脊柱结核患者，至当今常用于下腰痛患者及稳定无压缩性骨折患者。

5. 腰背围（dorsolumbar corset）（图 15-61E） 由纤维制成，类似紧身衣。通过增加压力达到固定胸腰部的功能。腰背围可整体地控制胸腰脊椎运动范围，但对局部椎体控制力不够针对性。腰背围常用于病情轻微患者，提醒控制躯干运动幅度。

6. 腰骶围（lumbosacral corset）（图 15-61F） 主要由帆布或者涤纶材料制成，中间夹着有弹性且不易变形的撑条。是所有脊椎疾病中，最常使用的矫形器。主要应用其增加腰腹承托力，限制腰部活动的作用，常用于急性期下腰痛患者，慢性期的作用仍存在争议。当椎间盘突出相关病变部位在 $L_5 \sim S_1$ 时，应用胸腰骶矫形器更有效。

7. 骶髂带（sacroiliac belt）（图 15-61G） 由弹性纤维制成。顾名思义仅仅控制骶髂关节的运动范围，而不对其他椎体起固定作用。通过增加压力达到固定骶髂关节的目的。主要应用于病情较轻的骶髂关节疼痛患者。

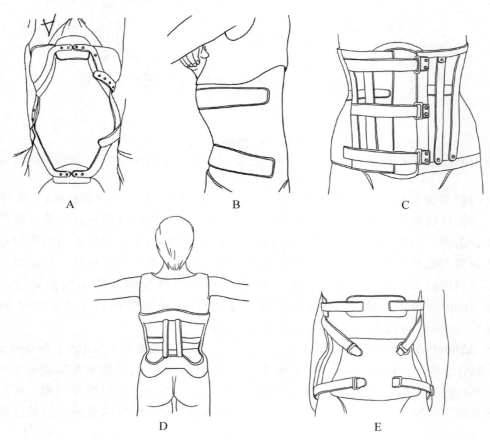

A   B   C

D   E

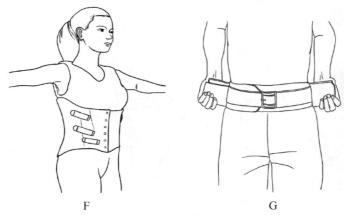

图 15-61　腰骶矫形器

A. 椅背矫形器；B. 拉尼屈曲夹克；C. 威廉姆斯矫形器；D. 奈特矫形器；E. 腰背围；F. 腰骶围；G 骶髂带

五、胸腰骶支具和矫形器

胸腰骶支具和矫形器的力学作用范围贯穿胸段和腰骶段，适用于腰骶矫形器的限制强度不够时，可将其固定范围往上延伸形成更大的作用力。胸腰骶支具和矫形器的固定效果优于腰骶矫形器。二者常应用的材料相同，只是与躯干接触的范围有差异。以下是常见的胸腰骶支具和矫形器。

1. **朱厄特矫形器（Jewwett）**（图 15-62A，图 15-62B）　主要由金属构成，三点分别固定于胸骨柄、耻骨联合、腰，属于典型的三点压力系统，仅仅控制躯干的屈曲功能。朱厄特矫形器常用于下胸段及腰压缩性骨折患者。与朱厄特矫形器作用非常类似的还有前十字过伸矫形器（cruciform anterior hyperextension orthosis，CASH Orthosis）（图 15-62C，图 15-62D）

2. **身体夹克（body jackets）**（图 15-62E，图 15-62F）　由热塑板材制成。由于其全面地与胸腰段及骨盆接触，能非常好地限制胸腰骶段的屈、伸、侧弯和旋转功能，甚至控制骨盆。主要用于需要对胸腰和骨盆节段进行全面固定的患者。

3. **威尔明顿矫形器（Wilmington）**（图 15-62G）　由热塑板材制成。可控制胸腰段的屈、伸、侧屈、旋转。其常用于脊椎侧弯畸形患者。

4. **波士顿矫形器（Boston overlap braces）**（图 15-62H）　由热塑板材制成，分为前后两个壳。其可控制胸腰段在额状面和矢状面上的运动。其常用于需要固定骨盆，下腰处于中立位或轻微伸展位患者。例如，中下段腰椎稳定无错位骨折患者和椎体滑脱患者。另一种称为波士顿支架（Boston brace）（图 13-62I），同样由热塑板材制成，常用于脊椎侧弯患者。

5. **泰勒矫形器（Taylor orthosis）**（图 15-62J）　由两条金属制脊旁支条对抗脊椎的屈伸功能。主要控制胸腰屈伸。

6. **奈特 - 泰勒矫形器（Knight-Taylor orthosis）**（图 15-62K）　综合了奈特腰骶矫形器和泰勒胸腰骶矫形器的特点，主要限制脊椎屈、伸和侧屈活动。

7. **查尔斯顿矫形器（Charleston brace）**（图 15-62L）　用于脊椎侧弯患者，属于夜间矫形器。

8. **普罗维登斯矫形器（Providence brace）**（图 15-62M）　与查尔斯顿矫形器同样属于夜间矫形器，用于脊椎侧弯畸形患者。

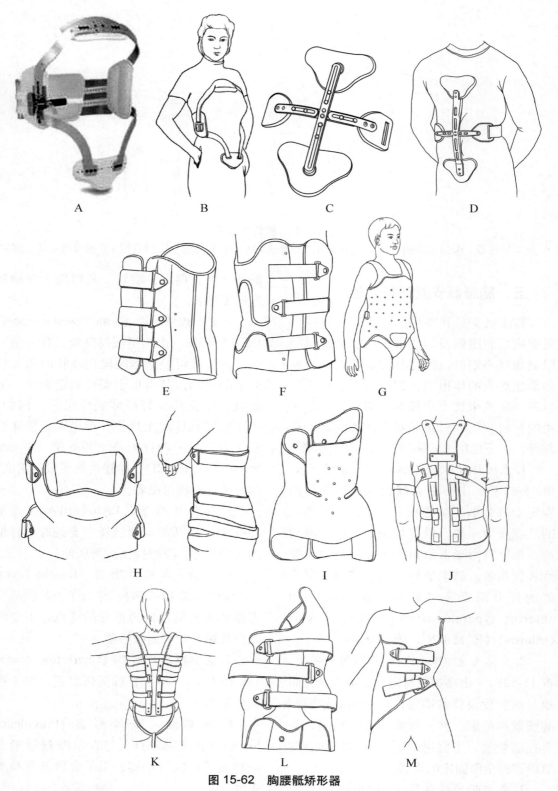

图 15-62 胸腰骶矫形器

A、B. 朱厄特矫形器；C、D. 前十字过伸矫形器；E、F. 身体夹克；G. 威尔明顿矫形器；H. 波士顿矫形器；
I. 波士顿支架；J. 泰勒矫形器；K. 奈特 - 泰勒矫形器；L. 查尔斯顿矫形器；M. 普罗维登斯矫形器

六、颈胸腰骶支具和矫形器

颈胸腰骶支具和矫形器的力学作用范围贯穿整条脊柱，主要针对需要全节段进行干预的患者，如脊柱侧弯患者。密尔沃基矫形器（Milwaukee）（图 15-63）是常使用的矫形器。

密尔沃基矫形器近端、连接杆均由金属制成，远端由热塑板材制成。近端用两侧枕后及下颌三点控制颈部，远端固定于骨盆，近端通过前后 3 条连接杆固定于远端。首先应用于脊椎术后患者，然后被推广到其他脊椎疾病患者。其主要限制脊椎屈伸及侧屈功能。目前常用于脊柱侧弯畸形患者（常在胸段增加垫板）。

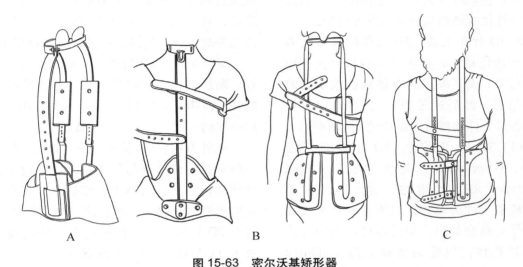

A　　　　　　　　B　　　　　　　　C

图 15-63　密尔沃基矫形器

（危昔均　李胜活）

第五节　3D 打印支具

一、外固定支具的发展

1. **外固定支具特点**　骨科外固定支具的材料，从最初的小夹板、石膏绷带，到热塑夹板、可卸式泡沫夹板，再到高分子夹板、新材料的发明与应用，给创伤骨科患者的治疗带来了更有效的方法。因外固定材料直接与患者肢体接触，理想的外固定支具应具备以下特点：①稳定但不过于坚硬，防止造成患者软组织损伤；②尽可能与患者组织外形吻合；③因佩戴时间较长，应尽可能轻便，可清洗。

2. **热塑板支具**　目前国内外治疗者大多应用热塑板制作支具，热塑板可分为高温热塑板和低温热塑板两种。高温热塑板具有贴身、无色无毒、无污染、坚固耐用、易于清洗等优点，可以在 149 ～ 177℃ 环境软化，但通常不能直接在患者身上塑形，须预先制作石膏模型，制作周期相对较长，操作程序也较为烦琐。该热塑材料软化后厚度增加，冷却后质地坚硬，多适用于制作下肢及脊柱支具。低温热塑材料是一种特殊合成的高分子新型材料，在 60 ～ 65℃ 环境下软化并可被任意成型，具有形状记忆功能、可塑性强、透气性好、质量轻、强度高、韧性大、易于粘接、X 线通透性好、可多次热塑型、操作方便、废弃后可生物降解等优点，适用于制作较精细而复杂的上肢及手部等支具。但由于成本高、不能制作成活动关节、不能用于承重较大的部位等原因限制了支具在临床的广泛使用。随着3D打印技术等现代医疗技术及数字化技术的发展，以及新材料、新工艺的研发和应用，使医疗支具也呈现出取模简便化、制作个性化、结构简易化的发展趋势。

3. 3D打印支具　3D打印的独特优势就是个性化订制，在医学上的最直接应用是通过CT或三维扫描身体获取数字化的模型信息，然后通过相应的3D打印机打印出各式各样的器官或组织的3D模型。

（1）3D打印概念：3D打印即三维打印（3D printing），是快速成型（rapid prototype，RP）技术的一种，该技术以数字模型文件为基础，运用粉末状金属或塑料等可黏合材料，通过逐层打印的方式来构造物体，也称为增材制造（additive manufacturing，AM）。相对于传统的材料去除切削加工技术，增材制造是一种"自下而上"的采用材料逐渐累加的方法制造实体零件的技术。近20年来，AM技术取得了快速的发展，"快速原型制造（rapid prototyping）""实体自由制造（solid free-form fabrication）"等概念从不同侧面表达了这一技术的特点。

（2）3D打印临床应用：3D打印已在骨科、整形外科、口腔科、眼科等领域中发挥了积极的作用，这种技术具有广阔的应用前景和极高的应用价值。

二、3D打印基本原理

3D打印是添加剂制造技术的一种形式，在添加剂制造技术中三维对象是通过连层创建出来的。3D打印技术相对于其他的添加剂制造技术而言，具有速度快，价格便宜，高易用性等优点。

3D打印机就是可以"打印"出真实3D物体的一种设备，功能上与激光成型技术一样，采用分层加工、迭加成形，即通过逐层增加材料来生成3D实体，与传统的去除材料等加工技术完全不同。该技术称其为"打印机"是因其分层加工的过程与喷墨打印十分相似。随着这项技术的不断进步，现代工业技术已经能够生产出与原形的外观、感觉和功能极为接近的3D模型。

简单来说，3D打印是断层扫描的逆过程，断层扫描是把物体"切"成无数叠加的片，而3D打印就是一片一片的打印，然后叠加到一起，成为一个立体物体。

使用3D打印机就像打印一封信，轻点电脑屏幕上的"打印"按钮，一份数字文件便被传送到一台喷墨打印机上，它将一层墨水喷到纸的表面以形成一副二维图像。而在3D打印时，软件通过电脑辅助设计技术（CAD）完成一系列数字切片，并将这些切片的信息传送到3D打印机上，后者会将连续的薄型层面堆叠起来，直到一个固态物体成型。3D打印机与传统打印机最大的区别在于它使用的"墨水"是实实在在的原材料。

三、3D打印常见分类

能够用于3D打印的材料范围非常广泛，塑料、金属、陶瓷及橡胶等材料都可用于打印。有些机器甚至可以把各种材料结合在一起，构成的物体既坚硬、又富有弹性。

（一）根据打印材料分类

3D打印根据打印材料可以分为喷墨3D打印、粉剂3D打印、生物3D打印等。

1. 喷墨3D打印　薄层结合的方式多种多样。部分3D打印机使用喷墨打印机的工作原理进行打印。Objet公司是以色列的一家 3D 打印机生产企业。其生产的打印机是利用喷墨头在一个托盘上喷出超薄的液体塑料层，并经过紫外线照射而凝固。此时，托盘略微降低，在原有薄层的基础上添加新的薄层。另一种方式是熔融沉淀成型。总部位于明尼阿波利斯的 Stratasys 公司应用的就是这种方法——通过在一个（打印）机头电面将塑料融化，然后喷出丝状材料，从而构成一层层薄层叠加形成实物。

2. 粉剂 3D 打印　利用粉剂作为打印材料也是目前常用的一种方式。这些粉剂在托盘上被分布成一层薄层，然后通过喷出的液体黏结剂而凝固。在一个被称为激光烧结的处理程序中，粉剂受到激光的作用可以熔融成任何设定的样式，德国的 EOS 公司把这一技术应用于他们的添加剂制造机之中。瑞典的 Arcam 公司通过真空中的电子束将打印机中的粉末熔融在一起，用于 3D 打印。以上仅仅是众多方法中的少数几种而已。为了制作一些内部空间和结构出挑的复杂构件，凝胶及其他材料被用来做支撑，或者将空间预留出来，用没有熔融的粉末填满，填充材料随后可以被冲洗掉或被吹掉。

3. 生物 3D 打印　目前，一些研究人员开始使用 3D 打印机去复制一些简单的生命体组织，如皮肤、肌肉及血管等。有可能，大的人体组织，如肾、肝甚至心脏，在将来的某一天也可以进行打印，如果生物打印机能够使用患者自己的干细胞进行打印的话，那么在进行器官移植后，其身体将不会对打印出来的器官产生免疫排斥。

（二）根据模型成型分类

3D 打印根据模型成型方式，主要可分为以下几种：

1. 熔融沉积成型（fused deposition modelin，FDM）技术　是 3D 打印机成型原理中最普遍的一种。首先，熔融沉积成型技术把丝状的热塑性材料融化成流体，接着以一定的压力从微细喷嘴喷出细丝，然后细丝一层一层随着喷头沿水平方向移动堆积起来。但是 FDM 成型表面粗糙，需要配合后抛光处理，目前不适合高精确度的应用；做小件或精细件时精度不如光固化立体成型（SLA）技术，最高精确度只能达到 0.1mm；产品尺寸不能太大，受材料限制，大尺寸产品容易变形，打印速度也较慢。

2. 三维打印黏结成型（喷墨沉积）技术　是最贴合 3D 打印概念的成型技术之一。三维打印黏结成型技术是先铺一层粉状材料后，根据这层的截面形状打印头在其上喷出一层特殊的胶水并发生固化。在此基础上再铺上下一层粉末材料，再喷上胶水，如此层层叠加。最后，清理掉未固化的粉末，即可获得最终产品。喷墨沉积技术的成型精确度较高，能达到 0.09mm。

3. 选择性激光烧结（selective laser sintering，SLS）技术　SLS 技术与上述三维打印黏结成型技术相似，也是采用粉末材料，但是一般为金属粉末，不同之处在于 SLS 是通过激光烧结来实现黏结。SLS 技术是先铺一层粉末后刮平，将材料预热并达到熔点，再在该截面使用高强度的 CO_2 激光器进行选择性地扫描，利用在激光下烧结粉末材料的原理，层层烧结成型。SLS 应用材料广泛，有高分子、金属、陶瓷等，其最大的用途在于金属成品的制作，但是粉末烧结的表面粗糙，精确度只有 0.1～0.2mm，需要后期处理，样件变形较大。

4. SLA 技术　在盛满光敏树脂的液槽中，利用紫外线激光束对树脂进行选择性照射，使光敏树脂快速固化。成型时，工作台下降使液面处于下一个工作平面，树脂选择性固化后对另一层进行固化。SLA 技术尺寸精确度高，可以做到微米级别，精确度达到 0.025mm。其表面质量较好，比较适合做精细件。

5. 数字光处理技术 该技术属于"液态树脂光固化成型"，与光固化立体成型技术类似，不过它使用高分辨率的数字光处理器作为光固化投影仪。由于每次成型一个面，所以比同类的 SLA 技术快很多，该技术成型精度高、打印速度极快，每秒可打印几米的物品。

四、3D 打印医疗支具优势

3D 打印医疗支具具有以下优势：① 3D 打印材料选择多样性，可以根据不同的治疗目的和患者的要求选择不同的制作材料。3D 打印所用的材料与传统的材料不同，可实现支具稳定且不过于坚硬，防止患者软组织损伤。②支具外形按照肢体大小、外形来设计，符合人体工学特点，而且轻便舒适，与患者肢体软组织轮廓更吻合。③联合生物力学分析软件分析设计，可以得到更加符合生物力学的支具。④支具能够快速制作，简便易成型，经济实惠，适用于不同体型的患者，且患者易接受，效果更显著。⑤针对每一例患者的功能需求及创伤的类型和治疗的不同阶段，制作个体化的支具，掌握各种支具合适的角度力矩、挤压和摩擦力，可及时修正支具，保证支具效果。⑥可以个性化订制。有研究表明，个性化截瘫支具对患者的日常活动能力及步行能力的改善有重要意义，而舒适适宜的个性化支具能够更好地帮助患者早日恢复健康状态。⑦ 3D 打印技术具有因人制宜、就地制作、不限数量、节约成本的特点，能满足个体化、精准化医疗的需求。⑧在骨科外固定和康复治疗中，3D 打印医疗支具具有固定牢靠、贴合度好、透气性好、易清洁等特点，临床应用效果好。

五、3D 打印医疗支具流程

1. 获取数据 目前，提取人体三维数据最常用的是 3D 光学扫描或螺旋 CT 扫描。

（1）3D 扫描：主要适用于四肢及躯干，采用工业级三维扫描仪对患处进行 360° 全方位扫描，利用计算机同时将采集到的点云文件进行数据重建，并将文件以 ACS 格式导出。利用 3D 扫描仪获取患者体表数据，此过程仅数分钟左右可完成体表数据的采集，省去了传统康复支具为获取患者体表模型的"热塑、裁形"等工艺，也避免了传统工艺对患者引起的不适。

（2）CT 扫描：以使用西门子 64 排双源螺旋 CT 扫描骨盆为例。扫描条件为管电压 120KV，管电流采用 DoseCare 4 自动剂量调节，层厚 0.625mm，螺距 0.6，矩阵 512×512。通过 CT 配套图像工作站使用光盘刻录数据，采用 DICOM 格式 512×512 像素的原始数据。

2. 数据处理 将得到的 ACS 文件、Dicom 文件，导入到计算机辅助设计（computer-aided design，CAD）软件 Magic15、GeoMagic Studio12、Mimics、SolidWorks 等中建立镂空模型、调整位置、利用布尔运算进行求差剪裁，使外形美观并减轻重量，减少耗材，增加透气性，将重建和设计结果以 STL 格式导出和保存。

3. 切片和打印 根据需要打印的材料类型，选择合适的打印机，STL 格式文件导入到与打印机匹配的切片软件（Cura、HORI 3D Simplify3D 等软件），得到 Gcode 代码文件，将文件输入到 3D 打印机进行自动打印，打印结束再进行相应的模型后续处理后得到最终模型。

六、3D 打印应用及发展

目前临床上 3D 打印外固定支具所采用

的材料主要以 PLA、树脂、尼龙等材料为主，其中 PLA 最常用，价格最便宜，对打印机的要求也最低。PLA 材料打印的支架，可有效解决一般外固定支架给患者带来的透气性差和笨重的不适感。支架外观数据基于患者三维扫面的形态参数，可提供不亚于一般外固定对肢体提供的保护和固定，合理位置的镂空设计，加强患肢的皮肤呼吸作用，有效缓解炎热的季节患肢出现的瘙痒症状。由于整体镂空结构，带有很多小孔，因此为外固定和其他外治手段结合治疗骨折提供了较为可行的解决方案。

3D 打印的外固定支具轻便易于穿戴，能与患者皮肤很好地贴合，患者可以像正常人一样穿衣，不怕被水淋湿，甚至可以穿着洗澡，而且，用于 3D 打印的不同材料具有不同的功能，硬度较大的材料可用于骨折治疗前期，起到支撑和保护作用，而柔软性较大的材料则有利于患者后期进行功能锻炼，促进关节功能恢复。3D 打印支具有可能成为未来骨骼外固定的主流。

随着 3D 打印技术的进一步发展，3D 打印在医疗的应用会越来越广，设备及材料的价格会显著降低，精度会越来越高，同时材料可选范围的扩大，打印物品的质量也会越来越好。相信有朝一日，3D 打印技术会像常规 X 线片及 CT 检查一样普遍。影像科、甚至骨科病房、手术室能常规配备 3D 打印机，按照需要随时直接打印，无须联系厂家，从而显著减少制作时间，更好地服务于患者。

（陈汉波　燕铁斌）

第四篇

骨科疾患康复临床应用

第16章

骨折后康复

第一节　上肢骨折

一、锁骨和肩胛骨骨折

（一）锁骨骨折

1.病因及分类　锁骨骨折多为间接暴力所致，少部分为直接暴力所致。锁骨骨折按骨折部位分为外 1/3 骨折、中 1/3 骨折和内 1/3 骨折。

2.临床处理　锁骨骨折以手法复位"8"字绷带外固定最为常用，少数患者需要手术治疗。新生儿及婴儿锁骨骨折，不需要特殊固定，但要避免锁骨局部压迫及肩的过度活动。对幼儿青枝骨折、裂缝骨折及无移位稳定骨折，仅用三角巾屈肘90°悬吊前臂 2～3 周即可，以解除上肢重力对骨折移位的影响，对常见的中 1/3 移位骨折一般采用"8"字绷带、肩双圈或肩"8"字石膏、锁骨固定带等方法治疗。这种固定应注意避免患肢血液循环障碍及局部皮肤压迫坏死，如果上肢麻木、发绀，局部压迫部位疼痛则应予以适当放松，调整固定，固定期间应尽可能保持挺胸，并后伸肩部。

3.康复　早期主要活动腕和手关节，可缓慢地用力握拳并保持一定时间，以后可屈伸腕关节，逐渐进行肘关节的屈伸。睡眠时最好选择仰卧位，在肩胛中间垫一薄枕，避免侧卧位。骨折中期，可活动肩关节，使关节内外旋转（标志是肘窝转向内和转向前），应限制肩关节上举运动及手提重物运动。

解除外固定后（4～6 周），患者主要加强肩关节的功能锻炼，因为在固定期间肩关节的活动少，可能导致肩关节一定程度上的僵硬，锻炼应以自主锻炼为主，练习肩关节的外展、上举、后伸、前屈和环转动作。

（1）前屈运动：锁骨骨折外固定后，对肩关节影响较大的是前屈上举。练习的屈运动可进行手指正面爬墙运动，即面对墙，屈肘，手指置于墙上，手指逐渐往上爬动，直至感到肩部疼痛，然后维持一段时间，再放松。再往上爬，反复渐进进行。

（2）上举练习：如果外展和上举受限较重，可以进行上举练习，如手指侧面爬墙运动，与正面爬墙运动相似，只是患侧与墙壁相对。当外展活动不受限后练习上举活动，可以用手摸枕部，手逐渐经枕部向对侧触摸，最终手掌能经枕部到达对侧面部。

（3）环转练习：肘关节伸直，运动以肩关节为中心，前臂做画图运动，整个上肢运动时的轨迹为一圆锥形，圆锥的顶点即为肩关节。先以画小圈开始，逐渐将范围增大。

（二）肩胛骨骨折

1. 病因及分类　肩胛骨骨折多为直接暴力所致，按解剖部位分类，以体部骨折最为多见，其次为肩胛颈部。

2. 治疗与康复　根据骨折部位及临床处理方式，选择适宜的康复方法。

（1）肩胛体部及肩胛冈骨折：一般采用非手术治疗。伤后2天内，局部采用冰敷、制动，以减轻局部出血及肿胀的程度，可减轻疼痛症状。可用三角巾或吊带保护患肢。伤后1周内，争取早日开始肩关节钟摆样功能锻炼。随着骨折愈合的进程，疼痛症状的减轻，逐步恢复肩关节的正常活动范围（2～3周后），并逐步开始练习肩部肌肉力量。

（2）肩胛颈部骨折：无移位者或轻度移位者，可用三角巾保护患肢2～3周。伤后1周开始练习肩关节功能。从小幅度、小范围逐渐增大幅度和活动范围，3～4周达到正常活动范围。有明显移位的肩胛颈部骨折可采用尺骨鹰嘴牵引3～4周，再改用三角巾保护；也可手法整复，再以肩"人"字石膏外固定6～8周。这种骨折容易造成肩关节僵硬，采用尺骨鹰嘴牵引者，在牵引解除后改用三角巾固定，可逐步练习肩关节的活动。可取人体屈曲位（弯腰）上臂向前屈，然后收回，摆钟样来回摆动，也可左右摆动。须从小幅度、小范围开始逐步练习，5～6周拆除三角巾，此时骨折照片证实已愈合后，可增加运动幅度，直至正常。肩"人"字石膏外固定范围较大，固定期间可对肱三头肌、肱二头肌、三角肌等进行等长收缩。可活动未固定的部分，如手部可以握拳、抓拧。待拆除石膏后，练习肩关节的活动度及肩部的肌力。

（3）肩盂骨折：对轻度移位骨折用三角巾或吊带保护。早期开始肩关节活动范围练习。一般制动6周，去除吊带后，继续进行关节活动范围及逐步开始肌肉力量的锻炼，鼓励使用患肢。

二、肱骨骨折

（一）肱骨近端骨折

1. 病因及分类　肱骨近端骨折是指包括外科颈及其上部在内的骨折，即包括肱骨大结节骨折、肱骨小结节骨折、肱骨上端骨骺分离或解剖颈骨折，这些骨折可单独发生，也可组合发生。肱骨近端骨折多由上肢伸展位摔伤的间接暴力所致，少部分患者是因间接外力所致。

Codman将肱骨近端分为肱骨头（解剖头）、大结节、肱骨干骺端、小结节四部分。Neer在此基础上将肱骨近端骨折分为一部分骨折、二部分骨折、三部分骨折、四部分骨折4种类型。①肱骨上端骨折只要移位＜1cm或成角畸形小于15°，属于轻度移位，即为一部分骨折；②二部分骨折是指某一主骨折块与其他三部分有明显的移位；③三部分骨折是指有两个主要骨折块彼此之间及另两部分之间有明显的移位；④四部分骨折是指肱骨上端四个主要骨折块之间有明显移位，形成四个分离骨块。

2. 临床处理　一部分骨折一般用颈腕吊带或三角巾等悬吊。二部分骨折有手术切开复位内固定、手法复位小夹板或石膏、外固定等治疗方法。三部分骨折一般需切开复位内固定，老年、严重骨质疏松者可行人工肱骨头置换术。四部分骨折，肱骨的缺血坏死率高，一般应行人上肢肱骨头置换术。

3. 康复

（1）一部分骨折：对非粉碎性的单一部位骨折，早期即应鼓励活动手指、腕关节、肘关节，但避免负重（包括提物，用手支撑）。一般制动7～10天后肿胀逐渐消退，疼痛减轻，可开始肩关节功能锻炼。对肩关节的功能锻炼应循序渐进，先从小角度、小范围、短时间的活动开始，逐渐增加活动范围与活动时间。

4 周后骨折已稳定，可松解外固定，加强肩部活动。可用正面手指爬墙运动练习前屈；侧面手指爬高可以练习外展、上举；手摸枕部、对侧耳部的方法练习上举。除此之外还有肩后伸练习：双手重叠，能及腰部，逐渐向背部上升，此运动既能使肩关节内旋，又能使肩关节后伸。

(2)二部分骨折：对切开复位内固定者，锻炼方法与一部分骨折相同。对手法复位、小夹板或石膏外固定者应于 3 ~ 4 周后开始锻炼肩关节。

(3)三部分骨折：切开复位内固定术后锻炼方法与二部分骨折切开复位内固定术后相同。

（二）肱骨干骨折

1. 病因　肱骨干骨折常由外侧打击肱骨中份的直接暴力所致，也可由于手部着地或肘部着地的间接暴力所致。

2. 临床处理　大多数肱骨干横形成短斜骨折，可采用手法复位外固定。少数肱骨骨折可采用切开复位内固定。

3. 康复　无论手法复位外固定，还是切开复位内固定，均应早期行功能锻炼。复位固定术后，即可开始握拳及腕关节的屈伸。等长收缩肱二头肌或肱三头肌对骨折复位及愈合都有利，可先在健侧练习。2 ~ 3 周后开始主动练习肘关节屈伸，肩关节耸肩，轻度外展、内收，逐渐增加活动范围、持续时间及活动次数。6 ~ 8 周后骨折基本上固定，肩、肘的活动范围进一步加大，可做肩关节旋转。外固定解除后，特别要加强肩关节的活动，尤其是外展、后伸及旋转，肘关节的屈伸等活动。

（三）肱骨髁上骨折

1. 病因及分类　肱骨髁上骨折多为间接暴力所致。其多发生于 10 岁以下的儿童。根据暴力的不同和骨折移位方向可分为屈曲型和伸直型骨折。

2. 临床处理　屈曲型和伸直型肱骨髁上骨折大多数可手法复位行石膏托外固定。伸直型骨折固定于屈肘位，而屈曲型骨折固定时的屈肘角度小些，约屈肘 40°。

3. 康复　肱骨髁上骨折复位固定后，鼓励开始握拳和活动肩关节。屈曲型肱骨髁上骨折在骨折愈合前应避免屈肘运动，伸直型肱骨髁上骨折在骨折愈合前应避免伸肘运动。4 周左右，X 线片证实骨折愈合良好后，拆除外固定，进行肘关节的屈伸练习。因肱骨髁上骨折发生在小孩，故功能锻炼需家长引导配合，主要是逐渐练习屈肘功能，因人的自然姿势是伸肘机会多，故发生伸肘困难的概率小。而屈肘是人劳动的主要位置，故需注意练习屈肘，可配合玩游戏进行锻炼，如摸耳朵等游戏，不能用猛力牵拉。

三、前臂骨折

（一）尺骨鹰嘴骨折

1. 病因及分型　直接暴力，间接暴力均可导致尺骨鹰嘴骨折。骨折可分四型：Ⅰ型为撕脱骨折；Ⅱ型为横形斜型骨折；Ⅲ型为粉碎性骨折；Ⅳ型为靠近冠状突水平的骨折，造成前脱位。

2. 临床处理　对无移位骨折给予石膏托等外固定 3 ~ 4 周。肘移位的尺骨鹰嘴骨折一般主张切开复位内固定，术后一般要用长臂石膏托外固定 3 周。此骨折属于关节内骨折，要求关节面变平整。同时，由于要将关节固定一定时间，可导致肘关节僵直。

3. 康复　在固定的早期可开始活动手、腕关节，手部可握拳、握健力圈；腕部可借助健手的力量予以患腕抗阻力屈伸，也就是屈腕时，利用健手的力量阻止屈肌；伸腕时，用健手的力量阻止伸腕；肩部的活动不受限制。

当外固定解除后，逐步进行肘关节屈伸锻炼，但不可操之过急、使用蛮力，锻炼中注意屈曲功能的训练。如果无创面或创口，可用温热水浸泡 30 分钟或用温热的活血镇痛中药熏洗 30 分钟后，患者坐于桌旁，肘关节放于桌上，掌心向上，在桌上做屈伸活动。开始时每天数次，每次几分钟至十几分钟，逐渐增加练习次数与持续时间。如果锻炼中有肿胀，或出现疼痛（不是突然剧痛，突然剧痛有可能是再骨折，应予 X 线片检查），则暂停锻炼，卧床休息。卧床时垫枕抬高患肢，适当活动手、腕和肩，有利于消肿，待肿胀消退、疼痛减轻后再重复练习。

（二）桡骨近端骨折

1. **病因及分型** 常为肘伸直外翻位跌倒的间接暴力所致。分类方法很多，各有侧重点，Masson 把单纯桡骨头骨折分为三型：Ⅰ型骨折无移位；Ⅱ型骨折移位骨块累及桡骨头 30% 以上；Ⅲ型为粉碎性骨折。Obrien 根据桡骨头骺向外下倾斜角度大小分为三级。

2. **临床处理** 对裂纹骨折、嵌插性骨折及桡骨颈骨折，关节面倾斜度较小者，不必复位，仅予外固定，可用超肘关节小夹板或石膏外固定于屈肘旋后位 3～4 周。骨折明显移位者，应根据情况，应用手法复位、钢针撬拨复位或手术治疗。

3. **康复** 患者外固定后即可开始手指和腕关节屈伸活动。3～4 周后拆除外固定，开始练习肘关节屈伸活动。一般 4 周后肘关节活动不应受限制，并加强前臂旋转锻炼。桡骨头切除术后 2 周，患者即可开始肘关节屈伸，做前臂旋前和旋后动作。

（三）前臂双骨折

1. **病因** 打击、碰撞等直接暴力可引起尺桡骨双骨折，骨折多为梯形、蝶形或粉碎形。跌倒等间接暴力可造成斜形和短斜形骨折。绞压扭转易造成尺桡骨多段骨折，并易合并肘关节及肱骨的损伤。按骨折的部位分为近段、中段和远段骨折。

2. **临床处理** 仅少部分前臂双骨折的患者可使用手法复位小夹板外固定，但此骨折要求对位对线良好，否则会影响前臂的旋转功能。大部分前臂双骨折需切开复位内固定术，术后辅以石膏外固定。对前臂双骨折，无论手法复位外固定或切开复位内固定，术后均应抬高患肢，严密观察肢体肿胀程度、感觉、运动功能及血液循环情况，因为前臂是骨筋膜间室综合征的好发部位。

3. **康复** 行小夹板外固定者，外固定后即可开始握拳和伸屈手指，2 周后轻轻活动肘关节，可外展、内收、屈伸肩关节。在骨临床愈合前禁止前臂旋转动作。6～8 周后摄 X 线片证实骨折临床愈合后，解除外固定，加强肘关节的屈伸练习，练习前臂旋前和旋后。

前臂双骨折手术治疗的患者，锻炼方法与小夹板固定的患者相同，但由于手术治疗的患者常加长臂石膏托或管形石膏保护，肘关节的活动在固定期间可活动的范围极小。骨折临床愈合后拆除外固定后，应加强前臂旋前和旋后的锻炼，还要加强肘关节的屈伸练习。旋前和旋后的练习法：两手各抓一支筷子，手掌向上，然后手掌向下，再手掌朝上，反复练习，如果是端坐位或平卧位，可比较两支筷子与地面之间所成的角度。当患侧旋转到不能旋转时，持续数秒钟，然后松弛数秒钟，再重复训练。

（四）桡骨干骨折

1. **病因** 直接暴力和间接暴力均可导致桡骨骨折。以局部疼痛、畸形、骨擦感明显、前臂活动受限、旋转功能障碍等为主要表现。骨折分为上 1/3、中 1/3、下 1/3 三部分。

2．临床处理　多数单纯桡骨骨折可手法复位，但桡骨近 1/3 骨折因局部肌肉丰满，闭合复位有一定困难。对复位不成功，或达不到功能复位要求的，一般采用切开复位钢板内固定术。

3．康复　桡骨干骨折的康复与尺桡骨双骨折要求相同。

（五）尺骨干骨折

1．病因　单独尺骨干骨折，多因直接打击所引起。

2．临床处理　夹板或石膏外固定，对不稳定的尺骨干骨折须经皮穿刺克氏针内固定，或者切开复位加压钢板内固定。克氏针内固定后，仍须石膏外固定 4 周。加压钢板固定后稳定者，可不用外固定。

3．康复　康复的方法与尺桡骨双骨折要求相同，主要是在除去外固定后，注意前臂旋转功能练习，肘关节屈伸功能练习。对腕关节有固定者，还应加强腕关节的屈伸功能、内收外展、环转功能的练习。

（六）孟氏骨折

1．病因及分型　孟氏骨折（Monteggia 骨折）是指尺骨近侧 1/3 骨折合并桡骨头脱位。孟氏骨折可为直接暴力或间接暴力所致。Baclo 将其分为四型：Ⅰ 型为尺骨任何水平的骨折，向前侧成角，并合并桡骨前脱位；Ⅱ 型为尺骨干骨折，向后侧成角，并合并桡骨头后脱位；Ⅲ 型为尺骨近侧干骺端骨折，合并桡骨头外侧或前侧脱位，仅见于儿童；Ⅳ 型为桡骨头前脱位，桡骨近 1/3 骨折，尺骨任何水平的骨折。

2．临床处理　一般认为对桡骨头脱位可采取手法复位。Ⅰ 型、Ⅱ 型、Ⅲ 型尺骨骨折可采取手法复位，石膏托外固定术。如果手法复位达不到要求时，可给予尺骨骨折的切开复位，坚强内固定；Ⅳ 型骨折，

应早期切开复位、坚强内固定，之后，还需外固定加强 4 周。

3．康复　孟氏骨折主要影响前臂旋转功能。在复位固定术后 2 周内，患者可做握拳动作，并逐渐增加次数。2 周后可增加腕关节和肩关节活动。解除外固定后，主要加强肘关节及前臂旋转活动。肘关节练习法同鹰嘴骨折后康复训练。前臂旋前、旋后练习法见前臂双骨折内容。

（七）盖氏骨折

1．病因及分型　盖氏骨折（Galeazzi 骨折）是指桡骨下 1/3 骨折，合并下尺桡关节脱位者。

盖氏骨折可因直接打击桡骨远 1/3 段的桡背侧而造成，也可因手撑地的传导应力造成。

盖氏骨折可分为 3 种类型，一种是桡骨远端青枝骨折合并尺骨小头骨骺分离，患者均为儿童；另一种是桡骨远端 1/3 骨折，下尺桡关节明显脱位；还有一种是桡骨远端 1/3 骨折，下尺桡关节脱位，并合并尺骨干骨折致尺骨干的外伤性弯曲。

2．临床处理　第一种骨折即桡骨远端青枝骨折合并尺骨小头骨骺分离，较稳定，易于整复，可用手法复位小夹板外固定或石膏外固定 6 ～ 8 周。其他两类骨折虽易于整复，但难以固定，应手术切开复位加压钢板固定桡骨骨折。术后加短臂石膏后托，前臂旋转中立位制动 4 ～ 6 周。

3．康复　在骨折固定后，可进行握拳活功，肩部活动不受影响。骨折固定 2 周后可逐渐活动肘关节，4 周内禁止前臂做旋转运动。解除外固定后，应加强腕关节和肘关节活动，但前臂旋转活动应缓慢、循序渐进地进行。

（八）桡骨远端骨折

1．病因及分型　桡骨远端骨折多为跌倒时由手掌或手背的间接暴力所致。

桡骨远端骨折可分为伸直型（Colles骨折）、屈曲型（Smith骨折）、桡骨远端背侧或掌侧缘骨折并腕关节的半脱位（Barton骨折）。

2. 治疗与康复　Colles骨折以手法复位、小夹板或石膏外固定为首选，外固定后应鼓励患者积极进行掌指关节、指间关节屈伸活动。4～6周外固定解除后努力进行手及腕关节的自主伸屈锻炼。

Smith骨折也是首选手法复位外固定治疗，外固定后，可进行握拳、伸屈指锻炼，4～6周外固定松解后，练习腕屈伸活动。值得注意的是Colles骨折在外固定期间不能做伸腕动作，但能做屈腕动作。而Smith骨折则正好相反，能做伸腕动作，但不能做屈腕动作。

对Barton骨折，治疗仍以手法复位外固定为主，部分不稳定的或再移位的骨折应考虑手术治疗。背侧缘骨折注意事项与Colles骨折相同，掌侧缘骨折注意事项与Smith骨折相同，其他方面与Colles骨折的锻炼方法类似。

四、掌骨骨折

（一）第一掌骨基底骨折

1. 病因　第一掌骨基底骨折可分为Bennet骨折和Rolando骨折。这些骨折因拇长展肌牵拉第一掌骨基底部而使骨折端移位。

2. 治疗与康复　Bennet骨折是指第一掌骨基底掌尺侧为单一骨折块。无移位的Bennet骨折可以用短的拇指"人"字石膏固定。6周临床愈合后去除石膏，之后2周进行主动活动和轻微被动活动，在训练间歇及夜间佩戴可拆卸的拇指"人"字支具，2周后使用橡皮泥进行拇指强化功能训练。恢复到正常活动需10～12周。有移位的Bennet骨折用拇指"人"字石膏

固定于掌侧桡侧外展位，仍有关节脱位者，应用手法复位，并用经皮克氏针固定。用拇指"人"字支具固定6周，拔出克氏针后，康复训练同无移位的Bennet骨折。

Rolando骨折是指第一掌骨基底髁"T"形骨折。Rolando骨折预后较差，根据骨折粉碎及移位的程度进行不同治疗，如有大骨块移位则行切开复位克氏针或钢板内固定；如果是严重粉碎骨折则用拇指"人"字石膏手法塑形，固定拇指于外展位3～4周。6周去除内固定后，可以像Bennet骨折一样进行康复训练。

（二）第五掌骨颈骨折

1. 病因　第五掌骨颈骨折（Boxer骨折）是手部常见骨折。受伤机制多为瞬间冲力造成，因此称为Boxer骨折，第二、三掌骨冲击力较小，骨折较少见。患者掌指关节肿痛、活动障碍，通常存在旋转畸形。握拳时，远端骨块偏向掌侧、伸直障碍。

2. 治疗　非手术治疗的选择取决于侧位X线片上骨折移位的角度。掌骨颈骨折常存在压缩及成角移位。过度成角移位引起掌指关节活动范围减小，活动时掌骨头向掌侧突出。第五掌骨头移位40°是可以接受的，超过这个范围则需要手法复位。复位后用尺侧支具固定掌指关节屈曲80°、近侧指间关节伸直、远端指间关节自由位3周。

下列情况应给予手术治疗：经手法复位处理，骨折对线仍差，成角＞40°；骨折复位后再次发生移位；手指有旋转畸形。

3. 康复　分为手法复位后和手术后康复。

（1）手法复位后：根据复位时间进行康复训练。

1周内抬高患肢，冷敷。主动活动未固定的拇指、示指和中指。

1～2周继续活动未固定的手指。

2～3周改为短臂支具（允许主动活动第4、5掌指关节和指间关节）。

3～5 周环指、小指主动或主动辅助关节活动范围训练；被动伸展手指训练。

5～7 周环指、小指主动或主动辅助关节活动范围训练；肌力强化训练；无限制活动。

（2）术后康复：局部固定，动静结合。

0～1.5 周抬高患肢，冷敷。固定近侧指间关节，远侧指间关节不固定。轻微主动活动近侧指间关节及远侧指间关节。健

指进行主动关节活动范围训练。

1.5～3 周继续固定近侧指间关节。近侧指间关节及远侧指间关节轻微主动关节活动范围训练。健指主动关节活动范围训练。3 周时去除支具，3～6 周拔除克氏针。

3～5 周环指、小指共同包扎固定。环指、小指主动、辅助、被动关节活动范围训练。肌力强化训练。逐步恢复至正常活动。

（庄志强）

第二节　下肢骨折

一、股骨骨折

（一）股骨颈骨折

1. 病因及分类　股骨颈骨折多为间接暴力所致，多发生于中老年人，青少年少见。

股骨颈骨折可分为：①股骨头下骨折，此骨折使股骨头的血液供应大部分中断，故易发生股骨头缺血性坏死；②经股骨颈骨折，比较容易导致股骨颈骨折不愈合，股骨头缺血坏死；③股骨颈基底部骨折，对股骨头的血液供应影响小，股骨头缺血坏死的机会少，骨折较易愈合。

2. 治疗　分为非手术治疗和手术治疗。

（1）非手术治疗：适用于无明显移位、外展型或嵌入型等稳定性骨折，以及年龄过大，全身情况差或合并有严重心脏、肺、肾、肝等功能障碍者。治疗方法主要是采用限制患肢活动的外固定，如患肢皮肤牵引、丁字鞋，卧床 6～8 周。

（2）手术治疗：对不稳定的股骨颈骨折，65 岁以上老年人股骨头下骨折、青少年股骨颈骨折有移位者，以及出现骨折不愈合、畸形愈合、股骨头缺血坏死、髋关节骨性关节炎者应采用手术治疗。内固定方法有很多，常用的有加压螺钉固定、角度钢板固定、多根斯氏针固定、加压螺钉与角度钢板的联合应用等。对年龄较大的股骨颈

头下型骨折应予人工髋关节置换。

3. 康复　分为非手术治疗后的康复和手术治疗后的康复。

（1）非手术治疗后的康复：在固定期间应进行股四头肌等长收缩，踝的屈伸运动，足趾的屈伸运动。不能侧卧、不能内收，以免骨折发生移位。卧床 8 周后，逐渐坐起，3 个月后，照片复查，骨折已临床愈合后，可扶双拐下地。6 个月后弃拐负重行走。非手术治疗股骨颈骨折，可能使骨折移位。应定期摄 X 线片复查。若有移位，按移位处理。

（2）手术治疗后的康复：应根据骨折固定的牢固程度分别对待。采用多根斯氏针固定、加压螺钉固定的患者功能锻炼要求与非手术治疗相同。加压螺钉与角度钢板联合应用者，术后 3～4 天即可活动髋膝关节，2～3 周卧床休息后，即可坐起，6 周后扶双拐下地，不负重行走。骨折愈合后弃拐行走。人工股骨头置换或全髋关节置换者，可在术后 1 周开始下地活动。

髋关节康复训练方法见本章第三节。

（二）股骨转子间骨折

1. 病因及分型　股骨转子间骨折是老年人常见损伤。由于老年人骨质疏松，肢体转动欠灵活，下肢突然扭转跌倒所致。

患者的平均年龄较股骨颈骨折高 5～6 岁。骨折可分为稳定型和不稳定型。

2.**康复与治疗** 分为稳定型骨折和不稳定型骨折康复与治疗。

(1) 稳定型：原始状态无髋内翻者为稳定型，采用胫骨结节或股骨髁上外展位骨牵引，牵引期间可进行股四头肌锻炼及踝和足屈伸练习。睡气垫床，可双手垫至臀部做抬臀动作，预防压疮。8～12 周骨折愈合较坚实后，去除牵引，在床上练习屈伸膝、屈伸髋。16 周后摄 X 线片证实骨折愈合后扶双拐逐步下地负重活动。由于牵引治疗使患者卧床时间长，可能出现坠积性肺炎、压疮等并发症，故患者死亡率较高；同时，由于牵引可使膝关节僵直，目前主张早期内固定。

(2) 不稳定型：不稳定型骨折应采用切开复位内固定，内固定的方法有角度钢板螺钉内固定，动力髋装置，Richords 压缩螺丝钉内固定等。术后可开始伸膝、踝、趾等关节。1 周后可在床上活动髋关节。6～8 周后可部分负重扶双拐下地。3～4 个月骨折愈合后，弃拐行走。如果内固定不很牢固，髋关节的活动及下肢部分负重活动须延后。

髋关节康复训练方法见本章第三节。

（三）股骨干骨折

1.**病因** 直接暴力如重物打击、碾压等可致股骨干骨折，间接暴力如高空坠落等可致股骨干骨折。

股骨干骨折可分为上 1/3、中 1/3、下 1/3 骨折。

2.**治疗** 分为手术治疗和非手术治疗。

(1) 手术治疗：同一肢体多处骨折者、合并血管神经损伤者、老年患者不宜长期卧床者、陈旧性骨折或有功能障碍的畸形愈合者、无污染或污染很轻的开放性骨折者及非手术治疗无效者，可考虑行手术治疗。手术固定的方法有普通钢板螺钉内固定、加压钢板螺钉内固定、带锁髓内钉内固定、普通髓内钉固定等。

(2) 非手术治疗：适用于比较稳定的股骨干骨折，软组织条件差者。一般用股骨髁上牵引或胫骨结节牵引，在维持牵引下，手法复位股骨，如软组织条件好，则可加用小夹板固定。如果软组织条件不好，待创面消失，肿胀消退后再用小夹板固定。新生儿产伤，牵引复位后再用小夹板或圆形纸板固定 2～3 周。3 岁以下的股骨干骨折多采用手法复位，垂直悬吊，皮肤牵引。4～8 岁的患儿可行水平皮肤牵引，配合手法复位、小夹板固定。9～14 岁儿童其治疗与成人基本相同，但为了避免胫骨结节骨骺损伤，牵引针可穿过股骨结节下 2 或 3 横指处的胫骨皮质。

3.**康复** 包括手术治疗者和非手术治疗者的康复。

(1) 手术治疗者的康复：一般普通钢板固定后须用石膏托辅助固定 6～8 周，此期间须练习股四头肌等长收缩，活动踝、趾关节。可坐起，练习抬臀。6～8 周后摄 X 线片复查，骨折达基本愈合后，拆除外固定，在床上重点练习膝关节的屈伸。约 12 周骨折愈合后，可逐渐扶双拐不负重行走到逐渐负重行走。加压钢板螺钉内固定后，一般不用外固定，可在床上先练习踝和趾关节的活动及股四头肌的等长收缩。两周后伤口已愈合，肿胀疼痛消失后，逐渐练习髋和膝的屈伸，加强练习健肢的活动，如健足蹬床面及健肢或手撑床面，做抬臀动作。6～8 周后可扶双拐不负重行走，逐渐部分负重行走。骨折完全愈合后，弃拐负重行走。带锁髓内针固定、外固定支架固定的功能锻炼方法与加压钢板功能锻炼一致。普通髓内针内固定的功能锻炼要求与普通钢板相同。

（2）非手术治疗者的康复：新生儿产伤骨折，骨折愈合能力强。妥善固定后无须特殊康复措施。

3 岁以下儿童悬吊牵引期间应注意双下肢末梢循环和感觉。如果固定太紧，或患儿较高，可造成下肢缺血坏死。固定太松则牵引无效，一般以患儿臀部稍离开床为度。在保证患肢固定与牵引效果前提下，不应限制其他肢体活动。牵引 3 周后，即可去掉牵引，用小夹板固定 2～3 周。在去掉牵引后，可锻炼膝关节及髋关节的屈伸活动。锻炼应逐步进行。6 周后摄 X 线片，骨折愈合后可逐渐下地活动。

4～8 岁小儿牵引 4～6 周后，去掉皮肤牵引，用小夹板固定 2～3 周。一般 4～6 岁的儿童好动，牵引去除后，只要保证肢体不负重，其他活动不给予限制，拆除小夹板后患肢可逐渐负重。

9～14 岁患儿康复与成人基本相同，一般牵引 6～8 周。去除牵引后，再用小夹板固定 2～3 周即可。从第 2 周起，用健足蹬床，以双肢支持练习抬臀，使臀部离开床面。从第 3 周起，可取半坐位，以双手撑床，带动躯干上下运动。从第 4 周起，逐步增加髋和膝关节活动范围，但避免抬举患肢。牵引 6～12 周后，X 线片复查，骨折已愈合后拆除牵引，在床上继续练习屈伸髋关节。可用足蹬床头，以刺激骨折的愈合。

逐步扶拐下地活动，患者从不负重、部分负重到完全负重，循序渐进。下地活动后患肢会肿胀，卧床休息时，抬高患肢、肿胀消退后继续练习。

膝和髋关节康复训练方法见本章第三节。

（四）股骨髁上骨折

1. 病因及分类　股骨髁上骨折是指发生于股骨髁至股骨干干骺端连接部的骨折。直接和间接暴力均可导致股骨髁上骨折。股骨髁上骨折分为无移位或嵌入的和有移位的骨折两类。

2. 治疗与康复　对无移位或经牵引后能复位的骨折。采用非手术疗法，主要方法是手法复位后维持牵引 8～12 周或牵引至骨折纤维愈合后改用石膏管型或支具。牵引期间鼓励膝关节活动，防止粘连；拆除牵引和石膏外固定后，应积极锻炼髋和膝关节功能，尤其是足膝关节的功能。

对不稳定的或非手术治疗失败的股骨髁上骨折，采取切开复位内固定治疗，其优点是可得到确切的复位和牢固的内固定，使膝关节可早期行功能锻炼，患者无须长期卧床。常用的固定方法有角钢板内固定、普通钢板螺钉内固定、动力髁钢板螺钉内固定。

普通钢板螺钉内固定或单用螺钉固定者须用长腿石膏外固定辅助。术后第 2 天即开始做股四头肌等长收缩锻炼，可活动趾关节，逐渐活动踝和髋关节。术后 6～8 周，去除石膏外固定，开始练习伸和屈膝关节功能。3 个月后根据 X 线片所示，如果骨折愈合，则可下地逐渐负重。

使用角钢板螺钉内固定及动力髁钢板螺钉内固定时，固定牢固，可不用石膏外固定，术后可早期用持续被动运动进行膝关节功能锻炼。

膝和髋关节康复训练方法见本章第三节。

二、膝部骨折

（一）髌骨骨折

1. 病因　髌骨骨折可由于暴力直接作用于髌骨所致，也可能是由于股四头肌强烈收缩牵拉所致。

2. 治疗与康复　无移位的髌骨骨折或横行骨折移位在 0.5cm 内，采用非手术治疗，早期冷敷，加压包扎减少出血，保持膝关节伸直位或下肢支架固定 4 周后，开始股四头肌等长收缩。对移位超过 0.5cm

的髌骨骨折，应给予切开复位内固定，术后伸直位固定 3～4 周。严重粉碎性骨折，无法恢复髌骨软骨面完整性时，可摘除髌骨上极、下极或全部，修补韧带及关节，术后 3～4 周开始进行功能锻炼。由于髌骨骨折在治疗中均要固定膝关节，不能过早收缩股四头肌，故拆除外固定后，难免会造成膝关节僵硬。

膝关节康复训练方法见本章第三节。

（二）胫骨平台骨折

1. 病因及分类　胫骨平台骨折可由间接暴力或直接暴力引起。胫骨平台骨折可分为六类：单纯胫骨外髁劈裂骨折；外髁劈裂合并平台塌陷骨折；单纯平台中央塌陷骨折；内侧平台骨折；胫骨内、外髁骨折；胫骨平台骨折同时有胫骨干骺端或胫骨干骨折。

2. 治疗与康复　胫骨平台骨折的治疗原则以恢复关节面的平整性，保持膝关节活动为目的，分为非手术治疗和手术治疗。

（1）非手术治疗：适用于无明显移位的单纯劈裂骨折，胫骨髁中央塌陷骨折在 1cm 以内的塌陷，无移位的胫骨内侧平台骨折，石膏固定 4～6 周。对石膏或支具制动治疗胫骨髁骨折者，应早期进行股四头肌等长收缩。患膝虽固定，但不妨碍患肢髋关节的活动。可用健足、肘或手掌着床，做抬臀动作。对使用牵引治疗者，可尽早活动患膝关节。拆除外固定后，不能立即负重，需经 X 线片证实骨折愈合后，才能逐渐下地活动。

（2）手术治疗：对移位较多的胫骨髁骨折应切开复位内固定，目的是恢复胫骨髁的正常解剖，使用可靠的内固定，以便术后尽早活动关节。骨折愈合后，逐步下地活动。

膝关节康复训练方法见本章第三节。

（三）胫腓骨骨干骨折

1. 病因及分类　胫腓骨干骨折可由直接暴力损伤所致，也可由间接暴力所致。

胫腓骨骨折可分为胫腓骨干双骨折、单纯胫骨干骨折、单纯腓骨骨折。

2. 治疗与康复　无移位的胫腓骨骨干骨折采用小夹板或石膏固定，有移位的横行或短斜形骨折采用手法复位，小夹板或石膏固定。不稳定的胫腓骨骨干骨折可采用跟骨结节牵引。5 周后撤牵引，改用石膏外固定。对于手法复位失败、严重粉碎性骨折或双段骨折、污染不重、受伤时间较短的开放性骨折，可行切开复位内固定术。

胫腓骨干骨折可能出现小腿骨筋膜室综合征、骨延迟愈合、不愈合、畸形愈合、关节功能障碍等并发症。

在骨折复位固定后，无论是石膏外固定、小夹板外固定、牵引固定，还是内固定，术后 2 周内应严密注意肢体血液循环，防止小腿骨筋膜室综合征。无小腿骨筋膜室综合征者可适当抬高患肢。由于石膏的固定范围要求上超过膝关节到大腿中段，下超过踝关节至足趾关节，所以石膏固定中，应对股四头肌进行等长收缩，活动趾间关节、跖趾关节。如果趾被动活动时出现小腿剧痛，结合其他表现，可能提示小腿骨筋膜室综合征，应予以重视。在 4 周内，骨折易产生移位，故须定期摄 X 线片复查，在此期间，不主张做抬腿动作。因为这样会增加骨折端的剪力，不利于骨折愈合。稳定性骨折，6～8 周摄 X 线片复查，骨折基本愈合后，可逐步扶拐部分负重行走，待骨折达到临床愈合标准后拆除外固定，逐步锻炼膝关节和踝关节。坚强内固定的胫腓骨干骨折，如加压钢板、带锁髓内针、内固定和外固定支架固定的胫腓骨干骨折，不需用石膏外固定，这样有利于锻炼膝关节和踝关节。一般 3～6 周开始扶拐部分负重。也有学者认为利用石膏支具或夹板保护，逐渐负重，更为安全。内固定拆除的时间一般不应少于1年。外固定支架固定，骨折愈合较快，一般骨折愈合后，可拆除固定（6～9个月）。

膝关节康复训练方法见本章第三节。

三、踝足部骨折

（一）踝部骨折

1. 病因及分型　踝部骨折多由间接暴力引起，大多数是在踝跖屈扭伤，力传导引起的骨折。

踝部骨折可分为：1型，内翻内收型；2型，外翻外展型、内翻外旋型，2型骨折均为三踝骨折；3型，外翻外旋型。

2. 临床处理　无移位和无胫腓下关节分离的单纯内踝和外踝骨折，在踝关节内翻（内踝骨折时）或外翻（外踝骨折）位石膏固定6～8周。有移位的内踝或外踝单纯骨折，以及1～3型骨折一般行切开复位，内固定。

3. 康复　对非手术治疗者，由于没有固定膝关节，故膝关节活动不受影响，应鼓励活动。趾的活动不受影响，应多锻炼。不应做内翻和外翻动作。5～8周后摄X线片证实骨折已愈合后，拆除石膏练习踝关节的屈伸活动，并逐渐下地活动。应避免踝关节内外翻。对切开复位内固定的踝部骨折，一般要加用石膏外固定，其锻炼方法与非手术治疗相同。

踝关节康复训练见本章第三节。

（二）跖骨骨折

1. 病因及分类　第5跖骨基底常因肌肉牵拉导致骨折，大多数情况下，跖骨骨折因直接暴力引起。少数情况下为疲劳骨折。根据骨折的部位，可分为跖骨基底部骨折、跖骨干骨折和跖骨颈骨折。

2. 治疗与康复　可手法复位石膏外固定。待骨折愈合后，再拆除石膏，逐渐负重。对无移位的单一跖骨干骨折，无须特别治疗，休息3～4周即可下地活动。

手法复位不成功的跖骨骨折，可行切开复位内固定。一般用克氏针固定4～6周，待骨折临床愈合后，拔除克氏针，8～12周牢固愈合后，才能负重行走，先以足跟开始负重，逐渐过渡至全足。

踝关节康复训练见本章第三节。

四、下肢骨折功能锻炼

（一）髋关节僵硬的预防与康复

髋关节僵硬不是一种专有病名，很多原因可以导致髋关节僵硬，其发病机制各不相同。此处所指的髋关节僵硬是指患肢长时间固定，静脉和淋巴回流不畅，关节周围组织中浆液纤维性渗出和纤维蛋白沉积，发生纤维粘连，并伴有关节囊和周围组织挛缩，致使关节活动障碍。

髋臼骨折、股骨头骨折、股骨颈骨折、外伤性髋关节脱位可引起髋关节长期不活动，局部组织反复水肿，关节内、外组织粘连挛缩等病理变化，导致关节僵硬，如果病变继续发展可导致关节的强直。

1. 预防髋关节僵硬　最主要的是要早期活动髋关节。但由于治疗原发病变的需要，有的难以做到。近年来，随着骨折内固定技术的进步，原先许多主张非手术治疗的骨与关节损伤，如稳定型股骨颈骨折、转子间骨折等，现都主张手术内固定，主要目的是预防髋关节僵硬、坠积性肺炎、压疮等并发症。手术内固定为患者早期活动髋关节提供了有利条件。

2. 髋关节僵硬的康复　在髋关节制动期间，应对股四头肌、大腿后肌群进行等长收缩，能活动膝关节者，可等张收缩；早期活动趾、踝关节。因为早期活动髋关节以外的关节与肌肉，可防止这些关节的僵硬，保持大腿和小腿的肌力，为患肢的负重打下基础。另外，趾和踝关节的活动，可促进静脉血液、淋巴液回流，减轻患肢水肿，也就可使髋关节周围组织粘连程度减轻。

髋关节制动解除后，可在床上锻炼髋关节的活动度与肌力。髋关节的活动像肩关节的活动一样，有屈、伸、收、展、环转等运动形式。屈也就是大腿靠近腹部的运动；伸与屈相反。收是大腿向内侧的运动，也就是与另一大腿相靠近的动作，相反的动作是外展。环转是髋关节屈、伸、收、展4种运动的总和，也就是以髋关节为中心，患肢远端做圆周运动。

3. 卧床患者髋关节活动度的练习

（1）髋关节屈曲练习法：仰卧位，逐渐屈曲髋关节，至髋关节感到紧张时，尽力等长收缩髋关节屈肌4～8秒，松弛休息2秒，再进一步屈曲，并在新的位置上持续6～8秒，重复上述过程3～5次。活动的次数逐步增加，也可利用健侧小腿的力量推患侧小腿向臀部活动。如果双手能抱膝，则可在双上肢力的作用下练习屈髋——这种活动属于被动活动髋关节，应该逐步进行。

（2）用手支撑坐位练习屈髋法：用手支撑身体逐渐坐起，而双下肢伸直，这个过程可使髋关节屈曲角度增加。

（3）手牵拉坐起练习髋屈曲法：在床头或床头更高处牵一绳索，双下肢伸直，双手牵引绳索，逐渐坐起，反复上述运动，逐渐增多运动次数。

（4）卧位伸髋练习法：侧卧位，健肢在下，将患侧大腿后伸，可用静态收缩—松弛—保持伸展练习法。将患髋尽力后伸，在新的位置上保持6～8秒，重复上述程序3～5次。逐步增加每天练习次数。

（5）卧位髋内收练习法：平卧位，将患侧大腿向内侧尽力靠拢，并与健侧大腿交叉。练习内收肌力时，健侧大腿与患侧大腿接触并相互挤压。

（6）卧位髋外展练习法：平卧位，将大腿向外展。可用静态收缩—松弛—保持伸展练习法。

4. 可站立患者的髋关节活动度练习法

（1）髋关节屈曲练习法：手抓住约1m高的铁栏杆，逐渐下蹲屈膝屈髋，待感到下蹲困难时，持续数秒，然后站立，松弛数秒后再下蹲，反复练习。

（2）髋关节伸直练习法：髋关节常僵硬在屈曲位，通常难以伸直。练习可取坐位，膝置于牢固的栏杆下。在栏杆高处牵2根结实的绳索，手持绳索，身体逐渐往下躺，膝关节抵住栏杆下，当感到髋关节前面紧张时，持续数秒，休息2秒，再继续重复上述动作，反复练习。

（3）站立位外展练习法：站立位，手扶栏杆，两腿分开，至患侧感到紧张时，持续数秒，松弛2秒，再重复上述动作。

（4）踏车练习：当屈伸收展的活动度比较大时，可练习踏固定自行车，这样可练习髋关节的屈伸。

（5）髋关节活动度肌力练习法

1）屈曲：仰卧，屈双膝，病侧下肢伸直，做直腿抬高，直至病腿与床上的健腿平行，膝要始终保持伸直。训练的目的是训练屈髋肌肌力。

2）伸展：俯卧，双腿伸直，将病腿向后抬离床面。目的是训练伸髋肌。

3）外展：健侧卧位，健膝轻屈。患膝伸直，将患侧下肢抬向天花板，并不让髋旋向后，训练目的是训练髋外展肌。

各种髋关节运动的练习，都是建立在髋关节僵硬基础上的练习。如果关节已强直，这些康复措施将难以奏效，须手术治疗。

（二）膝关节

下肢的许多损伤，如股骨干骨折、股

骨髁上骨折、股骨髁骨折、胫骨平台骨折等需要将膝关节较长时间固定。如果固定时间过长，且固定期间未进行有效的锻炼，拆除外固定后也锻炼不充分，必然导致膝关节僵直。

1. **固定期间的有效锻炼** 预防膝关节僵硬的有效锻炼是患膝肌肉的等长收缩。

（1）屈膝肌的等长收缩：患者取仰卧位，健腿屈曲，患膝放在两个枕头上，收缩大腿后群肌，使足跟压向地板方向，先轻压，逐渐加大压力，然后再减轻压力，反复训练。其目的是防止大腿后群肌的粘连与萎缩。

（2）伸膝肌的等长收缩：患者取仰卧位，健腿屈曲，患腿放在枕头上，收紧股四头肌，使膝压向地板方向，从轻的压力开始，逐渐使压力增大，然后再减轻，反复进行。目的是防止股四头肌的粘连与萎缩。

（3）膝关节以外的肌肉、关节运动：趾关节的屈伸运动可防止小腿前群和后群肌肉的萎缩。用健侧肘或手掌支撑做抬臀动作，和（或）拖动身体上下运动，可防止压疮的产生和防止身体其他一些部位的肌肉萎缩和关节僵硬。

（4）持续被动运动（CPM）：关节软骨损伤、关节囊切除术后、关节松解术后、关节成形术后、人工关节置换术后、骨折后（固定牢固者）患者可以进行持续被动运动。其无痛苦，使肿胀迅速消失，促进关节软骨修复，避免关节僵硬、关节粘连和关节的活动度受限，能使关节的损伤迅速愈合。

2. **外固定解除后的有效锻炼** 可进行关节活动度训练与增强肌力训练。

（1）增加关节屈曲度的方法

1）足沿墙面下滑训练：训练时患者仰卧于墙前，身体与墙垂直，屈髋约90°。将患足放在墙上，足与墙之间垫一毛巾，由于重力的作用，足缓缓下滑，患膝被动屈曲，直至患膝有牵张感为止，为便于反复进行，可将健足支托在患足下方，待患足滑到一定程度时再将其托起，反复进行，也可将健足置于患足上，利用健足推患足活动。

2）仰卧训练：患者取仰卧位，患膝尽量屈曲，健踝交叉放在患踝前方，健足将患足轻轻地拉向后靠近臀部，直到患膝有牵张感为止。此训练的目的是增加膝的屈曲度，同时也可用于练习髋关节的屈曲度。

3）俯卧位训练：患者取俯卧位，患膝尽量屈曲。健踝交叉放在患踝前方，健足将患足轻轻地拉向后，靠近臀部。

4）屈曲并牵张股四头肌：健腿站立，屈患膝用患侧手握患足，轻轻地提拉患足，靠近臀部，注意要伸直躯干。此训练目的是增加股四头肌的柔软度使髋能屈曲0°、膝能屈曲达135°。

（2）增加关节伸展度的方法

1）俯卧：患肢在下，健踝前方交叉放在患踝后方，轻轻地推直患膝，直到感到有牵张感为止，然后放松数秒，再重复上述动作。

2）仰卧：伸直健侧下肢，屈患髋90°，双手环抱于患肢股后方。慢慢地伸膝使足指向天花板。此训练的长期目的是增加大腿后群肌的柔软度，使髋屈曲达90°，膝伸展达0°。

（3）增加肌力的训练方法：继续进行股四头肌、大腿后群肌的等长训练。刚拆除外固定时，膝关节的活动度不大，此训练可继续进行。

1）背靠墙站：双足分开与肩同宽，慢慢下蹲，至膝屈曲45°～60°，使胫骨与地面垂直，然后再返回站立位。此训练是使膝伸、屈肌的肌力增加。

2）分膝蹲：双手叉腰站，双足分开与肩同宽，慢慢下降臀部同时双膝均向前外侧屈曲，半蹲后再返回站位，目的也是增加屈伸膝肌力。

（4）肢体负重训练：对于膝关节，承担体重是很重要的功能，常依据患者的情况决定最初负重量，可用双拐开始辅助行走，从足趾着地开始负重，逐渐增加负重，最后负全重。此过程应逐渐进行。

（5）适应性训练：当关节的活动度及肌力基本恢复正常后，应进行适应性训练，其目的是适应将来正常的运动。训练的方法有固定自行车、户外自行车、固定跑台、慢跑、游泳等。

在训练中可能会出现的问题：患肢肿胀，当石膏拆除后，会出现下肢水肿，经卧床休息、睡觉时抬高患肢，肿胀会消退。肿胀消退后，可继续练习。如果锻炼中出现膝关节的肿胀，可予以冰敷消肿镇痛。突然疼痛加剧，可能是出于锻炼过度引起重要组织再损伤，如骨折，应到医院复诊。康复中可结合微波治疗和水疗。对关节强直者，应手术治疗。

（三）踝关节僵硬的预防与康复

膝关节损伤、胫腓骨骨折、踝部骨折、跟骨骨折、距骨骨折等损伤均有可能将踝关节较长时间地固定，可导致踝关节的僵硬。踝关节僵硬以背屈困难对功能影响较大，由于踝关节背屈困难而难以下蹲。

1.预防踝关节僵硬　关键是让踝关节早期活动，但由于原发损伤的制约而难以实现。在关节制动期间，可进行小腿三头肌的等长收缩，屈伸趾关节，可减少关节外肌肉和肌腱的挛缩。外固定拆除后，患肢不能负重时，可在床上主动练习踝关节的屈伸。

2.踝关节活动度练习法

（1）背屈活动度练习法：患者取仰卧位，双下肢伸直，收缩小腿前群肌肉，使足背向小腿前面靠拢，感到小腿后侧较紧张时，持续 4～8 秒，然后松弛 2 秒，然后重复上述运动。如果原发损伤允许，可以用健足勾着患足足底前部做背屈动作。

（2）踝关节跖屈活动度练习法：患者取仰卧位，双下肢伸直，收缩小腿后群肌，使足底向下压，感到踝关节前面紧张时，持续 4～8 秒，松弛 2 秒，重复上述动作。如果原发损伤允许，可以用健足压足背，使足跖屈活动度增加。

3.踝关节运动肌力练习法

（1）背屈活动肌力练习法：患者取仰卧位，用患足足背勾住床头横杆，尽力做背伸动作，持续数秒至数十秒，然后松弛，反复练习。

（2）跖屈活动肌力练习法：患者取仰卧位，双下肢伸直，前足顶于床头横杆，轻轻用力压足底，逐渐增大压力，反复训练。

4.患肢能自身承重时采用的康复方法

（1）踝关节背屈活动度练习法：患者双足站立，与肩同宽，逐渐下蹲。当踝关节感到紧张时，持续数秒至数十秒，松弛数秒，继续重复上述动作。为了安全，双上肢应扶住栏杆。

（2）踝关节跖屈活动度练习法：患者取站立位，将足尽力往下压，感觉踝关节前面紧张时，持续数秒，松弛数秒，重复上述动作。

（3）踝背屈肌力练习法：坐于椅子上，双下肢悬垂，患侧前足用宽布带挂 0.5～1.0kg 的物体，做背屈运动，由小重量起，逐渐增加重量和锻炼次数。

（4）适应性训练：当关节活动度及肌力得到一定程度恢复后，为适应正常的运动，需进行适应性训练。患者可参加足踏固定自行车、慢跑等运动。

（庄志强）

第三节　脊柱骨折

脊柱骨折是一种严重的损伤，不论在日常生活还是战争中都较为常见，若处理不当，将遗留畸形和腰背疼痛、丧失劳动能力，重者可危及生命或致终身残疾。

一般脊柱骨折占全身骨折的 6%，其中造成神经损伤的约占 10%。脊柱骨折多发生于脊柱活动多的部位，如胸腰交界部及下部颈椎，且以前者为最多，约占脊柱骨折的 70%，其致伤原因为高处坠落致头部或双足及臀部着地，或因弯腰工作时重物自高处坠落于患者的头颈及肩背部，外力使脊柱过度前屈，或由高速运动物体直接撞击脊柱而成。

一、早期（急性期）治疗与康复

（一）单纯脊柱骨折脱位的治疗与康复

单纯脊柱骨折脱位依受伤部位不同又分为颈椎骨折脱位及胸腰椎骨折脱位。

1. 颈椎骨折脱位　治疗该部位骨折脱位时常根据损伤的解剖部位、骨质及韧带软组织损伤的范围及对其稳定性的影响、有否脊髓损伤等一并考虑，不同类型损伤的具体治疗方法虽然各不相同，但该区域内损伤的治疗方法，主要为复位、稳定脊柱，并对损伤的脊髓做必要的减压，颅骨牵引常为首选方法，但如果牵引重量达 12～15kg 时仍未能复位，应考虑其存在机械阻力，如关节突骨折交锁或软组织韧带嵌入而行手术治疗。手法复位可以用，但必须谨慎操作，以免加重损伤。

2. 胸腰椎骨折脱位　脊柱骨折的 70% 发生在胸腰段，该段为脊柱生理弯曲相互交界处，活动度较大，是脊柱骨折脱位的好发部位。该段受伤机制种类繁多，治疗方法多样，现归纳如下。

（1）卧硬板床：骨折后不宜使用软体或软垫，应使用板体或强度比较大的硬床垫，以预防胸腰椎出现后凸。

（2）骨折处垫小枕：垫枕放置要以伤椎后突处为中心，开始厚度以患者舒适为度，一般厚度为 5～10cm。垫枕高度不够，不足以使脊柱维持过伸位，以后渐增高，尽可能达到 15～20cm。垫枕高度不够，不但影响疗效，且起反作用，造成伤椎屈曲，甚至加重神经损伤。

（3）背伸四步法练功

第一步（五点支撑法）：伤后第 2 天，疼痛减轻后，患者即可仰卧在硬板床上，用头、双肘及足跟撑起全身，使背部尽力腾空后伸，每天练功 4～5 回，每回 20～50 次。次数逐渐增多，幅度以胸腰离开床面为度。

第二步（三点支撑法）：1 周后患者将双臂置于胸前，用头部及足跟撑在床上，将胸腰离开床面。

第三步（四点支撑法，也就是拱桥支撑法）：4 周后，患者用双肘及双足撑在床上，胸腰离开床面，全身呈一拱桥状。

第四步（燕子点水法）：2 周后，俯卧位抬头挺胸，双臂后伸，使胸部离开床面，两下肢过伸，向上翘起离开床面，呈燕子点水样，每天反复做 2～4 次，每次坚持 5～10 分钟。

一般压缩椎体骨折，经过上述步骤锻炼即达到大部复位。

（二）脊柱骨折脱位伴脊髓损伤的治疗与康复

1. 手术治疗　正确及时的外科手术治疗可以达到下述目标：①解剖复位；②有效的椎管减压；③重建脊柱稳定性，促进早期活动、早期康复。

2.康复 包括运动治疗和物理因子治疗。

（1）被动运动：不是借助于患者的肌肉的主动收缩，而是由一位理疗者或家属来活动患者的关节，当肌肉极度无力或麻痹时，被动运动能保持肌肉和关节的活动性。当关节快强直时，被动运动可帮助关节恢复其活动性，这种运动对外伤性截瘫的早期患者是非常有用的。需要强调的是，截瘫患者如果不从早期开始并持续几周的被动运动，其关节很快就会僵硬。

（2）助力运动：患者肢体在理疗者的帮助下，主动地、积极地做肌肉收缩运动，这种锻炼对于截瘫患者的早期恢复，以及创伤或手术后因疼痛和无力所致的关节活动障碍者，都是有帮助的。

（3）物理疗法：①电疗法，目前广泛应用于临床的是一种功能性电刺激器，主要用于瘫痪肌肉的功能锻炼和辅助不完全性瘫痪肢体的运动，其他尚有直流电离子导入疗法、低频脉冲电流疗法及高频电疗法等；②光疗法，常用紫外线、红外线及激光等；③温热疗法，常用石蜡疗法；④冷冻疗法；⑤超声波疗法；⑥磁疗法。

二、中期（愈合期）康复

1.运动治疗 包括被动运动和主动运动。

（1）被动和主动站立：对大多数患者来讲，站立后行走是一个更现实的目标，站立给脊髓损伤患者带来许多好处，包括预防下肢挛缩、减少骨质疏松、刺激循环、减少痉挛和改善肾功能，还可预防泌尿系统感染及压疮的发生、增强食欲。

（2）主动运动：悬吊练功二步法，即利用单杠或门框做攀悬动作及引体向上，时间长短视上肢耐力而定，以此锻炼上肢各肌肉及背阔肌。

2.物理因子治疗 功能性电刺激仪仍

起着重要作用。

3.心理疗法 脊柱骨折特别是合并截瘫的患者，由于截瘫程度、大小便控制能力的不同，再加上诸如年龄、性别、婚姻状况、家庭、子女、职业、经济状况、单位的关心程度不同，其心理状态也不同。在这种情况下，最突出的表现为"四最"：最关心的是其伤残能否康复，最痛苦的是生活不能自理，最担忧的是婚姻和家庭问题，最缺乏的是耐心和毅力。截瘫患者的心理障碍严重影响肢体功能的康复。因此针对患者发生的一系列心理变化，适时地做好心理治疗，是全面康复的重要内容之一。具体表现为增强医护人员的受伤观念，不仅要有同情心，而且要有强烈的责任感，帮助患者树立康复信心；教育患者正确对待伤残，稳定患者的情绪，创造良好的疗伤环境，必要时辅以镇静药物；争取家庭和社会的支持，向他们宣传截瘫患者康复治疗中单位和家庭做好配合工作的重要性。

三、后期康复

1.作业疗法 随着经济的不断发展，社会福利事业及康复医学也进展迅速，其中应用作业疗法对截瘫患者进行康复已备受医学界重视。作业疗法主要以训练日常生活能力为中心，把具体的功能训练，如肌力提高、关节活动范围的扩大及平衡训练应用到日常生活中，其最大特点就是让患者从事有兴趣且有治疗意义的作业活动，把注意力放在怎样完成某一动作或某一活动上，而不是放在具体的哪一个关节的运动、哪些肌肉的训练上，这种训练效果很好，既有趣味性又有治疗意义。

作业治疗有两种方法，一是根据生物力学原理，对高级中枢神经系统正常，而肌力、平衡能力、耐力等方面有障碍而进行的训练方法；二是康复治疗措施，是针对残留功能本身不再有改善的可能，但为了提高患者独立生活水平而进行有关器具、生活、工作环境的构造，提供必要的辅助器具和设备的方法。具体内容如下所述。

（1）提高肌力：采取逐渐增加运动负荷的方法来提高肌力，作业活动包括砂板磨和木工等活动。

（2）扩大或维持关节活动范围：作业活动包括木工、砂板磨、编织、球类等。

（3）改善平衡能力：双上肢上举保持长坐位或倚坐位，从各方向施加推力，作业活动包括抛球、编织、木工、手工艺等。

（4）提高转移能力：翻身、坐起动作训练；支撑动作训练，测量臀部抬起高度；上床到下床、上楼到下楼、室内到室外的训练；下肢瘫痪者尤要做从床上移动到轮椅，从轮椅移动到马桶上等训练。

（5）日常生活能力的训练：实际练习进食、更衣、如厕、洗漱、驱动轮椅、简单家务等活动，必要时提供辅助器具。

2. 社区康复　是指在各个层次上（即从社区残疾人生活的地方，到国家一级可提供专门服务的机构）采取的康复措施。它对一些从医院、康复中心出院回社区的患者，在其功能未恢复而又有潜力进一步恢复的条件下，在社区进行延伸性治疗。也就是说从原来比较重视简易的康复医疗或功能活动训练，扩展至更强调全面康复，尤其重视职业康复和社会方面的训练和康复，从原来只重视发挥残疾人个人及其家庭的作用，扩展到也重视残疾人群体和残疾人组织在社区康复方面的作用；从原来只重视以家庭为基地进行训练，扩展到也重视通过多种形式，充分利用社区康复网络和转诊以及咨询联系。

（庄志强）

第 17 章

颈肩腰腿痛康复

第一节 颈 椎 病

一、概述

1. **定义** 颈椎病是指由于颈椎长期劳损、骨质增生或颈椎椎间盘组织退行性改变及病理改变（如椎间盘变性）、韧带增厚累及其周围组织结构（神经根、脊髓、椎动脉、交感、神经等），出现相应临床表现的一种疾病。

2. **流行病学** 颈椎病患病率高，颈椎病是中老年的常见病，有报道显示，50岁左右的人群中有25%患过或正在患颈椎病，60岁则高达50%，男性多于女性，约3：1。但近几年来，由于电子设备的普及，年轻人用电脑办公、玩游戏或网上聊天的时间过长，导致颈椎病的发病年龄呈现年轻化的趋向，我国青少年的发病率已达10%，甚至更高，年龄多在12～16岁。

3. **病因**

（1）颈椎退行性病：随着年龄的增长，颈椎会产生各种退行性变化，如骨质增生致骨桥形成、椎间孔变狭窄、关节突关节增生硬化和各种韧带钙化等，而椎间盘的退行性变化是颈椎病发生和发展中最根本的原因。

（2）慢性劳损：长时间一种姿势低头作业、不良坐姿和卧姿，以及体质弱、背负过重等均会造成颈部肌肉及韧带疲劳性损伤、变性。

（3）急性损伤：在颈椎退变、失稳的基础上，头颈部的外伤更易诱发颈椎病的产生与复发。非专业人员在治疗落枕时不恰当的颈部旋转扳法，以及在锻炼时反复旋转和过度屈伸颈部，都可致关节囊松弛，韧带、肌肉拉伤，甚至椎关节脱位及脊髓损伤。

（4）椎体发育畸形：发育性椎管狭窄易于发生颈椎病，且预后相对较差。

（5）咽部炎症：咽喉部有急性或慢性炎症者时，易诱发颈椎病。

（6）代谢因素：由于各种原因所造成人体钙、磷代谢和激素代谢失调者，易发生颈椎病。

（7）精神因素：据临床实践观察，长期压抑感情，多愁善感的人易患神经衰弱，这样会影响骨关节及肌肉休息，最终会导致颈肩部疼痛。

4. **病理生理与生物力学变化** 椎间盘是无血运的组织，20岁以后由于软骨板营养代谢的改变，椎间盘的纤维环就开始变性、肿胀、断裂及裂隙形成，在30岁左右髓核开始水分减少、弹性模量改变，内部可有裂纹形成。一方面退变的髓核后突，穿过破裂的纤维环直接压迫脊髓；另一方面髓核脱水使椎间隙高度降低、椎间盘内

422

压升高，椎体间松动，刺激椎体后缘骨赘形成；而且椎体间的松动还使椎体间关节、钩椎关节、后方小关节突增生移位及黄韧带的增厚，从而造成对脊神经根、椎动脉、脊髓及交感神经的刺激和压迫，而引起一系列的临床症状。

二、颈椎病分型及其临床特点

（一）颈型颈椎病

颈型颈椎病又称韧带关节囊型颈椎病，本型最为常见，多见于青壮年，是其他各型颈椎病共同的早期表现。以颈部症状为主，病程较长者可有颈部僵硬及异常响声，急性发作时常被称为"落枕"。由于颈椎退变，使分布在纤维环、韧带、关节囊及骨膜等组织上的末梢神经受刺激而产生颈部疼痛及反射性颈部肌肉痉挛。当睡觉时姿势不正确，枕头过高或过低，受寒或活动时颈椎突然扭转超过自身的正常限度而引起疼痛。

1. 临床表现

（1）症状：常在清晨醒后出现或起床时发觉抬头困难，颈部、肩部及枕部疼痛。约半数以上患者颈部疼痛而活动受限或强迫体位，颈项部僵直，颈肌紧张。

（2）体征：可见头向患侧倾斜，生理前凸变直，颈肌紧张及活动受限，胸锁乳突肌、冈上肌、两肩胛区有压痛；一般无神经功能障碍体征。

2. 检查评定 ①颈部触诊检查颈椎患节棘突间及两侧可有压痛，但多较轻，多无放射痛。另外，压头试验和臂神经丛牵拉试验阴性，四肢检查多无异常表现。②辅助检查中 X 线摄片，显示颈椎曲度改变，棘突偏歪、双边双突征等退变、错位改变。

3. 鉴别诊断 需与颈背部肌筋膜炎、外颈部扭伤、风湿性肌纤维组织炎、神经衰弱相鉴别。

（二）神经根型颈椎病

由于颈椎间盘向后外突出，钩椎关节或关节突关节增生、肥大及三关节的松动及移位，在椎管侧隐窝或神经孔等处压迫或激惹单侧或双侧神经根，产生相应神经根支配区反射性疼痛或放射性疼痛、感觉异常、肌力改变及反射改变。

1. 临床表现

（1）症状：具有典型的根性症状，其范围与受累颈神经根节段一致。颈肩背部酸痛，并沿神经根分布区向下放射至前臂和手指，重者痛如刀割、针刺样，颈过伸、咳嗽、喷嚏可使疼痛加重，神经支配区域有麻木及感觉减退。

（2）体征：发作期常见颈部强直，活动受限，生理前凸变小，重者头部处于强迫位，颈部有压痛，上肢感觉减退、腱反射或肌力减弱等。颈神经根紧张实验、臂神经丛牵拉实验（又称 Eaton 试验）、头颈牵引实验、椎间孔挤压试验（又称 Spurling 试验）、转头加力试验可阳性。

2. 检查评定 ①一般检查，如心率、血压、脉搏和呼吸等，可伴有高血压、心律失常等。②运动功能检测，如颈椎活动度的测定，颈项肌肉肌力、肌张力及患肢活动度的测定。日常生活活动能力评定（ADL），常用巴氏指数（Barthel index）。③辅助检查中颈椎正、侧、双斜位 X 线摄片，可见生理弯曲变直或消失，甚至反张、椎体前后缘增生、钩椎关节、关节突关节增生及椎间孔变窄等退变征象，严重时可见骨桥形成，前纵韧带及项韧带钙化，椎间隙狭窄。CT、MRI 检查可确诊病变的性质、部位及严重程度；脑 TCD 检查有助于了解颈椎基底动脉血流情况；神经肌肉电生理检查可了解脊神经受压情况。

3. 鉴别诊断 需与胸廓出口综合征、

进行性肌萎缩、心绞痛、肩周炎神经鞘瘤、早期带状疱疹和周围神经炎相鉴别。

（三）脊髓型颈椎病

此型为各型颈椎病中最为严重的一种，病变多发生在颈脊髓较粗的颈椎下段。由于发育性椎管狭窄、颈椎退行性变及椎间盘病损使脊髓直接受压，或退变组织反复摩擦脊髓致伤，或导致脊髓血供障碍而发病。

1. 临床表现

（1）症状：伴有肢体、躯干麻木，肌肉无力，症状时好时坏，呈波浪式进行，行走双足有踩棉花感。下肢发沉，肌肉发紧，行走缓慢，步态不稳。肢体麻木、疼痛、无力、持物坠落，严重者不能扣扣子。颈部发僵或无症状。部分患者胸、腹部有束带感，大便无力，小便尿不尽感或尿潴留，40～60岁多见。

（2）体征：肢体有感觉减退、肌力减低、下肢肌张力增高，腱反射亢进，病理反射阳性，出现髌阵挛和踝阵挛。

2. 检查评定 ①检查肢体感觉、肌力、下肢肌张力、腱反射和病理反射等。②辅助检查中X线摄片，颈轴变直或向后成角，多发性椎间隙狭窄，椎体后缘骨刺形成，颈椎节段性失稳，颈椎管矢状径小于13mm，或椎体椎管矢状径之比小于0.75，项韧带钙化、后纵韧带骨化征象等。CT检查可显示椎管大小、椎体后缘骨刺、后纵韧带骨化、黄韧带钙化、椎间盘突出等。MRI可显示骨、椎间盘、脊髓、软组织影像，可见脊髓是否受压、是否变细、是否有空洞或肿瘤等。

3. 鉴别诊断 需与寰枢椎半脱位、颈椎骨结核、脊髓肿瘤、脊髓空洞症、脊髓侧索硬化、脊髓蛛网膜炎和纵韧带骨化症相鉴别。

（四）椎动脉型颈椎病

椎动脉第Ⅱ段即横突段，穿行于颈6横突孔至颈2横突孔之间，横突孔这一骨性管道却使椎动脉失去退缩与回避空间。当椎节失稳后钩椎关节松动及变位而波及侧方上下横突孔出现轴向或侧向移位、钩突后外侧的增生或钩椎关节肥大、向外延伸的骨赘及突出的椎间盘，可机械性压迫椎动脉或刺激颈椎关节囊韧带和椎动脉管壁外的交感神经丛，造成椎动脉痉挛、狭窄和供血不足。当关节突增生、骨赘形成时，也可从后方压迫椎动脉造成其狭窄，或压迫颈神经前支，使其向前移位，加重压迫椎动脉。另外，椎间盘退变，使椎间隙变窄，颈椎总长度缩短，椎动脉颈椎长度平衡被破坏。

1. 临床表现

（1）症状：眩晕为主要症状，可表现为旋转性、浮动性或摇晃性眩晕，头部活动时可诱发或加重；可伴有定向障碍、记忆障碍等。头痛，表现为枕部、顶枕部痛，也可放射至颞部，多为发作性胀痛，常伴自主神经功能紊乱症状；视觉障碍，为突发性弱视或失明复视，短期内自动恢复；部分患者有头面部麻木和运动障碍；猝倒，椎动脉受刺激突然痉挛引起，多在头部突然发生旋转或屈伸时发生，如无脑外伤，倒地后再站立即可继续正常活动。

（2）体征：旋颈试验阳性。

2. 检查评定 ①旋颈试验阳性（做试验过程中要注意保护好患者，以防跌倒）。②辅助检查中椎动脉造影、椎-基底动脉多普勒、MRI、CT、核医学等检查有助于诊断。③排除神经内科、眼、耳鼻喉、口腔科等疾病。

3. 鉴别诊断 需与椎-基底动脉供血不足、高血压及梅尼埃病相鉴别。

（五）交感神经型颈椎病

交感神经型颈椎病患者症状繁多，其难以发现。由于椎间盘退变和节段性不稳定等因素，从而对颈椎周围的交感神经末梢造成刺激，并通过脊髓反射或脑 - 脊髓反射而产生一系列交感神经症状。其以头颈、上肢的交感神经功能异常为主要临床表现，多数表现为交感神经兴奋症状，少数为交感神经抑制症状。由于椎动脉表面富含交感神经纤维，当交感神经功能紊乱时常累及椎动脉，导致椎动脉的舒缩功能异常。因此交感型颈椎病在出现全身多个系统症状的同时，还常伴有椎 - 基底动脉系统供血不足的表现。

1. 临床表现

（1）症状：①交感神经兴奋症状——头痛或偏头痛，头晕特别在头转动时加重，有时伴恶心、呕吐、视物模糊或视力下降、瞳孔扩大或缩小、眼后部胀痛、心搏加速、心律失常、心前区痛、血压升高、头颈四肢出汗异常、耳鸣、听力下降、发音障碍等。②交感神经抑制症状——主要表现为头晕、眼花、流泪、鼻塞、心动过缓、血压下降及胃肠胀气等。③疲劳、失眠、月经期可诱发发作，更年期多见。

（2）体征：压顶试验、屈颈试验、伸颈试验大多阳性。

2. 检查评定　①压顶试验、屈颈试验、伸颈试验大多阳性。②辅助检查中 X 线平片，发现颈椎退行性变。③如果行星状神经节结封闭或颈椎高位硬膜外封闭治疗后，症状有所减轻，则有助于诊断。

3. 鉴别诊断　需与梅尼埃病、神经官能症、内耳听动脉栓塞、冠状动脉供血不全、更年期综合征等相鉴别。

（六）混合型

上述两型或两型以上症状和体征并存者可诊断为混合型颈椎病。

三、康复治疗

（一）休息与辅具保护

外伤所致的颈椎病，或颈椎病急性发作症状较严重时，可选用颈围领或颈托，起制动和保护作用，但不主张长期佩戴应用颈托，因会引起颈肩部肌肉肌力减退，关节僵硬，因此不主张长时间使用。

（二）物理因子治疗

1. 牵引治疗　颈椎牵引是颈椎病主要的非手术治疗手段之一。通过牵引可加大椎间隙和椎间孔，使椎间孔与椎管扩大，松弛颈椎周围的动力肌及其他软组织，以减小椎间盘的内压，解除对神经根、脊髓和椎动脉的压迫，使扭曲于横突孔间的椎动脉得以伸张，牵引被嵌顿的小关节滑膜，以及纠正小关节错位，从而达到缓解临床症状的目的。在应用牵引时，必须注意四要素：体位、角度、重量、时间。

（1）颏枕带牵引：适用于脊髓型以外的各型颈椎病。坐位、卧位均可进行牵引，头屈 15° 左右，牵引重量可以从 6kg 开始，逐渐增加至 12～15kg，每天 1 次，每次 10～30 分钟。10 天为 1 个疗程。其注意事项有牵引角度需根据颈椎 X 线及病变部位在 5°～30° 来调节，病变颈椎越下则牵引角度就越大。牵引重量则需根据患者的年龄及体质的强弱来决定。颈椎病伴有严重心脑血管疾病患者、脊髓受压患者、体质虚弱患者、严重骨质疏松患者、骨桥形成的患者、颈椎骨折或滑脱患者、牵引后症状加重患者均不宜做牵引。

（2）颈托和围领：可使用充气型颈托等。除可以限制颈椎过度活动外，还有一定撑开牵引作用，而行动不受影响，适用于各型颈椎病及术后患者。

2. 低中频电疗法

（1）经皮神经电刺激疗法：也称周围

神经粗纤维刺激疗法，采用输出脉冲宽度：20～500μs，输出脉冲频率：在2～160Hz范围连续可调，脉冲波形为双向不对称方波，它通过皮肤将特定的低频脉冲电流输入人体，刺激粗纤维达到镇痛。治疗方法：电极颈肩并置或颈患侧上肢并置，强度为耐受量，每次治疗20分钟，10～15次为1个疗程。

（2）调制中频电疗法：采用10～150Hz的低频调制波，2000～5000Hz的中频载波。波形组合分为4个基本类型：连续调制波、断续调制波、间断调制波和变频调制波，具有消炎镇痛、促进血液循环、解除肌肉痉挛等作用。电极放置：颈肩并置或颈患侧上肢并置，强度为耐受量。

3. 超短波疗法 用波长1～10m的高频正弦交流电所产生的高频电场作用于人体治疗疾病。通过热效应和非热效应改善局部血液循环和消炎镇痛。电极：颈前后对置或颈肩斜对置，无热量或微热量，每次15分钟，10～15次为1个疗程。

4. 冲击波疗法 冲击波是一种特殊的机械波，通过在短时间内加高压加速空气，带动传导子撞机治疗头，释放巨大能量，作用于人体组织能够产生空化效应，并释放一氧化氮，产生镇痛作用，放松紧张的颈肩肌群，改善微循环促进组织再生，加快毛细血管及上皮细胞新生。一般应用低或中等能量，频率在15Hz以下的治疗参数，压力根据患者耐受程度进行调节，治疗部位为紧张肌群，避免脊柱部位。

5. 其他物理因子

（1）光疗，如红外线、各种弱激光照射、偏振光、超激光等。

（2）高电位疗法等。

（3）石蜡疗法和湿热疗法等热疗。

（三）手法治疗

手法治疗适用于中重度脊髓型颈椎病以外的各型颈椎病，注意排除手法治疗的禁忌证。常用的有关节舒整疗法、麦肯基疗法等。

（四）运动疗法

运动疗法适合非急性期的患者。颈椎病患者颈部肌肉均有不同程度的肌力及耐力下降，肌肉弹性变差，颈肉僵硬，颈屈伸肌群失调等问题。因此，非急性期患者需要增加颈部肌群肌肉牵伸，以肌力、耐力训练屈伸肌群协调收缩，如可先应用悬吊技术进行核心肌群激活训练，再应用弹力带进行颈肌抗阻肌力训练，提高颈部肌群功能。

（五）中医疗法

推拿按摩、针灸、拔火罐。

（六）药物治疗

药物治疗适用于各型颈椎病。

（1）外用药：扶他林软膏，各种贴剂局部使用。

（2）口服药物：非甾体类、肌松剂类。

（3）局部封闭注射。

（七）小针刀

微型外科治疗，其适应证：①颈型颈椎病；②非骨性压迫所致的神经根型和椎动脉型颈椎病；③交感型颈椎病；④因颈部软组织病变所致的各型颈椎病。其禁忌证：①伴有发热症状的患者；②伴有严重内脏病的发作期；③颈部有感染、坏死者；④伴有血液或出血性疾病；⑤有肿瘤、结核及其他特殊感染者；⑥不能耐受治疗者。

（八）手术治疗

脊髓型颈椎病脊髓受压明显者或神经根有严重骨性压迫者可考虑。

（九）其他

重视心理和社会因素的调整治疗，改用保健枕，改善睡眠，加强颈部功能锻炼，预防复发。

（林彩娜）

第二节 肩 周 炎

一、概述

1. **定义** 肩周炎的全称是肩关节周围炎，又称粘连性肩关节囊炎。中医上称"五十肩""肩凝症""漏肩风""冻结肩"。这是肩关节囊和关节周围软组织（肌腱、韧带、腱鞘、滑囊等）损伤、退变而引起的一种慢性无菌性炎症，以肩关节部疼痛、运动功能障碍和肌肉萎缩为主要临床症状的疾病总称。

2. **流行病学** 在 40～70 岁的中老年人中，发病率为 2%～5%，女性稍高于男性，右侧肩发病较多，也偶有双侧同时受累者，肩部疼痛范围比较广泛，常波及三角肌、肱二头肌、冈上肌、冈下肌、肩胛下肌、小圆肌，乃至胸小肌和胸大肌等肩关节周围的肌肉、肌腱和韧带。肩部疼痛是暂时性的，及时治疗和功能锻炼很快会痊愈。

3. **病因**

(1) 退行性病变：肩周炎多见于 40～50 岁以上中老年人，显然与老年性退变有关。中老年人，机体衰退，肌肉韧带松弛，新陈代谢逐渐衰减，肩部肌肉、肌腱、韧带发生老化，关节软骨、滑囊、腱鞘及肱二头肌长头腱均可出现不同程度的退行性改变，从而导致肩关节疼痛。

(2) 风湿寒邪侵袭：相当一部分患者发病前有明显风湿寒邪侵袭史，如淋雨和肩部受凉等。肩周炎在冬春两季发病率明显高于夏秋两季，这可能是天气寒冷时，肩部受凉使肩关节周围血流缓慢，肌肉紧张痉挛，长期的肌肉痉挛致代谢产物蓄积，关节营养差而产生无菌性炎症，久之则出现炎性粘连、肩关节疼痛、活动受限等。

(3) 慢性劳损：由于肩关节长年累月的积劳损伤或姿势不良等超过肩部肌肉和肌腱等软组织的耐受范围，产生肌肉、肌腱、韧带纤维微量多次断裂和出血，从而逐渐形成肩关节周围组织的无菌性炎症、粘连和挛缩。

(4) 内分泌紊乱：肩周炎多发生于 50 岁左右患者，女性多见，且多数患者伴有内分泌紊乱症状，有些还有围绝经期综合征的表现，当超过这个年龄段发病率反而减少，而且患者不治，经过 2 年左右多可自愈。

(5) 外伤：肩部的各种压伤、拉伤、扭伤、挫伤等外伤，使肩部肌肉、韧带等产生部分断裂，组织间出血，局部出现炎性渗出、疼痛及肌肉痉挛，在修复过程中可产生瘢痕、使组织间机化将会导致肩关节囊和周围软组织粘连，从导致肩关节运动功能障碍。

(6) 肩部活动减少：因某些原因如上肢骨折外固定术后、久病卧床、颈椎病等使患者肩部活动减少或受限，造成局部血液循环不良，淋巴回流受阻，炎性渗出淤积，日久纤维素沉着，导致关节囊挛缩和周围软组织粘连而继发肩周炎。

(7) 其他：肱二头肌长头腱鞘炎、肩袖损伤、冈上肌腱炎，这些慢性炎症和损伤均可波及关节囊和周围的软组织，引起关节囊的慢性炎症和粘连而发生肩周炎。还有颈椎病、冠心病、姿势失调的患者也容易患肩周炎。

4. **病理生理与生物力学变化**

(1) 急性期或称冻结前期：早期组织充血、水肿、炎性渗出及炎性细胞浸润，继之出现组织纤维化，进而出现组织粘连，因此导致关节囊粘连，其下部皱襞因互相粘连而消失，使肩外展受限；肱二头肌长头腱除了有肩关节屈曲的作用外，它也发挥着稳定肩关节的作用，当肱二头肌腱鞘粘连而滑动困难，则肩关节功能障碍，肩痛渐重。

（2）冻结期或粘连期：关节囊及其周围组织结构，如冈上肌、冈下肌、肩胛下肌、喙肱韧带因组织粘连、硬化而挛缩，滑膜充血、肿胀，失去弹性，使关节各个方向运动受限，几乎冻结，疼痛持续。

（3）缓解期或恢复期：约经半年至15个月左右，炎症逐渐被吸收，疼痛缓解，肩关节活动也逐渐恢复，但通常活动范围不如病前。

二、临床特点及功能评定

1. 临床表现

（1）症状：本病女性多于男性，好发年龄为50岁左右，左侧多于右侧，也可两侧先后发病。逐渐出现肩部某一处或肩周持续或间断性疼痛，疼痛加重则可扩大到枕部、腕部或手指，有的放射至后背、三角肌及前臂伸侧并影响夜间睡眠，与动作和姿势有明显关系。若欲增大活动范围，则有剧烈锐痛发生，会引起肌肉保护性痉挛，严重时还可引起患侧上肢不能梳头、洗面、穿脱衣服、系裤带等日常生活功能障碍。患者初期尚能指出疼痛范围，后期范围扩大，感觉疼痛来自于肱骨。

（2）体征：肩周肌肉有轻度萎缩，斜方肌痉挛。冈上肌腱、肱二头肌长短肌腱、沿小圆肌走行及三角肌前后缘均可有明显压痛。肩关节外展、上举、内旋等活动受限，以后伸内旋摸背动作受限为多见。

2. 检查评定

（1）人体形态检查：如外观形态是否有强迫体位、肩周肌是否存在萎缩。

（2）疼痛评定：可使用视觉模拟评分法（visual analogue scale，VAS）、简式

McGill 疼痛量表、口述分级评分法（verbal rating scale，VRS）进行疼痛评定。

（3）功能评定：主要针对患侧上肢的关节活动度、肌力、整体功能及对日常生活活动的影响情况进行评定。

1）关节活动度（ROM）：测量肩关节ROM时受检者取坐位或立位，臂置于体侧，肘伸直，受检者进行主动运动，然后应用量角器分别对肩关节各活动范围进行评估，包括前屈、伸展、内收、外展、内旋、外旋。肩关节的复合运动也应进行评估，包括手置背后（后伸、内旋、内收），手置颈后（前屈、外展、外旋），以能触及的脊柱棘突水平为标准。

2）肌力评定：重点评估肩部肌群的力量，如三角肌、冈上肌、冈下肌、斜方肌等。

3）成套肩功能量表评估：肩关节疾病治疗成绩判定标准（JOA）、Constant-murley评分法和 Rowe 肩关节功能评定法常用于肩关节功能的评定，三者都包含有对肩关节活动度的评定。其中JOA将活动度定为30分：上举15分、外旋9分、内旋6分，根据患者的活动情况记分；Constant-murley 评分法将 ROM 分为前屈、后伸、外展、内收、外旋和内旋，每项最高分值为10分；Rowe 肩关节功能评定肩关节外展15分、前屈12分、内旋5分、外旋5分。

4）日常生活活动能力评估：包括穿脱开口衣、翻衣服领、刷牙、梳头、手能触及对侧腋窝、系裤带、便后使用卫生纸等。

5）心理功能：患者可因严重而持续的疼痛造成情绪波动，严重者可产生焦虑、忧郁等症状，需要时可选用汉密尔顿自评焦虑量表（Hamilton anxiety rating scale，HAMA）、汉密尔顿自评抑郁量表（Hamilton depression rating scale，HAMD）等评价心理功能的量表评估。

（4）辅助检查：年龄较大或病程较长

者，X 线平片可见肩部骨质疏松或冈上肌腱、肩峰下滑囊钙化征。超声可无创检查肩部肌肉形态，MRI 对软组织的分辨率高，对肩袖组成的肌肉、肌腱的变化可清晰显像，所以对肩关节盂唇撕裂、关节囊病变、肩关节不稳、肩袖撕裂等病变能作出诊断。

3. 鉴别诊断 ①颈椎病：神经根型颈椎病可因 C_5 神经根受到刺激出现肩部疼痛。两者主要鉴别点是颈椎病时单根神经损害少，通常有前臂及手的根性痛，且神经定位体征明确，此外，头颈部体征多于肩周炎。②肩部肿瘤：肩部肿瘤虽较其他疾病少见，但后果严重。因此，凡疼痛进行性加重，不能用固定患肢的方法缓解疼痛，并出现轴向叩击痛者，均应行 X 线摄片检查，以除外骨病。③肩关节盂唇损伤：O′Brien 试验阳性，MRI 和关节镜可帮助确诊。④肩峰下滑囊炎：患者多为青年人，肩部疼痛，疼痛部位多在肩峰下，有局限性隆起，有囊性波动感。压痛点多在肱骨大结节处，肩关节外展及旋转受阻明显。⑤肩袖损伤（又称肩关节撞击综合征）：疼痛出现在肩关节外展 60°～120° 时，小于 60° 或大于 120° 无痛。

三、康复治疗

（一）物理因子治疗
改善局部血液循环和组织营养，消炎镇痛、解除痉挛，提高肌张力，扩大关节活动范围，防止肌肉萎缩和粘连。

1. 超短波疗法或短波疗法 镇痛、缓解肌肉痉挛。波长 7m 的超短波治疗仪或波长 11m 的短波治疗仪，中号电极两个，对置于患肩疼痛处，无温量，15 分钟，1 次/天，用于急性期；微温量，15 分钟，用于慢性期，10 次为 1 个疗程，行 2 或 3 个疗程。

2. 微波疗法 作用同超短波。用圆形或鞍形辐射器，50～100W，15 分钟，1 次/天，行 2 或 3 个疗程。

3. 调制中频电疗法 镇痛、改善血液循环。频率为 2000～8000Hz 的中频为载波，用不同波型（方波、正弦波、三角波等），频率为 10～200Hz 的低频为调制波。调节的方式用连调、断调、变调、间调，以不同频率、不同方式进行组合，编成不同处方。150～200cm^2 的电极两个，对置于患肩疼痛处，耐受量，20 分钟，1 次/天，行 2 或 3 个疗程。

4. 直流电碘离子导入疗法 松解粘连。衬垫面积 200～250cm^2 两个，对置于患肩前后，用 10% 碘化钾阴极导入，3～5mA，10～20 分钟，1 次/天，行 2 或 3 个疗程。

5. 超声波疗法 消炎、松解粘连。用 800～1000kH 的超声波治疗机，输出功率 0.6～1.5W/cm^2，声头在肩部接触移动，8～12 分钟，行 1～2 个疗程。

6. 红外线疗法 局部照射，20 分钟，1 次/天，行 1～2 个疗程，用于慢性期。

7. 冲击波疗法 体外低能量冲击波是一种通过物理介质传导的机械性脉冲压强波。冲击波通过改善治疗区的组织新陈代谢减轻炎症反应，缓解疼痛。慢性期患者可用，直径 15mm 的标准探头，局部痛点冲击（图 17-1），冲击频率 6～8Hz，能量密度可从 2.0bar 开始至耐受量，冲击次数 2000 次，1 次/隔日，5 次为 1 个疗程。

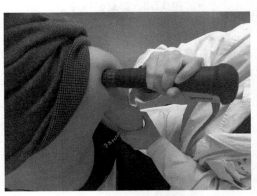

图 17-1 冲击波疗法

（二）运动疗法

1. 肩关节主动活动 如下垂摆动练习（Codman 练习，图 17-2）、爬墙练习、爬肩梯练习（图 17-3）、外旋练习、外展练习（滑轮法）、体操棒练习（图 17-4）。

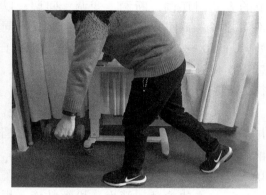

图 17-2 Codman 练习

站姿或俯卧，躯干前屈 90°，屈髋 90°，前臂自然下垂，肩前屈 60°～ 90°，由手臂运动完成屈曲、伸直、水平内收外展和划圈运动，1～ 3 分 / 次，2 次 / 天

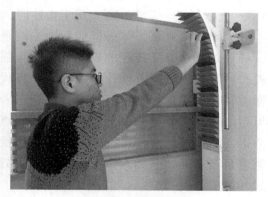

图 17-3 爬肩梯练习

2. 肌肉牵伸运动 治疗者主动牵伸拮抗肌肌群（内收和内旋肌群），增加其组织延展性，以利于主动肌的运动。肌肉牵伸应在末端保持 10～ 15 秒，重复 3～ 5 次。

3. 关节松动术 是西方现代康复治疗技术中的基本技能之一，也是治疗关节障碍、活动受限或僵硬、疼痛等的一种非常实用而有效的手法操作技术。它可以促进关节液的流动、增加关节软骨和软骨盘无血管区的营养，同时也可以缓解疼痛、防止因活动减少引起的关节退变。根据 Maitland 手法分级，Ⅰ、Ⅱ级用于因疼痛引起的关节活动受限，Ⅲ级用于关节疼痛伴僵硬，Ⅳ级用于治疗关节周围组织粘连、挛缩引起的关节活动受限。根据患者疼痛程度及关节活动度决定手法运用方向和治疗平面。例如：①盂肱关节，采用分离牵引、长轴牵引、向头侧滑动、前后向滑动等；②肩锁关节，采用健侧固定，患侧向前推动锁骨；③胸锁关节，采用拇指向后推动锁骨；④肩胛胸壁关节，采用各个方向活动肩胛骨等。松动手法结束后应嘱患者立即进行主动的关节功能练习。

治疗也可选用 Mulligan 动态关节松动术。动态关节松动术主张在患者主动活动关节时通过手法纠正关节间的滑动关系，以达到关节全范围无痛的活动，特别适用于肩关节前屈、内旋疼痛的患者。

（三）小针刀

微型外科治疗，在肩峰下滑囊、沿小圆

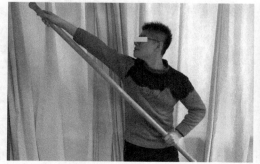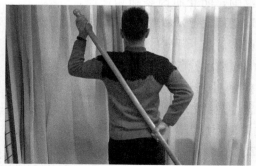

图 17-4 体操棒练习

肌走行、冈上下肌、肱二头肌长头肌腱处进行。松解肩周压痛点处，如喙突、肱骨大结节等处。术后结合关节舒整及功能锻炼。

（四）心理治疗

疼痛是个体的一种主观体验，慢性疼痛对患者的心理具有一定程度的影响，如焦虑和抑郁等。选用恰当的心理干预方法有助于患者正确认识疼痛和缓解情绪。

（五）药物治疗

1. 镇痛药物治疗　有些患者因肩周炎疼痛致晚上不能睡眠，则可口服或外用非甾体镇痛药等。

2. 局部封闭疗法　应用利多卡因、布比卡因、维生素 B_1、维生素 B_{12}、曲安奈德或泼尼松龙混合液于喙突、肩峰下、冈上肌、肱二头肌长头腱、三角肌止点、结节

间滑膜鞘等常见压痛点进行封闭治疗，每周 $1 \sim 2$ 次，一般需治疗 $3 \sim 5$ 次。还可行肩关节腔封闭。

3. 神经阻滞疗法　肩胛上神经阻滞、腋神经阻滞、星状神经节阻滞、臂神经丛阻滞疗法。

（六）中医疗法

①针灸、拔火罐。②推拿按摩。

四、功能预后

肩周炎有自愈的过程，一般预后良好，如得不到有效的治疗，个别患者可遗留肩胛带肌萎缩或肩部活动受限。防止受凉、劳累和外伤是预防肩周炎发生和复发的关键，肩周炎预后好坏关键在于功能锻炼。

（李　睿）

第三节　下背痛的康复

一、概述

1. 定义　下背痛（low back pain，LBP）是以下背部疼痛为代表的一组症候群或症状综合征。下背痛不是一种疾病诊断，而有关下背痛的诊断命名国内尚未统一，如"腰痛""下腰痛""腰背痛"等不同译名一直在使用，但根据《疾病和有关健康问题的国际统计分类》（ICD-10），其规范术语应为"下背痛"。

下背痛表现为腰骶臀部的疼痛症状，伴有或不伴有下肢的症状。下背痛病因复杂，可能是局部的骨骼、肌肉、椎间盘、软组织等受到激惹所致。根据下背痛持续的时间，可将下背痛分为急性下背痛和慢性下背痛；两者之间的分界线定在 3 个月。

2. 类型

（1）特异性下背痛：由于肿瘤、感染和骨折等具体的病理变化引起的下背痛。

（2）非特异性下背痛：引起疼痛的具体病理部位不能十分肯定，涵盖了以往的腰肌劳损、腰肌纤维组织炎、腰肌筋膜炎等急慢性腰部病变。

（3）根性下背痛：又称坐骨神经痛，由于坐骨神经或神经根受到压迫和刺激所致，多数由腰椎间盘突出引起。在所有下背痛患者中，特异性下背痛临床发生率低，仅占下背痛的 0.2%。特异性下背痛因病理不同而有各自不同的诊断和治疗方法，因此在泛指的下背痛的诊断治疗中不包括这一类下背痛患者。在临床工作中针对下背痛的患者，首先需要尽早排除特异性下背痛的可能。

3. 病因　下背痛仅为一种临床症状，造成下背痛的可能原因很多，最常见的有下述几项。

（1）软组织损伤：急慢性扭伤是下背痛最常见的原因。由于急性损伤及慢性劳

损导致软组织无菌性炎症、粘连、挛缩而引起。例如，急性腰扭伤、腰背肌筋膜炎、小关节滑膜嵌顿、第三腰椎横突综合征等。

（2）腰椎间盘突出：是下背痛最常见的原因之一，是在椎间盘退变的基础上，纤维环破裂，髓核突出，压迫神经根，引起腰腿痛和神经功能障碍。临床上以 $L_{4,5}$ 和 $L_5 \sim S_1$ 椎间盘突出为最多见。

（3）腰椎骨关节退行性变：腰椎退行性骨关节病是指因腰椎退行性改变，或以退行性变为主、引起腰椎骨与关节增生性改变，并继发一系列临床症状与体征者。腰椎是脊柱退行性变的好发部位，这主要与腰椎的解剖特点，活动度大及负荷重有关。腰椎退变是随年龄而增加的，老年人的腰椎均有不同程度的退变，但也可见于30岁左右的青年人。腰椎退变的症状轻重不一，症状的严重程度与退变的严重程度虽然有一定关系，但并不完全一致。

（4）腰椎管狭窄：是由于先天椎管发育不全，或各种因素如退变、外伤、失稳、新生物、炎症、手术等造成腰椎椎管内径小于9mm，并产生一系列症状与体征者。分为中央椎管狭窄和腰椎侧隐窝狭窄。

（5）腰椎失稳：多由退行性变引起，退行性腰椎滑脱症是腰椎不稳的一种表现，腰椎退变引起椎体移位，椎弓根无崩裂，称为腰椎假性滑脱，滑脱多发于 L_4 或 L_5 椎体，一般合并有椎间盘突出，因此，有椎管狭窄的临床表现。

（6）骨质疏松症：骨质疏松是单位体积内骨量减少、骨组织结构异常，且易发生骨折的一种系统性骨骼疾病。根据病因可分为原发性和继发性。

（7）其他：导致下背痛的原因还包括腰骶部移行椎等先天性疾患；强直性脊柱炎、腰椎结核、化脓性关节炎等炎症性疾病；腰椎转移瘤和椎管内肿瘤等各种肿瘤性疾病；肾脏疾病、输尿管结石、盆腔炎等内脏疾病；以及因情绪和压力等心理因素导致的下背痛等。

二、临床特点

下背痛是指下部腰椎、腰骶区及臀部的疼痛症状，有时伴有坐骨神经痛，疼痛向一侧或两侧下肢的坐骨神经分布区放射。下背痛常呈间歇性发作，每次持续数天至数月不等；疼痛可能为局限性或弥漫性，随运动而加剧。

常见引起下背痛的疾病及特点如下所述。

1. **急性腰扭伤** 因劳动或运动时，腰部肌肉、筋膜和韧带承受超负荷活动引起不同程度的纤维断裂，出现一系列临床症状称为急性腰扭伤。

临床上男性多见，有的伴有腰部断裂感或撕裂声，重者即可出现腰背疼痛而不能活动，也有当时症状不明显，但次晨因疼痛加剧而不能起床或活动。查体肌肉痉挛，腰部可有压痛点，脊柱可出现肌痉挛性侧凸，双下肢无神经阳性体征。X线可发现脊柱变直或保护性侧凸。

2. **腰背肌筋膜炎** 也称肌筋膜疼痛综合征，是指因寒冷、潮湿、慢性劳损等使腰背部肌筋膜及肌组织发生水肿、渗出及纤维性变，而出现的一系列临床症状。腰背肌筋膜炎为腰痛常见原因，以长期反复发作性腰部疼痛为主要表现，常作为对没有器质性改变的慢性腰背痛的总称。

临床上患者常诉腰骶部酸痛和钝痛，休息时轻，劳累后重；晨起时重，经常改变体位时轻。阴雨天气潮湿环境或感受风寒，疼痛常加重。不能坚持弯腰工作，症状重时可波及臀部及大腿后，久站后出现腰部下坠，无下肢放射痛。查体腰背部活动范围一般正常，脊柱生理曲度改变不明显，肌肉轻度萎缩，有时可触到肌筋膜结节，重压有酸痛感；压痛点常不局限，但找到压痛点常能提示受损部位或组织；下肢无神经受累的表现，直腿抬高试验阴性。X 线平片大部分正常。

3. 腰椎间盘突出症 (lumbar disc herniation，LDH) 是指腰椎的纤维环破裂和髓核组织突出压迫并刺激相应水平的一侧和双侧坐骨神经所引起的一系列症状和体征。在腰椎间盘突出症的患者中，$L_{4,5}$、$L_5 \sim S_1$ 突出占 90% 以上，年龄以 20 ～ 50 岁多发。

腰椎间盘突出症临床表现为腰背痛、下肢放射性神经痛、下肢麻木感、腰椎活动受限。咳嗽、打喷嚏或腹部用力时症状加重，卧床休息症状减轻，站立时症状较轻，坐位症状较重。腰椎间盘突出较重者，常伴有患侧下肢的肌肉萎缩，以踇趾背伸肌力减弱多见。中央型巨大椎间盘突出时可发生大小便异常或失禁、鞍区麻木、足下垂。整个病程可反复发作，间歇期间可无任何症状。体征：腰椎前凸减小，可有侧凸畸形；腰椎活动度明显受限，且活动时症状明显加重，尤以前屈受限为多见。病变部位棘突、棘突间隙及棘旁压痛，慢性患者棘上韧带可有指下滚动感，对诊断腰椎间盘突出症有价值；压痛点也可出现在受累神经分支或神经干上，如臀部、坐骨切迹、腘窝正中、小腿后侧等。可出现肌肉萎缩和肌力下降。疼痛较重者步态为跛行，又称减痛步态，其特点是尽量缩短患肢支撑期，重心迅速从患侧下肢移向健侧下肢，并且患腿常以足尖着地，避免足跟着地震动疼痛，坐骨神经被拉紧。直腿抬高试验及加强试验阳性多见。$L_{3,4}$ 椎间盘突出时，股神经牵拉试验可能阳性。根据受累神经支配范围可出现相应部位的感觉改变和腱反射的降低或消失（表 17-1）。

腰椎间盘突出症的影像学检查，X 线片征象：①脊柱腰段外形的改变，正位片上可见腰椎侧弯、椎体偏歪、小关节对合不良；侧位片腰椎生理前凸明显减小、消失，甚至反常后凸，腰骶角小。②椎体外形的改变，椎体下缘后半部浅弧形压迹。③椎间隙的改变，正位片可见椎间隙左右不等宽，侧位片椎间隙前后等宽甚至前窄后宽。

CT 征象：①突出物征象，即突出的椎间盘超出椎体边缘，与椎间盘密度相同或稍低于椎间盘的密度，结节或不规则块，当碎块较小而外面有后缘韧带包裹时，软组织块影与椎间盘影相连续。②压迫征象，即硬膜囊和神经根受压变形、移位和消失。③伴发征象，即黄韧带肥厚、椎体后缘骨赘、小关节突增生、中央椎管及侧隐窝狭窄。

MRI 征象：①椎间盘突出物与原髓核在几个相邻矢状层面上都能显示分离影像。②突出物超过椎体后缘重者呈游离状。③突出物的顶端缺乏纤维环形成的线条状信号区，与硬膜及其外方脂肪的界线不清。

表 17-1 腰椎间盘突出症定位诊断

病变节段	受压神经	疼痛	麻木	肌力	反射
$L_{3,4}$	L_4	骶臀区，大腿前外侧，小腿前内侧	小腿前内侧	伸膝无力	膝反射减弱或消失
$L_{4,5}$	L_5	骶臀区，大腿和小腿后外侧	小腿外侧上部，踇基底部	背伸无力	无改变
$L_5 \sim S_1$	S_1	骶臀区，大腿、小腿及足跟外侧	小腿外侧下部及足外侧	偶尔足跖屈和背伸无力	踝反射减弱

4. 第三腰椎横突综合征 也是引起下背痛的疾病之一，在临床上并非少见。在解剖上由于第三腰椎横突最长，而且是腰部受力中心，因此在其上所附着的韧带、肌肉、筋膜等最易受到损伤；又由于臀上皮神经来自 $L_1 \sim L_3$ 神经根，走行于各个横突的背面，可因局部肌肉的痉挛或横突的直接刺激，出现臀上皮神经痛。

本病好发于从事体力劳动的青壮年，常诉有轻重不等的腰部外伤史。主要症状为腰部疼痛，症状重者还有沿着大腿向下放射的疼痛，可至膝关节以上，极少数病例疼痛可放射至小腿的外侧，但并不因腹压增高而增加疼痛症状。在第三腰椎横突尖端有明显的局部压痛，定位固定，是本综合征的特点。有些患者于第三腰椎横突尖端处可触及活动的肌肉痉挛结节，于臀大肌的前缘可触及隆起的索条状物，为紧张痉挛的臀中肌。股内收肌也可出现紧张。于第三腰椎横突尖行局部封闭治疗后疼痛立即消失，是有价值的鉴别方法。

5. 腰椎退行性骨关节病 亦称退行性脊柱炎、脊柱退行性关节炎，是由于关节软骨变性和关节遭受慢性损伤，以致关节软骨退化和增生，形成骨赘，腰椎间盘退变狭窄，椎体边缘退变增生而形成骨关节病变。以椎体边缘骨质增生和小关节肥大变性为其主要特征。

本病多见于 50 岁以上的重体力劳动者，男性多于女性，患者表现为间歇性腰背部酸痛，沉重和不灵活感。疼痛有时可放射至臀部和大腿，偶尔至小腿，活动过多而加重，休息后减轻。发作的间歇期可完全没有症状。临床检查局部有压痛，腰部活动受限。退变重者可出现脊柱侧凸，棘旁肌紧张、深压痛及叩击痛。有神经根嵌压者直腿抬高试验可为阳性，而马尾受压者，可有间歇性跛行及不全瘫。X 线平片可见椎间隙变窄，椎体边缘增生，骨赘形成，重者相邻骨赘可联合成骨桥，亦可见腰椎侧弯畸形或腰椎前凸增大、前凸变浅、变直等。小关节间隙狭窄或消失、呈球状增生、软骨下骨质致密，斜位片上可见关节面边缘呈唇样骨质增生。

6. 腰椎管狭窄症 分为先天性发育性和继发性两大类。先天性发育性腰椎管狭窄症是由于先天椎管发育不全，以致椎管本身或根管矢状径狭窄，致使脊神经根或马尾神经遭受刺激或压迫，并出现一系列临床症状者。继发性腰椎管狭窄症是由于后天各种因素，如退变、外伤、失稳、新生物、炎症、手术等造成腰椎椎管内径小于正常，并产生一系列症状与体征者。临床上腰椎管狭窄症的发生通常是先天性和继发性因素相互作用的结果，即在椎管已有发育性狭小的基础上，又因退变增生或其他因素导致椎管进一步狭小，压迫了位于椎管中的马尾神经产生症状。

临床上除少数先天性椎管狭窄外，大多发生于中年以上的男性。主要症状为长期腰痛、腿痛、间歇性跛行，腰痛常诉为下腰及骶部，站立行走时重，坐位或侧卧屈髋时轻。行走时出现下肢疼痛麻木，行走距离越远症状越重，休息后症状减轻或消失。检查时多数病例阳性体征较少，重者可见脊柱平直，脊柱后伸时可出现下肢痛麻，较重者可出现受累神经支配区感觉和运动障碍，腱反射减弱或消失。X 线平片可见腰椎诸骨退行性改变，椎体后缘骨质增生，小关节肥大，关节间距缩小，中央矢状径缩小。CT 测量椎管矢状径小于 9mm，即可明确诊断。

7. 脊柱骨质疏松症 是单位体积内骨量减少、骨组织结构异常，且易发生骨折的一种系统性骨骼疾病。根据病因可分为原发性和继发性。原发性骨质疏松可分为老年型和绝经后型。

患者多主诉广泛的腰背慢性痛，难以准确定位，以钝痛最多见。一般上午痛轻、下午至晚间重，卧床休息可缓解。疼痛可因腰部肌肉保护性紧张、肌肉韧带劳损所致。有的患者开始腰背痛不明显，也未发现脊柱骨质疏松，直至椎体有压缩骨折，疼痛症状才明显。骨量减少是明确本病的重要依据。骨量减少的判断：① X 线片，腰椎 X 线片可以显示椎体骨密度减低、形态学改变和骨小梁减少等，以判断骨量减少的程度。②脊柱骨质疏松指数，将脊椎侧位片的椎体前缘高度作为 CD 线，中央高度作为 AB 线，AB 与 CD 高度的比值乘以 100 即为脊柱骨质疏松指数，此指数若小于 80 即可诊断为脊柱骨质疏松症。③定量 CT，测出脊椎中碳酸钙的浓度，与标准骨量中碳酸钙的浓度相比较，便可诊断有无骨质疏松症及疏松的程度。

8. 梨状肌综合征 是由坐骨神经在肌纤维管道走行中受外来物嵌压所致，主要原因是梨状肌劳损或受凉出现痉挛、增生、变性、纤维粘连，导致坐骨神经受压迫引起的症状。

临床表现为坐骨神经出口处压痛并沿坐骨神经走行出现放射痛；小腿内侧、足背及足底的感觉障碍；足背伸跖屈肌及小腿三头肌持续不同程度的功能障碍。查体臀部与健侧对比存在不同程度的肌萎缩；下肢内旋试验可诱发坐骨神经痛，直腿抬高试验一般为阳性。诊断可依据临床表现结合肌电图的检查，X 线一般无阳性所见。

三、康复评定

1. 疼痛评定 可采用视觉模拟评分法（VAS）评定疼痛的程度。

2. 关节活动范围评定 采用量角器测量腰椎前屈、后伸、侧屈和旋转的活动范围，以腰椎前屈活动度的测量最为重要。具体

方法见第 4 章第二节。

3. 肌力和耐力评定 下背痛症状严重者常伴有局部肌肉力量和耐力的减弱。

躯干肌肉肌力评定：①躯干屈肌肌力评定，即患者取仰卧位，屈髋屈膝位，双手抱头能坐起为 5 级肌力，双手平伸于体侧，能坐起为 4 级肌力；仅能抬起头和肩胛为 3 级肌力；仅能抬起头部为 2 级肌力；仅能触及腹部肌肉收缩为 1 级肌力。②躯干伸肌肌力评定，即患者取俯卧位，胸以上在床缘以外，固定下肢，能对抗较大的阻力抬起上身为 5 级肌力；对抗中等阻力抬起上身为 4 级肌力；仅能抬起上身不能对抗阻力为 3 级肌力；仅能抬起头为 2 级肌力；仅能触及腰背部肌肉收缩为 1 级肌力。

躯干肌肉耐力评定：①躯干屈肌耐力评定，即患者取仰卧位，双下肢伸直，并拢抬高 45°，测量能维持该体位的时间，正常值为 60 秒。②躯干伸肌耐力评定，即患者取俯卧位，双手抱头，脐以上在床缘以外，固定下肢，测量能保持躯干水平位的时间，正常值为 60 秒。

4. 腰椎功能的量表评定 可采用 JOA 腰背痛评分、Oswestry 功能障碍指数、Roland-Morris 功能障碍调查表等评定腰椎功能，参见第 7 章第三节。

5. 生存质量评定 下背痛是常见的症状综合征，据统计，在下背痛患者中，20% 的患者日常生活活动明显受限，其中 5% 的患者日常生活活动严重受限。下背痛已经成为引起功能障碍、影响生存质量的重要原因。下背痛有不规律地反复发作的特点，最大限度地减轻下背痛对患者生活的影响是治疗下背痛的主要目标。临床可采用 SF-36 评定患者的生存质量。

四、康复治疗

临床诊断为下背痛时，应首先区别是

特异性下背痛还是非特异性下背痛。一旦出现任何可疑特异性下背痛的症状或体征，应及时转至临床相关科室进行进一步诊断与治疗。如确诊为非特异性下背痛或根性下背痛，应根据不同病因寻求适宜的治疗方法。一般而言，下背痛的临床治疗原则以非手术治疗为主，包括健康教育、卧床休息、腰围制动、药物治疗、物理因子治疗、牵引治疗、手法治疗、注射治疗、运动疗法、针灸治疗等；若非手术治疗无效，再考虑手术治疗。

1. 病因治疗 对于下背痛的患者，首先要明确诊断和病因，如骨质疏松症患者，病因治疗主要为补充钙、维生素 D 及加强运动锻炼。

2. 卧床休息 急性期患者疼痛较剧烈时，可指导患者短时间卧床休息，一般以 2～3 天为宜。不主张长期卧床。患者也可采用 McKenzie（麦肯基）姿势疗法，取俯卧位，躺在一呈 "V" 字形的治疗床，或俯卧位时，在胸部和小腿下垫一软枕，使腰部伸展，保持这一姿势 5～20 分钟。

3. 腰围制动 佩戴腰围可以限制腰椎的运动，特别是协助腰背肌限制一些不必要的前屈动作，以保证损伤组织可以局部充分休息。特别是急性期患者，因局部的急性炎性反应和刺激，可有不同程度的肌肉痉挛，佩戴腰围后，减少了腰的活动，可起到加强保护的作用。合理使用腰围，还可减轻腰背肌肉劳损。腰围不应该长期使用，以免造成腰背部肌力下降和关节活动度降低，从而引起肌肉失用性萎缩，对腰围产生依赖性。腰围佩戴时间一般不超过 1 个月，在佩戴期间可根据患者的身体和疼痛情况，做一定强度的腰腹部肌力训练。

4. 药物治疗 中西医药物可以缓解下背痛患者的疼痛症状，起到辅助的对症治疗作用，常用如下药物。

（1）镇痛药物：仅短期应用于中度以上疼痛患者，用药不宜超过 2 周。常用药物有吲哚美辛、双氯芬酸钠、布洛芬、西乐葆等。

（2）肌肉松弛药：降低肌紧张和痉挛，如妙纳等。

（3）严重者可合理选用激素类药物；急性期神经根受刺激或压迫有剧烈的腰痛和下肢放射性疼痛者，可用甘露醇脱水。

（4）抑郁类药物：如黛力新等对慢性下背痛有效。

（5）营养神经的药物：维生素 B_1、甲钴胺（弥可保）可改善神经根受压引起的麻木。

（6）外用药物：局部应用镇痛擦剂或外用膏药，对减轻因肌肉筋膜炎和肌肉劳损所引起的疼痛有良好的效果，如正骨水、消炎镇痛膏、辣椒痛可贴等。

（7）局部注射：①局部痛点注射：即在局部压痛点部位注射镇痛液可缓解疼痛症状，适用于各种软组织损伤类疾病。常用镇痛液配方为得宝松注射液 1ml、2% 利多卡因 1ml、生理盐水 1ml。②神经阻滞治疗，常用骶管阻滞和经椎间孔外隙的硬膜外阻滞，适用于腰椎间盘突出症。

5. 物理因子治疗 可促进局部血液循环，缓解局部无菌性炎症，减轻水肿和充血，缓解疼痛，解除粘连，促进组织再生，兴奋神经肌肉等作用，在下背痛的非手术治疗中是不可缺少的治疗手段，在临床上广泛应用。对缓解各类疼痛、改善患部微循环，消除水肿，减轻肌肉及软组织痉挛，促进腰部及肢体功能的恢复起着非常重要的作用。

（1）高频电疗法：常用的有超短波、短波及微波等疗法，通过其深部透热作用，改善腰背部肌肉、软组织、神经根的血液循环，促进功能恢复。超短波及短波治疗时，电极对置于腰腹部或腰部、患肢斜对置，微热量，12～15分钟/次，每天1次，15～20次为1个疗程。微波治疗时，将微波辐射电极置于腰背部，微热量，12～15分钟/次，每天1次，15～20次为1个疗程。

（2）直流电离子导入疗法：应用直流电导入各种中西药物治疗。可用中药、维生素B类药物、碘离子等进行导入，作用极置于腰骶部疼痛部位，非作用极置于患侧肢体，电流密度为0.08～0.10mA/cm²，每次20分钟，每天1次，10～15次为1个疗程。

（3）石蜡疗法：利用加热后的石蜡敷贴于患处，使局部组织受热、血管扩张，循环加快，细胞通透性增加，由于热能持续时间较长，故有利于深部组织水肿消散、消炎、镇痛。此法简便易行，家庭也可采用。腰骶部盘蜡法是常用疗法，温度42℃，每次治疗30分钟，每天1次，20次为1个疗程。

（4）低频调制中频电疗法：电极于腰骶部并置或于腰骶部和患侧下肢斜对置，根据不同病情选择相应处方，如镇痛处方、调节神经功能处方、促进血液循环处方，20分钟/次，每天1次，15～20次为1个疗程。

（5）红外线照射疗法：红外线灯于腰骶部照射，照射距离30～40cm，温热量，20～30分钟/次，每天1次，20次为1个疗程。

6. 腰椎牵引治疗 是治疗腰椎间盘突出症的有效方法。根据牵引力的大小和作用时间的长短，将牵引分为慢速牵引和快速牵引。

（1）慢速牵引：即小重量持续牵引，是沿用很久的方法，疗效肯定。慢速牵引是持续性牵引，对缓解腰背部肌肉痉挛有明显效果，痉挛缓解后腰背痛随之减轻；持续牵引时腰椎间隙增宽，可使突出物部分还纳，减轻对神经根的机械刺激，同时椎间孔面积也增加，上下关节突关节间隙增宽，对关节滑膜的挤压减轻，使症状缓解或消失；松解神经根粘连，对于手术后神经根粘连发生的一系列症状，有较好的疗效。慢速牵引包括很多方法，如自体牵引（重力牵引）、骨盆牵引、双下肢皮牵引等。这些牵引的共同特点是作用时间长，而施加的重量小，大多数患者在牵引时比较舒适，在牵引中还可根据患者的感觉对牵引重量进行增加或减小。骨盆牵引是目前国内应用最多的牵引方法。具体方法：患者仰卧于牵引床上，胸部和骨盆分别固定于牵引床的头部和尾部，施加一定牵引力后，使腰椎受到牵伸，以达到治疗目的。骨盆牵引的时间与施加的牵引力大小间有一定的关系，牵引重量大时，牵引时间要短，牵引重量小时则时间要长；牵引重量多为体重的70%至超过体重的100%；通常每次牵引时间20～40分钟，每天或隔天1次。

（2）快速牵引：即三维多功能牵引，由计算机控制，在治疗时可完成3个基本动作，即水平牵引、腰椎屈曲或伸展、腰椎旋转。快速牵引重量大，为患者体重的1.5～2倍，作用时间短，0.5～2秒，多在牵引的同时加中医的正骨手法。具体方法：患者解除腰带，俯卧于牵引床上，显露腰部，胸部和臀部分别固定于牵引床的胸腰板和臀腿板上，患椎间隙与床的胸腰和臀腿板间隙相对应。治疗参数根据患者的性别、年龄、身体状况、症状、体征及影像学检查设置。牵引后患者平卧于硬板床上，腰部腰围制动，卧床5～7天。一般只需一次牵引，若需再次牵引者可于牵引后1周再进行。

7. 手法治疗 是国外物理治疗师治疗下背痛的常用方法，手法的主要作用为缓解疼痛，改善脊柱的活动度。以Maitland的脊柱关节松动术和Mckenzie脊柱力学治疗法最为常用。

Maitland手法在施术时根据力度的轻

重和关节活动范围将手法分为4级。在手法治疗前，细致的询问病史和全面的查体是提高治疗效果的根本。McKenzie诊断治疗技术的核心是"向心化现象"（centralization），在脊柱力学诊断治疗中将脊柱疾病分为姿势综合征（posture syndrome）、功能不良综合征（dysfunction syndrome）和间盘移位综合征（derangement syndrome）。将腰痛分为姿势综合征、功能不良综合征和间盘移位综合征三类，并以此诊断，进行针对性治疗。基本治疗方法强调先俯卧伸展或牵伸，再站立位伸展或旋转松动，最后坐位屈曲，对于有脊柱侧凸者用屈曲侧方滑动自我矫正法。

8. 中医传统治疗

（1）推拿治疗：推拿是通过手法作用于人体体表的特定部位来防治疾病的一种中医疗法。常用的治疗手法有肌松类、牵伸类、被动整复类。对适合推拿的患者，要根据其病情轻重、病变部位、病程、体质等选择适宜的手法，并确定其施用顺序、力量大小、动作缓急等。

（2）针灸治疗：针灸常用穴为肾俞穴、环跳穴、承扶穴、殷门穴、委中穴、阳陵泉穴等。备用穴为腰夹脊穴、承山穴、昆仑穴、悬钟穴、阿是穴等。每次选用3～5穴，每天或隔天1次。

9. 运动疗法 腰腿痛保健操宜在患者腰腿疼痛等症状缓解后开始练习，内容包括腹肌、腰背肌肉锻炼和腰椎活动度锻炼，应根据病情需要在医师指导下选择练习。一般每天练习1次，每一动作维持约4～10秒，重复4～10次；练习时动作宜平稳缓慢，开始时重复次数宜少，以后酌情渐增，以不增加疼痛为度。主要动作包括：①"蹬腿"样动作，即患者取仰卧位，一侧腿屈曲，做"蹬腿"样动作（向不同方向）；双腿轮流练习；背肌强化运动，即患者取俯卧位，双臂伸直支撑，抬起头和躯干上部；患者取俯卧位，双腿伸直，轮流抬起；腰部伸展运动，即患者站立位，双手放在髋部，尽量向后伸体，保持膝关节伸直（图17-5）。

10. 腰椎间盘突出症的手术治疗 包括微创手术和手术治疗。

（1）微创手术：微创介入治疗腰椎间盘突出症具有创伤小、恢复快、不影响脊柱稳定性和操作简便等优点。其包括有经皮穿刺胶原酶髓核溶解术、臭氧髓核注射技术、脉冲射频治疗等。

（2）手术治疗：对于经规范非手术治疗无效，或治疗后症状明显加重，或中央型突出，或有马尾症状者，或有椎管狭窄征象等不适合微创手术者，可考虑手术治疗。

五、日常生活注意事项

1. 健康教育 在急性发作期就应开始对患者进行健康教育，告知患者这不是一种严重疾病，多数预后良好，指导患者保持活动，逐渐增加运动量，尽早恢复工作。肥胖者应适当减肥；吸烟者要戒烟。

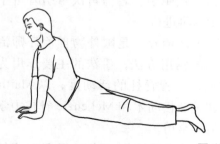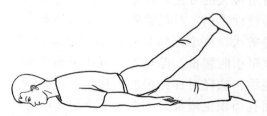

图17-5 腰腿痛保健操

2. 良姿位和选择合适的床垫 在生活和工作中要保持正确的坐、立姿势，即保持正常的腰椎生理前凸；如需长时间固定同一姿势或重复同一动作时，要定时调整体位，并加简单的放松活动。站立时应维持适当的腰椎前弯角度，久站应该经常换脚，或者利用踏脚凳调整重心；避免长时间穿高跟鞋。据统计，重体力劳动者和驾驶员腰椎间盘突出症的发生率较高，从事这类工作时要特别注意姿势和动作。如搬动重物时，应尽量采取屈髋屈膝下蹲，让重物靠近身体，避免直腿弯腰搬重物。驾车时，可加一靠垫支撑下腰部。

腰痛患者应选用硬板床，并垫铺厚度适当、软硬适宜的褥子，可缓解腰部肌肉的痉挛。如果睡在过软的床上，身体会呈现中央低、四角高的状态，使腰部肌肉持续处于痉挛状态，椎间盘也不能得到充分休息与放松，对腰部非常有害。正确的睡眠姿势要求尽量接近站立的姿势。

3. 腰背肌功能锻炼 坚持适当的运动可改善腰腿痛症状和预防复发。除腰腿痛保健操外，特别推荐游泳，因在游泳时，腰椎间盘的内压最低，同时又可有效锻炼腰腹肌和四肢肌力。

（万 青 马 超）

第四节 软组织损伤康复

一、概述

1. 定义 软组织损伤是指各种急性外伤或慢性劳损，以及某些疾病等原因造成人体的皮肤、皮下浅深筋膜、肌肉、肌腱、腱鞘、韧带、关节囊、滑膜囊、椎间盘、周围神经血管等组织的损害。

2. 分类 软组织损伤按时间分为急性损伤和慢性损伤；按受伤部位皮肤或黏膜的完整情况又分为闭合性和开放性。

3. 病因 大体分为三类。

（1）机械性：包括挫伤、撕裂伤、扭伤、切割伤、刺伤、擦伤、断裂伤、挤压伤、爆震伤、火器伤及慢性劳损。

（2）物理性：包括烧伤、冻伤、光能灼伤、电击伤和放射能（X线、γ射线等）损伤。

（3）化学性：为各种有刺激的强酸、强碱引起全身中毒反应，如有机磷中毒和虫咬蜇伤。

二、诊断及处理原则

（一）诊断要点

详细询问受伤时间、原因和受伤情况，注意有无合并骨折和内脏损伤。注意有无休克或身体其他部位的损伤，有无挤压综合征等。详细检查受伤部位，注意创口的大小、形状、出血情况、受伤程度及范围，皮肤有无瘀斑、水疱，皮温有无改变，指（趾）端循环情况，肌肉有无缺血性坏死，伤肢是否肿胀、皮肤紧张和发硬、能否活动，有无感觉障碍。严重创伤（包括挤压伤）或全身症状严重者，应查血常规、尿常规、血生化检验等。

（二）治疗原则

1. 临床处理 ①如有休克，首先治疗休克。②如有活动性出血，应立即止血。轻微或中度出血，可采用加压包扎或填塞法止血；四肢大血管出血，先扎止血带并准备尽快手术止血。③开放性伤口，除表浅的擦伤及小的刺伤外，应尽早做初期外科处理（清创术）。

2. 康复治疗 ①急性期：重点是镇痛、止血，防止肿胀。应用"RICE"（rest、ice、compression、elevation）常规治疗，即休息、冰敷、局部加压包扎、抬高患肢。

②稳定期：重点是促进血肿和渗出液吸收。可应用各种物理治疗、按摩、中药外敷等，并支具保护。重点是进行损伤肢体的肌力、关节活动度、平衡及协调性、柔韧性的训练。对于专业运动员应用 SAID（special adaptation to imposed demands）原则。

三、常见软组织损伤康复

1. 颈肩部肌筋膜综合征　是颈肩部软组织的慢性劳损性疾病，由于电脑应用的普及，发病率明显增高。其常表现为颈肩背部疼痛不适，持续存在或反复发作，劳累后加重。

（1）病因：较长时间的伏案工作或使用电脑，尤其是不正确的姿势是引起颈肩部肌筋膜综合征的最主要原因。部分病例为急性损伤未愈所致。上呼吸道感染或其他引起发热的炎症、气候改变如寒冷潮湿及身体过度劳累均为诱发因素。

（2）病理：人低头俯身时，颈肩肌筋膜就会受到牵拉，时间一长容易发生退变，造成纤维弹性降低，以至肌肉活动时不能协调地同步伸缩，甚至不能回缩；于是，颈椎活动时，肌肉与筋膜两者就不断发生摩擦和牵扯，最终引起无菌性炎症；在过度劳累、受潮湿或受惊等诱发因素作用下，这种炎症会加重，造成局部水肿，甚至粘连，发生炎症的肌筋膜，其中的感觉神经末梢受到刺激及水肿压迫，可引起疼痛症状。

（3）临床表现：常表现为颈、肩、背部疼痛不适，持续存在或反复发作，劳累后加重，颈部活动时有牵扯感和不适，但多无明显活动障碍。

临床检查发现颈后、肩胛骨内上角、内缘、肩胛区常有多处压痛点，压痛区可触及硬结或条索状物；按压痛点偶可引起枕、肩、臂部放射痛。

（4）康复评定

1）疼痛评定：可采用视觉模拟评分法（VAS）评定疼痛的程度。

2）颈椎活动度评定：采用量角器测量颈椎前屈、后伸、左/右侧屈和左/右旋转的活动范围，具体方法见第4章第二节。

3）颈椎功能的量表评定：可采用颈椎功能障碍指数（NDI）和颈部疼痛与残疾量表（NPDS）等评定颈椎功能，参见第7章第三节。

（5）药物治疗：可口服乙哌立松 50mg，每天 3 次，缓解肌肉痉挛；塞来昔布200mg，每天 2 次，镇痛。外贴消炎镇痛膏，或外涂双氯芬酸（扶他林）软膏。

（6）康复治疗

1）正确的坐姿和选用合适的枕头：选择符合人体工效学设计的桌椅；使用电脑时上半身应保持颈部直立，两肩自然下垂，上臂贴近身体，手肘弯曲成90°，操作键盘或滑鼠标，尽量使手腕保持水平姿势，手掌中线与前臂中线应保持一直线；腰部挺直，膝关节自然弯曲成90°，并维持双足着地。睡眠时使用的枕头的高度形状应符合颈椎生理曲度。习惯仰卧者，枕头高度为 8 ～ 12cm，与自己一个拳头等高；习惯侧卧者，枕头高度与一侧肩同宽。

2）热敷：采用热水袋、电热手炉、热毛巾等均可使痉挛肌肉松弛，促进血液循环，改善症状作用。必须注意防止烫伤。

3）物理因子治疗：主要有超短波、中频电疗法和磁疗等。

4）手法治疗：可采用西方肌肉牵伸（stretching）技术，缓解肌肉痉挛及关节松动术纠正关节紊乱，或中医分筋理筋法按摩。

5）注射治疗和小针刀治疗：用 2% 利多卡因、激素类药物（得宝松）、生理盐水做痛点的局部浸润。有痛性硬结或条索状物者，可在注射治疗的基础上行小针刀治疗。

6）功能锻炼：急性疼痛缓解后，开始颈部肌肉功能锻炼，以增加肌肉力量和弹性，确保颈椎的稳定性和灵活性，减少复发。主要包括有活动度练习（放松练习）——自然坐位，颈部做前屈、后伸、左/右侧屈和左/右旋转的活动。牵拉练习——用手做颈部肌肉的自我牵拉练习。颈部向左侧屈，左手经头顶上方触右耳，帮助侧屈，还原，右侧同理。抗阻练习——两手手指交叉抱头，向前用力。同时，头后仰，互相抵抗，持续 5～8 秒后放松。

一般每天练习 1 次，每一动作重复

4～10 次；练习时动作宜平稳缓慢，见图 17-6。

2. 腰部急性软组织损伤　俗称"闪腰"，为腰部软组织包括肌肉、筋膜、韧带、椎间小关节、腰骶关节的急性扭伤。多是由于突然遭受间接外力所致。

（1）病因：急性腰扭伤多由姿势不正、用力过猛、超限活动及外力碰撞等引起。

（2）病理：因承受超负荷外力使腰骶部肌肉的附着点、筋膜和韧带等组织发生撕裂，受伤的组织肿胀、淤血、出血，刺激相应的神经末梢产生局部疼痛，引起腰肌痉挛。

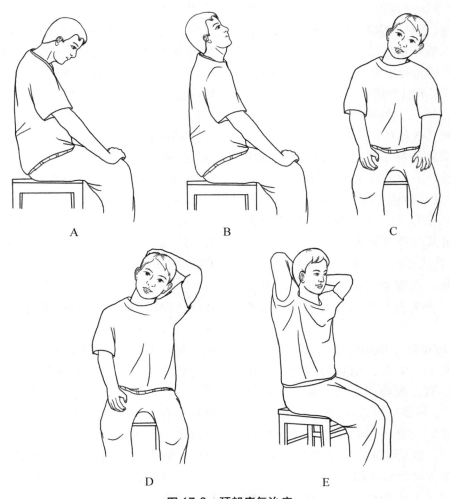

A　　　　　　　　　B　　　　　　　　　C

D　　　　　　　　　E

图 17-6　颈部康复治疗
A、B、C. 活动度练习；D. 牵拉练习；E. 抗阻练习

（3）临床表现

1）症状：多见于青壮年，有搬抬重物史。外伤后即感腰痛，不能继续用力，疼痛为持续性，活动时加重；有时在受伤当时腰部有响声或有突然断裂感。

2）体征：体腰部肌肉痉挛，损伤部位可有压痛点。在棘突两旁骶棘肌处，两侧腰椎横突处或髂嵴后有压痛处，多为肌肉或筋膜损伤；在棘突两侧较深处压痛者，多为椎间小关节所致损伤。一般无下肢放射痛。

（4）康复评定

1）疼痛评定：可采用视觉模拟评分法（VAS）评定疼痛的程度。

2）关节活动范围评定：采用量角器测量腰椎前屈、后伸、侧屈和旋转的活动范围，具体方法见第 4 章第二节。

（5）药物治疗：可口服乙哌立松 50mg，每天 3 次，缓解肌肉痉挛；塞来昔布 200mg，每天 2 次，镇痛。外贴消炎镇痛膏，或外涂双氯芬酸（扶他林）软膏。

（6）康复治疗：腰部急性软组织损伤的病程不长，一般经数天休息即可自愈。

1）休息与制动：在急性期，应避免卧床休息，一般以 2～3 天为宜，避免过多的活动。可采用腰围制动和保护。

2）物理因子治疗：物理因子治疗可缓解各类疼痛、改善患部血液循环，减轻软组织痉挛。主要有超短波、中频电疗法和磁疗等。

3）功能锻炼：加强劳动保护，掌握正确的劳动姿势，如扛、抬重物时要尽量让胸、腰部挺直，髋膝部屈曲，起身应以下肢用力为主，站稳后再迈步；搬、提重物时，应取半蹲位，使物体尽量贴近身体。坚持适当的运动，加强腰背肌肌力和柔韧性。

3. 踝关节侧副韧带损伤　是运动中最容易发生的关节部损伤，外侧副韧带为最容易受伤的踝关节韧带，外踝扭伤占踝关节损伤的 80%。

（1）病因：造成踝关节急性韧带损伤的暴力大致分为直接暴力、间接暴力及肌肉拉力三种，其中以间接暴力为主多。为在高低不平路面或上下楼梯时不慎，踝部处于极度内翻跖屈位，使外侧副韧带过度牵拉而引起损伤。

（2）病理与生物力学：踝关节外侧副韧带由三束组成，由前向后分别是距腓前韧带、跟腓韧带和距腓后韧带。主要作用为限制距骨前移和内翻。韧带实际是关节囊的增厚部分，又构成腓骨肌腱纤维鞘的底部，所以踝关节韧带断裂多同时合并踝关节和腓骨肌腱鞘内积血。当韧带完全断裂时，关节腔与腓骨肌腱鞘相通，按压积血的关节腔会导致腓骨肌腱鞘膨起，此点对韧带完全断裂具有诊断意义。根据韧带断裂程度不同，可将损伤分为三度。Ⅰ度损伤是指韧带拉伤，关节无不稳定；Ⅱ度损伤是指韧带部分断裂，关节轻度不稳定；Ⅲ度损伤是指韧带完全断裂，严重肿胀，患肢不能负重，同时合并明显的关节不稳定。

（3）临床表现

1）症状：外伤后踝关节外侧软组织肿胀、疼痛，严重时有瘀斑，伴有不同程度的活动受限。严重者患侧不能负重行走。

2）体征：压痛 - 压痛点主要在踝关节外侧，即距腓前韧带和跟腓韧带所在的部位。寻找压痛点时应注意联合伤的检查。触诊标志是先找到跟距关节外侧的凹陷，即跗骨窦。跗骨窦外上缘与外踝尖的连线即距腓前韧带；趾短伸肌肌腹的深方即为跟骰关节；第 5 跖骨底为腓骨短肌的止点，找到此点即可触到距骰关节。主要标志找到后，韧带是否损伤就容易确诊。前抽屉试验：目的是检查外侧副韧带是否完全断裂。检查者一手握住小腿远端，一手握住足跟，使距骨向前移动；如前移超过 5mm

为阳性，表示距腓前韧带完全断裂。内翻加压试验：将踝关节被动内翻，如果伤侧踝关节在外侧关节隙的"开口"程度较大，超过 5mm 为阳性，说明距腓前韧带和（或）跟腓韧带完全断裂。③辅助检查中踝关节 X 线，包括正、侧、斜位和内翻加压位。内翻加压位拍片，胫距关节面夹角超过 15°，表示外侧副韧带撕裂。MRI，踝关节中立位或背伸 10° 位轴位片可清晰地显示距腓前韧带和距腓后韧带。判断韧带损伤的部位和程度。

（4）康复评定

1）疼痛评定：可采用视觉模拟评分法（VAS）评定疼痛的程度。

2）关节活动范围评定：采用量角器测量踝关节背屈、跖屈、内翻和外翻得活动范围，具体方法见第 4 章第二节。

3）肌力评定：采用徒手肌力检查法进行腓肠肌、胫前肌、胫后肌等肌力评定。

4）肢体围度测量：采用软尺测量患侧踝关节的围度，与健侧对比，了解肿胀程度。

（5）康复治疗

1）非手术治疗：适用于踝关节无不稳定或轻度不稳定的病例。急性期应用"RICE"（rest、ice、compression、elevation）常规治疗，即休息、冰敷、局部加压包扎、抬高患肢。稳定期给予物理治疗，如超短波、磁疗、中频电疗法等。疼痛减轻后可尝试踝关节主动活动，逐渐负重行走，并进行肌力练习；疼痛消失后可进行肌力练习和各种功能性运动，如直线跳、"Z"形跳、"8"字跳等。伤后 3 个月内进行体育运动时应使用护踝或绷带保护踝关节。

2）手术治疗：适用于踝关节明显不稳定的患者。术后石膏固定 3 周，早期开始进行关节活动度、肌肉力量及本体感觉等康复训练。

（马　超）

第18章
关节病变康复

第一节 关 节 炎

关节炎是指由炎症、感染、创伤或其他因素引起的关节炎性病变，主要特征是关节红、肿、热、痛和功能障碍。关节炎根据病因可分为风湿性、类风湿性、外伤性、骨性关节炎和化脓性关节炎。

一、风湿性关节炎

1.定义　风湿性关节炎是风湿热的一种表现。风湿热是一种常见的、反复发作的急性或慢性全身性结缔组织的炎症性疾病，以心脏和关节受累最为显著。临床表现以心脏炎和关节炎为主，伴有发热、皮疹、皮下结节、舞蹈症等症状。

2.病因　风湿热是由A组乙型溶血性链球菌感染所致上呼吸道感染后引起的一种反复发作的急性或慢性全身结缔组织的炎症疾病，以心脏和关节受累最为显著。

3.病理生理　风湿热是全身性结缔组织的炎症，早期以关节和心脏受累为最常见，而后以心脏损害为最重要。按照病变的发生过程可以分为下列三期。①变性渗出期：胶原纤维肿胀、分裂、变性及坏死，伴有非特异性炎性细胞浸润及浆液渗出。渗出期临床症状明显。②增殖期：局部结缔组织细胞增生，形成风湿性肉芽肿或风湿小体（Aschoff小体），在Aschoff小体周围仍有少数淋巴细胞及浆细胞浸润，这

种病变常见于心内膜、心肌及皮肤。这是风湿热具有特征性的病变，被认为是病理上确诊风湿热的依据，且被看作是风湿活动的指标。③硬化期：浸润细胞减少，纤维组织增生，在肉芽肿处形成瘢痕，造成瓣膜的变形。风湿关节炎的病理改变主要是关节膜及周围组织水肿，滑膜下结缔组织中有黏液性变，纤维素样变及炎症细胞浸润，有时有不典型的风湿小体。由于渗出物中纤维素通常不多，易被吸收，一般不引起粘连。活动期过后并不产生关节强直或畸形等后遗症。

4.临床表现　多数患者发病前1～5周先有咽炎或扁桃体炎等上呼吸道感染史。起病时全身疲乏，食欲缺乏，烦躁。主要临床表现为发热、关节炎、心脏炎、皮下小结、环形红斑及舞蹈症等。

风湿性关节炎受累关节以大关节为主，开始侵及下肢关节者占85%，膝和踝关节最为常见，其次为肩、肘和腕，手和足的小关节少见。关节病变呈反复发作性和游走性，关节局部炎症明显，表现有红、肿、热、痛、压痛及活动受限，持续时间不长，常在数日内自行消退。关节炎症消退后不留畸形。

5.康复评定　①疼痛评定：可采用视觉模拟评分法（VAS）评定疼痛的程度。

②关节肿胀评定：测量双侧关节的围度，了解关节肿胀的程度。③关节活动范围评定：按第 4 章第二节内容测量关节活动范围。

6.康复治疗　①休息：风湿热活动期必须卧床休息。若明显心脏受损表现，在病情好转后，控制活动量直至症状消失，红细胞沉降率正常。②药物治疗：治疗的原则是早期诊断和尽早合理、联合用药。主要包括抗生素、水杨酸制剂、肾上腺皮质激素等。③物理治疗：可应用物理因子治疗减轻关节局部炎症，主要包括超短波、磁疗、中药离子导入等。④运动治疗：注意保持关节于功能位，可根据心脏情况，进行关节的主动运动或辅助助力运动。运动治疗处方需要考虑患者整体耐受水平、心脏状况及关节渗出的程度、力学结构的破坏和关节周围肌肉的状态等。

二、类风湿关节炎

1.定义　类风湿关节炎（rheumatiod arthritis，RA）是一种以对称性、侵犯全身多个关节为主要特征的慢性全身性炎性疾病。其主要累及手、足等小关节；发病呈隐袭性或急性，可能持续数月，然后缓解，也可以是周期性的；关节受累的程度也不一致，后期产生关节功能障碍，致残率高，影响日常生活。

2.病因　目前尚不清楚，较公认的观点是多种因素诱发遗传易感机体的自身免疫反应而致病。具有 HLA-DR4 和 DW4 型抗原者，对外界环境条件、病毒、细菌、神经精神及内分泌因素的刺激具有较高的敏感性，当侵袭机体时，改变了 HLA 的抗原决定簇，使具有 HLA 的有核细胞成为免疫抑制的靶子。由于 HLA 基因产生可携带 T 细胞抗原受体和免疫相关抗原的特性，当外界刺激因子被巨噬细胞识别时，便产生 T 细胞激活及一系列免疫介质的释

放，因而产生免疫反应。

3.病理生理　类风湿关节炎最先累及关节滑膜，导致滑膜充血、水肿、增生，淋巴细胞及多核粒细胞浸润；滑膜增生、肥厚，渗出增多，关节积液。滑膜毛细血管及成纤维细胞增生形成肉芽肿，逐渐向关节软骨蔓延，形成血管翳，破坏关节软骨。病变发展，关节内纤维组织增生形成纤维粘连，关节出现纤维僵直。晚期关节软骨广泛破坏，软骨下骨质暴露，形成反应性新骨，最终导致关节骨性强直。关节囊及周围韧带和肌肉同时受累。

4.临床表现　类风湿关节炎多数患者发病缓慢，部分患者可急性发病，症状可有间歇期。女性发病率较男性高 2 ～ 3 倍，女性发病高峰年龄在 40 ～ 49 岁和 60 ～ 69 岁。关节的主要表现：①关节疼痛和肿胀，开始时疼痛较轻，以后逐渐加重；关节疼痛多为双侧对称，常累及双手、腕、膝、肘及肩关节。②晨僵现象，即患者有典型的晨僵现象，即清晨睡醒后关节发僵，活动时疼痛明显，关节活动一段时间后疼痛减轻。③晚期关节功能受限，出现畸形。

5.康复评定

（1）关节肌肉功能评定

1）疼痛评定：可采用视觉模拟评分法（VAS）评定疼痛的程度。

2）关节活动范围评定：采用关节量角器测量病变关节的活动范围。

3）关节畸形评定：对称性两侧近端指间关节、掌指关节、腕关节肿胀、疼痛、压痛、僵硬、绞锁。早期梭形肿胀，后期关节半脱位，挛缩形成鹅颈畸形、纽扣花畸形、蛇形手、爪形手、槌状指、尺侧偏斜、桡侧偏斜、拇指"Z"字畸形等。

4）肌力评定：用徒手肌力试验法，常用握力计。由于手指畸形一般握力计难以准确显示，目前普遍采用血压计预先充气

测定，其方法是将水银血压计的轴带卷褶充气，使水银汞柱保持于 4kPa 处，让患者用力握充气的轴带，握测 2～3 次，取其平均值。注意在测量时，患者前臂要空悬无支托。

5）肌肉萎缩的评定：可用肢体周径表示。

（2）疾病活动性的评定：因在康复治疗前，需先评定疾病的活动性情况，可应用美国风湿病学会制定的标准来评定，见表 18-1。

（3）整体功能分级：主要依据生活自理（吃饭、穿衣、如厕、洗漱、整理）、职业活动（工作、学习、家务）、非职业活动（娱乐、休闲、社交）的能力分 4 级。Ⅰ 级：生活自理，职业活动与非职业活动均可正常进行。Ⅱ 级：生活自理与职业活动均可正常进行，非职业活动受限。Ⅲ 级：生活能部分自理，职业活动与非职业活动受限。Ⅳ 级：生活自理、职业活动与非职业活动能力均丧失。

6. 康复治疗　至今尚无特效疗法。应针对患者个体情况制订完整康复治疗计划，并要使其充分了解自己的病情，积极配合治疗，提高信心。治疗的目的为控制关节及其他组织的炎症，缓解症状；保持关节功能和防止畸形；改善生活自理能力。

（1）一般治疗：发热，关节肿痛、全身症状明显者应卧床休息，至症状基本消失为止。急性炎症期，肢体尽量保持于功能位。加强饮食营养，要注意补充蛋白质和纤维素，并要适当补充维生素 D 和钙剂。注意肢体保暖。

（2）药物治疗：过去主张 "金字塔" 形治疗，即从非甾体抗炎药（一线药）开始，逐步过渡到免疫抑制剂或激素，以及三线、四线等药物。最新观点认为，类风湿关节炎的诊断一旦确立，早期就应该采用最有效的药物，即多采用联合用药疗法，如一、二、三线药物联用。当病情被有效控制之后，再视病情撤换药物。常用的药物包括双氯芬酸、芬必得、西乐葆、青霉胺、金诺芬、甲氨蝶呤、雷公藤、糖皮质激素等，可适当选用。注意临床选择药物时，一定要强调个体化。对病情较长、病情严重、老年人及肾功能不全的患者，应当选用半衰期短的药物。

（3）物理因子治疗：主要是温热疗法，其作用可镇痛，消除肌痉挛，改善局部血液循环和抗炎，一般用于慢性期，常用的有温水浴（水温为 38～40℃）、石蜡疗法、泥疗法、中药药物熏蒸疗法、TDP 特定电磁波、超短波、微波和超声波疗法等。急性期有发热者不宜用。

表 18-1　类风湿关节炎疾病活动性评定标准

项目	轻度活动	中度活动	重度活动
晨僵时间（小时）	0	1.5	＞ 5
关节疼痛数	＜ 2	12	＞ 34
关节肿胀数	0	7	＞ 23
握力 [kPa（mmHg）]			
男	33.33（250）	18.66（140）	＜ 7.33（55）
女	23.99（180）	13.33（100）	＜ 5.99（45）
16.5m（50 尺）步行秒数	＜ 9	13	＞ 27
红细胞沉降率（mm/h）	＜ 11	41	＞ 92

（4）运动疗法：主要进行患者肢体的主动运动、被动运动及辅助助力运动，以改善患病关节的关节活动度，预防肌肉萎缩，增加肌力，矫正畸形，保持患者功能状态及日常生活活动能力。若已有关节活动范围受损或畸形时，应采用系列夹板固定，可采用低温热塑板材制作功能位夹板，效果较好。功能位固定应每 2 小时取下夹板，做该关节不负重、无痛范围内的主动或被动运动，每个动作重复 2～3 次。随着病情改善，无痛活动范围增大，主动运动的重复次数也渐增，可达 10～15 次。随着疼痛减轻，用力程度也逐渐增大，每个动作做到最大幅度时要保持片刻再放松，以起到肌肉等长练习的作用，同时，患者应重视全身的保健运动、呼吸练习及未受累关节的主动锻炼，也可练习太极拳运动，以增强体质。

（5）作业疗法：可提高患者生活自理能力，增强患者战胜病残的信心。作业疗法主要进行各种适当的手工操作练习及日常生活活动训练，如手的抓握、取物、进食、倒水、饮水、梳洗、拧毛巾、洗澡、如厕、穿脱上衣和裤子、解扣、开关抽屉、开关电器和水龙头、坐、站、移动、步行、上下楼梯等训练。必要时，需改装某些生活用具以适应其功能状况，或设计、自制一些自助用具，改善生活自理能力。

（6）心理治疗：要让患者了解本病的特点，树立与疾病长期做斗争的理念。家庭应对患者给予多方面的关怀与帮助，恢复患者的自主与自尊，恢复生活的信心；同时让患者明确治疗目标是预防功能衰退，维持和恢复生活及工作能力。

三、化脓性关节炎

1. 定义　急性化脓性关节炎为化脓性细菌引起的关节急性炎症。血源性者在儿童发生较多，受累的多为单一的大关节，如髋关节和膝关节等。例如，外伤，则根据受伤部位而定，一般膝关节和肘关节发生率较高。

2. 病因　急性化脓性关节炎的致病菌多为葡萄球菌，其次为链球菌，淋病双球菌，而肺炎双球菌则很少见。细菌侵入关节的途径可分为血源性、外伤性或由邻近的感染病灶蔓延。血源性感染也可为急性发热的并发症，如麻疹、猩红热、肺炎等，多见于儿童。外伤性引起者，多属开放性损伤，尤其是伤口没有获得适当处理的情况下容易发生。邻近感染病灶如急性化脓性骨髓炎，可直接蔓延至关节。少数为关节置换术后的并发症。

3. 病理生理　病变发展大致可分为三个阶段：①浆液渗出期，即关节滑膜充血、水肿，有白细胞浸润；关节腔内有浆液性渗出液，关节软骨尚未被破坏。这一阶段若治疗正确，渗出液可被吸收，关节功能不受影响。②浆液纤维蛋白渗出期，即渗出液增多且黏稠混浊，关节内纤维蛋白沉积而造成关节粘连。由于中性多核细胞释放大量溶酶体类物质，关节软骨遭破坏，导致关节功能障碍。③脓性渗出期，即滑膜和关节软骨被破坏，关节活动有严重障碍，甚至完全强直。

4. 临床表现　化脓性关节炎急性期主要症状为中毒的表现，患者有寒战高热，全身症状严重，小儿患者则因高热可引起抽搐。局部症状患病关节红、肿、热、痛，患肢处于关节囊较松弛的位置以减轻胀痛，如髋关节呈屈曲、外展、外旋位等，若改变此位置时，疼痛加剧。随着关节内积液积脓增多，关节周围肌肉痉挛；可并发病理性脱位或半脱位。关节内积脓向外溃破，可形成窦道。未得及时正确的治疗者，最终可出现关节强直。辅助检查中 X 线检查，早期可见关节周围软组织阴影及关节囊脓肿，关节间隙增宽。后期关节软骨被破坏，关节间隙变窄和消失。最后病变愈合后，关节呈纤维性或骨性融合。CT、MRI 及超声检查，可及早发现关节腔渗液，较 X 线摄片更为敏感。关节穿刺和关节液检查是确定诊断和选择治疗方法的重要依据。

5. 康复评定 ①疼痛评定：可采用视觉模拟评分法（VAS）评定疼痛的程度。②关节肿胀评定：测量关节的围度，与健侧比较，了解关节肿胀的程度。③关节活动范围评定。

6. 康复治疗

（1）抗生素治疗：及早、有效、足量地应用抗生素治疗，以控制、消灭病原菌，杜绝感染源。根据细菌培养和药物敏感试验的结果，选用合适的抗生素。

（2）全身支持治疗：加强全身支持治疗，增加营养，纠正水电解质代谢紊乱，必要时少量多次输血或血清蛋白，提高全身抵抗力。

（3）关节制动：受累关节制动后，可减轻疼痛，使炎症易于局限。化脓性髋关节炎，一般采用牵引方法制动，也可使用髋人字石膏固定。化脓性膝关节炎、肘关节炎等肢体中远端化脓性关节炎，可用石膏托固定或用支具固定。关节应制动于功能位，如果发生强直时，关节会强直于功能位置。

（4）物理因子治疗：主要应用超短波、微波或磁疗等，促进渗出液的吸收，改善局部组织的营养和代谢过程。大量临床观察和实验研究证明，超短波对炎症，特别是急性化脓性炎症有良好作用。在治疗急性炎症时，证明小剂量有明显的消炎作用，大剂量有时反可使病情恶化。同时超短波治疗对炎症组织中的细菌有明显抑制作用。

（5）关节引流：化脓性关节炎的治疗原则之一是迅速、完全充分地引流脓性渗出物，可减少关节腔的压力和破坏，减少毒血症反应。有时引流是挽救生命的紧急措施。关节引流主要有穿刺引流、单纯切开引流和持续冲洗负压吸引引流 3 种。

（6）功能训练：炎症消退后，应尽早进行关节功能锻炼，以减少关节粘连和强直的程度。开始运动几次，运动幅度以略感疼痛为准；此后每天运动次数渐增加，运动幅度渐增加。但是早期功能运动，有时有使炎症复发的风险。训练内容包括增加关节活动范围训练和增加肌肉力量训练。开始可给予关节连续被动运动（CPM），逐步过渡为助力运动和主动运动。负重必须在急性炎症的体征消失以后开始。

（万 青）

第二节 退行性关节炎

1. 定义 退行性关节炎（osteoarthritis，OA）是由于增龄、肥胖、劳损、创伤、关节先天性异常、关节畸形等诸多因素引起的关节软骨的退化损伤、关节边缘和软骨下骨的骨质增生的退行性病变，在临床上又称骨性关节炎或增生性关节炎。临床表现为关节疼痛、僵直畸形和功能障碍等。

2. 流行病学 骨性关节炎可从 20 岁开始发病，但大多数无症状，一般不易发现。骨关节炎的患病率随着年龄增长而增加，女性比男性多见。国外的调查指出，有明显的骨关节炎 X 线证据者，在 45～64 岁年龄组中，男性占 25%，女性占 30%；而在 65 岁或以上的年龄组中，男性上升为 58%，女性上升为 65%。临床调查也证实，骨关节炎的发生率 59～69 岁患者为

29%，而在 75 岁或以上患者为 70%。

3.病因　根据有无局部和全身致病因素，将骨关节炎分为原发性和继发性两大类。

（1）原发性骨关节炎：发病原因尚不明确，它的发生和发展是一种长期、慢性、渐进的过程，其发生与年龄、肥胖、遗传等因素有关。

（2）继发性骨关节炎：是指由外伤、炎症、代谢等因素导致的结构改变从而引起关节软骨变性和退变，导致关节功能障碍的骨关节病。

4.病理生理　最早期的病理变化发生在关节软骨。首先，关节软骨局部发生软化、糜烂，最后软骨下骨外露，继发骨膜、关节囊及关节周围肌肉的改变，从而使关节面上生物应力平衡失调，有的部位承受应力较小，有的部位承受应力过大，形成恶性循环，病变不断加重。

（1）关节软骨：关节镜检查时，正常的关节软骨呈淡蓝白色、透明、表面光滑、有弹性、边缘规整，在关节炎的早期，软骨表面为淡黄色，失去光泽，继而软骨表面粗糙，局部发生软化，失去弹性，胶原纤维变性。在关节活动时发生磨损，软骨可碎裂，脱落，软骨下骨质外露。显微镜下观察时，软骨基质失去均质性，胶原纤维显现，软骨细胞肿胀，崩解，软骨细胞的正常排列发生改变，软骨面糜烂，剥脱，软骨变薄。

（2）软骨下骨：软骨磨损最大的中央部位骨质密度增加，骨小梁增粗，呈象牙质改变，外围部位承受压力较小，软骨下骨质发生萎缩，出现囊性改变，由于骨小梁的过度吸收，使囊腔扩大，周围成骨反应而形成硬化壁。在软骨的边缘或肌腱附着处，因血管增生，通过软骨内化骨，形成骨赘，即所谓"骨刺"。骨赘若破裂或关节软骨剥脱，可形成关节内游离体。

（3）滑膜：其病理改变有两种类型，①增殖型滑膜炎，大量的滑膜增殖，水肿、关节液增多，肉眼观呈葡萄串珠样改变。②纤维型滑膜炎，关节液量减少，葡萄串珠样改变大部分消失，被纤维组织所形成的条索状物代替。滑膜的改变不是原发病变，剥脱的软骨片及骨质增生刺激滑膜引起炎症，促进滑膜渗出。

（4）关节囊与周围的肌肉：关节囊可产生纤维变性和增厚，限制关节的活动，周围肌肉因疼痛产生保护性痉挛，关节活动受到进一步限制，可发生畸形（屈曲型或脱位）。

5.临床表现　退行性关节炎可发生于全身各关节，但好发于负重较大的膝关节、髋关节、脊柱及手指关节等部位，尤以膝关节和髋关节多见。

（1）症状：主要是疼痛，初期轻微钝痛，并不严重，以后逐步加剧；活动多时，疼痛加剧，休息后好转。有的患者在静止或晨起时感到疼痛，稍微活动后减轻，称为"休息痛"。疼痛有时与天气变化、潮湿受凉等因素有关。患者常感到关节活动不灵活、僵硬、晨起或休息后不能立即活动，需一定时间活动后才能解除僵硬状态，关节活动时有各种不同的响声如摩擦声等，有时可出现关节交锁。关节炎发展到一定程度，关节肿胀明显，特别是伴有滑膜炎时，关节内可有积液，主动或被动都受限制。

（2）体征：关节局部有压痛和肿胀，如膝关节浮髌试验阳性；后期出现关节周围肌萎缩，主动或被动活动时，关节伴有响声及有不同程度的活动受限和软组织挛缩，严重时出现关节畸形，如膝内翻、手指远侧指间关节侧方增粗，形成 Heberden 结节。

6.康复评定　退行性关节炎的康复评

定包括以下几个方面。

（1）关节及肌肉功能评定

1）疼痛评定：可采用视觉模拟评分法（VAS）评定疼痛的程度。

2）关节肿胀评定：测量受累关节的围度，与健侧比较，了解关节肿胀的程度。

3）关节活动范围评定：采用关节量角器测量病变关节的活动范围。

4）肌力评定：使用徒手肌力法（MMT）检查肌肉力量，手指肌力测定可采用握力计。

5）关节畸形评定。

6）肌肉萎缩的评定：测量受累关节肌肉的围度，与健侧对比，了解肌肉萎缩的程度。

（2）平衡评定：使用 Berg 平衡量表对患者整体平衡情况进行评定。

（3）综合评定：慢性骨关节炎患者的生理功能、心理和社会活动能力都会受到影响，可选用关节炎影响评定量表（the arthritis impact measurement scale，AIMS）进行综合评定（附录十九）。

7. 康复治疗 目的是缓解疼痛，改善关节的稳定性，维持关节活动度，增强肌力，保持关节功能，防止畸形，提高患者生活质量。具体康复措施包括下述几项。

（1）健康教育：帮助患者认识疾病，树立战胜疾病的信心，取得患者的积极配合。适当的休息，指导患者制订个体化的康复锻炼计划，告知功能锻炼尽量在非负重状态下进行，减少大负荷负重下的关节损害。合理使用消炎镇痛药物，肾及胃肠道功能较差的老年人应慎重使用非甾体抗炎药。

（2）药物治疗：疼痛明显情况下可适当使用非甾体抗炎药或部分活血化瘀中草药缓解症状。另外，关节内注射透明质酸钠，可起到润滑关节、保护关节软骨的作用。不提倡反复在关节内注射皮质激素类药物。

（3）物理因子治疗：常用的治疗方法包括间动电疗法、干扰电疗法、超短波、红外线、温热式低周波、蜡疗、水疗法等，家庭中热水浸浴与淋浴也可根据个体情况选择应用，这些均可改善关节局部血液循环，增进局部代谢，有消炎、消肿、镇痛作用。

（4）运动疗法：包括关节活动度训练、肌力训练及部分有氧运动训练。

1）适当的关节活动度训练可以维持关节的正常活动范围，同时对关节软骨进行适度的加压与减压，以促进软骨基质液与关节液的交换，改善关节软骨的营养与代谢，改善血液循环，促进慢性炎症的消除。训练过程中主要进行关节非负重下的主动运动，下肢运动宜在坐位与卧位进行。如果利用器械进行受累关节的连续被动运动，一般建议在无痛或少痛范围内进行。

2）肌力训练可以给受累关节以一定的应力刺激，预防和治疗失用性肌萎缩，增强关节的稳定性。训练过程中建议在无痛范围内做肌肉的等长收缩运动，一般持续6秒左右，然后放松休息，如此反复进行。例如，膝关节发生退行性关节炎时可以建议做直腿抬高运动，即患者取仰卧位，在膝关节 0° 的情况下，做整个下肢抬离床面的运动。练习时注意循序渐进，个体化原则。

3）有氧运动一般指全身大肌群参加的有氧运动，有利于脂质代谢，配合适当的饮食控制可促进体重正常化，以减轻关节负荷。常见的有氧运动训练有游泳、功率自行车训练等。

（5）辅助器具的应用：根据病程的情况需要适当选用各种拐杖、助行器、支架、轮椅等，可以减轻受累关节的应力负荷，有积极的辅助治疗作用。

（6）手术治疗：当非手术治疗方法不

能有效控制症状时，应考虑进行手术治疗。手术目的在于减轻关节疼痛，矫正畸形，保留关节功能和关节的稳定性，或恢复严重病例的关节功能。目前用于治疗退行性

关节炎的手术方法有关节清理术、截骨术、融合术、关节切除成形术、骨软骨移植术及人工关节置换术等。

（柯松坚　栗　晓）

第三节　关节置换术后

19 世纪中期，人工关节置换开始出现。目前，人工关节置换技术已经被骨外科医师广泛应用。关节置换术是指用人工关节替代和置换病损的自体关节来达到改善关节功能的一种手段，目前已应用于治疗髋、膝、肘、肩、桡骨头、掌指等关节的疾病，尤以人工全髋关节、膝关节置换术最为常见。

一、全髋关节置换术后

（一）概述

1. 定义　全髋关节置换术（total hip replacement，THR）是指应用人工材料制作的结构植入人体髋关节处以替代病损的自体关节，从而获得髋关节的功能。典型的全髋假体是由一个嵌入式的金属的股骨头部分与一个高密度的聚乙烯的髋臼部分所组成。

THR 术中对假体一般采取骨水泥固定和非骨水泥的生物学固定两种固定方法。骨水泥固定常规用于骨质疏松和骨储备不良（poor bone stock）患者，特别是老年患者，但骨水泥固定的远期问题主要是髋臼假体易发生松弛。非骨水泥固定更多用于60 岁以下及体力活动较活跃的患者，而且非骨水泥固定方法的远期效果较理想，但术后骨组织的长入需要 3 ～ 6 个月的时间，随后还需要骨塑性的时间，因此，允许开始负重的时间和所需的康复时间要明显长于骨水泥固定方法。因此，术中固定方法的选择对术后康复的进程影响较大。

2. 手术适应证和禁忌证

（1）手术适应证：包括陈旧性股骨颈

骨折、股骨头严重缺血性坏死、类风湿关节炎、强直性关节炎、化脓性关节炎和严重退行性骨关节炎、骨肿瘤、髋关节先天性发育不良、髋关节重建失败、慢性髋关节习惯性脱位等。

（2）手术禁忌证

1）绝对禁忌证包括活动性感染，系统性的感染或败血症，神经病理性关节，因恶性肿瘤而不允许对假体进行充分的固定，下肢严重血管性疾病，难以配合者，骨骼发育未成熟者等。

2）相对禁忌证包括各种急性炎症病变；局部感染，特别是膀胱、皮肤、胸部或其他局部区域；髋外展肌缺失或肌力相对不足；进行性的神经源性缺陷；迅速破坏骨质的疾病进程；病理性肥胖等。

（二）功能障碍及其评定

1. 功能障碍

（1）疼痛：人工髋关节置换术后的疼痛分为急性和慢性疼痛两大类。急性疼痛通常是指术后伤口的局部反应；慢性疼痛是指疼痛持续时间超过 1 个月，应详细检查，找出原因。

（2）运动障碍：主要表现为髋关节ROM 受限、关节源性肌萎缩和肌力及耐力减退，站立平衡障碍和步行障碍，部分日常活动功能障碍等。

2. 康复评定

（1）术前评定：包括疼痛、关节活动度、肌力和耐力、平衡、下肢长度、步态特征、辅助设备的使用情况、全身功能状况、对

功能障碍的认知程度等。

（2）术后评定

1）疼痛的评定：采用 VAS。

2）运动功能的评定：包括术侧髋关节的关节活动度和肌力；站立位平衡和步态；肌肉耐力和心血管耐力等。

3）髋关节的功能评定：Harris 髋关节评分（Harris hip score，HHS）是髋关节功能评定中最常用的临床评估，用来评估髋关节炎的严重程度和全髋置换术的效果。HHS 评分包括量化疼痛、功能评估和物理检查。其中功能评估包括行走能力、支撑能力、上下楼梯的能力、坐位耐力、使用交通工具的能力和穿鞋袜的能力；物理检查包括跛行情况和活动度检查。满分 100 分。根据分值将髋关节功能分为 4 级：90 ～ 100 分：很好；80 ～ 89 分：好；70 ～ 79 分：一般；小于 70 分：差。

4）X 线：诊断和评定骨水泥固定的假体松动的主要依据。

5）CT 和 MRI 检查：CT 能够清晰地显示关节内的骨赘和剥脱骨碎片，也显示骨质改变的情况。MRI 轴位像可以在很大程度上补充矢状位、冠状位和三维影像的不足。单侧或双侧对比关节造影联合 CT 检查可显示透 X 线的游离体。高分辨率的 MRI 提高了辨别髋关节内部组织病理改变的可能性。髋关节的关节囊顺应性较差，关节周围软组织丰厚，在 MRI 图像中显示的关节积液对诊断很有帮助。

（三）术前康复教育

①术前心理准备。②指导患者术前、术后康复注意事项及正确转移训练要点，正确使用辅助器具方法，术后日常生活活动注意事项。③术前关节活动度训练，髋部肌肉、股四头肌和腘绳肌的肌力练习。④改变传统的左侧卧位、右侧卧位翻身法，以减少双侧切口受压。可采用 3 点式和 4 点式：即患者头颈向后仰，枕部加双肘部 3 点同时床上用力，挺胸收腹使腰背及躯干抬离床面，减少肩胛骨皮肤受压；患者两肩背部加足部 4 点同时蹬床面，两手心朝上托住双侧髋部，腹部往上挺，用力抬起臀部，避免骶尾部皮肤受压。每次 5 ～ 10 分钟，每天 3 次。⑤鼓励患者进行深呼吸和咳嗽训练。⑥注意术后皮肤和尿道护理。

（四）术后康复治疗

目的是通过功能训练防止组织粘连与挛缩，恢复正常关节活动范围，增强关节周围肌群的力量，重建髋关节的稳定性，最终恢复髋关节日常活动的功能。术后的康复计划设计取决于手术的方式及患者的个体情况。手术后要经历至少大于 12 周的康复治疗和家庭指导。髋关节置换术后康复治疗分 4 个阶段：①早期保护期训练阶段，即术后 0 ～ 2 周。②中期保护期训练阶段，即术后 3 ～ 12 周。③肌力强化训练阶段，即术后 3 ～ 6 个月。④回归运动功能强化训练阶段，即大于 3 ～ 6 个月。

普通人群与运动员在各阶段的康复目标和训练进度有很大差别，建议术后 6 周内的康复计划如下所述。

1. 术后 0 ～ 1 周

（1）康复目标：控制疼痛和出血、减轻水肿，保护创伤部位，防止下肢深静脉血栓和关节粘连，维持关节活动度。

（2）一般治疗措施包括：①疼痛控制。待患者清醒后，可进行 VAS 评估。如果 VAS ≥ 5 分，使用选择性药物镇痛方法缓解疼痛。注意镇痛药物种类的选择或是否使用镇痛泵，根据患者具体情况确定。②髋部冰袋冷敷。每次 15 ～ 20 分钟，2 ～ 4 小时 1 次。③体位摆放。术后患者取仰卧位，患侧肢体常规置于髋关节轻度外展中立位（外展 30°）；另外，有时根据人工假体柄和臼置入的角度情况可以将患髋置于外展外旋位（外展 30°、外旋 15°）或髋关节外展内旋位（外展 30°、内旋 15°）。如果患者取健侧卧位，必须注意保持患侧肢体上述体位，将特制的梯形软枕放于患者双腿之间。患侧髋膝关节伸屈角度为 0°～90°。防止髋内收、过度屈曲，防止假体脱位。

（3）运动训练：术后第 1 天开始床旁运动练习。

1）呼吸训练：深吸气、深呼气和有效的咳嗽咳痰训练。两上肢做伸展扩胸运动，进行肺功能训练。每个动作重复 10 次。每天 2～3 次。

2）踝泵运动：踝关节主动背伸与跖屈，使下肢肌肉等长收缩，挤压深部血管，促进血液循环，预防下肢深部静脉血栓形成。注意：患者清醒后即应开始踝泵运动，15 次 / 小时，每个动作保持 5～10 秒，再放松，每组 10～15 次。

3）股四头肌、腘绳肌、臀大、臀中肌等长收缩练习。

4）髋关节伸直练习：屈曲对侧髋关节和膝关节，术侧髋关节做主动伸直动作，充分伸展屈髋肌及关节囊前部。

5）髋关节屈曲：屈膝关节，向臀部滑动足跟练习，髋关节屈曲约 45°。

6）上肢肌力练习：恢复上肢力量，能较好地使用拐杖。以上每个动作保持 10 秒左右，每组 20 次。

7）仰卧位，患侧髋关节轻度外展 20°～30°，髋关节无旋转，每次练习 5～15 分钟。

8）负重训练：骨水泥固定型假体术后第 1 天患者即借助步行器或双拐离床负重，练习床边站立、部分负重行走和上下阶梯。由部分负重过渡到完全负重的步行，逐日增加行走距离，每天 3 次，1 周后改用健侧拐杖或手杖。非骨水泥固定型假体术后第 1 天患者即用助行器或双拐离床，但是患侧不负重。负重时间适当推迟，通常持续用拐杖。在术后第 3 周根据个人情况开始患侧足负重为体重的 25%，第 4 周负重 50%；第 6 周负重体重的 75%；第 8 周为 100% 负重。大粗隆截骨或结构植骨，用双拐 12 周，逐渐负重。

9）步行训练：术后 24 小时后，在康复治疗师的指导下持助行器下地行走，注意患侧负重情况。术后第 1 天每次可步行 5～10m，第 2 天可以加倍，以后逐渐增加，待助步器行走能保持平衡和稳定后，可持双拐行走。

10）卧坐位、坐站位训练：先将健腿屈曲，臀部向上抬起移动，将健侧下肢移动至床沿，用双肘支撑坐起，屈健腿伸患腿，将患肢移至小腿能自然垂于床边，过程中注意患肢不要出现髋内收。坐起时膝关节要低于髋关节，上身不要前倾。坐位到站位点地训练：患者健腿点地，患侧上肢挂拐，下肢触地，利用健腿和双手的支撑力挺髋站立。

2. 术后第 2 周

（1）康复目标：改善关节活动度，减少疼痛和水肿，患肢在不负重情况下的主动运动，增强患肢肌群肌力和耐力。

（2）运动训练包括：①股四头肌练习，要保持髋关节相对稳定，将硬枕放在患侧膝关节下，将膝关节伸直，助力下做下肢抬高，角度小于 30°，10～15 秒 1 次，15～20 次为 1 组。每天 3 次。②被动屈髋，角度为 30°～60°，每 10～15 次为 1 组。每天 3 次。③负荷、步行训练：骨水泥固定型假体患者借助步行器或双拐离床负重，练习床边站立、部分负重行走和上下楼梯。非骨水泥固定型假体患者也用助行器或双拐离床，但是不负重。④其他项目，即继续第 1 周治疗项目并做相关强化。

3. 术后第 3 周

（1）康复目标：增强肌力，保持 ROM，本体感觉训练，步态训练，增加日常生活活动能力。

（2）运动训练包括：①平衡杠内做患侧少量负重站立练习，时间15分钟。②加强髋关节和膝关节屈伸活动练习，保持和增加关节活动度，20～30个/次。③患侧股四头肌、腘绳肌、臀大肌和臀中肌等长收缩，患侧股四头肌、腘绳肌、臀大肌和臀中肌低、中强度等张收缩，小腿肌肉的抗阻练习，20～30个/次，每天3次。④双拐辅助下步态练习。

4. 术后第4周（大于4周以后）

（1）康复目标：以增强肌力为主，提高患侧负重能力，加强本体感觉训练，髋关节控制训练改善步态，防止摔倒。

（2）运动训练包括

1）肌力训练：梨状肌、臀中肌、臀小肌肌力训练。患者可以取仰卧位或站立位，患腿分别置于髋关节外展10°～30°，患侧髋关节外展训练。每个动作运动量：保持10～15秒/次，重复15～20次。髂腰肌、股四头肌收缩训练：将患肢伸直，直腿抬高15°～60°，保持10～15秒再放下为1次，在不同角度各重复10～20次。臀大肌、股二头肌收缩训练：患者取仰卧位，患腿伸直向下用力压床，保持5～10秒为1次，重复20次。患者也可取俯卧，使患腿膝关节处于伸展位，将腿抬高，治疗者施加阻力于患腿的大腿和小腿上，保持5～10秒为1次，重复10～20次。患者也可取俯卧位，膝屈曲90°，然后向上抬腿，保持5～10秒为1次，重复15～20次。

2）关节活动度训练：患侧髋关节屈曲、外展、后伸训练，过程中注意动作缓慢，避免假体脱位。

3）负重训练：增加负重体位下抗阻力的主动关节运动，如静态自行车、上下楼梯等。在患侧大部分负重站立下主动屈髋，角度小于90°；功率自行车练习，上车时患肢支撑，健侧先跨上车（坐椅高度以屈髋＜90°），时间15～20分钟；术后2个月后的患者，患侧可进行站立位抗阻力的髋关节主动训练。

（五）术后生活活动注意事项

（1）术后3个月内防止髋关节屈曲大于90°。坐位时不要坐太低的座椅或沙发，正确的坐位方式是保持身体直立，不要前倾或弯腰。加高坐便器座位。

（2）患者取卧位时不要忘记在两腿间放枕头，保持双下肢外展位。6个月内禁止髋关节内收、内旋。

（3）无论是坐位、站立、卧位，不要将膝关节靠近对侧膝关节，更不要交叉双腿，让患腿穿过身体的中线，将患腿放在健腿上。

（4）避免下蹲取物。当需要时，可让患者外展患肢下蹲，保持患侧髋关节屈曲不超过90°。

（5）不要使身体前倾穿鞋袜，可以借助特别支具，如长支具手或请他人帮助。

（6）不要在短时间超强度训练，不可以进行快慢跑、打球及其他需要髋关节承受反复冲击性负荷或达到极限位置的运动。多项研究表明，髋臼和股骨假体在体内所发挥的作用可持续15～20年，为了延长假体的使用寿命，年龄在50～60岁以下的患者应该避免参与高强度的体育与休闲活动。

（7）术后6～8周避免性生活。

（六）髋关节置换术后常见并发症及其处理

1. 术后脱位 术后人工假体脱位的原因：①同一关节既往有手术史；②手术部位肌肉瘫痪，神经支配功能丧失；③假体之间撞击；④手术入路、假体位置放置不当；⑤关节周围软组织张力差；⑥术后康复治疗或活动时下肢体位不当。

人工假体脱位处理方法：①假体植入位置错误者，应移出假体，整复后反复脱位或整复失败者，考虑重新手术固定。②假体位置无错误，可麻醉下手法复位。术后髋关节固定在屈曲 20°、外展 20°～30°位；如为后侧脱位者应将下肢放置在轻度外旋位；若为前方不稳定则放置在内旋位。③术后避免过度内收屈髋的动作。④如有关节不稳定者，适当延长外固定时间。

2. *深静脉血栓形成*　静脉血栓是髋关节术后最严重的并发症之一，其中最主要、最致命的是继发肺栓塞，或者极可能发展成远期下肢深静脉功能不全。若没有行预防性治疗，40%～60% 的患者可以发生深静脉血栓，而骨水泥比非骨水泥假体固定者发生率高，全身麻醉较局部麻醉的患者发生率高。深静脉血栓形成因素：血流缓慢、血管壁损伤、血液为高凝状态是导致深静脉血栓形成的主要因素。高龄患者、原静脉血栓史、骨盆、股骨颈、髋关节骨折史、人工关节置换术中长时间的被动体位、术中止血带的使用时间过长；长期卧床体弱下肢活动明显受限，损伤增加血管间接损伤；麻醉因素等均可能使患者人工关节置换术后并发深静脉血栓的风险增加。

3. *疼痛*　人工髋关节置换术后能明显缓解髋关节的疼痛，术后几个月出现疼痛是常见的并发症。疼痛分为急性和慢性疼痛两大类。急性疼痛通常有重要的生物学反应。慢性疼痛指疼痛持续时间超过 1 个月。髋关节疼痛位于关节内臀部、腹股沟区、大转子内侧或大腿前内侧正方，少数累及大腿远端或膝关节。关节外来源肌肉骨骼痛多为转子滑膜炎、髂耻骨滑膜炎、坐骨结节滑膜炎、臀肌综合征引起。髋臼的松动或异位骨化表现为臀部或腹股沟区的疼痛，改变体位，如从坐位到站起，或刚开始行走时的疼痛；大腿

部疼痛在非骨水泥固定假体置换的发生率较骨水泥固定假体高，多发生在患肢负重初期，一般不影响关节活动。

4. *假体松动*　是关节置换术远期失败的主要原因，按照松动时间分为三期：5 年以内，中期 5～10 年，远期 10 年以上。假体松动的相关因素：①机械因素中假体 - 骨或骨水泥、骨界面的微动，假体磨损和假体对周围应力的遮挡作用都参与了松动形成的重要环节。这种微动量的大小直接影响假体与骨的整合，当假体与骨界面间出现大于 150μm 的初始微动可抑制骨的生长；微动小于 28μm 时不影响骨组织向假体表层的长入。②体重或负重。患者体重超过 80 kg，并是单侧髋关节置换者肯定对术后关节有不利影响。③手术原因，如假体植入位置不当，尤其是髋臼的位置或髋臼发育不良者，髋臼假体外展角度过大可造成应力分布不均，会导致假体磨损增加。此外，股骨短长度保留不够，初始固定不良者，假体因素，骨水泥使用不当，骨缺损也容易造成假体松动。④骨溶解。假体的磨损产生大量的颗粒物质所诱发系列的生物反应，使假体周围骨溶解，最终导致假体无菌性松动。假体磨损可发生在股骨头与髋臼假体界面、金属柄与骨水泥界面、骨水泥与骨界面和假体表层与骨界面。⑤年龄。通常关节置换术适合 60 岁以上老人。年龄过大、原发病致残严重、骨质疏松、手术创伤等导致股骨上端骨与骨体分离而发生松动。

5. *异位骨化*　人工髋关节置换术后异位骨化的发生率为 5%～81%（髋关节翻修术后）。异位骨化的两个主要特征：①发病为多因素起源；②形成广泛骨化，有效的治疗方法一般是手术治疗，通常在术后 3 个月内的发生率较高。一般将髋关节 X 线正位上观测到的异位骨化分为 4 级。Ⅰ级：髋关

节周围组织内骨岛形成；Ⅱ级：从骨盆或股骨近端延伸出的骨刺与对位骨组织表面至少1cm；Ⅲ级：髋关节周围发生弥漫性骨化；Ⅳ级：股骨和骨盆之间发生桥梁状连续性骨化，出现骨性强直。Ⅰ级和Ⅱ级骨化对髋关节功能影响不大，Ⅲ级和Ⅳ级可导致髋关节强直和疼痛。导致异位骨化的危险因素：①性别：男性是女性的2倍。②高发病种有活动期强直性脊柱炎和类风湿关节炎、短期内迅速进展的骨性关节炎和特发性骨骼肥厚症。③手术：软组织损伤和出血。

二、全膝关节置换术后

（一）概述

1. 定义　全膝关节置换术（total knee replacement，TKR）是指应用人工材料制作的全膝关节结构植入人体以替代病损的自体关节，从而获得膝关节功能。TKR的发展较全髋关节置换术稍晚。随着手术技术、假体材料和康复技术等的发展，人们逐渐认识到TKR的成功在很大程度上取决于外科技术、器械、患者的依从性，以及术前与术后的康复护理和康复治疗。现在大多数的TKR所采用的假体是一个半约束式的假体系统以置换2或3个膝关节腔。假体通常采用的固定方法包括骨水泥、非骨水泥或"混合"式固定。

2. 手术适应证和禁忌证

（1）手术适应证：包括功能受损而导致的膝关节疼痛；影像学证据表明存在严重的关节炎；负重或活动时因严重的膝关节疼痛而影响功能性活动；继发于进行性关节炎的广泛的关节软骨破坏；活动受限或粗大失稳；膝关节显著畸形，如先天性内外翻；非手术治疗失效或先前手术失败。

（2）手术禁忌证

1）绝对禁忌证包括新近或反复的膝关节感染；败血症或系统性感染；痛性膝关

节实体融合（痛性愈合型的膝关节融合通常是由于反射性交感神经营养不良导致，而手术对此无帮助）。

2）相对禁忌证包括严重的骨质疏松；较重的健康状况不良；无痛的功能良好的关节强直；神经源性关节周围肌肉无力等。

（二）功能障碍及其评定

1. 功能障碍　主要为疼痛和运动障碍。

（1）疼痛：人工膝关节置换术后数天会存在伤口的疼痛；如疼痛剧烈和持续加重，必须分析原因，预防感染发生。

（2）运动障碍：主要表现为膝关节ROM受限、肌力减退，站立平衡障碍和步行障碍，日常活动能力减退。

2. 康复评定

（1）术前评定：包括疼痛、关节活动度、肌力、双膝关节肌肉围度、站立平衡、步态、下肢长度、步态特征、辅助设备的使用、全身功能状况、对功能障碍的认知程度等。

（2）术后评定：①疼痛的评定采用VAS法。②运动功能的评定包括术侧膝关节的关节活动度和肌力，站立位平衡和步态，肌肉耐力和血管耐力。③膝关节的功能评定采用HSS评分法；评分内容包括疼痛30分，功能22分，活动度18分，肌力10分，屈曲畸形10分，稳定性10分；疗效标准为优秀：85分～100分；良好：70分～84分；一般：60分～69分；差：小于60分。④X线检查，了解局部骨质情况及假体位置，包括平台假体的倾斜、髌股关节及胫股关节对合情况。

（三）术前康复

术前功能训练有助于加速术后康复。多数全膝关节置换者为高龄患者，其中约35%有不同程度的膝关节运动功能障碍，故康复计划应从术前就开始。具体包括：①术前详细询问病情，全面查体，特别注意患者心肺功能、感染，对高龄有严重合并症的患者要注意观察。②向患者讲解康复的重要性，制订出适合患者个体术前加强肌力和关节活动度的训练，术前尽可能将膝关节活动度获得最大程度改善。③指导患者使用步行器或拐杖的方法。④进行深呼吸和咳嗽技巧的训练。⑤指导患者进行患肢肌力训练。⑥指导肥胖患者减肥。⑦给予患者一定的心理辅导，让患者了解术前相关准备，手术的必要性和作用及注意事项，术后注意事项等。

（四）术后康复

1. 第 Ⅰ 阶段（术后 1 天～ 1 周）

（1）康复目标：控制疼痛、肿胀、预防感染和下肢深静脉血栓形成，促进伤口正常愈合。

（2）一般治疗：包括控制疼痛（使用镇痛泵或非甾体抗炎药物等），预防肿胀（患肢穿弹力袜，抬高患肢，患膝冰敷、压力治疗等）；预防肺功能减退，肺部感染（深呼吸和咳痰训练等）及泌尿道感染等。

（3）运动训练：包括负重训练、关节活动度训练和肌力训练。第 1 天控制出血，适量活动。

负重训练要根据手术医师的要求给予控制性负重，即部分负重，必要时佩戴膝关节支具。术后第 2 天开始下地扶助行器站立，部分负重。骨水泥性假体可以术后 2 ～ 4 天下地，非骨水泥性假体的负重时间不同，要 6 周后才可负重；需要与手术医师讨论具体下地负重行走时间。

关节活动度训练必须注意每种假体屈曲限值。术后立即固定在完全伸直位。术后 2 天在不引起疼痛状态下开始床上进行膝关节主动或被动关节活动；踝关节和足趾关节主动屈伸活动；髋关节主动屈伸活动。拔除引流管后，开始加大主动活动髋股关节，膝关节主动屈伸训练。必要时可以辅助使用 CPM 治疗，术后 3 ～ 4 天开始使用：初次活动范围为 0°～ 45°，每次连续活动 30 分钟或 1 小时，每天 2 ～ 3 次，每天增加屈曲活动范围 10°。

肌力训练包括被动或者主动辅助下不同角度直腿抬高训练，10 ～ 15 秒 / 个，20 个 / 次，每天 2 ～ 3 次；股四头肌和腘绳肌的等长收缩训练，踝关节和髋关节的肌肉力量维持训练等。

2. 第 Ⅱ 阶段（术后 1 ～ 2 周）

（1）康复目标：重点加强患侧肢体关节活动度，膝关节活动范围达到 0°～ 90°。鼓励不负重状态下的主动运动，促进全身体能恢复。继续消除疼痛、促进血液循环及减轻炎症反应，防止深静脉血栓。恢复股四头肌和腘绳肌肌力，能独立完成日常生活活动。

（2）一般治疗：继续上述运动训练项目。采用各种物理治疗控制疼痛和肿胀。保持运动后冷敷。采用电刺激肌肉或生物反馈治疗，减缓肌肉萎缩。

（3）运动训练：包括进一步负重训练、关节活动度训练和肌力训练，开始本体感觉训练和平衡训练。

（4）负重训练：在治疗人员的指导下，扶助行器辅助下站立，逐渐增加行走负荷，用双拐或助行器行走。

（5）关节活动度训练：包括被动活动髋股关节，膝关节主、被动屈伸 ROM 训练。膝屈曲挛缩的患者，注意加强关节活动度的训练，CPM 可有效地增加膝关节屈曲度，减轻术后疼痛，减少深静脉血栓，争取 1 ～ 2 周后达到 90°膝关节屈曲。

（6）肌力训练：继续股四头肌、腘绳肌等长收缩训练，直腿抬高训练。开始床边坐位膝关节股四头肌、腘绳肌等张收缩训练。患者坐于床边，主动将膝部屈曲，保持 5 秒，然后再主动将小腿伸直抬高，保持 5 秒，重复 10 ～ 15 次。

开始本体感觉训练和站位各种平衡训练（无痛）。

3. 第Ⅲ阶段（术后 2～4 周）

（1）康复目标：控制肿胀，保持关节活动范围，增加肌力与负重站立行走训练、身体平衡训练、膝关节本体感觉训练。

（2）一般治疗：ROM 和肌力练习后，可给予局部冷敷，继续上述运动训练项目。采用各种物理治疗如磁疗、脉冲短波、激光、低频调制中频电和超声波等，对控制肿胀和减轻疼痛很有效。采用电刺激肌肉或生物反馈治疗，减缓肌肉萎缩。

（3）运动训练：包括更进一步强化负重训练、关节活动度训练和肌力训练，逐步增强本体感觉和平衡能力，步行训练。

（4）负重训练：为扶拐或助行器行走，患肢部分或完全负重。术后第 3 周在静态自行车上通过调整座位高度，增加脚踏阻力达到训练目的。术后 3 周在步行器上进行步态训练，纠正异常步态。最初的步态训练及平衡训练，先在平行杠内进行，将重心逐渐完全转移到患膝，逐渐过渡到扶拐练习。3 周后去助行器，使用拐杖行走。渐进增加步行活动及上下楼梯的训练。

（5）关节活动度训练：膝关节 ROM 训练是重点。患者坐于轮椅内，术侧足触地，将双手轻轻地向前方推动轮椅，使膝关节被动屈曲，保持 10 秒或者患者能够耐受的更长时间，然后恢复原位置，再重复。患者取卧俯位，膝关节主动屈曲训练。屈膝训练：患者坐在床边，主动屈膝，健侧足帮助患肢下压屈曲，保持 5～10 秒，或者更长时间，然后放松，再重复以上动作。

（6）肌力训练：渐进抗阻训练进行终末伸膝训练，15°、60°、90° 的直腿抬高训练，主动辅助和主动的膝关节屈伸运动训练，加强腘绳肌肌力训练。股四头肌伸膝训练：患者坐在床边，主动伸膝，健侧足帮助患肢上抬尽量完全伸直膝部，保持 5～10 秒，或者更长时间，然后放松，再重复以上动作。

本体感觉训练为坐位更高难度的盲视下关节角度重复训练，各种平衡训练，双侧关节感知训练。

4. 第Ⅳ阶段（术后 4～6 周）

（1）康复目标：恢复正常关节活动度，恢复患肢负重能力，加强行走步态训练，训练患者平衡能力，获得最大的关节活动范围及最大肌力，加强下肢平衡功能和本体感觉训练。

（2）一般治疗：是继续上述运动训练项目。采用各种物理治疗如磁疗、脉冲短波、激光、低频调制中频电和超声波等控制水肿和瘢痕。增加器械训练，采用电刺激肌肉或生物反馈治疗，减缓肌肉萎缩。

（3）运动训练：包括继续更进一步强化负重训练、关节活动度训练、肌力训练和纠正步态，增强本体感觉和平衡能力。

（4）负重训练：为逐渐使用单拐步行，术后 6 周视个人情况可开始尝试脱拐行走。开始后退、侧向行走训练。辅助下上下楼梯和跨越障碍物训练。

（5）关节活动度训练：使膝关节的屈曲角度不同（如 90°、70°、50°、30°、10° 条件下），分别在不同的角度上进行等长肌力训练。（屈髋位）患者取仰卧位行直腿抬高练习。低强度的长时间牵张或收缩—放松运动以持续增加膝关节 ROM。固定式自行车练习，开始时座垫尽可能地抬高，逐渐降低座垫高度，以增加膝关节屈曲。

（6）肌力训练：股四头肌和腘绳肌的多角度等长运动和中度的负荷训练，关节及肌群的，髋关节、踝关节肌力维持训练。

本体感觉训练为站立位盲视下关节角度重复训练，各种平衡训练，双侧关节感知训练，上下台阶等。

5. 第 V 阶段（术后 6 ～ 12 周）

（1）康复目标：继续增强膝关节肌力和关节 ROM 练习，加强肌肉功能，改善膝部稳定性、功能性控制和生活自理能力。

（2）一般治疗：继续上述练习内容。有针对性地适当选用物理治疗因子辅助治疗。

（3）运动训练：包括强化负重训练、关节活动度训练、肌力训练和纠正步态，增强本体感觉和平衡能力，维持性家庭康复指导。

（4）负重训练：渐渐增加步行活动及上下楼梯的训练。当允许完全负重时进行膝关节微蹲短弧度训练。患者取站立位，背靠墙，缓慢屈曲髋关节和膝关节（双侧膝关节屈曲控制在 30°～ 45°范围，背部靠墙下滑，保持 10 秒，然后再向上移动使身体抬高，恢复站立位，重复以上动作。

（5）关节活动度训练：膝关节小弧度屈曲（short-acr lunge）微蹲训练。患者双足并立，然后术侧足向前小弓箭步，使膝关节微屈，再伸直膝关节，接着患侧足收回置于原开始位。

（6）肌力训练：为仰卧位、俯卧位、侧卧位下的直腿抬高练习，以增强髋关节肌力，尤其是髋伸肌和外展肌肌群肌力。骑固定式自行车及水中运动（非冲撞性体能加强运动）增强肌力。

（7）维持性康复训练：患者出院后继续督促进行康复训练，定期复查，直至获得较满意的效果，患者的肌力及 ROM 均达到正常水平。以后仍然需要长时间维持康复锻炼，保持已获得的功能不减退，以延长假体使用年限。

膝关节置换的康复治疗过程中物理因子治疗的辅助应用：①冷疗法，即使用冰袋，只用于患膝关节，15 ～ 30 分钟/次，术后 1 次/小时，至关节消肿、疼痛减轻。②电疗法，包括毫米波疗法和经皮神经电

刺激疗法。光疗法可用紫外线局部照射，消炎镇痛，促进伤口愈合。③蜡疗，伤口愈合，无明显水肿者可以进行蜡疗。蜡疗可较好地控制瘢痕增生，增加纤维组织的延展性，帮助增加关节活动度。可以应用刷蜡法或蜡饼法，每次 20 ～ 30 分钟，每天 1 次。

（五）术后注意事项

1. 引流　膝关节置换术后，如果放置了引流管，通常在 24 小时内拔出。注意引流液性状、颜色、亮度和引流量，如液性混浊，应做细菌培养。

2. 伤口愈合情况　伤口不愈合的常见原因是局部继发感染。术后早期伤口的无菌消毒，保持干燥都十分重要，若有感染征兆，应及时处理。

3. 防止深静脉血栓形成　术后穿戴加压弹力长袜，早期就开始下肢肌肉等长收缩训练，按照医嘱要求做踝泵运动，这是防止深静脉血栓的有效方法，必要时应用肝素等抗凝药物预防深静脉血栓形成。

4. 负重问题　负重的时间和负重多少量，应该与外科医师商议后确定。术后允许立即负重，也可以选择保护性负重，即术后 6 ～ 12 周渐进阶梯性负重，以保护骨折处的愈合或非骨水泥固定假体的骨质等组织长入。

5. 关节不稳　全膝关节置换术后，关节不稳定的发生率为 7%～ 20%，通常多由于膝关节周围韧带功能不全和肌力不足造成，修复和保存重要韧带，除注意术中正确操作避免再损伤外，可选择合适的膝关节假体，来弥补韧带功能不足。

6. 假体松动　TKR 术后无菌性假体松动发生率为 3%～ 5%。导致假体松动的主要原因是感染、肢体对线不佳、股骨和胫骨平台假体对线不良、一侧胫骨平台松动下沉所致。除手术医师要提高手术精确度

外，康复治疗人员指导患者加强肌力训练，保持膝关节稳定性，同时要避免跑、跳、背重物等，对骨质缺损和骨质疏松患者应在实施康复训练中倍加注意。

7. 每种假体都有屈曲限值，在关节活动度训练时要超过该限值会有不良结果。

（柯松坚　栗　晓）

第四节　强直性脊柱炎

一、概述

1. 定义　强直性脊柱炎（ankylosing spondylitis，AS）是以中轴关节包括骶髂关节、肋椎关节及周围组织的慢性、进行性炎症为主的全身性自身免疫性疾病。一般发病缓慢，病程较长，早期常见腰骶部疼痛，晨僵，椎旁肌痉挛，腰部活动受限，病变主要以轴线骨骼和骶髂关节受累为主，亦常累及周围关节。

2. 病因　本病目前病因不明。近些年来，由于人类组织相关抗原（HLA）研究的发展，发现有90%以上的患者HLA-B$_{27}$为阳性，而在正常人群中只占8%。本病有家族遗传倾向。发病率为0.3%。不同地区，不同民族发病率差异较大。好发于男性青壮年，男女比为9∶1，发病高峰在15～35岁，40岁以后极少发病。男性多表现为进行性脊柱和髋关节病变，女性以外周关节受累多见，且症状较轻，易被忽略或误诊。本病25%以上患者可出现虹膜炎，3.5%～10%患者可出现心脏损害，10%～80%患者可发生肾损害、肺部有纤维浸润病变及肺功能障碍等。本病致残率较高。

3. 病理生理　其病理改变是慢性、非特异性滑膜炎，肌腱末端附着点炎症。由于反复发作，能导致相应部位软骨及骨质出现炎症而被破坏或新骨形成。晚期可因椎间盘纤维环钙化，骨性融合及附近韧带钙化形成脊柱强直，生理曲度消失，出现胸椎后凸，呈驼背畸形。

4. 临床表现　发病一般缓慢，早期感腰骶部疼痛，可伴有椎旁肌肉痉挛或僵硬，特点为休息时加重，活动时减轻。晚期脊柱自下向上逐渐强直，生理曲度消失，出现驼背畸形。实验室检查，红细胞沉降率及C反应蛋白轻度升高，HLA-B$_{27}$阳性。辅助检查中X线片示，早期骶髂关节边缘模糊，稍见致密，关节间隙加宽；中期关节间隙狭窄，关节边缘骨质增生与腐蚀交错，呈锯齿状；晚期关节间隙消失。脊椎早期仅见骨质疏松，中晚期出现小骨刺、方椎，小关节融合，关节囊及韧带钙化、骨化，脊柱强直呈"竹节"状。

二、康复评定

1. 胸廓呼吸差测定　由于脊肋关节受累及肌腱末端炎症，使胸廓活动受限。其测定方法：前方可在第4肋骨与胸骨交接处（女性），或在乳头上缘（男性）的水平面上，后方在肩胛骨的下角作为测量标准水平面。测量深吸气及呼气时的胸围，两次测量胸围之差称为呼吸差。一般胸围呼吸差值小于5cm，提示胸廓扩展活动受限。

2. 脊柱活动测定　① Wright-Schober实验可准确地反映腰椎的活动情况：令患者直立，取背部正中线髂嵴水平为零，分别向下5cm、向上10cm，各做一标记，然后，让患者保持双膝直立，弯腰，测定两标记之间的距离，若两点延伸少于4cm，提示腰椎活动度降低。②手地距离：患者直立位，膝伸直，腰前屈，测量患者中指指尖与地面距离，此距离的大小可表示脊椎功能状态。手地距离越小，说明功能越好。③枕墙距离：主要评定颈椎、胸椎后凸程度。其方法是让患者靠墙站立，足跟必须贴紧墙面。测量后枕部与墙之水平距离。正常人枕墙距离应为 0。④下颌胸骨距离：此法主要评定颈椎前屈功能，患者取坐位，颈部前屈，测量下颌至胸骨体上缘距离。正常人应为 0。

3. 关节活动度的测量　强直性脊柱炎失侵犯脊柱骨外，也常累及髋、膝、踝、肩等大关节，出现受累关节疼痛、僵硬，活动受限等。可采用关节量角器，测量各关节的关节活动度，以评定其功能障碍情况。

4. 肌力评定　强直性脊柱炎由于疼痛、失用常影响肌力，包括背肌、呼吸肌及四肢肌力等，常可采用 Lovett 肌力测定法，以评定其肌力分级。具体方法参阅第 2 章第二节。

5. 当患者因肢体功能障碍，影响其自理生活能力时，则应进行日常生活活动能力评定。

三、康复治疗

强直性脊柱炎，目前临床上仍无令人满意的治疗方法。其治疗原则是控制炎症，缓解疼痛，保持关节活动度，维持肌力和肢体功能位，防止脊柱和关节的强直和畸形。

1. 一般治疗　本病活动期关节炎症明显时，应卧床休息，睡硬板床，睡眠时，取仰卧位，有助于脊柱伸展。教育患者认识病情，保持乐观情绪，增强抗病的信心和耐心。指导患者坐、站位时，应保持挺腰，练习背靠墙站立姿势，以防止脊柱畸形。

2. 运动疗法　医疗体操是运动疗法首先选用的方法，主要有预防畸形，改善关节活动度，增加肌力，改善肺功能等作用。

（1）呼吸体操：经常进行深呼吸练习能最大限度地扩张胸廓，促进膈肌运动，也可进行腹式呼吸练习。气功疗法可增加肺活量，放松肌肉，全身入静，是一种积极的休息疗法。

（2）脊椎运动及背肌练习，经常做颈、腰椎各个方向运动，也可骑在椅上扭动，增加胸椎旋转活动，以保持脊柱的活动度及维持脊柱的生理曲度，并可利用徒手或器械进行背肌练习。

（3）外周关节运动：本病可累及髋、膝、踝、肩关节等，应注意做各关节的主动及被动运动，尤其是髋伸肌和外旋肌的练习，做下蹲起立、行走跑步、抬腿外旋等运动，以保持髋关节的屈伸、内收、外展功能。

（4）耐力性运动：患者病情稳定，一般情况良好时，可做游泳、登山、羽毛球及网球运动，可增强全身肌力，促进心肺功能，防止脊柱畸形。

3. 物理疗法　应用物理疗法可缓解肌肉痉挛，减轻疼痛和僵硬，对提高强直性脊柱炎患者的生活质量，配合运动疗法的正常进行有着重要作用。常用的方法有温热疗法，如红外线、TDP 特定电磁波、热水浴、中药汽化理疗和药物离子导入、超声波及脊柱部位磁穴治疗等。

4. 药物治疗　一般采用抗风湿治疗，西药给予非甾体抗炎药，如美洛昔康、尼美舒利等，以缓解疼痛和僵硬。中医中药治疗以辨证施治为主。常用的药物有羌活、独活、秦艽、防风、赤芍、牛膝、狗脊、当归、桑枝、威灵仙、薏苡仁等，临床可辨证选用。草药雷公藤具有消肿、通经止痛的作用，对本病有一定的疗效。

5. 小针刀疗法　对于肌肉痉挛或挛缩而引起的疼痛，效果较好。主要是对痛点进行纵剥和横剥治疗。每次可治疗 2～3 个痛点，每周 1 次，3 次为 1 个疗程。

6. 其他康复措施　本病中晚期，患

者功能障碍问题较突出时，可采取针对性的康复措施，如因脊柱强直，活动受限，髋关节功能障碍而致生活自理能力下降时，应进行日常生活活动训练；指导患者如何使用辅助器具，改善其功能状况，提高生活自理能力。患者如有严重畸形，根据病情需要可进行手术治疗，包括滑膜切除、骨切除、人工髋关节置换、脊柱矫形术等。

（栗　晓）

第五节　骨质疏松症

一、概述

（一）定义

骨质疏松症（osteoporosis）是一种以骨量减少，骨组织微细结构破坏导致骨脆性增加和骨折危险性增加为特征的全身骨骼疾病。骨质疏松症可发生于任何年龄，而以绝经后妇女和老年人最为多见。从发病率看，骨质疏松症在世界范围内已经是排在第六位的老年性疾病。目前，全世界至少有2亿人患有这种疾病，其中每年约有5000万人因此发生骨折，有近千万人因此而死亡。

（二）病因

1. 内分泌因素　与骨质疏松症发生相关的激素有性激素（雌激素、雄激素和孕激素）、甲状旁腺激素、降钙素、甲状腺素、皮质类固醇激素和生长激素等，特别是性激素在骨质疏松症的发生中起决定性作用，尤其对女性的影响更为显著。

2. 营养因素　在骨吸收和骨形成的动态平衡过程中，钙、磷两种元素对骨骼的影响较大，钙、磷代谢异常为骨质疏松症形成的主要原因。另外，蛋白质、微量元素（氟、镁、锌）、维生素C、维生素D等异常也与骨质疏松密切相关。

3. 性别及年龄因素　年龄是影响人体骨矿含量的主要因素之一。30～40岁时，骨量达到一生中的峰值，并维持相对稳定5～10年。女性40～49岁，男性40～64岁时骨量开始缓慢减少。女性50岁以后的10年，特别是绝经期后，由于血中雌激素等水平下降，骨量急剧流失，80岁以上达流失高峰，女性骨质疏松患病率可达100%。而男性的骨量丢失始终是缓慢进行的，骨质的总丢失量较女性少，骨质疏松性骨折的发生率也较女性低。

4. 疾病及药物因素　部分全身性疾病，如甲状旁腺功能亢进症、甲状腺功能亢进症、糖尿病、肝肾疾病、胃肠疾病、免疫性疾病等均可引发骨质疏松。长期使用某些药物（肾上腺糖皮质激素、抗癫痫药、避孕药、抗结核药、含铝抗酸药、肝素等），也可影响钙的吸收，使尿钙排泄增加，加速骨量丢失，从而引发骨质疏松。

5. 遗传及免疫因素　相关家系调查发现，46%～62%的发病由遗传因素决定。因此，遗传因素也是骨质疏松症发生的重要原因。免疫功能对骨重建有调节作用，其功能改变与骨质疏松症有一定关系。

6. 失用及环境因素　老年人因行动不便，户外运动及日照减少，维生素D活化减少，从而使肠道钙、磷吸收下降，骨形成及骨矿化程度降低。因骨折或骨病而需长期外固定的患者或长期卧床瘫痪患者极易引起骨质疏松症。气候的变化可影响人体的骨代谢及其营养状况；环境污染物中含有对骨骼有害的铅、铝、镉等重金属，通过呼吸或饮食进入人体后，可影响骨骼对钙、磷的吸收，成骨量少于破骨量，导致或加重骨质疏松。

二、临床诊治

（一）分类

1.原发性骨质疏松症 主要由年龄增高，器官生理功能退化和性激素分泌减少引起。

原发性骨质疏松症可分为Ⅰ型和Ⅱ型骨质疏松症。

Ⅰ型：通常将绝经后骨质疏松症称为Ⅰa型，男性骨质疏松症称为Ⅰb型。Ⅰa型骨质疏松症好发于绝经后 5～15 年的妇女，发病机制主要是以雌激素分泌明显减少为诱因、以破骨细胞为介导，从而引起骨吸收大于骨形成的高转换型骨质疏松症。其骨折多发生在髋部，以股骨颈和粗隆间骨折为主。

Ⅱ型：即老年性骨质疏松症。70 岁以上人群多发，男女比例 1：2。该型骨质疏松症的发生是由于维生素 D 受体储备减少，肠钙吸收障碍，引起血钙水平下降，骨丢失加快；运动减少，日照不足，胃肠消化功能减退，营养素及微量元素摄入不足，也会影响成骨细胞活性，使骨形成减少。其骨丢失主要发生在骨小梁，也可发生在骨皮质。

2.继发性骨质疏松症 由于某种疾病或药物等诱因引发的骨质疏松症，根据发病原因可以归纳为以下几种：①内分泌性骨质疏松症，包括糖尿病性骨质疏松症、甲状腺功能亢进性骨质疏松症、甲状旁腺功能亢进行骨质疏松症等。②药物性骨质疏松症，包括肾上腺皮质激素性骨质疏松症、影响肝酶的药物性骨质疏松症等。③慢性阻塞性肺病（COPD）致骨质疏松症。患有 COPD 的中老年人，吸烟、激素治疗、维生素 D 摄入不足、性功能减退、体重指数下降、室外和室内活动减少等，均为引发或加重 COPD 骨质疏松症的因素。④失用性骨质疏松症，以四肢骨和髋骨较为明显，对中轴骨影响较小。骨质疏松症易引起骨折，骨折后又可以激发骨质疏松症，从而形成恶性循环。

3.特发性骨质疏松症 是指儿童、青少年和成年人不明原因的骨质疏松症。其包括青少年骨质疏松症、青壮年骨质疏松症及妊娠和哺乳期骨质疏松症。此类骨质疏松症并不常见，病因和发病机制目前尚不清楚。主要临床表现是不明原因的背部、腰髋部、足部疼痛及骨折，X 线片多为相应部位的骨吸收表现。

（二）实验室检查

1.骨代谢生化标志物检测

（1）钙、磷、镁水平检测：钙、磷、镁在血中的水平比较稳定，是参与骨代谢的重要矿物质，在继发性骨质疏松症中可因原发疾病而升高或降低。常用的检测项目包括血钙（血清总钙和离子钙）水平、血磷水平、血镁水平和粒子平衡试验等。尿液检测一般需要收集 24 小时尿液，为检测方便和准确，也可测定随机或清晨尿钙 / 尿肌酐比值、尿磷 / 尿肌酐比值、尿镁 / 尿肌酐比值等。

（2）钙调节激素水平检测：甲状旁腺激素、降钙素、二羟维生素 D_3 等为钙调节激素，维持机体内钙、磷代谢的平衡。测定钙调节激素在血液中的水平，不但可以了解体内钙代谢的状况，而且对骨质疏松等代谢性骨病的诊断和鉴别有重要意义。

（3）骨形成与骨吸收生化标志物检测：一是反映骨形成指标的检测，如血碱性磷酸酶、骨特异性碱性磷酸酶、血骨钙素、羟化不全骨钙素、血清Ⅰ型前胶原羧基末端（C 端）前肽（PICP）、Ⅰ型前胶原氨基末端（N 端）前肽（PINP）、基质金属蛋白酶（MMP）等；二是反映骨吸收的指标，如羟脯氨酸（HOP）、羟赖氨酸糖苷（GHyl）、抗酒石酸酸性磷酸酶（RACP）、吡啶啉和脱氧吡啶啉、Ⅰ型胶原 N 端肽（NTX）和Ⅰ型胶原 C 端肽（NCX）等。随着对骨代谢研究的深入，今年出现一些新的生化标志物，包括骨保护素（OPG）、瘦素（leptin）和胰岛素生长因子-1（IGF-1）等。通过测定骨形成和骨吸收标志，可以了解骨生理代谢的变化、骨矿化、骨机制内胶原降解和合成状况及骨形成和骨吸收的转换率，对早期发现代谢性骨病、原发性骨质疏松症、治疗药物和治疗监测的研究均有重要的意义。

2. 骨矿密度（BMD）测量　BMD测量是应用仪器对骨骼中的矿物质进行测量和定量分析，以BMD代表骨量，对早期诊断骨质疏松症、预测骨折危险性及评估疗效均有十分重要的意义。BMD测量虽然为骨质疏松症的诊断和研究带来了重大进步，但其不能完全反映骨的生物力学特性、抗骨折能力及骨转换情况，不能鉴别骨量减少的原因，容易受体重、骨质增生等干扰而影响骨量的评估及骨折预测。因此，诊断室还需要结合临床症状、实验室检查和影像学检查等进行综合判定。常用检测方法包括双能或单能X线吸收测定、X线成像吸收测定及定量等。

3. 定量超声测定　可分析骨结构、骨质量及骨强度，无辐射，更适合儿童、妊娠期女性及不适宜接触X线者，但应用范围较窄，目前仅能测定跟骨、髌骨和胫骨。

4. 骨强度分析　骨强度由骨矿密度和骨质量决定，骨强度分析可以确定骨骼某一局部所能承受的最大外力，主要用于诊断骨质疏松症和预测骨折风险。

（三）影像学检查

骨X线检查可根据骨质密度、骨皮质厚薄、骨小梁形态和数量、椎体变形等情况判断骨质疏松症或诊断骨折，缺点是只能定性而不能进行定量分析，且灵敏度较差，不能早期诊断骨质疏松症（骨矿物质丢失30%以上才能显示骨质疏松影像）。骨质疏松的基本X线表现为非承重区骨小梁稀疏、数量减少；骨透光度增加；骨皮质变薄，皮质内哈佛管扩大，出现皮质内隧道征；骨折。

1. 脊椎骨密度估计　Ⅰ度为纵向骨小梁明显；Ⅱ度为纵向骨小梁变稀疏，表面粗糙；Ⅲ度为纵向骨小梁不明显。Ⅰ度为可疑，Ⅱ度和Ⅲ度为骨质疏松。

2. Singh 指数　根据股骨颈压力骨小梁和张力骨小梁分布情况分级，6级为正常，4级为骨质疏松，3级以下为重度骨质疏松。

3. Jhamaria 分度法　根据骨小梁的形态分布分为5度，3度以下为骨质疏松。

4. Barnet 皮质指数法　皮质指数＝骨中点皮质总厚度/骨中点横径，指数＜0.4为可疑骨质疏松，指数＜0.35即可诊断骨质疏松。

5. 磁共振检查　椎体变形不易鉴别。普通磁共振成像虽然不能显示骨小梁减少或骨矿密度减低，但能显示多个椎体的状况，如压缩变形椎体表现为正常骨髓信号的是陈旧性骨折，呈凹陷形、扁平形、楔形。在新鲜骨折时，T_1加权像可表现为椎体终板下呈带状、片状低信号改变，但不会出现结节状病灶。磁共振检查的目的主要在于鉴别诊断，尤其是排除结核及恶性肿瘤。

6. 放射性核素骨显像　该项检查特异度及敏感度均高，便于动态观察及定量分析，主要应用于鉴别诊断及查找某些继发性病因。

（四）临床治疗

1. 药物治疗　有效的药物治疗能阻止和治疗骨质疏松症，包括雌激素代替疗法、降钙素、选择性雌激素受体调节剂及二磷酸盐，这些药物可以阻止骨吸收，但对骨形成的作用特别小。经验治疗发现缓释氟化钠及低剂量的甲状旁腺激素能增加骨形成，可以阻止雌激素缺乏女性的骨量丢失。前者还可以减少椎体骨折的发生率。研究证实，有些药物能改善体重指数，另外，对于性腺功能减退的骨质疏松症男性患者给予睾酮治疗能维持骨量，给予钙剂和维生素 D 是重要的预防措施。

用于治疗和阻止骨质疏松发展的药物分为两大类：第一类为抑制骨吸收药物，包括钙剂、维生素 D 及活性维生素 D，降钙素、二磷酸盐、雌激素及异黄酮；第二类为促进骨形成药物，包括氟化物、合成类固醇、甲状旁腺激素等。到目前为止，所有的药物都是在女性进行的试验，除雌激素和选择性雌激素受体调节剂外，假定所有的药物对男性的治疗作用是相同的。

对于接受治疗的骨质减少和骨质疏松的患者，建议每 1～2 年复查 BMD 一次。如检测骨的更新指标很高，药物应减量。为长期预防骨量丢失，建议妇女在绝经后即开始雌激素替代治疗，至少维持 5 年，以 10～15 年为佳。若患者确诊疾病已知会导致骨质疏松，或使用明确会导致骨质疏松的药物，建议同时基于钙、维生素 D 及二磷酸盐治疗。

2. 手术治疗 部分发生继发性病理性骨折的骨质疏松患者，可以考虑手术治疗。

3. 营养防治 合理科学的饮食营养、正确选择营养素是预防和治疗骨质疏松的有效方法。

三、临床及康复评定

1. 骨量和骨质量评定

（1）骨量：是诊断骨质疏松的重要指标，也是影响骨折发生率的重要指标。目前广为使用的评定方法是双能 X 线检查。WHO 将骨质疏松的诊断标准定为低于 2.5 个标准差以上。很多研究显示，随着骨密度的降低，骨折发生的可能性将明显升高。另有观点认为，骨量与骨折发生率之间的关系非常复杂，有学者指出 1% 的骨量变化可能会伴随 40% 的骨折率变化，而 10% 以上的骨密度变化相对应的骨折率可能同样为 40%，且这些骨密度的变化主要发生在松质骨而非皮质骨。该研究还发现，骨量的变化与椎体骨折的相关性很小，仅有约 10% 的人骨折概率下降与骨量上升有关。

（2）骨质量：由于骨量评估的局限性，现有学者推荐引入骨质量评估。骨质量指的是骨骼生物力学性能的特性，主要包括：①骨转换率。高骨转换将导致骨代谢的负平衡，是影响骨质疏松骨质量的关键因素。②矿化程度。骨重建率增加引起矿化不全，使骨骼的刚度降低；而骨重建率过低，骨骼的刚度虽有所提高，但骨骼修复微损伤的能力下降。③微损伤的堆积。微损伤是指骨骼在无结构损毁的基础上的一种变形，以吸收外来的冲击能量。骨转换过低将导致矿化过度和微损伤堆积。④骨基质蛋白。骨基质蛋白（骨胶原纤维）提供了骨骼的韧性，矿物质给予了骨骼的硬度，当骨骼中的矿物质大于 65% 时骨骼会硬而脆。⑤骨结构和骨大小。骨骼的结构和大小决定了其不同的力学性能，如长管骨由于管状的密质结构使其具备了良好的抗弯能力，而椎体骨的多孔海绵网状结构能迅速吸收强大的垂直压力。男女椎体的骨强度差别则源于其骨骼外形的大小差别。理论上骨质量的评定将能够很好地预测骨折的危险概率，但遗憾的是目前还没有适用于临床的评估骨质量的方法。

2. 疼痛评定 疼痛是骨质疏松症患者常见的临床症状之一，也是患者就诊的重要原因。腰背部疼痛是骨质疏松症患者常诉说的症状。疼痛的评定主要集中于以下几个方面：①损伤或潜在损伤的程度。

②患者的主观主诉。③疼痛的反应及影响，包括行为上的表现，如疼痛步态、呻吟等；病理学上的表现，如微循环状况，疼痛相关物质测量等。

3. 感觉及运动功能评定

（1）感觉功能：浅感觉、深感觉对于平衡的维持有重要的影响，感觉功能减退会引起平衡功能障碍，导致稳定性下降，跌倒危险增加。

（2）运动功能：主要包括肌力、关节活动度、耐力、协调控制等评定。运动功能的降低将使得跌倒的可能性显著增加。有研究表明，肌力训练可有效减少跌倒的发生。此外，协调控制能力与跌倒的发生率也有相当的关联。

4. 平衡及跌倒风险评定

（1）平衡评定：平衡能力对骨质疏松症患者的跌倒风险及骨折的发生有重要影响。平衡能力差的骨质疏松症患者跌倒事件的发生率明显升高，骨折发生的概率也相应增加。现在采用的一些平衡测量仪器虽然可以对平衡的状况进行较为精确的描述，但是也主要是测定静态下患者的平衡能力，而对于行进过程中及平衡遭到破坏后重新获得平衡的能力却无能为力。步态的评定对于平衡的评定有一定的意义，如步宽、步速等。有研究表明，步速与跌倒危险有明显相关。其他再如重心摆动幅度等参数对于评估老年人步行中的平衡状况也能提供一些依据。

（2）行为评定：某些行为习惯可能会增加跌倒风险。Farahmand 等在一项病例研究中，回顾了绝经期妇女在 18 岁以前、18 ～ 30 岁和最近几年体育活动情况，结果显示，相对不进行体育活动的妇女与每周从事 1 ～ 2 小时体育活动的妇女骨折发生的比值比（OR）为 0.67（95% CI 0.54 ～ 0.84），而近几年进行体育锻炼也是防止髋骨骨折发生的保护性因素。经常有

冒险行为（攀高、溜冰等）的人跌倒和骨折的发生概率增加。可能引起跌倒危险的疾病，如高血压、眩晕、神经系统疾病（如帕金森综合征、脑卒中等）、心脏病、足部疾病及跌倒历史、疼痛、服用镇静药物等都会导致跌倒发生的危险增加。

（3）环境评定：人们正在不断地改造身边的环境，而环境也时时刻刻影响着人类。WHO 在国际残疾、功能和健康分类（ICF）中指出了环境对于功能、参与及活动的影响。

环境的状况不仅对于骨质疏松症流行病学有重要意义，对于骨折的发生也可能产生重要的影响。例如，以下列举了一些导致跌倒的环境因素。①地面：湿、滑或不平整，门槛过高，堆放物品杂乱，地毯或脚垫过厚、不平、边角卷曲、未做固定，有电线或金属线，低置物品，如玩具台阶过高过长、宽度过窄、覆盖地毯或失修。②家具：散乱，妨碍活动，家具不稳，低置家具，如咖啡桌，无扶手或无靠背的矮凳，卧床过高或过低，橱柜过高或过低。③照明：无窗帘、灯罩或地板抛光造成光线过强，暗色墙壁造成光线不足，缺乏夜灯，开关不变。④浴室：马桶过低，浴盆无安全扶手，缺乏防滑及辅助设施。⑤其他：门柱、楼梯无扶手，帮助行走的辅助工具和设备不足，穿鞋不当。

5. 生存质量评定 骨质疏松的最终损害在于生活自理能力及生存质量，生存质量问题是我们重点关注的问题之一。国内已有学者对骨质疏松症患者生存质量的评估进行了研究，编制了适合我国骨质疏松症患者的生存质量量表（osteoporosis quality of life scale，OQOLS）。

四、康复治疗

1. 运动治疗

（1）被动运动：关节松动技术可用轻

手法关节松动术以缓解长期运动减少造成的疼痛、软组织短缩、关节活动范围减少等。CPM：关节活动幅度一般从无痛的可动范围开始，以后酌情扩大，直至产生轻微疼痛为止。运动频率一般每分钟一个周期。

（2）主动运动：采用运动体操等全身性主动等张运动，通过肌肉收缩加大骨负荷，同时强化、提高肌力，改善姿势。

（3）选择性主动运动：选择性地针对骨质疏松好发部位的相关肌群进行运动训练，以维持和增加该部位的骨量。例如，防止腰椎骨质疏松等张运动：昂胸练习、悬腰后伸等张运动；防止股骨近端骨质疏松的等张运动：下肢后伸等张运动、主动髋外展运动等。

（4）全身耐力运动：即有氧运动，应以力量耐力运动为基础，目的在于增强体质，提高心肺、神经肌肉、内分泌功能，改善代谢，从整体上改善肌肉、骨骼基本功能水平，维持或增加骨量。常用训练技术：步行训练、慢跑、骑自行车、游泳、登山等。

2. 物理因子治疗

（1）消炎镇痛类物理疗法：适用于骨质疏松引起的疼痛。主要有超短波短波疗法（无热剂量的超短波、脉冲超短波、脉冲短波）、无热剂量的微波或分米波疗法、冷疗、间动电流疗法、磁疗、低频及中频电疗、激光疗法。

（2）增加骨量类物理疗法：凡能产生压电效应、改善骨皮质血液循环、增加压力负荷的物理因子都会对骨量增加起到积极作用。主要包括低频脉冲电磁疗法、磁疗法、紫外线疗法、直流或超声氟钙离子导入、温热疗法、中药热敷、按摩、中频或低频电疗、CPM。

（3）改善功能类物理疗法：疼痛制动、肌力下降、局部损伤、炎症及骨折制动等因素日久而致肌肉萎缩、粘连，可进而导致功能障碍。因此，骨质疏松症患者应适当选用减少粘连、防止肌肉萎缩、帮助改善功能的物理疗法，包括音频电疗法、微热剂量的超短波微波疗法、超声波疗法、涡旋疗法。

（4）促进骨折愈合类的物理疗法：可用超声波疗法、光疗法、温热疗法、离子导入疗法和磁疗。

3. 饮食治疗　教育患者健康均衡饮食的重要性，改正不良的饮食习惯，建议患者食用富含钙质的食物、增加维生素 D 的食物、适度的蛋白质脂肪、补充多种维生素，按照高钙、低盐、适量蛋白质原则来摄取，不饮酒、不吸烟、尽量少喝咖啡及碳酸饮料，有研究表明，吸烟会抑制骨形成，乙醇会抑制骨细胞的功能、促进破骨细胞的形成、抑制维生素 D 在皮肤的形成，而咖啡及碳酸饮料会引起维生素 D 的缺乏。

五、三级预防

骨质疏松症在出现骨折前多无症状，因此，实现确定患者的危险因素并采取相应的预防措施，如改变饮食和生活习惯非常重要。同时药物只能使变细的骨小梁增粗，穿孔得以修复，但不能使已断裂的骨小梁再连接，即已经破坏的骨组织微结构不能完全修复，可见本病的预防比治疗更为现实和重要。

一级预防：应从儿童和青少年做起，注意合理膳食营养，多食用含钙、磷高的食品，如鱼、虾、虾皮、海带、牛奶、乳制品、骨头汤、鸡蛋、豆类、粗杂粮、芝麻、瓜子、绿叶蔬菜等。坚持科学的生活方式，如坚持体育锻炼，多接受日光浴，不吸烟，不饮酒，少喝咖啡、浓茶及含碳酸饮料，少吃糖及食盐，动物蛋白也不宜过多，晚婚、少育，哺乳期不宜过长，尽可能保存体内钙质，丰富钙库，将骨峰值提高到最大值是预防生命后期骨质疏松症的最佳措施。对有遗传基因的高危人群，重点随访，早期防治。

二级预防：人到中年，尤其妇女绝经后，骨丢失量加速，此期应每年进行1次骨密度检查，对快速骨量减少的人群，应及早采取防治对策。使用活性维生素D及钙预防骨质疏松症，积极治疗与骨质疏松症有关的疾病等。

三级预防：对退行性骨质疏松症患者应积极进行抑制骨吸收、促进骨形成的药物治疗，还应加强防摔、防碰、防绊、防颠等措施。对中老年骨折患者应积极手术，施行加强内固定、早期活动、体疗、理疗、心理、营养、补钙、镇痛、促进骨生长、遏制骨丢失、提高免疫功能及整体素质等综合治疗。退行性骨质疏松症是骨骼发育、成长和衰老的基本规律，但受激素调控、营养状态、物理因素、免疫状况、遗传基因、生活方式、经济文化水平、医疗保障等方便的影响，若能及早加强自我保健意识，提高自我保健水平，积极进行科学干预，退行性骨质疏松症是可能延缓和预防的。

（眭明红）

第19章
脊髓损伤后康复

第一节 概 述

1. **病因** 脊髓损伤的常见病因依次为交通意外、跌落、运动损伤和暴力,也可见于脊髓炎、脊髓肿瘤等非外伤性疾病。

2. **病理生理与生物力学变化** 脊髓损伤分为原发性损伤和继发性损伤。原发性损伤是创伤本身对神经细胞造成的损伤,主要机制为神经细胞坏死和轴索断裂。继发性损伤包括水肿、炎症反应、局部缺血、谷氨酸受体过度激活、脂质过氧化作用和钙离子超载等,最终导致神经细胞凋亡。在神经细胞坏死和凋亡两种形式中,坏死是不可逆的过程,而凋亡在一定时间及范围内是可逆的,故外科治疗主要目的在于阻止或减少继发性损伤。手术治疗可解除脊髓压迫和(或)通过体内固定维持脊柱稳定性;药物、高压氧等非手术治疗是通过减轻脊髓继发性损伤,促进神经功能的恢复或再生;细胞移植、基因治疗等可刺激神经细胞再生。

3. **临床表现** 脊髓损伤后可导致损伤水平以下的运动、感觉和自主神经功能的障碍。

4. **康复评定** 具体方法详见第5章第三节。

5. **康复治疗原则** 早期介入,循序渐进,功能导向,持之以恒,始终防止并发症。脊髓损伤具体的康复流程见图19-1。

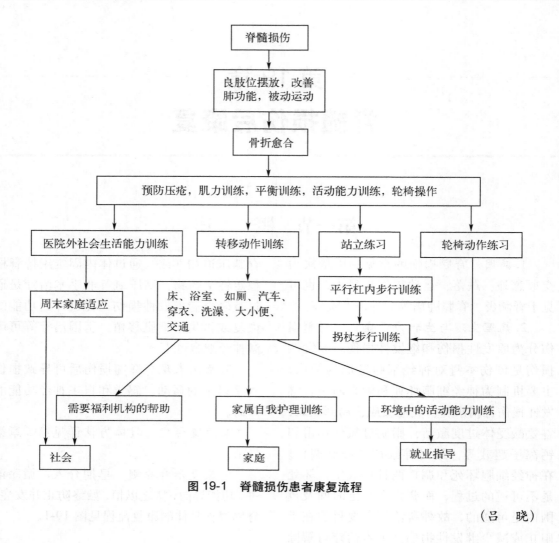

图 19-1 脊髓损伤患者康复流程

（吕 晓）

第二节 肢体功能

一、早期康复

"早期"是指脊髓损伤发生后到骨科情况允许患者伤区脊柱适当负重以采取垂直体位的这一段时间。一般是发病后 6～8 周内。脊髓损伤的患者经过早期治疗，脊柱恢复稳定，应早期进行功能锻炼。对于神经损伤不再恢复的截瘫患者，经过康复训练后，其运动功能仍然可有明显改善。

（一）功能训练流程

现代医学在脊髓损伤的药物和手术治

疗方面目前尚无重大突破，但在康复方面有重大进展。脊髓损伤患者要达到预期目标，必须按一定的康复程序进行，才能够达到回归家庭就业与回归社会的目标。公认的康复流程见图 19-1。

（二）康复治疗方法

1. 呼吸道护理　深呼吸、震动、叩击、间歇性正压通气、辅助咳嗽技术均可适时应用。

2. 主动或被动活动关节　适当的关节活动是预防压疮、关节挛缩等问题的重要措施。当患者被动地躺在床上和翻身架上时，全范围各生理轴向的关节活动范围训练应每天进行。被动关节活动范围活动时，动作应轻柔和缓慢，尽可能在各轴向生理活动范围内进行。若情况允许，关节活动范围应分别在仰卧位和俯卧位下进行，但下列情况下应属禁忌证。①截瘫：躯干活动，髋关节的某些活动，如直腿抬高大于 60°，膝屈曲下髋屈 90° 应避免，这将加重下胸和腰椎的损伤。②四肢瘫：在骨折固定期间，头、颈部活动，双肩牵拉应避免。③继发骨折和（或）呼吸损伤的患者应避免采用俯卧位。

3. 维持关节功能活动　应尽早考虑采用功能性夹板使腕和双手保持在一定功能位。为了功能性活动或以后安装动力性夹板，必须维持手指、拇指和腕的线性关系。对于高水平损伤者，手腕应处于中立位，手指屈曲。如果腕伸肌有功能，C 形棒或短对掌夹板即已足够。踝靴或夹板可预防足跟部压疮、足下垂及跟腱紧张挛缩。大转子处放毛巾卷可维持髋处于中立位，避免外展和外旋位。

4. 体位　骨折稳定后，提倡患者仰卧位、侧卧位及俯卧位变换，并逐步增加俯卧位的耐力。对佩戴颈部支撑架（holo 氏架）的患者，在胸部位置垫上 1 或 2 个枕头也可尝试俯卧位，并逐渐增加俯卧位的耐力，争取达到整夜或部分时间在这种体位下安睡。此种体位可使髋伸、膝伸踝屈曲 90°，可有效地预防身体后部的压疮、髋膝屈肌紧张的产生，有效地促进膀胱排空。

5. 选择性肌力训练　所有健存的骨骼肌都需要通过肌力训练达到最大力量。急性卧床期某些肌群的肌力训练应特别小心，避免对骨折部位的影响。

（1）损伤后几周：四肢瘫的患者应避免进行肩胛及肩部肌肉的抗阻训练；截瘫患者应避免进行髋部及躯干肌肉的抗阻训练。急性期应强调双侧的上肢肌群活动，

这将避免脊柱的不对称及旋转，在此期间，下述几种方法比较适合：①双侧徒手抗阻活动；②双侧本体感受神经肌肉促进模式（Proprioceptive Neuromuscular Facilitation，PNF）模式；③使用沙包及哑铃的渐进性抗阻训练。

（2）四肢瘫患者：肌力训练的重点应放在三角肌前部、肩伸肌群、肱二头肌和斜方肌下部，如果有主动活动，桡侧腕伸肌、肱三头肌、胸大肌也应纳入训练之中，这些肌肉在改善功能性能力方面将起着重要作用。

（3）截瘫患者：所有上肢骨骼肌都应训练，重点放在肩下降肌、肱三头肌和背阔肌，转移及行走时这些肌肉将发挥重要作用。

6. 直立活动　一旦 X 线检查确定骨折已趋稳定或早期对骨折进行了充分的内固定，患者应当直立活动。为了防止直立性低血压，采取渐进性适应最为有效，常用方法如下：①利用摇床，逐步抬高床头角度，当患者有不适时即放下，维持时间逐步延长。②利用斜板或电动倾斜床，逐步让患者处于直立位。

站立初期，双下肢可采用弹性绷带包扎或穿弹力袜，加速下肢静脉淋巴回流。对于佩戴颈部支撑架或进行外科脊柱固定的患者，不应局限于斜躺体位，可采用同样的方式逐步过渡至直立位。

7. 日常生活活动训练　当患者仍躺在床上时，简单的 ADL 训练应开始，如借助棱镜式望远镜，翻书页器等设备可增加四肢瘫患者的阅读能力，在倾斜台上安装托盘有助于这些患者在站位下活动上肢及平视电视能力。

二、中后期康复

中后期一般指发病后 8 ～ 12 周。此期目标、评定方法基本同前，训练重点是获得姿势控制和平衡能力。

（一）四肢瘫患者功能锻炼

1. 卧床训练 下肢截瘫患者经过康复锻炼，可以达到站立及行走功能。但四肢瘫的患者，除不完全瘫之外，很难恢复站立及行走功能。因此主要是卧床训练及坐位功能锻炼。在卧床训练中以手部活动捏物、握物及其力量锻炼为主，还需充分锻炼未瘫痪的屈肘及伸肘等上肢各肌肌力，进而练习依靠自己的臂力弯曲下肢及翻身，上下轮椅也是依靠自己的臂力，但手指有无握紧轮椅的能力，则需视颈脊髓损伤的水平而异。

2. 坐位练习 基本上也是卧位练习的内容，但强调：①依靠上肢的肌力，完成起坐能力的锻炼；②坐稳及久坐一定的时间。在一例高位截瘫患者，坐稳及久坐，

都需要相当努力的锻炼，久坐可能继发脊柱侧凸，尤其是躯干两侧的肌肉力量不平衡患者，可发生麻痹性脊柱侧凸。除颈椎脊髓损伤高位截瘫之外，T_4 以上的截瘫，也可以发生脊柱侧凸，要防止脊柱侧凸的进展，稳定脊柱，需做从上胸椎至骶椎的长段脊柱后融合继内固定术。③坐位时需要锻炼基本生活活动功能。例如，穿脱衣服、扣纽扣、洗脸、刷牙和吃饭等。④能否驱动轮椅进行活动，需视手部功能及轮椅的自动活动功能如何而异。

（二）截瘫患者功能锻炼

1. 卧位练习 包括床上的卧位练习、床上翻身练习及由卧位到坐位的练习。具体训练步骤见图19-2～图19-4。

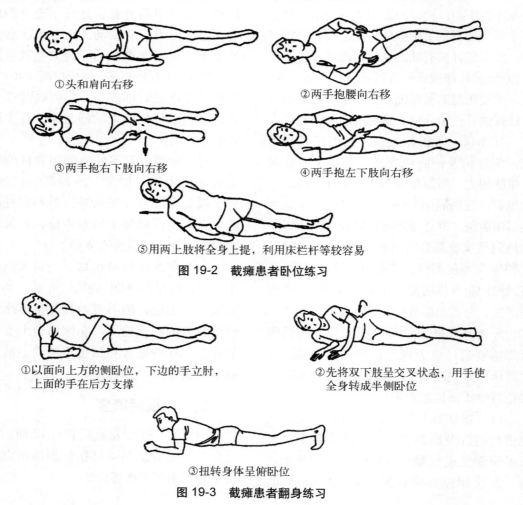

①头和肩向右移 ②两手抱腰向右移 ③两手抱右下肢向右移 ④两手抱左下肢向右移 ⑤用两上肢将全身上提，利用床栏杆等较容易

图 19-2 截瘫患者卧位练习

①以面向上方的侧卧位，下边的手立肘，上面的手在后方支撑 ②先将双下肢呈交叉状态，用手使全身转成半侧卧位 ③扭转身体呈俯卧位

图 19-3 截瘫患者翻身练习

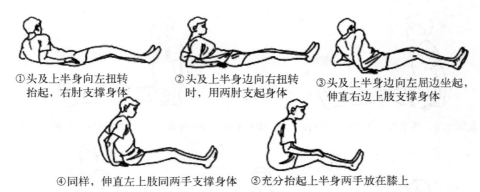

①头及上半身向左扭转
抬起，右肘支撑身体

②头及上半身边向右扭转
时，用两肘支起身体

③头及上半身边向左屈边坐起，
伸直右边上肢支撑身体

④同样，伸直左上肢同两手支撑身体

⑤充分抬起上半身两手放在膝上

图 19-4　截瘫患者由卧位到坐位练习

2. 坐位平衡及坐位移动练习　具体训练步骤见图 19-5 和图 19-6。

3. 斜床站立治疗　是预防肺炎、压疮、尿路感染等并发症，维持脊柱、骨盆及下肢的应力负荷，防止骨质脱钙的重要及有效手段，对改善心理状态也有重要作用。在骨科情况允许的情况下，应尽早开始，并坚持进行。每天累计站立时间宜在半小时以上。治疗性站立一般应在电动斜床上进行，逐渐增加斜床角度直至垂直位，并

逐渐延长站立时间。同时可在斜床上进行上肢活动及作业治疗。斜床的角度应逐渐增加以免出现直立性低血压。

4. 平衡杠内训练　①由坐到站练习，具体训练步骤见图 19-7。②步行训练，脊髓损伤后，可以应用的步法有 3 种：摆至步、四点步和摆过步。一般情况首先进行四点步的训练，训练中要先分别单独使用一侧的背阔肌，然后两侧一起使用，这样比较容易掌握。

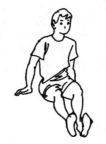

①直腿坐位，两手放在体侧作为起始位

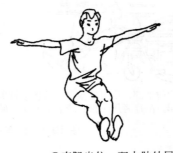

②直腿坐位，双上肢外展

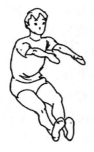

③直腿坐位，双上肢前伸

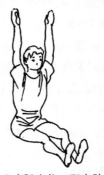

④直腿坐位，双上肢上举

图 19-5　截瘫患者坐位平衡练习

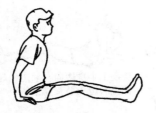
①直腿坐位，两手放在体侧作为起始位

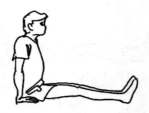
②两手负担全部体重，充分伸展肘部，使臀部离开床面

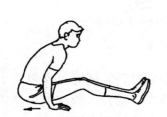
③双手支撑使身体后（前）移

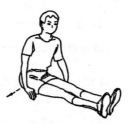
④双手支撑使身体侧移

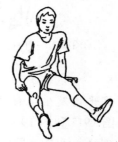
⑤上半身稍前倾，左手扶床保持平衡，右手握右腿向右移动。右手扶床保持平衡，左手握左腿向右移动

图 19-6　截瘫患者坐位移动练习

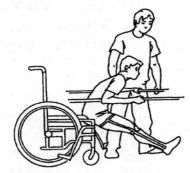
①坐在轮椅的前半部，尽可能前屈，握住双杠的前方，一口气站起。治疗者用足顶住患者的双足，防止前滑

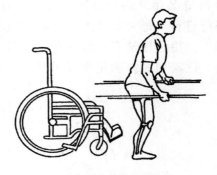
②坐下的动作与①相反

图 19-7　截瘫患者由坐到站练习

（1）四点步训练：以左腿向前迈步的动作为例说明（图 19-8 ①）。①右手沿平行杠向前伸出 15cm 距离，左手置于髋关节稍前处；②重心移到右腿，使右髋关节与同侧足、膝和踝部在同一垂直线上；③左肩稍前伸，左手支撑并使左肩下降，将左下肢向上提起；④左下肢上提后向前摆动，迈出的步子足够大后，就将左下肢放下（开始训练时步子要小，但迈出的足一定要落在手的位置之前）；⑤将重心移至左腿；⑥左手沿平行杠向前移动，做好迈出右腿的准备。要注意避免骨盆的旋转偏移。

（2）摆至步训练：①首先躯干在过伸位保持平衡。②两手分别或同时沿平行杠内向前伸出距足趾约 15cm（图 19-8 ②）。③身体前倾，使头和肩位于手的上方，然后提起双足，并向前摆动使双腿正好落在手的后方（图 19-8 ③）。完成这一动作时，双腿提起后要很快放下，否则摆动距离太大，双腿会落在两手之间或之前的位置。

（3）摆过步训练：患者掌握这种步行，需要较高的平衡能力，但这是行走最快最实用的步行方式。训练步骤：①将双手沿平行杠向前伸，与摆至步相同；②身体前倾，双手持重；③在平行杠上做支撑动作，肩胛带下降，将双下肢提起并向前摆动，双足落在手的前方，离手的距离约等于摆动前与手之间的距离；④做支撑动作并向前摆动下肢时，要保持髋关节过伸，头部伸展，双肩后缩；⑤要靠双手支撑向前移动躯干，同时肘关节伸展，双肩内收。当双足稳定地负重之后，双手沿平行杠向前移动，准备迈出下一步。

在平行杠内步行训练开始阶段，治疗者要站在患者身后，双手控制住骨盆，确

保每一个动作都能准确地完成，必要上提时给予提拉，落地后加压，保证平稳站立（图 19-8 ④～图 19-8 ⑥）。

5. 站立训练　站立练习具体训练步骤见图 19-9。

6. 步行训练　主要介绍持杖步行训练

（1）交替拖地步行：具体训练步骤见图 19-10。

（2）同时拖地步行：具体训练步骤见图 19-11。

（3）小步幅步行：具体训练步骤见图 19-12。

（4）大步幅步行：具体训练步骤见图 19-13。

（5）四点步行：具体训练步骤见图 19-14。

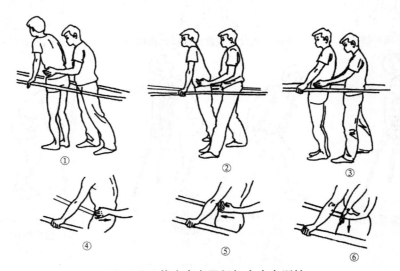

图 19-8　截瘫患者平行杠内步态训练

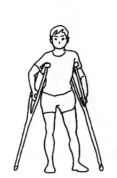 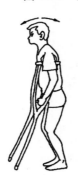 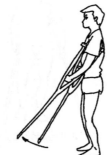 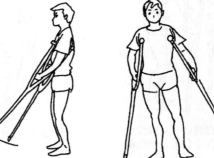 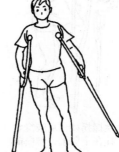

①重心移向左右　　②重心移向前后　　③拐杖交替向前上方举起　　④拐杖交替向侧上方举起

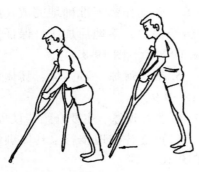
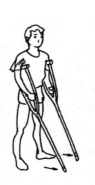

⑤左拐杖向前拿出，右拐杖向
前拿出

⑥两拐杖同时向前拿出，转身将
两拐杖向斜前方拿出

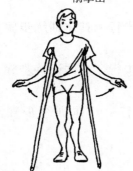
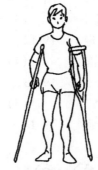
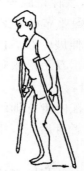

⑦两手离开拐杖

⑧逆握拐杖从腋窝离开挂到拐杖上

⑨拐杖交替向后伸出

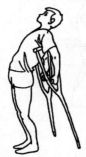
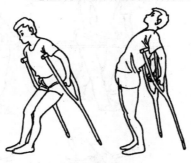
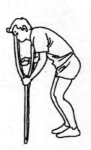

⑩两拐杖向后拿出

⑪拐杖阔背肌运动。两拐
杖向后方伸出，挺腰的
姿势。两上肢向后推，
挺腰，舒展身体

⑫放下拐杖，握在一块
用一只手握住，另侧
手握住支柱向前弯

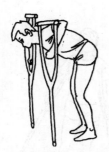
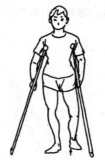
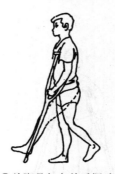

⑬逆握拐杖，从腋窝拿开
挂在上臂上，腰向前屈

⑭单脚抬起骨盆上举

⑮单脚悬起向前后摆动

图 19-9 截瘫患者站立练习

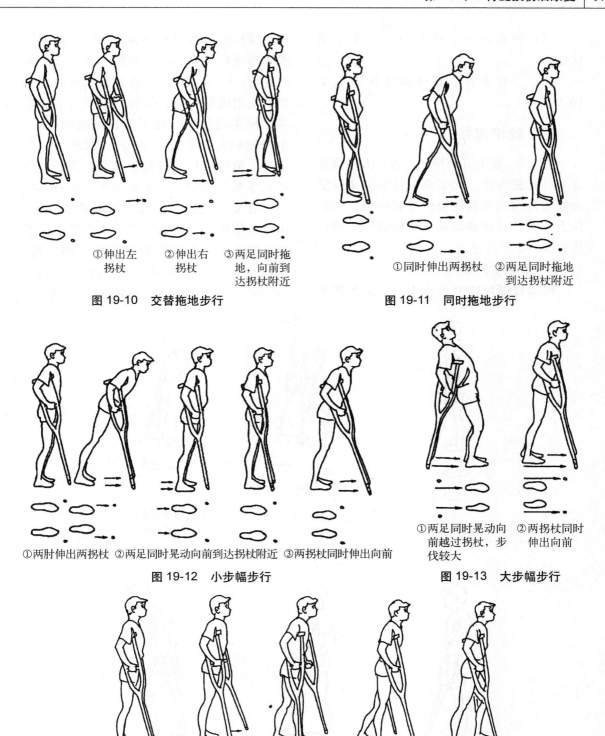

①伸出左拐杖　②伸出右拐杖　③两足同时拖地，向前到达拐杖附近

图 19-10　交替拖地步行

①同时伸出两拐杖　②两足同时拖地到达拐杖附近

图 19-11　同时拖地步行

①两肘伸出两拐杖　②两足同时晃动向前到达拐杖附近　③两拐杖同时伸出向前

图 19-12　小步幅步行

①两足同时晃动向前越过拐杖，步伐较大　②两拐杖同时伸出向前

图 19-13　大步幅步行

①伸出左拐杖　②迈出右足　③伸出右拐杖　④迈出左足

图 19-14　四点步行

（6）两点步行：具体训练步骤见图 19-15。

（7）三点步行：具体训练步骤见图 19-16。

三、轮椅训练

对于 T_{10} 以上脊髓损伤患者，大多数终身要与轮椅为伴。此期康复目标主要是学会安全使用轮椅及轮椅保养和维修，在轮椅上完成各种转移活动，轮椅训练一般在伤后 3～6 个月完成。

（一）轮椅的选择

根据脊髓损伤的程度不同，患者所使用的轮椅的种类也有差异。高位脊髓损伤患者出现四肢瘫痪，一般情况下需选择电动轮椅。C_4 及其以上平面损伤的所有患者建议使用电动轮椅，C_5 损伤的患者也应选择使用电动轮椅，特别是长距离旅行者。电动轮椅包括舌控、颏控、颊控、气控、手控、带呼吸机、可倾斜靠背、头托、手托板等多种类型可供不同的患者选择。C_5 以下脊髓损伤患者可选择标准普通轮椅，患者所使用的轮椅都应配备一个防压疮坐垫。临床上最常使用的是标准普通轮椅。普通轮椅一般由轮椅架、车轮（大车轮、小脚轮）、刹车装置、椅坐、靠背五部分组成。

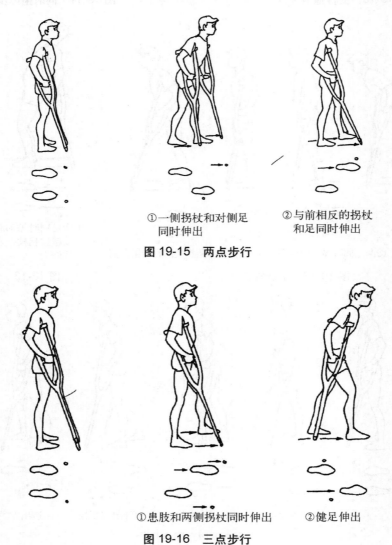

①一侧拐杖和对侧足同时伸出　　②与前相反的拐杖和足同时伸出

图 19-15　两点步行

①患肢和两侧拐杖同时伸出　　②健足伸出

图 19-16　三点步行

乘坐轮椅者承受压力的主要部位是坐骨结节、大腿、腘窝部、肩胛区。因此，在选择轮椅时要注意这些部位的尺寸是否合适，避免皮肤磨损、擦伤及压疮。同时也要注意座位深度、靠背高度、座位宽度、臂位高度和地面距座位的高度等。患者要正确而熟练掌握轮椅操作技巧必须经过严格的训练指导。

（二）轮椅操作的要领和技巧

1. 转移训练

（1）床与轮椅间转移：训练目的是使患者能实现床、椅或坐便器与轮椅间的转移，需用滑板辅助练习。具体训练步骤见图 19-17。

（2）从地面向轮椅转移：可使患者从

轮椅到地上或从地上移回轮椅。具体训练步骤见图 19-18。具备此能力能使患者可以在地板上与孩子们玩耍，在草地上野餐等，从而丰富患者的生活。同时，独立完成从地面到轮椅转移也是极重要的自救措施。当患者不慎从轮椅上摔下来后，他就必须应用此技术才能从地板上、大街上、篮球场上回到轮椅上，否则只能等待别人的救护。

（3）使用拐杖进出轮椅练习：具体训练步骤见图 19-19～图 19-21。

（4）平衡练习：具体训练步骤见图 19-22。

（5）上下台阶：具体训练步骤见图 19-23，图 19-24。

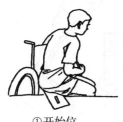
①开始位

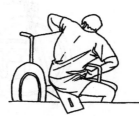
②向滑板扭转臀部并扭离轮椅坐垫，向床方向移动

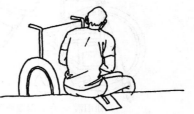
③重量压在双肘上完成移动

图 19-17　截瘫患者转移训练

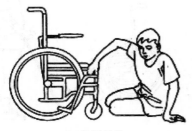
①开始位

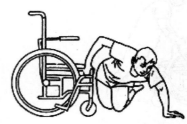
②从地上抬起臀部

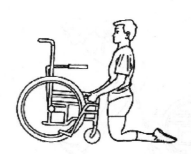
③跪在轮椅前面

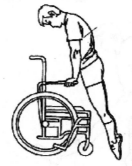
④手掌握扶手抬起臀部，放松一手，扭转身体坐在轮椅上

图 19-18　截瘫患者从地面向轮椅转移

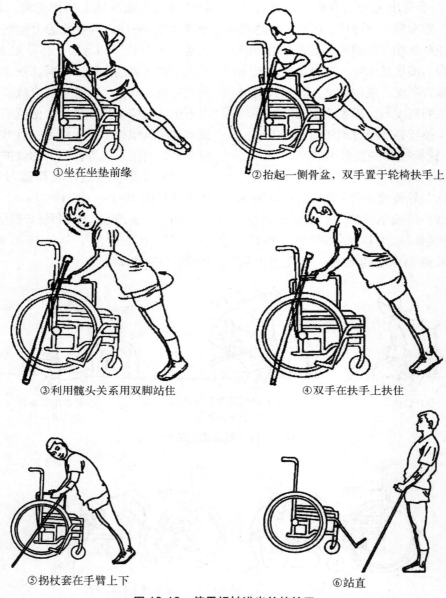

①坐在坐垫前缘

②抬起一侧骨盆，双手置于轮椅扶手上

③利用髋头关系用双脚站住

④双手在扶手上扶住

⑤拐杖套在手臂上下

⑥站直

图 19-19 使用拐杖进出轮椅练习

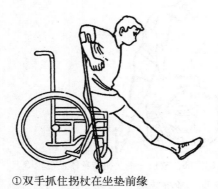

①双手抓住拐杖在坐垫前缘

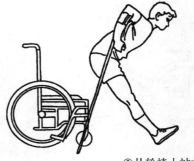

②从轮椅上站立

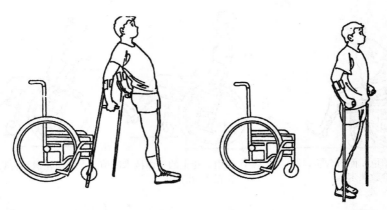

③利用髋头关系和降低肩胛骨来推动骨盆向前放，取得站立平衡　　④将拐杖向前放，取得站立平衡

图 19-20　利用双拐从轮椅上站立

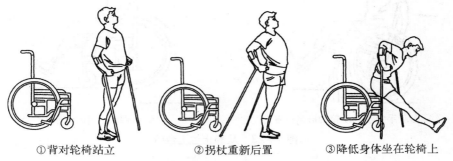

①背对轮椅站立　　②拐杖重新后置　　③降低身体坐在轮椅上

图 19-21　双手置于拐杖上，从站位坐下

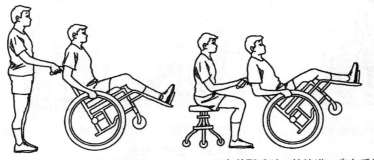

①治疗者把患者放在平衡位　　②向前驱动时，轮椅进一步向后倾

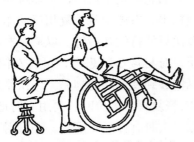

③向后驱动轮椅时，轮椅在直立位运动

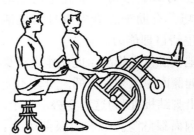

④在不接触的保护下，患者练习在后轮上的平衡，反复多次，直到患者掌握这一技巧

图 19-22　指导截瘫患者用后轮保持平衡

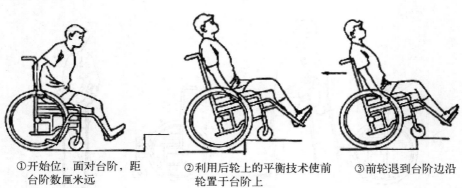

①开始位，面对台阶，距台阶数厘米远　②利用后轮上的平衡技术使前轮置于台阶上　③前轮退到台阶边沿

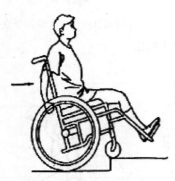
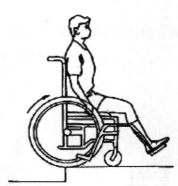

④双手置于驱动轮的恰当位置处　　　　　　⑤完成越上台阶的动作

图 19-23　从静止位上台阶

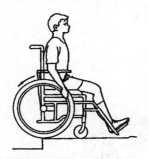
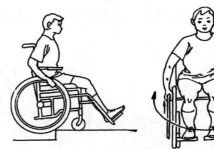
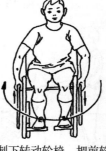

①开始位，轮椅退到台阶边沿　②控制后轮下降　③在控制下转动轮椅，把前轮从台阶上放下

图 19-24　后退下台阶

2. 轮椅上的功能活动　掌握轮椅上的功能活动技巧，有助于患者完成日常生活活动，提高生活自理能力。

（1）从地板上拾起物品：此动作是靠身体在轮椅上向侧面探出来完成的。身体不能向前探并超出脚踏板，因为这种姿势不稳定，容易跌倒，因而很危险。①侧面探身动作：以向左侧探身动作为例，具体方法为将轮椅的左侧靠近要拾起的物品旁边，右侧肘部勾在右面轮椅把手后面，身体从左侧的扶手上面探出。右侧探身重复相反动作。这一姿势每次只能持续几秒钟，以避免左肘部过度受压，身材矮小的患者，可将左侧扶手卸掉，以便够到要捡起的物品。②恢复直立坐位动作：恢复直立坐位时，要用右肘把身体拉回。肱三头肌有神经支配者，还可用不能背屈的右手腕勾住扶手的外缘，以保持身体的平衡和恢复直立坐位姿势。

（2）用手向下够到脚踏板：这一姿势对患者固定足趾带，调节脚踏板，更换储尿袋及更衣等动作是必不可少的，适用于截瘫且躯干平衡较好者。具体步骤如下：①患者双肘支撑在扶手上，身体向前倾。②依次改变两臂的位置，使两前臂撑在大腿上，身体保持前倾。③依次将手向下挪到足上，身体前倾，胸部压在大腿上。④恢复直立坐位。肱三头肌力较差的患者必须将力量较强的一侧上肢甩到靠背后面，腕关节背屈，勾住轮椅扶手；靠腕关节背屈和肘关节屈曲的力量，把躯干拉回到直立坐位。肱三头肌功能良好的患者，可用单侧或双侧背屈的手腕钩在扶手上部的外缘，将身体拉成直立坐位。

（3）减压动作：教会患者在坐位下的减压技术，每坐 5～10 分钟减压 10～15 秒应成为日常生活的一部分，预防压疮的发生。常见的减压方法：①在轮椅完成坐位支撑动作，使臀部离开椅面；②一侧肘或手腕勾住靠背把手，另一侧手撑在大车轮上，身体向对侧轮子侧倾；③用肘或手腕勾住靠背把手，身体向前倾。

四、物理治疗

（一）按摩和被动运动

截瘫的肢体如果长久在一个位置上不动，就会引起肌肉关节韧带的挛缩，这种情况通过适当的按摩，被动活动则可预防其发生，也可达到治疗作用。

1. 按摩目的　改善局部组织的血供，增进局部代谢，使不活动而较僵硬的肌肉及韧带组织逐渐变软，并进而恢复其关节原来的活动范围，从这个目的出发，要求手法治疗应轻柔，逐日循序渐进，不可过猛以免引起组织撕裂。

2. 活动强度　对关节的被动活动不可强烈，也应循序渐进，但不是越多越好，过多的被动活动可以不知不觉中撕伤关节囊或周围组织，因截瘫患者缺少保护性疼痛反应，当一个关节达到接近正常时，每天活动该关节数次，每次达到该关节的完全活动范围为适当。

3. 痉挛患者　对于痉挛性截瘫的按摩及被动运动，要特别慎重。痉挛性截瘫肢体的皮肤及肌肉等，对刺激产生不自主的强烈反应。这种患者一般不需要按摩刺激，因其肌肉经常痉挛与松弛。如果经常处于屈曲痉挛或伸直痉挛，则需要适当地进行被动的关节牵伸，或待其反应性痉挛暂时停止后，轻柔而持续地将该关节伸直或弯曲，以达到接近正常范围，每天数次即够，多做无益反而有牵拉撕伤组织的可能。

（二）功能性电刺激

功能性电刺激（functional electrical stimulation, FES）是指将电刺激用于兴奋截瘫肢体的神经或肌肉，不但起到了治疗作用，并且有利于功能恢复。

采用低频电流刺激器，电流的基本波形为方波或其他波形，脉宽 0.1～1 毫秒，成组脉冲宽度可达 1.8 秒，频率为 20～100Hz。各通道或以同时或按一定延时先后刺激一组以上肌群，各通道的脉冲宽度和刺激强度可分别调节。FES 用皮肤电极刺激肌肉收缩，并可用于不同粗细形状的肢体；同时刺激双侧股四头肌，可使患者站起来，截瘫患者如能自己保持站立，则收益很多。站立时通过自己的骨骼承重，经过自己的关节来活动，可引起肌肉的主动收缩，增加肌力，活跃代谢，防止肌萎缩及骨质疏松，减少肌肉痉挛等。由于站立活动，也可以间接地减轻一些并发症，如挛缩、压疮、尿动力学紊乱及血栓性静脉炎，也有利于患者精神方面的恢复。

（三）其他物理因子

对截瘫患者可根据需要进行适当的理

疗，如超声波、电疗和蜡疗等。

五、作业治疗

对截瘫患者进行康复的目的，不仅是使其恢复部分甚至全部生活自理能力，而且应当进一步使其恢复某种职业工作能力。

作业治疗应当根据患者功能恢复的等级及患者的兴趣来选择。在下肢截瘫患者，主要选择手部能从事的职业工作，其工作范围还是很大的，如各种手工制作、手工修理、打字、绘图和著作等。对于手部瘫痪的患者，可以学会一种简单操作的新职业者，可以进行该职业的训练。对儿童脊髓损伤的患者，在康复期间还应进行适合其年龄的教育，使其在康复完成之后能继续学习。

（吕　晓）

第三节　大小便控制

一、小便控制

（一）正常排尿过程

膀胱壁的平滑肌称为逼尿肌，尿道壁的平滑肌在收缩时起内括约肌的作用。膀胱逼尿肌和内括约肌受副交感神经和交感神经的双重支配。副交感神经节前纤维由第 2～4 骶段脊髓发出，走行于盆神经中。尿道膜部的外括约肌为横纹肌，由骶段脊髓前角发出的躯体神经纤维经阴部神经支配，其活动可受人意识控制。

逼尿肌、膀胱内外括约肌共同控制尿液的排出。正常膀胱的容量为 300～500ml。正常人的排尿过程有赖于逼尿肌的收缩和尿道内外括约肌（盆底部和会阴部肌肉）的松弛，两者相互协调。当尿液充盈至 200ml 左右即引起尿意，大脑对脊髓排尿中枢的控制是随意的。当膀胱充盈达到一定程度而欲排尿时，大脑解除抑制，逼尿肌持续收缩，尿道内外括约肌开放，尿液就会通过尿道排出体外。

肾衰竭是脊髓损伤患者的主要死亡原因。由于膀胱排空的障碍，使得膀胱壁增生肥厚，膀胱输尿管连接部变成直行通过，严重时可出现反流，反流进一步并发感染及肾盂积水，并最终导致肾衰竭。

（二）分类

神经源性膀胱的分类烦琐，Krane 和 Siroky 最早（1984）根据尿流动力学结果将其大致分为两类。

1. 逼尿肌反射亢进　逼尿肌对刺激的反应有反射亢进现象，在测量膀胱内压时出现无抑制性收缩。可伴或不伴尿道括约肌的功能障碍。

2. 逼尿肌无反射　这一类神经源性膀胱的逼尿肌对刺激无反射或反射减退。在测量膀胱内压时不出现无抑制性收缩。可伴或不伴尿道括约肌的功能障碍。

（三）治疗原则

神经源性膀胱的基本治疗原则为控制或消除尿路感染，尽量不使用留置导尿管；低压力储尿，使膀胱完全排空，保护上尿道功能；改善控尿能力；减少尿失禁；提高生活质量。

（四）非手术治疗

1. 一般治疗　主要包括导尿、预防感染、膀胱训练。

（1）导尿：是最基本最简单的早期治疗方法之一，适用于尿潴留患者，上尿路常有损害，如肾积水、肾功能受损等，需留置尿管引流；膀胱输尿管反流的神经源性膀胱也适用于导尿治疗。导尿的主要目的是保护和恢复膀胱功能。另外，导尿有助于控制泌尿系统感染。根据病程的长短和膀胱逼尿肌尿流动力学表现的不同，导尿方式分为连续导尿、间歇导尿、间歇开放导尿等。神志不清丧失排尿能力的患者，以及脊髓损伤后的脊髓休克期膀胱麻痹致尿潴留及逼尿肌反射亢进、尿道压低下、括约肌功能不全患者一般首先采用连续导尿方式。间歇性导尿（intermittent catheterization，IC）是指在无菌或清洁的条件下，定时将尿管经尿道插入膀胱内，使膀胱能够有规律地排空尿液的方法；适用于反射亢进性神经源性膀胱中逼尿肌外括约肌协同失调，但逼尿肌反射亢进可被药物抑制的患者。在使用范围内，间歇导尿术优于留置导尿术，主要在于可降低感染率，促进逼尿肌反射的早期恢复，避免膀胱挛缩，减少阴茎和阴囊的并发症，减轻自主神经反射障碍。

开始间歇性导尿的时机多为脊髓损伤休克期过后。在开始导尿前，要向患者详细说明间歇导尿的目的和优点，消除患者的顾虑。间歇自行导尿过程要轻柔、清洁，避免挫伤尿道及发生感染。住院患者由医护人员进行示范操作。患者取仰卧位或侧卧位，当导尿管前端到达括约肌处要稍做停顿，再继续插入 4 ～ 6cm；导尿完毕后，拔管要慢，在到达膀胱颈部时，稍作停顿，同时屏气增加负压或用手轻压膀胱区，以使膀胱完全排空。一般无尿失禁和自发性排尿患者可 4 ～ 6 小时导尿 1 次，出现自发排尿后，可延长至每 6 ～ 8 小时导尿 1 次，残余尿少于 100ml 时，可停止导尿观察。对于间歇性导尿治疗的患者，应同时进行饮水训练，其具体方案如下：①每 2 小时饮水 200ml（6：00—8：00，共 8 次，约 1600ml），夜间（20：00—次日 6：00）不再饮水，每 4 ～ 6 小时导尿 1 次。②三

餐时间各饮水 400ml，两餐之间 10：00、14：00 各饮水 200ml，20：00 饮水 200ml，夜间不再饮水，每天饮水 1800ml。遇患者出汗多、发热、尿液沉渣多时可多饮水 200ml。

在间歇性导尿的开始阶段，需检验尿常规；如有尿路感染，应及时处理。对需要长期间歇性导尿的患者，应教会患者或家属该技术，并定期回访。Bors 和 Comarr 认为，残余尿量为膀胱容量的 10%～20% 时，膀胱可达平衡状态。无感染，残余尿小于 100ml，是膀胱功能平衡的良好指标。间歇开放导尿为留置导尿管，每 3 ～ 4 小时开放导管 1 次，排空膀胱。一般适用于脊髓损伤后脊髓休克恢复期。其优点是可防止膀胱挛缩、膀胱容量变小。对于膀胱逼尿肌反射亢进，膀胱内压明显升高的患者，可避免造成膀胱输尿管尿液反流引起"隐匿肾积水"的可能。

（2）膀胱冲洗：不作为常规治疗方法。其主要用于下列情况，尿液较混浊，有残渣和沉淀物时；膀胱出血；膀胱真菌感染。膀胱冲洗常用呋喃西林等。

（3）膀胱训练：根据患者的排尿规律养成定时排尿的习惯，以期膀胱容量适当。如果膀胱逼尿肌功能亢进产生尿急，主动收缩尿道括约肌延迟排尿时间，从而扩大膀胱容量，中断逼尿肌的收缩。患者需坚持进行盆底肌训练。逼尿肌和括约肌功能不足可使用屏气用力法、Crede 按压法协助排尿。逼尿肌和括约肌功能协调的可诱发逼尿肌反射排尿，通过寻找刺激逼尿肌排尿反射的触发点来促进排尿，如叩击耻骨上区、挤捏阴茎、牵拉阴毛、刺激肛门或扩张肛门等，以期出现自发排尿反射，激发膀胱逼尿肌反射收缩和外括约肌松弛。由于骶上神经损伤多伴有尿道括约肌协同失调，膀胱流出道阻力通常很高，反射性排尿

常不能如愿以偿，即使可有排尿活动也不能排空膀胱，并有造成膀胱输尿管反流的可能。

2. 药物治疗 根据不同情况选用以下药物。

（1）拟胆碱药物：这类药物主要被用来增强膀胱收缩，提高排尿能力。其治疗作用主要来源于对 M 受体的兴奋，引起尿道阻力增加却不利于达到治疗目的。

（2）抗胆碱药物：主要通过拮抗外周 M 受体、盆神经节内 N_1 受体及中枢胆碱能受体而抑制膀胱收缩。

（3）拟肾上腺素能药物：化学结构与去甲肾上腺素相似的物质，根据药物对交感神经受体的选择性作用强度不同而选用不同的药物。

（4）抗肾上腺素能药物：是一组能与肾上腺素能受体结合，而基本不产生或较少产生拟肾上腺素作用，并能阻碍内源性或外源性拟肾上腺素能递质或药物与受体结合，从而产生抗肾上腺素能作用的药物。另有一些药物，本身无受体拮抗作用，而是通过抑制交感神经中枢，或阻滞交感神经末梢释放神经递质而产生抗肾上腺素能作用。后一作用的代表药物分别为可乐定、甲基多巴、胍乙啶等。

（5）平滑肌松弛药：具有直接的逼尿肌松弛作用；有程度不等的抗胆碱作用；局部麻醉作用。这些药物的共同适应证为不稳定膀胱、逼尿肌反射亢进、急迫性尿失禁。主要药物有索利那新、黄酮哌酯、双环胺等。

（6）其他药物：有三环类抗抑郁药、钙离子拮抗药、前列腺素及前列腺素合成抑制药、骨骼肌松弛药等。

3. 神经电刺激治疗 是指用特定参数的电流，刺激盆腔组织器官或支配它们的神经纤维和神经中枢，通过对效应器的直接作用，或对神经通路活动的影响，改变膀胱/尿道的功能状态，以改善储尿或排尿功能。电刺激治疗于 1958 年由 Caidwell 首先提出，而应用于临床则始于 20 世纪 70 年代中期。此后，随着对下尿路神经及神经反射通路认识的深入，以及电刺激仪器设备和治疗方法的不断改进，电刺激治疗迅速发展。目前，电刺激已成为下尿路功能障碍性疾病的治疗方法之一，并已日渐成为部分排尿功能障碍性疾病的重要治疗方法。常用电刺激方法有下述几种。

（1）盆底肌电刺激：对膀胱收缩亢进引起的尿失禁有较肯定的疗效，并引起同时具有抑制膀胱收缩和加强尿道关闭的作用，且在混合性尿失禁治疗中也有使用价值。主要副作用有少数患者因反复操作可能发生的阴道激惹和感染。

（2）膀胱逼尿肌电刺激：主要用于治疗逼尿收缩无力，尤其是骶髓排尿中枢及其传出神经受损引起的逼尿肌无力，是反射弧不完整时的唯一可行的电刺激方案。

（3）骶神经根电刺激：解剖学和神经生理学研究发现，$S_{2\sim4}$ 为逼尿肌和尿道外括约肌的低位控制中枢，以 S_3 为主。使用适当的电参数和刺激方法，对上述神经根进行刺激可改变膀胱和尿道外括约肌收缩和舒张状态，从而达到改善膀胱储尿或改善膀胱排尿功能的目的。

（4）盆神经电刺激：主要用以治疗膀胱收缩无力。本治疗在诱导逼尿肌收缩方面效果满意，但因同时伴随尿道外括约肌收缩，常使患者仍不能获得正常排尿。其实际使用价值有限。

（5）刺激脊髓：解剖学提示，支配膀胱逼尿肌的副交感节前纤维位于脊髓侧束，而尿道外括约肌的神经核位于 $S_{2\sim4}$ 腹侧角。因此，如果安放的电极位置恰当，则可通过选择性刺激脊髓的逼尿肌中枢，诱导逼尿肌收缩产生排尿。

（五）手术治疗

神经源性膀胱的治疗应以"低压储尿—控尿—低压排尿"为原则，从而有效保护上尿路功能，提高生活质量。手术治疗的目的在于保护和改善肾功能，尽可能恢复排尿功能，即做到储尿与排尿之间的平衡。术后残余尿应低于膀胱容量的 1/3，无膀胱输尿管反流。

目前常用手术方式有神经外科手术治疗、膀胱扩大术、降低膀胱出口阻力的手术、增加膀胱出口阻力的手术。

二、排便（大便）控制

（一）概述

排便功能障碍是影响脊髓损伤患者生活质量的严重问题，对其进行科学管理是脊髓损伤康复流程中的一项重要内容。在急性期，可因胃肠蠕动不全而致腹部胀满和麻痹性肠梗阻，影响膈肌运动，使四肢瘫患者出现呼吸窘迫。脊髓休克过后，可出现排气，但还难以自主排便。若排便困难持续存在，患者的消化吸收和营养均受影响。因此，排便障碍的管理应尽早开始，且应保持终生。

（二）排便障碍的管理

首先应了解患者受伤前的生活史和排便习惯，并根据脊髓损伤的水平及障碍程度，制订合适的方法。应充分利用脊髓损伤后尚存的反射群，如起立大肠反射、胃大肠反射、直肠肛门反射等。脊髓损伤后排便障碍的管理包括以下内容。

1.饮食的管理　包括进食姿势、食物种类、液体量和种类等。

（1）进食姿势：尽可能保持在坐位姿势进食，以便利用重力使食物更易通过肠道。

（2）食物种类：饮食结构要合理，多食蔬菜、水果和杂粮。适量的膳食纤维可增加粪便的体积与含水量，从而可加速粪便在肠道内的移动，建议青少年和成人逐步增加纤维至每天摄入 20～35g。

（3）液体量与种类：为保证正常的生理代谢和粪便的适度软化，成人每天液体的摄入量一般应保持在 2000～2500ml。同时，液体的种类对肠道的蠕动也有影响。一些水果汁常具有刺激肠蠕动和通便的功能，如橘汁、柠檬水、椰子汁、杏仁露等。另有一些人喝牛奶后易出现腹胀和便秘，应避免。

2.排便时间　食物由口腔到肛门正常的排空时间需 40～48 小时。食物在大肠内停留的时间越长，粪便也就越干燥和硬结，就更易出现便秘。因此，一般情况下，患者应每天排便一次，最多不能超过 3 天。一般建议患者采取"每天大便常规"的方式，即每天早餐后进行排便，因为这时胃结肠反射最强。当然，也可安排在午餐和晚餐后，可根据工作和生活的方式来选择，但是，时间必须要固定，即保持在每天的同一时间进行排便训练，一般 1～2 周即可建立反射。许多患者经过训练后，大便不再是一件烦恼的事情。

3.诱发排便和排便反射的形成　诱发排便一般包括腹部按摩、肛门局部刺激、甘油制剂（开塞露）和增加腹压等方式。一般于餐后半小时开始做腹部按摩，其方法是顺大肠的走行方向用手掌部由右下向上，再向左、向下按摩；15 分钟后仍不能排便可戴指套加润滑剂在肛门内部做环状刺激，可重复一次；如仍不奏效，可给予开塞露。整个排便过程，患者应积极做增加腹压的配合。经过 1～2 周（部分患者需 4～6 周）的正规训练，大部分脊髓损伤患者虽然仍无法感知便意，但可形成规律性排便习惯。大部分脊髓损伤患者经训练和细心的体会可感知当肠内容物下降时出现的一些特别的感觉和现象，如起鸡皮疙瘩、出汗、下肢肌痉挛、自主反射症状；有时出现腹部胀满和消化不良的感觉。要细心地体会和注意这些症状的出现，找出属于自己的排便信号并充分利用。这种信号的出现，预示着一种特殊排便反射的形成，它可使排便更自然。

4. 人工辅助排便 低纤维、低水饮食和排便时间延长易使粪便变硬，嵌入直肠内，发生便秘，平压腹部仍不能充分排便时，可行人工辅助排便。应使用正确的人工辅助排便方法，操作仔细，避免粗暴而伤及肛门和直肠黏膜。应注意预防和避免便秘的发生，尽量减少人工辅助排便的次数。

5. 排便姿势 对于脊髓损伤患者排便姿势的选择需根据患者脊髓损伤的水平和功能情况来决定。脊髓损伤水平较低的患者可采取蹲姿或坐位。这样可利用直肠与肛门的夹角、重力和腹肌的力量将粪便排出。大部分脊髓损伤的患者可借助便桶等设施采用坐姿排便，这是一种值得推荐的姿势。对暂时不能采取蹲或坐姿的患者，可采取半卧位、斜卧位、左侧卧或平卧位，臀下放置特制防水便垫和被单。一旦能坐到马桶上，则应取坐位姿势排便。对于使用较硬便盆的患者，应特别注意预防臀部皮肤的擦伤，杜绝压疮的发生。

（三）排便障碍的药物治疗

1. 使用缓泻剂 根据患者的排便情况可给予一定剂量的通便剂或温和的缓泻药以调节粪便硬度，常用如麻仁润肠丸、氧化镁、番泻叶等，一般在排便前晚服用。经常询问和检查患者的排便情况，对药物种类、量和服用时间予以研究，针对具体情况调配药物的种类和剂量，选择适合每一例患者条件的缓泻药。

2. 灌肠 肠管内有宿便，排便的肠管运动不充分，则行甘油或温水500ml灌肠，促进排便。儿童或水电解质异常的患者采用生理盐水灌肠。操作时动作轻柔，防止结肠穿孔。经常性灌肠可导致灌肠依赖。

（四）运动

腹部和骨盆肌肉的力量在排便动作中起着非常重要的作用。因此，增强腹部和骨盆肌肉的力量有利于促进排便功能。增强腹部和骨盆肌肉的力量的运动包括仰卧起坐、坐位腰部前屈运动、腰部扭转运动、腹式深呼吸运动、平卧抬头抬肩运动、主动提肛运动等。对于T$_6$以上的患者，在做腹式深呼吸时，应注意预防自主神经过反射的出现和高血压、冠心病、脑血管意外的发生。

（五）心理状态

排便的心理状态对排便的影响很大。焦虑容易使随意肌紧张，抑制排便；忧郁的情绪可影响食欲和胃肠功能，从而对排便的管理产生影响。因此，保持健康的心理和放松的心情，对排便的顺利进行，是非常重要的。

（六）辅具与环境

1. 排便自助器 ①肛药插入器：用于四肢瘫等不能用手指将药塞入肛门的患者。②洗肛门器：作为粪便排泄处理装置而开发使用的。肛门清洗器为排泄后处理装置。③袋式洗肠注入器：可将温水直接从肛门注入直肠。对于有便秘或便硬的患者，可用微温水一点点连续灌肠，以诱发排便反射。

2. 厕所设施与环境 根据功能障碍的水平确定从轮椅移向厕所便桶便座的方向。截瘫患者经训练均可自己移向便桶便座。便座低时可调高或用便座上部可拆卸的便座。坐的时间较长时可备防压疮垫；四肢瘫患者，向便座转移需辅助或使用转移器。为在便座上维持坐位平衡，在便座周围安装可支撑身体的台子和扶手。

（王颖敏）

第四节　性功能控制

一、概述

1. **脊髓损伤对性功能的影响**　脊髓损伤患者伤后对性、性的感觉、性的乐趣及性行为并没有本质上的改变。脊髓在人进行性活动时，起着一种承上启下的作用，向上要受到大脑皮质神经的操纵，对下要发布"命令"，让性器官发挥作用。脊髓里有勃起中枢（$S_2 \sim S_4$）和射精中枢（$T_{11} \sim L_3$），一旦脊髓受到损伤，性功能便会受到影响，因此，脊髓损伤后的性功能障碍是康复过程中极为重要的问题。

2. **病理生理**　损伤平面及严重程度与性功能有密切关系。

（1）$S_2 \sim S_4$ 平面的完全性损伤：生殖器感觉完全丧失，男性丧失勃起和射精能力，不可能通过生殖器刺激获得性高潮。

（2）$L_2 \sim S_1$ 平面的完全性损伤：出现分离反应，即男性可以有生殖器触摸和心理性勃起，但不能协调一致。男女均不能通过生殖器刺激获得性高潮。

（3）$T_{10} \sim L_2$ 平面以上完全性脊髓损伤：男女生殖器感觉全部丧失，但直接刺激可以使阴茎反射性勃起或阴唇反射性充血，阴道润滑，阴蒂肿胀，产生这一现象的原因是损伤平面以下存在的交感和副交感神经反射。

（4）$T_{10} \sim T_{12}$ 的完全性损伤：可使交感神经活动丧失，因此，心理性男性阴茎勃起反应和女性阴道血管充血反应丧失。如果损伤平面以下的脊髓骶段未受影响，直接刺激生殖器能产生反射现象。

（5）T_{12} 以下完全性损伤：心理性阴茎勃起可以还存在，但这种勃起的时间较短，通常不能满足于性交。对女性 T_{12} 平面以下

脊髓损伤患者的心理刺激也能引起阴蒂充血、阴唇充血和阴道的润滑，并可引起骨盆区域的较正常弱的快感。脊髓骶段或马尾损伤时这种骨盆反射消失。不完全性脊髓损伤后运动、感觉和自主神经所保留下来的功能各不相同，对性功能的预测就不太精确。

二、临床表现

（一）男性性功能障碍

脊髓损伤约 80% 发生于年轻男性，男性的性功能主要为神经依赖性，所以，脊髓损伤后引起的性功能障碍较女性多见且严重。脊髓损伤后的性功能障碍有造精功能障碍、勃起功能障碍、性交障碍、射精障碍等，其中与神经功能有关的主要是勃起功能障碍及射精障碍。

（二）勃起功能障碍

勃起功能障碍（erectile dysfunction，ED）是指持续性的不能达到或不能维持充分的勃起以获得满意的性生活，发病时间至少 6 个月以上。此定义表明，凡勃起阴茎的硬度不足以已插入阴道或勃起维持的时间不足以圆满地完成性交，而且近 6 个月以来勃起功能障碍的发生频度超过性行为的 50% 时，均可诊断为 ED。阴茎勃起受大脑和脊髓神经中枢的协同控制。脊髓损伤患者 ED 的表现随伤后时间、脊髓损伤平面及其严重程度的不同而不同。

脊髓休克期通常不能勃起。脊髓休克恢复后，脊髓圆锥近端损伤的患者可产生上运动神经元病变的表现，而损伤位于脊髓圆锥及马尾神经的患者可出现下运动神经元病变的表现。若患者为 T_{12} 以上脊髓损伤，可阻断来自大脑下行通路的传导而使

精神性勃起消失；但只要骶髓无病变，反射性勃起仍被保存。若病变范围低于 T_{12} 且脊髓圆锥完整时，虽有反射性勃起出现，但此勃起为无尿道海绵体参与的勃起，因为尿道海绵体受胸腰髓交感神经支配。由于尿道海绵体不参与勃起则龟头部不勃起，故虽然骶髓完整也不能出现完全的勃起。此外，如果患者只有精神性勃起而无反射性勃起，此种勃起也不充分，因此时阴茎虽增大但不硬，不能完成性交。损伤平面在 T_{12} 和 S_2 之间的脊髓损伤患者则可出现混合性勃起。总之，造成下运动神经元病变的脊髓损伤患者可有精神性勃起，而造成任何平面完全性上运动神经元病变的脊髓损伤患者仍可保留反射性勃起。

（三）射精障碍

射精障碍可分为早泄、射精迟缓、不射精症、逆射精、射精痛五种类型。由于射精中枢位于脊髓胸腰段 $T_{11} \sim L_3$，故在此范围内有病变的患者不能射精。性生活时患者随着性高潮而射精，由于尿道内口关闭不全，而将精液逆射入膀胱，称为逆行射精。

脊髓损伤患者的射精障碍较勃起功能障碍更易出现。男性患者婚后育子的愿望更加迫切，但实际只有 3% ～ 4% 脊髓损伤患者配偶中有孩子，这样就给我们医务工作者提出了一个很重要的问题——射精障碍的诊断和治疗。

三、功能评估

1.ED 的评估　病史是评估中的重要环节。作为医师应详细地了解患者有关性欲、勃起、性交、射精、高潮的状况，伴侣的情况，注意分析 ED 发生的可能原因。

（1）全面的体格检查：是评估 ED 的重要步骤。应仔细地观察一些临床体征，如了解脊髓损伤的平面、严重程度，有无球海绵体肌反射、肛门反射、会阴部鞍区的感觉，前列腺有无异常，外生殖器有无畸形，男性第二性征发育情况等。

（2）实验室检查：血常规、尿常规、空腹血糖、血脂、肝肾功能、睾酮、泌乳素、FSH、LH、SHBG 等检查。

（3）特殊检查：包括阴茎生物感觉阈值测定法，阴茎背神经体性感觉诱发电位测定法，球海绵体反射潜伏期测定法，海绵体注射药物诱发勃起实验，夜间阴茎勃起监测，阴茎彩色超声波检查，阴茎海绵体血管造影等。

（4）勃起功能障碍国际指数（IIEF-5）问卷调查表，见表 19-1。

表 19-1　勃起功能障碍国际指数（IIEF-5）问卷调查表

	0	1	2	3	4	5	得分
1. 对阴茎勃起及维持有多少信心	无	很低	低	中等	高	很高	
2. 受到性刺激后，有多少次阴茎能坚挺地进入阴道	无性活动	几乎没有或完全没有	只有几次	有时或大约一半时候	大多数时候	几乎每次或每次	
3. 性交时，有多少次能在进入阴道后维持阴茎勃起	没有尝试性交	几乎没有或完全没有	只有几次	有时或大约一半时候	大多数时候	几乎每次或每次	
4. 性交时，保持勃起至性交完毕有多大困难	没有尝试性交	非常困难	很困难	有困难	有点困难	不困难	
5. 尝试性交时是否感到满足过	没有尝试性交	几乎没有或完全没有	只有几次	有时或大约一半时候	大多数时候	几乎每次或每次	

注：若 IIEF-5 ≤ 21 分，提示患者有 ED。病情分为轻度 12 ～ 21 分，中度 8 ～ 11 分，重度 5 ～ 7 分。

2. **不射精**　通过阴茎震动感觉度测定，或阴茎背神经体性感觉诱发电位测定，来了解神经系统的功能变化，有助于确定治疗方针。

3. **逆行射精**　主要依靠有射精感，但无精液射出，并取尿液检查，如有精子则可诊断。

四、康复治疗

（一）勃起功能障碍

1. **性宣教**　临床上，对 SCI 性 ED 患者进行性医学教育、性心理咨询和性行为调整十分重要。应鼓励患者及其性伴侣向社会工作者、婚姻咨询人员或精神病学家进行咨询，以协调两者之间的关系及他们与社会之间的关系。提供性交前有关知识的咨询内容，包括爱抚、亲密性和性的表达方法；鼓励性伴侣双方进行性感集中训练，并延长性交前奏。性咨询的另一个很重要的组成部分，就是确保对各种治疗方法具有广泛的选择性，向其阐明各种治疗方法的利弊，安全性和有效性。

2. **药物及手术**　主要包括 3 种治疗方式。

（1）第一线疗法：口服药物（万艾可），真空负压吸引装置。

口服药物：万艾可（VIAGRA）化学名称枸橼酸西地那非片，是一种口服有效的选择性磷酸二酯酶 5 型（PDE-5）抑制剂。在性兴奋的刺激下，它通过选择性地抑制磷酸二酯酶 5 型的活性，增加海绵体细胞内 cGMP 水平，导致平滑肌松弛，血流进入海绵体，而引起阴茎勃起，是治疗 ED 的第一线口服药物。它适用于各种原因引起的 ED。有资料表明，万艾可对脊髓损伤、抑郁症、高血压、经尿道前列腺电切术后、糖尿病及前列腺癌根治术等各种原因引起的 ED，治疗的有效率分别为 83%、76%、68%、61%、57%、43%，而安慰剂

组分别为 12%、18%、18%、4%、10%、15%。临床使用方法：性生活前 30 ～ 60 分钟口服，推荐剂量为 50mg，最大推荐剂量每次 100mg，用药频率为 1 次 / 天。禁忌证：万艾可与已知的 NO/cGMP 通路作用效果一致，能增加硝酸盐的直立性低血压，因此禁用于同时使用任何有机硝酸盐的患者，不能用于对该药成分有过敏反应的患者，尤其妇女和儿童。

真空负压吸引装置（vacuum constriction devices，VCD）由圆筒、泵及阴茎环组成。其原理是将阴茎放入圆筒内，用泵将圆筒内抽为负压，使阴茎增大，再用阴茎环勒住阴茎根部以保持勃起状态进行性交，于 30 分钟内拆除阴茎环，阴茎立即萎软。此种疗法优点为操作简单，安全可靠，长期使用，经济耐用，并不妨碍其他治疗。缺点：阴茎表皮温度降低，导致阴茎乏氧，皮下出血，阴茎疼痛，射精障碍等不适。

（2）第二线疗法：尿道内给药（比法尔，Befar），阴茎海绵体药物注射。

尿道内给药疗法是将血管活性药物直接放入尿道内，通过尿道黏膜直接吸收诱发阴茎勃起而治疗 ED 的方法。比法尔是经尿道给药治疗 ED 的新型外用乳膏，含前列腺素 E_1（PGE_1）1mg，并应用皮肤透过技术，增强了药物吸收度，起效快，疗效可靠。它通过尿道黏膜吸收到尿道海绵体静脉，再通过尿道海绵体与阴茎海绵体之间的静脉通道，进入阴茎海绵体平滑肌，海绵体动脉扩张，阴茎血流增多，而诱发勃起。比法尔使用方法是性交前 5 ～ 20 分钟使用，首次剂量为 0.3mg，可调整到 1mg。使用小型注射器将药物缓慢注入尿道口，部分涂擦在龟头表面。PGE_1 的首次代谢在肺，最终经肝和肾清除。比法尔的禁忌证主要是对 PGE_1 的过敏者，但患有低血压和晕厥的人最好不用。比法尔的不

良反应是尿道痛，有烧灼感，虽为一过性，但十分影响情绪，而且会波及性伴侣，有阴道麻刺感的记录。有报道表明，勃起功能在用药后有所改善的达83%，而安慰剂组仅为26%。对心理性ED、器质性ED有效率分别达75%、54%。

阴茎海绵体药物注射：即向阴茎海绵体内注射血管活性药物，通过阴茎海绵体平滑肌松弛作用而诱发阴茎勃起。早期应用的血管活性药物是罂粟碱，然而长期应用罂粟碱会引起阴茎海绵体纤维化或硬结症，故渐被限制使用。现在临床上常使用罂粟碱、酚妥拉明、PGE_1三联疗法或PGE_1单独使用。阴茎海绵体注射方式单剂量药物使用量为罂粟碱每次5～60mg，酚妥拉明每次0.25～1.0mg，PGE_1每次0.25～40μg，罂粟碱/酚妥拉明/PGE_1三联疗法（罂粟碱24mg、酚妥拉明1.0mg、PGE19μg/ml）用量为每次0.05～1.0ml。注射药物后4～5分钟阴茎可勃起，持续时间为30～60分钟。其并发症有头晕、低血压、疼痛、注射方法不当所致的青肿与创口出血，以及阴茎异常勃起、海绵体纤维化等。其中阴茎异常勃起是阴茎海绵体注射疗法的最危险并发症。阴茎勃起超过4～6小时不能转入疲软状态，即可诊断阴茎异常勃起。若处置不当可发生阴茎海绵体组织大面积坏死或海绵体纤维化。早期，可通过阴茎海绵体穿刺抽血而降低海绵体内压，然后可用去氧肾上腺素（新福林）肝素钠溶液冲洗海绵体腔，浓度至少500μg/2ml以上，效果极佳。

（3）第三线疗法：阴茎假体植入手术。

如果以上方法治疗ED无效，可考虑第三线疗法，行阴茎假体植入手术，而阴茎血管重建术及静脉结扎术，由于远期效果各家报道不一，美国泌尿外科学会尚未将该治疗方式列入ED诊治规范中，这里

就不做过多介绍。总之，ED治疗方案的选择常需要根据患者及其性伴侣目前的性关系、性要求、性愿望及患者的病情来确定，因此，对ED的治疗应考虑性伴侣双方的喜好和治疗目标，提供合适的治疗方案。

3. 盆底康复 见本节五。

（二）不射精

（1）针对原发病进行病因治疗。

（2）阴茎震动器震动刺激诱导射精。优点：无任何副作用；缺点：射精率低。

（3）电刺激诱导射精后取得精液，进行人工授精。此方法是从肛门插入刺激电极，通过电刺激前列腺、精囊、射精管膨大部位的神经，10～15分钟后，诱导射精，精液多向膀胱侧逆流，在刺激结束后，导出膀胱内尿液，行离心分离采取精子，再进行人工授精或放入液氮瓶中超低温保存。目前对电刺激法电极、刺激部位、条件等尚无统一规定，副作用有自主神经反射亢进表现，停止刺激后不适症状可迅速消失，故安全性较高。

（4）盆底功能康复见本节五。

（三）逆行射精

（1）口服盐酸麻黄碱，增强尿道收缩功能，促使尿道关闭。

（2）经非手术治疗无效，可回收尿液中精子，进行人工授精。

（四）女性性功能障碍

脊髓损伤对女性患者的生育无影响，月经一般在1年内恢复正常，平均为5～6个月。但是损伤本身对患者的心理和配偶的心理产生重大影响，生殖器的感觉障碍和肢体活动障碍在一定程度上也可影响性生活，需要采用一些适应性技术，但是最重要的是心理咨询和康复治疗。

1. 性反应 性敏感器官不仅仅是生殖器，其他部位如乳房、肩、颈、口唇均可以成为性敏感区。女性患者在生殖器感觉

丧失后，性敏感区趋向于转移到其他部位，仍然足以刺激产生性高潮。外生殖器在 T_{12} 以上水平可以有反射性分泌液，在 L_1 以下水平可以有心理性分泌。累及骶髓的完全性上运动神经元损伤的女性患者没有心理性阴道润滑作用，而部分性损伤患者可保留心理性阴道润滑作用。脊髓损伤（$S_2 \sim S_4$）的女性比正常女性更难获得性高潮。尽管分泌量可有所减少，但性交活动一般没有重大影响。有关脊髓损伤对女性性反应的影响正在研究中，以期增加对正常女性性高潮和性唤起神经生理学的了解，便于进一步治疗女性脊髓损伤患者的性功能障碍。

2. 对生育的影响　由于脊髓损伤女性的生育能力无明显障碍，因此需要避孕的患者仍应采取相应的措施。T_6 以上的女性脊髓损伤在妊娠期间可以发生严重高血压，与自主神经过反射有关，药物治疗效果通常不佳，必要时可以采用连续硬膜外麻醉的方法阻滞交感神经反射。T_{10} 以上水平损伤者由于下腹部感觉丧失，早产发生率增加。因此需要从第 28 周起注意观察分娩迹象。在做会阴切开缝合时建议采用非吸收性缝线，以避免感染。

3. 盆底功能康复　见本节五。

五、盆底功能康复

盆底的肌肉群参与阴茎的勃起和射精的整个过程，包括在勃起过程中，盆底肌收缩不仅可以增强勃起的硬度，且对勃起的阴茎有固定作用，以便性生活能够顺利进行。同时在性生活过程中，盆底肌的强有力收缩是维持勃起的持续时间，提高射精的控制能力所必需的，因此盆底功能康复对延长性生活时间，改善其质量是必不可少的。在最后阶段，盆底肌的强力而有节奏的收缩，构成了射精动作，是射精过程和高潮过程不可或缺的。盆底肌肉就像

一条弹簧，将耻骨、尾椎等连接在一起。因此，盆底肌肉与性功能有密切联系。

1. 盆底肌训练　是对骨盆底部的肌肉进行锻炼，而其中的关键环节，就是锻炼肛提肌，包括以下步骤。

（1）准备：盆底肌群训练前排空膀胱，在膀胱充满尿液的时候进行凯格尔练习会使你的骨盆底肌肉变弱，同时会增加尿路感染的风险。做训练的过程中别憋气，别收缩腹部、大腿、臀部肌肉，别夹腿。

（2）寻找：盆底肌群训练的难点在于正确地找到肛提肌。主要有三种方法：①从位置上来说，肛提肌位于阴囊和肛门之间，也就是会阴中间的部位，勃起的时候这个部位也会有一定充血，而你在想大便又找不到厕所的时候也是靠这里进行控制的。②中断排尿法，即在小便的时候两腿分开与肩同宽，并保持两腿不动，集中意念尽力收缩肛门及会阴部，使尿流中断，在尿流中断时感到的最为紧张的肌肉即为肛提肌。③勃起控制法，在勃起时集中意念收缩会阴，感到阴茎充血更充分的时候说明收缩的即是肛提肌。④避免收缩腹部、臀部或者腿的肌肉。练习过程中用手摸腹部，如果感觉腹肌紧张，那么就是动作方法不对。⑤通过肛门指检来证实肌肉的收缩是否正确，女性可以将示指和中指放置于阴道内，收缩盆底肌群手指周围感觉到有压力包绕，即为正确的肌群收缩。

（3）收缩：肌肉正确的运动方向应该是向上、向里，而不是向下憋气。在开始训练的早期，尤其要注意训练方法的准确性。训练时可以把手放在腹部和臀部，确保在运动时，腹部、大腿和臀部都保持静止。要求患者取仰卧屈膝位模仿憋尿尽可能地收缩相应肌肉，在这种体位患者易于感觉盆底肌。训练中有两点极为关键，第一是每个动作维持的时间，第二是完成动作的

次数。以后，患者可以在坐位或站位完成以上的训练。

2. 生物反馈训练

3. 电刺激治疗

六、预后

采用药物、针灸、理疗、盆底肌功能训练、手术等法，有些患者的性功能得以逐步康复，有的患者能获得一定程度的恢复，对性功能也会有不同程度的改善。当然，脊髓损伤患者欲恢复部分性功能，必须进行艰巨的治疗与锻炼。

总之，脊髓损伤后性功能障碍的机制非常复杂，这就要求临床医务工作者要深入地研究，以最大限度地帮助脊髓损伤患者进行性功能康复与治疗，重视他们的性权利，帮助他们解决和治疗性生活及生育中遇到的一切问题。

（林子玲）

第20章
周围神经损伤后康复

第一节 上肢神经损伤

一、概述

（一）定义

周围神经病损是指周围运动、感觉和自主神经的结构和功能障碍，临床上相当多见，许多因素如感染、缺血、外伤、代谢障碍、中毒、营养缺乏及一些先天性的原因均可引起周围神经病变，所致的功能障碍常很严重。积极的、合适的康复治疗不仅能预防或减轻并发症，而且能促进神经的修复与再生，加快功能恢复，减少残疾的发生。

（二）病因及分类

造成周围神经病损的原因很多，其中开放性损伤、牵拉伤和骨折脱位造成的损伤是临床上最常见的神经致伤原因。习惯上将属于炎症性质的称为神经炎，将受外力作用而发生损伤的称为周围神经损伤，将由于营养、代谢障碍、中毒等所致的称为周围神经病。

1. 病因

（1）机械性：①牵拉损伤，如产伤等引起的臂神经丛损伤。②切割伤，如刀割伤、电锯伤、玻璃割伤等。③压迫性损伤，如骨折、关节脱位等造成的神经受压；止血带、小夹板、石膏等固定太紧造成的压迫性损

伤。④骨折整复挫伤，骨折后整复所致的神经挫伤。⑤火器伤，如枪弹伤和弹片伤。

（2）缺血性：①血管病，如胶原血管病和其他血管病等导致周围神经缺血。②糖尿病，如糖尿病周围神经病变。③动脉粥样硬化，也可致周围神经缺血。

（3）感染性：①急慢性髓鞘病，属原因不明性感染，如Guillain-Barre综合征、复发性髓鞘病、疫苗后髓鞘病、婴儿髓鞘病等。②带状疱疹、麻风或其他病毒感染。

（4）营养代谢障碍：①营养缺乏，如维生素 B_{12}、维生素 B_6、叶酸、蛋白质、烟酸、核黄素、硫胺等缺乏。②代谢障碍：糖尿病、肝肾衰竭、慢性甲状腺功能不足，白蛋白异常等。

（5）其他：①神经损伤，如冷热损伤、电击损伤、放射损伤、药物注射性损伤及其他医源性损伤。②中毒，金属如砷、汞、铝、铊、锰等；溶剂如己烷、四氯化碳、有机磷等；药物，如氯喹、长春新碱、呋喃类等。

2. 分类 1943年Seddon提出将神经损伤分为3种类型。

（1）神经断裂：神经完全断裂，临床表现为完全损伤，处理上需手术吻合。

（2）神经轴突断裂：神经轴突完全断裂，但鞘膜完整，有变性改变，临床表现

为神经完全损伤。多因神经受轻度牵拉伤所致，多不需手术处理，再生轴突可长向损伤的远侧段。

（3）神经失用：神经轴突和鞘膜完整，显微镜下改变不明显，电反应正常，神经功能传导障碍，有感觉减退，肌肉瘫痪，但营养正常。多因神经受压或挫伤引起，大多可以恢复；但如压迫不解除则不能恢复，如骨折压迫神经，需复位或手术解除神经压迫。

（三）病理生理

1. 损伤后变性　周围神经损伤后的病理改变，取决于损伤的程度。一度损伤可不出现组织形态学上的改变，或只出现损伤远端脱髓鞘反应。二度以上的损伤均出现神经纤维的变性。由于绝大多数周围神经损伤为神经纤维的损伤，从病理学上讲，神经损伤可发生两种典型的病理反应：一是局部脱髓鞘反应，二是轴突变性。神经变性根据其发生的部位可以分为以下 3 个方面。

（1）损伤部位的改变：损伤局部出现损伤性反应，一般形成一个炎性反应区域。严重者出现纤维增生、瘢痕形成。

（2）远端神经的变性：远端神经的变性是由于损伤使细胞体对其远端胞突的营养中断所造成的。有髓纤维的这种变性也称为华勒变性。其主要表现为轴突退变和施万细胞增殖形成 Bungner 带。在伤后 6～30 小时，轴突肿胀，髓鞘板层破裂并变为不规则。伤后 2～3 天，线粒体嵴出现空泡，神经微丝及微管肿胀和断裂，髓鞘裂解成微粒。伤后 1 周左右，轴突内细胞器消失。

（3）近端神经变性：近端神经纤维的逆行性改变类似于远端，但较为局限，一般不超过一个郎飞结。神经胞体也出现相应的变性，损伤部位越靠近胞体，胞体的伤害也越大，一部分神经细胞崩解死亡。在闭孔内肌水平切断坐骨神经，3 周后相应脊神经内感觉神经胞体死亡 22%。

2. 神经外组织病理改变　神经损伤后，其支配的组织失去了神经的功能性作用和营养作用，会发生一系列组织形态学上的改变，主要表现为肌肉萎缩和感觉的改变。

3. 周围神经再生　周围神经损伤后经过初期的反应阶段，即开始再生。在很长一段时间内，再生和变性是同时进行的，并且有些变化既是变性，也是再生，如施万细胞增生。在伤后 12 天左右，神经元胞体内 RAN 成分大量增加，这是神经元为轴索再生做代谢上的准备。远端轴突和髓鞘裂解成颗粒状后，被施万细胞和吞噬细胞清除。然后，施万细胞开始分裂，在原来的神经内膜管内形成很多纵行排列的细胞柱，等待轴突长入。若长时间无轴突长入，细胞柱就开始萎缩塌陷。近端轴突在神经中断数小时后开始芽状增生。若神经内膜管完整，可为再生轴突通过损伤处提供通道，引导轴突长入终末器。远端神经对轴突有趋化作用，使其易于长入远端的神经内膜管中。轴突再生的速度受多种因素影响很大。进入损伤区生长速度约为一天 0.25mm，通过神经吻合口需 10～14 天。进入远端后，生长速度显著加快，大多数每天达 2mm 左右，少数可达 4mm。但若远端神经内膜管受压，则生长变得很慢。当再生轴索成功到达末端，则与终末器官形成突触连结。从神经纤维长入终末器官到效应器出现生理功能，这一过程约需 2 周。生理功能恢复受时间影响，一般说来，肌肉完全失神经支配 1 年，功能恢复效果就很差，失神经支配 2 年就更难恢复。皮肤感觉功能的恢复受失神经时间的限制较少，临床资料表明，神经损伤数年后，经修复感觉功能仍能恢复。感觉恢复的顺序，先是痛觉、温度觉，然后的触觉。触觉的恢复，首先是对 30Hz 的振动觉的感知，然后是移动触觉，接着是连续触觉的恢复，最后是对 256Hz 振动觉的恢复。

二、临床表现

1. 运动障碍　弛缓性瘫痪、肌张力降低、肌肉萎缩、抽搐。日常生活、工作中某些活动能力障碍。

2. 感觉障碍　包括主观感觉障碍和客观感觉障碍。一般情况下，患者的主观感觉障碍比客观感觉障碍多而且明显，在神经恢复过程中，患者感到的灼痛、感觉过敏常难以忍受。

（1）主观感觉障碍：是在没有任何外界刺激的情况下出现的感觉障碍，又包括：①感觉异常，如局部麻木、冷热感、潮湿感、震动感，以麻木感多见。②自发疼痛，是周围神经病损后最突出的症状之一。③幻痛，即周围神经损失伴有肢体缺损或截肢者有时出现幻肢痛。

（2）客观感觉障碍：①感觉丧失，即深浅感觉、复合觉、实体觉丧失。②感觉减退。③感觉过敏，即感觉阈值降低，小刺激出现强反应，以痛觉过敏最多见，其次是温度觉过敏。④感觉过度。⑤感觉倒错，如将热的误认为是冷的。

3. 反射障碍　周围神经病损后，其所支配区域的深浅反射均减弱或消失。

4. 自主神经功能障碍　自主神经为刺激性病损时，出现皮肤发红、皮温升高、潮湿、角化过度及脱皮等。有破坏性病损时，则表现为皮肤发绀、冰凉、干燥无汗或少汗、菲薄，指（趾）甲粗糙变脆，毛发脱落，甚至发生营养性溃疡。

5. 不同部位损伤　根据损伤神经不同而有不同的临床表现。

（1）臂神经丛损伤：根据损伤神经不同而有不同的临床表现，主要表现为神经根型分布的运动、感觉障碍。臂神经丛上部损伤表现为整个上肢下垂，上臂内收，不能外展外旋，前臂内收伸直，不能旋前、旋后或弯曲，肩胛、上臂和前臂外侧有一狭长的感觉障碍区。臂神经丛下部损伤表现为手部小肌肉全部萎缩而呈爪形，手部尺侧及前臂内侧有感觉缺失，有时出现霍纳综合征。

（2）尺神经损伤：尺神经在肘上损伤前臂尺侧腕屈肌和指深屈肌尺侧半瘫痪、萎缩、不能向尺侧屈腕及屈小指远侧指间关节，手内肌广泛瘫痪，小鱼际萎缩，环指和小指呈爪形畸形，拇内收肌瘫痪，拇指、示指间夹纸试验无力，手握力减少。手掌尺侧、小指全部和环指尺侧半感觉消失。

（3）正中神经损伤：根据损伤部位不同而分为两大类：①腕部正中神经损伤。3 个鱼际肌即拇对掌肌，拇短展肌及拇短屈肌浅头瘫痪，因此拇指不能对掌，不能向前与手掌平面形成 90°，不能用指肚接触其他指尖，大鱼际肌萎缩、拇指内收形成猿手畸形，拇短屈肌有时为异常的尺神经供给。手部感觉丧失以正中神经伤影响为最大。伤后拇指、示指、中指、环指桡侧半掌面及相应指远节背面失去感觉，严重影响手的功能，持物易掉落，无实物感，并易受外伤及烫伤。手指皮肤、指甲有显著营养改变，指骨萎缩，指端变小变尖。②肘部正中神经损伤。除上述外，尚有旋前圆肌、桡侧腕屈肌、旋前方肌、掌长肌、指浅屈肌、指深屈肌桡侧半及拇长屈肌瘫痪，故拇指示指不能屈曲，握拳时此二指仍伸直，有的中指能屈一部分，示指及中指掌指关节能部分屈曲，但指间关节仍伸直。感觉与营养改变同前。

（4）桡神经损伤：为全身诸神经中最易受损伤者，常并发于肱骨中段骨折。主要表现为伸腕力消失，而"垂腕"为一典型病症；拇外展及指伸展力消失；手背第一、二掌骨间感觉完全消失。

（5）腋神经损伤：运动障碍，肩关节外展幅度减小。三角肌区皮肤感觉障碍。角肌萎缩，肩部失去圆形隆起的外观，肩峰突出，形成"方形肩"。

（6）肌皮神经损伤：肌皮神经自外侧束发出后，斜穿喙肱肌，经肱二头肌和肱肌之间下行，并发出分支支配上述三肌。终支在肘关节稍上方的外侧，穿出臂部深筋膜，改名为前臂外侧皮神经，分布于前臂外侧皮肤。肌皮神经受伤后肱二头肌、肱肌及前臂外侧的皮肤感觉障碍。

三、康复评定

1. 运动功能评定　①观察畸形、肌肉萎缩、肿胀的程度及范围，必要时用尺测量或容积仪测量对比。②肌力和关节活动范围测定。③运动功能恢复情况评定（见表 20-1）。

表 20-1　周围神经损伤后的运动功能恢复等级

恢复等级	评定标准
0 级（M_0）	肌肉无收缩
1 级（M_1）	近端肌肉可见收缩
2 级（M_2）	近、远端肌肉均可见收缩
3 级（M_3）	所有重要肌肉能抗阻力收缩
4 级（M_4）	能进行所有运动，包括独立的或协同的运动
5 级（M_5）	完全正常

2. 感觉功能评定　①感觉检查：不同感觉神经有其特定的支配区，但有交叉支配现象。神经受损后，感觉消失区通常较实际支配区小，且边缘有一感觉减退区。感觉功能的测定，除了常见的用棉花或大头针测定触觉痛觉外，还可做温度觉试验、Von Frey 单丝压觉试验、Weber 二点辨别觉试验、手指皮肤皱褶试验、皮肤定位觉、皮肤图形辨别觉、实体觉、运动觉和位置觉试验、Tinel 征检查等。②感觉功能恢复评定。见表 20-2。

表 20-2　周围神经损伤后的感觉功能恢复等级

恢复等级	评定标准
0 级（S_0）	感觉无恢复
1 级（S_1）	支配区皮肤深感觉恢复
2 级（S_2）	支配区浅感觉和触觉部分恢复
3 级（S_3）	皮肤痛觉和触觉恢复，且感觉过敏消失
4 级（S_3^+）	感觉达到 S_3 水平外，二点辨别觉部分恢复
5 级（S_4）	完全恢复

3. 电生理学评定　对周围神经病损，电生理学检查具有重要的诊断和功能评定价值。常用的方法有强度、时间曲线检查、肌电图检查、体感诱发电位检查（SEP）。肌电图一般可比弱眼或手法检查早 1～2 个月发现肌肉重新获得神经支配。

四、康复治疗

（一）病损早期康复

病损早期的康复主要是针对致病因素除去病因，消除炎症、水肿，减少对神经的损伤，预防挛缩畸形的发生，为神经再生准备一个好的环境。治疗时应根据不同病情进行有针对性的处理。

1. 病因治疗　尽早除去致病因素，减轻对神经的损伤，如为神经压迫，可用手术减压；营养代谢障碍所致者，应补充营养，纠正代谢障碍。

2. 运动疗法　在周围神经病损的康复中占有非常重要的地位，应注意在神经损伤的急性期，动作要轻柔，运动量不能过大。

（1）保持功能位：周围神经病损后，为了预防关节挛缩，保留受累处最实用的功能，应将损伤部位及神经所支配的关节保持良好的姿位，在大多数情况下，应保持在功能位。

（2）被动运动和推拿：被动运动的主要作用为保持和增加关节活动度，防止肌肉挛缩变形。其次能保持肌肉的生理长度和肌张力、改善局部循环。在周围神经麻痹后即应进行被动运动，鼓励患者进行自我被动运动。当肌力达到 2～3 级时，就应进行助力运动。被动运动时应注意：①只在无痛范围内进行；②在关节正常活动范围内进行，不能过度牵拉麻痹肌肉；③运动速度要慢；④周围神经和肌腱缝合术后，要在充分固定后进行。推拿按摩手法要轻柔，强力的按摩对软瘫的肌肉多有不利，长时间的按摩也有加重肌肉萎缩的危险。

（3）主动运动：如神经病损程度较轻，肌力在 2～3 级以上，在早期也可进行主动运动。注意运动量不能过大，尤其是在神经创伤、神经和肌腱缝合术后。

3. 物理因子治疗

（1）温热疗法：早期应用短波、微波透热疗法、热敷、蜡疗、红外线照射等，可以消除炎症、改善局部血液循环、促进水肿吸收、缓解疼痛，有利于神经再生。治疗时要注意温度适宜，尤其是有感觉障碍和局部血液循环差时，容易发生烫伤。若患者感觉丧失，或治疗部位机体内有金属固定物时，应选脉冲短波或脉冲微波治疗。

（2）激光疗法：常用氦 - 氖激光（10～20mW）或半导体激光（200～300mW）照射病损部位或沿神经走向选取穴位照射，每部位照射 5～10 分钟，有消炎、促进神经再生的作用。

（3）磁疗：具有镇痛、镇静、消炎、消肿的作用，对周围神经损伤也有较好的疗效。多用脉冲磁疗法，在损伤后早期开始，强度以 0.3～0.5mT 为宜。

（4）水疗法：用温水浸浴、旋涡浴，可以缓解肌肉紧张，促进局部循环，松解粘连。在水中进行被动运动和主动运动，水的浮力有助于瘫痪肌肉的运动，水的阻力使在水中的运动速度较慢，防止运动损伤发生。

（5）超声波疗法：用小剂量脉冲式超声治疗。

4. 矫形器　由于周围神经修复所需的时间很长，运动障碍持续时间长，很容易发生关节挛缩。因此早期就应将关节固定于功能位。矫形器（夹板）常用来固定关节。在周围神经病损的早期，夹板的使用目的主要是防止挛缩等畸形发生。在恢复期，夹板的使用目的还有矫正畸形和助动功能。动力性夹板可以提供或帮助瘫痪肌肉运动。

（二）恢复期康复

急性期炎症水肿消退后，即进入恢复期。此期康复的重点在于促进神经再生、保持肌肉质量、增强肌力和促进感觉功能恢复。

1. 促进神经再生　现已证明，物理治疗和某些药物可以促进神经再生。

（1）物理因子治疗：①电流电场法：用低频脉冲电流、调制中频电流或直流电。植入式电极有侵入性、增加感染机会等缺点，因此可用体表电极。一般将阴极置于神经损伤远端，阳极放在近端。电流强度要小，刺激时间要长。②脉冲电磁场法：可选用脉冲短波、脉冲微波、脉冲磁疗。电极对置于神经病损部位，平均输出功率20W 左右。每次治疗 20 分钟，1 次 / 天。

（2）药物：①外源性神经营养因子。碱性成纤维细胞生长因子（bFGF）能促进神经再生和晶体再生、加速伤口愈合。用药途径有两种，一为肌内注射，二为局部导入。方法为阳极导入，电流可采用直流电、极性较强的低频电流（如间动电）或半波中频电流。阳极衬垫中加入适量药物，置于神经病损部位，阴极与之对置或并置于远端。②神经节苷脂也有促进神经再生作用，药物有 GM-1、康络素。③ B 族维生素（维生素 B_1、维生素 B_6、维生素 B_{12}）参与神经组织的糖和脂肪代谢，也用于周围神经病损的辅助治疗。④促肾上腺皮质激素、雄激素、糖皮质激素等也用于周围神经病损的治疗。

2. 延缓肌肉萎缩 周围神经病损后，当受累肌肉完全瘫痪、强度 - 时间曲线检查为完全失神经支配曲线、肌电图检查无任何动作电位或只有极少的动作电位时，应采取措施以防止、延缓、减轻失神经肌肉萎缩，保持肌肉质量，以迎接神经再支配。康复措施有神经肌肉电刺激（NES）、按摩、被动运动等。NES 治疗参数：①波型，指数波或三角波。②波宽，等于或大于失神经肌肉的时值。所以治疗前有必要做强度 - 时间曲线检查。③脉冲频率，$10 \sim 25Hz$，引起强直收缩。④通断比为 $1 : 5$ 左右，每个收缩的时间小于 5 秒。例如，收缩 4 秒，间歇 20 秒。⑤电流强度，能引起肌肉最大收缩，但不能引起患者不适。⑥时间，每次治疗分为 3 段，每段为 $5 \sim 20$ 个收缩，两段之间休息 $5 \sim 10$ 分钟，每天治疗 $1 \sim 3$ 次。⑦电极放置，单极法或双极法。按摩和被动运动也能减缓肌肉萎缩的速度，但应该注意不能过度牵拉和按压完全瘫痪的肌肉。

3. 增强肌力，促进运动功能恢复 当神经再生进入肌肉内，肌电图检查出现较多的动作电位时，就应开始增强肌力的训练，以促进运动功能的恢复。此外，尚可根据功能障碍的部位及程度、肌力和耐力的检测结果，进行有关的作业治疗，如 ADL 训练、编织、打字、木工、雕刻、缝纫、刺绣、泥塑、修理仪器、文艺和娱乐活动等。治疗中不断增加训练的难度和时间，以增强肌肉的灵活性和耐力。应注意防止由于感觉障碍而引起机械摩擦性损伤。

4. 促进感觉功能的恢复 周围神经病损后，出现的感觉障碍主要有局部麻木、灼痛、感觉过敏、感觉缺失。不同症状采用不同的治疗方法。

（1）局部麻木感、灼痛：药物治疗（镇静、镇痛药，维生素）、交感神经节封闭、物理治疗（TENS、干扰电疗法、超声波疗法、磁疗、激光照射、直流电药物离子导入疗法、电针灸等）。对非手术疗法不能缓解者，可以选择手术治疗，而对非手术治疗无效和手术失败者，可采用脊髓电刺激疗法。

（2）感觉过敏：采用脱敏疗法。皮肤感觉过敏是神经再生的常见现象。事实证明，反复刺激敏感区可以克服敏感现象。脱敏治疗包括两方面：一是指导患者使用敏感区。告诉患者如果不使用敏感区，其他功能训练就无法进行。二是在敏感区逐渐增加刺激。具体方法：①旋涡浴，开始用慢速，再逐渐加快。②按摩，涂按摩油后做环形按摩。③用各种不同质地不同材料的物品刺激，如毛巾、毛毯、毛刷、沙子、米粒、小玻璃珠等。④振动。⑤叩击，如用叩诊锤、铅笔橡皮头叩击敏感区以增加耐受力。

（3）感觉丧失：在促进神经再生的治疗基础上，采用感觉重建方法（感觉再训练）治疗。Wynn-Parry 和 Salter 主张用不同物体放在患者手中而不靠视力帮助，进行感觉训练。开始让患者识别不同形状、大小的木块，然后用不同织物来识别和练习，最后用一些常用的家庭器皿，如肥皂、钥匙、别针、汤匙、铅笔等来练习。①早期训练：一旦患者对固定物体接触有感觉，应立即进行训练，如用手指接触一些钝性物体，先在直视下，然后在闭眼时练习。下一步进行对移动物体的感知训练。②后期训练：在直视下或闭眼时触摸各种不同形状、大小和质地的物体，如硬币、纽扣、绒布、手表等常用物品，使患者能区分物品的大小、形状、重量、质地等。随着感觉功能的逐步好转，再进行功能性感觉能力训练，即日常生活活动和常用工具的操作训练。

5. **解除心理障碍** 周围神经病损患者，常伴有心理问题，主要表现有急躁、焦虑、忧郁、躁狂等。可采用医学教育、心理咨询、集体治疗、患者示范等方式来消除或减轻患者的心理障碍，使其发挥主观能动性，积极地进行康复治疗。

6. **患者的再教育** 周围神经病损患者常有感觉丧失，因此失去了对疼痛的保护机制。无感觉区容易被灼伤和外伤。一旦发生了创伤，由于伤口有营养障碍，较难愈合。必须指导患者不要用无感觉的部位去接触危险的物体，如运转中的机器、搬运重物。烧饭、煮水时易被烫伤，吸烟时烟头也会无意识地烧伤无感觉区。对有感觉丧失的手、手指，应经常保持清洁、戴手套保护。若坐骨神经或腓总神经损伤，应保护足底，特别是在穿鞋时，要防止足的磨损。

7. **中医中药治疗**

（1）中药内服：常用的方剂有补阳还五汤、黄芪桂枝五物汤、健步丸等。单味黄芪、当归、川芎等中药也有促进神经再生的作用。

（2）中药针剂：临床上较多用川芎注射液、复方丹参注射液、红花注射液治疗糖尿病周围神经病。

（3）中药外治：在中医辨证论治理论指导下，用中药外敷、熏洗，用于周围神经病损后的疼痛、麻木、关节僵硬、肿胀的治疗。

（4）针灸：可以促进神经损伤的恢复。

8. **手术治疗** 对非手术治疗无效而又适合或需要手术治疗的周围神经损伤患者，应及时进行手术治疗。手术治疗可分为神经探查修复术和早期肌腱移位术。

（吴媛媛　李胜活）

第二节　下肢神经损伤

一、概述

临床上常见多种原因引起的下肢神经损伤，导致患者出现感觉、运动等下肢功能障碍，影响了其步行能力和生活质量等。了解下肢神经损伤的原因，早期对其进行评估与康复治疗，则可以减轻功能障碍，达到早期康复的目的。

（一）病因及分类
病因及分类见本章第一节上肢神经损伤。

（二）病理生理
病理生理见本章第一节上肢神经损伤。

二、临床表现

下肢重要的神经是前方的股神经和后方的坐骨神经。下肢神经损伤远较上神经损伤少。临床上主要表现为不同程度的运动和感觉障碍，同时可有肢体营养障碍和自主神经系统紊乱等表现。

1. **运动功能障碍** 所支配的肌肉呈弛缓性瘫痪，主动运动能力下降，肌张力降低，随时间延长，肌肉逐渐发生萎缩，且肌萎缩的程度和范围与神经损伤的程度和部位有关。

（1）股神经损伤：较少见，且多为手术伤，伤后主要临床表现为股四头肌麻痹所致膝关节伸直障碍及股前和小腿内侧感觉障碍。如为手术伤应尽早予以修复。

（2）坐骨神经损伤：坐骨神经由胫神经和腓总神经组成，至腘窝尖端分为胫神经和腓总神经，沿途分支支配股后部的股二头肌、半腱肌和半膜肌。损伤后表现依损伤平面而定。髋关节后脱位、臀部刀伤、臀肌肉挛缩及臀部肌内注射药物均可致其高位损伤。引起股后部肌肉及小腿和足部所有肌肉全部瘫痪，导致膝关节暂时不能屈，踝关节与足趾运动功能完全丧失，呈足下垂。小腿后外侧和足部感觉丧失，足部出现神经营养性改变。由于股四头肌腱、全膝关节呈伸直状态，行走时呈跨越步态。若在股后中、下部损伤，则腘绳肌正常，膝关节屈曲功能保存。高位损伤预后较差，应尽早手术探查，根据情况行神经松解和修复手术。

（3）胫神经损伤：股骨髁上骨折及膝关节脱位易损伤胫神经，引起小腿后侧屈肌群及足底内在肌麻痹，出现足跖屈、内收、内翻，足趾跖屈、外展和内收障碍，小腿后侧、足背外侧、跟外侧和足底感觉障碍。此类损伤多为挫伤，应观察 2～3 个月，若无恢复则予手术探查。

（4）腓总神经损伤：腓总神经分为腓浅神经、腓深神经。腓总神经易在腘部及腓骨小头处损伤，导致小腿前外侧伸肌麻痹，出现足背屈、外翻功能障碍，呈内翻下垂畸形，以及伸踇、伸趾功能丧失，呈屈曲状态，和小腿前外侧和足背前、内侧感觉障碍。腓总神经损伤位置表浅，神经均可触及，应尽早手术探查。功能不恢复者，晚期行肌腱移位或踝关节融合矫正足下垂畸形。

2. 感觉障碍　包括主观感觉障碍和客观感觉障碍。一般情况下，患者的主观感觉障碍比客观感觉障碍多而且明显，在神经恢复过程中，患者感到的灼痛、感觉过敏常难以忍受。

（1）主观感觉障碍：是在没有任何外界刺激的情况下出现的感觉障碍。①感觉异常，如局部麻木、冷热感、潮湿感、震

动感，以麻木感多见。②自发疼痛，是周围神经病损后最突出的症状之一，随损伤的程度、部位、性质的不同，疼痛的性质、发生时间、程度也千差万别，常见的有刺痛、跳痛、刀割痛、牵拉痛、灼痛、胀痛、触痛、撕裂痛、酸痛、钝痛等，同时伴有一些情感症状。③幻痛，周围神经损失伴有肢体缺损或截肢者有时出现幻肢痛。

（2）客观感觉障碍：①感觉丧失，深浅感觉、复合觉、实体觉丧失。②感觉减退。③感觉过敏，即感觉阈值降低，小刺激出现强反应，以痛觉过敏最多见，其次是温度觉过敏。④感觉过度，少见。⑤感觉倒错，如将热的误认为是冷的，也较少见。

3. 反射障碍　周围神经损伤后，其所支配区域的深浅反射均减弱或消失。股神经损伤后可出现膝腱反射减弱或消失，坐骨神经损伤可出现足底反射和跟腱反射减弱或消失。

4. 自主神经功能障碍　有两方面的表现：①自主神经为刺激性病损时，出现皮肤发红、皮温升高、潮湿、角化过度及脱皮等。②有破坏性病损时，则表现为皮肤发绀、冰凉、干燥无汗或少汗、菲薄，皮下组织轻度肿胀，指甲（趾甲）粗糙变脆，毛发脱落，甚至发生营养性溃疡。

三、评估

根据外伤史、临床症状和检查，判断神经损伤的部位、性质和程度。

（一）临床检查

1. 伤部检查　检查有无伤口，如有伤口，应检查其范围和深度、软组织损伤情况及有无感染。查明枪弹伤或弹片伤的径路，有无血管伤、骨折或脱臼等。若伤口已愈合，观察瘢痕情况和有无动脉瘤或动静脉瘘形成等。

2. 肢体姿势　观察肢体有无畸形。腓

总神经伤有足下垂等。若时间过久，因拮抗肌失去平衡，可发生关节挛缩等改变。

3.肌力、肌张力、肢体围度和关节活动范围测定　周围神经损伤引起肌肉软瘫，失去张力，有进行性肌肉萎缩。详细评定见本书功能评定相关内容。

4.ADL 能力评定、平衡评定与步态分析　详细评定见本书功能评定相关内容。

5.反射评定　根据肌肉瘫痪情况，腱反射消失或减退。

6.感觉功能的检查　感觉功能障碍也可用六级法区别其程度。检查痛觉、触觉、温觉、两点区别觉及其改变范围，判断神经损伤程度。一般检查痛觉及触觉即可。注意感觉供给区为单一神经或其他神经供给重叠，可与健侧皮肤比较。实物感与浅触觉为精细感觉，痛觉与深触觉为粗感觉。神经修复后，粗感觉恢复较早较好。

神经近侧断端有假性神经瘤，常有剧烈疼痛和触痛，触痛放散至该神经支配区。

神经干叩击试验（Tinel 征）：当神经损伤后或损伤神经修复后，在损伤平面或神经生长所达到的部位，轻叩神经，即发生该神经分布区放射性麻痛，称 Tinel 征阳性。

7.营养改变　神经损伤后，支配区的皮肤发冷、无汗、光滑、萎缩。坐骨神经伤常发生足底压疮，足部冻伤。无汗或少汗区一般符合感觉消失范围，可做汗试验，常用的方法有：

（1）碘 - 淀粉试验：在手指掌侧涂 2% 碘溶液，干后涂抹一层淀粉，然后用灯烤，或饮热水后适当运动使患者出汗，出汗后变为蓝色。

（2）茚三酮（Ninhydrin）指印试验：将患指或趾在干净纸上按一指印（也可在热饮发汗后再按）。用铅笔画出手指和足趾范围，然后投入 1% 茚三酮溶液中。若有汗液即可在指印处显出点状指纹。用硝酸溶液浸泡固定，可长期保存。因汗中含有多种氨基酸，遇茚三酮后变为紫色。通过多次检查对比，可观察神经恢复情况。

（二）电生理检查

通过肌电图及诱发电位检查，判断神经损伤范围、程度、吻合后恢复情况及预后，对周围神经损伤，电生理学检查具有重要的诊断和功能评定价值。常用的方法有以下几种。

1.强度 - 时间曲线检查　这是一种神经肌肉兴奋性的电诊断方法。通过时值测定和曲线描记判断肌肉为完全失神经支配、部分失神经支配，还是正常神经支配。它可对神经损伤程度、恢复程度、损伤的部位、病因进行判断，对康复治疗有指导意义。

2.肌电图检查　通过针极肌电图检查，可判断神经受损的程度是神经失用、轴突断离，还是神经断离。通过纤颤电位、正峰波数量减少、出现多相新生电位可判断神经再生。神经传导速度测定，对损伤以外的神经病具有极为重要的价值。

3.体感诱发电位（SEP）检查　是刺激从周围神经上行至脊髓、脑干和大脑皮质感觉区时在头皮记录的电位，具有灵敏度高、对病变进行定量估计、对传导通路进行定位测定、重复性好等优点。对常规肌电图难以查出的病变，SEP 容易作出诊断，如周围神经靠近中枢部位的损伤、在重度神经病变和吻合神经的初期测定神经的传导速度等。

（三）康复治疗原则

下肢神经损伤康复治疗原则基本同上肢神经损伤，但由于下肢神经损伤有时会存在平衡与步态功能障碍，因此要注意进行平衡与步态功能训练。

（金冬梅　李胜活）

参 考 文 献

白跃宏，2005. 现代骨科与康复. 上海：上海交通大学出版社.

李庆涛，徐东潭，徐光辉，2009. 临床骨科康复治疗学. 北京：科技文献出版社.

励建安，2017. 康复医学. 第 3 版. 北京：科学出版社.

陆庭仁，2007. 骨科康复学. 北京：人民卫生出版社.

南登崑，2008. 康复医学. 第 4 版. 北京：人民卫生出版社.

南登崑，黄晓琳，2009. 实用康复医学. 北京：人民卫生出版社.

王玉龙，2018. 康复功能评定学. 第 3 版. 北京：人民卫生出版社.

吴先国，2005. 人体解剖学（第 4 版）. 北京：人民卫生出版社.

燕铁斌，2012. 现代康复治疗学. 广州：广东科技出版社.

燕铁斌，2015. 骨科现代康复评定与治疗技术. 第 4 版. 北京：人民军医出版社.

燕铁斌，2018. 物理治疗学. 第 3 版. 北京：人民卫生出版社.

杨迪生，2007. 临床骨科康复学. 北京：中国医药科技出版社.

叶伟胜，2010. 骨科康复实践. 北京：人民军医出版社.

张长杰，2013. 肌肉骨骼康复学. 第 2 版. 北京：人民卫生出版社.

张晓阳，2015. 骨科术后康复指南. 北京：人民军医出版社.

赵振彪，彭彦辉，2008. 骨科康复学. 石家庄市：河北科学技术出版社.

周谋望，陈亚平，葛杰，2007. 骨关节损伤与疾病康复治疗方案及图解. 北京：清华大学出版社.

周士枋，丁佰坦，2006. 运动学. 北京：华夏出版社.

Buckup K, Buckup J, 2016. Clinical tests for the musculoskeletal system: examinationssigns-phenomena. 3rd ed. Washington: Tps.

Denegar CR, Saliba E, Saliba SF, et al, 2015. Therapeutic modalities for musculoskeletal injuries. 4th ed. Champaign, IL: Human Kinetics.

Dutton M, 2019. Dutton′s Orthopaedic: examination, evaluation and intervention. 5th ed. New York : McGraw-Hill Education.

Dutton M, 2018. Orthopaedics for the physical therapist assistant. 2nd ed. United States : Jones & Bartlett Learning.

Giangarra C, Manske R, Brotzman SB, 2017. Clinical orthopaedic rehabilitation: a team approach. 4th ed. Amsterdam, Netherlands: Elsevier.

Green A, Hayda R, Hecht A, 2017. Postoperative orthopedic rehabilitation. Philadelphia: Lippincott Williams & Wilkins.

Gross JM, Fetto J, Rosen E, 2015. Musculoskeletal examination. 4th ed. New Jersey: John Wiley & Sons Ic.

Gustowski S, Seals R, Gentry M, 2017. Osteopathic techniques: the Learner's Guide. Stuttgart: Thieme.

Hegedus E, Chad EC, 2013. Orthopedic physical examination tests: an evdience-based approach. 2nd ed. London : Pearson Education Limited.

Houglum P, 2016. Therapeutic Exercise for Musculoskeletal Injuries. 4th ed. Champaign, IL: Human Kinetics.

Imhoff AB, Beitzel K, Stamer K, et al, 2016. Rehabilitation in orthopedic surgery. 2nd ed. Berlin: Springer.

Kahn SB, Xu Y, 2017. Musculoskeletal sports and spine disorders: a comprehensive guide. Berlin: Springer.

Karahan M, Espregueira-Mendes J, Akan HK, et al, 2017. Motor skills training in orthopedic sports medicine. Berlin: Springer.

Katz JN, Blauwet CA, Schoenfeld AJ, et al, 2018. Principles of orthopedic practice for primary care providers. Berlin: Springer International Publishing.

Kaya D, Yosmaoglu B, Mahmut ND, 2018. Proprioception in orthopaedics, sports medicine and rehabilitation. Berlin: Springer.

Magee DJ, Zachazewski JE, Quillen WS, et al, 2016. Pathology and Intervention in Musculoskeletal Rehabilitation. 2nd ed. Amsterdam, Netherlands: Elsevier.

Magee DJ, 2014. Orthopedic physical assessment. 6th ed. Amsterdam, Netherlands: Elsevier.

Malanga GA, Mautner A, 2017. Musculoskeletal physical examination: an evidence-based approach. 2nd ed. Amsterdam, Netherlands : Elsevier.

Maxey L, Ferguson J, 2018. Rehabilitation for the postsurgical orthopedic patient. 3nd ed. Missouri: Mosby.

Nicholas AS, Nicholas EA, 2015. Atlas of osteopathic techniques. 3rd ed. Philadelphia: Lippincott Williams & Wilkins.

Reider B, Davies G, Provencher MT, 2015. Orthopaedic rehabilitation of the athlete: getting back in the game. Philadelphia: Saunders.

Reiman MP, 2016. Orthopedic clinical exami-nation. Champaign, IL: Human Kinetics.

Richter P, Hebgen E, 2019. Trigger points and muscle chains. 2nd ed. Stuttgart: Thieme.

Sarwark J, Cynthia L, 2014. Pediatric orthopa-edics and sport injuries: a quick reference guide. 2nd ed. Illinois : American Academy of Pediatrics.

Seffinger MA, 2019. Foundations of osteopathic medicine: philosophy, science, clinical applications and research. 4th ed. Philadelphia: Lippincott Williams & Wilkin.

Walter FR, Rizzo TD, Silver JK, 2015. Essen-tials of physical medicine and rehabilitation: musculoskeletal disorders, pain, and reha-bilitation. 2nd ed. Amsterdam, Netherlands: Elsevier Health Sciences.

附 录

附录一　Berg 平衡量表评定指南

评定者按照以下说明示范每个项目和（或）给予受试者以指导。如果某个项目测试双侧或测试 1 次不成功需要再次测试，则记分时记录此项目的最低得分。

在大多数项目中，要求受试者在要求的位置上保持一定时间。如果不能达到所要求的时间或距离，或受试者的活动需要监护，或受试者需要外界支持或评定者的帮助，则按照评分标准给予相应的分数。受试者要意识到完成每项任务时必须保持平衡。至于用哪条腿站立或前伸多远则取决于受试者。如果评定者对评定标准不明确则会影响评定结果。

测试所需的装置是一块秒表或带有秒针的手表，一把直尺或带有 5cm、12cm、25cm 刻度的测量尺。测试所需的椅子要高度适中。在进行第 12 项任务时要用到一个台阶或一只高度与台阶相当的小凳子。

评分标准

1. 由坐到站

受试者体位：患者坐于治疗床上。

测试命令：请站起来。

4 分：不用手帮助即能够站起且能够保持稳定；

3 分：用手帮助能够自己站起来；

2 分：用手帮助经过几次努力后能够站起来；

1 分：需要较小的帮助能够站起来或保持稳定；

0 分：需要中度或较大的帮助才能够站起来。

2. 独立站立

受试者体位：站立位。

测试命令：请尽量站稳。

4 分：能够安全站立 2 分钟；

3 分：能够在监护下站立 2 分钟；

2 分：能够独立站立 30 秒；

1 分：经过几次努力能够独立站立 30 秒；

0 分：没有帮助不能站立 30 秒。

如果受试者能够独立站立 2 分钟，则第 3 项独立坐得满分，继续进行第 4 项评定。

3. 独立坐

受试者体位：坐在椅子上，双足平放在地上、背部要离开椅背。

测试命令：请将上肢交叉抱在胸前并尽量坐稳。

4 分：能够安全地坐 2 分钟；

3 分：能够在监护下坐 2 分钟；

2 分：能够坐 30 秒；

1 分：能够坐 10 秒；

0 分：没有支撑则不能坐 10 秒。

4. 由站到坐

受试者体位：站立位。

测试命令：请坐下。

4 分：用手稍微帮助即能够安全地坐下；

3 分：需要用手帮助来控制身体重心下移；

2 分：需要用双腿后侧抵住椅子来控

制身体重心下移；

1分：能够独立坐在椅子上但不能控制身体重心下移；

0分：需要帮助才能坐下。

5. 床-椅转移

先在治疗床旁边准备一张有扶手和一张无扶手的椅子。

受试者体位：患者坐于治疗床上，双足平放于地面。

测试命令：请坐到有扶手的椅子上来，再坐回床上；然后再坐到无扶手的椅子上，再坐回床上。

4分：用手稍微帮助即能够安全转移；

3分：必须用手帮助才能够安全转移；

2分：需要监护或言语提示才能完成转移；

1分：需要一个人帮助才能完成转移；

0分：需要两个人帮助或监护才能完成转移。

6. 闭眼站立

受试者体位：站立位。

测试命令：请闭上眼睛，尽量站稳。

4分：能够安全站立10秒；

3分：能够在监护下站立10秒；

2分：能够站立3秒；

1分：闭眼时不能站立3秒但睁眼站立时能保持稳定；

0分：需要帮助以避免跌倒。

7. 双足并拢站立

受试者体位：站立位。

测试命令：请将双脚并拢并且尽量站稳。

4分：能够独立地将双脚并拢并独立站立1分钟；

3分：能够独立地将双脚并拢并在监护下站立1分钟；

2分：能够独立地将双脚并拢但不能站立30秒；

1分：需要帮助才能将双脚并拢但双脚并拢后能够站立15秒；

0分：需要帮助才能将双脚并拢且双脚并拢后不能站立15秒。

8. 站立位上肢前伸

受试者体位：站立位。

测试命令：将手臂抬高90°，伸直手指并尽力向前伸，请注意双脚不要移动。

注：进行此项测试时，要先将一根皮尺横向固定在墙壁上。受试者上肢前伸时，测量手指起始位和终末位对应于皮尺上的刻度，两者之差为患者上肢前伸的距离。如果可能的话，为了避免躯干旋转受试者要两臂同时前伸。

4分：能够前伸大于25cm的距离；

3分：能够前伸大于12cm的距离；

2分：能够前伸大于5cm的距离；

1分：能够前伸但需要监护；

0分：当试图前伸时失去平衡或需要外界支撑。

9. 站立位从地上拾物

受试者体位：站立位。

测试命令：请把你双脚前面的拖鞋拾起来。

4分：能够安全而轻易地捡起拖鞋；

3分：能够在监护下捡起拖鞋；

2分：不能捡起但能够到达距离拖鞋2～5cm的位置并且独立保持平衡；

1分：不能捡起并且当试图努力时需要监护；

0分：不能尝试此项活动或需要帮助以避免失去平衡或跌倒。

10. 转身向后看

受试者体位：站立位。

测试命令：双脚不要动，先向左侧转身向后看，然后，再向右侧转身向后看。

注：评定者可以站在受试者身后手拿一个受试者可以看到的物体以鼓励其更好地转身。

4分：能够从两侧向后看且重心转移良好；

3分：只能从一侧向后看，另一侧重心转移较差；

2分：只能向侧方转身但能够保持平衡；

1分：当转身时需要监护；

0分：需要帮助及避免失去平衡或跌倒。

11.转身一周

受试者体位：站立位。

测试命令：请转一圈，暂停，然后在另一个方向转一圈。

4分：能在两个方向用4秒或更短的时间安全地转一圈；

3分：只能在一个方向用4秒或更短的时间安全地转一圈；

2分：能够安全地转一圈但用时超过4秒；

1分：转身时需要密切监护或言语提示；

0分：转身时需要帮助。

12.双足交替踏台阶

先在受试者前面放一个台阶或一只高度与台阶相当的小凳子。

受试者体位：站立位。

测试命令：请将左、右脚交替放到台阶/凳子上，直到每只脚都踏过4次台阶或凳子。

4分：能够独立而安全地站立且在20秒内完成8个动作；

3分：能够独立站立，但完成8个动作的时间超过20秒；

2分：在监护下不需要帮助能够完成4个动作；

1分：需要较小帮助能够完成2个或2个以上的动作；

0分：需要帮助以避免跌倒或不能尝试此项活动。

13.双足前后站立

受试者体位：站立位。

测试命令：（示范给受试者）将一只脚放在另一只脚的正前方并尽量站稳。如果做不到，就将一只脚放在另一只前面尽量远的地方，这样前脚后跟就在后脚足趾之前。

注：要得到3分，则步长要超过另一只脚的长度且双脚支撑的宽度应接近受试者正常的支撑宽度。

4分：能够独立地将一只脚放在另一只脚的正前方且保持30秒；

3分：能够独立地将一只脚放在另一只脚的前方且保持30秒；

2分：能够独立地将一只脚向前迈一小步且能够保持30秒；

1分：需要帮助才能向前迈步但能保持15秒；

0分：当迈步或站立时失去平衡。

14.单腿站立

受试者体位：站立位。

测试命令：请单腿站立尽可能长的时间。

4分：能够独立抬起一条腿且保持10秒以上；

3分：能够独立抬起一条腿且保持5～10秒；

2分：能够独立抬起一条腿且保持3～5秒；

1分：经过努力能够抬起一条腿，保持时间不足3秒但能够保持站立平衡；

0分：不能够尝试此项活动或需要帮助以避免跌倒。

附录二　美国肩肘外科协会肩关节评估（治疗人员部分）

体格检查

关节活动度	右侧		左侧	
推荐使用关节测量尺	主动	被动	主动	被动
前屈（手臂与躯干最大角度）				
外旋（手臂舒适地放在一侧）				
外旋（手臂保持 90°外展位）				
内旋（拇指能达到的最高点）				
交叉内收（肘窝与对侧肩峰相对）				

症状

0= 无；1= 轻度；2= 中度；3= 重度

症状	右侧	左侧
冈上肌 / 大结节压痛	0 1 2 3	0 1 2 3
肩锁关节压痛	0 1 2 3	0 1 2 3
肱二头肌肌腱压痛（或撕裂）	0 1 2 3	0 1 2 3
其他压痛 – 列表：	0 1 2 3	0 1 2 3
撞击 I（在轻度内旋位被动前屈）	是　否	是　否
撞击 II（90°前屈位被动内旋）	是　否	是　否
撞击 III（90°主动外展 – 典型疼痛弧）	是　否	是　否
肩峰下弹响	是　否	是　否
瘢痕 – 部位	是　否	是　否
萎缩 – 部位	是　否	是　否
畸形：描述	是　否	是　否

肌力

0= 没有收缩；1= 肌肉收缩；2= 可在去除重力下活动；3= 可抗重力活动；4= 可抗轻阻力活动；5= 正常肌力

	右侧	左侧
测试是否受疼痛影响	是　否	是　否
前屈	0 1 2 3 4 5	0 1 2 3 4 5
外展	0 1 2 3 4 5	0 1 2 3 4 5
外旋（手臂舒适地放在一侧）	0 1 2 3 4 5	0 1 2 3 4 5
内旋（手臂舒适地放在一侧）	0 1 2 3 4 5	0 1 2 3 4 5

不稳

0= 无；1= 轻度（0～1cm 移位）；2= 中度（1～2cm 移位或移位到关节窝）；3= 重度（＞2cm 移位或超过关节窝）

前脱位	0 1 2 3	0 1 2 3
后脱位	0 1 2 3	0 1 2 3
下脱位（凹陷征）	0 1 2 3	0 1 2 3
恐惧试验	0 1 2 3	0 1 2 3
重复征	是 否	是 否
自发不稳	是 否	是 否
复位征阳性	是 否	是 否
整体韧带松弛	是 否	是 否

其他体格检查结果：

附录三　Constant-Murley 肩关节功能评估

项目	评分
Ⅰ.疼痛（最高分 15 分）	
无疼痛	15 分
轻度痛	10 分
中度痛	5 分
严重痛	0 分
Ⅱ.ADL（最高分 20 分）	
i. 日常生活活动的水平：	
全日工作	4 分
正常的娱乐和体育活动	3 分
不影响睡眠	2 分
ii. 手的位置：	
上抬到腰部	2 分
上抬到剑突	4 分
上抬到颈部	6 分
上抬到头颈部	8 分
Ⅲ.ROM	
i. 前屈、后伸、外展、内收活动分别按下列标准评分（每种活动最高分 10 分，4 项最高 40 分）：	
0°～30°	0 分
31°～60°	2 分
61°～90°	4 分
91°～120°	6 分
121°～150°	8 分
151°～180°	10 分

续表

项目	评分
ii. 外旋：（最高分 10 分）	
手放在头后肘部保持向前	2 分
手放在头后肘部保持向后	2 分
手放在头顶肘部保持向前	2 分
手放在头顶肘部保持向后	2 分
手放在头顶再充分向上伸直上肢	2 分
iii. 内旋：（最高分 10 分）	
手背可达大腿外侧	0 分
手背可达臀部	2 分
手背可达腰骶部	4 分
手背可达腰部（L_3 水平）	6 分
手背可达 T_{12} 椎体水平	8 分
手背可达肩胛下角水平（T_7 水平）	10 分
Ⅳ. 肌力：MMT	
0 级	0 分
Ⅰ级	5 分
Ⅱ级	10 分
Ⅲ级	15 分
Ⅳ级	20 分
Ⅴ级	25 分

附录四　肩关节不稳问卷（OSIS）

1. 在过去的 6 个月里，你有过多少次肩脱位（或错位）？	一次也没有 有 1 或 2 次 每个月有 1 或 2 次 每周有 1 或 2 次 每周超过 2 次
2. 在过去的 3 个月里，你有没有因为肩部的问题而在穿 T 恤或套衫时遇到过麻烦（或担心）？	没有麻烦或担心 轻微的麻烦或担心 中等的麻烦或担心 极度困难 不可能完成
3. 在过去的 3 个月里，你如何描述你肩部最严重的疼痛？	没有疼痛 轻微的疼痛 中等的疼痛 严重的疼痛 无法忍受的疼痛

4. 在过去的 3 个月里,肩部的问题对你的日常工作影响有多大? (包括课业或家务)	没有影响 轻微的影响 中等的影响 很大的影响 完全影响
5. 在过去的 3 个月里,你有没有因为担心肩脱位而避免任何活动?	完全没有 偶尔有 有时有 经常有或避免超过一项活动 每天有或者避免许多活动
6. 在过去的 3 个月里,肩部的问题是否妨碍了你去做对你重要的事情?	完全没有 偶尔有 有时有 经常有或避免超过一项活动 每天有或者避免许多活动
7. 在过去的 3 个月里,肩部的问题在多大程度上影响了你的社交生活? (包括性生活,如适用)	没有 偶尔 有时 经常 每天
8. 在过去的 4 周里,肩部的问题在多大程度上影响了你的运动或爱好?	没有 偶尔 有时 经常 始终
9. 在过去的 4 周里,你的肩部问题在脑海中存在多长时间?	从来不或仅当别人问起时 偶尔 有时 经常 每天
10. 在过去的 4 周里,肩部的问题在多大程度上影响了你提重物的能力或意愿?	没有 偶尔 有时 经常 每天
11. 在过去的 4 周里,你通常如何描述肩部的疼痛?	没有 非常轻微 轻微 中等 严重

续表

12. 在过去的 4 周里，你有没有因为肩部问题而在晚上睡觉时避免某个姿势？	没有 只有 1 或 2 个晚上 有些晚上 大多数晚上 每天晚上

附录五　Harris 髋关节功能评定标准

指标	得分
Ⅰ. 疼痛（44 分）	
A. 无疼痛或可忽略	44
B. 轻微或偶尔疼痛	40
C. 轻度疼痛，不影响平常活动；很少，如在个别活动时有中度疼痛需服用阿司匹林	30
D. 中度疼痛，能忍耐；日常生活或工作受到某种程度限制，有时需服用阿司匹林等更强的镇痛药	20
E. 明显疼痛，活动严重受限	10
F. 完全病残、跛行、卧床休息出现疼痛，卧床不起	0
Ⅱ. 功能（47 分）	
1. 步态（33 分）	
（1）跛行（11 分）	
a. 无	11
b. 轻度	8
c. 中度	5
d. 严重	0
（2）帮助（11 分）	
a. 无	11
b. 长时间行走需用手杖	7
c. 大部分时间用手杖	5
d. 用一个拐杖	3
e. 用两个手杖	2
f. 用两个拐杖	0
g. 不能行走（详细说明原因）	0
（3）行走距离（11 分）	
a. 不受限	11
b. 行走 1000m 以上	8
c. 行走 500m 左右	5
d. 不能行走	0
2. 活动（14 分）	
（1）上楼梯（4 分）	
a. 正常	4
b. 正常但需扶扶手	2
c. 使用任何方法	1
d. 不能上楼	0

指标	得分
（2）穿鞋和袜子（4分）	
a. 容易	4
b. 困难	2
c. 不能	0
（3）坐（5分）	
a. 可坐普通的椅子1小时，无不适	5
b. 可坐高椅子半小时，无不适	3
c. 不能舒适地坐任何椅子（不能超过半小时）	0
（4）乘坐公共交通工具（1分）	1
Ⅲ.无畸形（4分）患者表现如下情况可记4分	4
A. 固定屈曲挛缩小于30°	
B. 固定内收畸形小于10°	
C. 伸直位固定内旋畸形小于10°	
D. 肢体不等长小于3.2cm	
Ⅳ.活动范围（5分）（各指标分值＝各活动弧度 × 相应的指数）	
1. 屈曲 （0°～45°）×1.0；（45°～90°）×0.6；（90°～110°）×0.3	
2. 外展 （0°～15°）×0.8；（15°～20°）×0.3；>20°×0	
3. 伸直位外旋 （0°～15°）×0.4；>15°×0	
4. 伸直位内旋 任何范围均为0	
5. 内收 （0°～15°）×0.2	
活动范围的总得分＝各指标分值的总和 × 0.05	
注：另一种活动范围计分法，计屈曲、内收、外展、内旋、外旋各活动度之和，评分标准为：	
210°～300°	5
160°～209°	4
100°～159°	3
60°～99°	2
30°～59°	1
0°～29°	0
Trendelenburg 试验记录为阳性、等高，或正常	

评分标准：满分100分；优：90～100分；良：80～89分；中：70～79分；差：70分以下。

附录六　成人股骨头缺血性坏死疗效评价标准

评价内容	得分
一、临床评价（60分）	
疼痛（25分）	
A. 无痛	25
B. 轻微疼痛	20
C. 轻度疼痛	15
D. 中度疼痛	10
E. 重度疼痛	0

续表

评价内容	得分
功能（18 分）	
A. 跛行	
a. 无跛行	7
b. 轻度跛行	5
c. 中度跛行	3
d. 重度跛行	0
B. 行走距离	
a. 行走无限制	7
b. 500 ～ 1000m	5
c. 100 ～ 500m	3
d. 屋内行走	1
e. 卧床	0
C. 支具	
a. 不需要	4
b. 手杖	2
c. 单拐	1
d. 双拐	0
关节活动度（17 分）	
A. 屈曲	
> 90°	9
> 60°	5
> 30°	2
< 30°	0
B. 外展	
> 30°	4
> 15°	2
> 5°	1
< 5°	0
C. 内旋	
> 15°	2
> 5°	1
< 5°	0
D. 外旋	
> 15°	2
> 5°	1
< 5°	0
二、X 线评价（40 分）	
术前评价（40 分）	
0 ～ I 期	35 ～ 40
II 期	30
III 期	20
IV 期	10

续表

评价内容	得分
术后评价（40分）	
0～Ⅰ期：Ⅱ～Ⅰ	40
Ⅱ期：	
a. 囊性变或硬化灶部分被新生骨替代	35
b. 无变化：Ⅲ～Ⅱ或Ⅰ～Ⅱ	30
Ⅲ期：	
a. 囊性变，硬化灶，塌陷或死骨部分被新生骨替代	25
b. 无变化：Ⅳ～Ⅲ或Ⅱ～Ⅲ	20
Ⅳ期：	
a. 关节间隙增宽	15
b. 无变化：Ⅲ～Ⅳ	10

评价标准：临床评价（60分）+X线评价（40分）=100分；优：>90分；良：75～89分；可：60～74分；差：<60分。

附录七 美国膝关节外科学会人工膝关节置换术后评分法

患者分级
单侧或双侧（对侧膝关节已经成功置换）
单侧，对侧膝关节有症状
多关节炎或身体虚弱

膝评分	得分
（1）疼痛（50分）	
不痛	50
轻微或偶尔疼痛	45
仅上楼时有点痛	40
上楼和走路时有点痛	30
偶尔中等程度疼痛	20
经常中等程度疼痛	10
痛得特别厉害	0
（2）活动度（25分）	
（屈）（伸）（每5°得1分）	
（3）稳定性（在任何位置最大活动度）（25分）	
A. 前后移动　<5mm	10
5～10mm	5
>10mm	0
B. 内外移动　<5°	15
6°～9°	10
10°～14°	5
>15°	0

续表

膝评分	得分
（4）减分	
A. 屈曲挛缩	
5°～10°	－2
10°～15°	－5
16°～20°	－10
＞20°	－15
B. 伸直滞缺	
＜10°	－5
10°～20°	－10
＞20°	－15
C. 对线	
0°～4°	0
5°～10°	（每度减3分）
11°～15°	（每度减3分）
其他	－20

总得分：　　　　总减分：　　　　膝评分：

功能评分	得分
A. 行走能力（50分）	
不受限	50
1km 以上	40
＜0.5km	30
50～100m	20
只能在室内活动	10
不能行走	0
B. 上下楼能力（50分）	
上下楼正常	50
上楼正常，下楼须扶栏杆	40
上下楼均须扶栏杆	30
上楼须扶栏杆，下楼很困难	15
根本无法上下楼	0
C. 行走时使用辅助器	
出门时使用手杖	－5
离不开手杖	－10
使用双手杖/双拐、步行器	－20

总得分：　　　　总减分：　　　　功能分：

附录八　Maryland 足功能评分标准

评估内容	得分
Ⅰ.疼痛	
无疼痛，包括运动时	45
轻微疼痛，日常生活或工作能力无变化	40
轻度疼痛，日常生活或工作能力仅有微小的变化	35
中度疼痛，日常生活活动明显减少	30
明显疼痛，在很轻的日常生活中，如洗澡、简单家务劳动中即出现，经常需服用较强的　镇痛药	10
残疾，不能工作或购物	5
Ⅱ.功能	
步态	
行走距离：不受限	10
轻度受限	8
中度受限（2～3 个街区）	5
重度受限（1 街区）	2
仅能在室内活动	0
稳定性：　正常	4
感觉无力 - 不是真正的打软腿	3
偶然打软腿（1～2 个月 1 次）	2
经常打软腿	1
需要使用矫形支具	0
支撑工具	
不需要	4
手杖	3
腋杖	1
轮椅	0
跛行	
无	4
轻度	3
中度	2
重度	1
不能行走	0
穿鞋	
不受限	10
很小的妨碍	9
只能穿平底、有带子的鞋子	7
穿矫形鞋	5
穿加垫鞋	2
不能穿鞋	0
上楼梯	
正常	4
需要扶楼梯扶手	3
使用其他任何方法	2
不能	0

续表

评估内容	得分
对地面的要求	
任何地面均能行走	4
在石头地面和山丘行走有问题	2
在平地行走有问题	0
外观	
正常	10
轻度畸形	8
中度畸形	6
严重畸形	0
多种畸形	0
活动（踝关节、距下关节、中跗关节、跖趾关节）与健侧对比	
正常	5
轻度减少	4
明显减少	2
僵直	0

评价标准：优，90～100分；良，75～89分；可，50～74分；差，＜50分。

附录九　颈椎功能障碍指数调查问卷

请仔细阅读说明。

这项问卷将将有助于医生了解颈痛对你日常生活的影响。请阅读每个部分的项目，然后在最符合你现在情况的项目方框上打钩。

问题 1——疼痛强度

- ☐　我此刻没有疼痛
- ☐　此刻疼痛非常轻微
- ☐　此刻有中等程度的疼痛
- ☐　此刻疼痛相当严重
- ☐　此刻疼痛非常严重
- ☐　此刻疼痛难以想象

问题 2——个人护理（洗漱、穿衣等）

- ☐　我可以正常照顾自己，而不会引起额外的疼痛
- ☐　我可以正常照顾自己，但会引起额外的疼痛
- ☐　在照顾自己的时候会出现疼痛，我得慢慢地、小心地进行
- ☐　我的日常生活需要一些帮助
- ☐　我的大多数日常生活活动每天都需要照顾
- ☐　我不能穿衣，洗漱也很困难，不得不卧床

问题 3——提起重物

- ☐　我可以提起重物，且不引起任何额外的疼痛
- ☐　我可以提起重物，但会引起任何额外的疼痛
- ☐　疼痛会妨碍我从地板上提起重物，但如果重物放在桌子上合适的位置，我可以设法提起它

☐ 疼痛会妨碍我提起重物，但可以提起中等重量的物体
☐ 我可以提起轻的物体
☐ 我不能提起或搬动任何物体

问题 4——阅读
☐ 我可以随意阅读，而不会引起颈痛
☐ 我可以随意阅读，但会引起轻度颈痛
☐ 我可以随意阅读，但会引起中度颈痛
☐ 因中度的颈痛，使得我不能随意阅读
☐ 因严重的颈痛，使我阅读困难
☐ 我完全不能阅读

问题 5——头痛
☐ 我完全没有头痛
☐ 我有轻微的头痛，但不经常发生
☐ 我有中度头痛，但不经常发生
☐ 我有中度头痛，且经常发生
☐ 我有严重的头痛，且经常发生
☐ 我几乎一直都有头痛

问题 6——集中注意力
☐ 我可以完全集中注意力，并且没有任何困难
☐ 我可以完全集中注意力，但有轻微的困难
☐ 当我想完全集中注意力时，有一定程度的困难
☐ 当我想完全集中注意力时，有较多的困难
☐ 当我想完全集中注意力时，有很大的困难
☐ 我完全不能集中注意力

问题 7——工作
☐ 我可以做很多我想做的工作
☐ 我可以做多数日常的工作，但不能太多
☐ 我只能做一部分日常的工作
☐ 我不能做我的日常工作
☐ 我几乎不能工作
☐ 我任何工作都无法做

问题 8——睡眠
☐ 我睡眠没有问题
☐ 我的睡眠稍受影响（失眠，少于 1 小时）
☐ 我的睡眠轻度受影响（失眠，1～2 小时）
☐ 我的睡眠中度受影响（失眠，2～3 小时）
☐ 我的睡眠重度受影响（失眠，3～5 小时）
☐ 我的睡眠完全受影响（失眠，5～7 小时）

问题 9——驾驶
☐ 我能驾驶而没有任何颈痛
☐ 我想驾驶就可以驾驶，但仅有轻微颈痛
☐ 我想驾驶就可以驾驶，但有中度颈痛
☐ 我想驾驶，但不能驾驶，因有中度颈痛
☐ 因严重的颈痛，我几乎不能驾驶
☐ 因颈痛，我一点都不能驾驶

问题10——娱乐

- ☐ 我能从事我所有的娱乐活动，没有颈痛
- ☐ 我能从事我所有的娱乐活动，但有一些颈痛
- ☐ 因颈痛，我只能从事大部分的娱乐活动
- ☐ 因颈痛，我只能从事少量的娱乐活动
- ☐ 因颈痛，我几乎不能参与任何娱乐活动
- ☐ 我不能参与任何娱乐活动

附录十　颈部疼痛与残疾量表

请在线上画一"×"标志来表示疼痛对你影响的程度。

评分

1. 今天，你的疼痛程度如何？

0 └─┴─┴─┴─┴─┴─┴─┘ 5

无痛　　　　　　　　剧烈疼痛

_____

2. 总地来讲，你的疼痛程度如何？

0 └─┴─┴─┴─┴─┴─┴─┘ 5

无痛　　　　　　　　剧烈疼痛

_____

3. 你最痛的时候，痛到何种程度？

0 └─┴─┴─┴─┴─┴─┴─┘ 5

无痛　　　　　　　不能忍受的疼痛

_____

4. 疼痛影响你睡觉吗？

0 └─┴─┴─┴─┴─┴─┴─┘ 5

一点也不　　　　　　不能睡觉

_____

5. 你站着的时候，疼痛程度如何？

0 └─┴─┴─┴─┴─┴─┴─┘ 5

无痛　　　　　　　　剧烈疼痛

_____

6. 你行走的时候，疼痛程度如何？

0 └─┴─┴─┴─┴─┴─┴─┘ 5

无痛　　　　　　　　剧烈疼痛

_____

7. 疼痛影响你开车或坐车吗？

0 └─┴─┴─┴─┴─┴─┴─┘ 5

一点也不　　　　　不能开车或坐车

_____

8. 疼痛影响你的社会活动吗？

0 └─┴─┴─┴─┴─┴─┴─┘ 5

一点也不　　　　　　　经常

_____

9. 疼痛影响你的娱乐活动吗？　　　　　　　　　　　　＿＿＿＿＿

0 |_____| 5
一点也不　　　　　　　　　　　　　　　　　　　经常

10. 疼痛影响你的工作吗？　　　　　　　　　　　　　　＿＿＿＿＿

0 |_____| 5
一点也不　　　　　　　　　　　　　　　　　不能工作

11. 疼痛影响你的个人生活起居吗？（如吃饭、穿衣、洗澡等）　＿＿＿＿＿

0 |_____| 5
一点也不　　　　　　　　　　　　　　　　　　　经常

12. 疼痛影响你的私人关系吗？（家庭、朋友、性生活等）　＿＿＿＿＿

0 |_____| 5
一点也不　　　　　　　　　　　　　　　　　　　经常

13. 疼痛改变了你对生活和未来的看法及憧憬吗？　　　　＿＿＿＿＿

0 |_____| 5
无改变　　　　　　　　　　　　　　　　　　完全改变

14. 疼痛影响你的情绪吗？　　　　　　　　　　　　　　＿＿＿＿＿

0 |_____| 5
一点也不　　　　　　　　　　　　　　　　　　　完全

15. 疼痛影响你的思考能力或注意力吗？　　　　　　　　＿＿＿＿＿

0 |_____| 5
一点也不　　　　　　　　　　　　　　　　　　　完全

16. 你颈部的僵硬程度如何？　　　　　　　　　　　　　＿＿＿＿＿

0 |_____| 5
无僵硬　　　　　　　　　　　　　　　　不能活动颈部

17. 你转颈的困难程度如何？　　　　　　　　　　　　　＿＿＿＿＿

0 |_____| 5
无困难　　　　　　　　　　　　　　　　不能活动颈部

18. 你抬头或低头的困难程度如何？　　　　　　　　　　＿＿＿＿＿

0 |_____| 5
无困难　　　　　　　　　　　　　　　　不能活动颈部

19. 你做手高过头顶的工作时，困难程度如何？　　　　　＿＿＿＿＿

0 |_____| 5
无困难　　　　　　　　　　　　　　　　　　不能完成

20. 你口服镇痛药的效果如何？　　　　　　　　　　　　＿＿＿＿＿

0 |_____| 5
完全缓解　　　　　　　　　　　　　　　无缓解　　总分＿＿＿＿＿

附录十一　颈椎病临床评价量表

项目	评分标准
1. 主观症状（共 18 分）	
（1）疼痛：头痛、颈痛	
①无明显疼痛	3 分
②仅夜间疼痛，偶然，轻度	2 分
③经常，轻度或偶重度	1 分
④持续剧痛	0 分
（2）手臂麻	
①无明显麻木	3 分
②偶然，轻度	2 分
③经常，轻度或偶重度	1 分
④持续，重度	0 分
（3）眩晕	
①无明显眩晕	3 分
②偶然，约每月 1 次；轻度眩晕，或仅头晕、头昏，不影响行走	2 分
③经常，约每周 1 次或数次；重度眩晕，行走距离＜ 100m	1 分
④持续，约每天 1 次或数次；剧烈眩晕，不能离床	0 分
（4）交感神经症状	
①无明显交感神经症状	3 分
②偶然、轻度的头痛、偏头痛，头昏眼花，心前区痛，恶心、呕吐等	2 分
③症状加重，经常出现	1 分
④症状持续，重度	0 分
（5）脊髓受压症状	
①无明显脊髓受压症状	3 分
②下肢和（或）上肢轻度麻木和乏力：行走不稳，不能快走，手不灵活，但能用筷子进食	2 分
③下肢和（或）上肢无力：用拐可在平地行走少许，不能用筷子，但能用勺子进食	1 分
④下肢和（或）上肢瘫痪：不能自己进食，不能行走	0 分
2. 生活、工作和社会适应能力（共 9 分）	
（1）生活能力	
①日常生活能自理	3 分
②日常生活需要人帮助，部分能自理	2 分
③日常生活大部分需要人帮助	1 分
④日常生活完全依赖别人	0 分
（2）工作、学习能力	
①坚持工作、学习	3 分
②能半天工作、学习	2 分
③几乎不能工作、学习	1 分
④不能工作、学习	0 分

项目	评分标准
（3）心理、社会适应能力	
①没有情绪低落或容易激动、烦躁，难于与人相处	3分
②偶有	2分
③经常存在	1分
④持续存在	0分
3.临床体征（共73分）	
（1）骨关节、软组织体征（45分）	
① 关节活动度：颈前屈或后仰、颈侧屈、颈侧转	
a.侧屈、前屈、后仰＞40°，侧转＞75°	3分
b.侧屈、前屈、后仰30°～40°，侧转60°～75°	2分
c.侧屈、前屈、后仰20°～29°，侧转45°～59°	1分
d.侧屈、前屈、后仰＜20°，侧转＜45°	0分
② 棘突或横突偏歪	
a.无明显偏歪	3分
b.有棘突偏歪或横突偏歪、关节突隆起，无压痛	2分
c.棘突偏歪或横突偏歪、关节突隆起，轻压痛	1分
d.棘突偏歪或横突偏歪、关节突隆起，重度压痛；或2个以上颈椎棘突或横突偏歪伴随压痛	0分
③软组织压痛 后群：棘间，棘上韧带，斜方肌（$C_{3\sim4}$、副神经）、肩胛提肌（$C_{6\sim8}$、副神经）、菱形肌（$C_{4\sim5}$）、头夹肌（$C_{1\sim8}$）、头半棘肌（颈神经后支）、头最长肌（脊神经后支）外侧群、胸锁乳突肌（$C_{2\sim3}$、副神经）、斜角肌（$C_{3\sim4}$）	
a.无明显压痛和肌肉紧张	3分
b.轻度压痛和肌肉紧张	2分
c.重度压痛和肌肉紧张	1分
d.重度压痛和肌肉局部变硬	0分
④ 枕部神经压痛：枕大神经（$C_{2\sim3}$）、枕小神经（$C_{2\sim3}$）	
a.无压痛	3分
b.轻度	2分
c.重度	1分
d.重度，并向顶枕部或枕外侧、耳后放射	0分
（2）神经根受压体征（12分）	
① 神经根受压试验：椎间孔挤压（Spurling）试验、推头压肩（Jackson）试验、臂丛神经牵拉（Eaten）试验	
a.阴性	2分
b.阳性	0分
② 上肢感觉障碍	
a.无	2分
b.轻度减退	1分
c.明显减退	0分
③ 上肢运动障碍	
a.无（肌力5级）	2分
b.轻度减弱（肌力4级）	1分
c.明显减弱（肌力0～3级）	0分

续表

项目	评分标准
④上肢腱反射	
a. 无明显异常	2分
b. 减弱	1分
c. 明显减弱或未引出	0分
（3）脊髓受压体征（12分）	
①莱尔米特（Lhermitte）征	
a. 阴性	2分
b. 阳性	0分
②下肢感觉障碍	
a. 无	2分
b. 明显减退	0分
③下肢运动障碍	
a. 无（肌力5级）	2分
b. 轻度减弱（肌力4级）	1分
c. 明显减弱（肌力0～3级）	0分
④下肢膝、跟腱反射	
a. 无明显异常	2分
b. 轻度亢进	1分
c. 明显亢进	0分
⑤病理反射：上肢（Hoffman征）、下肢（Babinski征、Chaddock征等）	
a. 阴性	2分
b. 阳性	0分
（4）椎动脉受压体征（2分）	
椎动脉屈曲试验	
a. 阴性	2分
b. 阳性	0分
（5）交感神经麻痹体征（2分）	
霍纳（Horner）综合征	
a. 阴性	2分
b. 阳性	0分

附录十二　Oswestry 功能障碍指数

指导语：这个问卷的设计旨在帮助医务人员了解您的腰痛（或腿痛）对您日常活动的影响。请根据您最近一天的情况，在每个项目下选择一个最符合或与您最接近的答案，并在左侧的方框内打一个"√"。

1. 疼痛的程度（腰背痛或腿痛）
□无任何疼痛
□有很轻微的痛
□较明显的痛（中度）
□明显的痛（相当严重）
□严重的痛（非常严重）
□痛得什么事也不能做

2. 日常活动自理能力（洗漱、穿脱衣服等活动）

☐日常活动完全能自理，一点也不伴腰背或腿痛

☐日常活动完全能自理，但引起腰背或腿疼痛加重

☐日常活动虽然能自理，由于活动时腰背或腿痛加重，以致小心翼翼，动作缓慢

☐多数日常活动能自理，有的需要他人帮助

☐绝大多数的日常活动需要他人帮助

☐穿脱衣物、洗漱困难，只能躺在床上

3. 提物

☐提重物时并不导致疼痛加重（腰背或腿痛）

☐能提重物，但导致腰背或腿疼痛加重

☐由于腰背或腿痛，以致不能将地面上的重物拿起来，但是能拿起放在合适位置上的重物，比如桌面上的重物

☐由于腰背或腿痛，以致不能将地面上较轻的物体拿起来，但是能拿起放在合适位置上较轻的物品，比如放在桌面上的物品

☐只能拿一点轻东西

☐任何东西都提不起来或拿不动

4. 行走

☐腰背或腿痛，但一点也不妨碍走多远

☐由于腰背或腿痛，最多只能走 1000m

☐由于腰背或腿痛，最多只能走 500m

☐由于腰背或腿痛，最多只能走 100m

☐只能借助拐杖或手杖行走

☐不得不躺在床上，排便也只能用便盆

5. 坐

☐随便多高椅子，想坐多久，就坐多久

☐只要椅子高矮合适，想坐多久，就坐多久

☐由于疼痛加重，最多只能坐 1 小时

☐由于疼痛加重，最多只能坐半小时

☐由于疼痛加重，最多只能坐 10 分钟

☐由于疼痛加重，一点也不敢坐

6. 站立

☐想站多久，就站多久，疼痛不会加重

☐想站多久，就站多久，但疼痛有些加重

☐由于疼痛加重，最多只能站 1 小时

☐由于疼痛加重，最多只能站半小时

☐由于疼痛加重，最多只能站 10 分钟

☐由于疼痛加重，一点也不敢站

7. 睡眠

☐半夜不会被痛醒

☐有时晚上会被痛醒

☐由于疼痛，最多只能睡 6 小时

☐由于疼痛，最多只能睡 4 小时

☐由于疼痛，最多只能睡 2 小时

☐由于疼痛，根本无法入睡

8. 性生活

☐有正常和规律的性生活，且不会引起额外疼痛

☐有正常和规律的性生活，但会引起额外疼痛

☐性生活基本正常，并伴剧烈疼痛

☐由于疼痛，性生活明显受影响

☐由于疼痛，很少过性生活

☐由于疼痛，不能过性生活

9. 社会活动

☐社会活动完全正常，决不会因为这些活动导致疼痛加重

☐社会活动完全正常，但是这些活动会加重疼痛

☐疼痛限制剧烈活动，如运动，但对参加其他社会活动没有明显影响

☐由于疼痛限制了正常的社会活动，以致不能参加某些经常性的活动

☐由于疼痛限制参加社会活动，只能在家从事一些社会活动

☐由于疼痛，根本无法从事任何社会活动

10. 旅行（郊游）

☐能到任何地方去旅行，腰背或腿一点也不痛

☐可以到任何地方去旅行，但会导致疼痛加重

☐由于受疼痛限制，外出郊游不超过 2 小时

☐由于受疼痛限制，外出郊游最多不超过 1 小时

☐由于受疼痛限制，外出郊游最多不超过 30 分钟

☐由于疼痛，除了到医院，根本就不能外出郊游

附录十三　改良巴氏指数评定标准

评定标准

1. 进食

进食的定义是用合适的餐具将食物由容器送到口中。整个过程包括咀嚼及吞咽。

先决条件：患者有合适的座椅或靠背支撑，食物被放置于患者伸手可及的盛盘或桌子上。

进食方式：口部进食或使用胃管进食。

准备或收拾活动：如戴上及除下进食辅助器具。

考虑因素：吞咽并不视作进食的一部分，但如吞咽令安全受到影响，则表现应被降级；不需考虑患者在进食时身体是否能保持平衡，但如安全受到影响，则表现应被降级；胃管进食的过程并不需考虑插入及取出胃管。

评级标准：

0 分：完全依赖他人帮助进食。

2 分：某种程度上能运用餐具，通常是羹匙或筷子。但在进食的整个过程中需要他人提供协助。

5 分：能运用餐具，通常用羹匙或筷子。但进食的某些过程仍需要他人提供协助。

8 分：除了在准备或收拾时需要协助，患者可以自行进食；或过程中需有人从旁监督或提示，以策安全。

10 分：可自行进食，而不需他人在场监督、提示或协助。

2. 洗澡

洗澡包括清洁、冲洗及抹干由颈至脚的部位。

先决条件：在患者洗澡的地方进行测试，所有用具都需放于易拿取的范围内。

洗澡方法：盆浴（浴缸）、淋浴（花洒）、

海绵浴、擦身、用桶或盆洗身、用冲凉椅或浴床。

准备或收拾活动：如在洗澡前后准备或更换清水，开启或关闭热水炉。

考虑因素：包括在浴室内的体位转移或步行表现，但无须考虑往返浴室的步行表现，不包括洗头、携带衣物和应用物品进出浴室及洗澡前后穿脱衣物。

评级标准：

0分：完全依赖他人协助洗澡。

1分：某种程度上能参与，但在整个活动的过程中需要他人提供协助才能完成。

3分：能参与大部分的活动，但在某些过程中仍需要他人提供协助才能完成整项活动。

4分：除了在准备或收拾时需要协助，患者可以自行洗澡；或过程中需有人从旁监督或提示，以策安全。

5分：患者可用任何适当的方法自行洗澡，而无须他人在场监督、提示或协助。

3. 个人卫生

个人卫生包括洗脸、洗手、梳头、保持口腔清洁[包括义齿（假牙）]、剃须（适用于男性）及化妆（适用于有需要的女性）。

先决条件：患者在设备齐全的环境下进行测试，所有用具都须伸手可及，电动剃须刀已通电，并已插入刀片。

活动地点：床边，瓷盆侧或洗手间内。

准备或收拾活动：如提前将一盆水放在床边或更换清水，用轮椅或便椅将患者推到瓷盆旁边，准备或清理梳洗的地方，戴上或除下辅助器具。

考虑因素：往返洗手间的步行表现并不作考虑之列，化妆只适用于平日需要化妆的女士，梳洗也包括设计发型及结辫子。

评级标准：

0分：完全依赖他人处理个人卫生。

1分：某种程度上能参与，但在整个活动的过程中需要他人提供协助才能完成。

3分：能参与大部分的活动，但在某些过程中仍需要他人提供协助才能完成整项活动。

4分：除了在准备或收拾时需要协助，患者可以自行处理个人卫生；或过程中需有人从旁监督或提示，以策安全。

5分：自行处理个人卫生，而无须他人在场监督、提示或协助。男性患者可自行剃须，而女性患者则可自行化妆及理发。

4. 穿衣

穿衣包括穿上、脱下及扣紧衣物；有需要时也包括腰封、义肢及矫形架。

先决条件：所有衣物必须放在伸手可及的范围内。

衣物的种类：衫、裤、鞋、袜，需要时也包括腰封、义肢及矫形架；可接受改良的衣物，如鞋带换成魔术贴，但不包括穿脱帽子、胸围、皮带、领带及手套。

准备或收拾活动：如穿衣后将纽扣扣上，穿鞋后把鞋带束紧。

考虑因素：到衣柜或抽屉拿取衣物不作评级考虑之列。

评级标准：

0分：完全依赖他人协助穿衣。

2分：某种程度上能参与，但在整个活动的过程中需要他人提供协助才能完成。

5分：能参与大部分的活动，但在某些过程中仍需要他人提供协助才能完成整项活动。

8分：除了在准备或收拾时需要协助，患者可以自行穿衣；或过程中需有人从旁监督或提示，以策安全。

10分：自行穿衣而无须他人监督、提示或协助。

5. 大便控制

大便控制是指能完全地控制肛门或有意识地防止大便失禁。其他方法：肛门造口或使用纸尿片。

考虑因素："经常大便失禁"是指每月有超过一半的时间出现失禁，"间中大便失禁"是指每月有一半或以下的时间出现失禁，"甚少大便失禁"是指每月有不多于一次的大便失禁。评级包括保持身体清洁及有需要时能使用栓剂或灌肠器，把衣服和附近环境弄脏将不作评级考虑之列，若患者长期便秘而需要他人定时帮助方便，此情况应视作大便失禁。患者如能自行处理造瘘口或使用纸尿片，应视作完全没有大便失禁。若造瘘口或尿片发出异味而患者未能及时替换，其表现应被降级。

评级标准：

0分：大便完全失禁。

2分：在摆放适当的姿势和诱发大肠活动的技巧方面需要协助，并经常出现大便失禁。

5分：能采取适当的姿势，但不能运用诱发大肠活动的技巧；或在清洁身体及替换纸尿片方面需要协助，并在其间出现大便失禁。

8分：甚少出现大便失禁，或在使用栓剂或灌肠器时需要监督；或需要定时有人从旁提示，以防失禁。

10分：没有大便失禁，在需要时也可自行使用栓剂或灌肠器。

6. 小便控制

小便控制是指能完全地控制膀胱或有意识地防止小便失禁。其他方法：内置尿管、尿套或使用纸尿片。

评级标准：

0分：完全小便失禁。

2分：经常小便失禁。

5分：通常在日间能保持干爽但晚上小便失禁，并在使用内用或外用辅助器具时需要协助。

8分：通常能整天保持干爽但间中出现失禁；或在使用内用或外用辅助器具时需要监督；或需要定时有人从旁提示，以防失禁。

10分：没有小便失禁，在需要时可自行使用内用或外用辅助工具。

7. 如厕

如厕包括在坐厕上坐下及站起，脱下及穿上裤子，防止弄脏衣物及附近环境，使用厕纸和便后冲厕。

先决条件：患者在设备齐全的厕所内进行测试，纸需伸手可及。

如厕设备：尿壶、便盆、便椅、尿管、尿片、痰盂、坐厕或蹲厕。

准备或收拾活动：如用厕前后准备、清理或清洗如厕设备。

考虑因素：包括在厕所内的体位转移或步行表现，但不需考虑进出厕所的步行表现。可接受使用辅助器具，如助行器及扶手，不需考虑患者是否能表达如厕需要，从洗手间入口跨过门槛将不作评级考虑之列。上述适当的方法是指一些被社会认同的方法，如患者把漱口杯、脸盆等误作如厕的设备，其表现应被降级。

评级标准：

0分：完全依赖他人协助如厕。

2分：某种程度上能参与，但在整个活动的过程中需要他人提供协助才能完成。

5分：能参与大部分的活动，但在某些过程中仍需他人提供协助才能完成整项活动。

8分：除了在准备或收拾时需要协助，可以自行如厕；或过程中需有人从旁监督或提示，以策安全。

10分：可用任何适当的方法自行如厕，而无须他人在场监督、提示或协助。如有需要，也可在晚间使用便盆、便椅或尿壶。然而，此类方法需包括将排泄物倒出并把器皿清洗干净。

8. 床椅转移

患者将轮椅移至床边，把刹掣锁紧及拉起脚踏，然后将身体转移到床上并躺下。随后再坐回床边（在有需要时可移动轮椅的位置），并将身体转移坐回轮椅上。其他转移方法：由便椅转移到床上，由坐椅转移到床上。

准备或收拾活动：如测试前将椅子的位置移好至某个角度。

考虑因素：包括将椅子移动到适当的位置，可利用辅助器具（如床栏）而不被降级。

评级标准：

0分：完全依赖或需要2人从旁协助或需要使用器械来帮助转移。

3分：某种程度上能参与，但在整个活动的过程中需要他人提供协助才能完成。

8分：能参与大部分的活动，但在某些过程中仍需要他人提供协助才能完成整项活动。

12分：除了在准备或收拾时需要协助，可以自行转移；或过程中需有人从旁监督或提示，以策安全。

15分：自行转移来回床椅之间，并无须他人从旁监督、提示或协助。

9. 行走

平地步行：行走从患者站立开始，在平地步行50m。有需要时可戴上及除下矫形器或义肢，并能适当地使用助行器。

考虑因素：需要时可使用助行器而不被降级，评级包括要将助行器摆放在适当的位置。

评级标准：

0分：完全不能步行。

3分：某种程度上能参与，但在整个活动的过程中需要他人提供协助才能完成。

8分：能参与大部分的活动，但在某些过程中仍需要他人提供协助才能完成整项活动。

12分：可自行步行一段距离，但不能完成50m；或过程中需有人从旁监督或提示，以策安全。

15分：可自行步行50m，并无须其他人从旁监督、提示或协助。

10. 轮椅操作

轮椅操作包括在平地上推动轮椅、拐弯及操控轮椅至桌边、床边或洗手间等。患者需操控轮椅并移动至少50m。

先决条件：此项目只适用于在第9项中被评为"完全不能步行"的患者，而此类患者必须曾接受轮椅操控训练。

准备或收拾活动：需要额外精力准备及配合环境。例如，在狭窄的转角位移走障碍物。

评级标准：

0分：完全不能操控轮椅。

1分：可在平地上自行推动轮椅并移动短距离，但在整个活动的过程中需要他人提供协助才能完成。

3分：能参与大部分的轮椅活动，但在某些过程中仍需要他人提供协助才能完成整项活动。

4分：可推动轮椅、转弯及围绕桌边、床边或洗手间等，但在准备及收拾时仍需协助；或过程中需有人从旁监督或提示，以策安全。

5分：可完全自行操控轮椅并移动至少50m，并无须其他人从旁监督、提示或协助。

11. 上下楼梯

上下楼梯是指可安全地在两段分别有八级的楼梯来回上下行走。

先决条件：可步行。

准备或收拾活动：如自行将助行器摆放在适当的位置。

考虑因素：可接受使用扶手和助行器而无须被降级。

评级标准：

0 分：完全依赖他人协助上下楼梯。

2 分：某种程度上能参与，但在整个活动的过程中需要他人提供协助才能完成。

5 分：能参与大部分的活动，但在某些过程中仍需他人提供协助才能完成整项活动。

8 分：基本上不需要他人协助，但在准备及收拾时仍需协助；或过程中需有人从旁监督或提示，以策安全。

10 分：可在没有监督、提示或协助下，安全地在两段楼梯上下。有需要时，可使用扶手和（或）助行器。

附录十四　诺顿指数

项目	评分			
1. 使用电话 基本假设：电话容易获得。 你可以自己打电话吗？包括输入电话号码、拨出和接电话。	3	2	1	0
2. 使用交通工具 基本假设：你必须搭乘交通工具去见朋友或者看医生。 你可以自己搭车吗？包括自己上正确的车、买车票和上下车。	3	2	1	0
3. 购物 基本假设：你必须去附近的商店购买食物或者日用品。 你可以自己买东西吗？包括自己拿货品、付钱和带回家。	3	2	1	0
4. 烹饪 基本假设：你必须自己准备两餐。 你可以自己做饭吗？包括自己想吃什么、准备食物、煮熟食物和放入碗碟。	3	2	1	0
5. 家务 基本假设：你必须自己做家务。 你可以自己做家务吗？包括简单的家务（例如：擦台面、收拾床、洗碗）和较重的家务（例如：拖地和擦窗）。	3	2	1	0
6. 家具维修 基本假设：你必须自己做。 你可以应付简单的家具维修吗？例如：换灯泡、维修台面和上紧螺丝。	3	2	1	0
7. 洗衣 基本假设：你必须自己洗衣服、洗被套和床单。 你可以自己洗衣服吗？包括自己的衣服、被套和床单。	3	2	1	0
8. 服药管理 基本假设：你必须使用内服或者外用药。 你可以自己用药吗？包括依据使用说明在正确的时间内使用正确剂量的药。	3	2	1	0
9. 钱财管理 基本假设：你必须自己买东西、交租金、交水电费及在银行存钱。 你可以自理自己的财务吗？包括日常找赎、交租金、交水电费、到银行取钱。	3	2	1	0
总　分				

附录十五　WHO QOL-100 量表的结构

Ⅰ.生理领域	Ⅳ.社会关系领域
1.疼痛与不适	13.个人关系
2.精力与疲倦	14.所需社会支持的满足程度
3.睡眠与休息	15.性生活
Ⅱ.心理领域	Ⅴ.环境领域
4.积极感受	16.社会安全保障
5.思想、学习、记忆和注意力	17.住房环境
6.自尊	18.经济来源
7.身材与相貌	19.医疗服务与社会保障：获取途径与质量
8.消极感受	20.获取新信息、知识、技能的机会
Ⅲ.独立性领域	21.休闲娱乐活动的参与机会与参与程度
9.行动能力	22.环境条件（污染／噪声／交通／气候）
10.日常生活能力	23.交通条件
11.对药物及医疗手段的依赖性	Ⅵ.精神支柱／宗教／个人信仰
12.工作能力	24.精神支柱／宗教／个人信仰

填表说明：

这份问卷是要了解您对自己的生存质量、健康情况及日常活动的感觉如何，请您一定回答所有问题。如果某个问题您不能肯定回答，就选择最接近您自己真实感觉的那个答案。

所有问题都请您按照自己的标准、愿望或自己的感觉来回答。注意所有问题都只是您最近 2 周内的情况。

例如：您对自己的健康状况担心吗？

根本不担心	很少担心	担心（一般）	比较担心	极担心
1	2	3	4	5

请您根据您对健康状况担心的程度在最适合的数字处打一个✓，如果您比较担心您的健康状况，就在比较担心下"4"处打一个✓，如果根本不担心自己的健康，就在根本不担心下"1"处打一个✓。

谢谢您的合作！

下列问题是问您 2 周内的某些事情，诸如快乐或满足之类积极的感觉。如果您极大程度上经历过这些事，就在对应于"极"的数字"5"处打✓；如果您根本没有经历过这些，就在对应于"根本不"或"根本没"的数字"1"处打✓；如果您的答案介于"根本不"和"极"之间，就在数字"2""3""4"中挑选一个最适合您的情况打✓。问题均涉及前 2 周。

□作登记用　　　　　　（您不用填）

F1.2 您对自己的疼痛或不舒服担心吗？　　　　　　　　　　　　　　□

根本不担心	很少担心	担心（一般）	比较担心	极担心
1	2	3	4	5

F1.3 您在对付疼痛或不舒服时有困难吗？　　　　　　　　　　　　　□

根本没有	很少有困难	有困难（一般）	比较困难	极困难
1	2	3	4	5

F1.4 您觉得疼痛妨碍您去做自己需要的事情吗？　　　　　　　　　　□

根本不妨碍	很少妨碍	有妨碍（一般）	比较妨碍	极妨碍
1	2	3	4	5

F2.2 您容易累吗？　　　　　　　　　　　　　　　　　　　　　　　□

根本不容易累	很少容易累	容易累（一般）	比较容易累	极容易累
1	2	3	4	5

F2.4 疲乏使您烦恼吗？　　　　　　　　　　　　　　　　　　　　　□

根本不烦恼	很少烦恼	烦恼（一般）	比较烦恼	极烦恼
1	2	3	4	5

F3.2 您睡眠有困难吗？　　　　　　　　　　　　　　　　　　　　　□

根本没困难	很少有困难	有困难（一般）	比较困难	极困难
1	2	3	4	5

F3.4 睡眠问题使您担心吗？　　　　　　　　　　　　　　　　　　　□

根本不担心	很少担心	担心（一般）	比较担心	极担心
1	2	3	4	5

F4.1 您觉得生活有乐趣吗？　　　　　　　　　　　　　　　　　　　□

根本没乐趣	很少有乐趣	有乐趣（一般）	比较有乐趣	极有乐趣
1	2	3	4	5

F4.3 您觉得未来会好吗？　　　　　　　　　　　　　　　　　　　　□

根本不会好	很少会好	会好（一般）	会比较好	会极好
1	2	3	4	5

F4.4 您在生活中有好的体验吗？　　　　　　　　　　　　　　　　　□

根本没有	很少有	有（一般）	比较多	极多
1	2	3	4	5

F5.3 您能集中注意力吗？　　　　　　　　　　　　　　　　　　　　□

根本不能	很少能	能（一般）	比较能	极能
1	2	3	4	5

F6.1 您怎样评价自己？　　　　　　　　　　　　　　　　　　　　　□

根本没价值	很少有价值	有价值（一般）	比较有价值	极有价值
1	2	3	4	5

F6.2 您对自己有信心吗？ ☐

根本没信心	很少有信心	有信心（一般）	比较有信心	极有信心
1	2	3	4	5

F7.2 您的外貌使您感到压抑吗？ ☐

根本没压抑	很少有压抑	有压抑（一般）	比较压抑	极压抑
1	2	3	4	5

F7.3 您外貌上有无使您感到不自在的部分？ ☐

根本没有	很少有	有（一般）	比较多	极多
1	2	3	4	5

F8.2 您感到忧虑吗？ ☐

根本没忧虑	很少有忧虑	有忧虑（一般）	比较忧虑	极忧虑
1	2	3	4	5

F8.3 悲伤或忧郁等感觉对您每天的活动有妨碍吗？ ☐

根本没妨碍	很少妨碍	有妨碍（一般）	比较妨碍	极妨碍
1	2	3	4	5

F8.4 忧郁的感觉使您烦恼吗？ ☐

根本不烦恼	很少烦恼	烦恼（一般）	比较烦恼	极烦恼
1	2	3	4	5

F10.2 您从事日常活动时有困难吗？ ☐

根本没困难	很少有困难	有困难（一般）	比较困难	极困难
1	2	3	4	5

F10.4 日常活动受限制使你烦恼吗？ ☐

根本不烦恼	很少烦恼	烦恼（一般）	比较烦恼	极烦恼
1	2	3	4	5

F11.2 您需要依靠药物的帮助进行日常生活吗？ ☐

根本不需要	很少需要	需要（一般）	比较需要	极需要
1	2	3	4	5

F11.3 您需要依靠医疗的帮助进行日常生活吗？ ☐

根本不需要	很少需要	需要（一般）	比较需要	极需要
1	2	3	4	5

F11.4 您的生存质量依赖于药物或医疗辅助吗？ ☐

根本不依赖	很少依赖	依赖（一般）	比较依赖	极依赖
1	2	3	4	5

F13.1 生活中，您觉得孤独吗？ ☐

根本不孤独	很少孤独	孤独（一般）	比较孤独	极孤独
1	2	3	4	5

续表

F15.2 您在性方面的需求得到满足吗？ □

根本不满足	很少满足	满足（一般）	多数满足	完全满足
1	2	3	4	5

F15.4 您有性生活困难的烦恼吗？ □

根本没烦恼	很少烦恼	有烦恼（一般）	比较烦恼	极烦恼
1	2	3	4	5

F16.1 日常生活中您感觉安全吗？ □

根本不安全	很少安全	安全（一般）	比较安全	极安全
1	2	3	4	5

F16.2 您觉得自己居住在一个安全和有保障的环境里吗？ □

根本没安全保障	很少安全保障	有安全保障（一般）	比较有安全保障	极有安全保障
1	2	3	4	5

F16.3 您担心自己的安全和保障吗？ □

根本不担心	很少担心	担心（一般）	比较担心	极担心
1	2	3	4	5

F17.1 您住的地方舒适吗？ □

根本不舒适	很少舒适	舒适（一般）	比较舒适	极舒适
1	2	3	4	5

F17.4 您喜欢自己住的地方吗？ □

根本不喜欢	很少喜欢	喜欢（一般）	比较喜欢	极喜欢
1	2	3	4	5

F18.2 您有经济困难吗？ □

根本不困难	很少困难	困难（一般）	比较困难	极困难
1	2	3	4	5

F18.4 您为钱财担心吗？ □

根本不担心	很少担心	担心（一般）	比较担心	极担心
1	2	3	4	5

F19.1 您容易得到好的医疗服务吗？ □

根本不容易得到	很少容易得到	容易得到（一般）	比较容易得到	极容易得到
1	2	3	4	5

F21.3 您空闲时间享受到乐趣吗？ □

根本没乐趣	很少有乐趣	有乐趣（一般）	比较有乐趣	极有乐趣
1	2	3	4	5

F22.1 您的生活环境对健康好吗？ □

根本不好	很少好	好（一般）	比较好	极好
1	2	3	4	5

续表

F22.2 居住地的噪声问题使你担心吗？　□

根本不担心	很少担心	担心（一般）	比较担心	极担心
1	2	3	4	5

F23.2 您有交通上的困难吗？　□

根本没困难	很少有困难	有困难（一般）	比较困难	极困难
1	2	3	4	5

F23.4 交通上的困难限制您的生活吗？　□

根本没限制	很少限制	有限制（一般）	比较限制	极限制
1	2	3	4	5

下列问题是问过去2周内您做某些事情的能力是否"完全、十足"，如洗衣服、穿衣服、吃饭等动作。如果您完全能够做到这些事情，则在"完全"所对应数字"5"处打√，如果您根本不能做到这些事情，就在与"根本不"对应的数字"1"处打√，如果您认为是介于"完全"和"根本不"之间，就在数字"2"、"3"或"4"处打√。问题均涉及前2周。

F2.1 您有充沛的精力去应付日常生活吗？　□

根本没精力	很少有精力	有精力（一般）	多数有精力	完全有精力
1	2	3	4	5

F7.1 您认为自己的外形过得去吗？　□

根本过不去	很少过得去	过得去（一般）	多数过得去	完全过得去
1	2	3	4	5

F10.1 您能做自己日常生活的事情吗？　□

根本不能	很少能	（一般）	多数能	完全能
1	2	3	4	5

F11.1 您依赖药物吗？　□

根本不依赖	很少依赖	依赖（一般）	多数依赖	完全依赖
1	2	3	4	5

F14.1 您能从他人那里得到您所需要的支持吗？　□

根本不能	很少能	能（一般）	多数能	完全能
1	2	3	4	5

F14.2 当需要时您的朋友能依靠吗？　□

根本不能依靠	很少能依靠	能依靠（一般）	多数能依靠	完全能依靠
1	2	3	4	5

F17.2 您住所的质量符合您的需要吗？　□

根本不符合	很少符合	符合（一般）	多数符合	完全符合
1	2	3	4	5

续表

F18.1 您的钱够用吗？　☐

根本不够用	很少够用	够用（一般）	多数够用	完全够用
1	2	3	4	5

F20.1 在日常生活中您需要的信息都齐备吗？　☐

根本不齐备	很少齐备	齐备（一般）	多数齐备	完全齐备
1	2	3	4	5

F20.2 你有机会得到自己所需要的信息吗？　☐

根本没机会	很少有机会	有机会（一般）	多数有机会	完全有机会
1	2	3	4	5

F21.1 您有机会进行休闲活动吗？　☐

根本没机会	很少有机会	有机会（一般）	多数有机会	完全有机会
1	2	3	4	5

F21.2 您能自我放松和自找乐趣吗？　☐

根本不能	很少能	能（一般）	多数能	完全能
1	2	3	4	5

F23.1 您有充分的交通工具吗？　☐

根本没有	很少有	有（一般）	多数有	完全有
1	2	3	4	5

　　下列问题有关您对前 2 周生活的各方面感觉是如何的，满意或不满意，比如关于您的家庭生活或您的精力，在最符合的感觉对应的数字处打√。问题均涉及前 2 周。

G2 您对自己的生存质量满意吗？　☐

很不满意	不满意	既非满意也非不满意	满意	很满意
1	2	3	4	5

G3 总地来讲，您对自己的生活满意吗？　☐

很不满意	不满意	既非满意也非不满意	满意	很满意
1	2	3	4	5

G4 您对自己的健康状况满意吗？　☐

很不满意	不满意	既非满意也非不满意	满意	很满意
1	2	3	4	5

F2.3 您对自己的精力满意吗？　☐

很不满意	不满意	既非满意也非不满意	满意	很满意
1	2	3	4	5

F3.3 您对自己的睡眠情况满意吗？　☐

很不满意	不满意	既非满意也非不满意	满意	很满意
1	2	3	4	5

F5.2 您对自己学习新事物的能力满意吗？ ☐

很不满意	不满意	既非满意也非不满意	满意	很满意
1	2	3	4	5

F5.4 您对自己做决定的能力满意吗？ ☐

很不满意	不满意	既非满意也非不满意	满意	很满意
1	2	3	4	5

F6.3 您对自己满意吗？ ☐

很不满意	不满意	既非满意也非不满意	满意	很满意
1	2	3	4	5

F6.4 您对自己的能力满意吗？ ☐

很不满意	不满意	既非满意也非不满意	满意	很满意
1	2	3	4	5

F7.4 您对自己的外形满意吗？ ☐

很不满意	不满意	既非满意也非不满意	满意	很满意
1	2	3	4	5

F10.3 您对自己做日常生活事情的能力满意吗？ ☐

很不满意	不满意	既非满意也非不满意	满意	很满意
1	2	3	4	5

F13.3 您对自己的人际关系满意吗？ ☐

很不满意	不满意	既非满意也非不满意	满意	很满意
1	2	3	4	5

F15.3 您对自己的性生活满意吗？ ☐

很不满意	不满意	既非满意也非不满意	满意	很满意
1	2	3	4	5

F14.3 您对自己从家庭得到的支持满意吗？ ☐

很不满意	不满意	既非满意也非不满意	满意	很满意
1	2	3	4	5

F14.4 您对自己从朋友那里得到的支持满意吗？ ☐

很不满意	不满意	既非满意也非不满意	满意	很满意
1	2	3	4	5

F13.4 您对自己供养或支持他人的能力满意吗？ ☐

很不满意	不满意	既非满意也非不满意	满意	很满意
1	2	3	4	5

F16.4 您对自己的人身安全和保障满意吗？ ☐

很不满意	不满意	既非满意也非不满意	满意	很满意
1	2	3	4	5

续表

F17.3 您对自己居住地的条件满意吗？　☐

很不满意	不满意	既非满意也非不满意	满意	很满意
1	2	3	4	5

F18.3 您对自己的经济状况满意吗？　☐

很不满意	不满意	既非满意也非不满意	满意	很满意
1	2	3	4	5

F19.3 您对得到卫生保健服务的方便程度满意吗？　☐

很不满意	不满意	既非满意也非不满意	满意	很满意
1	2	3	4	5

F19.4 您对社会福利服务满意吗？　☐

很不满意	不满意	既非满意也非不满意	满意	很满意
1	2	3	4	5

F20.3 您对自己学习新技能的机会满意吗？　☐

很不满意	不满意	既非满意也非不满意	满意	很满意
1	2	3	4	5

F20.4 您对自己获得新信息的机会满意吗？　☐

很不满意	不满意	既非满意也非不满意	满意	很满意
1	2	3	4	5

F21.4 您对自己使用空闲时间的方式满意吗？　☐

很不满意	不满意	既非满意也非不满意	满意	很满意
1	2	3	4	5

F22.3 您对周围的自然环境（比如：污染、气候、噪声、景色等）满意吗？　☐

很不满意	不满意	既非满意也非不满意	满意	很满意
1	2	3	4	5

F22.4 您对自己居住地的气候满意吗？　☐

很不满意	不满意	既非满意也非不满意	满意	很满意
1	2	3	4	5

F23.3 您对自己的交通情况满意吗？　☐

很不满意	不满意	既非满意也非不满意	满意	很满意
1	2	3	4	5

F13.2 您与家人的关系愉快吗？　☐

很不愉快	不愉快	既非愉快也非不愉快	愉快	很愉快
1	2	3	4	5

G1 您怎样评价您的生存质量？　☐

很差	差	不好也不差	好	很好
1	2	3	4	5

续表

F15.1 您怎样评价您的性生活？ □

很差	差	不好也不差	好	很好
1	2	3	4	5

F3.1 您睡眠好吗？ □

很差	差	不好也不差	好	很好
1	2	3	4	5

F5.1 您怎样评价自己的记忆力？ □

很差	差	不好也不差	好	很好
1	2	3	4	5

F19.2 您怎样评价自己可以得到的社会服务的质量？ □

很差	差	不好也不差	好	很好
1	2	3	4	5

　　下列问题有关您感觉或经历某些事情的"频繁程度"。例如，关于您亲友支持或觉得不安全之类的消极感受。如果您在前2周内根本没有这些感受，就在"没有"的数字处打√；如果您经历过这些，想一想频繁的程度，在最接近您的情形的数字处打√。例如：如果您时时刻刻都有疼痛的感觉，就在"总是有"下数字5处打√。问题涉及前2周。

F1.1 您有疼痛吗？ □

没有疼痛	偶尔有疼痛	时有时无	经常有疼痛	总是有疼痛
1	2	3	4	5

F4.2 您通常有满足感吗？ □

没有满足感	偶尔有满足感	时有时无	经常有满足感	总是有满足感
1	2	3	4	5

F8.1 您有消极感受吗？（如情绪低落、绝望、焦虑、忧郁） □

没有消极感受	偶尔有消极感受	时有时无	经常有消极感受	总是有消极感受
1	2	3	4	5

　　以下问题有关您的工作，即您所进行的主要活动，包括志愿性工作、全日性学习、家务、照顾孩子、有收入的工作和无收入的工作等。所以，这里所说的工作，是指用去您大部分时间和精力的活动。问题涉及前2周。

F12.1 您能工作吗？ □

根本不能	很少能	能（一般）	多数能	完全能
1	2	3	4	5

F12.2 您觉得您能完成自己的职责吗？ □

根本不能	很少能	能（一般）	多数能	完全能
1	2	3	4	5

F12.4 您对自己的工作能力满意吗？ □

很不满意	不满意	既非满意也非不满意	多数能	完全能
1	2	3	4	5

续表

F12.3 您如何评价自己的工作能力？　　　　　　　　　　　　　　　　□

很差	差	不好也不差	好	很好
1	2	3	4	5

　　以下问题有关您在前 2 周内"行动的能力"如何。这里"行动的能力"是指当您想做事情或需要做事情的时候移动身体的能力。

F9.1 您行动的能力如何？　　　　　　　　　　　　　　　　　　　　□

很差	差	不好也不差	好	很好
1	2	3	4	5

F9.3 行动困难使您烦恼吗？　　　　　　　　　　　　　　　　　　　□

根本不烦恼	很少烦恼	烦恼（一般）	比较烦恼	极烦恼
1	2	3	4	5

F9.4 行动困难影响您的生活方式吗？　　　　　　　　　　　　　　　□

根本不影响	很少影响	影响（一般）	比较影响	极影响
1	2	3	4	5

F9.2 您对自己的行动能力满意吗？　　　　　　　　　　　　　　　　□

很不满意	不满意	既非满意也非不满意	满意	很满意
1	2	3	4	5

　　以下问题有关您个人的信仰，以及它们如何影响您的生存质量。这些问题有关宗教、神灵和其他信仰。问题涉及前 2 周。

F24.1 您的个人信仰增添您生活的意义吗？　　　　　　　　　　　　□

根本没增添	很少有增添	有增添（一般）	有比较大增添	有极大增添
1	2	3	4	5

F24.2 您觉得自己的生活有意义吗？　　　　　　　　　　　　　　　□

根本没意义	很少意义	有意义（一般）	比较有意义	极有意义
1	2	3	4	5

F24.3 您的个人信仰给您力量去对待困难吗？　　　　　　　　　　　□

根本没力量	很少有力量	有力量（一般）	有比较大力量	有极大力量
1	2	3	4	

F24.4 您的个人信仰帮助您理解生活中的困难吗？　　　　　　　　　□

根本没帮助	很少帮助	有帮助（一般）	有比较大帮助	有极大帮助
1	2	3	4	5

　　此外，还有三个问题：

续表

101. 家庭摩擦影响您的生活吗？☐

根本不影响	很少影响	影响（一般）	有比较大影响	有极大影响
1	2	3	4	5

102. 您的食欲怎么样？☐

很差	差	不好也不差	好	很好
1	2	3	4	5

103. 如果让您综合以上各方面（生理健康、心理健康、社会关系和周围环境等方面）给自己的生存质量打一个总分，您打多少分？（满分为 100 分）____分

附录十六　WHO QOL-BREF 量表结构

Ⅰ. 生理领域	Ⅲ. 社会关系领域
1. 疼痛与不适	14. 个人关系
2. 精力与疲倦	15. 所需社会支持的满足程度
3. 睡眠与休息	16. 性生活
4. 行动能力	Ⅳ. 环境领域
5. 日常生活能力	17. 社会安全保障
6. 对药物及医疗手段的依赖性	18. 住房环境
7. 工作能力	19. 经济来源
Ⅱ. 心理领域	20. 医疗服务与社会保障：获取途径与质量
8. 积极感受	21. 获取新信息、知识、技能的机会
9. 思想、学习、记忆和注意力	22. 休闲娱乐活动的参与机会与参与程度
10. 自尊	23. 环境条件
11. 身材与相貌	24. 交通条件
12. 消极感受	
13. 精神支柱	总的健康状况与生存质量

世界卫生组织生存质量测定量表简表（WHO QOL-BREF）
有关您个人的情况

1. 您的性别：　男　　　　女
2. 您的年龄：
3. 您的出生日期：　　　年　　月　　日
4. 您的最高学历是：小学　　初中　　高中或中专　　大专　　大学本科　　研究生
5. 您的婚姻状况：未婚　　已婚　　同居　　分居　　离异　　丧偶
6. 现在您正生病吗？　是　　　　否
7. 目前您有什么健康问题？
8. 您的职业：　工人　　农民　　行政工作者　　服务行业　　知识分子
填表说明：

　　这份问卷是要了解您对自己的生存质量、健康情况及日常活动的感觉如何，请您一定回答所有问题。如果某个问题您不能肯定回答，就选择最接近您自己真实感觉的那个答案。

所有问题都请您按照自己的标准、愿望或者自己的感觉来回答。注意所有问题都只是您最近 2 周内的情况。

例如：您能从他人那里得到您所需要的支持吗？

根本不能	很少能	能（一般）	多数能	完全能
1	2	3	4	5

请根据 2 周来您从他人处获得所需要的支持的程度，在最适合的数字处打一个√，如果您多数时候能得到所需要的支持，就在数字"4"处打一个√，如果根本得不到所需要的帮助，就在数字"1"处打一个√。

请阅读每一个问题，根据您的感觉，选择最适合您情况的答案。

1.（G1）您怎样评价您的生存质量？

很差	差	不好也不差	好	很好
1	2	3	4	5

2.（G4）您对自己的健康状况满意吗？

很不满意	不满意	既非满意也非不满意	满意	很满意
1	2	3	4	5

下面的问题是关于 2 周来您经历某些事情的感觉。

3.（F1.4）您觉得疼痛妨碍您去做自己需要做的事情吗？

根本不妨碍	很少妨碍	有妨碍（一般）	比较妨碍	极妨碍
1	2	3	4	5

4.（F11.3）您需要依靠医疗的帮助进行日常生活吗？

根本不需要	很少需要	需要（一般）	比较需要	极需要
1	2	3	4	5

5.（F4.1）您觉得生活有乐趣吗？

根本没乐趣	很少有乐趣	有乐趣（一般）	比较有乐趣	极有乐趣
1	2	3	4	5

6.（F24.2）您觉得自己的生活有意义吗？

根本没意义	很少意义	有意义（一般）	比较有意义	极有意义
1	2	3	4	5

7.（F5.3）您能集中注意力吗？

根本不能	很少能	能（一般）	比较能	极能
1	2	3	4	5

8.（F16.1）日常生活中您感觉安全吗？

根本不安全	很少安全	安全（一般）	比较安全	极安全
1	2	3	4	5

9.（F22.1）您的生活环境对健康好吗？

根本不好	很少好	好（一般）	比较好	极好
1	2	3	4	5

下面的问题是关于 2 周来您做某些事情的能力。

10.（F2.1）您有充沛的精力去应付日常生活吗？

根本没精力	很少有精力	有精力（一般）	多数有精力	完全有精力
1	2	3	4	5

11.（F7.1）您认为自己的外形过得去吗？

根本过不去	很少过得去	过得去（一般）	多数过得去	完全过得去
1	2	3	4	5

12.（F18.1）您的钱够用吗？

根本不够用	很少够用	够用（一般）	多数够用	完全够用
1	2	3	4	5

13.（F20.1）在日常生活中您需要的信息都齐备吗？

根本不齐备	很少齐备	齐备（一般）	多数齐备	完全齐备
1	2	3	4	5

14.（F21.1）您有机会进行休闲活动吗？

根本没机会	很少有机会	有机会（一般）	多数有机会	完全有机会
1	2	3	4	5

下面的问题是关于 2 周来您对自己日常生活各方面的满意程度。

15.（F9.1）您行动的能力如何？

很差	差	不好也不差	好	很好
1	2	3	4	5

16.（F3.3）您对自己的睡眠情况满意吗？

很不满意	不满意	既非满意也非不满意	满意	很满意
1	2	3	4	5

17.（F10.3）您对自己做日常生活事情的能力满意吗？

很不满意	不满意	既非满意也非不满意	满意	很满意
1	2	3	4	5

18.（F12.4）您对自己的工作能力满意吗？

很不满意	不满意	既非满意也非不满意	满意	很满意
1	2	3	4	5

19.（F6.3）您对自己满意吗？

很不满意	不满意	既非满意也非不满意	满意	很满意
1	2	3	4	5

20.（F13.3）您对自己的人际关系满意吗？

很不满意	不满意	既非满意也非不满意	满意	很满意
1	2	3	4	5

续表

21.（F15.3）您对自己的性生活满意吗？

很不满意	不满意	既非满意也非不满意	满意	很满意
1	2	3	4	5

22.（F14.4）您对自己从朋友那里得到的支持满意吗？

很不满意	不满意	既非满意也非不满意	满意	很满意
1	2	3	4	5

23.（F17.3）您对自己居住地的条件满意吗？

很不满意	不满意	既非满意也非不满意	满意	很满意
1	2	3	4	5

24.（19.3）您对得到卫生保健服务的方便程度满意吗？

很不满意	不满意	既非满意也非不满意	满意	很满意
1	2	3	4	5

25.（F23.3）您对自己的交通情况满意吗？

很不满意	不满意	既非满意也非不满意	满意	很满意
1	2	3	4	5

下面的问题是关于 2 周来您经历某些事情的频繁程度。

26.（F8.1）您有消极感受吗？（如情绪低落、绝望、焦虑、忧郁）

没有消极感受	偶尔有消极感受	时有时无	经常有消极感受	总是有消极感受
1	2	3	4	5

此外，还有 3 个问题：

101. 家庭摩擦影响您的生活吗？　　　　　　　　　　　　　　　　□

根本不影响	很少影响	影响（一般）	有比较大影响	有极大影响
1	2	3	4	5

102. 您的食欲怎么样？　　　　　　　　　　　　　　　　　　　　□

很差	差	不好也不差	好	很好
1	2	3	4	5

103. 如果让您综合以上各方面（生理健康、心理健康、社会关系和周围环境等）给自己的生存质量打一个总分，您打多少分？（满分为 100 分）____分

您是在他人的帮助下填完这份调查表的吗？　　是　　否
您花了多长时间来填完这份调查表？（　　　　　）分钟
您对本问卷有何建议：

感谢您的帮助！
填表日期：

附录十七　中文版健康状况调查问卷 (SF-36)

填表说明

　　下面的问题是要了解您对自己健康状况和日常活动的看法。请在您认为合适的答案处画✓。如果您需要帮助才能标记答案，请告诉采访者您的最佳答案。请回答所有问题。如果您不确定哪个答案最能体现您的想法，请选择最能反映您情况的答案。采访者可以给您解释任何不明白的内容。

请打一个钩

1. 总体来讲，您的健康状况是：

非常好	○
很好	○
好	○
一般	○
差	○

（得分依次为 1、2、3、4、5）

2. 跟一年前相比，您觉得您现在的健康状况是：

比一年前好多了	○
比一年前好一些	○
和一年前差不多	○
比一年前差一些	○
比一年前差多了	○

（得分依次为 1、2、3、4、5）

健康和日常活动

3. 以下这些问题都和日常活动相关。请您想一想，您的健康状况是否限制了这些活动？如果有限制，程度如何？

	有很多限制	有一点限制	根本没限制
（1）重体力活动（如跑步、举重物、激烈运动等）	○	○	○
（2）中等体力活动（如移桌子、扫地、做操等）	○	○	○
（3）手提日常物品（如买菜、购物等）	○	○	○
（4）上几层楼梯	○	○	○
（5）上一层楼梯	○	○	○
（6）弯腰、屈膝或下蹲	○	○	○
（7）步行 1500m 以上的路程	○	○	○
（8）步行 1000m 路程	○	○	○
（9）步行 100m 路程	○	○	○
（10）自己洗澡和穿衣	○	○	○

（得分依次为 1、2、3）

4. 在过去四个星期里，您的工作和日常活动有没有因为身体健康的原因而出现以下这些问题？每个问题都回答有或没有

	有	没有
（1）减少了工作或其他活动的时间	○	○
（2）本来想要做的事情只能完成一部分	○	○
（3）想要做的工作或活动的种类受到限制	○	○
（4）完成工作或其他活动有困难（比如，需要额外的努力）	○	○

（得分依次为 1、2）

5. 在过去四个星期里，您的工作和日常活动有没有因为情绪的原因（如感到消沉或者忧虑）而出现以下问题？每个问题都回答有或没有

	有	没有
（1）减少了工作或其他活动的时间	○	○
（2）本来想要做的事情只能完成一部分	○	○
（3）做工作或其他活动不如平时仔细	○	○

（得分依次为 1、2）

6. 在过去的四个星期里，您的身体健康或情绪不好在多大程度上影响了您与家人、朋友、邻居或集体的正常社会交往活动？

根本没有影响	○
很少有影响	○
有中度影响	○
有较大影响	○
有极大影响	○

（得分依次为 5、4、3、2、1）

7. 在过去四个星期里，您有身体上的疼痛吗？

根本没有疼痛	○
有很轻微的疼痛	○
有轻微疼痛	○
有中度疼痛	○
有严重的疼痛	○
有很严重的疼痛	○

（得分依次为 6、5.4、4.2、3.1、2.2、1）

8. 在过去四个星期里，身体上的疼痛影响您的正常工作吗（包括上班工作和家务活动）？

根本没有影响	○
很少有影响	○
有中度影响	○
有较大影响	○
有极大影响	○

（得分依据第 7 题的情况决定，当第 7 题为"根本没有疼痛"时，得分依次为 6、4.75、3.5、2.25、1.0，否则，得分依次为 5、4、3、2、1）

您的感觉

9. 以下这些问题有关过去四个星期里您的感觉如何以及您的情况如何。（对每一条问题，请钩出最接近您感觉的那个答案）

在过去四个星期里持续的时间	所有的时间	大部分时间	比较多时间	一部分时间	小部分时间	没有时间
（1）您觉得生活充实吗？	○	○	○	○	○	○

（得分依次为 6、5、4、3、2、1）

（2）您是一个精神紧张的人吗？	○	○	○	○	○	○

（得分依次为 1、2、3、4、5、6）

（3）感到垂头丧气，什么事都不能使您振作起来吗？	○	○	○	○	○	○

（得分依次为 1、2、3、4、5、6）

（4）您觉得平静吗？	○	○	○	○	○	○

（得分依次为 6、5、4、3、2、1）

（5）您精力充沛吗？	○	○	○	○	○	○

（得分依次为 6、5、4、3、2、1）

（6）您的情绪低落吗？ ○ ○ ○ ○ ○ ○
（得分依次为 1、2、3、4、5、6）

（7）您觉得精疲力尽吗？ ○ ○ ○ ○ ○ ○
（得分依次为 1、2、3、4、5、6）

（8）您是个快乐的人吗？ ○ ○ ○ ○ ○ ○
（得分依次为 6、5、4、3、2、1）

（9）您感觉厌烦吗？ ○ ○ ○ ○ ○ ○
（得分依次为 1、2、3、4、5、6）

10. 您的健康限制了您的社交
活动（如走亲访友）吗？ ○ ○ ○ ○ ○ ○
（得分依次为 1、2、3、4、5、6）

总的健康情况

11. 请对下面的每一句话，选出最符合您情况的答案

	绝对正确	大部分正确	不能肯定	大部分错误	绝对错误
（1）我好像比别人容易生病	○	○	○	○	○

（得分依次为 1、2、3、4、5）

（2）我跟周围人一样健康 ○ ○ ○ ○ ○
（得分依次为 5、4、3、2、1）

（3）我认为我的健康状况在变坏 ○ ○ ○ ○ ○
（得分依次为 1、2、3、4、5）

（4）我的健康状况非常好 ○ ○ ○ ○ ○
（得分依次为 5、4、3、2、1）

您的批评或建议：
关于您：
您的性别： 1. 男 2. 女
您今年多大年龄：（ ）岁
● 感谢您的帮助！

附录十八 ICF 康复组合评定表

姓名：	性别：	年龄：	住院号：				
测评日期： 年 月 日							
开始测评时间： 时 分 结束测评时间： 时 分							
0= 正常；1= 轻度损伤；2= 中度损伤；3= 重度损伤；4= 完全损伤；8= 未特指（信息不全）；9= 不适用（条目不适用）。 （请选择正确评级并将数字填写在后面的空格中（0、1、2、3、4、8、9，填 8、9 需要备注原因）							
1 类目 b130 能量和驱力功能	0	1	2	3	4	8	9
在过去两周内，您觉得您的精力充沛吗？							
0= 所有时间都精力充沛；1= 绝大多数时间精力充沛；2= 一半以上时间精力充沛；3= 一半及以下时间精力充沛；4= 所有时间精力都不充沛。							
2 类目 d240 控制应激和其他心理需求	0	1	2	3	4	8	9
在过去两周内，请您选出最能够体现您在应激状态下肢体协调能力的选项。							
0= 肢体协调能力很好；1= 肢体协调能力好；2= 肢体协调能力一般；3= 肢体协调能力差；4= 肢体协调能力极差或无法执行。							

续表

3 类目 b134 睡眠功能	0	1	2	3	4	8	9	

在过去两周内，您存在睡眠问题吗？（在 0～10 中标出）

0 1 2 3 4 5 6 7 8 9 10

完全没有问题 ————————————→ 完全有问题

0= 上述 NRS 评分为 0 分；1= 上述 NRS 评分为 1～2 分；2= 上述 NRS 评分为 3～5 分；3= 上述 NRS 评分为 6～9 分；4= 上述 NRS 评分为 10 分

4 类目 b152 情感功能	0	1	2	3	4	8	9	

在过去两周内，请您综合评价自己产生、控制和调节情感的能力。（在 0～10 中标出）

0 1 2 3 4 5 6 7 8 9 10

完全没有问题 ————————————→ 完全有问题

0= 上述 NRS 评分为 0 分；1= 上述 NRS 评分为 1～2 分；2= 上述 NRS 评分为 3～5 分；3= 上述 NRS 评分为 6～9 分；4= 上述 NRS 评分为 10 分

5 类目 b280 痛觉	0	1	2	3	4	8	9	

在过去两周内，请在下列评定标准 0～10（NRS）的数字中标记出您对痛觉的一般感受。

0 1 2 3 4 5 6 7 8 9 10

完全没有问题 ————————————→ 完全有问题

0= 上述 NRS 评分为 0 分；1= 上述 NRS 评分为 1～2 分；2= 上述 NRS 评分为 3～5 分；3= 上述 NRS 评分为 6～9 分；4= 上述 NRS 评分为 10 分

6 类目 b640 性功能	0	1	2	3	4	8	9	

在过去两周内，您的性功能存在问题吗？（在 0～10 中标出）

0 1 2 3 4 5 6 7 8 9 10

完全没有问题 ————————————→ 完全有问题

0= 上述 NRS 评分为 0 分；1= 上述 NRS 评分为 1～2 分；2= 上述 NRS 评分为 3～5 分；3= 上述 NRS 评分为 6～9 分；4= 上述 NRS 评分为 10 分

7 类目 b620 排尿功能	0	1	2	3	4	8	9	

在过去两周内，您有排尿问题吗？（请勾选患者排尿最突出的障碍并测评，以下三种勾选一项"√"）

□ 排尿次数增多（正常排尿次数：日间小于平均 2 小时 1 次，夜间 0～2 次）
0= 正常；1= 白天≥平均 2 小时 1 次或夜尿≥ 3 次，但不影响生活和睡眠；2= 白天≥平均 2 小时 1 次或夜尿≥ 3 次，稍微影响生活和睡眠；3= 白天≥平均 2 小时 1 次或夜尿≥ 3 次，生活频繁打断或睡眠中频繁起夜；4= 白天≥平均 2 小时 1 次或夜尿≥ 3 次，严重影响工作生活或无法入睡。

□ 尿潴留（膀胱内充满尿液不能正常排出）0= 正常；1= 轻度，不影响生活方式；2= 中度，尿潴留，频繁尿路感染；3= 重度，需要导尿；4= 功能丧失，充溢性尿失禁。

□ 尿失禁 0= 正常；1= 滴沥，弄湿内裤；2= 流尿，流在地上（不穿内、外裤情况下）；3= 弄湿裤子（包括内、外裤）；4= 尿失禁。

8 类目 d230 进行日常事务	0	1	2	3	4	8	9	

请从下列选出与您过去两周内最相近的处理日常事务能力的选项。

0= 可计划、安排并独立完成；1= 可计划、安排并独立完成，但动作、反应迟缓；2= 可计划、安排并完成，但需要他人监督或一定程度的辅助（一半以下的帮助）；3= 可计划、安排并完成，但需要他人持续的监督和很大程度的辅助（一半及以上的帮助）；4= 完全依赖他人。

续表

9 类目 d570 照顾个人的健康	0	1	2	3	4	8	9	
在过去两周内，请选出能体现出您照顾自己健康能力的选项（饮食、运动和保健等）。									
0= 能很好地独自照顾个人健康；1= 基本能独自照顾个人健康；2= 能照顾个人健康，但需要他人协助（一半以下帮助）；3= 能照顾个人健康，但整个过程都需要在他人协助之下（一半及以上帮助）；4= 完全无法照顾个人健康。									
10 类目 d770 亲密关系	0	1	2	3	4	8	9	
在过去两周内，您在处理夫妻/情侣关系方面存在问题的程度？									
0= 无功能障碍；1= 轻度功能障碍；2= 中度功能障碍；3= 重度功能障碍；4= 极重度功能障碍。									
11 类目 d510 盥洗自身	0	1	2	3	4	8	9	
洗澡包括清洁、冲洗及擦干由颈至足的部位。									
0= 可用任何适当的方法自行洗澡而无须他人在场监督、提示或协助；1= 除了在准备和收拾时需要协助，被评定者可以洗澡，或过程中需有人从旁监督或提示，以保证安全；2= 能参与大部分活动，但一半以下过程中仍需他人提供协助才能完成整项活动；3= 某种程度上能参与，但在一半或以上活动过程中都需他人提供协助才能完成；4= 完全依赖他人完成洗澡。									
12 类目 d520 护理身体各部	0	1	2	3	4	8	9	
护理身体各部包括洗脸、洗手、梳头、保持口腔清洁（包括义齿）、剃须（适用于男性）及化妆（适用于有需要的女性）。									
0= 不需他人监督、提示或协助。男性可自行剃须，而女性则可自行化妆及梳头；1= 除准备和收拾需要协助，可自行护理身体各部，或过程中需有人监督或提示以保证安全；2= 能参与大部分的活动，但在一半以下的过程中仍需要他人提供协助才能完成；3= 某种程度上能参与，但在整个活动的过程中都需要他人提供协助才能完成；4= 完全依赖他人处理个人卫生。									
13 类目 d530 如厕	0	1	2	3	4	8	9	
如厕包括在厕盆上坐下及站起，脱下及穿上裤子，防止弄脏衣物及附近环境，使用厕纸和用后冲厕。									
0= 可用任何适当的方法自行如厕，而无须他人在场监督、提示或协助；1= 除了在准备和收拾时需要协助，可以自行如厕，或过程中需有人监督或提示以保证安全；2= 能参与大部分的活动，但在一半以下的过程中仍需要他人提供协助才能完成；3= 某种程度上能参与，但在一半或以上活动过程中都需他人提供协助才能完成；4= 完全依赖他人协助如厕。									
14 类目 d550 进食	0	1	2	3	4	8	9	
采用合适的餐具将食物由容器送到口中。整个过程包括咀嚼及吞咽。									
0= 可自行进食，而无须他人在场监督、提示或协助；1= 除了在准备或收拾时需要协助，被评定者可以自行进食，或过程中需有人监督或提示以保证安全；2= 能运用餐具，通常是勺子或筷子，但一半以下的过程中仍需要他人提供协助；3= 某种程度能运用餐具，通常是勺子或筷子，但在一半或以上的活动过程中都需他人协助；4= 完全依赖他人协助进食。									
15 类目 b455 运动耐受能力	0	1	2	3	4	8	9	
运动耐受能力使用矫形器和助行器等辅具不影响评判得分。									
0= 完成重度体力活动（如载物上坡行走、打篮球、踢足球、攀岩等）；1= 能完成中度体力活动（如中等速度步行或跑步、跳舞、扛重物等）；2= 能完成轻度体力活动（如慢走、打扫房间、划船等）；3= 能完成极轻度体力活动（如坐、站、绘画、玩牌、打字等）；4= 只能卧床。									

续表

| 16 类目 b710 关节活动能力 | 0 | 1 | 2 | 3 | 4 | 8 | 9 | |

在下表中对患者活动受限关节部位画"√"，然后在结果评判中选出相对应的选项（主动关节活动）。

0 级，无关节活动受限；1 级，1≤受限关节数量≤4；2 级，5≤受限关节数量≤8；3 级，9≤受限关节数量≤17；4 级，所有关节活动均受限。		肩	肘	腕	手	髋	膝	踝	足
	左侧								
	右侧								
	颈				躯干				

| 17 类目 b730 肌肉力量功能 | 0 | 1 | 2 | 3 | 4 | 8 | 9 | |

评定者根据评定对象的肌肉力量，在下表中对肌肉力量小于 4 级的部位画"√"，然后在结果评判中选出相对应的选项。

0 级，无部位肌肉力量小于 4 级；1 级，1≤肌肉力量小于 4 级部位≤4；2 级，5≤肌肉力量小于 4 级部位≤8；3 级，9≤肌肉力量小于 4 级部位≤17；4 级，所有肌肉力量均小于 4 级部位。		肩	肘	腕	手	髋	膝	踝	足
	左侧								
	右侧								
	颈				躯干				

| 18 类目 d410 改变身体基本姿势 | 0 | 1 | 2 | 3 | 4 | 8 | 9 | |

从下列 7 种体位独立变换为其他身体姿势：①躺；②蹲；③跪；④坐；⑤站起；⑥弯腰；⑦移动身体重心。

0= 能独立完成 7 种；1= 能独立完成 6 种；2= 能独立完成 4～5 种；3= 能独立完成 1～3 种；4= 无法完成。

| 19 类目 d415 保持一种身体姿势 | 0 | 1 | 2 | 3 | 4 | 8 | 9 | |

独立保持①蹲；②跪；③坐；④站四种身体姿势。

0= 能独立保持全部 4 种；1= 能独立保持其中 3 种；2= 能独立保持其中 2 种；3= 能独立保持其中 1 种；4= 不能保持。

| 20 类目 d420 移动自身 | 0 | 1 | 2 | 3 | 4 | 8 | 9 | |

包含从一处表面移至另一表面，如椅/床、轮椅/坐便器之间的转移等。

0= 可自行移动自身，无须他人从旁监督、提示或协助；1= 除了在准备或收拾时需要协助，被评定者可以自行移动自身或过程中需有人从旁监督或提示，以确保安全；2= 参与大部分活动，但一半以下的过程中仍需他人提供协助才能完成整项活动；3= 某种程度上能参与，但在一半或以上活动过程中都需他人提供协助才能完成；4= 完全依赖或需要两人从旁边协助或要使用移动器具来帮助转移。

| 21 类目 d450 步行 | 0 | 1 | 2 | 3 | 4 | 8 | 9 | |

从被评定者站立开始，在平地步行 10m。被评定者在有需要时可戴上及除下支具或义肢，并能适当地使用助行器（d450 步行与 d465 利用设备到处移动选评一条作答）。

0= 自己步行 10m，无须其他人从旁监督、提示或协助；1= 可自己步行一段距离，但不能完成 10m，或过程中需要有人从旁监督提示，以确保安全；2= 能参与大部分步行活动，但在一半以下的过程中仍需要他人提供协助才能完成整项活动；3= 某种程度上能参与步行，但在一半或以上的活动过程中都需要他人提供协助才能完成；4= 完全不能步行。

| 22 类目 d465 利用设备到处移动 | 0 | 1 | 2 | 3 | 4 | 8 | 9 | |

被评定者需操控轮椅并移动最少 10m，包括在平地上推动轮椅、转弯及操控轮椅至桌边、床边或洗手间等。

续表

0= 可完全自行操控轮椅并移动最少 10m，不需要他人从旁监督、提示或协助；1= 可驱动轮椅前进，后退、转弯及移至桌边、床边或洗手间等，但在准备及收拾时仍需协助，或过程中需有人从旁边监督或提示；2= 能参与大部分活动，但一半以下过程中仍需他人提供协助才能完成整项活动；3= 可在平地上自行推动轮椅并移动短距离，但在一半或以上的活动过程中都需要他人提供协助才能完成；4= 完全不能操控轮椅。								
23 类目 d455 到处移动	0	1	2	3	4	8	9	
独立完成下列 5 种移动方式①爬行；②攀登；③奔跑；④跳跃；⑤游泳。								
0= 能完成 4～5 种移动方式；1= 能完成 3 种移动方式；2= 能完成 2 种移动方式；3= 能完成 1 种移动方式；4= 不能完成任何一种移动方式。								
24 类目 d640 做家务	0	1	2	3	4	8	9	
在过去两周内，您能独立完成以下 6 项吗？①清洗、晾晒衣物；②清洁烹饪区和餐具；③清洁生活区；④使用家用电器；⑤储存日用品；⑥处理垃圾家务劳动。								
0= 完成全部 6 项；1= 完成 5 项；2= 完成 4 项；3= 完成 1～3 项；4= 无法独立完成 1 项。								
25 类目 d470 利用交通工具	0	1	2	3	4	8	9	
在过去两周内，您作为乘客利用公共交通工具的状况如何？								
0= 能够独自利用全部公共交通工具（如公共汽车、出租车、地铁、高铁、船、飞机等）；1= 能够独自利用至少一种交通工具（如公共汽车、出租车、地铁、高铁、船、飞机等）；2= 能够利用交通工具，但需要他人协助（一半以下帮助）；3= 能够利用交通工具，但整个过程都需要在他人协助之下（一半及以上帮助）；4= 无法利用交通工具。								
26 类目 d660 帮助他人	0	1	2	3	4	8	9	
在过去的两周内，请问您帮助他人（学习、交流、生活、活动等）的能力如何？								
0= 对他人有极大帮助；1= 对他人有较大帮助；2= 对他人有中等程度的帮助；3= 对他人有少量帮助；4= 对他人没有帮助。								
27 类目 d710 基本的人际交往	0	1	2	3	4	8	9	
评定者在与受访者的接触过程中，根据受访者的反应（积极性、恰当性、语言组织能力、表达能力）做出判断。								
0= 人际交往极好；1= 人际交往好；2= 人际交往一般；3= 人际交往差；4= 人际交往极差。								
28 类目 d850 有报酬的就业	0	1	2	3	4	8	9	
在过去两周内，您的就业受身体功能状况的影响程度？								
0= 无影响；1= 轻度影响；2= 中度影响；3= 重度影响；4= 极重度影响。								
29 类目 d920 娱乐和休闲	0	1	2	3	4	8	9	
在过去两周内，您参加日常的娱乐和休闲活动受身体健康状况的影响程度？								
0= 无影响；1= 轻度影响；2= 中度影响；3= 重度影响；4= 极重度影响。								
30 类目 d540 穿着	0	1	2	3	4	8	9	
穿着包括穿上、脱下及扣紧衣物；有需要时也包括腰封、义肢及矫形器。								
0= 自行穿衣，不需要他人在场监督、提示或协助；1= 除了在准备和收拾时需要协助，可以自行穿衣，或过程中需有人监督或提示以保证安全；2= 参与大部分的活动，但一半以下过程中仍需他人提供协助才能完成整项活动；3= 某种程度上能参与，但在一半或以上活动过程中都需要他人提供协助才能完成；4= 完全依赖他人协助穿衣。								

附录十九　关节炎影响评定量表

内容和问题	评分
1. 活动度	
您没有因为健康原因而整天或大部分时间都躺在床上吗?	4
您能用公共交通工具吗?	3
您在社区内行走时没有因为健康原因而需由他人帮助吗?	2
您没有由于健康原因而整天或大部分时间都停留在室内吗?	1
您一切都正常吗?	0
2. 体力活动	
您无须他人或用手杖、拐杖、假肢或围腰帮助就能走路吗?	5
您走过一个街区或爬上一段楼梯都没有困难吗?	4
您走过几排房子或爬上几段楼梯都没有困难吗?	3
您弯腰、提物或弯腰站着没有困难吗?	2
您的健康没有限制了你参加跑步、提重物和参加剧烈的体育活动吗?	1
您一切正常吗?	0
3. 灵巧度	
您能容易地用笔或铅笔写字吗?	5
您能容易地在锁孔中拧转钥匙吗?	4
您能容易地扣衣扣吗?	3
您能容易地给鞋子系鞋带吗?	2
您能容易地旋开广口瓶的盖子吗?	1
您一切都正常吗?	0
4. 家务活动	
若您有电话你能用它吗?	7
若您必须服药,你能自己服完所有的药吗?	6
您能料理自己的金钱吗?	5
您若有厨房能为自己准备饮食吗?	4
您若有洗烫设备能为自己洗烫吗?	3
您若有交通工具能用它去采购吗?	2
您若有拖把、吸尘器能自己打扫卫生吗?	1
您一切正常吗?	0
5. 社会活动	
上 1 个月中,您和亲密的朋友和亲戚经常打电话吗?	5
上 1 个月中,您性生活的频度和质量无改变吗?	4
上 1 个月中,您经常让你的亲戚朋友到你家作客吗?	3
上 1 个月中,您和你的亲戚朋友经常参加社会活动吗?	2
上 1 个月中,您到你的亲戚朋友家去拜访过多次吗?	1
您在社会活动方面一切正常吗?	0
6. 日常生活活动(ADL)能力	
您如厕时需要他人帮助吗?	4
您能很好地在家中来回走动吗?	3

续表

内容和问题	评分
您穿衣时不需要他人帮助吗?	2
您洗澡时不需要他人帮助吗?	1
您在 ADL 能力方面一切正常吗?	0
7. 疼痛	
上一个月中,您的关节炎没有发生严重的痛,对吗?	4
上一个月中,您的关节炎没有发生一般的痛,对吗?	3
上一个月中,您没有发生晨间僵直,对吗?	2
上一个月中,您没有发生过两个或两个以上的关节痛,对吗?	1
您毫无疼痛吗?	0
8. 抑郁	
上 1 个月中,您没有感到如果你死了他人会好过一些,对吗?	6
上 1 个月中,您没有感到沮丧到什么也不能让你感到高兴起来,对吗?	5
上 1 个月中,您没有感到郁郁不乐和情绪低落,对吗?	4
上 1 个月中,您没有感到事情并没有像你所希望的那样发展,对吗?	3
上 1 个月中,您没有感到情绪非常低落,对吗?	2
上 1 个月中,您没有做你喜欢的事吗?	1
您情绪一切正常吗?	0
9. 焦虑	
在上 1 个月中,您没有感到紧张或高度紧张,对吗?	6
在上 1 个月中,您没有被神经过敏所困扰,对吗?	5
在上 1 个月中,您没有感到使自己安静下来有困难,对吗?	4
在上 1 个月中,您没有感到使自己松弛而无困难,对吗?	3
在上 1 个月中,您感到安静与和平,对吗?	2
在上 1 个月中,您感到松弛而毫不紧张,对吗?	1
您在情绪方面一切正常吗?	0

注:评定时将每一项中的问题由下向上逐题让患者回答,在用"否"回答的问题中,分数最高的一题即为该项的评分;在 1～9 项均评完后,将分数相加得总分;总分越高,表示关节炎对患者的影响越严重,患者的生活质量越差。